妇科内分泌疾病治疗学

杨桂英等◎编著

吉林科学技术出版社

图书在版编目（CIP）数据

妇科内分泌疾病治疗学 / 杨桂英等编著. -- 长春：
吉林科学技术出版社，2017.6
ISBN 978-7-5578-2708-3

Ⅰ．①妇… Ⅱ．①杨… Ⅲ．①妇科病－内分泌病－治
疗 Ⅳ．①R711.05
中国版本图书馆CIP数据核字(2017)第161817号

妇科内分泌疾病治疗学

FUKE NEIFENMI JIBING ZHILIAO XUE

编　著	杨桂英等
出 版 人	李　梁
责任编辑	刘建民　韩志刚
封面设计	长春创意广告图文制作有限责任公司
制　版	长春创意广告图文制作有限责任公司
开　本	889mm×1194mm　1/16
字　数	540千字
印　张	31
印　数	1—1000册
版　次	2017年6月第1版
印　次	2018年3月第1版第2次印刷

出　版　吉林科学技术出版社
发　行　吉林科学技术出版社
地　址　长春市人民大街4646号
邮　编　130021
发行部电话/传真　0431-85635177　85651759　85651628
　　　　　　　　　85652585　85635176
储运部电话　0431-86059116
编辑部电话　0431-86037565
网　址　www.jlstp.net
印　刷　永清县晔盛亚胶印有限公司

书　号　ISBN 978-7-5578-2708-3
定　价　98.00元

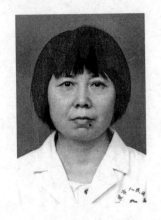

◎ 杨桂英

女，毕业于山东大学医学院，学士学位。毕业以来一直从事妇产科临床医疗工作，担任妇科主任，有扎实的妇产科专业理论知识，临床经验丰富，手术操作精良，擅长妇科肿瘤、不孕不育、妇科内分泌专业等疾病，发表学术论文十余篇。开展了经阴子宫全切术及腹腔镜、宫腔镜等微创手术。

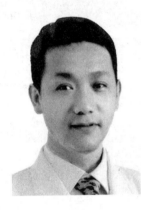

◎ 郭通航

男，1974年出生，副主任医师，毕业于山东大学医学院，医学博士，安徽省妇产科学会会员，安徽省中西医结合妇产科学会会员，安徽省辅助生育技术评审委员会专家成员。从事妇产科临床工作近二十年，主要专业方向是妇科内分泌和辅助生育技术，是安徽省最早从事人类体外受精－胚胎移植技术的医生之一，曾于米兰国立大学医学与外科学院学习辅助生育技术，具有丰富的临床经验。曾获得安徽省科技进步二等奖一项，是安徽省首例单精子卵胞浆内注射术和首例PGD试管婴儿的主要完成人之一，也是安徽省首例玻璃化冷冻胚胎试管婴儿的技术奠基人。最早在安徽省建立了规范化的辅助生育实验室，制定了一系列生殖内分泌领域的标准化检测技术，是安徽省首位从事精子形态学、精液细胞学和精子受精生物学研究的医务人员，对胚胎发育的前期内分泌干预具有独到心得。长期担任安徽医科大学本科和研究生的教学和科研工作，多次获得"优秀教师"称号。曾参与多项国家自然基金、省自然基金课题以及科技厅课题的研究工作，发表SCI论文七篇，中文期刊论文十余篇，参与编写科技著作两部。

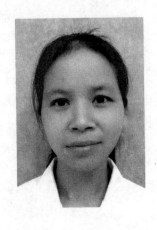

◎ 陈杏梅

女，汉族，毕业于湖北科技学院，毕业后一直从事妇产科临床专业，曾进修于湖北武汉同济医院妇产科，具有丰富的临床工作经验，对妇产科常见病、疑难重症、急诊患者的诊断和治疗有较丰富的临床经验。擅长妇科腹式、阴式及腹腔镜等各类手术，曾多次在国家级及省级杂志发表论文，发明专利两项。

妇科内分泌是围绕女性下丘脑—垂体—卵巢轴系统，研究女性生长、发育、生殖、避孕、衰老的规律和调节，维持女性健康生活质量的学科，并发现、解决和治疗相关的异常症状与疾患，被称为妇产科的内科学基础。近年来，妇科内分泌学发展迅速，已成为妇产科的重要专业之一，从事女性生殖内分泌专业的医务人员也越来越多。妇科内分泌学从基础到临床都得到了深入的研究，达到了国际先进水平。为了将最新的知识和经验介绍给广大的同行，我们编撰了《妇科内分泌疾病治疗学》一书。

本书是一部以具体介绍妇科内分泌疾病治疗为宗旨的医学专著。全书分二十五章，前十章为基础理论部分，简单介绍了妇科内分泌的基础理论和最新进展。中间十一章，详细介绍了临床常见妇科内分泌疾病的具体诊疗措施。最后四章，简要介绍了妇科内分泌疾病的常用治疗方法及辅助生殖技术。本书主要面向妇产科临床医生，内容既全面又简明，而且融入了新观念、新技术，希望他们在遇到妇科内分泌疾病治疗难题时，能从本书中找到解决问题的答案。

由于本书内容较多、时间仓促，书中难免存在疏漏、错误和不足之处，殷切希望广大同仁批评指正。

《妇科内分泌疾病治疗学》编委会

2017 年 5 月

C目录 Contents

第一章 女性生殖器官发育

女性生殖器官的发育分两个阶段:性未分化阶段与分化阶段。

一、性未分化阶段(胚胎 6～7 周前)

此期男女胚胎具有相同原始的性腺、内生殖器与外生殖器。

(一)原始性腺形成

胚胎卵黄囊(yolk sac)处的原始生殖细胞(primordial germ cell)沿后肠(hind gut)肠系膜迁移到相当于第 10 胸椎水平处的体腔背部的间质中。到达此区域的原始生殖细胞开始诱导中肾和体腔上皮邻近的间胚叶细胞增殖,形成一对生殖嵴(genital ridge)。生殖嵴表面覆盖一层柱状体腔上皮,称为生发上皮。胚胎第 6 周时,生发上皮内陷并增生成条索状垂直伸入生殖嵴的间胚叶组织中,形成性索。部分性索细胞包围着每个原始生殖细胞。

(二)内生殖器始基形成

内生殖器始基形成略晚于原始性腺。约在胚胎第 6 周时,起源于原肾(pronephros 或 first kidney)的中肾(mesonephros)。中肾管(mesonephric duct 或 Wolffian duct)逐渐下行,并开口于原始泄殖腔(primitive cloaca)。此时,在中肾管外侧,体腔上皮向外壁中胚叶凹陷成沟,形成副中肾管(paramesonephric duct 或 müllerian duct)。副中肾管头部开口于体腔,尾端下行并向内跨过中肾管,双侧副中肾管在中线融合。此时胚胎同时含有中肾管和副中肾管两种内生殖器官始基。

(三)雏形外生殖器形成

雏形外生殖器形成约在胚胎第 5 周,原始泄殖腔两侧组织成褶,并在中线上部融合,形成生殖结节(genital tubercle)。尿直肠隔(urorectal septum)将原始泄殖腔褶分隔成前后两部分:前方为尿生殖褶(urogenital fold),后方为肛门褶(anal fold)。尿生殖褶两侧再生一对隆起,称阴唇-阴囊隆突(labioscrotal swelling)。

二、性分化阶段

直到胚胎第 12 周,临床上才可以明显区分性别。性分化取决于睾丸决定因子和雄激素。

(一)性腺分化

胚胎 6 周后,原始性腺开始分化。Y 染色体短臂 IAIA 区有一个 Y 基因性决定区(sex determining region Y gene,SRY)。SRY 编码的一种蛋白质(可能是睾丸决定因子,testis-determining factor,TDF)通过其相应的受体,一方面导致性腺皮质退化,另一方面促使性索细胞转化为曲细精管的支持细胞(sertolis cell);同时使间胚叶细胞衍变为间质细胞(Leydig's cell)。此时,睾丸形成。

若胚胎细胞不含 Y 染色体,约在胚胎第 12 周,原始性腺发育。原始生殖细胞分化成初级卵母细胞(primary oocyte),源自体腔上皮的性索皮质的扁平细胞发展为颗粒细胞,与源自间质的卵泡膜细胞围绕卵母细胞,构成原始卵泡(primitive follicle),卵巢形成。此后,卵巢沿生殖嵴逐渐下降,到达盆腔内的特定位置。

(二)内生殖器衍变

内生殖器衍变约在胚胎第 8 周,衍化为睾丸的支持细胞分泌一种糖蛋白,称为副中肾管抑制因子(müllerian inhibiting factor,MIF),可使副中肾管退化。同时作为一种信号,MIF 启动睾丸间质细胞分泌

1

睾酮。睾酮作用于中肾管,使其分化成输精管(vas derferens)、附睾(epididymis)、射精管(ejaculatory duct)以及精囊(seminal vesicle)。

若无MIF,副中肾管不退化。约在胚胎第9周,双侧副中肾管上段形成输卵管;下段融合,其间的纵行间隔消失,形成子宫阴道管,并衬以柱状上皮。与泌尿生殖窦(urogenital sinus)相连部位的子宫阴道管腔内充满上皮细胞,其部分来自泌尿生殖窦。混合的上皮细胞团凸入泌尿生殖窦,称为副中肾管结节(müllerian tubercle)。泌尿生殖窦上端细胞增生,形成实质性的窦-阴道球(sinovaginal bulb),并进一步增殖形成阴道板(vaginal plate)。阴道板逐渐扩展,增大了子宫和泌尿生殖窦之间的距离。同时,阴道板将泌尿生殖窦分为两部分:上部分形成膀胱与尿道;下部分化成真正的尿生殖窦和阴道前庭。自胚胎11周起,阴道板中心部分细胞退化,发生腔化,形成阴道。

缺少MIF,中肾管退化。约1/4的妇女留有中肾管的残痕,如发生在卵巢系膜(mesovarium)的卵巢冠(epoophoron),卵巢旁冠(paraphoron)以及子宫旁和阴道侧壁的中肾管囊肿(gartner's duct cyst)(图1-1)。

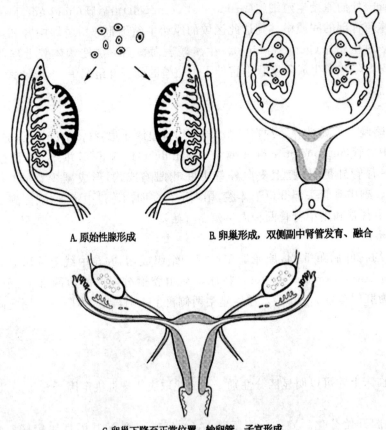

A. 原始性腺形成　　　　B. 卵巢形成,双侧副中肾管发育、融合

C. 卵巢下降至正常位置,输卵管、子宫形成

图1-1　卵巢及内生殖器发育

(三)外生殖器发育

在内生殖器官分化同时,睾丸间质细胞分泌的雄激素在雏形外阴细胞内5α-还原酶(5α-reductase)作用下,转变为二氢睾酮(dihydrotestesterone),并与其相应受体结合,使生殖结节分化为阴茎,泌尿生殖褶融合、闭合;同时使阴唇-阴囊隆突发育成阴囊。

若无睾酮的作用,生殖结节逐步缓慢地增大,形成阴蒂,同时泌尿生殖褶形成小阴唇;阴唇-阴囊隆突发育成大阴唇(图1-2)。

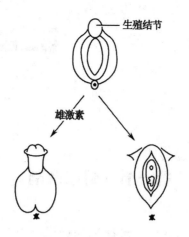

图 1-2 外生殖器形成

（王爱莲）

第二章　女性生殖器官解剖

第一节　骨盆解剖

骨盆及其附属组织承托内生殖器官及其相邻器官,协助保持其正常位置。若骨盆及其组织异常,则可发生相应的妇科病变。同时,骨盆为胎儿娩出的骨产道,骨盆的结构、形态及其组成骨间径与阴道分娩密切相关。骨盆形态或组成骨间径线异常可引起分娩异常。因此,清晰地了解骨盆的解剖、形态和大小,将有助于提高妇科、产科的临床诊断和治疗技能。

一、骨盆的类型

根据骨盆的形状,骨盆可大致分为四种类型:①女性型骨盆。②男性型骨盆。③类人猿型骨盆。④扁平型骨盆。这种分类是以骨盆入口的前、后两部的形态作为基础的(图2-1):在骨盆入口最长横径处虚拟一条线,将骨盆分为前、后两部分,后面的部分决定骨盆的形状,而前面的部分表示它的变异。很多女性骨盆不是单一型的,而是混合型的,例如,某一个女性型骨盆可以伴有男性型的倾向,即骨盆后部是女性型的,而前部是男性型的。

(一)女性型骨盆

骨盆入口呈横椭圆形,髂骨翼宽而浅,入口横径较前后径稍长,耻骨弓较宽,坐骨棘间径≥10 cm。骨盆侧壁直,坐骨棘不突出,骶骨既不前倾,亦不后倾,骶坐骨切迹宽度>2横指。女性型骨盆为女性正常骨盆,最适宜分娩。在我国妇女,根据现有资料,占52.0%～58.9%。

(二)男性型骨盆

骨盆入口略呈三角形,两侧壁内聚,坐骨棘突出,耻骨弓较窄,坐骨切迹窄呈高弓形,骶骨较直而前倾,导致出口后矢状径较短。因男性骨盆呈漏斗型,往往造成难产。此型骨盆较少见,在我国妇女中仅占1.0%～3.7%。

(三)类人猿型骨盆

骨盆入口呈长椭圆形,骨盆入口、中骨盆和骨盆出口的横径均缩短,前后径稍长。坐骨切迹较宽,两侧壁稍内聚,坐骨棘较突出,耻骨弓较窄,但骶骨向后倾斜,故骨盆前部较窄而后部较宽。骶骨往往有6节且较直,故骨盆较其他类型深。在我国妇女中占14.2%～18.0%。

(四)扁平型骨盆

骨盆入口呈扁椭圆形前后径短而横径长。耻骨弓宽,骶骨失去正常弯度,变直后翘或深弧型,故骶骨短而骨盆浅。在我国妇女中较为常见,占23.2%～29.0%。

女性骨盆的形态、大小除种族差异外,还受遗传、营养与性激素的影响。上述四种基本类型只是理论上归类,临床多见混合型骨盆。

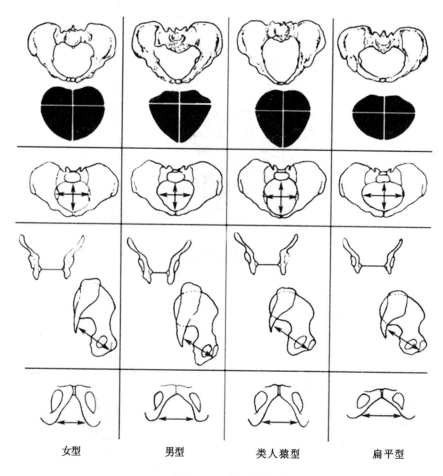

| 女型 | 男型 | 类人猿型 | 扁平型 |

图 2-1 四种基本骨盆

二、骨盆的组成

骨盆由骨骼、韧带及关节组成。

（一）骨盆的骨骼

骨盆系由骶骨、尾骨及左右两块髋骨组成。每块髋骨又由髂骨、坐骨及耻骨融合而成（图 2-2）。骶骨形似三角，前面凹陷成骶窝，底的中部前缘凸出，形成骶岬（相当于髂总动脉分叉水平）。骶岬是妇科腹腔镜手术的重要标志之一及产科骨盆内测量对角径的重要据点。

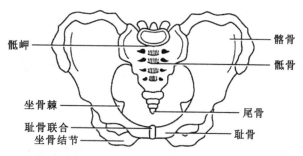

图 2-2 正常女性骨盆（前上观）

（二）骨盆的关节

骶骨与髂骨之间以骶髂关节相连；骶骨与尾骨之间以骶尾关节相连；两耻骨之间有纤维软骨，形成耻骨联合（图 2-3）。骶尾关节为略可活动的关节。分娩时，下降的胎头可使尾骨向后。若骨折或病变可使骶尾关节硬化，尾骨翘向前方，致使骨盆出口狭窄，影响分娩。在妊娠过程中，骨盆的关节松弛，可能是由于激素的改变所致。妇女的耻骨联合于早中期妊娠时开始松弛，在妊娠最后 3 个月更为松弛，但分娩后立即开始消

5

退,一般产后3~5个月可完全消退。妊娠过程中,耻骨联合宽度增加,经产妇比初产妇增宽得更多,而且在分娩后很快转为正常。X线研究发现:足月妊娠时,由于骶髂关节向上滑动引起耻骨联合较明显的活动性,最大的耻骨联合移位是在膀胱截石卧位时。此移位可以使骨盆出口的直径增加1.5~2.0 cm。

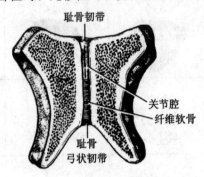

图2-3　耻骨联合冠状面

（三）骨盆的韧带

有两对重要的韧带:骶结节韧带与骶棘韧带。骶结节韧带为骶、尾骨与坐骨结节之间的韧带;骶棘韧带则为骶、尾骨与坐骨棘之间的韧带(图2-4A)。

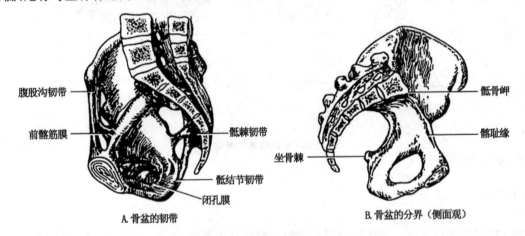

A.骨盆的韧带　　　　　　　　　　　　　B.骨盆的分界（侧面观）

图2-4　骨盆的韧带及其分界

骶棘韧带宽度即坐骨切迹宽度,是判断中骨盆是否狭窄的重要指标。妊娠期受性激素的影响,韧带较松弛,各关节的活动性亦稍有增加,有利于胎儿娩出。

三、骨盆分界

以耻骨联合上缘、髂耻线及骶岬上缘的连线为界,将骨盆分为上下两部分:上方为假骨盆(又称大骨盆),下方为真骨盆(又称小骨盆)(图2-4B)。

假骨盆的前方为腹壁下部组织,两侧为髂骨翼,后方为第5腰椎。假骨盆与分娩无关,但其某些径线的长短关系到真骨盆的大小,测量假骨盆的径线可作为了解真骨盆情况的参考。

真骨盆是胎儿娩出的骨产道,可分为3部分:骨盆入口、骨盆腔及骨盆出口。骨盆腔为一前壁短、后壁长的弯曲管道:前壁是耻骨联合,长约4.2 cm;后壁是骶骨与尾骨,骶骨弯曲的长度约11.8 cm;两侧为坐骨、坐骨棘及骶棘韧带。坐骨棘位于真骨盆腔中部,在产程中是判断胎先露下降程度的重要骨性标志。

四、骨盆的平面、径线和倾斜度

由于骨盆的特殊形状,很难把骨盆腔内的形状描述清楚。长久以来,为便于理解,把骨盆分为四个虚拟的平面:①骨盆入口平面(图2-5)。②骨盆出口平面。③骨盆的最宽平面。④骨盆中段平面(图2-6)。

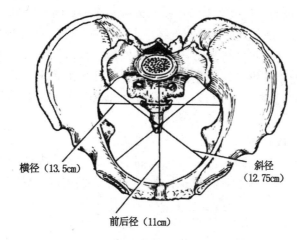

图 2-5　正常女性骨盆显示骨盆入口径线

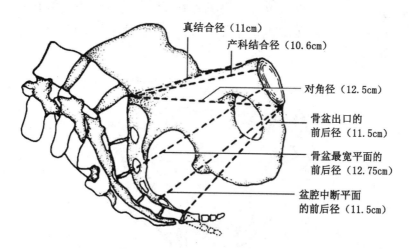

图 2-6　骨盆的各个平面和各条径线

（一）骨盆入口平面

其后面以骶岬和骶骨翼部为界；两侧以髂耻缘为界；前面为耻骨横支和耻骨联合上缘。典型的女性骨盆入口平面几乎是圆的，而不是卵形的。

骨盆入口平面的四条径线，一般描述为前后径、横径和两条斜径。

骨盆入口平面的前后径又以耻骨联合与骶岬上缘中点的距离，分别虚拟为三条径线：解剖结合径、产科结合径和对角径（图 2-7）。

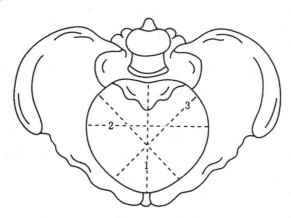

图 2-7　骨盆入口平面各径线

真结合径又称解剖结合径,为耻骨联合上缘中点与骶岬上缘中点间的距离。

对角径(diagonal conjugate,DC)为耻骨联合下缘中点与骶岬上缘中点间的距离。

对角径减去 1.5～2.0 cm 则为产科结合径。在大多数骨盆中,这是胎头下降时,必须通过骨盆入口的最短直径。产科结合径是不能用手指直接测量到的。虽然人们设计了各种器械,但是除 X 线外,都未能获得满意的结果。临床上,如果没有 X 线设备,则只能测量出对角径的距离,然后减去 1.5～2.0 cm,间接地估计产科结合径的长度。

骨盆入口横径与真结合径成直角,它代表两侧分界线之间最长的距离。横径一般在骶岬前面的 5 cm 处与真结合径交叉。卵形骨盆的横径约为 13.5 cm,而圆形骨盆的横径则稍许短些。

任一斜径自一侧骶髂软骨结合伸至对侧的髂耻隆起,根据它们的起点位置,被称为左或右斜径,其长度约为 12.75 cm。

(二)骨盆出口平面

骨盆出口平面是由两个近似三角区所组成。这两个三角区不在同一平面上,但有一条共同的基线,即在两侧坐骨结节之间的一条线。后三角的顶点是骶骨的尖端;两侧是骶结节韧带和坐骨结节。前三角的顶点是耻骨联合下缘,两侧是耻骨降支(图 2-8)。骨盆出口平面有四条径线:出口前后径、出口横径、出口前矢状径和出口后矢状径。

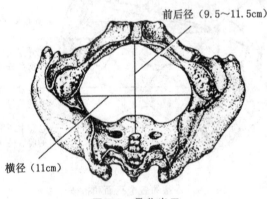

图 2-8　骨盆出口

1.出口前后径

耻骨联合下缘至骶尾关节间的距离,平均长约 11.5 cm。

2.出口横径

两坐骨结节间的距离,也称坐骨结节间径,平均长约 9 cm。是胎先露部通过骨盆出口的径线,此径线与分娩关系密切。

3.出口前矢状径

耻骨联合下缘中点至坐骨结节间径中点间的距离,平均长约 6 cm。

4.出口后矢状径

骶尾关节至坐骨结节间径中点间的距离,平均长约 8.5 cm。当出口横径稍短,而出口横径与后矢状径之和大于 15 cm 时,一般正常大小胎儿可以通过后三角区经阴道娩出。

(三)骨盆的最宽平面

它没有什么产科学意义。从定义来看,它表示盆腔最宽敞的部分。其前后径从耻骨联合的后面中间伸到第二、三节骶椎的结合处;横径处于两则髋臼中心之间。它的前后径和横径的长度均为 12.5 cm。因为其两条斜径在闭孔和骶坐骨切迹之间,它们的长度是不确定的。

(四)骨盆中段平面

骨盆中段平面又称中骨盆平面,位于两侧坐骨棘的同一水平,是骨盆的最窄平面。它对胎头入盆后分娩产道阻塞有特别重要的意义。骨盆中段平面有两条径线:中骨盆前后径和中骨盆横径。

1. 中骨盆前后径

耻骨联合下缘中点通过两侧坐骨棘连线中点至骶骨下端间的距离,平均长约11.5 cm。

2. 中骨盆横径

也称坐骨棘间径。为两坐骨棘间的距离,平均长约 10 cm。是胎先露部通过中骨盆的重要径线,此径线与分娩有重要关系。

(五)骨盆倾斜度

女性直立时,其骨盆入口平面与地平面所形成之角度,称为骨盆倾斜度(obliquity of pelvis)。一般女性的骨盆倾斜度为60°(图 2-9)。骨盆倾斜度过大,往往影响胎头的衔接。

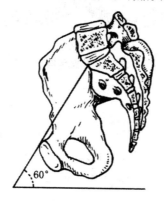

图 2-9　骨盆倾斜度

(六)骨盆轴

骨盆轴为连接骨盆腔各平面中点的假想曲线,代表骨盆轴(axis of pelvis)。此轴上段向下向后;中段向下;下段向下向前(图 2-10)。分娩时,胎儿即沿此轴娩出。

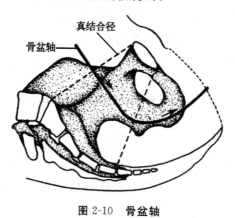

图 2-10　骨盆轴

(朱津保)

第二节　外生殖器官解剖

女性生殖器可分为外生殖器和内生殖器两部分。女性外生殖器是指生殖器官外露的部分,又称外阴,位于两股内侧间,前为耻骨联合,后为会阴(图 2-11)。

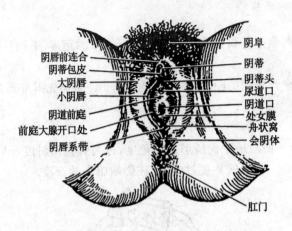

图 2-11 女性外生殖器

阴唇前连合　　　　　　　　　　阴阜
阴蒂包皮　　　　　　　　　　　阴蒂
大阴唇　　　　　　　　　　　阴蒂头
小阴唇　　　　　　　　　　　尿道口
阴道前庭　　　　　　　　　　阴道口
前庭大腺开口处　　　　　　　处女膜
阴唇系带　　　　　　　　　　舟状窝
　　　　　　　　　　　　　　会阴体
　　　　　　　　　　　　　　肛门

一、阴阜(mons pubis)

阴阜是指耻骨联合前面隆起的脂肪垫。青春期后,其表面皮肤开始生长卷曲的阴毛,呈盾式分布:尖端向下三角形分布,底部两侧阴毛向下延伸至大阴唇外侧面。而男性的阴毛分布不似如此局限;阴毛可以向上分布,朝向脐部,或朝下扩伸而达左右大腿的内侧。阴毛的疏密与色泽因个体和种族不同而异。阴毛为第二性征之一。

二、大阴唇(labium majus)

大阴唇自阴阜向下、向后止于会阴的一对隆起的皮肤皱襞,其外形是根据所含脂肪量的多少而不同。一般女性的大阴唇长约 7~8 cm,宽 2~3 cm,厚 1~1.5 cm。在女孩或未婚女性,两侧大阴唇往往互相靠拢而完全盖没它们后面的组织,而经产妇左右大阴唇多数是分开的。大阴唇的前上方和阴阜相连,左右侧大阴唇在阴道的下方融合,形成后联合,逐渐并入会阴部。

大阴唇外侧面为皮肤,皮层内有皮脂腺和汗腺,多数妇女的大阴唇皮肤有色素沉着;内侧面湿润似黏膜。大阴唇皮下组织松弛,脂肪中有丰富的静脉、神经及淋巴管,若受外伤,容易形成血肿,疼痛较甚。

解剖学上,女性的大阴唇相当于男性的阴囊。子宫的圆韧带终止在大阴唇的上缘。绝经后,大阴唇多呈萎缩状。

三、小阴唇(labium minus)

分开大阴唇后,可见到小阴唇。左、右侧小阴唇的前上方互相靠拢。其大小和形状可以因人而异,有很大差别。未产妇的小阴唇往往被大阴唇所遮盖,而经产妇的小阴唇可伸展到大阴唇之外。

左右小阴唇分别由两片薄薄的组织所组成。外观小阴唇呈湿润状,颜色微红,犹如黏膜一样,但无阴毛。小阴唇内含有勃起功能的组织、血管、少数平滑肌纤维和较多皮脂腺、偶有少数汗腺,外覆复层鳞状上皮。小阴唇因富有多种神经末梢,故非常敏感。

两则小阴唇的前上方互相靠拢、融合,形成上下两层;下层为阴蒂的系带,而上层为阴蒂包皮。两侧小阴唇的下方可分别与同侧的大阴唇融合,或者在中线形成小阴唇后联合,又称阴唇系带。

四、阴蒂(clitoris)

阴蒂是小而长,且有勃起功能的小体,位于两侧小阴唇顶端下,由阴蒂头、阴蒂体和两侧阴蒂脚所组成。阴蒂头显露于阴蒂包皮和阴蒂系带之间,直径很少超过 0.5 cm,神经末梢丰富,极敏感,是使女性动欲的主要器官。

阴蒂相当于男性的阴茎,具有勃起性。阴蒂即使在勃起的情况下,长度也很少超过 2cm。由于小阴唇的牵拉,所以阴蒂呈一定程度的弯曲,其游离端指向下内方,朝着阴道口。阴蒂头是由梭形细胞组成。阴蒂体包括两个海绵体,其壁中有平滑肌纤维。长而狭的阴蒂脚分别起源于左、右两侧坐耻支的下面。

五、前庭(vestibule)

前庭是指左、右小阴唇所包围的长圆形区域,为胚胎期尿生殖窦的残余部分。在前庭的前面有阴蒂,后方则以小阴唇后联合为界。

在前庭的范围内有尿道口、阴道口和左、右前庭大腺(即巴氏腺,Bartholin's glands)的出口(图2-12)。前庭的后半部,即小阴唇后联合与阴道之间,是所谓的舟状窝。除未产妇外,此窝很少能被观察到,因为经产妇在分娩时,多数妇女的舟状窝,由于受到损伤而消失。

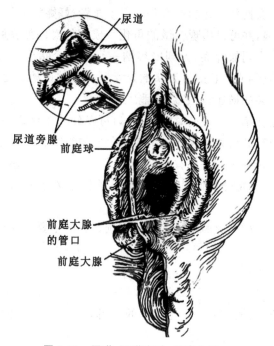

图 2-12 尿道、尿道旁腺、前庭大腺

六、前庭大腺(major vestibular gland)

前庭大腺是前庭左右各一的复泡管状腺,其直径为 0.5～1.0 cm,位于前庭下方阴道口的左、右两侧。前庭大腺的出口管长 1.5～2.0 cm,开口于前庭的两侧,正好在阴道口两侧边缘之外。前庭大腺的管径很小,一般仅能插入细小的探针。在性交的刺激下,腺体分泌出黏液样分泌物,以资润滑。

七、尿道口

尿道口位于前庭的中央,耻骨弓下方 1.0～1.5 cm 处、阴道口的上方。尿道口往往呈轻度折叠状。排尿时,尿道口的直径可以放松到 4～5 mm。尿道的左、右两侧有尿道旁管,即 Skene 管,其往往开口于前庭,也偶有开口于尿道口内的后壁处。尿道旁管的口径很小,约为 0.5 mm,其长度可因人而稍异。

尿道下 2/3 与阴道前壁紧密相连,阴道下 1/3 的环状肌肉围绕尿道的上端和下端。

八、前庭球(bulbus vestibuli)

前庭两侧黏膜下的一对具有勃起性的静脉丛,其长 3.0～4.0 cm,宽 1.0～2.0 cm,厚 0.5～1.0 cm。它们与坐耻支并列,部分表面覆有球海绵体肌和阴道缩肌。前庭球的下端,一般处于阴道口的中部,而其前端则向上朝着阴蒂伸展。

分娩时,前庭球往往被推到耻骨弓的下面,但因为它们尾部是部分环绕着阴道,所以容易受到损伤而造成外阴血肿或甚至大量出血。

九、阴道口(vaginal orifice)和处女膜(hymen)

阴道口位于前庭的后半部,其形状和大小可因人而异。处女的阴道口往往被小阴唇所盖没;如果推开小阴唇,则可见到阴道口几乎完全被处女膜所封闭。处女膜有否破裂,有时可以引起法律纠纷,因此,检查处女时应当详细检查,慎重结论。

阴道的表面和游离的边缘有较多的结缔组织乳头。处女膜的形状和坚固度均有明显的差异。处女膜两面均覆有未角化的复层鳞状上皮,间质大部分是由弹性和胶原性的结缔组织。处女膜没有腺性或肌性成分,亦没有很多神经纤维。女性新生儿的处女膜有很多血管;妊娠妇女的处女膜上皮较厚,并富有糖原;绝经后女性的处女膜上皮变薄,并可以出现轻微的角化。成年处女的处女膜仅是或多或少围绕阴道口的一片不同厚度的膜,并有一个小到如针尖、大到能容纳一个或两个指尖的孔。此开口往往呈新月形或圆形,但也偶可是筛状的、有中隔的或澈状的。澈状的处女膜可能被误认为是处女膜破裂。因此,由于法律的原因,在做出处女膜是否破裂的描述时,必须慎重。

一般来说,处女膜多数是在第一次性交时撕裂,裂口可以分散在数处,多数撕裂位于处女膜的后半部。撕裂的边缘往往很快结成瘢痕,此后处女膜即成为若干分段的组织。首次性交时,处女膜会撕裂的深度可因人而异。一般认为,处女膜撕裂时往往伴有少量出血,但很少引起大出血。个别处女的处女膜组织比较坚韧,需手术切开,但极为罕见。由分娩而引起处女膜解剖上的改变,往往比较明显、清楚,因而易识别而作出诊断。

处女膜无孔是一种先天性异常,此时阴道完全被闭锁。它的主要现象是经血滞留、性交受阻。一般需手术切开。

十、阴道(vagina)

阴道的起源问题尚无统一的意见。阴道上皮的来源,有三种不同的看法:①米勒系统(Müllerian system)。②午非管(Wolffian duct)。③尿生殖窦(urogenital sinus)。目前,较为公认的是:阴道部分起源于米勒管和部分来自尿生殖窦。

阴道可以被称为是子宫的排泄管道,经过阴道,子宫排出经血。它亦是女性的性交器官,同时又是分娩时的产道的一部分。

阴道是由肌肉、黏膜组成的管道,其上接宫颈、下联外阴。阴道前方为膀胱,后为直肠。

阴道与膀胱及尿道之间有一层结缔组织,即所谓的"膀胱-阴道膈"。阴道中、下段和直肠之间,亦有由类似组织所形成的直肠-子宫间隔。阴道部分上段(即阴道后穹隆)参与组成直肠子宫陷凹(rectouterine pouch,道格拉斯陷凹)的前壁(图2-13)。在正常情况下,阴道前壁与后壁的中间部分互相靠得较近,而在阴道的左、右两旁的侧壁之间,则有一定距离。这样便使阴道的横切面看来犹似空心的 H 字形状(图2-14)。

阴道的顶端是个盲穹隆,子宫颈的下半部伸入此处。阴道穹隆可以分为四部分,即左、右、前、后穹隆。阴道和子宫颈的连接处,在子宫颈的后方要比子宫颈的前方高些,故阴道后穹隆比前穹隆深一些(图2-13)。阴道前壁也稍短于后壁,长度分别为6~8 cm 和7~10 cm。

阴道的前、后壁上,有纵行的皱褶柱。在未经产妇女中,还可以在此处见到与纵行柱成直角的横嵴。当这些皱褶到达侧壁时,渐渐消失,在高年经产妇中,阴道壁往往变为平滑。

阴道的黏膜是由典型的不角化复层鳞状上皮细胞组成。黏膜下有一层结缔组织,其中血管丰富,偶尔有淋巴小结。阴道黏膜仅松松地与下面的组织相连,因此手术时,可以轻松地把阴道黏膜与其下的结缔组织分开。

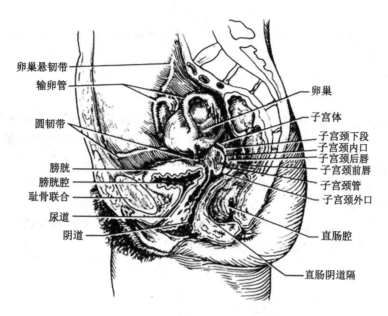

图 2-13　盆腔矢状切面
显示阴道、子宫、膀胱等的关系

卵巢悬韧带
输卵管
圆韧带
膀胱
膀胱腔
耻骨联合
尿道
阴道

卵巢
子宫体
子宫颈下段
子宫颈内口
子宫颈后唇
子宫颈前唇
子宫颈管
子宫颈外口
直肠腔
直肠阴道隔

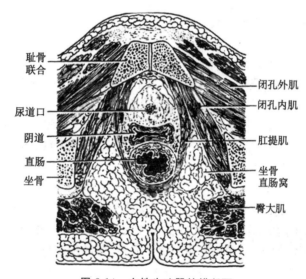

图 2-14　女性生殖器的横断面
显示阴道内腔的 H 形状

耻骨联合
尿道口
阴道
直肠
坐骨

闭孔外肌
闭孔内肌
肛提肌
坐骨直肠窝
臀大肌

　　正常情况下,阴道黏膜不含有典型的腺体。有时在经产妇的阴道中可见有些包涵囊肿,但不是腺体,而是在修补阴道撕裂时,黏膜碎片被埋没在缝合伤口下而后形成的囊肿。另外有些衬有柱状的或骰状的上皮的囊肿,也不是腺而是午非管或米勒管的残余物。

　　阴道的肌层可分为两层平滑肌,外层纵行,内层环行,但整个肌层并不明显。在阴道的下端,可见有一横纹肌带。它是阴道缩肌或括约肌,然而,主要关闭阴道的是肛提肌(musculus levator ani)。肌层的外面有结缔组织把阴道与周围的组织连接起来。这些结缔组织内含有不少弹性纤维和很多静脉。

　　阴道有丰富的血管供应。它的上 1/3 是由子宫动脉的宫颈－阴道支供应;中 1/3 由膀胱下动脉供应;下 1/3 则由直肠中动脉和阴部内动脉供应。直接围绕阴道的是一个广泛的静脉丛,静脉与动脉伴行,最后汇入髂内静脉。阴道下 1/3 的淋巴,与外阴的淋巴一起流入腹股沟淋巴结;中 1/3 的淋巴流入髂内淋巴结,上 1/3 的淋巴则流入髂总淋巴结。

　　根据 Krantz(1958 年)的论述,人的阴道没有特殊的神经末梢(生殖小体),但是在它的乳头中偶尔可见到游离的神经末梢。

阴道的伸缩性很大。在足月妊娠时,它可以被扩张到足以使正常足月胎儿顺利娩出,而在产褥期间,它又能逐渐恢复到产前状态。

十一、会阴(perineum)

广义的会阴是指盆膈以下封闭骨盆出口的全部软组织结构,有承载盆腔及腹腔脏器的作用。它主要由尿生殖膈和盆膈所组成。尿生殖膈由上、下二层筋膜、会阴深横肌和尿道阴道括约肌所构成。盆膈是由上、下二层筋膜、肛提肌和尾骨肌所构成。肛提肌则由髂尾肌、耻骨直肠肌、耻尾肌所组成。它有加强盆底托力的作用,又因部分肌纤维在阴道和直肠周围密切交织,还有加强肛门和阴道括约肌的作用。处于阴道和肛门之间的中缝即会阴缝是由会阴的中心腱所加固。球海绵体肌、会阴浅横肌和肛门外括约肌在它的上面会聚。以上这些结构共同成为会阴体的主要支撑。在分娩时,它们往往被撕伤。

狭义的会阴是指阴道口与肛门之间的软组织结构。

(尹秀蓉)

第三节 内生殖器官解剖

内生殖器包括子宫、输卵管和卵巢。

一、子宫(uterus)

子宫是一个主要由肌肉组成的器官,宫体部外覆腹膜,宫腔内衬子宫内膜。妊娠期,子宫接纳和保护受孕产物,并供以营养;妊娠足月时,子宫收缩,娩出胎儿及其附属物。

非妊娠期子宫位于盆腔内,处于膀胱与直肠之间,它的下端伸入阴道。子宫的后壁几乎全部被腹膜所覆盖,它的下段形成直肠子宫陷凹的前界。子宫前壁仅上段盖有腹膜,因为它的下段直接与膀胱后壁相连,在它们中间有一层清楚的结缔组织。

子宫形状为上宽下窄(图 2-15),可分为大小不同的上下两部:上部为宫体、呈三角形;下部呈圆筒形或梭形,即宫颈。宫体的前壁几乎是平的,而其后壁则呈清楚的凸形。双侧输卵管起源于子宫角部,即子宫上缘和侧缘交界之处。两侧输卵管内端之间的上面凸出的子宫部分,称为子宫底。自子宫的左、右侧角至盆腔底部之间的部分是子宫的侧缘,两侧腹膜呈翼形皱褶、形成阔韧带。

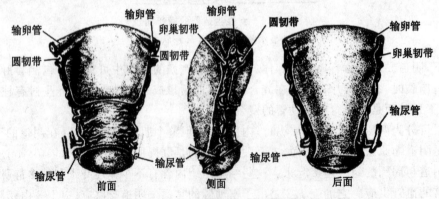

图 2-15 子宫的前、侧、后面观

子宫的大小和形状,随女性的年龄和产次而有较大差别。女性新生儿的子宫的长约 2.5～3.0 cm,成年而未产者的子宫约 5.5～8.0 cm 长,而经产妇的子宫则约为 9.0～9.5 cm。未产妇和经产妇的子宫重量,亦有很大差异,前者约为 45～70 g,后者约为 80 g 或更重一些。在不同年龄的对象中,宫体与宫颈长度的比率亦有很大差异(图 2-16)。婴儿宫体的长度仅为宫颈长度的一半;年轻而未产者,则两者的长度约相等;经产妇宫颈长度仅为子宫总长度的 1/3 强。

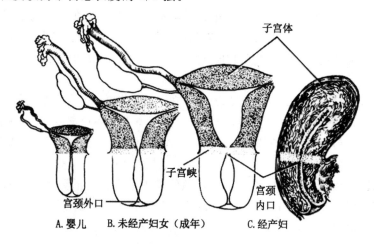

图 2-16 正常子宫和附件的额切面和矢状切面

子宫的主要组成成分是肌肉,宫体的前壁与后壁几乎互相接触,中间的子宫腔仅为一裂缝。宫颈呈梭形,其上、下两端各有一小孔,即宫颈内口和外口。额切面观,子宫体呈三角形,而子宫颈管则仍为梭形。经产妇子宫腔的三角形状,变得较不明显,因为原来凸出的侧缘,往往变为凹形。绝经期妇女子宫肌层和内膜层萎缩,子宫的体积变小。

子宫又分为子宫体和子宫颈两部分。

(一)子宫体

宫体的壁由三层组织所组成,即浆膜层、肌肉层和黏膜层。

1.浆膜层

为覆盖宫体的盆腔腹膜,与肌层紧连不能分离。在子宫峡部处,两者结合较松弛,腹膜向前反折覆盖膀胱底部,形成膀胱子宫陷凹,反折处腹膜称膀胱子宫返折腹膜。在子宫后面,宫体浆膜层向下延伸,覆盖宫颈后方及阴道后穹隆再折向直肠,形成直肠子宫陷凹(亦称道格拉斯陷凹)。

2.肌层

由大量平滑肌组织、少量弹力纤维与胶原纤维组成,非孕时厚约 0.8 cm。子宫体肌层可分3层。

(1)外层:肌纤维纵行排列,较薄,是子宫收缩的起始点。

(2)中层:占肌层大部分,呈交叉排列,在血管周围形成"8"字形围绕血管。

(3)内层:肌纤维环行排列,其痉挛性收缩可导致子宫收缩环形成。宫体肌层内有血管穿行,肌纤维收缩可压迫血管,能有效地制止血管出血。

3.子宫内膜层

子宫内膜是一层薄的、淡红色的绒样的膜。仔细观察,可以见到有许多微小的孔,即子宫腺体的开口。正常情况下,子宫内膜的厚度可以变动在 0.5 mm 至 3~5 mm 之间。子宫内膜为一层高柱形,具有纤毛且互相紧密排列的细胞所组成。管形的子宫腺体是由表层上皮内陷所构成,其伸入子宫内膜层的全层、直达肌层。子宫内膜腺体可分泌稀薄的碱性液体,以保持宫腔潮湿。

子宫内膜与肌层直接相贴,其间没有内膜下层组织。内膜可分 3 层:致密层、海绵层及基底层。致密层与海绵层对性激素敏感,在卵巢激素影响下发生周期性变化,又称功能层。基底层紧贴肌层,对卵巢激素不敏感,无周期性变化。

子宫供血主要来自子宫动脉。子宫动脉上行支沿子宫侧缘上行,逐段分出与宫体表面平行的分支,称为弓形小动脉。弓形小动脉进入子宫肌层后呈辐射状分支为辐射状动脉。肌层内辐射状动脉以直角状再分支,形成螺旋小动脉,进入上 2/3 内膜层,供应功能层内膜。若肌层内辐射状动脉以锐角状再分支,则形成基底动脉,仅进入基底层内膜。螺旋小动脉对血管收缩物质和激素敏感,而基底动脉则不受激素的影响(图 2-17)。

子宫壁由富含弹性纤维的结缔组织及肌纤维束所组成。子宫肌纤维从上到下逐渐地减少,宫颈部仅含有 10% 的肌肉。宫体壁内层较外层含有相对多的肌纤维。妊娠期子宫上部的肌纤维肥大,而宫颈的肌纤维没有明显的变化。临产后,由于宫体肌纤维的缩复作用,宫颈呈被动地扩张。

(二)子宫颈

子宫颈是指子宫颈解剖学内口以下那部分子宫。在子宫的前方、子宫颈的上界,几乎是相当于腹膜开始反折到膀胱上之处。以阴道壁附着处为界,子宫颈分为阴道上和阴道两部分,称为宫颈阴道上部和宫颈阴道部。宫颈阴道上部的后面被腹膜所覆盖,而前面和左、右侧面与膀胱和阔韧带的结缔组织相连。宫颈阴道部伸入阴道,它的下端是子宫颈外口。

子宫颈外口的形状可以因人而异。未产妇子宫颈外口为小而齐整的卵圆形孔;因子宫颈在分娩时受到一定的损伤(损伤最容易发生于外口的两旁),故经产妇子宫颈外口往往变为一条横行的缝道,子宫颈外口分成为所谓的"前唇和后唇"。有时,初产妇子宫颈遭到较严重的多处撕裂后,宫颈外口变为很不规则。根据这种撕裂的痕迹,可以无疑地诊断为经产妇(图 2-18、图 2-19)。

子宫颈主要由结缔组织所组成,内含较多血管和弹性组织,偶有平滑肌纤维。宫颈的胶原性组织与宫体的肌肉组织的界线一般较明显,但亦可以是逐渐转变的,延伸范围约 10 mm 左右。宫颈的物理性能是根据它的结缔组织的状态而决定,在妊娠和分娩期,子宫颈之所以能扩张是和宫颈中的胶原组织的离解有关。

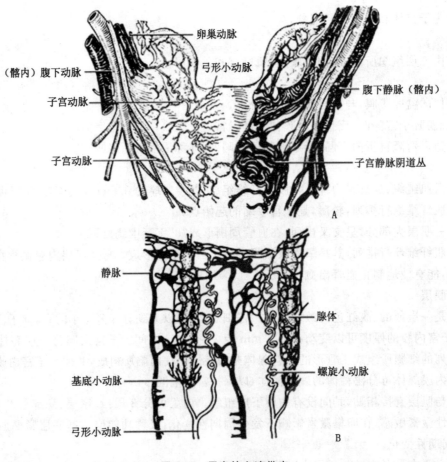

图 2-17　子宫的血液供应

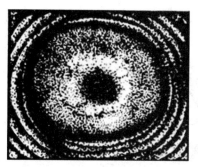

图 2-18　未经产妇的宫颈外口

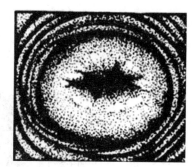

图 2-19　经产妇的宫颈外口

宫颈管的黏膜是由一层高柱形上皮所组成,它处在一层薄的基底膜之上。因无黏膜下层,故宫颈的腺体可直接从黏膜的表层延伸入到下面的结缔组织。颈管黏膜的黏液细胞分泌厚而粘的分泌物,形成黏液栓,将宫颈管与外界隔开。

宫颈阴道部的黏膜直接与阴道的黏膜相连,两者都由复层鳞状上皮组成,有时子宫颈管的腺体可以伸展到黏膜面。假如这些腺体的出口被阻塞,则会形成所谓的潴留囊肿。

正常情况下,在宫颈外口处,阴道部的鳞状上皮与宫颈管的柱状上皮之间有清楚的分界线,称原始鳞－柱交接部或鳞－柱交界。若体内雌激素变化、感染或损伤,则复层鳞状上皮可扩展到宫颈管的下1/3,甚至更高一些。而宫颈管的柱状上皮也可移至宫颈阴道部。这种变化在有宫颈前、后唇外翻的经产妇中,更为显著。这种随体内环境变化而移位所形成的鳞－柱交接部称生理性鳞－柱交接部。在原始鳞－柱交接部和生理性鳞－柱交接部间所形成的区域称移行带区,此区域是宫颈癌及其癌前病变的好发部位。

子宫峡部为宫颈阴道上部与子宫体相移行的部分,实际上属于子宫颈的一部分,也即宫颈解剖学内口和宫颈组织学内口之间的部分。在产科方面有特别重要的意义。非妊娠时,此部仅长 0.6～1.0 cm,妊娠晚期时,则可增长达 6～10 cm,临床上称其为子宫下段,是剖腹取胎切开子宫之处。

(三)子宫的韧带

子宫的韧带主要由结缔组织增厚而成,有的含平滑肌,具有维持子宫位置的功能。子宫韧带共有4对:阔韧带、圆韧带、主韧带和宫骶韧带。

1.阔韧带(broad ligament)

子宫两侧翼形腹膜皱褶。起自子宫侧浆膜层,止于两侧盆壁;上缘游离,下端与盆底腹膜相连。阔韧带由前后两叶腹膜及其间的结缔组织构成,疏松,易分离。阔韧带上缘腹膜向上延伸,内 2/3 包绕部分输卵管,形成输卵管系膜;外 1/3 包绕卵巢血管,形成骨盆漏斗韧带,又称卵巢悬韧带。阔韧带内有丰富的血管、神经及淋巴管,统称为子宫旁组织,阔韧带下部还含有子宫动静脉、其他韧带及输尿管。

阔韧带上部的直切面显示分为三部分,分别围绕输卵管、子宫、卵巢韧带和圆韧带(图 2-20)。

输卵管下的阔韧带部分即为输卵管系膜,由两层腹膜所组成,其间是一些松弛的结缔组织,其中有时可见卵巢冠。

卵巢冠由许多含有纤毛上皮的狭窄垂直小管所组成。这些小管的上端与一条纵向管相接合,后者在输卵管下伸展到子宫的侧缘,在宫颈内口近处成为盲管。这个管是午非管的残余,称为加特内管(卵巢冠纵管)。

2圆韧带(round ligament)

圆形条状韧带,长 12～14 cm。起自双侧子宫角的前面,穿行于阔韧带与腹股沟内,止于大阴唇前端。圆韧带由结缔组织与平滑肌组成,其肌纤维与子宫肌纤维连接,可使子宫底维持在前倾位置。

3.主韧带(cardinal ligament)

为阔韧带下部增厚的部分,横行于宫颈阴道上部与子宫体下部侧缘达盆壁之间,又称宫颈横韧带。由结缔组织及少量肌纤维组成,与宫颈紧密相连,起固定宫颈的作用。子宫血管与输尿管下段穿越此韧带。

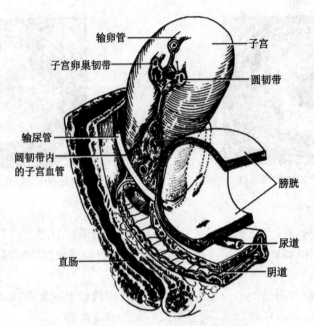

图 2-20　阔韧带的子宫断端示意图

4. 宫骶韧带(utero-sacral ligament)

从宫颈后面上部两侧起(相当于子宫峡部水平),绕过直肠而终于第 2～3 骶椎前面的筋膜内,由结缔组织及平滑肌纤维组织组成,外有腹膜遮盖。短厚坚韧,牵引宫颈向后、向上维持子宫于前倾位置。

由于上述 4 对子宫韧带的牵拉与盆底组织的支托作用,使子宫维持在轻度前倾前屈位。

(四)子宫的位置

子宫的一般位置是轻度前倾、前屈。当妇女直立时,子宫几乎处于水平线和稍向前屈,子宫底处在膀胱上,而宫颈则向后朝着骶骨的下端,其外口大约处于坐骨棘的水平。上述器官的位置可依据膀胱和直肠的膨胀程度而变动。

正常子宫是一个部分可动的器官:宫颈是固定的,宫体则可在前后平面上活动。所以,姿势和地心引力可以影响子宫的位置。直立时,骨盆的前倾斜可能造成子宫的前屈。

(五)子宫的血管

子宫血管的供应主要来自子宫动脉。子宫动脉自髂内动脉(图 2-21)分出后,沿骨盆侧壁向下向前行,穿越阔韧带基底部、宫旁组织到达子宫外侧(距子宫峡部水平)约 2 cm 处横跨输尿管至子宫侧缘。此后分为上、下两支:上支称宫体支,较粗,沿子宫侧迂曲上行,至宫角处又分为宫底支(分布于宫底部)、卵巢支(与卵巢动脉末梢吻合)及输卵管支(分布于输卵管);下支称宫颈－阴道支,较细,分布于宫颈及阴道上段。

由于子宫动脉在宫颈内口的水平、子宫侧缘 2 cm 处,跨过输尿管(喻为"桥下有水"),故行子宫切除术时,有可能误伤输尿管,需慎防之。

子宫两侧弓形静脉汇合成为子宫静脉,然后流入髂内静脉,最后汇入髂总静脉。

(六)淋巴

子宫内膜有丰富的淋巴网,但是真正的淋巴管则大部分限于基底部。子宫肌层的淋巴管汇聚于浆膜层,并在浆膜下面形成丰富的淋巴管丛,特别是在子宫的后壁,而在前壁则少些。

子宫淋巴回流有五条通路:①宫底部淋巴常沿阔韧带上部淋巴网、经骨盆漏斗韧带至卵巢、向上至腹主动脉旁淋巴结。②子宫前壁上部或沿圆韧带回流到腹股沟淋巴结。③子宫下段淋巴回流至宫旁、闭孔、髂内外、及髂总淋巴结。④子宫后壁淋巴可沿宫骶韧带回流至直肠淋巴结。⑤子宫前壁也可回流至膀胱淋巴结(图 2-22)。

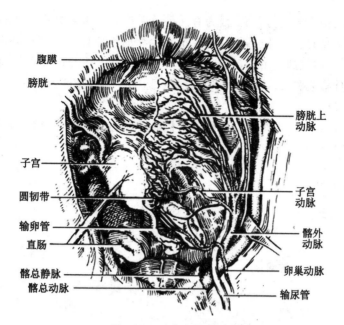

腹膜
膀胱
子宫
圆韧带
输卵管
直肠
髂总静脉
髂总动脉

膀胱上
动脉
子宫
动脉
髂外
动脉
卵巢动脉
输尿管

图 2-21　子宫和骨盆血管

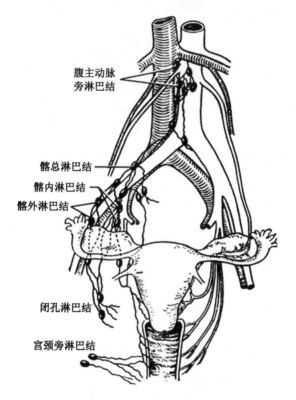

腹主动脉
旁淋巴结
髂总淋巴结
髂内淋巴结
髂外淋巴结
闭孔淋巴结
宫颈旁淋巴结

图 2-22　子宫淋巴回流

（七）神经支配

子宫的神经分配主要来自交感神经系统,然而也有一部分来自脑脊髓和副交感神经系统。副交感神经系统由来自第二、三、四骶神经的稀少纤维所组成,分布于子宫的两侧,然后进入子宫颈神经节。交感神经系统经腹下丛进入盆腔,向两侧下行后,进入子宫阴道丛。上述两神经丛的神经供应子宫、膀胱和阴道的上部。有些神经支在肌肉纤维间终止,另一些则伴着血管进入子宫内膜。

交感神经和副交感神经两者都有运动神经和少许感觉神经纤维。交感神经使肌肉收缩和血管收缩,而副交感神经则抑制血管收缩,转为血管扩张。

盆腔内脏的神经支配有临床上的意义，因为有几种盆腔疼痛可以用切断腹下神经丛，永远获得解除。来自第十一和第十二胸神经的感觉神经纤维，可将子宫收缩的疼痛传至中枢神经系统。来自宫颈和产道上部的感觉神经，经过盆腔神经到达第二、三、四骶神经，而产道下部的神经则经过腹股沟神经和阴部神经。子宫的运动神经来自第七和第八腰椎水平的脊髓。运动神经与感觉神经分为层次，使在分娩时可应用脊尾麻醉和脊髓麻醉。

子宫平滑肌有自主节律活动，完全切除其神经后仍有节律收缩，还能完成分娩活动，临床上可见低位截瘫的产妇仍能顺利自然分娩。

二、输卵管（salpinx uterine）

输卵管为卵子与精子结合场所及运送受精卵的管道（图 2-23）。

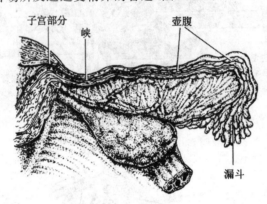

图 2-23 输卵管的纵切面
显示输卵管腔的各段不同大小，纵行折襞和输卵管系膜，子宫角以及卵巢的关系

（一）形态

自两侧子宫角向外伸展的管道，长 8～14cm。输卵管内侧与宫角相连，走行于输卵管系膜上端，外侧 1.0～1.5cm（伞部）游离。根据形态不同，输卵管分为 4 部分：

1. 间质部（interstitial portion）

潜行于子宫壁内的部分，短而腔窄，长约 1 cm。

2. 峡部（isthmic portion）

紧接间质部外侧，长 2～3 cm，管腔直径约 2 mm。

3. 壶腹部（ampulla）

峡部外侧，长 5～8 cm，管腔直径 6～8 mm。

4. 伞部（fimbria）

输卵管的最外侧端，游离，开口于腹腔，管口为许多须状组织，呈伞状，故名伞部。伞部长短不一，常为 1～1.5 cm，有"拾卵"作用。

（二）解剖组织学

解剖组织学由浆膜层、肌层及黏膜层组成。

1. 浆膜层

即阔韧带上缘腹膜延伸包绕输卵管而成。

2. 肌层

为平滑肌，分外、中及内 3 层。外层纵行排列；中层环行，与环绕输卵管的血管平行；内层又称固有层，从间质部向外伸展 1 cm 后，内层便呈螺旋状。肌层有节奏地收缩可引起输卵管由远端向近端的蠕动。

3. 黏膜层

由单层高柱状上皮组成。黏膜上皮可分纤毛细胞、无纤毛细胞、楔状细胞及未分化细胞。四种细胞具有不同的功能:纤毛细胞的纤毛摆动有助于输送卵子;无纤毛细胞可分泌对碘酸-雪夫反应(PAS)阳性的物质(糖原或中性黏多糖),又称分泌细胞;楔形细胞可能为无纤毛细胞的前身;未分化细胞又称游走细胞,为上皮的储备细胞。

输卵管肌肉的收缩和黏膜上皮细胞的形态、分泌及纤毛摆动均受卵巢激素影响,有周期性变化。

三、卵巢(ovary)

卵巢是产生与排出卵子,并分泌甾体激素的性器官。

(一)形态

卵巢呈扁椭圆形,位于输卵管的后下方。以卵巢系膜连接于阔韧带后叶的部位称卵巢门,卵巢血管与神经由此出入卵巢。卵巢的内侧(子宫端)以卵巢固有韧带与子宫相连,外侧(盆壁端)以卵巢悬韧带(骨盆漏斗韧带)与盆壁相连。青春期以前,卵巢表面光滑;青春期开始排卵后,表面逐渐凹凸不平,表面呈灰白色。体积随年龄不同而变异较大,生殖年龄女性卵巢约 4 cm×3 cm×1 cm 大小,重 5～6 g,绝经后卵巢逐渐萎缩变小变硬。

(二)解剖组织学

卵巢的表面无腹膜覆盖。卵巢表层为单层立方上皮即生发上皮,其下为一层纤维组织,称卵巢白膜。白膜下的卵巢组织,分皮质与髓质两部分:外层为皮质,其中含有数以万计的始基卵泡和发育程度不同的囊状卵泡,年龄越大,卵泡数越少,皮质层也变薄;髓质是卵巢的中心部,无卵泡,与卵巢门相连,含有疏松的结缔组织与丰富的血管与神经,并有少量平滑肌纤维与卵巢韧带相连接。

卵巢受交感神经和副交感神经支配。大部分交感神经来自伴同卵巢血管的神经丛,而小部分则来自围绕子宫动脉卵巢支的神经丛。卵巢还有丰富的无髓鞘神经纤维。这些神经纤维的大部分也是伴同血管的,仅仅是血管神经。其他部分则形成花环样,围绕正常的和闭锁的卵泡,并伸出许多微细的神经支。

(郭通航)

第四节　邻近器官解剖

女性生殖器官与输尿管(盆腔段)、膀胱以及乙状结肠、阑尾、直肠在解剖上相邻。当女性生殖器官病变时,可影响相邻器官,增加诊断与治疗上的困难,反之亦然。女性生殖器官的起始与泌尿系统相同,故女性生殖器官发育异常时,也可能伴有泌尿系统的异常。

一、尿道(urethra)

尿道位于阴道上方,与阴道前壁相贴,长约 4 cm,直径约 0.6 cm。尿道开口于阴蒂下约 2.5 cm 处。尿道壁由肌层、勃起组织层及黏膜层组成,其内括约肌为不随意肌,外括约肌为随意肌,与会阴深横肌紧密相连。由于女性尿道较直而短,又接近阴道,易引起泌尿系统感染。

二、膀胱(urinary bladder)

膀胱位于子宫及阴道上部的前面。膀胱后壁与宫颈、阴道前壁相邻,其间仅含少量疏松结缔组织,正常情况下,易分离。膀胱子宫陷凹腹膜前覆膀胱顶,后连子宫体浆膜层,故膀胱充盈与否,会影响子宫体的位置。

三、输尿管(ureter)

肾盂与膀胱之间的一对索状管道。输尿管下行进入骨盆入口时与骨盆漏斗韧带相邻;在阔韧带基底部潜行至宫颈外侧约 2 cm 处,潜于子宫动静脉下方(临床上喻之为"桥下有水");又经阴道侧穹隆上方绕前进入膀胱壁。在施行附件切除或子宫动脉结扎时,要避免损伤输尿管。

四、直肠(rectum)

自乙状结肠下部至肛门,全长 15～18 cm,其前为子宫及阴道,后为骶骨。直肠上部有腹膜覆盖,至中部腹膜转向前方,覆盖子宫后面,形成直肠子宫陷凹,故直肠下部无腹膜。直肠下端为肛管,长 2～3 cm,周围有肛门内、外括约肌,以及会阴体组织等。行妇科手术及分娩处理时均应注意避免损伤肛管、直肠。

五、阑尾(vermiform appendix)

阑尾通常位于右髂窝内,其根部连于盲肠的内侧壁,远端游离,长 7～9 cm。阑尾的长短、粗细、位置变化颇大,有的阑尾下端可到达输卵管及卵巢处。妊娠期阑尾的位置亦可随子宫增大而逐渐向外上方移位。女性患阑尾炎时有可能累及输卵管及卵巢,应仔细鉴别诊断。

(郭通航)

第三章 女性生殖的神经内分泌调节

神经内分泌学是一门由神经科学和内分泌学形成的交叉学科,目的在于研究中枢神经系统－垂体－外周内分泌系统的调节及其反馈机制,以了解和阐明中枢与外周神经体液稳态及其失常与疾病的关系。外周内分泌腺主要包括性腺、肾上腺和甲状腺。中枢神经－垂体、卵巢和外周内分泌对女性个体的发育、生长、成熟、生殖、衰老等生理过程进行极为复杂而精密的调控。

第一节 下丘脑和垂体的神经内分泌结构

一、下丘脑的解剖

下丘脑是中枢神经系统(central nervous system,CNS)非常重要的组成部分,位于大脑的底部,在视神经汇合形成视交叉的位点之上,分为两个主要区域——内侧区和外侧区。其中内侧区含有与内分泌系统中枢调节有关的大部分结构。将大脑中最为聚集的神经元簇命名为神经核,比较分散且边界不清的神经元群称为神经区。

内侧区由一组神经细胞组成。其中最重要的是前区、结节区和后区。

(1)前区包括内侧视前核、下丘脑前核、交叉上核和室旁核。现认为下丘脑前区终止于视交叉的尾部边缘。

(2)下丘脑结节区从该区伸展至乳头体的前部,包括3个主要神经核:腹内侧核、背内侧核和弓状核,后者在正中隆起之上,邻近第3脑室。通常认为结节区是含有产生大多数下丘脑激素神经元的区域。

(3)结节区后方是下丘脑后区,含有乳头体、下丘脑后核、乳头体上核和结节乳头体核。除结节乳头体核外,该区域的神经核看来并不明显参加内分泌功能的直接调节。

二、下丘脑神经核的神经联系

下丘脑通过多种神经的联系在CNS和神经内分泌系统中起着一种关键角色。它可从传入神经接收冲动,并向CNS的各个区域投射传出神经冲动。

(一)传入神经冲动

传入神经冲动可分为两组:上行和下行神经冲动。上行神经冲动起源于脑干的所有水平,从尾端髓质到中脑前端,包括胺能途径(去甲肾上腺素能、血浆紧张素能和肾上腺素能的纤维)。下行神经冲动来自前脑底部和嗅结节、中隔、梨状皮质、杏仁核及海马,主要通过下丘脑外侧区传向下丘脑内侧核。

(二)传出神经冲动

下丘脑核调节传入神经束发出的不同信号,并将传出神经冲动送至大脑其他区,尤其是正中隆起和神经垂体。

下丘脑组织由神经元和胶质细胞构成,二者的生物学意义同等重要。神经元是高度分化和储存大量信息的细胞,通过其特殊的树突和轴突结构,执行协调的精密接收和迅速传递功能。胶质细胞不仅是神经元的支持细胞,而且对神经元起着重要的调节作用。

三、下丘脑内的联系

下丘脑内的联系包括短的、无髓脂质的小轴突,主要位于下丘脑内侧,它们连接下丘脑各个神经核,以及下丘脑内、外侧区。可分为两组神经分泌系统:大细胞系统和小细胞系统。

(1)大细胞系统由多个神经元组成,主要位于视上核和室旁核,产生两种激素:缩宫素和血管加压素。这些激素沿神经轴突到达神经垂体,在此分泌进入门脉循环。

(2)小细胞系统起源于不同的下丘脑核,尤其在下丘脑内侧基底部,前方为视交叉,后方为乳头体,侧面为下丘脑外侧区。该区域也称作"促垂体区",因为它含有两种成分,直接与产生促性腺激素释放激素(gonadotropin releasing hormone,GnRH)系统和结节垂体多巴胺(dopamine,DA)神经元系统有关。

(一)GnRH 神经元系统

GnRH 神经元的细胞主要在两个区域:下丘脑前部,主要在终纹的间质核和内侧视前区;下丘脑结节区,主要在弓状核和室旁核。从这些核发出的纤维投射到正中隆起、神经垂体和其他 CNS 区域。

(二)结节垂体多巴胺系统(tuberoinfundibular DA,TIDA)

含 DA 的神经元位于弓状核和室周核。弓状核前部的神经元投射到神经垂体。紧挨弓状核尾部的一组神经元投射到垂体中叶。整个弓状核伸向正中隆起,其末端插入其他小细胞系统的末端。后面的这些末端似有神经分泌。

四、垂体

垂体是一个位于下丘脑下方的腺体。由三部分组成:腺垂体(前叶)、神经垂体(后叶)和垂体间叶。后者在人类呈始基状态。

(一)腺垂体

腺垂体在解剖和功能上都与下丘脑连在一起,因而形成独特的系统,称为"下丘脑-垂体轴"。它可调节下丘脑通过产生进入血液的肽类激素发出的信号。同时,腺垂体的激素通过反馈机制作用于下丘脑。

腺垂体起源于咽上皮并移行进入其旁的神经垂体。它由多组细胞组成,形成一堆上皮簇,被结缔组织和血管窦状间隙分隔。根据对苏木精-伊红染色的不同亲和力,这些细胞可分为两组:嫌色细胞和嗜色(嗜酸性或嗜碱性)细胞。现认为嫌色细胞是嗜色细胞的前体。嗜酸性细胞产生生长激素(growth hormone,GH)和泌乳素(prolactin,PRL)。嗜碱性细胞产生前阿促黑皮质素(proopiomelanocortin,POMC)相关的多肽[包括促肾上腺皮质激素(adrenocorticotropic hormone,ACTH)、黑色素细胞刺激素(melanocytestimulating hormone,MSH)和 β-亲脂素(β-lipotropin,β-LPH)]、促甲状腺激素(thyroid stimulating hormone,TSH)、卵泡刺激素(follicle stimulating hormone,FSH)和黄体生成素(luteinizing hormone,LH)。

(二)神经垂体

神经垂体是下丘脑的延伸。包括正中隆起、垂体柄和垂体的神经叶。在发育过程中,来自大细胞神经分泌核的轴突向内侧移动并向下进入间脑泡的底部,即灰结节,在那形成中线凸起,即正中隆起。该结构逐渐向侧方和腹侧凹陷形成漏斗柄或干。它继续形成一个大的终端——神经叶。

神经垂体产生两种激素:缩宫素和血管加压素,它们是下丘脑视上核和室旁核的大细胞系统神经分泌功能的结果。这些神经核中的神经元轴突向下通过正中隆起以扩大的末端终止于神经垂体。另外,一些神经纤维终止于正中隆起的门脉血管。

正中隆起是腺垂体神经激素调控的最后共同通道。它含少量神经元,但有几种特异的神经胶质和管室膜成分。正中隆起从位于下丘脑促垂体区域的肽能神经元接收传入冲动。到正中隆起的神经冲动以轴-轴突触终止在管室膜和神经胶质成分上,或以非突触形式终止于致密的毛细血管网中,即门脉循环。一些毛细血管形成一个"皮质"丛,其他的则进入更深层的正中隆起和漏斗柄。

下丘脑产生的促垂体激素调节腺垂体的激素活性,表现为释放或释放-抑制激素:GnRH、促甲状腺激素释放激素(thyrotropin-releasing hormone,TRH)、生长抑素(somatotropin release-inhibiting factor,SRIF)、促皮质素释放因子(corticotropin releasing factor,CRF)和生长激素释放激素(growth hormone-releasing hormone,GHRH)。这些促垂体激素进入门脉毛细血管。这些毛细血管袢的内膜有小孔,因此允许大细胞进入而无血－脑脊液屏障。

五、甾体激素与神经甾体

血运中甾体激素能与中枢神经系统特异受体结合,证明中枢神经元接受外周甾体激素的反馈调节。近年来的研究发现,中枢神经组织自己也能合成甾体激素分子,而且这些甾体分子与神经元的结合和外周组织的相同,都参与神经元基因转录和表达的调控。这是具有重要理论意义的新突破,它使人们对神经内分泌调节分子机制的复杂性有了更加深入的了解。

(一)雌激素

雌激素与神经元结合的模式大体相同,靶细胞主要集中在视前区和下丘脑区。在视前区和弓状核间的室周区、下丘脑前区以及腹中央下丘脑核的腹侧部,雌激素受体及其mRNA密度较高,在前脑和脑干其他部位,密度较低。现已发现有α(ERα)及β(ERβ)两种雌激素受体(estrogen receptor,ER),二者分别与配体结合为复合物后,其作用相反,即雌激素与其α受体结合激活基因转录,与其β受体结合抑制基因转录。由此证明,在基因调控中两种受体引发的效应截然不同。另外,两种受体在大脑的分布也有不同,ERα存在于弓状核,ERβ存在于室旁核。

(二)孕激素

在猴大脑正中隆起周围的下丘脑内侧底部发现有孕酮受体mRNA表达,但孕酮受体的密度受雌激素刺激的影响,雌激素可使其表达水平上调。此种关系与在人子宫内膜的情况相似;其不同处在于孕酮可下调腹中央核内雌激素受体的表达,而孕酮受体的表达不受影响。

(三)雄激素

与雌二醇分布相类似。其密度以下丘脑和杏仁核内为最高,在中隔及海马中则较低,睾酮与雌二醇在结合上有明显的不同:①与血液中标记激素的量相关,在不同大脑部位标记的睾酮浓度在所有区域均低于雌二醇;②能与核部位结合的睾酮不到总量的25%;③在大脑中与核部位结合的睾酮相当大的部分转化为雌二醇。一些研究者提出雄性大鼠大脑的形态分化至少部分地依赖于雌激素的形成及其对下丘脑和前脑基底部神经元的发育所起的作用。

(四)肾上腺糖皮质激素

肾上腺糖皮质激素受体mRNA的区域分布与性激素明显不同。在海马、中隔和杏仁核表达的密度较高,在下丘脑包括视前区和中脑表达水平很低。鉴于其参与CRF反馈调节、应激反应或与肾上腺功能有关的昼夜节律,人们已经了解其与海马的结合高于下丘脑的意义。还有研究认为慢性应激引起的糖皮质激素过高状态与阿尔茨海默病的发病有关。

(徐 敏)

第二节 下丘脑－垂体轴的神经内分泌学

胺类与肽类物质在下丘脑神经激素和垂体激素的分泌调控中起关键作用。这些内源性神经活性物质可分为三组:①经典(或常规)神经递质;②被公认的神经递质;③神经调节物质。

经典的神经递质通过改变膜的电能特性控制细胞的应激性。相反,神经调节物质则不能改变细胞膜电位,但是它们可调节(增加或减少)神经递质的效应。并且神经调节物质也可影响经典神经递质的释放、转运和其他作用。

一、经典的神经递质

目前已鉴定了许多神经递质。最知名的有去甲肾上腺素（noradrenaline，NA）、肾上腺素（adrenalin，A）、多巴胺（dopamine，DA）、5-羟色胺（5-OHT）、γ-氨基丁酸（γ-aminobutyric acid，GABA）和乙酰胆碱（acetylcholine，ACh）。

所有的下丘脑神经核均接收去甲肾上腺素能的终端。这些纤维组成一个投射到下丘脑核背部的背束和一个投射到结节漏斗核、视前区、下丘脑前区和正中隆起的腹束。

在脊髓球前部和球网状物质的背部验证有肾上腺素能神经元。在背内侧、室旁、室周、弓状和视上核有高浓度的肾上腺素。室旁核的小细胞区接受去甲肾上腺素和肾上腺素的终端，然而仅有肾上腺素能纤维抵达大细胞区。

在 CNS 中，多巴胺能神经元排列成不同的组。在视前区 GnRH 分泌神经元和多巴胺能神经元之间已显示有突触接触。

血清紧张素能神经元位于背核和中线核以及脊髓球内，投射到下丘脑。在弓状核、视上核、室周核、乳头核和正中隆起部位已发现血清紧张素的终端。

在下丘脑组织中已显示有高浓度的 GABA。GABA 能神经元主要位于下丘脑内侧基底部。这些发现提示 GABA 也可能充当下丘脑促垂体因子。

在乳头体，下丘脑后区和侧区，室旁核和视上核已证实有胆碱能纤维。

二、神经调节物质

近 20 年来，在 CNS 中已证实多种肽类。尽管它们的功能尚未完全明确，其中许多看来能调节突触传递。某些肽类，在下丘脑内侧基底部有相对高的浓度，如释放或抑制激素和生长抑素，也可看做是神经激素，因为它们直接进入垂体门脉循环。这种神经分泌系统代表将 CNS 神经刺激转换为激素信号的中央机制的传出部分。

尽管许多肽类还没有归入该神经内分泌系统，但它们在下丘脑外有广泛的分布，足以充当神经递质或神经调节物质。其中一些，如脑啡肽、神经紧张素、P 物质，已主要出现在大脑。其他如胆囊收缩素（cholecystokinin，CCK），最初被定为胃肠激素，后来才发现存在于 CNS 中。

三、下丘脑促垂体神经激素

这些物质称为释放或抑制激素（releasing hormone，RH 或 inhibin，IH），促进或抑制腺垂体激素的释放。它们主要是由轴突抵达正中隆起的下丘脑神经元合成的。这里下丘脑的神经激素释放进入门脉循环，并送达它们的垂体靶细胞。但是，神经激素不仅由下丘脑产生，CNS 的其他区域（中脑、脑桥、脊髓球和脊髓）以及内分泌腺和外分泌腺、胃肠道、免疫系统、生殖道和胎盘也可产生。它们的分泌通常受循环中相应垂体促激素和外周腺体产生的激素水平的调节。

（一）促性腺激素释放激素（GnRH）

GnRH 是一种主要由下丘脑前区和内侧基底部产生的十肽。其前体称为前-原-GnRH，含有一个促性腺激素释放激素相关的肽（GnRH associated peptide，GAP）。在正中隆起中，GnRH 神经末梢直接分泌进入门脉毛细血管，以后 GnRH 经门脉循环到达腺垂体促性腺细胞。进而诱导 LH 和 FSH 的合成与释放，并与细胞表面的特异受体结合，受体密度受 GnRH 自身的调节，也受雌激素和孕激素的调节。

GnRH 神经元的分泌活性呈脉冲式，导致下丘脑 GnRH 对垂体促性腺细胞的间歇性刺激促进 LH 和 FSH 的间歇性释放。在猴和母羊中发现下丘脑 GnRH 释放和垂体 LH 分泌之间有一种密切的短暂联系。外周血中 LH 的改变反映了 GnRH-分泌神经元的活性。

产生 GnRH 脉冲的部位像是一个独立的起搏器。事实上，体内下丘脑内侧基底部联系中断并不使促性腺激素分泌消失，而弓状核的破坏可导致 GnRH 释放被完全抑制。现已对 GnRH-神经元的这种内源性分泌活性进行研究,发现在人类和大鼠中下丘脑内侧基底部均有间歇性分泌。它提示正中隆起本身可能是神经递质和控制生殖功能的神经肽的作用部位。

去甲肾上腺素(NA)是刺激 GnRH 释放的最主要神经递质。去甲肾上腺素的调控似乎是通过抑制 GABA 能神经元对 GnRH 分泌神经元间的抑制性张力而起作用。在大鼠中,雌激素对 LH 的正反馈是通过刺激去甲肾上腺素能系统而介导的。在人类 NA 调控促性腺激素分泌的作用尚不明确。

多巴胺(DA)的作用和角色尚有争议。有数据提示它对 GnRH 释放有刺激和抑制双重作用。这可能依赖于激活两种不同的多巴胺能途径:一种位于下丘脑内侧基底部的背部,可能刺激 GnRH 脉冲产生器;另一种位于弓状核,通过轴突投射到正中隆起,称为结节漏斗多巴胺(TIDA),对 GnRH 释放有抑制作用。观察到灌注 DA 可抑制用纳洛酮(一种阿片类受体拮抗剂)诱导的 LH 脉冲释放,提示 DA 和内源性阿片类在调节 GnRH 分泌中存在一种相互作用。

内源性阿片样肽(endogenous opioid peptides,EOPs)在调控 GnRH 分泌中起重要作用。尤其是它们可能对 GnRH 的释放有一种持续抑制的影响,如在体外用纳洛酮灌注可诱导从人类下丘脑内侧基底部的 GnRH 的立即释放。内源性阿片类的活性受性腺类固醇的调节。事实上,纳洛酮决定增加 GnRH 脉冲释放的频率和幅度是在月经周期的晚卵泡期和黄体中期而不是在早卵泡期或绝经后妇女。曾提议性腺类固醇对促性腺激素分泌的负反馈可能部分是通过增强了对 GnRH 神经元的阿片能的抑制作用。

许多其他神经递质和神经肽也与 GnRH 分泌的调控有关。血清紧张素和 GABA 可能有抑制作用,调节 GnRH 释放的周期节律。相反,对其他神经肽,如神经肽 Y、神经紧张素、P 物质或血管活性肠肽(vasoactive intestinal peptide,VIP)的作用尚有争议。

(二)促甲状腺激素释放激素(TRH)

TRH 是一种三肽,主要是由下丘脑的室旁核合成。TRH 刺激垂体促甲状腺细胞释放 TSH。它也对 PRL 的释放有刺激效应;这一作用似由雌激素介导。最后,TRH 似可直接刺激 GH 的释放,主要是在非内分泌-非代谢或精神紊乱的时候。

TRH 的分泌受甲状腺激素的负反馈机制控制。生长抑素抑制 TRH 诱导的 TSH 释放。另外,去甲肾上腺素刺激而血清紧张素抑制 TRH-TSH 轴。

(三)促皮质素释放因子(CRF)

CRF 是一主要由下丘脑室旁核产生的多肽。CRF 最重要的作用是诱导垂体促皮质素细胞合成与释放 POMC 相关的肽类(尤其是 β-内啡肽)和 ACTH。

CRF 在神经内分泌的应激反应中有重要作用。应激事件可激活垂体-肾上腺轴,通过下丘脑及时释放 CRF,进而刺激促皮质素细胞分泌 ACTH。ACTH 则可诱导血浆糖皮质激素水平的升高。糖皮质激素在垂体水平,也可能在下丘脑水平有负反馈作用。

(四)促生长激素释放抑制因子(somatostatin,SS,生长抑素)和生长激素释放激素(GHRH)

垂体促生长激素细胞分泌的生长激素(GH)受两种下丘脑肽的控制:生长抑素和 GHRH。生长抑素持续性抑制,而 GHRH 则刺激 GH 的释放。生长抑素是一个含 14 个氨基酸的肽,在大脑内有广泛的分布。在室周区(弓状核)、室旁核和许多下丘脑外区域证实有生长抑素的神经元。生长抑素是抑制 GH 分泌最强大的因子。生长抑素分泌的快速下降导致 GHRH 间歇性释放。它可抑制许多肽类(TSH、胰岛素、高血糖素、胃泌素和胆囊收缩素)的分泌,并局部调节醛固酮的释放。GHRH 由弓状核产生,从正中隆起释放进入门脉循环。

(五)泌乳素(PRL)调节因子

PRL 是由垂体泌乳素细胞以脉冲方式分泌的。促使间歇性 PRL 释放的刺激似在垂体内而非下丘脑。另有证据显示 PRL 的分泌受下丘脑持续性抑制。这一作用应特别归于由 TIDA 神经元产生的 DA。

相反,TRH 似可刺激 PRL 分泌。其他神经肽的作用尚不清楚。GABA 可能抑制 PRL 释放,血管活性肠肽、EOPs、血管紧张素 II 似乎有刺激作用。血浆紧张素能途径的激活可引起 PRL 分泌的增加,组织胺似有促进作用。

通过下丘脑 DA 的反馈机制,PRL 的释放由自身调节。最后促性腺激素释放激素相关的肽(GAP)似可抑制 PRL 分泌。

(金勇成)

第三节　下丘脑对神经垂体系统的调控

一、缩宫素和精氨酸加压素

缩宫素和精氨酸加压素(arginine vasopressin,AVP)是由神经垂体轴突末梢所分泌的,后者源于视上核和室旁核神经分泌神经元。它们的前体分别是前缩宫素和前加压素糖蛋白分子。人神经垂体中的这些前体在沿轴运输过程中,经肽内切酶加工成为有生物活性的分子,而后储存在神经末梢。

二、神经垂体激素的生理功能

(一)精氨酸加压素(AVP)的主要稳态功能

AVP 通过某些机制对血浆渗透压升高和液静压下降作出反应。作为强血管收缩剂和抗利尿激素(antidiuretic hormone,ADH),通过有组织特异性的 G 蛋白耦联受体的介导,作用于肾脏,可增加水潴留。在血浆渗透压上升时,AVP-ADH 的释放迅速增加;水分负载时,即受到抑制,这样分别导致抗利尿或利尿效应。任何原因引起的血容量减少都会引起 AVP 释放,血管内容量急剧下降超过 10% 时,即发生 AVP 释放和水潴留,其机制涉及外周感受器和中枢的复杂反应过程。心钠素也可通过利尿和尿钠排泄影响 AVP 系统以全面调控水盐代谢。AVP 对 ACTH 释放也有一定的调节作用,在妇女中,AVP 和 CRF 合用可加强 ACTH 释放,比单用 CRF 增加 5 倍,并超过各自单用导致的释放量之和。

(二)缩宫素对分娩、泌乳、性行为及学习和行为的作用

1.分娩

人缩宫素是晚期产程中子宫收缩的重要刺激因子,在娩出期,阴道膨胀或神经反射刺激母体释放缩宫素。在孕妇中,雌激素诱导子宫肌层和蜕膜中缩宫素受体增加,在足月时受体浓度达到最高,受体的变化可对为何在血浆缩宫素水平没有增加的情况下,孕晚期自发宫缩增加和对缩宫素的敏感性提高作出解释。在第二产程,缩宫素和由它刺激产生的前列腺素对胎儿娩出有协同作用。

2.泌乳

缩宫素通过结合位点引起乳腺的肌上皮细胞和乳腺导管平滑肌收缩。哺乳时,乳头神经末梢受刺激后,神经元反射经脊髓、中脑和下丘脑的传递,诱导神经垂体释放缩宫素。由于心理性反射,在喂乳前缩宫素就可释放,而在恐惧、愤怒或精神紧张时缩宫素释放受到抑制,泌乳因而也受到抑制。

3.性行为

男性性兴奋射精时,血浆缩宫素迅速增高,然后恢复到正常基础值。在女性,外阴的触觉刺激引起缩宫素的释放,性高潮会进一步升高,这可能与阴道平滑肌的收缩有关。

4.学习和行为

AVP 和缩宫素影响记忆,前者强化记忆并增强回忆,后者则相反,因而缩宫素被认为是一种内源性遗忘肽。母性行为也与缩宫素的中枢作用相关。

三、神经垂体激素释放的调节

神经垂体激素的释放涉及多个调节部位和多种机制,由中枢或下丘脑通过包括胆碱能和去甲肾上腺素能神经递质以及多种神经肽进行调节。

乙酰胆碱通过烟碱乙酰胆碱受体刺激缩宫素和 AVP 的释放。烟碱或吸烟可使血浆中 AVP 和神经垂体素迅速增加,从而诱导抗利尿反应,若在此以前饮酒,AVP 先受到抑制,该作用即减弱或消失。

去甲肾上腺素能递质对缩宫素和 AVP 的影响涉及兴奋性 α-肾上腺素能和抑制性 β-肾上腺素能两种途径。在哺乳妇女中,应激诱导的哺乳反射抑制即是通过 β-肾上腺素能的激活而抑制了缩宫素的释放;同样的机制导致应激性产尿。

类阿片肽参与缩宫素和 AVP 的调节。强啡肽(dynorphin)是一种 κ 受体激动剂,可通过作用于神经垂体的轴突末端而抑制缩宫素。纳洛酮是一种 μ 受体拮抗剂,可显著增强电刺激引起的缩宫素释放。恐惧、愤怒或脱水等应激可增加 AVP-强啡肽释放,从而通过缩宫素神经元神经末梢的 κ 受体而抑制缩宫素的分泌。

活化素位于孤束核内,该核主要接收内脏感觉信息,并投射到室旁核。向室旁核灌注极微量活化素纯品便可诱导缩宫素分泌。

血管紧张素 II 对 AVP 分泌的调节具有重要作用。大脑内有肾素血管紧张素系统的所有组分,其中包括特异血管紧张素 II 的受体。大量证据显示,中枢血管紧张素受体参与 AVP 分泌对渗透压的调控,外周产生的血管紧张素 II 也参与对 AVP 释放的调节。

室旁核产生缩宫素的细胞有雌激素结合位点,雌激素通过增加缩宫素受体而提高对缩宫素的敏感性,但雌激素对缩宫素分泌的调节作用尚待进一步研究。

(金勇成)

第四章 卵巢的生命周期

卵巢在生殖周期中充当积极的启动和维持角色,在下丘脑－垂体－性腺轴中扮演中心角色,卵巢信号的幅度改变协助确定下丘脑－垂体单位的活性。

一、卵巢的发生

原始生殖细胞起源于胚胎尾部的卵黄囊内胚层。在早孕 3 周末,它们借助于伪足运动移向两侧生殖嵴。生殖细胞只能在生殖嵴内存活。有生殖细胞的生殖嵴方可发育成性腺,没有生殖细胞的性腺,不可能有生殖功能。

在孕 5～7 周末分化的始基性腺,在生殖嵴的内侧为一个隆起,由体腔上皮分化为生殖上皮和下面的间质增殖而形成始基性腺,可见有皮质和髓质。进入性分化期时,性染色体为 XX 的性腺将发育为卵巢;性染色体为 XY 的性腺将发育为睾丸。卵巢的皮质内有大量的卵母细胞,而睾丸的髓质形成曲细精管。

二、卵泡的发育、成熟与退化

卵泡是卵巢的基本功能单位。

（一）卵泡的发育

进入将分化为卵巢的生殖细胞称为卵原细胞,先发育为卵母细胞,然后发展为始基卵泡、初级卵泡、次级卵泡,最后达高度分化的排卵前有卵泡腔的卵泡（囊状卵泡）。

在妊娠 6～7 周时卵原细胞通过有丝分裂大量增殖,至妊娠 8 周时开始进入第一次减数分裂,由一层颗粒细胞围绕卵母细胞成为初级卵母细胞,这时在卵巢中与卵原细胞同时进行的有有丝分裂、减数分裂和卵泡退化三个过程。妊娠 20 周时生殖细胞通过有丝分裂达 $(6\sim7)\times10^6$ 的峰值,其中 2/3 为减数分裂中的初级卵母细胞,1/3 仍为卵原细胞。有丝分裂至 7 个月时结束。不进入减数分裂的卵原细胞均退化。

由于生殖细胞大量丢失,至胎儿出生时,仅剩下约 $(1\sim2)\times10^6$ 个。出生后生殖细胞继续退化至青春期仅剩约 300000 个。其中约 400～500 个将在生育期排卵过程中作为成熟卵排出。

1. 始基卵泡（直径 30～60 μm）

由单层扁平（非立体）前颗粒细胞围绕一晚双线期卵母细胞所组成。

2. 初级卵泡（直径＞60 μm）

由一单层立方形颗粒细胞围绕一卵母细胞所组成。

3. 次级卵泡（直径≤120 μm）

由多层立方形颗粒细胞（≤600）围绕一初级卵母细胞组成。

始基卵泡发育为成熟的次级卵泡的过程在生殖生命期间持续进行,直至绝经而停止,它完全不依赖促性腺激素。从妊娠的第 5～6 个月,一些始基卵泡的梭形颗粒细胞前体分化为单层立方形细胞,成为初级卵泡。在形成初级卵泡的同时,颗粒细胞合成和分泌黏多糖,在卵子周围形成一透明环形区,称透明带,通过它对卵子提供信息和营养。

初级卵母细胞在完成第一次减数分裂的中期形成第一极体,在周期 LH 峰后排卵前发育为次级卵母细胞。次级卵泡形成时,颗粒细胞产生卵泡刺激素（follicle stimulating hormone,FSH）、雌激素和雄激素受体,并以缝隙连接构成生理性耦联。分化中的次级卵泡进入髓质,完成卵泡膜的包围。在初级卵泡期形成泡膜内层。随着卵泡增大压迫周围间质形成泡膜外层。

卵泡膜层的出现与卵泡获得供血有关。在卵泡膜发育的同时,卵泡出现了小动脉,终止于邻近基膜的花环状毛细血管网。同时也出现了淋巴管。当毛细血管形成后,卵泡膜—间质细胞开始分化,具备了LH受体和产生甾体的生物合成能力。成为放射形的纤维样细胞包围整个卵泡。梭形卵泡膜细胞胞浆逐渐增多,变成上皮样细胞,并形成甾体激素—分泌细胞的细胞器,这些细胞称为卵泡膜内膜细胞。更靠外周的卵泡膜细胞继续保持梭形,并与间质细胞融合,这些细胞称为卵泡膜外膜细胞。卵泡膜细胞LH受体和颗粒细胞FSH受体使颗粒细胞—卵泡膜细胞—间质细胞之间相互建立联系形成功能性卵泡单位。

初级卵泡颗粒细胞的增生增加了细胞的层数,卵泡增大,形成次级卵泡。颗粒细胞的增生与分化,卵泡膜细胞的增厚及卵子的生长协同增加成熟中卵泡的直径。生长期的重要部分是卵母细胞的分化与生长,包括透明带的出现是判别卵泡腔前初级卵泡的特征。成熟的次级卵泡形成一群卵泡腔前卵泡,从中提供卵泡的募集。

(二)卵泡的成熟

卵泡从1级开始到最后成熟,实际上跨越3个月经周期。相应的,次级卵泡进入1级变化(仍为卵泡腔前期)认为是在黄体期的早期。这是在排卵后数天,月经周期的第15～19天。这一卵泡周期被定义为周期1。约25天后(即下一个排卵周期的第11～15天,周期2)可见到1级卵泡转换为2级卵泡(早卵泡腔期)。再过20天,在该周期(周期2)的黄体末期,2级卵泡转为3级卵泡。15天后,在下一周期(周期3)的晚卵泡期时,3级卵泡转为4级卵泡。向5级卵泡过渡约发生在10天后的黄体晚期,即周期3的第25～28天,是卵泡发育至最后成熟的关键一步(如图4-1)。

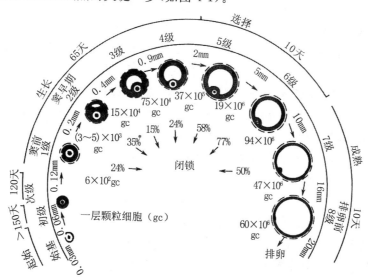

图4-1　成人卵巢内卵泡生长发育的各阶段及各级生长卵泡出现闭锁的比例

1.持续生长期

腔前卵泡1～4级卵泡,直径可由0.12～0.2 mm达2 mm(如图4-2)。其生长特征是颗粒细胞数量增加600倍,同时卵泡直径增加15倍,称为持续生长期,卵泡发育在低水平的循环促性腺激素下发育较慢。此期的卵泡退化与循环促性腺激素的周期性改变无直接关系,但促性腺激素的支持是必需的。

2.促性腺激素—依赖(指数性)生长期

5～8级的卵泡发育与循环中FSH周期的改变密切相关,黄体晚期的5级卵泡组成一个群体,从中征募出下个周期排出的卵泡。余下的生长将在第4个卵巢周期的卵泡期完成。这种生长是促性腺激素依赖的,其颗粒细胞资源可增加160倍,使卵泡直径由5 mm增至20 mm。约5天为一期,在这期间发生卵泡的筛选并完成优势卵泡的发育。

优势卵泡可能分泌一种能抑制邻近同侧小卵泡芳香化酶活性的蛋白,对侧的卵巢亦可受到类似的影响。优势卵泡以后在维持其优势地位中起积极的作用。优势卵泡的出现是卵泡群体中其他小卵泡生长停滞的结果。

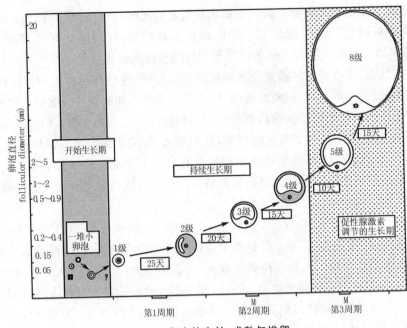

图 4-2 卵泡的生长、成熟与排卵

在早卵泡期,FSH 刺激颗粒细胞的芳香化酶活性,导致卵泡雌激素浓度增加。升高的雌激素增加卵泡对 FSH 作用的敏感性。到卵泡期中期,某一卵泡比群体中的其他卵泡产生更多的雌激素。由于卵泡腔形成和 LH 受体形成加速,优势卵泡得到有序的发展,即 FSH 和雌激素刺激生长、卵泡腔形成和 LH 受体出现。

在周期的第 7 天,围绕将排卵卵泡的卵泡膜细胞比其他卵泡的卵泡膜细胞选择性摄取更多的 LH。到卵泡期的第 9 天,优势卵泡的血管分布是其他卵泡的两倍。导致卵泡膜细胞的 LH 和低密度脂蛋白(low-density lipoproteins,LDL)以及到达颗粒细胞的 FSH 供应的增加。

在卵泡期后半期,优势卵泡产生的雌激素显著增加,伴随 FSH 的循环水平下降,导致同一群体的非优势卵泡不能健康生长。这些卵泡减少雌激素生物合成、卵泡内雄激素水平升高、对 FSH 的敏感性消失。

(三)卵泡的退化

卵泡的退化是卵母细胞和卵泡被排出卵巢的过程。细胞凋亡可能是卵巢排除卵泡的方式。细胞凋亡是一非毒性细胞有序的死亡过程,可以去除组织的细胞而不引起炎症反应。只在退化的卵泡中有细胞凋亡的证据,退化发生时随卵泡成熟期的不同而有所不同,在直径 1 mm 的卵泡中接近 100%。这一过程需要特异的基因和蛋白调节。卵泡的退化主要取决于卵子功能的完整性。当卵母细胞退化时,卵泡的其他成分随之发生不可逆的变化,卵泡腔被毛细血管和成纤维细胞侵入并塌陷,透明带通常是最后消失的卵泡部分。卵泡基底板内的所有成分最终为无血管的瘢痕(白体)所替代,从而完成吸收和消失的过程。来自卵泡膜一间质细胞的雄激素可能在卵泡退化中起主要作用。雄激素是卵泡退化过程中细胞凋亡的启动子;雄激素对雌激素刺激的卵泡腔前卵泡的主要作用是令卵泡退化;雄激素可减少卵巢雌激素受体浓度。

三、卵巢的生理特征

(一)甾体的产生

成年人的卵巢可分泌孕烯醇酮、孕酮、17α-羟孕酮、脱氢表雄酮、雄烯二酮、睾酮、雌酮和 17β-雌二醇,其中雌酮和雌二醇是主要的甾体产物。孕酮和 17α-羟孕酮是黄体的主要产物。颗粒细胞可产生绝大部分的孕酮和雌激素及 17α-羟孕酮,而卵泡膜细胞产生孕酮、17α-羟孕酮和雄烯二酮。

1.雌激素的生物合成

在卵巢雌激素生物合成中,需要两种细胞和两种促性腺激素(FSH 和 LH)的参与,是一种综合的过程

（图 4-3）。根据这种两细胞/两促性腺激素假说的观点,来源于卵泡膜细胞受 LH 作用下产生的雄激素被 FSH 诱导的颗粒细胞芳香化。实际上,卵巢的雌酮和雌二醇分别来自于雄激素前体的雄烯二酮和睾酮的芳香化。

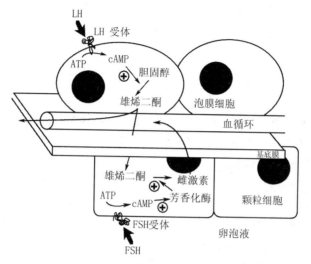

图 4-3　卵泡雌激素产生的两细胞/两促性腺激素假说

2. 孕激素的生物合成

颗粒细胞可生物合成孕酮,关键是需要有丰富的胆固醇。LDL 胆固醇对卵巢细胞分泌孕酮有重要意义。通过在线粒体内胆固醇侧链裂解限速步骤,胆固醇转化为孕烯醇酮,以后在相对较丰富的胞浆酶、3β-羟甾体脱氢酶/$\Delta^4\Delta^5$-异构酶催化下,孕烯醇酮转化为孕酮。

3. 雄激素的生物合成

人卵泡雄激素主要来源于卵泡膜细胞层,是 LH 而非 FSH 刺激卵泡膜细胞产生雄激素,颗粒细胞产生雄激素很少。

卵泡膜—间质细胞主要合成 C_{19} 雄激素,因此这种细胞也具有产生孕激素前体的机制。但最重要的是卵泡膜—间质细胞有丰富的 17α-羟化酶和 17,20-碳链酶活性,可将前体孕烯醇酮和孕酮分别转化为 C_{19} 甾体脱氢表雄酮和雄烯二酮。因此,含有 17α-羟化酶和 17,20-碳链酶活性是卵泡膜—间质细胞的独有特征。

（二）卵巢内调节因子

了解人类卵巢内的调节机制比较困难。颗粒细胞能对雌激素、雄激素、孕激素、FSH 和 LH 反应;同样,卵泡膜—间质细胞也对 LH 和雌激素有反应。此外,尚有其他系统的因子起作用。

卵泡生成的周期性过程表现为成熟中卵泡的各发育部分显著增生和分化,认为促性腺激素和性腺甾体起主导作用。但卵泡发育的不同结局提示卵巢内尚存在其他的调节系统,促性腺激素在原位尚有其他细微的调节作用,因此卵泡成熟过程中不是都有相同的速度和达到相同的程度。此外,减数分裂的启动与终止,以及优势卵泡的选择均无法单用促性腺激素释放的改变来解释。

目前已被认为是卵巢内调节因子的不多,生长因子、细胞因子和神经肽是被广泛研究的潜在的卵巢内调节因子。卵巢内的调节因子可以调节发育中的卵巢细胞增生或分化,作用的方式可以是自身调节、放大或减弱促性腺激素的作用。这样的卵巢内调节因子也可能与卵巢各层间的交流有关,使卵巢不同细胞群间有更紧密的联系。例如:来自颗粒细胞的调节因子可调节邻近的卵泡膜—间质细胞层以协调卵泡的发育,通过这种调节,颗粒细胞可对自身有所控制,可以调节从邻近的卵泡膜细胞流入的雄激素物质。

现在认为,潜在的卵巢内细胞间交流可有以下特点。

1. 旁分泌交通

从来源细胞弥散到不同的局部靶细胞,涉及刺激多种细胞类型。

2.自分泌交通

作用于细胞本身的表面受体,涉及单个细胞自身成为调节因子的过程和作用部位。

要成为卵巢内调节因子,必须符合以下标准:①局部产生;②局部接受;③局部作用。另一不可缺少的条件是必须在体内提供对卵巢功能影响的证据。

四、周期性

(一)卵泡的生长与发育:征募、选择和优势

1.征募

征募指卵泡进入快速生长期,即离开休止期,开始特征性生长和发育。亦可随时出现萎缩,因而征募虽然是必需的,但不能保证排卵。选择成熟中的卵泡群需要减少到种类特异的排卵限额,当健康有排卵潜能的卵泡数量达到排卵限额时完成选择。

2.选择

在黄体晚期,最大的健康卵泡并不一定被选上,因为较小的卵泡可能含有的颗粒细胞有丝分裂指数高于大卵泡。实际上甚至在早卵泡期,被选上的卵泡与群体中的其他健康卵泡亦无形态上的区别。尽管如此,被选上的卵泡可通过其绝对大小和其颗粒细胞的高有丝分裂指数而与其他的卵泡鉴别。而且此时只有被选上的卵泡在卵泡液中能测到FSH的水平。该卵泡尚有显著的卵泡雌二醇水平。通常认为能有效地芳香化雄激素是被选择卵泡的重要条件。最重要的一点是优势卵泡颗粒细胞的有丝分裂指数很高,足以保证其他小的健康卵泡不能赶上它的水平。

3.优势

被选择上的卵泡在排卵前一周变为优势卵泡,并在排卵前维持其优势地位,即被选的能排卵的卵泡在功能上(不仅仅在形态上)呈优势地位,并可抑制双侧卵巢中竞争性卵泡的发育。只有优势卵泡可以在不适合其他卵泡存活的条件下生存。

实验显示,在周期第8~12天烧灼灵长类动物肉眼可见的卵泡,延迟了预计下一次排卵前出现垂体促性腺激素峰值的时间。相反,在黄体中期(第16~19天)去除黄体可提前预计排卵前促性腺激素峰值的时间。在妇女中可看到类似的现象。这些发现支持卵巢本身在月经周期中起到"报时(time giver)"作用的假说,而这种报时功能是优势卵泡周期性结构活动的作用。因此28天月经周期是由内源性周期性卵巢优势结构的寿命决定的,而不是大脑或垂体控制的结果。因而优势卵泡决定卵泡期的长短,黄体决定黄体期的长短。这些结果亦适用于人类。

这些发现也提示优势卵泡的选择在烧灼之前即已经发生(即在周期第8天之前)。不会有另外的卵泡能替代被烧灼的卵泡而达到及时的周期中期排卵。因此,优势卵泡通过抑制卵巢内其他竞争卵泡的发育在调节排卵限额中起关键作用。黄体亦有类似的功能,一旦在卵泡期中期被选为优势卵泡,黄体也就成为卵巢的优势结构。因而下一轮的卵泡发育,只有在周期性结构障碍因素被去除后才会发生。

孕酮是主要负责抑制黄体期卵泡生长的黄体激素。循环促性腺激素水平在去除卵泡或黄体后仍基本稳定,卵泡的征募是在循环促性腺激素无明显增加的情况下发生的。因此卵巢周期性结构对卵泡生长的抑制不是由于循环水平的促性腺激素下降,而可能是由于卵巢内的局部影响。

即将排卵的卵泡在黄体消亡后的第5~7天即已获得优势能力,这从周期的第5~7天卵巢静脉内的雌二醇水平显著不同可以看出。其中卵巢间雌激素水平的差异是优势卵泡出现的最早激素指标。

直径<8 mm的卵泡,其卵泡内雌激素/雄激素比值较低。从卵泡中期开始此比例被颠倒。随着芳香化雄激素能力的增加,被选上的卵泡能够合成足够量的雌二醇,并通过合适的途径进入体循环。因而早在周期的第5~7天就造成卵巢功能的不对称。在晚卵泡期,卵泡内雌二醇的浓度在循环雌二醇水平达峰值时最高。排卵LH峰出现后,卵泡内雌二醇的浓度随着平行下降的卵泡内雄烯二酮而下降。同时卵泡内孕酮和17α-羟孕酮的含量在进行性增加,反应了早期的颗粒细胞黄体化。

在整个周期中,卵泡液中雄激素和雌激素的水平在不断变化着,小卵泡比大卵泡中的雄激素/雌激素

比例高。因而排卵前卵泡的甾体特征是雌激素、孕激素浓度较高,雄激素浓度较低。相反,晚卵泡期的小卵泡的特点是有高浓度的雄激素和低浓度的雌激素、孕激素。提示在人类卵泡中存在一种调节卵泡液中甾体激素环境的机制。

（二）排卵

接近卵泡中期时,有一雌激素的显著升高,随后是一LH和较低的FSH峰,引起优势卵泡排卵。通常每一月经周期仅有一个卵子排出,并形成一个黄体。在人类,LH和人绒毛膜促性腺激素(human chorionic gonadotropine,hCG)均可刺激成熟卵泡的破裂,高浓度的FSH也可以充当FSH和LH刺激成熟卵泡的"排卵激素"。LH可刺激卵泡合成前列腺素,前列腺素合成的增加可能介导LH的排卵刺激,前列腺素合成的抑制剂可抑制排卵。

排卵由快速的卵泡膨大和随后的卵泡从卵巢皮质表面突起组成。最终卵泡的破裂造成卵母细胞——卵丘细胞的排出。在人类卵巢,该过程可在排卵前LH峰出现的5~6天前开始,至LH峰标志卵泡期的结束,在实际发生卵泡破裂前36小时左右。

在破裂前的突起卵泡表面可见到一圆锥形的"排卵斑"。该排卵斑的破裂伴随着缓慢的、而非爆破型的卵母细胞和卵泡液的排出,提示卵泡液的压力并不大。

（三）黄体的形成与消亡

排卵后,优势卵泡重新组织形成黄体。卵泡破裂后,从周围间质来的毛细血管和成纤维细胞增生,并穿过基底板进入黄体。黄体的快速血管形成可能是在成血管因子的引导下进行的,同时壁颗粒细胞发生总称为黄体化的形态改变,这些细胞与周围的卵泡膜-间质细胞和侵入的血管相互作用形成黄体。这些细胞相互间有缝隙连接以便黄体细胞相互交流。

黄体是排卵后卵巢的主要性甾体激素来源。此期的一个重要现象是血管穿透卵泡的基膜,提供颗粒细胞LDL,LDL胆固醇是黄体产生孕酮的底物。LH在甾体产生中起关键作用。在人类黄体有功能的寿命期间,一直存在有LH的受体,并且在妊娠期间也没有降调节。除LH外,另一个强的黄体功能调节因子是胰岛素样生长因子-Ⅰ(Insulin-like growth factor-Ⅰ,IGF-Ⅰ),可以促进人黄体细胞产生雌激素和孕酮。

黄体功能的寿命期一般为14±2天。而后它可自动退化。除发生妊娠外,它一般被称为白体的无血管瘢痕所替代。黄体寿命的机制尚不清楚。LH在黄体功能的维持中起中心作用。去除LH的支持不可避免地造成黄体退化。在妊娠期,妊娠滋养细胞分泌的hCG可维持黄体功能,产生孕酮,以协助维持早期妊娠直至胎盘黄体功能的转换。雌激素和前列腺素等都可能是重要的黄体消亡的促进因子。

在黄体退化中,细胞凋亡可能是黄体消亡的真正原因。

五、围绝经期卵巢

绝经后虽仍有高水平的循环促性腺激素,但卵巢发黄萎缩、缺乏光泽、表面皱褶,重量小于10 g。显微镜检查见皮质很薄,没有卵泡。在末次月经后的5年内,可见几个始基卵泡、发育中的卵泡和萎缩卵泡。绝经前有规律月经的妇女,每个卵巢仍有2500~4000个原始卵泡,而绝经后几乎无卵泡,提示绝经前10年起卵泡消耗加速。

绝经后虽卵泡耗竭,但绝经后卵巢并非是一个无功能的内分泌器官,仍能产生雄烯二酮和睾酮。绝经妇女卵巢静脉的睾酮与雄烯二酮浓度分别比外周水平高15倍和4倍。绝经后妇女卵巢静脉睾酮显著高于绝经前妇女。切除绝经后卵巢,血清睾酮下降50%,说明绝经后卵巢产生雄激素。

（金勇成）

第五章 女性性激素的合成、代谢与作用机制

第一节 甾体激素

在性腺内合成和分泌的性激素主要为甾体激素(steroid hormone),包括雌激素(又称卵泡素或求偶素)、孕激素(又称黄体素或孕酮)及少量的雄激素。卵巢中以雌、孕激素为主,睾丸中以雄激素为主。肾上腺也可合成孕激素、雄激素和雌激素。此外在卵巢和肾上腺以外的组织或细胞合成少量的激素称为腺外激素合成,主要为雄激素之间转化,或雌激素与雄激素之间转化。转化部位有肝、肺、肌肉、脂肪、毛囊和皮脂腺等,其中脂肪和肌肉为主要部位。腺外主要激素为雄烯二酮。

一、甾体激素的基本化学结构

甾体激素的基本化学结构为环戊烷多氢菲,由 3 个 6-碳环和 1 个 5-碳环构成甾体激素的核心结构。由于甾体化合物的骨架类似胆固醇,故又名类固醇。性激素依据含有碳原子的数目分为 3 组:①21-碳类固醇,如孕酮,基本结构是孕烷核;②19-碳类固醇包括所有雄激素,基本结构是雄烷核;③18-碳类固醇,包括雌二醇、雌酮、雌三醇,基本结构为雌烷核。

二、甾体激素的生物合成

(一)雌激素的生物合成

雌激素在排卵前主要由卵泡膜细胞和颗粒细胞合成和分泌,排卵后由黄体细胞合成和分泌,并且需要FSH 及 LH 两种促性腺激素的参与,此即为 Falck 提出的雌激素合成的两细胞—两促性腺激素学说(图5-1)。卵巢分泌的最重要的雌激素是雌二醇,卵巢也分泌少量雌酮,但妇女体内的雌酮主要来自腺外转化,绝经前以雌二醇转化为主,绝经后以雄烯二酮转化为主。青春期前女孩血雌二醇浓度一般不超过10 pg/mL。性成熟后卵巢分泌大量的雌激素,卵泡早期雌二醇浓度为 30～50 pg/mL,卵泡晚期为250～300 pg/mL,黄体期约为 100 pg/mL。月经周期中雌酮水平变化范围为 40～170 pg/mL,与雌二醇水平变化一致。绝经后,卵巢不再分泌雌二醇,此时体内的雌激素以雌酮为主,它主要由雄激素从周围组织中转化而来。

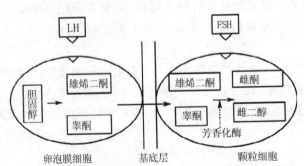

图 5-1 雌激素合成的两种促性腺激素学说示意图

卵巢组织具有合成性激素的酶系,它可以直接摄取血液中的胆固醇,也可以将含有 2 个碳原子的醋酸盐转化为胆固醇,再合成孕烯醇酮。孕烯醇酮是合成雌、孕、雄激素的前身。孕烯醇酮合成雄烯二酮有 Δ^4 和 Δ^5 两种途径(图 5-2)。卵巢在排卵前以 Δ^5 途径合成雌激素,排卵后可经 Δ^4 和 Δ^5 两种途径合成雌激素。孕酮的合成是通过 Δ^4 途径卵泡膜细胞和颗粒细胞在 FSH 和 LH 的共同作用下合成雌激素。LH 与卵泡膜细胞上的 LH 受体结合使细胞内胆固醇形成睾酮和雄烯二酮,后二者可透过细胞膜进入颗粒细胞内成为雌激素的前身物质。FSH 与颗粒细胞上 FSH 受体结合激活芳香化酶活性,将睾酮和雄烯二酮分别转化为雌二醇和雌酮,进入血循环和卵泡液中。妊娠时胎盘是体内雌激素的主要来源,以产生雌三醇为主,妊娠时血中雌三醇的含量较未孕时高 1000 倍在外周组织如肝脏、脂肪和毛囊等处可以由雌激素的前体生成相当量的雌激素,特别是雌酮。

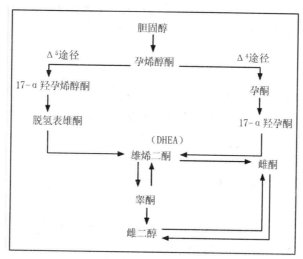

图 5-2　性激素的生物合成途径

(二)孕激素的生物合成

孕激素由颗粒黄体细胞和卵泡膜黄体细胞合成。孕酮是卵巢分泌的孕激素,LDL 中的胆固醇是合成孕酮的原料。在卵泡期,颗粒细胞周围没有毛细血管供给 LDL,卵泡液中也几乎不含有 LDL。因此此时的颗粒细胞分泌孕酮的能力非常有限。排卵后卵泡黄素化,同时伴有卵泡内血管增生,颗粒细胞获得大量的 LDL,因此黄体颗粒细胞通过 Δ^4 途径能合成大量的孕酮。hCG 能增加黄体细胞上 LDL 受体,故能促进孕酮的合成。孕酮合成需要 CYP11A1(胆固醇侧链裂解酶)和 3β-脱氢酶,黄体期 3β-脱氢酶的基因表达增加与黄体分泌大量孕酮有关。

在青春期前、绝经期和月经周期的卵泡期,血浆中孕激素的水平很低,放射免疫测定值<3.2 nmol/L 排卵后黄体形成,黄体颗粒细胞和黄体膜细胞大量分泌孕酮,使血浆中的孕激素水平显著升高,排卵后 6~8 天达到峰值,为 16~64 nmol/L。月经前孕激素水平逐渐下降至卵泡期水平。

(三)雄激素的生物合成

雄激素根据其分子结构不同有睾酮(testosterone,T)、双氢睾酮(DHT)、雄烯二酮(androstenedione,A)、脱氢表雄酮(DHEA)、硫酸脱氢表雄酮(DHEA-S)、雄素酮等。前 4 种最多见,其中睾酮和双氢睾酮在正常人体中有特异性受体,最具生物活性。双氢睾酮的生物活性是睾酮的 2~3 倍。雄烯二酮及脱氢表雄酮为作用较弱的雄激素。雄烯二酮也可转化成睾酮,两者均能经芳香化酶作用转化为雌激素。而在外周组织中两者均可受 5-α 还原酶作用转化为双氢睾酮,且部分雄烯二酮可直接分泌入血。

男性雄激素(睾酮)的 95% 是由睾丸合成的,睾丸间质细胞(Leydig 细胞)是合成雄激素的主要细胞5% 雄激素由肾上腺和其他组织产生。睾酮的合成从乙酸脂开始,在滑面内质网转化为胆固醇。后者转运到线粒体内,转变为孕烯醇酮。该反应受 LH 调节。孕烯醇酮进入细胞质成为合成睾酮的前体物质。睾酮通过两种途径合成:一条称 Δ^5 途径,即以孕烯醇酮为前体,通过一系列酶反应产物(去氢表雄酮及雄烯二酮),经 Δ^5 途径合成雄激素;另一条称 Δ^4 途径,即以 Δ^4-甾体孕酮为前体。在人类以 Δ^5 途径为主。肾上腺皮质中由于 17β-羟甾脱氢酶活性弱,产生的睾酮较少。因此尽管肾上腺皮质能合成雄激素,但切除睾丸后,肾上腺皮质并不能代替睾丸的内分泌功能。青年男子睾丸的分泌有昼夜节律性波动,一般在睡眠时睾酮的分泌量增加,所以血中睾酮含量在早晨醒来时最高,而在傍晚时最低。随着年龄增大,昼夜波动逐渐消失。

女性雄激素由卵巢内膜细胞、卵巢间质细胞和门细胞产生。卵巢卵泡内膜细胞合成和分泌的雄激素主要为雄烯二酮,约占育龄妇女总生成量的 50%,余 40% 来自肾上腺,10% 来自外周转换。卵巢间质细胞和门细胞主要合成和分泌睾酮,为育龄妇女体内睾酮总生成量的 25%,余 25% 来自肾上腺,50% 来自腺外转化。卵巢分泌的脱氢表雄酮(DHEA)占总生成量的 10%,余 90% 来自肾上腺,分泌的硫酸去氢表雄酮(DHEA-S),占总生成量<5%,余 95% 以上来自肾上腺,而双氢睾酮则 100% 来自外周转换。

三种甾体激素合成途径详见图 5-2。

三、甾体激素的代谢

雌二醇、睾酮与双氢睾酮在血中大部分与性激素结合蛋白(sex hormone binding globulin,SHBG)或清蛋白结合,游离部分仅占 1%~3%。孕激素则与清蛋白及皮质醇结合蛋白(corticosteroid binding globulin,CBG)结合,游离部位及与清蛋白结合部位发挥生物效应。雌激素、地塞米松及甲状腺激素促进性激素结合球蛋白合成,雄激素则起相反作用。甾体激素在女性主要在肝脏降解,均为脂溶性物质,在肝脏代谢为水溶性物质,并以硫酸盐或葡萄糖醛酸盐等结合形式经肾脏排出。

(一)雌激素代谢

血液循环中有三种雌激素,即雌二醇、雌酮、雌三醇。卵巢主要合成雌二醇和雌酮,雌三醇是雌二醇和雌酮的降解产物。这三种激素中,雌二醇生物活性最强,雌酮次之,雌三醇最弱。当游离激素进入细胞消耗后,血内与球蛋白结合的激素有部分进行分解,用于保持原来血中结合与游离激素间的平衡,动态地维持激素功能,如体内雌激素水平过高,性激素结合球蛋白合成也加速。雌激素降解为雌三醇葡萄糖醛酸盐或硫酸盐,其中雌二醇代谢产物为雌酮及其硫酸盐、雌三醇,而雌三醇则为不可逆的代谢产物。雌激素在肝脏代谢。大部分由尿排出,一部分经胆汁排入肠内可再吸收入肝,形成肝肠循环,少部分未被肠道吸收的由粪便排出。

(二)孕激素代谢

孕二醇(pregnanediol)为孕酮在肝脏代谢的主要代谢物,大部分从尿中排出。而孕三醇为 17α-羟孕酮的代谢产物,反映雄激素合成过多。孕激素与肾上腺皮质结合球蛋白结合后运行,在血内分解与游离的作用规律与雌、雄激素相同。

(三)雄激素代谢

当体内雄激素水平过高时,性激素结合球蛋白合成被抑制,雄激素代谢加速,则雄激素游离减少,同时也抑制雄激素转化为二氢睾酮。睾酮中仅有少量代谢为睾酮葡萄苷酸盐(testosterone glucuronide),大部分代谢为雄烯二酮,再以雄酮(androsterone)与葡萄苷酸结合,再由尿中排出。尿中 17-酮类固醇(17-ks)为终末代谢物,主要代表 DHE-S 的量,反映肾上腺来源的雄激素情况。双氢睾酮由睾酮在皮肤、毛囊、皮脂腺内经 5α 还原酶催化转换而来,它在细胞内 β-酮类固醇脱氢酶还原转化为 3α、3β 雄烷二醇,再与葡萄苷酸结合成雄烷二醇葡萄糖苷酸(3α-diol-G)由尿中排出。因此 3α-diol-G 为腺外合成雄激素标记。

四、卵巢性激素分泌的周期性变化

(一)雌激素

卵泡开始发育时,雌激素的分泌量很少;至月经第 7 日卵泡分泌的雌激素量迅速增加,于排卵前达高峰,排卵后稍减少;排卵后 1~2 日黄体开始分泌雌激素使循环中的雌激素又逐渐上升,在排卵后 7~8 日黄体成熟时,循环中的雌激素形成第二高峰,此峰低于排卵前第一高峰。此后,黄体萎缩,雌激素水平急剧下降,于月经前达最低水平。

（二）孕激素

卵泡期卵泡不分泌孕酮;排卵前成熟卵泡的颗粒细胞在LH排卵高峰的作用下黄素化,并分泌少量孕酮;排卵后黄体分泌孕酮逐渐增加,至排卵后7~8日黄体成熟时,分泌量达高峰,以后逐渐下降,到月经来潮时降到卵泡期水平。排卵前,由于颗粒细胞内缺乏血管,产生的孕酮不能直接进入血循环;排卵后,卵泡内膜血管进入黄体内,因此,孕酮能直接进入血循环。

（三）雄激素

女性的雄激素主要来自肾上腺,少量来源于卵巢。卵巢的主要的雄激素产物是雄烯二酮和睾酮。雄烯二酮主要由卵泡膜细胞合成和分泌;睾酮主要由卵巢间质细胞和门细胞合成与分泌。排卵前循环中的雄激素升高,一方面促进非优势卵泡闭锁,另一方面提高性欲。

五、卵巢性激素的作用

（一）雌激素的生理作用

1.子宫内膜

促进子宫内膜细胞分裂、使内膜增生变厚,产生典型的增殖变化。雌激素是子宫内膜周期性变化的内在基础,参与月经后子宫内膜的再生和修复过程。另外,雌激素引起的增殖性内膜还是孕酮将子宫内膜转化为分泌型内膜的先决条件,可为排卵后子宫内膜向分泌期转变做好准备。雌激素引发孕酮发挥生物学效应的分子基础是雌激素诱导了孕酮受体的生成。雌激素是子宫内膜周期性变化的基础参与月经周期形成。

2.子宫肌

促进子宫平滑肌细胞的增生肥大、肌层增厚、增加肌细胞内肌纤蛋白及肌动蛋白的含量使子宫血管舒张充血;促使和维持子宫发育;增加子宫平滑肌对缩宫素的敏感性。

3.宫颈

使宫颈内口松弛、扩张,宫颈黏液分泌增加,性状变稀薄、富有弹性、易拉成丝状,有利于精子存活及穿透。这种黏液干燥后,由于其中的氯化钠结晶析出,而呈现羊齿植物状结晶。检查宫颈羊齿植物状结晶存在的状况是判断体内雌激素水平的一个简单方法。雌激素还有促进妊娠子宫颈软化的作用。

4.输卵管

促进输卵管肌层发育并增加输卵管肌节律性收缩的振幅,刺激其内膜分泌,使管腔上皮细胞分泌增加及纤毛生长。但在卵泡周期中,雌激素的分泌量不同,输卵管收缩的强度和频率亦有差异适当剂量的雌激素可加速卵子在输卵管的运行。而非生理性的大量雌激素,则能使卵子滞留在括约肌样的壶腹-峡部接收区。大剂量的雌激素延缓卵子运行,可能是雌激素作为事后避孕药的一个理论依据。

5.阴道上皮

促进阴道上皮基底层细胞的增生、分化、成熟及表层上皮细胞的角化,黏膜增厚,细胞内糖原储存,在乳酸杆菌的作用下使阴道维持酸性环境。

6.外生殖器

使大、小阴唇色素沉着及脂肪沉积。

7.第二性征

使乳腺管增生,乳头、乳晕着色,少量能促进乳腺分泌,大量能抑制乳腺分泌,促使其他第二性征的发育,并维持其正常状态。

8.卵巢

（1）直接作用:雌激素对卵巢本身的发育是必需的,卵巢生发上皮的功能及卵巢皮质各期卵泡的生长和发育均需雌激素的存在,颗粒细胞和卵泡膜细胞既是分泌雌激素的部位,其本身也有雌激素受体,并接受雌激素的影响。

（2）间接作用：雌激素可通过下丘脑-垂体前叶，发生正反馈和负反馈作用，可促进或抑制促性腺激素的分泌，间接影响卵巢的形态和功能，并能协同促性腺激素促使卵泡发育，并有助于卵巢积存胆固醇。

9.下丘脑、垂体

通过对下丘脑和垂体的正、负反馈调节，控制促性腺激素的分泌。

10.代谢作用

（1）促进水钠潴留。

（2）促进蛋白分解。

（3）促进肝脏高密度脂蛋白的合成，抑制低密度脂蛋白的合成，降低循环中胆固醇水平，维持血管张力，维持血流稳定，有利于防止冠状动脉硬化，这可能是育龄妇女冠心病率低的原因，但单纯用雌激素治疗冠心病临床效果不理想，值得注意。

（4）维持和促进骨基质代谢，对肠道钙的吸收、肾脏钙的重吸收及钙盐、磷盐在骨质中沉积均起促进作用，以维持正常骨质青春期在雌激素的作用下，可使骨骺闭合。绝经后由于雌激素缺乏而发生骨质疏松。

（5）雌激素能增强葡萄糖刺激胰岛素分泌的反应，因而使血浆胰岛素水平增加。单纯的雌激素并不影响糖耐量。

11.神经系统

促进神经细胞代谢并分泌营养生长因子，促进神经元修复增进突触联系，对脑记忆及认知功能有重要作用；促进乙酰胆碱、多巴胺、5-羟色胺等神经递质的合成。

（二）孕激素的生理作用

孕激素通常在雌激素作用的基础上发挥作用。

1.皮肤

雌激素能使真皮增厚，结缔组织内胶原分解减慢；使表皮增殖，有弹性及血供改善。

2.子宫内膜

使增生期子宫内膜转化为分泌期内膜，间质蜕膜样变，为受精卵着床及其后的胚胎发育做好准备。

3.子宫肌

使子宫肌肉松弛、活动能力降低、对外界刺激的反应能力低落；降低子宫平滑肌的兴奋性和对缩宫素的敏感性，从而抑制子宫收缩，有利于胚胎及胎儿宫内生长发育。

4.宫颈

使宫颈口闭合，黏液蛋白含量增加使黏液变稠，拉丝度变小，羊齿植物状结晶消失而出现椭圆体，形成黏液栓阻塞宫颈口，阻止精子、微生物进入。孕激素的这一改变宫颈黏液的作用是复合型避孕药及单一孕激素避孕药的避孕作用的重要机制之一。

5.输卵管

使输卵管上皮纤毛细胞和管腔黏液分泌减少，抑制输卵管肌节律性收缩的振幅，调节孕卵的运行。

6.阴道上皮

是阴道上皮角化减少、中层细胞增多并加快阴道上皮细胞脱落。

7.乳房

在雌激素使乳腺腺管发育的基础上，孕激素与催乳素一起促进乳房腺泡发育；大量孕激素抑制乳汁分泌。

8.下丘脑、垂体

少量的孕激素在排卵前可增强雌激素对垂体 LH 排卵峰释放的正反馈作用；在黄体期对下丘脑、垂体有负反馈作用，抑制促性腺激素的分泌。

9.代谢作用

（1）促进水钠排泄。

（2）拮抗雌激素引起的血脂和脂蛋白改变的作用，尤其是拮抗雌激素诱导 HDL-C 增高的作用。

(3)拮抗雌激素增高血中性激素结合球蛋白的作用。

10.体温

孕酮对体温调节中枢有兴奋作用,可使基础体温(basal body temperature,BBT)在排卵后升高0.3 ℃~0.5 ℃。临床上可以此作为判断是否排卵、排卵日期及黄体功能的标志之一。

(三)孕激素与雌激素的协同和拮抗作用

孕激素在雌激素作用的基础上,进一步促进女性生殖器和乳房的发育,为妊娠准备条件,二者有协同作用;另外,雌激素和孕激素又有拮抗作用,雌激素促进子宫内膜增生和修复,孕激素则限制子宫内膜增生,并使增生的子宫内膜转化为分泌期。其他拮抗作用表现在子宫收缩、输卵管蠕动、宫颈黏液变化、阴道上皮细胞角化和脱落以及水钠潴留与排泄等方面。在雌孕激素对胚泡的着床调控方面:子宫内膜是受雌孕激素作用最直接的靶器官,合适的E/P激素比例是刺激着床前子宫内膜呈可接受状态的重要调节因素。孕酮对子宫内膜的致敏和接受性的获得必不可少,小剂量雌激素作用是能够使子宫内膜接受和传递胚泡给予的信息。在雌激素作用的基础上,加上孕酮,内膜基质细胞很快出现细胞分裂,促使蜕膜反应发生。在植入调控过程中,E/P的比例很重要,E水平过高或P相对不足而导致E/P比例失调,以致降低了子宫内膜的可接受性,也是在人类超排卵周期的胚胎低着床率的原因。E/P还调节植入前胚泡的极性,在植入窗开放前,滋养层细胞和子宫内膜均以极化的形式存在,彼此无黏附性。一旦进入植入窗期,所有细胞极性消失,顶端浆膜发生黏附性改变。一般认为在分泌早期小剂量 E_2 使子宫能接受胚泡的信息传递,大剂量的 E_2 则抑制子宫内膜活化。

(四)雄激素的生理作用

1.对女性生殖系统的影响

自青春期开始,雄激素分泌增加,促使阴蒂、阴唇和阴阜的发育,促进阴毛、腋毛的生长。但雄激素过多会对雌激素产生拮抗作用,如减缓子宫发育及其内膜的生长和增殖,抑制阴道上皮的增生和角化。长期使用雄激素会出现男性化表现。此外,少女在青春期生长迅速,也有雄激素的影响。

2.对机体代谢功能的影响

雄激素能促进肌肉生长、蛋白合成。在性成熟期前,促使长骨骨基质生长和钙的保留;性成熟后,可导致骨骺的关闭,使生长停止。可促使肾远曲小管对水、钠重吸收并保留钙。雄激素还能促进免疫球蛋白的合成,增强机体免疫力。

3.刺激生精功能

刺激生精功能是睾酮的主要作用,睾丸内睾酮的浓度比周围循环血中高100倍睾酮与LH及FSH协同维持曲细精管的生精功能。LH作用于间质细胞,促进睾酮合成,FSH和睾酮协同作用于生精细胞,促进精子发生;同时作用于支持细胞促进雄激素结合蛋白(androgen binding protein,ABP的合成和分泌。间质细胞合成和分泌的睾酮可直接进入曲细精管中与ABP结合,然后转运到精液和附睾中以维持精子的活力和功能成熟。

4.促进胎儿期性器官的发育

胎儿的促性腺激素刺激睾丸的间质细胞分泌雄激素,在雄激素的作用下,胚胎的生殖窦发育为前列腺和尿道;生殖管发育为外生殖器;中肾管发育为附睾、输精管和精囊。睾酮作用于睾丸支持细胞产生副中肾管抑制因子,抑制其发育为女性生殖道。

5.促进男性副性征的发育

促进第二性征的形成,包括阴毛生长、声音变化、骨骼生长、肌肉发达、性欲和性行为、睾丸内精子的发生和成熟等。

6.刺激骨髓造血功能

在骨髓造血功能低下时,雄激素能刺激骨髓的造血功能,特别是促进红细胞的生成,可能与雄激素促进肾脏分泌促红细胞生成素有关或是雄激素能直接刺激骨髓正铁血红素的合成雌激素仅能少量增加血红蛋白的浓度。

六、性激素对卵子发生和卵泡发育的调控作用

雌激素可防止雄激素诱导的生长卵泡闭锁。闭锁卵泡的卵泡液是低雌激素环境,且雌/孕激素比值下降。在接受体外受精(IVF)患者中,卵泡液中雌二醇(E_2)与雄烯二酮(A)比值可能与妊娠有关,E_2与透明带厚度负相关,未受精的卵母细胞透明带较厚。现已确定卵母细胞内存在雌激素受体,雌激素主要在卵母细胞浆及细胞膜发挥作用,对细胞核及减数分裂无影响。氯米芬(CC,一种雌激素拮抗剂)不影响兔的卵母细胞受精能力,但可使受精后囊胚发育受限,加用E_2可逆转CC的不良反应。在低雌激素环境下单用FSH可刺激卵泡发育,但最佳的卵母细胞浆及透明带的成熟需要雌激素存在。在低E_2环境下,虽然卵母细胞可以受精,但胚胎的存活力是可疑的。

卵巢分泌的性激素(包括雌激素、孕激素和雄激素)除作用于中枢调节促性腺激素外,在卵巢水平上能直接调节卵子发育成熟,起着局部旁分泌的作用。大量事实表明雌激素本身就是促有丝分裂原,是卵子获得对FSH反应的必需物质。

在人类离体颗粒细胞培养中发现,颗粒细胞上存在雌激素受体,雌激素能诱导卵巢颗粒细胞上的促性腺激素和类固醇激素受体的表达,能刺激颗粒细胞的生长,并在促性腺激素诱导下促进雌、孕激素合成当在培养基中加入雌激素拮抗剂,则上述雌激素作用消失,显示雌激素至少部分地通过受体而发挥作用进一步研究发现,优势卵泡上存在雌激素受体,卵泡液内雌激素浓度随着卵泡发育而逐渐增加,当在优势卵泡中加雌激素拮抗剂,则卵泡很快退变闭锁,卵母细胞退化。在雌激素合成障碍性疾病中,患者因局部雌激素缺乏常发生卵泡闭锁和多囊卵巢综合征,甚至对促性腺激素治疗不敏感。说明雌激素是卵母细胞发育之自分泌和旁分泌的调节者,并同时直接影响卵子质量,进而影响受精卵的卵裂和胚胎细胞的功能。

除雌激素直接调节颗粒细胞的功能外,孕激素也可直接调节颗粒细胞功能,在大鼠离体颗粒细胞培养中已证实,颗粒细胞上也存在孕激素受体,孕激素能抑制颗粒细胞的生长及上皮细胞生长因子(EGF诱导的颗粒细胞有丝分裂,还能诱导颗粒细胞黄体化。雄激素是雌激素的合成底物,然而其本身也可能调节颗粒细胞合成及FSH诱导的颗粒细胞功能,并且高水平的雄激素是卵泡退变闭锁的指示剂。因此孕激素和雄激素也可直接调节卵泡和卵细胞的生长和发育。Mcnatt等在重组试验中发现,卵泡液内雄激素和雌激素比值决定卵泡生长发育。即雄激素与雌激素比值低时,卵泡发育好,雄激素与雌激素的比值中等时,卵泡部分发生退变;而当雄激素与雌激素比值在高水平时,则卵泡很快退变闭锁。提示雄激素和雌激素比值大小是预示卵泡发育质量的有效指标。雌二醇水平低下或雄激素与雌激素的比值上升均直接影响卵子发育和受精能力。尽管雄激素水平低下可能损害卵子功能,但研究已证实过高的雄激素水平也直接影响卵泡发育、受精及妊娠率。可见卵巢内类固醇激素是卵泡微环境发育的主要调节者。

七、甾体激素的作用机制

甾体激素为小分子物质,具有脂溶性,主要通过扩散方式进入细胞内,与胞质受体结合,形成激素-胞质受体复合物。靶细胞胞质中的甾体激素受体与相应激素结合具有很强的亲和力和专一性。当激素进入细胞内与胞质受体结合,使受体蛋白发生构型改变与热休克蛋白解离,从而使激素-胞质受体复合物获得进入细胞核内的能力,并由胞质转移至核内,与核内受体结合,形成激素-核受体复合物,启动基因转录,生成特异的mRNA,在胞质核糖体内翻译,生成蛋白质,发挥相应的生物学效应。由于细胞核内受体被激素激活后影响靶基因的转录,称为"配体依赖性转录因子(ligand-dependent transcription factors)"。

(一)甾体激素的受体结构和功能

雌激素受体存在着两个异构体,即$ER\alpha$和$ER\beta$,它们由两个不同的基因编码;孕激素受体也有两个异构体,即$PR\alpha$和$PR\beta$,但来自同一基因。雄激素受体有AR-A和AR-B。这意味着在不同的细胞中存在不同形式的受体,有不同的基因调控功能。目前应用生化和分子生物学等手段对受体结构进行分析,人为分为3个结构区,又将这些受体分为A~F 6个片段。

1. 氨基端区

位于受体氨基端的 A/B 片段,各种类固醇激素受体结构在氨基端差异最大,因此可能是受体抗原决定簇区;对于维持受体分子的三维构象有重要作用。这个片段可能通过与转录因子(transcription factor)或其他蛋白激动因子相互作用,能启动靶基因的转录。故称为激动功能区-1(activation function,AF-1)。此外,这一片段可能决定同一受体的不同亚型的靶基因的特异性。该区的大片段变异对受体与激素的结合影响不大,但将不能诱导转录相关的酶,极大地影响转录活性。

2. DNA 结合区

受体的 C 片段含有 2 个"锌指"(zinc finger)结构,有 2 个锌原子,各与 4 个半胱氨酸结合,之间相距 15～17 个氨基酸,此结构具有类固醇激素受体超家族的特性,受体与 DNA 结合和受体聚合的重要功能。第一个锌指结构与特异识别激素应答元件有关,第二个锌指结构与受体的二聚化有关,二聚化是受体调节基因转录的必需条件。这个区的丧失或其中某一个氨基酸被置换均会使受体失去活性。C 片段之后就是 D 片段,由于这个片段与受体的折叠变形有关,故称为"变异活动区"。可能此片段也与受体进入细胞核和启动转录有关。

3. 激素(配体)结合区

受体的 E 片段与激素的结合密切相关,称为配体结合片段。其位于受体分子的羧基端,此片段较大而且具有多个功能。除了与激素结合外,还与热休克蛋白(heat-shock protein,HSPS)结合,且与受体的聚合、受体进入细胞核、受体的激动以及受体间的相互作用有关。当激素与受体结合,HSPS 脱离受体,受体发生构型改变并活化,形成二聚体,可直接与核内靶基因上的 DNA 结合,启动相应基因转录。位于 E 片段的 AF-1 在调节基因表达时,具有协同作用。对不同受体的研究显示,激素(激动剂)和抗激素(拮抗剂)可与此区不同氨基酸相互作用。该区氨基酸的丢失和突变导致部分转录活性以及与激素结合的全部功能丧失,因此受体不能被激活。现尚不清楚所涉及的氨基酸分子,有研究提示半胱氨酸起重要作用。

(二)甾体激素受体的共性

1. 细胞内可溶性的酸性蛋白

核糖核酸酶和脱氧核糖核酸酶不能改变甾体激素和受体的结合力。蛋白酶能使受体活性丧失,分离的受体不能透析,遇热不稳定,易变性,SH 基阻断剂可抑制甾体激素与受体的结合。

2. 与配体结合的高亲和力

体内有多种激素,而甾体激素在生理情况下,血中浓度一般为 10^{-11}～10^{-9} mol/L,受体识别激素依靠高亲和力,以保证这类激素在生理浓度时能完成其生理功能。甾体激素与受体以非共价键结合,这种静电作用包括氢键、疏水键及范德华力。

3. 受体结合的特殊性

甾体激素与受体的多亲和力决定了它与受体结合的专一性,一种受体只能与某一类型激素结合,这种专一性结合是靶器官对激素反应特异性的基础。

4. 有限的结合容量

甾体激素与受体结合形成复合物的量与生物效应有关,受体的结合部位有一定限制,因此以不同浓度的配体与一定量的受体样本温育可以得到一条饱和曲线。

5. 组织特异性

专一受体只存在靶器官中,如雌激素的靶器官有阴道、子宫和乳腺。

6. 与生物效应有关

甾体性激素与靶细胞的受体结合后可产生特异的生物学效应,如雌激素与雌激素受体结合后,可使子宫重量增加。

(三)性激素受体的动力学

激素的活性取决于激素受体复合物的数量,激素-受体分离和 DNA 结合物的半衰期,激素作用时间和药物浓度及激素-受体复合物在核内存留时间有关。在核内分离率高则活性弱,如雌三醇的活性低于雌二醇即在核内停留时间短,而皮质醇和孕激素在核内半衰期短,故相对药物浓度较高。同一激素可在不同靶组织产生不同作用,甚至相反作用。可能因受体存在不同亚型或激活靶基因 DNA 的反应元件不同以及激素受体或构型不同,如他莫昔芬(三苯氧胺)对乳腺有抗雌激素作用,但对子宫或骨骼却有雌激素样作用。

1.受体的循环和补充

激素与受体结合直到诱导蛋白产生的过程,包括受体的一次利用(循环)。核内激素-受体复合物作用一次之后,受体可从以下途径得到补充:①部分受体由核内返回胞浆又重新被利用;②新受体分子合成。在循环中有部分受体分子降解,由受体解脱的激素则转化成代谢产物而送出细胞外。

2.性激素受体的相对特异性

受体的特异性不是绝对的而是相对的。因为机体内性激素的浓度波动较大,特别是为了治疗目的可能远远超过生理水平的剂量,这时受体的特异性将明显降低,激素可与其他激素的受体,甚至是"药物"受体发生结合,发生非特异性反应。

3.性激素受体数量的调节

性激素受体的数量不是固定在一个数值,而是不断受激素本身及其他激素相互作用的调节。当受体受到某种生物活性物质长期、高浓度或强大的刺激时,受体数量就会减少,表现为对该生物活性物质的敏感性减低,出现减低、去敏、耐受现象或出现因受体失衡的病理现象;反之,则出现受体对该物质的敏感性增加,出现增敏、高敏性或出现"撤药"时的反跳现象。受体的数量变化与生理状况相一致,如胚泡进入子宫后,着床前的一段时间里大鼠子宫的 E_2 受体含量明显下降,而 P 受体含量达到高峰。对造成子宫内"静态"环境以利着床很有意义。这表明,细胞受体含量是可调节的。此外,人们发现雌激素可增加子宫孕酮受体含量,给兔注射 $100~\mu g$ 雌二醇5~10天可使孕酮受体含量增加 10 倍,这说明孕激素的许多生物学作用是在雌激素"允许"作用的基础上才能发挥。给予孕酮将减少细胞浆的孕酮受体含量,表明孕酮本身对其受体浓度起反馈调节作用。激素的生物学作用与其受体数量有关。细胞中受体含量受其消耗速度、合成速度及激素-受体复合物解离后受体的再利用等因素的调节,凡是能影响这三个过程的因素必然会影响激素的生物学作用。

(李绪荣)

第二节　多肽类激素

一、催乳素

(一)结构与化学性质

催乳素(prolactin,PRL)是由 198 个氨基酸组成的多肽激素,分子量为 23 000 D,主要由腺垂体的催乳细胞分泌,其氨基端为亮氨酸,羧基端为半胱氨酸,分子内有 6 个半胱氨酸构成 3 个二硫键。其结构与人生长激素及人绒毛膜生长催乳素相似。由于人生长激素也具有泌乳活性,因此 PRL 很难与人生长激素鉴别。除腺垂体的催乳细胞外,生理情况下体内下列部位也能合成 PRL。如非妊娠状态下有:黄体中期蜕膜样变的子宫内膜;免疫系统中的淋巴结、胸腺、脾脏、外周血单核细胞,而以淋巴细胞为主;大脑;皮肤;乳腺;血管内皮;肠道;汗腺等。在妊娠期有绒毛和蜕膜,该处合成的 PRL,在结构和生物活性方面与垂体来源的相同,但对其产量的调节与垂体来源不同,几乎不受 DA 激动剂和拮抗剂的影响。

PRL 合成与所有的蛋白激素相同,由其基因转录为 mRNA,再翻译成氨基酸肽链,而后修饰成有活性的蛋白质分子。在体内合成的每一步均受相应化学物质的调节和影响。人类 PRL 基因位于第 6 号染色体的短臂,靠近 HLA-DRB1 区,与生长激素基因有 42% 的同源性,长约10 kb,含有 5 个外显子和 4 个内含子,其 5'端有组织特异性的转录活化区域 Pit-1。转录活化区有增强 PRL 基因转录的作用受其他因子的调控,这些因子中包括有促甲状腺释放激素(thyrotropin-releasing hormone,TRH)和雌激素等。

(二)PRL 分泌的异质性

在经过 PRL mRNA 翻译后,由于裂解、多聚化、糖基化、磷酸化和降解等修饰程度的不同,以及其免疫活性,导致 PRL 分子有明显的异质性,即其分子形式有多种。目前已报道的分子形式有 4 种:

1. 小分子 PRL

即非糖基化的单体催乳素,分子量为 23 000,生物学及免疫活性最高。

2. 两种单体糖基化 PRL

即 G1hPRL 和 G2hPRL,分子量 25 000,后者的生物活性是前者的 4 倍。

3. 大分子 PRL

大分子 PRL 是 G2hPRL 的二聚体或三聚体,分子量为单体糖基化 PRL 的两倍,即为 50 000。

4. 大大分子 PRL

大大分子 PRL 是多聚体,推测为单体 G2hPRL 与一种免疫球蛋白 G 抗体的复合物,后者可能是抗 PRL 分子的自身抗体。在体内其生物及免疫活性最低。

这四种分子形式的生物及免疫活性都随着分子量的增加而减低。正常妇女生理情况下血中 PRL 的 80%～90%为单体,8%～20%为二聚体,1%～5%为多聚体。若高 PRL 血症患者血中不同分子形式的 PRL 构成比发生了明显改变,可能导致 PRL 升高的程度与临床表现不一致,比如个别患者,虽然血中 PRL 水平异常升高,但生殖功能可能正常,不出现明显的月经失调或泌乳等临床症状,这是因为增多的 PRL 多为生物活性低的大分子 PRL。

(三)PRL 分泌的特点及节律性

1. 非妊娠期、非哺乳期的分泌特点

(1)脉冲方分泌:每日有 13～14 次峰值,平均振幅可达正常值上限的 20%～30%。成年女性在不同的实验室,其生理正常范围在 5～25 ng/mL、10～28 ng/mL 或 200～800 mIU/mL。

(2)睡眠觉醒节律:入睡约 1 小时,PRL 开始升高,在夜间 2 点时达峰值,醒后 1 小时迅速下降,每日上午 9～11 时最低。但睡眠时间改变时,催乳素的分泌节律也会随之改变,不像促肾上腺素释放激素-ACTH-皮质醇系统那样节律固定不变。近年来研究睡眠各期催乳素分泌的变化发现,在开始非动眼睡眠时期催乳素急剧上升到高水平,在快动眼睡眠时浓度相对较低。醒后催乳素浓度很快降低,白天瞌睡时垂体催乳素也能大量分泌。

(3)与生长发育有关:由于母体高雌激素水平的刺激,新生儿血 PRL 水平可超过正常的 10 倍以上,3 个月后降至正常低水平。从青春期开始渐升高达成熟期水平,绝经后约 1.5 年内,又降至成熟期的 1/2,这些变化似乎与一生中雌激素水平的变化相一致。

(4)与月经周期的时限有关:在排卵前较高,似与 LH、FSH 峰的出现相平行,在黄体期虽逐渐下降,但仍高于卵泡期,至下周期的卵泡早期末降到最低,约为围排卵期水平的 1/2。

(5)与进食富含蛋白质的食物有关:在摄入这样的食物后半小时内,血 PRL 水平可升高 50%～100%。

(6)与应激有关:应激可以使血 PRL 水平升高,通常高一倍左右,但很少超过 40 ng/mL,持续时间小于 1 小时。

2. 孕期的分泌特点

由于孕期高雌激素水平的刺激使母体垂体催乳素细胞增殖,导致母血 PRL 水平逐渐升高,其升高曲线与雌激素水平相平行。与孕前相比,在孕早期血催乳素水平约可升高 4 倍,在孕中期升高可达 12 倍,在孕晚期升至最高,可达 20 倍,约 200 ng/mL 以上。产后若不哺乳,在 1～2 周内血 PRL 水平可降至孕前水平。

绒毛和蜕膜合成和分泌一种 PRL,实验表明,这种来源的 PRL,其结构和生物活性与母体垂体来源的 PRL 相同。绒毛和蜕膜合成的 PRL 进入羊水,使羊水中 PRL 浓度比母血浓度高 10～100 倍。胎儿垂体也能合成和释放 PRL,其血 PRL 水平高于母血。

3.哺乳期

产后 4~6 周内,乳母血 PRL 基础水平依然高,每次吸吮都会导致垂体快速释放 PRL。产后 6 个月内,PRL 的基础水平降至正常,吮吸引起的 PRL 升高也逐渐消失。但是若哺乳强度不变,则基础血 PRL 仍保持在高水平,哺乳期妇女可能会持续闭经。

(四)代谢

催乳素半衰期为 15~20 分钟,下丘脑具有分解催乳素的酶,将催乳素分解为小分子肽类,肝肾是主要的降解部位。肾为主要排泄器官,慢性肾衰竭的患者血中催乳素水平升高,可出现无排卵和催乳。肝脏排泄催乳素较少。

(五)PRL 分泌调节

非妊娠、非哺乳期的生理情况下,许多化学物质对 PRL 的分泌,分别具有抑制因子或释放因子的作用但以抑制因子的持续性抑制调节为主。孕期、哺乳期生理性的高 PRL 血症分别与高雌激素和吸吮神经反射有关。女性生理活动的强度及内分泌状态可随年龄、睡眠、运动、进食、月经周期、妊娠及哺乳等情况而改变,参与 PRL 分泌调节的各种化学物质也随之而不同。某种生理状态下女性一生各期中血 PRL 水平有所不同,但一般在正常范围内改变。病理情况下,多种原因经由不同途径、最终影响两类因子的作用强度,可能引起不同程度的高 PRL 血症。

1.中枢神经系统的调控

中枢神经系统下丘脑具有抑制与促进 PRL 分泌及释放的两类物质,前者为催乳素释放抑制因子(PIF),后者为催乳素释放因子(PRF)。而以抑制因子的影响占优势。起抑制因子作用的物质有多巴胺(DA)、GnRH 相关蛋白(GnRH associated protein,GAP)、γ-氨基丁酸(γ-GABA)可能还有 PRL 自身。可能起释放因子作用的物质有来自下丘脑的促甲状腺激素释放激素(thyrotropinreleasing hormone,TRH)、生长激素释放激素(growth hormone releasing hormone,GHRH)、促性腺激素释放激素(gonadotropin releasing hormone,GnRH)、5-羟色胺(serotonin);来自垂体的血管活性肠肽(vasoactive intestinal peptide,VIP)、VIP 前体中的一种十多肽组氨酸甲硫氨酸肽(peptide histidine methionine,PHM)PRL 释放肽(PRLrP)、神经垂体缩宫素(oxytocin)和血管加压素(vasopressin);其他的活性肽和神经递质有血管紧张素 II(angiotensin II)、内源性的阿片样物质、组胺(histamine)、神经紧张素(neurotensin)、P 物质(substance P)等以及性甾体激素——雌激素与孕激素等,这些物质均可促进 PRL 的释放。

1)神经递质的调控。

(1)多巴胺系统的调节:多巴胺是主要的催乳素释放抑制因子。PRL 分泌主要受多巴胺抑制调节,使血 PRL 维持在生理水平。下丘脑的两个主要多巴胺系统:结节-漏斗(tuberoinfundibular DA,TIDA)路径和结节-垂体(tuberohypophyseal DA,THDA)路径负责对 PRL 发挥抑制作用。DA 神经元位于下丘脑的弓状核其轴突终止于正中隆起,由位于正中隆起神经末梢的突触小体分泌的 DA 进入垂体门脉系统,到达腺垂体与其催乳素细胞膜上的 DA 受体结合,抑制催乳素的分泌。门脉中(垂体柄处)DA 浓度比外周血中高 5~10 倍,但门脉中 DA 的浓度达到约 6 ng/mL 时足以发挥降低血 PRL 水平的作用。垂体柄疾患、受伤、受压或被切断,都可以使下丘脑的 DA 不能到达垂体催乳素细胞发挥抑制作用,而导致血 PRL 水平异常升高。

已确认的 DA 受体有 5 种亚型,从 D_1 到 D_5,可分别组合成两个亚组:D_1 组包括 D_1 和 D_5,也称为 D_1A 和 D_1B D_2 组包括 D_2、D_3、D_4,也称为 D_2A、D_2B、D_2C。两个亚组的受体基因位于不同的染色体,信号转导不同。当 D_1 组被结合,通过刺激 G 蛋白亚单位,使细胞 cAMP 增加;当 D_2 受体组被结合则通过抑制 G 蛋白亚单位,使细胞内 cAMP 减少。它们既分布于中枢也分布于外周组织,垂体催乳素细胞膜上有 D_2 亚组。若垂体催乳素细胞的 D_2 型受体被激动,则 PRL 的分泌被抑制。但体内 D_1 组起作用,则会出现轻度肾上腺素能不良反应,如头晕、恶心、呕吐、鼻塞、直立性低血压。经典型的抗精神病药能阻断 D_2 组受体,增强垂体催乳素细胞释放 PRL 而且这种作用有量效关系。对 DA 受体的选择性效应,为开发新一代

DA 受体激动剂提供了一个思路:选择性地作用于催乳素细胞膜上的 D_2 型受体,既可能提高抑制 PRL 的效果,又可降低药物不良反应。

(2)γ-氨基丁酸对催乳素分泌的调节:已证实 γ-氨基丁酸是由谷氨酸经谷氨酸脱羧酶催化而生成其神经末梢分布于正中隆起的内外层,垂体催乳素细胞存特异的 GABA 受体。GABA 是一个抑制性的神经递质,它能抑制垂体催乳素对某些释放因子的反应,抑制催乳素分泌的作用小于多巴胺。

(3)组胺:电生理研究发现哺乳类中枢神经系统中有组胺存在,正中隆起部位有高浓度的组胺。H_1 受体兴奋,可促进催乳素释放,这一作用可被 H_1 受体拮抗剂美吡拉明对抗。但 H_2 受体兴奋有相反作用,临床上长期应用西咪替丁(H_2 受体阻断剂)治疗胃溃疡时,可出现男性乳房发育及女性溢乳,静脉注射时亦可使血催乳素显著升高。

(4)5-羟色胺:人类摄入 L-色氨酸-5-羟色胺前体后,出现血催乳素水平升高,投入 5-羟色胺抑制剂赛庚啶,则再抑制血催乳素水平;提示其作用与多巴胺正相反,能刺激垂体分泌催乳素。5-羟色胺可能与睡眠相关的 PRL 升高及峰值形成有联系,也参与吸吮诱导的 PRL 升高。

(5)去甲肾上腺素(NA):对 PRL 释放有刺激作用。增强 NE 能神经元功能活动的药物可促进 PRL 释放。6-羟基多巴降低 NE 能神经元功能活动后 PRL 释放受抑制,并可阻止应激引起的 PRL 释放。药理实验证明,NE 可刺激 PRL 释放因子 PRF 的分泌而升高 PRL 水平。

2)下丘脑激素的调节:研究最多的是 TRH 对 PRL 的促释放作用。TRH 可能是一种生理性 PRF。原发性甲状腺功能低下的患者可伴有血催乳素水平的升高,TRH 试验时催乳素反应亢进,甲状腺功能亢进时则相反,循环中 T_3 和 T_4 水平对催乳素分泌的影响是通过解除对 TRH 的反馈抑制而实现的。有人认为 TRH 与多巴胺之间存在相互的抑制作用。GnRH 促 PRL 释放的作用可能与围排卵期 PRL 的升高有关系。由于多巴胺与 GnRH 对同一刺激或抑制作用常同时发生效应,因此,当 GnRH 受到抑制时,多巴胺水平也下降,从而导致促性腺激素水平下降,PRL 水平上升,临床表现为闭经泌乳综合征。VIP 和缩宫素可能参与吸吮、应激诱导的 PRL 升高。

2.外周激素的调控

(1)雌激素:雌激素可促进催乳素的合成和释放,但对催乳素分泌节律的影响不大。持续较高浓度的雌激素通过刺激垂体催乳素细胞增殖,促进基因转录,影响 DA 的抑制作用等途径,可导致 PRL 的合成和释放增加。

(2)孕激素:目前已经证明催乳素细胞无孕酮受体存在,推测孕酮可能经促使下丘脑 GnRH 和垂体 Gn 的分泌,再经旁分泌调节促进催乳素的分泌。

(3)雄激素:可能有抑制催乳素分泌的作用。

(4)甲状腺素:对催乳素的影响可能是通过垂体对 TRH 的影响而发挥作用,小剂量服用甲状腺素可降低催乳素的基础分泌。

(5)糖皮质激素:通过干扰特异性 DNA 结合蛋白,阻抑催乳素基因的转录,而抑制催乳素的分泌。可部分解释肾上腺功能亢进状态下的 PRL 过低。

(6)维生素 D_3:也抑制催乳素的分泌,但机制不明,也许可用于治疗慢性肾衰竭时的高 PRL 血症。

(7)神经精神因素的影响:乳房及胸部的刺激,如吸吮乳头、胸部手术等可通过神经反射,解除对下丘脑的抑制,使催乳素分泌增加,吸吮刺激可能通过下丘脑多巴胺浓度的下降而引起 PRL 分泌增加。精神或躯体应激状态下,如麻醉、手术、低血糖、性生活、体育运动时,可出现催乳素分泌增加,这种因紧张而引起的催乳素升高可能是通过 5-羟色胺的调节而发生的。

3.催乳素自身的短路反馈调节及垂体自/旁分泌调节

血清催乳素及垂体局部的催乳素可通过作用于下丘脑正中隆起 PRL 受体,促进多巴胺释放而抑制其自身的分泌,而形成负反馈,从而在生理情况下维持血中催乳素水平的相对恒定。

垂体旁分泌调节是由 GnRH 诱导 LH 与 PRL 的同时分泌而实现的。垂体催乳素细胞还能生成 VIP 及血管紧张素Ⅱ,有促进 PRL 分泌的自分泌调节作用。

4.药物对催乳素分泌的影响

(1)抗高血压药物如利血平、α-甲基多巴,因耗竭多巴胺类,造成催乳素分泌过多而溢乳。

(2)中枢神经系统吩噻嗪类镇静剂如氯丙嗪、奋乃静、舒必利等,止吐剂如甲氧氯普胺,可竞争结合多巴胺受体,阻断多巴胺作用,从而促使催乳素的分泌释放。临床上常见患精神分裂症者长期服用此类药物而致月经紊乱、不排卵及溢乳。

(3)鸦片类药物可抑制多巴胺的转换,而促进催乳素的释放。

(4)雌激素类可作用于垂体催乳素分泌细胞,促进催乳素的分泌,而引起高催乳素血症。

(5)抗胃酸药,组胺 H_2 受体拮抗剂(西咪替丁),可促进催乳素的分泌。

(六)催乳素的生理功能

1.促进乳腺的发育

在雌激素、孕激素、生长激素、皮质醇、胎盘生乳素和胰岛素的协同作用下,PRL能促进乳腺腺泡小叶的生长发育、乳汁中酪蛋白与乳清蛋白的生成及产后的泌乳。妊娠期PRL分泌升高分娩时达高峰,但妊娠时由于高浓度孕酮抑制催乳素受体,故无乳汁分泌。产后由于雌孕激素水平降低催乳素受体增多,乳汁大量生成与分泌。产后3周内母血PRL血浆浓度降到正常高限。喂奶能刺激PRL分泌。产后泌乳的维持依赖于婴儿吸吮对乳头的机械性刺激。

2.维持卵巢内卵泡周期性发育及黄体功能

过高或过低的催乳素皆可抑制卵泡成熟及黄体功能PRL受体广泛存在于人体的各种组织中,人类卵子及黄体细胞均有PRL受体存在。PRL可通过自分泌/旁分泌作用调节卵巢功能。PRL能抑制离体人类颗粒细胞诱导芳香化酶的活性和孕酮的产生,并能抑制FSH诱导颗粒细胞的雌激素合成。有学者在离体兔颗粒细胞培养中发现,当培养基中加入PRL时,卵泡发育受阻,卵巢类固醇激素和孕酮的合成停止,卵泡内纤溶酶原活性下降,使卵泡细胞及卵泡壁不能分解;即使偶有卵泡发育成熟及其排卵,其卵子的卵裂及受精能力均明显下降。说明高水平的PRL直接抑制卵泡发育成熟及其排卵,并能影响卵子质量。在人类卵泡液中存在分子杂原性的PRL,其含量随着卵泡发育成熟而逐渐增加,显示卵泡液中的PRL可能通过卵子本身上的效应器对卵泡发育成熟起着局部旁分泌或自分泌激素的调节作用。然而,极低浓度的PRL也不能使人离体颗粒细胞产生孕酮,维持黄体功能,并直接影响卵子发育成熟、卵裂和受精能力。由此可见,适当的PRL在卵巢内卵子微环境调节中起着一定的作用。

3.促进和维护生殖功能

目前仍没有证据明确非妊娠、非哺乳期生理水平的PRL对下丘脑-垂体-卵巢轴及其各部分的影响。女性一生各期中,血PRL水平有生理性改变,从进化角度讲,这种生理性改变是与其相应生理阶段的需求相关联的。从中我们可以推测到PRL对生殖和繁衍后代的作用。在经历了孕期哺乳期和新生儿期的生理高血PRL状态之后,进入生理低血PRL时期;从青春期开始,血PRL水平再度升高,这与卵巢功能出现及随后的快速生长发育有关。青春期高PRL血症导致卵巢轴功能不发育,停滞或退缩。但尚不了解是否有青春期的低PRL血症及其对机体的影响。育龄期妇女血中PRL水平在一生中最高为 $5\sim25$ ng/mL、$10\sim28$ ng/mL或 $200\sim800$ mIU/L。在正常的卵巢周期中,围排卵期血PRL水平达生理范围内的最高水平,黄体期次之,早卵泡期末最低。这种变化可能与正常排卵以及受精卵的着床或胚胎的早期发育有关。卵泡颗粒细胞上的PRL受体出现在雌激素和FSH受体之后;在一个卵巢周期中,颗粒细胞上的PRL受体常与LH受体同时出现,意味着PRL在卵母细胞成熟和排卵的关键时刻都有重要作用。正常的生殖功能需要生理水平的PRL及其受体,PRL水平过高或过低都会导致生殖功能异常。

4.影响月经周期

血中催乳素水平过高时,抑制GnRH及LH、FSH的分泌,从而影响了卵泡的发育及性激素的合成,而引起月经紊乱或闭经。

5.调节脂肪代谢

催乳素与皮质醇协同作用,调节脂肪的储存与动员。

6.对肾上腺的作用

PRL 作用于肾上腺,促进去氢脱氢表雄酮及其硫酸盐的生成,并抑制 5α 还原酶活性。PRL 有缓冲焦虑的作用,因此升高的 PRL 能减缓急性应激的压力。

7.影响糖代谢

PRL 作用于胰腺 β 细胞,与胰岛素抵抗有关。表明 PRL 可能影响糖代谢。

8.促进和维护胎儿发育

羊水中催乳素可能与渗透压的调节、羊水量、胎儿肺成熟、子宫收缩及其免疫调节有关。参与营造适于胎儿生长的宫内环境,促进和维护胎儿的正常发育。若孕期羊水 PRL 水平过低胎儿生长可能受限。催乳素已经被认为是构成胚泡植入良好微环境的内分泌因素之一,也是与子宫有高亲和力的结合位点。催乳素通过免疫细胞上的催乳素受体引起母亲对胎儿的免疫耐受性,使胚泡着床得以保证。催乳素对胚泡的调节机制主要是促使子宫内膜细胞演化成前蜕膜细胞,协助胚泡与子宫内膜发生黏附并使内膜局部对胚泡产生免疫耐受。低浓度的催乳素($3\sim30$ ng/mL)促进子宫内膜细胞的生长和黏附,而高浓度催乳素(大于 100 ng/mL)却产生抑制作用,可见催乳素对胚泡着床的调节存在着一定的浓度范围。临床上高催乳素血症常伴有不孕症。

二、促性腺激素释放激素

(一)GnRH 的合成

促性腺激素释放激素(gonadotropin-releasing hormone,GnRH)是下丘脑弓状核神经细胞分泌的一种十肽激素,分子量约为 1182。有人认为下丘脑存在各种不同的促性腺激素释放激素,即黄体生成素释放激素(luteinizing hormone releasing hormone,LHRH)和卵泡刺激素释放激素(follicle stimulating hormone releasing hormone,FSHRH),它们分别调节黄体生成素(luteinizing hormone,LH)和卵泡刺激素(follicle stimulating hormone,FSH)分泌。但目前认为下丘脑只有一种 GnRH,又称 LHRH,它同时调节 FSH 和 LH 的分泌。

研究证明,GnRH 神经元并非起源于中枢神经系内,而起源于脑嗅外基板。人胚胎发育早期,GnRH 神经元与嗅神经元一起移行到中枢神经系内的弓状核区。嗅基板的神经元发育异常或 GnRH 神经元移行异常,是 Kallmann 综合征患者发病原因之一。有学者报道 X 染色体 P22.3 位的 Kall 基因编码细胞粘连蛋白,与嗅神经元及 GnRH 神经元的移行有关。家族性的 Kallmann 综合征患者有 Kall 基因的缺失及突变。

GnRH 神经元先合成 GnRH 的前身,它包括一个含 23 个氨基酸的起始信号序列,GnRH 及含 56 个氨基酸的 GnRH 相关蛋白(GnRH associated protein,GAP)。经酶作用裂解为 GnRH,储存于囊泡内,由轴突纤维运送到正中隆起处。当受到刺激时经垂体门脉血流释放到垂体前叶。GnRH 亦可由终板血管器(organum vasculosum of lamina terminalis,OVLT)等处释放入第三脑室脑脊液内,然后被特殊的室管膜细胞——Tanacyte 摄取而进入门脉血流,再达垂体前叶。GAP 有抑制 PRL 及促进 LH、FSH 释放的作用,其生理意义未明。

(二)GnRH 的代谢

GnRH 在体内易被酶降解失活,半衰期约为 4 分钟。将同位素标记的 GnRH 注入人体内发现垂体、松果体、肝、肾都能摄取 GnRH。肝、肾可能是 GnRH 主要的降解及廓清部位。

(三)GnRH 分泌特征及其功能

GnRH 通过垂体门脉系统输送到腺垂体,为丘脑下部调节月经周期的主要激素,其功能是调节垂体合成和分泌促性腺激素。GnRH 的分泌活动具有同步性,其分泌特征是脉冲式释放,由弓状核内部固有的节律决定,被称为"GnRH 脉冲释放器"。GnRH 只有脉冲式释放才能产生垂体相应的促性腺激素的分泌。其脉冲频率与月经周期时相有关,在月经周期的前半周期,其脉冲频率为每 60 分钟一次;月经周期的后半周期由于黄体酮的作用,GnRH 的脉冲频率减慢,为 $90\sim120$ 分钟一次。其分泌活动:一个是激素的合成,另一个是已合成的激素的释放,即离开细胞进入血液。外周血 LH 水平的脉冲波动频率与 GnRH 浓度的脉冲频率同步。正常月经的生理功能和病理变化均伴有相应的 GnRH 脉冲式分泌模式变化。GnRH 的脉冲式释放可调节 LH/FSH 的比值。脉冲频率减慢时,血中 FSH 水平升高,LH 水平降低,从而 LH/FSH 比值下降;频率增加时,LH/FSH 比值升高。GnRH 在体内极易降解,经周身血循环稀释浓度很低,故测定可靠性差;而且体内其他器官亦能分泌 GnRH 样物质,外周血 GnRH 浓度不完全代表下丘脑 GnRH 分泌功能。故只能频繁取血测定 LH 浓度,分析 LH 脉冲频幅,间接反映 GnRH 的脉冲分泌节律。FSH 半衰期较长,血内浓度低,因此无明显脉冲波动。

(四)GnRH 的分泌调节

下丘脑是 HPOA 的启动中心,GnRH 的分泌受垂体促性腺激素和卵巢性激素的反馈调节,包括起促进作用的正反馈和起抑制作用的负反馈。反馈调节包括长反馈、短反馈和超短反馈。长反馈是指卵巢分泌到循环中的性激素对下丘脑的反馈作用,短反馈是指垂体激素对下丘脑 GnRH 分泌的负反馈调节,超短反馈是指 GnRH 对其本身合成的负反馈调节。这些激素反馈信号和来自神经系统高级中枢的神经信号一样,通过多种神经递质,包括多巴胺、去甲肾上腺素、内啡肽、5-羟色胺和褪黑素等调节 GnRH 的分泌。

GnRH 神经元上有 GnRH 受体,激活该受体可使胞质内钙离子浓度增加,提示 GnRH 可通过自分泌调节其分泌。

GnRH 神经元上有肾上腺素 α、β 受体和多巴胺 D_1 受体。去甲肾上腺素(NA)是刺激 GnRH 分泌的主要神经递质,但其在人类对促性腺激素分泌的调控作用尚不明确。γ-氨基丁酸是中枢神经系统最主要的抑制性神经递质,它能抑制 GnRH 神经元的分泌活动。NA 对 GnRH 的调控似乎是通过抑制 GABA 能神经元对 GnRH 分泌神经元间的抑制性张力而起作用。多巴胺对 GnRH 的释放有促进和抑制双重作用。

内源性阿片肽抑制 GnRH 的释放,而其受体拮抗剂纳洛酮能增加 LH 的分泌。观察到灌注 DA 可抑制纳洛酮诱导的 LH 的脉冲释放,提示 DA 和内源性阿片肽类在调节 GnRH 分泌中存在一种相互作用。

促肾上腺激素释放激素(CRF)也能抑制 GnRH 的分泌,其抑制作用可能与激活内源性阿片肽有关此外,雌激素、孕激素、胰岛素样生长因子-1、瘦素(leptin)和神经肽 Y 等也可能参与 GnRH 分泌的调节,但它们的具体作用和作用机制目前尚不清楚。雌激素对下丘脑产生正反馈和负反馈两种作用。在卵泡早期,一定水平的雌激素负反馈作用于下丘脑,抑制 GnRH 释放,并降低垂体对 GnRH 的反应性,从而实现对垂体促性腺激素脉冲式分泌的抑制。在卵泡晚期,随着卵泡的发育成熟,当雌激素的分泌达到阈值(250～450 pg/mL)并维持 48 小时以上,雌激素即可发挥正反馈作用。在排卵前,低水平的孕激素可增强雌激素对促性腺激素的正反馈作用。在黄体期,高水平的孕激素对促性腺激素的脉冲式释放产生负反馈抑制作用。

(五)GnRH 的作用机制

GnRH 受体亦为 G 蛋白耦联受体。GnRH 与垂体 Gn 分泌细胞膜特异受体结合后形成激素受体复合物多个激素受体复合物在细胞表面移动,聚集成片状或帽状,然后内陷成微囊泡,通过 Gs 蛋白的介导,激活磷脂酶 C;在该酶的作用下使磷脂酰肌醇酯二磷酸盐(phosphotidylinositol biphosphate,PIP_2)转变为磷脂酰肌醇酯三磷酸盐(phosphotidylinostiol triphosphate,IP_3)及二乙酰甘油(Diacylglycerol,DAG)。IP_3 能引起细胞内钙动员,打开细胞膜钙离子通道,使细胞外钙离子内流,细胞内钙离子浓度升高,并激活钙调素,促使 Gn 释放。在钙离子及 DAG 的作用下激活蛋白激酶 C,从而促进 Gn 的基因表达、$\alpha\beta$ 亚单位的生物合成及糖基化、GnRH 受体的升调节。

三、人胎盘生乳素

人胎盘生乳素(human placental lactogen,HPL),又称绒毛膜生长催乳激素。与人垂体的生长激素及催乳素的分子结构基本相似,由胎盘合体滋养层细胞合成释放。在妊娠六周时就可以从母血中监测出来且随妊娠的进展和胎儿体重的增加而升高,在妊娠 36～37 周达高峰,分娩后 24 小时之内消失。

HPL 的生理功能:①促进蛋白质合成,造成正氮平衡,故可促进胎儿生长;②刺激乳腺上皮细胞合成酪蛋白、乳清蛋白与乳珠蛋白;③促进黄体生成作用;④抑制母体对胎儿的排斥;⑤促进糖原合成和红细胞生成的作用;⑥通过脂解作用提高非酯化脂肪酸和甘油浓度,以非酯化脂肪酸作为能源,减少葡萄糖的利用,使多余的葡萄糖运送给胎儿,成为胎儿的主要能源,也成为蛋白合成的能量来源。因此 HPL 是通过母体促进胎儿发育的重要代谢调节因子。

(李绪荣)

第三节　糖蛋白类激素

一、促性腺激素

腺垂体的促性腺激素细胞分泌的生殖调节激素称为促性腺激素(gonadotropin),包括卵泡刺激素(FSH)和黄体生成素(LH)。它们对 GnRH 的脉冲式刺激起反应,自身亦呈脉冲式分泌,并受卵巢性激素和抑制素的调节。LH 与 FSH 皆在肝内代谢,经肾排泄。尿内排出量约为分泌量的 10%。LH 的代谢较 FSH 快血内 LH 呈明显的脉冲波动。

(一)FSH 和 LH 的化学结构

FSH 和 LH 均为糖蛋白激素,含 α 和 β 亚基。FSH 的分子量约为 33 000,LH 亚基的分子量约为 28 000,α 亚基分子量约为 14 000。除上述两种激素外,促甲状腺素(thyroid-stimulating hormone,TSH)和绒毛膜促性腺激素(human chorionic gonadotropin,hCG)也是由 α 和 β 亚基组成,它们的 α 亚基结构相同,β 亚基结构不同。β 亚基是决定激素特异抗原性和生理功能的部分,反映了不同种类激素间的差异。α 和 β 亚基均为激素活性所必需,只有两者结合成完整分子才具有生物活性。β-LH 与 β-hCG 之间有89 个氨基酸顺序相同,因此其抗原性及生理活性皆有相似之处。

(二)促性腺激素的生理作用

FSH 是卵泡发育必需的激素,半衰期大约为 170 分钟,其主要生理作用包括:①促进卵泡周围的间质分化为卵泡膜细胞并促进窦前卵泡及窦状卵泡颗粒细胞增殖与分化,促进卵泡生长发育,分泌卵泡液;②激活颗粒细胞芳香化酶,合成与分泌雌二醇;③促进卵巢内窦状卵泡群的募集;④促进颗粒细胞合成、分泌 IGF 及其受体、抑制素 A、激活素等自分泌及旁分泌物质,调节优势卵泡的选择与非优势卵泡的闭锁退化;⑤在卵泡晚期诱导颗粒细胞生成 LH 受体,为排卵及黄素化做准备。LH 的半衰期大约为 60 分钟,其生理作用包括:①刺激已分化的卵泡膜细胞合成雄激素,主要是雄烯二酮,作为雌二醇合成的底物;②月经中期 LH 触发排卵,并使卵母细胞最终成熟;③维持黄体功能,促进孕激素及雌二醇合成。

(三)促性腺激素的分泌调节

促性腺激素的分泌主要受 GnRH 的调控,GnRH 通过垂体门脉系统到达垂体前叶,实现对垂体前叶分泌的促性腺激素的调节。通过垂体门脉系统把下丘脑与垂体前叶建立了联系。脉冲分泌的 GnRH 刺激 LH 和 FSH 的分泌。雌激素可以在下丘脑和垂体两个水平影响促性腺激素的合成与分泌。雌激素能直接抑制垂体促性腺激素细胞合成促性腺激素的 α 亚基及 LH 和 FSH 的 β 亚基。切除卵巢后,患者体内的 LH 和 FSH 水平升高,给予补充雌激素后 LH 和 FSH 水平又降低。此外雌激素对垂体前叶分泌的促性腺激素还有正反馈作用,排卵前 LH 峰和 FSH 峰就是雌激素正反馈调节的结果。雌激素的正反馈调节需要高水平的雌二醇持续作用至少 2 天。雌二醇的正反馈作用可能与雌激素能增强垂体前叶促性腺激素细胞对 GnRH 的敏感性有关,雌激素能上调垂体前叶促性腺激素细胞上的 GnRH 受体数目。孕激素能抑制 LH 和 FSH 的分泌,小量的孕酮对排卵前雌激素的正反馈调节有放大作用。激活素能刺激 FSHβ 亚基的基因表达,促进 FSH 的分泌。卵泡抑制素的作用与抑制素相似,抑制 FSHβ 亚基 mRNA 的表达,抑制 FSH 的分泌。

促性腺激素的分泌也受中枢神经系统神经递质的调控,如去甲肾上腺素、肾上腺素、多巴胺、5-羟色胺、组胺等神经递质都能影响促性腺激素的分泌。

下丘脑-垂体-卵巢轴的相互作用表现在两个方面:①下丘脑和垂体分泌的激素促进卵泡的发育和卵巢雌、孕激素的分泌;②卵巢分泌的雌、孕激素对下丘脑和垂体又有反馈调节作用。下丘脑、垂体和卵巢的协调作用是维持女性生殖内分泌功能正常的前提。

(四)促性腺激素受体及其作用机制

促性腺激素受体在卵巢卵泡内膜细胞、成熟卵泡的颗粒细胞、黄体细胞、间质细胞皆有 LH 受体;FSH 受体仅位于颗粒细胞,FSH 对其自身受体有升调节作用,雌激素对此有协同作用。LH 与 FSH 受体属于鸟苷酸结合蛋白(G 蛋白)耦联基因家族,由 700～800 个氨基酸残基组成的单链多肽。结构包括 3 个部分:①氨基端位于细胞外,为 300～400 个氨基酸残基的亲水区,为辨认激素及结合激素所必需。②7 个跨膜区及 3 个细胞内环。③羧基端位于细胞内,为信息传递所必需。

促性腺激素与其特异性受体结合后,受体磷酸化,通过有刺激作用的 G 蛋白(Gs 蛋白)介导信息传递。蛋白由 α、β 和 γ 亚单位组成。激素与受体结合,Gsα 发生改变,使无活性的 Gsαβγ-二磷酸鸟苷(GDP)复合物转变为有活性的 Gsα-三磷酸鸟苷(GTP)复合物,βγ 亚单位与 α 脱离。Gsα-GTP 复合物再激活腺苷酸环化酶(AC),使 ATP 在 AC 催化下转变为环磷酸腺苷(CAMP)。CAMP 再激活蛋白激酶 A,促进蛋白磷酸化,以实现其生理反应。

(五)促性腺激素对性腺功能的调节

LH 和 FSH 通过激活卵巢颗粒细胞和卵泡膜细胞的膜表面促性腺激素受体而发挥作用。这些受体的激活可刺激腺苷酸环化酶系统,从而调节甾体生成和配子发生。

1. 卵泡成熟的调节

正常卵泡发育和生成需要一个有序的激素变化。在月经周期中,卵泡液内的 FSH、LH、雌二醇和孕酮浓度与它们的循环水平密切相关。

卵泡发育的启动不依赖于促性腺激素的刺激,但是卵泡早期若无 FSH 的升高,早期卵泡会很快萎缩。在卵泡期,FSH 激活颗粒细胞的增生和甾体激素的生成,诱导颗粒细胞中的芳香化酶活性,使来自卵泡膜细胞的雄激素转化为雌激素。FSH 还调节卵泡颗粒细胞产生抑制素,但黄体期抑制素的合成由 LH 调控。抑制素与许多局部产生的生长因子和肽类共同调节促性腺激素的效应。

FSH 以剂量依赖的方式调节其受体的表达。卵泡期 FSH 水平可导致 FSH 受体 mRNA 增加,而排卵期 FSH 浓度上升会降低 FSH 受体的转录。FSH 也诱导颗粒细胞中 LH/CG 受体的形成,该效应需要雌二醇的参与,但受雄激素的抑制。FSH 刺激 FSH 和 LH/CG 受体表达增加的效应可被卵巢来源的上皮生长因子和碱性成纤维细胞因子及 GnRH 所减弱。

LH 本身可进一步增加 LH/CG 受体的数量。与 FSH 受体一样,细胞内低水平的 cAMP 导致 LH/CG 受体 mRNA 水平增高,高浓度时则导致转录产物迅速下降。由于月经中期促性腺激素上升后,受体数量和 mRNA 水平快速下降,推测 LH 诱导的 cAMP 浓度增加是该阶段受体表达下降的主要原因。

在卵泡发育中 LH 和 FSH 的作用不同但功能同等重要。对促性腺激素缺乏的患者用重组人 FSH 治疗时可看到卵泡发育早期雌激素水平低下,需要有高水平雌激素诱导的 LH 上升以最终达到卵泡成熟。因此虽然早期卵泡发育仅需要 FSH,但全部卵巢甾体的生成有赖于 LH。

2. 月经中期促性腺激素高峰

月经中期促性腺激素高峰导致减数分裂恢复、卵丘扩大、颗粒细胞进一步黄体化以及卵泡破裂所需的前列腺素和纤维蛋白溶酶原激活因子的合成。LH 血浆水平升高通常持续 48～50 小时,在峰值的 10～12 小时排卵。

LH 高峰的下降机制有多种解释。围排卵期垂体 GnRH-R 数量下降可导致 LH 生物合成和分泌的下降通过对下丘脑和垂体的反馈作用,雌激素下降和循环孕酮水平升高可能导致 LH 分泌的下降。

3. 促性腺激素在黄体期的作用

在 LH 的影响下孕酮不断增加是黄体期的特点。正常的黄体功能需要有卵泡期经 FSH 和雌激素诱导的足够的 LH/CG 受体。卵泡期血清 FSH 水平的下降与黄体中期孕酮减少以及黄体缩小有关。LH刺激孕酮产生通过两种主要机制:一是诱导低密度脂蛋白(low-density lipoproteins,LDL)受体,使产生孕酮的底物 LDL 胆固醇摄取增加;二是增加编码 P450scc 和 3β 羟甾脱氢酶的 mRNA 的表达,以提供孕酮合成所需的甾体生成酶。正常黄体期的维持有赖于 LH,但排卵后约 14 天黄体的萎缩似与 LH 刺激的改变无关;在哺乳类动物尚未发现黄体的溶解因子。

在黄体-卵泡转换期,黄体细胞生物合成能力衰退,抑制素、孕酮和雌激素的生成随之停止。循环抑制素水平降低后,FSH 的生成增加,保留一批发育中的卵泡免于雄激素主导造成的萎缩(主要通过芳香化酶的诱导)。继发于甾体反馈抑制的消失,GnRH 脉冲也参与提高血清中 FSH 和 LH 的水平。

二、抑制素、卵泡抑制素、激活素

(一)生物合成

抑制素(inhibin,INH)、激活素(actin,ACT)和卵泡抑制素(follistatin,FS)同属于糖蛋白激素,简称为 ING-ACT-FS 系统。INH、ACT 及 FS 最初均是作为 FSH 的调节因子而被发现并命名。抑制素/激活素属于 TGF-β 家族,是由不同糖基化的 α(含 134 个氨基酸)和非糖基化的 β 亚单位组成的不同分子量的蛋白质 β 亚单位与转化生长因子、苗勒管抑制因子和胚胎发育相关蛋白的 β 亚单位同源;β 亚单位有 $β_A$ 和 $β_B$ 两种形式,决定其分子的结构和功能。α、$β_A$ 和 $β_B$ 亚基多肽前体有不同的基因编码。卵泡抑制素富含半胱氨酸,由单个基因编码,在结构上不属于 TGF-β 家族,但在功能上可作为激活素高亲和力结合蛋白。激活素有 I 和 II 两种受体,即 ACT I 和 ACT II,已经被鉴定和克隆出来,抑制素和卵泡抑制素的受体仍然没有分离和鉴定出来。

卵泡液内的抑制素有两种即抑制素 A(INHA)和抑制素 B(INHB),它们化学结构相似,由相同的 α 亚单位和两种不同的 β 亚单位以二硫键耦联而成,分子量为 $(31\sim100)\times10^3$。抑制素 A 由 αβA 组成,抑制素 B 由 αβB 组成。抑制素在女性主要由卵巢颗粒细胞、卵泡膜细胞和黄体细胞合成和分泌。它们的重量主要由 α 亚单位和糖基化程度所决定。INH 亚基 mRNA 表达研究显示,INHA 主要由优势卵泡及黄体细胞分泌 INHB 则主要由中小窦状卵泡分泌,二者均可选择性反馈抑制垂体 FSH 的合成和分泌,不影响 LH 的分泌。

激活素是刺激促性腺细胞功能的分子,分子量约为 26 kD,是由两个 β 亚单位($β_A$、$β_B$)以二硫键耦联而成的二聚体;激活素 A(ACTA)为 $β_Aβ_A$ 组成,激活素 B(ACTB)由 $β_Bβ_B$ 组成,激活素 AB(ACTAB)由 $β_Aβ_B$ 组成。ACT 具有与 INH 相反的作用,可以促进垂体 FSH 分泌。近年来发现了第三个 β 亚单位,$β_C$。现在尚不清楚抑制素和激活素的异构体是否有不同的功能。1995 年又发现了另外三种 β 亚基,$β_C$、$β_D$、$β_E$。三种 β 亚基由二硫键连接形成的同源二聚体分别为 ACTC、ACTD、ACTE。ACTC、ACTD、ACTE 不能调控 FSH 的分泌,但 $β_C$ 亚基可与 $β_A$、$β_B$ 结合从而影响 ACT 的生物活性。

卵泡抑制素结构与抑制素和激活素不同,FSmRNA 经翻译拼接后产生三种形式的高度糖基化的单链多肽,分别由 288、302 和 315 个氨基酸残基组成。由三个同源区构成。mRNA 不同的剪切产生一个由较长的 mRNA 编码的 FS-315 和一个较短的 mRNA 编码的 FS-288。后者是去除了 C 末端的分子,其生物活性较高。两种异构体存在提示了改变转录后加工是控制卵泡抑制素活性的一种机制。FS 是 ACT 的结合蛋白,1987 年自卵泡液中分离提纯。FS 与 INH/ACT 的 α、β 亚单位无结构同源性,FS 可与 ACT 不可逆结合,间接抑制 FSH 的合成与分泌。

虽然激活素、抑制素和卵泡抑制素最初均认为从卵泡液分离得到的,但后来发现,除卵泡以外,许多生殖和非生殖组织都有这三种性腺肽类分子,组织特异性功能也不限于对 FSH 的控制作用。在卵巢、睾丸、胎盘、垂体、中枢神经、肾上腺及骨髓均已检测到编码抑制素/激活素亚单位、卵泡抑制素和激活素受体的

mRNA。如垂体的促性腺细胞和其他亚型细胞也可分泌抑制素和抑制素/激活素 α、β 亚单位。促性腺激素基因表达受局部和性腺产生的抑制素-激活素-卵泡抑制素系统成员的调节。GnRH 可增加卵泡抑制素 mRNA 和蛋白的表达。垂体卵泡抑制素的 mRNA 水平在围排卵期促性腺激素高峰时也有所增加,因而 GnRH 和性甾体可以直接调节促性腺激素基因表达,也可通过改变垂体内这三种肽的水平,进而调控 FSH 的调节。

(二)抑制素－激活素－卵泡抑制素在月经周期中的变化

在育龄期妇女的月经周期中,血清抑制素 A($\alpha\beta_A$)和抑制素 B($\alpha\beta_B$)水平受到广泛的调节。在整个月经周期中,血清抑制素水平在 100～1500 U/L 范围。应用双位 ELISA 法发现血抑制素 A 和抑制素 B 在月经周期的变化完全不同,提示不同形式抑制素在月经周期不同阶段发挥着各自的生理作用。卵泡期的血清抑制素 A 与 E_2 水平呈正相关,提示此期抑制素 A 主要由优势卵泡产生,此后黄体期抑制素 A 与孕激素水平呈正相关,伴随黄体的溶解而逐渐下降,说明抑制素 A 在黄体期主要由黄体细胞合成。血清抑制素 A 在卵泡早期维持在低水平,此时 FSHβ 基因表达增加,排卵后,循环抑制素水平急剧上升,在黄体中期达高峰,并在黄体－卵泡转换期与 E_2 一起迅速下降,反馈于垂体,引发了 FSH 重新开始上升。正是这一 FSH 分泌小峰对该期卵泡发育募集有重要作用。与抑制素 A 不同的是抑制素 B 在月经周期中只有一个分泌高峰:即在早中卵泡期,以后逐渐下降,在排卵后略上升,以后一直维持在低水平,于黄体卵泡过渡期伴随 FSH 开始上升,在卵泡期 FSH 小峰后 4 天达到最高峰。早期卵泡期抑制素 B 的上升说明其主要由发育中的小次级卵泡产生;抑制素 B 可能参与对晚期卵泡 FSH 降调作用,这时 FSH 的下降对卵泡选择及非优势卵泡闭锁有重要意义。研究发现在卵泡生长过程中抑制素水平的变化是胰岛素样生长因子-1(IGF-1)和促性腺激素相互调节的结果。妇女随着年龄的增长,抑制素 B 水平降低。此外,E_2 促进卵巢抑制素的分泌;EGF 则抑制其分泌。在月经周期中,血清激活素的水平较低,保持稳定。血清卵泡抑制素水平在月经周期中也保持稳定,提示循环的卵泡抑制素在调节促性腺细胞功能中无明显作用。

(三)抑制素－激活素－卵泡抑制素作用机制

ACT-INH-FS 系统的作用机制:TGF 家族的信号传导过程始于与细胞表面的 I 型及 II 型受体的结合及相互作用。这种受体属跨膜丝氨酸/苏氨酸蛋白激酶。ACT 与 ACTR II 结合后使 ACTR I 磷酸化,并与磷酸化后的 ACTR I 聚合形成 ACTR II-ACT-ACTR I 三元络合物,再经胞浆内 Smad 蛋白系统向细胞核传导 ACT 信息。多年来,始终没有发现 INH 的特异性受体,目前认为 INH 的作用与 β 糖基有关。β 糖基属 TGF-β III 型受体,β 糖基与 INH 通过高亲和力结合后再与 ACTR II 形成三元络合物,阻止 ACTR II-ACT-ACTR I 三元络合物的形成,从而拮抗 ACT 的作用。免疫组化分析已经证实 β 糖基 mRNA 及其蛋白存在于下丘脑-垂体-卵巢轴的 INH 应答细胞及垂体促性腺激素生成细胞中。

(四)抑制素－激活素－卵泡抑制素功能

1. 对促性腺激素的调节

在这三种多肽激素中,目前认为抑制素对促性腺激素基因表达有反馈作用,而激活素和卵泡抑制素对促性腺激素功能的调节可能主要是通过局部释放,作为自分泌/旁分泌因子而发挥作用。

抑制素 A($\alpha\beta_A$)和抑制素 B($\alpha\beta_B$)均能选择性地抑制垂体 FSH 的分泌及合成,但它对 LH 的分泌没有作用。

激活素能促进 FSH 的生物合成和分泌,抑制 PRL、ACTH 及 GH 的分泌。激活素的作用只限于卵巢及垂体局部。在卵巢内激活素能抑制 LH 及 IGF 诱导的卵泡内膜细胞雄激素的合成,起旁分泌作用;此外激活素还能上调颗粒细胞的 FSH 受体,促进 FSH 刺激的颗粒细胞芳香化酶活性及 LH 受体的生成,而且有量效关系。垂体卵泡抑制素则减弱这些作用,因而激活素可在垂体增加 FSH 分泌的同时,增加卵巢对 FSH 的敏感性。激活素能增加垂体对促性腺激素释放激素(gonadotropin-releasing hormone,GnRH)的反应性,此作用可能是通过增加 GnRH 受体而达到的。抑制素能阻断激活素的作用。

卵泡抑制素亦能抑制 FSH 分泌,但卵泡抑制素的体外效能仅为抑制素的 5％～30％。血内浓度为 8 ng/mL 它以 2∶1 的分子比例,通过结合激活素而起作用。激活素的 β 亚单位与抑制素结合后失去刺激

FSH的作用在培养的颗粒细胞中加入FSH,可增加孕酮的分泌,如果再加入卵泡抑制素,可使孕酮的分泌作用更强,同时雌激素和抑制素的分泌受到抑制。卵泡抑制素受FSH调节,推测可能是抑制激活素的作用。卵泡抑制素还能抑制FSHβ基因的表达,但其效应仅为抑制素的1/3。

2.对卵泡发育及性激素的调节

抑制素-激活素-卵泡抑制素通过自分泌/旁分泌作用调节颗粒细胞的增殖和分化,从而调节卵巢类固醇激素的合成和卵泡的生长发育。在卵泡发育过程中前半期以激活素的作用为主,上升调节FSH和LH的表达,提高芳香化酶活性,同时刺激抑制素合成,后半期优势卵泡选择后抑制素作用占主导,通过自分泌/旁分泌调节增加雌激素底物,抑制垂体FSH的分泌,为优势卵泡的进一步发育创造条件。在鼠和人卵巢卵泡细胞体外培养中,抑制素可刺激芳香化酶活性和孕酮的产生及颗粒细胞上促性腺激素受体的合成,通过增强LH和IGF-Ⅰ诱导卵泡膜细胞产生雄烯二酮及脱氢表雄酮激活素诱导人颗粒细胞的增殖与分化。激活素起着抗类固醇激素分泌的作用,抑制促性腺激素诱导的孕酮分泌,降低E_2分泌量及P450芳香化酶活性,卵泡抑制素与激活素结合从而逆转激活素的抑制作用提示在卵泡发育的一定阶段,激活素可以延缓卵泡闭锁和黄体化的启动而卵泡抑制素则能促进卵泡闭锁及颗粒细胞的黄体化。抑制素对颗粒细胞类固醇激素合成调节的结论不一致,仍有待于进一步研究。

抑制素-激活素-卵泡抑制素通过旁分泌影响卵泡膜细胞。排卵前优势卵泡能大量合成和分泌E_2需要高活性的P450芳香化酶,大多数动物颗粒细胞缺少P450C17,而且不能自身合成雄激素,因此必须依靠周围的膜细胞来合成。抑制素A能提高LH诱导的雄激素的分泌,抑制素可能通过卵泡内正反馈调节机制来确保排卵前卵泡能获得足够的E_2。激活素能抑制E_2和LH诱导的膜细胞雄激素分泌,而卵泡抑制素与激活素结合解除激活素的抑制作用。未成熟卵泡的激活素表达量高于抑制素和卵泡抑制素,E_2和雄激素的分泌量少;排卵前优势卵泡中抑制素和卵泡抑制素表达量升高,并伴随激活素表达量的下降。说明在卵泡发育的不同阶段,抑制素、激活素和卵泡抑制素表达量的变化可以调节优势卵泡E_2合成需要量的增加,从而促进卵泡的成熟和排卵。

抑制素-激活素-卵泡抑制素通过旁分泌调节卵子的成熟。对多种动物的体外研究发现,卵丘细胞能表达高水平的抑制素/激活素α、$β_A$、$β_B$亚基、卵泡抑制素mRNA及蛋白和激活素受体。除去卵丘后,激活素能影响卵子核及胞质的成熟,但是激活素的影响能被卵泡抑制素抑制。研究发现体外受精后,激活素不能影响牛卵丘包围的卵母细胞的卵裂率,但是能提高其发育能力和形成囊胚的能力,卵泡抑制素能降低卵子的发育能力并中和激活素的作用。抑制素能抑制卵丘包围的卵子的成熟分裂,抑制素α亚基能降低卵丘细胞包围的卵子发育能力,而α亚基抗体则能提高卵子的发育能力。

抑制素-激活素-卵泡抑制素通过自分泌/旁分泌作用调节黄体的功能。人的黄体中期,黄体是抑制素A的一个重要来源,说明抑制素A可通过潜在的自分泌/旁分泌作用调节黄体功能。内源性抑制素能促进黄体孕酮的分泌,而抑制素A抗体则能降低黄体细胞hCG诱导的孕酮分泌。激活素能促进体外培养的人黄体细胞的增殖并抑制孕酮的分泌,而卵泡抑制素则能解除激活素对孕激素分泌的抑制。卵泡抑制素在黄体颗粒细胞上的表达受hCG的调节,这表明卵泡抑制素可能是促性腺激素依赖的黄体维持机制的重要组成部分。

3.在辅助生殖技术中的应用

有学者在基因重组FSH制剂的药效动力学研究中发现,在注射基因重组FSH第3天抑制素即有显著上升,且与卵泡体积呈正相关,而雌激素均值的上升约迟1天。该发现给临床促排卵治疗提供了可能更早反映卵泡发育的指标,可以避免不必要的剂量调整。有关PCOS患者诱导排卵的研究提出:抑制素B可能是小卵泡募集和选择时监测卵泡活性的有用指标。在IVF超排卵时发现,卵泡期抑制素水平与雌激素呈正相关,且两者与卵泡数目均相关,提示抑制素可能成为监测卵泡发育的新指标。另外的实验也证实抑制素可不受LH降调的影响,有希望成为此种超排卵方案中监测卵泡更好的生化指标。

卵巢储备由卵巢内存留卵泡数目和质量决定。由于辅助生殖技术(ART)费用昂贵,若能了解卵巢的储备功能,预测治疗效果和预后,将有助于氯米芬(CC)治疗的选择。通常用月经周期第3天FSH水平和

CC 刺激试验来判断。但第 3 天 FSH 在月经周期中的变异不大,不是一个很稳定的预测指标。CC 刺激试验被公认为目前较好的预测方法。它是利用 CC 的抗激素作用阻断 E_2 对下丘脑垂体轴的反馈,此时抑制素可能成为 FSH 分泌的唯一抑制因素。有学者对一组不孕妇女进行 CC 刺激试验的同时,测定第 3 天及第 10 天的抑制素 B,结果显示:第 3 天及第 10 天 FSH 升高者卵巢储备异常,第 3 天及第 10 天的抑制素 B 水平低于正常者。提示抑制素 B 能直接反映卵巢的储备功能。Seifer 等发现第 3 天抑制素 B≥45 pg/mL 者,IVF 中获卵数多,取消率低,妊娠率高,认为抑制素 B 较 FSH 更能直接反映卵泡的储备,可能起到预测 ART 的作用。

随着卵母细胞体外成熟培养(IVM)的研究进步以及对抑制素-激活素-卵泡抑制素系统的逐步了解和认识,国外学者开始研究这一旁分泌系统在 IVM 中的应用。Alak 等的实验表明:激活素 A 在 IVM 中显著提高生发卵泡的破裂(GVBD)及达 MⅡ率,推测抑制素-激活素-卵泡抑制素系统在 IVM 的卵泡成熟、受精、胚胎质量及卵裂率等方面都起着重要作用。Mikkelsen 等认为 IVM 后低妊娠率与胞质不成熟或核质不同步成熟有关。在 IVM 周期中分别测定第 3 天及采卵日抑制素 A 和 E_2,发现只有取卵前血 E_2 较第 3 天上升≥100％和抑制素 A 上升≥80％时行胞浆内单精子注射(ICSI)才有可能妊娠。第 3 天低 E_2(<200 pmol/L)和抑制素 A(<10 pg/mL)有更高的妊娠率,这也证明了抑制素水平有利于预测 IVM 的结局。Seifer 等则通过研究发现,第 3 天抑制素 B≥45 pg/mL 可作为预示卵巢反应良好,IVM 或 ART 有较好结局的标志。Chang 等认为抑制素 B 在 IVM 中可作为卵泡发育和胚胎质量的有效指标。

4. INH 与妇科肿瘤

早于 1989 年 Lappohn 等发现了 INH/ACT 对妇科肿瘤的潜在诊断作用,随后得到了其他研究的证实。在颗粒细胞瘤及上皮性黏液癌组织中其免疫活性增强,可作为临床肿瘤的标志物。Matzuk 等证实,INHα 亚单位缺失小鼠在 3 周内发生卵巢颗粒细胞样瘤,认为 α 亚单位是肿瘤抑制因子。α 亚单位及其有关蛋白在卵巢癌的发生中有重要意义。

资料证明卵巢颗粒细胞肿瘤患者血中 INH 浓度升高,手术切除肿瘤后浓度下降,而肿瘤复发时血浓度升高,且先于临床出现征象前 5～24 个月。INH 可作为颗粒细胞肿瘤的标志物,用于肿瘤的诊断、化疗、手术效果及肿瘤复发的预测。绝经后支持-间质细胞瘤患者血中 INH 水平升高,与颗粒细胞瘤类似。在绝经后卵巢黏液性囊腺癌(包括交界性黏液性囊腺瘤)患者中 INH 的异常升高率为 82％,卵巢浆液性癌及透明细胞癌患者中异常升高率分别为 17％、19％,在非卵巢恶性肿瘤中异常升高率为 7％,卵巢良性肿瘤患者中异常升高率为 27％。

INH 是由肿瘤本身产生还是由残存的正常卵巢组织产生尚未证实。INH 在卵巢癌尤其是黏液性囊腺癌患者中升高,而 CA125 往往在卵巢非黏液性囊腺癌尤其是浆液性卵巢癌患者中升高。因此,CA125 和 INH 具有互补性,二者联合测定卵巢上皮癌的术前诊断率达到 95％。与国际妇产科联盟(FIGO)分期相反,肿块大、临床分期晚的肿瘤,INH 水平低、预后差,INH 水平高的卵巢上皮性癌患者的平均生存时间为 4.6 年,而 INH 水平不高者平均生存时间是 0.9 年,INH 水平高的患者平均生存时间是对照组的 5.1 倍。

INH 检测方法多样,包括放射免疫法(RIA)及酶联免疫吸附试验(ELISA),根据抗体种类不同可分别检测 INHA、INHB、α 亚单位及总 INH 等。用于卵巢肿瘤的诊断时,总 INH 水平优于其他指标。近年来开始应用 ELISA 法检测总 INH 水平,操作较 RIA 法更为简便易行,诊断参考值为 14.3 ng/L,对于黏液性上皮癌的诊断敏感度为 83％、特异度 95％;颗粒细胞瘤的诊断敏感度为 100％、特异度 95％。

由于绝经后妇女体内 INH 水平通常极低或不能检测到,因此早期颗粒细胞瘤或黏液性上皮癌患者即可出现血清 INH 水平的异常上升,有利于肿瘤的早期发现及肿瘤复发的监测。而育龄妇女,由于 INH 水平在月经周期中存在显著波动,其诊断价值尚有待探讨。部分学者的研究显示,以正常育龄妇女月经周期第 1～5 天 INH 水平均值加 2 个标准差作为诊断临界值,对育龄患者颗粒细胞瘤尚有较高的诊断率,但黏液性上皮癌的诊断率较低。

5. ACT/INH 与人类妊娠

研究证实,在胎囊植入的第 13 天,血清 INHA 水平开始升高,ACT 水平升高稍晚,并随妊娠月份的增加而增加,足月时达最高水平,产后迅速下降。妊娠期妇女体内胎盘、胎膜和蜕膜组织可产生大量 INH、ACT,释放入母体血循环及羊水中,病理妊娠情况下 ACT/INH 分泌发生改变,对其母体血清水平进行检测有助于滋养细胞疾病、病理妊娠及胎盘功能的诊断及监测。文献报道,早期妊娠流产过程中存在 INHA 水平的急剧下降。病理妊娠如唐氏综合征、子痫前期、多胎妊娠时,INH 水平高于正常妊娠。葡萄胎患者血清 INHA、ACTA 水平明显升高,清除葡萄胎组织后 INHA 浓度迅速下降较人绒毛膜促性腺激素(hCG)更为敏感,故可用于对此类患者预后的评价。

6. INHB 在男性不育中的应用

INHB 是睾丸支持细胞与分化后期的精细胞共同产生,支持细胞产生 α 亚基,而精细胞产生 β 亚基,二者结合生成 INHB。血清 INHB 水平受年龄、睾丸体积、青春期发生时间标本采集时间、不同人群等诸多因素影响。INHB 能直接反映睾丸的精子发生,可作为临床评价男性生育力的重要指标。INHB 的检测在男性不育病因诊断和监测放、化疗对男性生精功能的损伤及儿童隐睾症精索静脉曲张疗效评估方面均有其应用价值。在辅助生殖技术中,INHB 的检测对睾丸精子抽吸的结果有预测作用。

7. ACT/INH 与多囊卵巢综合征(PCOS)

PCOS 特征性的改变是卵巢内有多个发育受阻但不发生凋亡的窦卵泡。有学者通过对 PCOS 妇女卵泡液 INHA、INHB 浓度的测定,发现其水平明显低于正常妇女卵巢中大小匹配的卵泡。提示 INH 在正常卵泡发育过程中的重要作用,卵巢局部微环境中 INH 缺乏可能导致卵泡发育障碍。动物试验显示,ACT-INH-FS 系统参与卵巢泡膜细胞及间质细胞的增生,与高雄激素血症的发生有关。ACT 与 IGF-I 有协同作用,显著促进卵巢泡膜细胞及间质细胞的增生,这种作用可被 FS 抑制。因此,ACT 水平过高以及 FS 的不足与 PCOS 高雄激素血症发生有关。FS/ACT 比例增高与 PCOS 发病有关。

三、绒毛膜促性腺激素

(一)生物合成

绒毛膜促性腺激素(human chorionic gonadotropin,hCG)是由胎盘合体滋养层细胞分泌的一种糖蛋白激素,半衰期 32～37 小时,相对分子量 37 000～38 000,糖占 30% 左右,由 α、β 两个亚基组成。α 亚基的氨基酸数量及序列与垂体分泌的 FSH、LH、TSH 的 α 亚基几乎完全相同,相互间能发生交叉反应;而 hCG 的 β 亚基羧基端最后的 28～32 个氨基酸具有特异性。α、β 两个亚基的基因存在于不同的染色体上(第 6 号和第 19 号染色体),它们可能由共同的祖基因进化而来。有多种因素参与 hCG 的调控,如 EGF、TGFβ、GnRH 及 cAMP 等,但有证据表明 α、β 亚基的调控因素可能是独立的。

(二)分泌特征

正常妊娠时,约在受精第 6 日,滋养层细胞即开始分泌 hCG。受精第 8～10 日,用放射免疫法或单克隆抗体法即可在母体血和尿中检测出 hCG 以诊断早孕。在妊娠早期,母血 hCG 增加迅速,倍增时间仅为 1.7～2.0 日至妊娠第 8～10 周,母血 hCG 量达到高峰,为 $5～10×10^4$ U/L,持续 1～2 周后迅速下降,至妊娠中晚期仅为峰值的 10%。分娩后若无胎盘残留,多于产后 2 周内降至正常水平。不同孕妇的 hCG 浓度和变化曲线明显不同。多胎妊娠的妇女和葡萄胎及绒毛膜上皮癌患者血中 hCG 的浓度均较正常妊娠妇女高。

(三)主要作用

1. 具有垂体前叶黄体生成素和卵泡刺激素的活性

可与 LH 受体结合,从而替代了垂体 LH 的功能,刺激月经黄体继续发育成妊娠黄体,增加留体激素的分泌,维持妊娠。在妊娠早期(第 2～3 周)黄体对维持妊娠是必不可少的;临床上应用 hCG-α 亚基与 LH 有交叉反应的特性,用于促排卵治疗;应用 hCG-β 亚基的特异性,用于妊娠及其相关疾病的特异性诊断、随访和疗效观察。为了了解流产的预后,多选用放射免疫法进行血 β-hCG 的定量测定,β-hCG 持续不升或下降表明流产不可避免,应终止妊娠。

2.与尿促性素(HMG)联合应用诱发排卵

治疗某些不孕症;由于 hCG 分子中含有大量的糖分子,并能吸附于细胞表面,故被认为可防止胎儿滋养层被母体血液中的抗体及免疫活性细胞识别而被排斥。

3.抑制排卵

可直接作用于下丘脑正中隆起而抑制排卵。

4.刺激胎儿性腺发育的功能

hCG 还有刺激胎儿的肾上腺产生可的松、脱氢表雄酮和刺激胎儿性腺发育的功能。还可以刺激胚胎睾丸间质细胞分泌睾酮,从而使生殖管道及外生殖器向男性方向发展。

5.免疫抑制作用

体外研究发现,hCG 能抑制植物凝集素对淋巴细胞的刺激作用,抑制淋巴细胞的免疫活性,从而推测 hCG 有抑制母体对胎儿及胎盘组织的免疫排斥作用。

6.疾病诊断和治疗疗效评价指标

hCG 可作为妊娠相关疾病及滋养细胞疾病或滋养细胞肿瘤的诊断指标;异位妊娠时患者体内 hCG 水平较宫内妊娠低,血、尿 hCG 维持在低水平,间隔 2～3 天测定无成倍上升,应怀疑异位妊娠,若能将 β-hCG 测定与 B 型超声相结合,对诊断帮助很大。当 β-hCG≥18 kU/L 时,阴道 B 型超声可看到妊娠囊,若未见宫内妊娠囊,则应高度怀疑异位妊娠。葡萄胎时,滋养细胞高度增生产生大量 hCG,血清 hCG 滴度通常高于相应孕周的正常妊娠值,而且在停经 12 周以后,随着子宫增大继续持续上升。葡萄胎时血 β-hCG 在 100 kU/L 以上,常超过 1000 kU/L,且持续不降。利用这种差别可辅助诊断。在正常情况下,葡萄胎排空后,血清 hCG 稳定下降,首次降至正常的平均时间约为 9 周,最长不超过 14 周。葡萄胎排空后 9 周以上,或流产、足月产、异位妊娠后 4 周以上血 β-hCG 值持续高水平,或曾一度下降后又上升,排除妊娠物残留或再次妊娠,结合临床表现可诊断为滋养细胞肿瘤。临床利用人绒毛膜促性腺激素的 β 亚基定量(或定性)测定,不但可以协助诊断妊娠、葡萄胎等疾病,并且在流产、宫外孕的治疗及葡萄胎的随访观察等方面均起着极其重要的指导作用,是一些妇产科疾病有力而可靠的辅助检查项目,值得临床推广应用。

另外,β-hCG 在避孕疫苗的研究中取得了令人鼓舞的进展,具有广阔的应用前景。

(何海荣)

第六章　月经周期的神经内分泌调节与子宫内膜周期变化

第一节　月经初潮与周期的特征

一、月经初潮

女孩月经初潮标志着青春发育初步成熟。我国汉族女孩初潮年龄平均(13.46±1.36)岁,农村稍晚于城市。随着社会经济发展,初潮年龄有所提前,每10年提前约4个月。

初潮是由一系列复杂的大脑与外周内分泌代谢信号促使体内脂肪堆积达一定比例时才出现,因此营养是调节性成熟的决定因素,使下丘脑脉冲性释放促性腺激素释放激素,激活促性腺激素-卵巢轴开始规律的月经周期。近年来证明外周的代谢信号作用于中枢改变神经元的功能。胰岛素样生长因子(insulin-like growth factor Ⅰ,IGF-Ⅰ)与瘦素可转运信息,通知下丘脑已具备生殖的营养微环境条件。

IGF-Ⅰ的增加与血清脱氢表雄酮硫酸盐(dehydroepiandrosterone sulfate ester,DHEA-S)的快速增加呈平行水平,并且是后者的10多倍。DHEA-S是肾上腺功能初现的一个标志。因此IGF-Ⅰ和DHEA-S可能共同参与卵巢和肾上腺功能初现。IGF-Ⅰ尚可增强垂体细胞黄体生成素(luteinizing hormone,LH)的基础释放和促性腺激素释放激素(gonadotropin releasing hormone,GnRH)刺激后的LH释放。人类青春期IGF-Ⅰ的快速升高可能引起神经内分泌轴成熟和初潮出现的代谢信号。

瘦素通过下丘脑弓状核的功能受体调节食欲、体重、能量的使用和性成熟。血清瘦素水平与初潮的时间相关,身体脂肪每增加1 kg,初潮提前13天;血清瘦素每增加1 ng/mL,初潮提前一个月。甲状腺激素作为外周信号在这一过程中也很重要。

二、周期特征

(一)临床特征

人类女性生殖期典型的月经周期特征为规律的28天,但亦常表现出不规律性,正常周期可波动于25~35天。在初潮后或绝经前多出现无排卵周期而表现为月经周期长短不一。出血的日期亦可波动于3~7天。

(二)月经周期的激素特征

在月经周期中垂体FSH和LH的改变在下丘脑和卵巢之间起着调节的作用。图6-1为女性在育龄期之前、之间和之后的促性腺激素分泌变化模式。女性在青春期前缺乏足够的下丘脑GnRH刺激,FSH和LH分泌处于低水平;进入青春期后,GnRH神经元被激活,出现脉冲性LH分泌和睡眠时LH的增加。青春期后睡眠时脉冲增加逐渐消失是GnRH神经元系统成熟的标志。绝经后卵巢雌二醇与抑制素水平下降,导致对FSH的负反馈减少而造成FSH的升高。

人类的月经周期可以根据卵巢的结构、形态与甾体产生分为4个功能期:①卵泡期(分为早、中、晚期);②排卵期(卵泡-黄体转换期);③黄体期(分为早、中、晚期);④月经期(黄体-卵泡转换期)。

在正常排卵周期的妇女中,循环的促性腺激素、雌激素、孕酮和抑制素表现为有规律的周期模式。

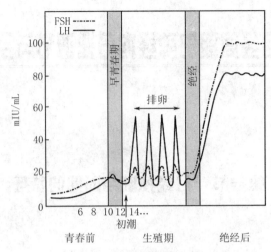

图 6-1　从 6 岁到绝经促性腺激素 FSH 与 LH 水平

1. 卵泡期

月经周期的前半期称为卵泡期,其特征是发育中的囊状卵泡分泌的雌激素和抑制素 B 进行性增加。但卵泡的发育始于前一周期的黄体晚期,并持续至卵泡期。此时黄体的消亡和抑制素 A、雌二醇和孕酮水平的快速下降使在月经来潮前 2 天的 FSH 分泌增加,卵泡又开始发育。

抑制素 B(卵泡期)和抑制素 A(黄体期)有双相的升高。FSH 水平的增加与 LH 脉冲频率从低向高的恢复启动了卵泡期前 4~5 天的卵泡征募。随后是从卵泡群中选择单个卵泡(第 5~7 天),成为优势卵泡的成熟(第 8~12 天)和最终出现排卵(第 13~15 天)。此过程持续约 13 天,直接导致形成一个排卵前卵泡,而其他卵泡均萎缩。

选择单个卵泡走向排卵与高能量的雄激素、雌激素、孕酮和抑制素 B 的生物合成和分泌能力有关。产生这些激素的综合能力依赖于卵泡膜和颗粒细胞的相互作用;每种细胞的活性受细胞色素 P450 甾体生成酶的变化影响,以及通过旁分泌和自分泌机制发挥不同作用的生长因子的影响。作为营养激素,LH 和 FSH 有调节卵泡生长和成熟速度以及卵泡间相关微环境的能力。

由于雌二醇和抑制素是 FSH 分泌的强抑制因子,因此在中、晚卵泡期 FSH 的下降可能是卵巢雌二醇和抑制素负反馈抑制的结果。相反,LH 水平则进行性增加(见图 6-2)。

2. 排卵期(卵泡期向黄体期转换)

由于月经周期中期 LH 波峰值难于确定,因而用 LH 波峰的开始作为周期中期计算激素和卵泡内改变的一个相对准确的参照点。在中期波峰出现前的 2~3 天,循环雌二醇水平倍增(约 61.3 小时),与抑制素、孕酮和 17α-羟孕酮水平的升高相平行。孕激素浓度的升高反映了颗粒细胞在获得 LH 受体后发生黄体化过程,并使 LH 启动 17α-羟孕酮和孕酮的生物合成。

与雌二醇峰值同步,LH 和 FSH 波峰的突现(LH 在 2 小时内倍增)发生在孕酮快速升高前 12 小时。LH 波峰平均持续 48 小时,快速上升支持续 14 小时,伴随循环雌二醇、17α-羟孕酮、抑制素 B 快速下降和抑制素 A 上升。下降持续 20 小时,伴随孕酮和抑制素 A 第二次快速上升与雌二醇、17α-羟孕酮和抑制素 B 的进一步下降。LH 波峰出现和排卵的准确间隔时间约为波峰启动后 35~44 小时。

3. 黄体期

黄体期的标志是黄体分泌的孕酮显著增加。排卵后黄体化的卵泡膜-颗粒细胞含有丰富的各种 P450 甾体生成酶,黄体细胞合成大量孕酮和少量雌二醇的能力增加。孕酮和雌二醇浓度在黄体中期达峰值,为胚泡植入提供了 3 天的分泌期内膜"窗口"(见图 6-2)。此时抑制素 A 也达峰值,但对植入不起作用。若无植入,则发生黄体溶解,导致循环孕酮、雌二醇和抑制素 A 在黄体功能寿命的最后 4~5 天呈快速线性下降。

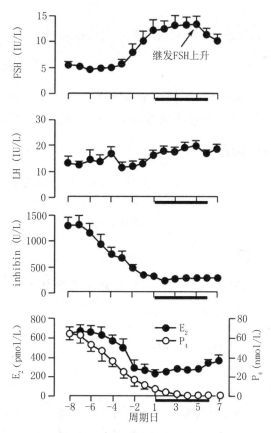

图 6-2　每天测定的激素水平的时相变化

黄体的分泌功能寿命依赖于 LH 的支持。维持黄体不需要 FSH。抑制素、雌二醇和孕酮协同抑制 FSH 至最低点,从而在黄体期阻断启动卵泡发育。

4.月经期(黄体期转换至卵泡期)

启动下一周期卵泡发育依赖于前一周期黄体的退化,在来月经前的 2 天发生抑制素 A 的下降,而 FSH 水平升高,启动了下一周期征募卵泡(见图 6-2)。因此黄体期转换为卵泡期是黄体功能终止和 LH 脉冲由低频高幅向高频低幅的转换过程。此过程伴随 FSH 的升高,进而刺激发育卵泡产生抑制素 B。这些改变是黄体的甾体、抑制素以及下丘脑类阿片肽解除抑制效应的结果。

(徐　敏)

第二节　月经周期的神经内分泌调节

一、促性腺激素的脉冲性分泌

(一)卵泡期

垂体 FSH 和 LH 的脉冲性释放是促性腺激素控制卵巢功能的一个主要特征。促性腺激素释放的脉冲频率和幅度进一步受卵巢甾体的调节。在缺乏这种性激素反馈时,如绝经后或切除卵巢的妇女,通过增加脉冲释放的幅度和频率以维持促性腺激素水平升高。妇女正常周期 LH 表现为卵泡期的高频低幅到黄体期的低频高幅的变化模式。在早卵泡期可见到每 80 分钟的周期,在晚卵泡期分泌的频率和波幅升高。在黄体中期波幅与脉冲频率明显减少。卵巢雌二醇能最有效地调节幅度,而孕酮似可降低 LH 的脉冲频率。

（二）排卵期

LH 波峰启动迅速，波幅不断增加，可达绝经后范围，波峰持续 48 小时，约在波峰启动后 36 小时发生排卵。

（三）黄体期

在黄体中期亦可见雌二醇、孕酮和 LH 共同的脉冲性分泌，提示有一协调信号使垂体 LH 和黄体甾体的分泌同步化。高频率脉冲在月经到来的前 1 天或接近完成黄体溶解时恢复。

二、下丘脑 GnRH 脉冲启动器

在下丘脑内侧基底部（medial basal hypothalamus，MBH）有一脉冲启动器控制着 GnRH 阵发性释放。它是垂体脉冲性促性腺激素分泌的关键控制者。在培养的 GnRH 细胞中，可见到自发的脉冲性 GnRH 释放，提示 GnRH 神经元本身可组成 GnRH 脉冲启动器。

三、下丘脑－垂体功能的调节

下丘脑通过 MBH 中弓状核 GnRH 神经系统有节律地分泌促性腺激素释放激素进入门脉来调节月经周期。

（一）中枢调节

中枢调节有 α-肾上腺能系统、多巴胺能、内源性类阿片等。

（二）卵巢生物钟

1.卵泡期雌二醇是一个关键信号

（1）负反馈：LH 和 FSH 的持续性分泌受控于经典的负反馈调节，正常周期的妇女切除卵巢中断这种负反馈调节，导致促性腺激素水平快速上升约 10 倍，在 3 周后持平。用雌二醇替代，通过反馈可逆转这种促性腺激素的高分泌。

雌二醇的负反馈作用并不恒定，而是表现为有时间依赖性的改变。初期出现抑制，作用几天后促性腺激素分泌增加。雌二醇的这种双向反馈作用涉及刺激促性腺激素分泌的正反馈作用。

药理剂量的孕酮对性腺功能低下的妇女不能降低升高的促性腺激素水平。但在月经周期的黄体期或在雌激素诱导后，孕酮可诱导 LH 脉冲的频率下降而幅度增大。孕酮的这种效应是通过对下丘脑 β-内啡肽的作用介导的。β-内啡肽可降低 GnRH 脉冲启动器的频率。因而在卵巢甾体的负反馈作用中，雌二醇和孕酮是主要的信号并有协同作用。

（2）正反馈：排卵前启动促性腺激素的波峰是雌二醇正反馈的结果。用外源性雌二醇刺激低性腺功能状态的妇女，当循环雌二醇浓度升高达晚卵泡期，约 300 pg/mL，持续 2～3 天后，将诱导促性腺激素出现波峰。排卵前卵泡分泌的孕酮水平增加 4 倍，延长了波峰持续的时间，并加强了雌二醇的正反馈作用。因而 LH 波峰出现的时间不是由下丘脑启动的，而是由来自排卵前卵泡的信号决定的，因而提出在人类和哺乳类中"卵巢生物钟"控制月经周期的概念。

（3）月经周期中期波峰（从负反馈向正反馈作用的转换）：卵巢雌二醇有正、负反馈的功能似乎是矛盾的，但在正反馈之前需要一段负反馈。雌二醇作用的主要部位在垂体，在雌激素水平增加的过程中，垂体敏感性和释放促性腺激素的能力增加超过 20 倍，与雌二醇水平的增加平行，提示雌二醇是周期中期波峰启动的主要原因。近来亦有证据提示雌二醇在下丘脑部位也有作用。在大脑内雌二醇和孕酮的受体散在分布于 MBH 的神经元中。

在月经中期波峰的产生过程中，雌二醇的正反馈作用涉及下丘脑神经元系统和垂体促性腺激素细胞。β-内啡肽和多巴胺与 GnRH 神经元有轴－轴突触连接，影响 GnRH 脉冲启动器、GnRH 分泌和对雌激素和孕酮反馈的反应。但 GnRH 波峰对启动周期中期的促性腺激素释放并非是必需的。

2.黄体期

排卵后,黄体的形成和维持以及孕酮和雌二醇分泌的协同作用使高频 LH 脉冲转换到低频高幅 LH 脉冲的反馈信号。而且这两种卵巢甾体激素将使子宫内膜从增殖期转换为分泌期以做好植入的准备。

黄体期 FSH 保持低水平,抑制卵泡发育。黄体期末孕酮下降,FSH 再次上升,新的卵泡发育。黄体末期循环 FSH 的升高(见图 6-2)不是孕酮浓度减少的结果,因为延长孕酮治疗不能阻止 FSH 的出现。黄体期雌二醇的拮抗剂(氯米芬和他莫昔芬)治疗可引起 LH 脉冲频率的升高和循环 FSH 的升高,提示雌二醇起着重要的作用。单独抑制素 A 在黄体期末下降也不能解释 FSH 上升,因为在黄体中期用 α 亚单位抗血清后,GnRH 也不能诱发 FSH 上升。可能需要孕酮、雌二醇和抑制素的共同快速下降以解除对下丘脑—垂体单位的抑制而启动黄体—卵泡转换期的 FSH 水平的升高和 LH 脉冲频率的增加。

四、抑制素、激活素和卵泡抑制素

在人类卵巢,卵泡的卵泡膜细胞和颗粒细胞均可合成抑制素、激活素和卵泡抑制素。抑制素与激活素在卵巢中的作用机制仍在研究中。

五、下丘脑—垂体—性腺轴功能的综合调控

垂体促性腺激素脉冲分泌的性质是阵发性脉冲释放 GnRH 通过下丘脑—垂体门脉血管传递到促性腺激素细胞的直接结果。这种间歇性的释放 GnRH 来自 GnRH 神经元本身。脉冲性释放 GnRH 受邻近的神经元和星形细胞的调节,其程度是卵巢甾体依赖性的。在卵泡期和黄体中期,类阿片能系统的抑制效应最为明显。黄体溶解时卵巢甾体的撤退引起类阿片能解除对 GnRH 神经元活性调节的抑制,导致 GnRH-促性腺激素脉冲频率的增加。

黄体溶解后,卵巢甾体和抑制素 A 水平的快速下降,引发来月经前 2 天的垂体 FSH 释放的增加,从而重新启动了新一轮的卵泡发育。GnRH 脉冲的频率与幅度是垂体促性腺激素的合成与分泌的关键。GnRH 对 GnRH 受体的正调节和显著升高的雌二醇浓度可增强含 GnRH 受体的促性腺激素细胞的功能并显著增强 α 亚单位、LH-β 和 FSH-β 的基因表达与合成,它们共同作用诱导垂体的分泌能力和敏感性显著升高。但雌二醇水平超过阈值持续 2～3 天后,促性腺激素细胞的活性发生改变,表现为对小脉冲的外源性 GnRH 的敏感性显著增加。促性腺激素从大的储存池快速转移至快速释放池,从而启动周期中期的波峰。在雌二醇启动波峰时,排卵前卵泡分泌孕酮升高似可延长波峰持续的时间。尽管反馈作用的主要部位是在垂体水平,但雌激素对下丘脑 GnRH 神经元也有作用。孕酮也对 GnRH 神经元有直接的反馈作用。

（徐　敏）

第三节　子宫内膜周期变化

一、子宫内膜的胚胎发育

女性生殖道于妊娠第 10 周由双侧苗勒管融合形成输卵管、子宫及阴道上部,其表面被覆单层立方上皮,以后变成柱状或假复层上皮。上皮下为致密的间充质组织,将发展成为子宫内膜间质与子宫平滑肌。子宫内膜层的分化到妊娠 20 周完成,妊娠 22 周少许内膜腺体受雌激素刺激被覆上皮呈柱状,妊娠 32 周时子宫内膜一些腺体将出现分泌功能,糖原沉积及间质水肿。出生后一个月,子宫内膜萎缩,腺体少,被覆立方上皮,间质血管少,反映了产后雌、孕激素水平的下降。这种内膜的静止状态维持至青春发育前。

子宫的血液供应来自子宫动脉,子宫动脉上行支沿子宫侧缘迂回上行,进入肌层的称弓形动脉。弓形

动脉分为两支:基底动脉供应内膜基底层,螺旋动脉供应近宫腔面 2/3 内膜。在月经周期与子宫内膜有同步变化的为螺旋动脉,增殖期螺旋动脉数量少,螺旋度轻;分泌期螺旋度增加,小动脉扩张充盈(图 6-3)。

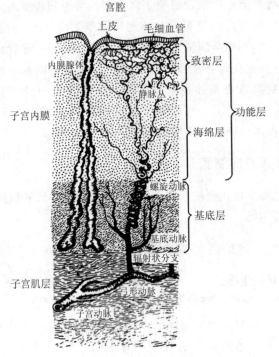

图 6-3　人子宫内膜组织与血管示意图

二、正常子宫内膜的组织形态

自青春期开始,子宫内膜受卵巢激素的影响,表面的 2/3 层发生功能变化,称为功能层;功能层由表面的致密层及其下的海绵层组成。内膜的下 1/3 直接与子宫肌层相连,不发生周期性变化,称为基底层。

计算月经周期从月经第一天起为周期第 1 天,第 1~5 天为经期,第 6~14 天为增殖期,第 15~28 天为分泌期,28 天为一个周期。排卵一般发生在周期第 14 天左右,正常增殖期的长短可有明显差异,分泌期则较恒定,一般正常维持 14 天(±2 天),短于 12 天为黄体功能不足,过长达 20 天可能为妊娠。

(一)增殖期

正常周期一般持续约 2 周,月经稀发时可长达数月。正常早期增殖期(第 4~7 天/28 天)内膜薄,厚 1~2 mm。腺体呈小直管状,腺上皮和表面上皮为低柱状,间质疏松细胞为小梭形。此期腺上皮和间质细胞的有丝分裂活动均很明显,上皮细胞的胞浆含大量核糖体,但内质网和高尔基体未完全发育。中期增殖期(第 8~11 天/28 天)腺体伸长并开始弯曲,腺上皮呈柱状,拥挤成假复层,并有核分裂,间质水肿(图 6-4)。晚期增殖期(第 12~14 天/28 天)腺体的弯曲和腺上皮的拥挤更为明显,可出现假复层,细胞核增大,可见核仁和较多核分裂,间质细胞增大,核分裂增多,而间质水肿不似中期增殖期明显。

(二)分泌期

排卵后的子宫内膜在雌、孕激素的共同影响下,腺体和间质继续发育成熟,为孕卵着床做准备。由于腺上皮细胞比间质细胞更敏感,组织学的变化第一周以腺上皮为主,第 2 周则以间质的改变较明显。早期分泌期(排卵后 2~4 天),腺上皮表现较为一致,出现细胞核下空泡,是排卵的标志。超微结构研究,空泡是细胞底部聚积的糖原颗粒。此时上皮细胞内质网丰富,线粒体大,有明显突脊。细胞核内出现相互交织的微管群,为核仁管道系统,它们可能是胞浆与细胞核连接的基本结构,以运转 mRNA 到达胞浆。核仁管道系统对孕酮发生反应,是早期分泌期超微结构的标志。中期分泌期(排卵后第 5~9 天)腺体进一步弯曲,腺腔内有大量分泌物充填,核下空泡移至核上,细胞核回到基底部;间质高度水肿。晚期分泌期(排卵后第 10～14 天),内膜继续增厚,可达 5～10 mm。腺体弯曲呈锯齿状,腔内分泌物减少,分泌开始衰竭;螺旋动脉发育,其长度增长远快于内膜厚度的增长,因此变得更加屈曲;血管周围的间质出现早期蜕膜样变。至经前 2～3 天间质蜕膜样变融合成片,并伴有颗粒淋巴细胞浸润。

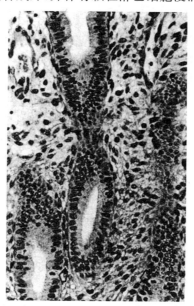

图 6-4　中期增殖期子宫内膜

腺体被覆柱状上皮,假复层,可见核分裂象

近年研究发现,子宫内膜腺上皮有纤毛细胞和无纤毛细胞两种,其分泌能力并不相同。在月经周期中无纤毛细胞与有纤毛细胞比例发生变化,雌二醇水平直接与有无纤毛细胞存在相关,雌激素撤退导致纤毛丧失。在增殖期其比例下降,分泌期比例上升。

(三)经期

经期出血是孕酮和雌激素撤退的最后结果。出血前 4～24 小时,小动脉收缩引起缺血,当小动脉舒张后发生出血,导致缺氧、重新灌流障碍,子宫内膜的浅层腺体由于形成血肿而肿胀,后形成裂隙,组织碎片剥离出血。第 2 天功能层广泛出血并脱落,第 3～4 天腺体和间质开始再生。

(四)绝经过渡期

绝经前出现月经紊乱,亦可有规律的月经。增殖期子宫内膜可出现腺体轻度扩张,分泌期可有少数腺体弯曲,腺上皮分泌状态发育较差。

(五)绝经后

子宫内膜大部分由一薄层小腺体和致密间质细胞取代,这种形态被称为单纯萎缩。绝经时间较长后,由于萎缩的腺管颈部容易发生阻塞,常可见腺体囊性扩张。若有小息肉形成或不规则增生,并有核分裂出现,应考虑有内源性或外源性雌激素作用的可能性。

三、功能性子宫内膜异常

子宫也是卵巢分泌的雌、孕激素的靶器官之一,子宫内膜周期脱落是卵巢排卵周期的直接反应。当下丘脑、垂体相关区域发生病变影响卵巢内分泌功能或卵巢本身功能失调时,子宫内膜形态发生相应的改变。临床上可出现闭经、月经过多、阴道不规则出血、不育、继发贫血等症状。

(一)萎缩

子宫内膜菲薄,镜下偶见少许小管状腺体,腺上皮立方或矮柱状,胞浆少,核深染;有时有小片致密梭形间质细胞,与绝经后单纯萎缩型子宫内膜相类似。严重时子宫内膜仅为一层扁平的表面上皮。临床出现闭经症状。

（二）增殖低下

多见于无卵泡发育与雌激素低落时,内膜薄,腺体少(但较萎缩病变者稍多),腺上皮为单层立方或低柱状细胞,无核分裂。

（三）不规则增殖期

在持续的或过度的雌激素刺激下,子宫内膜生长超出正常增殖期,但尚未达增生的组织病理诊断标准,即为不规则增殖期。镜下表现为腺体分布不规则,灶性腺体密集;腺体形态亦不规则,腺上皮复层拥挤,细胞核增大、深染;间质致密,有灶性水肿。

（四）内膜分泌反应欠佳

由于黄体发育不全或过早萎缩,子宫内膜受孕激素量不足的影响发生的形态改变。临床可出现经前少量出血、功能性出血、不孕、早期流产等。镜下检查有不同的形态变化:有的表现为腺体与间质不同步;有的虽为同步,但其分泌状态落后于月经周期3~4天;有时同一内膜组织出现不同时期的增殖期与分泌期腺体等等。病理医生一般进行描述性报告,临床医生可结合基础体温、月经周期、取内膜时间等多种因素分析及诊断。

（五）延迟或不规则脱落

由于卵巢黄体萎缩不全,持续分泌孕激素,造成子宫内膜脱落不全。临床表现为经期延长。在经期第5~6天取内膜活检仍可见分泌期子宫内膜,腺体轮廓呈星芒状皱缩,腺上皮胞浆减少,常混有早增殖期和再生小腺体。

流产、宫外孕、滋养细胞肿瘤等使体内有绒毛膜促性腺激素存在时,可持续分泌孕酮,内膜亦可出现不规则脱落。

子宫肌瘤、子宫内膜息肉等器质病变,可以妨碍子宫内膜的正常脱落,造成月经延长或不规则脱落。

（徐　敏）

第七章 前列腺素和生殖

一、花生酸类

20 世纪 30 年代 VonEuler 首先发现存在于精液中的活性物质可诱发子宫收缩,因当时错误地认为这些活性成分是前列腺产生的,故命名为前列腺素。目前,前列腺素和相关的脂类介质均被归类于二十碳烷酸(花生酸)类物质。花生酸类是由 20-碳多不饱和脂肪酸酶解衍生的,特别是哺乳动物的二十碳(花生)四烯酸。在受到激素刺激或机械创伤时,身体内几乎所有的细胞均可产生该类物质。它们能以极低的浓度在不同的组织中(包括生殖系统)激发广泛的生物连锁反应。花生酸类活性的组织特异性是由生物合成酶的选择性表达以及细胞膜花生酸类物质受体(可能是核受体)来决定的。

二十碳烷酸类物质包括前列腺素(prostaglandins,PG)、血栓素(thromboxanes,TX)(二者为环加氧酶途径产物)以及白三烯(leukotriene,LT,脂加氧酶途径产物)。每一组前列腺素均用一个字母进行标记(如 A、E、F),表示了在五碳环 C9 和 C11 位置上的特殊功能组。字母后面的脚注数字表明侧链的不饱和程度,也即 PGE_1、PGE_2 和 PGE_3 分别有一个、两个和三个双键。$PGF_{2\alpha}$ 中的 α 是指在五碳环中的 9-羟基组的立体结构。同样的命名系统也可用于血栓素,血栓素由含氧的六分子环取代了前列腺素的五碳环。所有的白三烯均有三个结合的双键,脚注数字(如 LTA_4 和 LTC_4 中的 4)表示分子中双键的总数。

花生四烯酸从膜磷脂库中释放出来后,即通过多条途径被酶氧化成为花生酸类。第一条途径是从前列腺素 H 合酶(prostaglandin H synthase,PGHS),即环加氧酶(cyclooxygenase,COX)开始,最终合成前列腺素、血栓素(thromboxane,TXA_2)以及前列环素(prostacyclin,PGI_2)。这些环加氧酶产物有时也称前列腺素类物质。由于 PGH_2 转化为单个的前列腺素依赖于局部前列腺素合成酶的特异性表达,故这一过程具有相对的组织特异性。如 TXA_2 在血小板和巨噬细胞中合成,而 PGI_2 则是大血管内皮细胞的主要 COX 产物。第二个主要代谢途径是由脂加氧酶引导的。与环加氧酶相似,脂加氧酶(lipoxygenase,LOX)也是一种双氧化酶,它可以催化分子氧进入花生四烯酸中形成氢过氧化物衍生物。在脂肪酸链中的几个碳原子部位(如 5、12 和 13)均可插入分子氧。酶的特异性和命名即由此而来,如 5-LOX 和 12-LOX。其中 5-LOX 因可产生 5-氢过氧化-二十碳四烯酸(5-hydroperoxy-eicosatetranoic acid,5-HPETE)而显得尤为重要,因白三烯参与了速发型的过敏反应,而 5-HPETE 是二十碳烷酸类物质白三烯家族的前体。脂加氧酶途径产生的其他重要的花生酸类包括脂氧素,它主要是由中性粒细胞在血管区域与其他细胞彼此反应中产生的,在缓解炎症反应方面有一定的作用。第三种代谢是通过细胞色素 P450 酶途径进行。与 LOX 及 COX 不同的是,细胞色素 P450 酶催化的是花生四烯酸的单氧化反应(插入的是 O_2 中一个氧原子,主要产物是花生四烯酸的羟基或环氧基衍生物)。细胞色素 P450 酶产物可调节肾单元的转运功能以及肾血管的张力。一些细胞色素 P450 衍生的花生四烯酸环氧基产物在妊娠诱发的高血压(pregnancy-induced hypertension,PIH,妊娠期高血压疾病)妇女中升高,而另一些产物则可能有抗炎活性(图 7-1)。

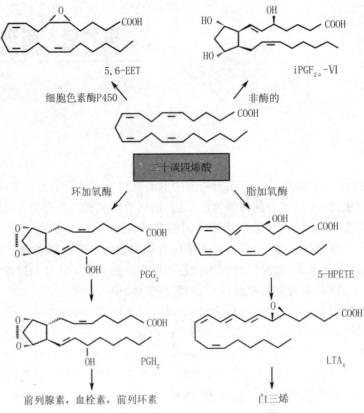

图 7-1　花生四烯酸合成花生酸类的主要途径

近年来对 COX-2 酶以及它的生理和药理学特征研究有了新的进展。COX-1 和 COX-2 两种酶由不同的基因编码,它们的一级结构中,有 $60\%\sim65\%$ 的序列是相同的。与 COX-1 的大量且组成型表达不同,COX-2 的表达容易被细胞因子、生长因子和激素的刺激所诱导。两种酶主要分布在内质网腔的表面和细胞核膜。COX-1 和 COX-2 的晶体结构、催化机制以及动力学均非常相似。但是两者的精细结构和生物化学的区别很明显。首先,COX-2 的活性部位比 COX-1 大,而更容易接纳底物。其次,两者在大体的动力学方面基本相似,但是在完整细胞中当花生四烯酸的释放受限时,COX-2 比 COX-1 活性更强。故当 COX-2 和 COX-1 存在于同一细胞中时,花生四烯酸的分解代谢(外源性提供或通过细胞脂肪酶作用)更有利于由 COX-2 完成,也就诱导更多的 COX-2 表达。而只有在 COX-2 缺乏或被抑制时 COX-1 才具有独立的功能。这可能与两种酶对花生四烯酸浓度敏感性的不同有关,当花生四烯酸浓度低时,激活 COX-1 所需的脂质过氧化物的浓度比激活 COX-2 所需的多 10 倍以上。阿司匹林和经典 NSAIDs(如吲哚美辛)的作用是非选择性的 COX-1 和 COX-2 抑制剂,早在 COX-2 发现之前,它们的作用机制就已十分清楚。在治疗炎症性疾病时,长期应用阿司匹林和经典的 NSAIDs 会伴有明显的不良反应,如肾功能损害和胃肠道出血。根据以上所述,COX-1 主要负责"看家"前列腺素合成,这些前列腺素是维持体内正常生理过程所需要的,如保护胃黏膜和维持正常肾脏功能。经典 NSAIDs 应用中相关的不良反应可能是由于抑制了 COX-1 所导致,而它们的抗炎效果归功于同时存在的对 COX-2 的抑制作用。该理论为治疗关节炎的选择性 COX-2 抑制剂昔布类[如塞来昔布、罗非昔布和伐地昔布]的成功发展和临床应用提供了理论基础。但是若就此而将 COX-1 和 COX-2 归为"好的"和"坏的"酶可能过于简单化了。最近在不同的物种中均证实了 COX-1 和 COX-2 的基因和酶的存在,这一发现表明这两种酶均担当了基础的生理作用。实际上 COX-1 和 COX-2 基因缺失的鼠均表现出多种的发育和生殖缺陷,包括生殖发育过程中的异常。

在一些哺乳动物种属中,经典的非甾体类抗炎药(nonsteroidal anti-inflammatory drugs,NSAIDs)可抑制排卵,PGE_2 和 $PGF_{2\alpha}$ 作为有效的黄体溶解药物也已被许多兽医院中心接受。据推测,前列腺素在胎儿中有维持动脉导管开放的作用,孕妇应用 NSAIDs 有增加动脉导管早闭及胎死宫内的危险。近期有关花生酸类分子生物学方面的研究进展使我们对前列腺素在生殖中的作用的认识有所提高。相当多的知识来自对基因敲除小鼠的研究。表 7-1 总结了花生酸类在生殖主要步骤中的生理作用以及与治疗的关联。

表 7-1　花生酸类的生殖生理及治疗作用

功能	COX 酶	类花生酸类物质	受体	治疗
排卵	COX-2	PGE_2	EP_2	
黄体溶解		$PGE_2\alpha$	FP	
受精	COX-2			
着床	COX-2	PGI_2	PARA	
蜕膜化	COX-2	PGI_2	PARA	
痛经	COX-2	$PGE_2/PGE_2\alpha/PGI_2$		NSAIDs/昔布类
DA 重建	COX-2	PGE_2	EP_4	
先兆子痫		PGI_2/TXA_2		阿司匹林?
宫颈软化				PGE
早产	COX-2	$PGE_2/PGF_{2\alpha}$		NSAIDs/昔布类
分娩	COX-1	$PGF_{2\alpha}$	FP	
勃起障碍				PGE_1

二、前列腺素类与促性腺激素分泌

前列腺素类对垂体促性腺激素分泌的直接作用很少,但外周注射 PGE_2 可刺激促性腺激素的分泌。有研究显示,在下丘脑促性腺激素释放激素(gonadotropin releasing hormone,GnRH)的调控下,前列腺素可显示其调节黄体生成素(luteinizing hormone,LH)分泌的作用,并在一定程度上调节卵泡刺激素(follicle stimulating hormone,FSH)的分泌。体内研究显示,PGE_2 可刺激 GnRH 的释放,但对垂体释放 LH 没有作用。PGE_2 对 GnRH 脉冲发生器可能起调节作用。儿茶酚胺可增加 PGE 和 GnRH 的释放,而吲哚美辛(消炎痛)可阻断这种增加。因此,神经元内 PGE_2 的产生可调节 GnRH 的释放,并充当儿茶酚胺调节 GnRH 分泌的中介。

但是在缺乏 COX-1 和 COX-2 的小鼠与野生型小鼠中,下丘脑 GnRH 含量并不存在差异,这一发现提示,在 GnRH 的生成中无论是 COX-1 还是 COX-2 均非独立起作用。目前仍不了解缺乏 COX-1 和 COX-2 的小鼠是如何产生 GnRH 的,以及下丘脑神经元中是否存在 COX-1 和 COX-2 的互补。

与下丘脑 GnRH 相反,垂体 FSH 含量在缺乏 COX-1 和 COX-2 的小鼠中明显增加。同时缺乏 COX 小鼠的垂体 LH 含量有增加的趋势,尽管这种增加并不明显,垂体 FSH 增加的机制尚不清楚。

另外缺乏 COX-1 和 COX-2 小鼠均表现有正常的动情周期及交配行为,因此 COX-1 和 COX-2 在神经内分泌的调节中均无独立的作用。可以明确,在缺乏 COX 小鼠中观察到的生殖异常源于外周生殖器官的缺陷。

三、前列腺素与卵巢

(一)排卵前卵泡

前列腺素类在不同生物的卵泡破裂中起关键作用。在 LH 峰诱导的大鼠排卵前卵泡中会出现一种抗原性不同的 COX 形式,被命名为 COX-2。COX-1 主要是在膜细胞和黄体表达,而 LH 诱导的 COX-2 出现于大鼠排卵前卵泡的颗粒细胞中。

COX-2 在排卵过程中起重要作用。缺乏 COX-2 酶的小鼠有多种生殖缺陷,其中包括不排卵。而缺乏 COX-1 小鼠排卵正常但分娩困难。生物化学研究揭示,外源性促性腺激素和人绒毛膜促性腺激素应用 8 小时后,卵巢 PGE_2 水平在野生型小鼠和缺乏 COX-1 小鼠中升高了 4 倍,而缺乏 COX-2 小鼠没有出现这种升高。细胞水平的研究发现,缺乏 COX-2 小鼠排卵障碍的最初表现为卵丘膨胀困难。卵丘和卵泡壁的蛋白多糖含量的改变可能是导致该障碍的原因。

促性腺激素波峰通过环磷腺苷(cyclic Adenosine monophosphate,cAMP)介导的过程刺激卵泡前列腺素类的生物合成,该过程依赖于基因的激活,但不依赖于甾体的生成。排卵前,与 LH 波峰同步出现卵泡膜细胞内的中性粒细胞密度显著增加,白细胞可能通过分泌蛋白溶解酶、前列腺素类而在调控卵泡破裂中起一定作用。

由 LH 峰激发的排卵过程与一种炎性反应相似,在排卵过程中,LH 峰引发一连串蛋白分解的反应,这些事件达到顶点时卵泡发生破裂。卵子得以释放。COX-2 的主要产物 PGE_2 介导排卵过程。首先,随着 LH 峰的到来卵巢 PGE_2 的产生增加。其次,给促性腺激素预处理的缺乏 COX-2 的小鼠应用外源性 PGE_2,可以纠正其不排卵的表现。

排卵前的卵泡液中前列腺素类水平升高,包括 PGE_2 和 $PGF_{2\alpha}$,但尚不完全清楚哪一个是卵泡破裂的生理诱导因子。

前列腺素合成抑制剂可阻断排卵,使用抗血清中和内源性 $PGF_{2\alpha}$ 可抑制排卵。最近一项随机双盲研究发现,人类应用选择性 COX-2 抑制剂罗非昔布可使卵泡破裂延迟,也支持了 NSAID 的应用与女性排卵障碍导致的可逆性不孕有关。

(二)黄体

前列腺素类在人类黄体退化中的作用尚不清楚。人类黄体可产生 $PGF_{2\alpha}$,并且可在人类黄体组织中发现 $PGF_{2\alpha}$ 的特异受体,$PGF_{2\alpha}$ 可能起黄体溶解的作用。$PGF_{2\alpha}$ 是多种非灵长类哺乳动物种属的生理性黄体溶解剂,可使黄体退化,这需要有子宫的存在。与其他哺乳动物不同,灵长类动物的黄体溶解并不需要子宫的存在。有证据表明,卵巢局部产生的 PGs 可作为促进黄体溶解的介质。例如,人类黄体可产生 $PGF_{2\alpha}$,而特异性的 $PGF_{2\alpha}$ 受体定位在黄体组织。如将大剂量的 $PGF_{2\alpha}$ 直接注射至人的黄体中,也可以导致黄体的过早退化和月经周期的缩短。在体外,$PGF_{2\alpha}$ 可抑制黄体细胞内促性腺激素刺激的孕酮产生,但这种作用是暂时的。相反 PGE_2 可刺激黄体细胞产生孕酮。

雌激素可诱导黄体的提前退化。在动物实验中,有证据显示雌激素的黄体溶解作用与前列腺素类的产生有关,雌激素可增加卵巢血流 $PGF_{2\alpha}$ 水平,吲哚美辛(一种前列腺素合成抑制剂)可阻断雌激素的黄体溶解作用。

四、子宫与输卵管内的前列腺素类

(一)子宫内膜

子宫内膜不仅是前列腺素类合成的部位,亦是前列腺素类作用的部位。未妊娠的子宫内膜产生的主要前列腺素类为 $PGF_{2\alpha}$ 和 PGE_2,其他类型的前列腺素类亦很多,并且在分泌期比增殖期多。子宫内膜的颗粒上皮合成的前列腺素类比间质量多。

(二)子宫肌层

子宫肌层主要产生 PGI_2,PGI_2 是一种强血管扩张剂和平滑肌松弛剂,可在体外抑制由 $PGF_{2\alpha}$ 引起的子宫张力增加。虽然子宫肌层不是前列腺素类的主要产生部位,但却是前列腺素类的主要靶器官之一。$PCF_{2\alpha}$ 和 PGE_2 可刺激子宫肌层收缩。

(三)宫颈

宫颈可产生不同的前列腺素类,它们的产生可促使分娩过程中的宫颈成熟。PGE_2 的作用比 $PGF_{2\alpha}$ 强 10 倍。临床上常用前列腺素类来促使宫颈成熟,以利于阴道分娩。

(四)痛经

痛经是一种妇科疾患,是伴随月经的疼痛,可分为原发性和继发性。原发痛经最常见,通常见于无明显盆腔疾患的青春期女孩,常从初潮后不久开始,表现为持续钝痛基础上的严重痉挛性绞痛。在严重的病例可出现恶心、腹泻和头痛。继发性痛经相对少见,通常见于30多岁或40多岁的妇女,通常由于盆腔的疾病,如子宫内膜异位症、腺肌症或盆腔炎性疾病。目前认为,原发痛经来源于子宫的过度收缩和张力过大而导致缺血,前列腺素类在其中扮演主要角色。痛经妇女子宫内膜和月经血中的 $PGF_{2\alpha}$ 和 PGE_2 水平升高、$PGF_{2\alpha}/PGE_2$ 比值升高。在内膜异位症组织中可测到明显升高的 PGI_2,它的升高会引起内膜异位症患者痛觉敏感并在痛经的发生中起重要作用。另外宫腔内应用 $PGF_{2\alpha}$ 可以引起子宫收缩和痛经样疼痛。前列腺素类抑制剂可显著缓解80%的痛经妇女的疼痛。

采用口服避孕药可完全解除50%原发痛经妇女的痛经,另外30%～40%也可得到显著缓解。雌孕激素复方避孕药可减少月经血中的 $PGF_{2\alpha}$。不愿用口服避孕药的妇女可给予抗前列腺素类制剂。

（五）输卵管

前列腺素类对卵子在输卵管内的转运调节有一定作用。体外实验显示,$PGF_{2\alpha}$ 对输卵管平滑肌层的自发收缩有刺激作用,而 PGE_2 则有抑制作用,对于内源性前列腺素类在体内的作用尚不清楚,但吲哚美辛确实可抑制输卵管的收缩。

（六）异位妊娠

现可利用前列腺素类来治疗未破裂的输卵管妊娠。其根据是利用 $PGF_{2\alpha}$ 的强输卵管收缩和血管收缩以及黄体溶解作用。当 hCG 浓度低于 2500IU/L 时,可通过患侧输卵管局部注射 $PGF_{2\alpha}$ 而成功治疗未破裂的输卵管妊娠。

五、妊娠期的前列腺素类

（一）胚胎植入

在鼠类胚胎植入部位 $PGF_{2\alpha}$ 和 PGE_2 水平升高。吲哚美辛可改变动物局部增加的血管通透性,阻断或推迟胚胎植入,但可通过注射前列腺素类而逆转。血小板激活因子(platelet-activating factor,PAF)可能是另一个植入信号,它有独特的血管扩张作用。不仅妊娠早期人胚胎可产生 PAF,而且子宫内膜间质细胞亦可产生,孕酮和 PGE_2 可增加 PAF 的水平。PAF 和 PGE_2 所引起的局部血管改变对植入过程中的穿透期起重要作用,它引起的间质水肿,为滋养细胞的侵入提供了相对疏松的环境,并给蜕膜细胞的扩展提供了空间。

（二）终止妊娠

在妊娠的任何阶段,前列腺素类均可刺激子宫的收缩并诱导宫颈成熟,并可用于早期和中期妊娠的引产。由于 $PGF_{2\alpha}$ 和 PGE_2 的高发不良反应,临床不能直接使用 $PGF_{2\alpha}$ 和 PGE_2,而是使用前列腺素类类似物。与 PGF 类类似物相比,PGE 类类似物的效果更强,不良反应更低。在临床应用过程中,PGE 类类似物与负压吸宫流产的效果相同,但胃肠道不适较多,平均出血时间较负压吸宫流产长,而出血量无差异。随着孕激素拮抗剂,如米非司酮(RU486)的引入,前列腺素类用于早孕期流产变得越来越普遍。单用米非司酮的不全流产过高,加用卡前列甲酯(卡孕栓)后可有效解决这些问题,使之成为一种安全有效的早孕终止的方法。

在中期引产过程中,可利用前列腺素类扩张宫颈。妊娠晚期胎死宫内的引产,亦可共用前列腺素类与缩宫素,增加引产成功率而减少不良反应的发生。

（三）早产和足月产

目前 NSAIDs 被认为在多种动物种属中具有延缓分娩和早产过程的作用。在妊娠过程中,母亲和胎儿组织均可产生 PGF_2 和 $PGF_{2\alpha}$,不论在体内及体外它们均可刺激子宫收缩,此外它们也能促发相应的炎性反应以导致宫颈的扩张和变薄。

人的宫颈可合成多种前列腺素,并且其产量随着宫颈的成熟而增加。实际上在人类分娩的发动中最常用的软化和扩张宫颈的药物即前列腺素制剂,其中包括地诺前列酮和米索前列醇。

妊娠妇女宫颈局部应用前列腺素后所产生的临床、组织学和生物化学方面的变化,与宫颈自然成熟的情况相似。前列腺素在人类宫颈成熟中的作用机制尚不清楚,但可能有诱导重要的降解酶及改变基因编码蛋白表达的作用,从而调整糖蛋白的功能。而在 COX 和 PG 受体基因敲除的小鼠中未发现宫颈成熟和子宫张力反应的表型,这也许是由于种属差异性,或者提示在这些组织中两种 COX 酶或不同 PG 受体或亚型之间可能存在代偿作用。

早产的发生与前列腺素类有关,有充分的证据显示前列腺素类可引起子宫肌层的收缩和宫颈的扩张与展平。足月自发临产的羊水、母亲血浆和子宫的前列腺素类水平升高,但其作用机制不很清楚。在早产合并羊膜腔内感染妇女的羊水中,$PGF_{2\alpha}$ 和 PGE_2 及其代谢物的浓度升高,但在早产而无羊膜腔内感染妇女的羊水中,前列腺素类及其代谢物的浓度不升高或仅略升高。

胎膜(羊膜和绒毛膜)、蜕膜、子宫肌层和胎盘均可产生前列腺素类。PGE_2 刺激子宫肌层收缩的作用比 $PGF_{2\alpha}$ 强很多倍。但似乎 $PGF_{2\alpha}$ 在生产的过程中更重要,因为发现在足月分娩的活跃期,羊水中 $PGF_{2\alpha}$ 的浓度远高于 PGE_2,并且在分娩过程中,血浆中 $PGF_{2\alpha}$ 的代谢物浓度远高于 PGE_2 的代谢物浓度。

子宫组织内多种生长因子和血小板激活因子(PAF)可增加前列腺素类的合成。由胎儿肺和肾产生的 PAF 可刺激羊膜的前列腺素类产生,直接引起子宫收缩。未临产的妇女羊水中没有 PAF,在产程发动后,PAF 开始出现并显著增加。目前临床上应用控释的 PGE_2 栓剂(普贝生,Propess)用于足月引产,以每小时 0.3mg 的速度缓慢释放,除利用自身外源性 PGE_2 松弛宫颈平滑肌和诱发子宫收缩外,更重要的是,药物可通过刺激内源性 PGE_2 的产生及增加宫颈细胞基质内水分与黏多糖含量,使宫颈胶原纤维消失、分离,使宫颈成熟,客观上可改善宫颈 Bishop 评分,安全有效。

(四)胎儿

前列腺素类在胎儿的循环和呼吸中起主要作用。前列腺素类(主要是 PGE_2)维持胎儿动脉导管的通畅,给母亲吲哚美辛可导致胎儿动脉导管提前关闭,但可在产后给有症状的动脉导管未闭患儿应用吲哚美辛进行治疗。

胎盘的 PGE_2 可通过作用于胎儿大脑而抑制胎儿的呼吸。脐带夹闭后通过快速清除 PGE_2 而刺激新生儿呼吸。胎儿的肾循环亦对前列腺素类敏感,临床上可用吲哚美辛减少羊水过多时的羊水量。

六、妊娠诱发的高血压/先兆子痫

妊娠期高血压疾病(pregnancy-induced hypertension,PIH)在妊娠中的发生率为 10%,而且被认为是威胁母亲和胎儿生命的重要和普遍的原因。虽然该疾病的明确病因仍不清楚,但是 PGI_2 和 TXA_2 的失衡已被假定为可能的原因。在 PIH 发生之前即已发现血液及尿液中 PGI_2 水平下降,而且重度先兆子痫患者的 TXA_2 代谢排出量也有所增加。

PGI_2 与 TXA_2 比值的改变可能导致小动脉收缩、血小板激活以及子宫胎盘功能不全,而这些正是与 PIH 和先兆子痫相关的临床结果。动物实验证实,在一个 TXA_2 活性增加的鼠模型中,脉管系统 TP 基因的过度表达导致了宫内生长受限,而通过及时应用吲哚美辛抑制 TXA_2 的合成可改变这一结果。

许多临床试验探讨了小剂量阿司匹林应用于先兆子痫的预防。尽管一些随机试验表明它对高危妇女有益,但近期大多数大样本的临床试验并未发现小剂量阿司匹林可减少先兆子痫的发生率或改善具有先兆子痫高危因素妇女的围生期结局。

七、前列腺素与男性生殖

如前所述,前列腺素在女性生殖中起着重要作用,但它们在男性生殖中的生理作用尚不很清楚,基因研究提示其作用并不明显。在缺乏 COX 或是前列腺素受体的小鼠中未发现雄性生殖缺陷。

另一方面,近期相当多的研究发现,在啮齿类动物和人类男性生殖道中,COX-1 和 COX-2 呈雄激素依赖性并且有明显的组织分布形式,这种情况同样出现在前列腺素合酶。此外还发现它的特殊作用,如在 Leydig 细胞中 COX-2 诱导的 PGD_2 和 PGE 对细胞因子的产生有调节作用并在大鼠附睾中可调节凋亡。这些研究提示,男性生殖器官可能合成前列腺素,它们可能以调控的方式起作用,但它们在这些部位的生理作用可能不是独立的。

将来对男性生殖系统中花生酸类物质系统作用的深入理解,可能引发以前列腺素为基础的新治疗或揭示现有治疗的机制。例如 PGE_1 的海绵体内注射法是一个已用于临床的、对治疗男性勃起障碍有效的方法。

总之,前列腺素参与人类生殖过程中的许多步骤。对两种 COX、不同前列腺素受体特点的研究以及缺失 COX 和 PG 受体基因动物模型的建立揭示了在哺乳动物的生殖过程中,两种 COX 以及特异性前列腺素受体途径的一些明确的作用。

(杨桂英)

第八章　妇科病史采集与体格检查

第一节　妇科病史

妇科病史既具有一般病史的基本内容,又具有妇科本身的特点。病史的全面性、系统性和准确性对妇科疾病的诊断及治疗起着决定性的作用。

一、病史采集

采集妇科病史除与内科病史相同之外,主要应收集有关妇科疾病的相关病史。病史的采集应注意妇科患者的生理及心理特点,要做到态度和蔼、语言亲切、关心体贴和尊重患者,耐心细致地询问病史,应有目的性,切勿遗漏关键性的病史内容,以免造成漏诊或误诊,但应避免暗示和主观臆测。

二、病史内容

（一）一般项目

询问患者的姓名、年龄、籍贯、职业、民族、文化程度、宗教信仰、婚姻状况、家庭住址等;记录入院日期、病史记录日期、病史陈述者、可靠程度,若非患者陈述,应注明陈述者与患者的关系。

（二）主诉

主诉指患者就诊时的主要症状、持续时间和严重程度。妇科临床常见症状有外阴瘙痒、阴道出血、白带增多、腹部肿块、腹痛、闭经、不孕等。若患者有停经、阴道出血及腹痛三种主要症状,则应按其发生的时间顺序书写,如停经 45 d,阴道出血 2 d,腹痛 5 h。

（三）现病史

现病史指患者本次疾病发生、演变、诊疗全过程,是病史的主要组成部分,应以主诉症状为核心,按时间顺序书写。包括起病时间、主要症状特点、伴随症状、发病后诊疗情况及结果,还有饮食、睡眠、精神状况、大小便、体重变化等一般情况的变化,以及与鉴别诊断有关的阳性或阴性资料等。

（四）月经史

询问初潮年龄、月经周期及经期持续时间、经量、经期伴随症状。如:14 岁初潮,月经周期 28~30 d,经期 3~5 d,绝经年龄 50 岁,可简写为14-50。常规询问末次月经时间(LMP),了解每次经量的多少(可询问每日更换卫生巾次数),经前有无不适(如乳房胀痛、水肿、精神抑郁或易激动等),有无痛经及疼痛的部位、性质、程度、起始时间、消失时间;月经异常者应了解前次月经日期(PMP);绝经后患者应询问绝经年龄、绝经后有无不适、阴道流血及白带增多等现象。

（五）婚育史

婚育史包括结婚或再婚年龄、婚次、是否近亲结婚(直系血亲及三代旁系)、同居情况、性病史及男方健康状况。生育情况包括足月产、早产、流产次数及现存子女数。如足月产 2 次、无早产、流产 1 次、现存子女 2 人,可用数字简写为:2-0-1-2 或孕 3 产 2(G3P2)表示。记录分娩方式、有无难产史、新生儿出生情况、产后或流产后有无出血、感染史。末次分娩或流产的时间,采用的计划生育措施及效果。

（六）既往史

询问既往健康情况,曾患过何种疾病,特别是妇科疾病,以及传染病史、手术外伤史、输血史、药物过敏史、预防接种史等。记录疾病名称、患病时间及诊疗转归。

（七）个人史

询问患者的生活和居住情况、出生地和曾居住地区、有无烟酒嗜好。

（八）家族史

注意询问家庭成员中有无遗传性、先天性及传染性疾病。

（郝云涛）

第二节　体格检查

体格检查应在采取病史后进行。检查范围包括全身检查、腹部检查和盆腔检查，除急诊外，应按上列先后顺序进行。盆腔检查为妇科所特有，又称为妇科检查。男性实习医生或男医师体格检查时不宜单独进行，应有女医师或护士或其家属陪同下进行为宜。

一、全身检查

（1）全身一般状况、神志、精神状态、面容、体态、全身发育、毛发分布、皮肤等。

（2）头部器官、颈、乳房、心、肺、脊柱及四肢，以及淋巴结（特别注意左锁骨上和腹股沟淋巴结）和各部分发育以及有无包块、分泌物等。

（3）常规测量体温、脉搏、呼吸、血压、测量体重和身高。

二、腹部检查

系妇科体格检查的重要组成部分，应在盆腔检查前进行。

（一）视诊

腹部有无隆起或呈蛙腹、腹部有无瘢痕、静脉曲张、妊娠纹、腹壁疝、腹直肌分离等。

（二）触诊

腹壁厚度、肝、脾、肾有无增大或触痛，腹部有无压痛、反跳痛、肌紧张、有无包块及其大小、性质、压痛形状、活动度、表面光滑度等，若为妊娠，注意子宫底高低或胎位等。

（三）叩诊

叩诊有无鼓音、浊音、移动性浊音，以及其分布范围，肝、肾区有无叩击痛。

（四）听诊

肠鸣音，若合并妊娠则听取胎心音。

三、盆腔检查

（一）检查器械

无菌手套、阴道窥器、鼠齿钳、长镊、子宫探针、宫颈刮板、玻片、棉拭子、消毒液、液状石蜡或肥皂水、生理盐水等。

（二）基本要求

（1）检查者应关心体贴检查患者，态度严肃，语言亲切，检查仔细，动作轻柔。

（2）除尿失禁患者外，检查前应排空膀胱，必要时导尿。大便充盈者应先排便或灌肠。

（3）每检查一人，应由医务人员更换置于被检查者臀部下面的垫单（纸），其他器械也均须每次更换，防止交叉感染。

（4）一般盆腔检查时均取膀胱截石位，检查者面向患者，立在患者两脚间。重危者不宜搬动者在病床上或单架上检查。

(5)月经期不做检查,若有异常阴道出血,检查前应先消毒外阴。

(6)未婚者忌做双合诊及窥阴器检查,仅做直肠腹部联合诊。若确实要做妇科检查应征得本人及家属同意后方可进行。

(7)对腹壁肥厚、高度紧张或未婚患者,在盆腔检查不满意时,宜肌注盐酸哌替啶(度冷丁)或骶管麻醉下进行。

(三)检查方法

1.外阴部检查

(1)外阴发育及阴毛分布(女性为倒置三角形分布)、阴毛多少,有无畸形、水肿、皮炎、溃疡、赘生物、肿块,皮肤黏膜色泽,有无增厚、变薄、萎缩。

(2)戴消毒手套的拇指和食指分开小阴唇,暴露阴道前庭、尿道口和阴道口。

(3)未婚者处女膜应完整未破,其阴道口勉强可容食指;已婚者阴道口能容两指;经产妇处女膜仅残余痕迹,或见会阴侧切瘢痕。

(4)检查时应嘱患者用力向下屏气,观察有无阴道前壁或后壁膨出,有无尿失禁或漏尿等。

2.阴道窥器检查

(1)根据阴道松弛程度选用适当大小的窥阴器,未婚者非经本人同意,禁用窥阴器。

(2)先将窥阴器两叶合拢,旋紧其中部螺丝,放松侧部螺丝,用液状石蜡或肥皂液润滑两叶前端;若作宫颈刮片或阴道上1/3段涂片细胞学检查,则不用润滑剂,以免影响检查结果。

(3)置入阴道前先用左手食指和拇指分开两侧小阴唇,暴露阴道口,右手持预先准备好的窥阴器,直接沿阴道侧后壁缓慢插入阴道内,然后向上向后推进,在推进中徐徐将两叶展平,并逐渐张开两叶,直至完全暴露宫颈为止。置入时注意防止窥阴器顶端碰伤宫颈,以免出血。

(4)取出窥阴器前,应旋松侧部螺丝,待两叶合拢再取出。

3.视诊

(1)检查宫颈:暴露宫颈后,暂时旋紧窥阴器侧部螺丝,使窥阴器固定在阴道内。观察宫口大小、色泽、外口形状,有无糜烂、撕裂、外翻、息肉、腺囊肿、肿块,宫颈管内有无出血、分泌物。宫颈刮片或培养的标本均于此时采集。

(2)检查阴道:旋松窥阴器侧部螺丝,转动窥阴器。观察阴道前后,两侧壁黏膜颜色、皱襞、有无溃疡、赘生物、囊肿以及有无阴道隔等先天畸形。阴道内分泌物量、色泽、性状、有无臭味。白带异常者取分泌物作涂片或培养,找滴虫、念珠菌、淋球菌及线索细胞,以及测定阴道pH、白带清洁度等。

4.双合诊检查

(1)检查者一手的二指(食指和中指)或一指(食指)放入阴道,另一手在腹部配合检查,称为双合诊。

(2)目的是扪清阴道、宫颈、宫体、输卵管、卵巢、子宫韧带和宫旁结缔组织,以及盆腔内其他器官和组织是否有异常。

(3)惯用右手(或左手)戴好手套,示、中指涂润滑剂后,轻轻通过阴道口,沿后壁放入阴道,检查阴道通畅度、深度,有无畸形、瘢痕、结节、肿块,有无触痛。

(4)再扪及宫颈大小、形状、硬度、宫颈外口形态,有无接触性出血、拨动宫颈有无疼痛(称宫颈举痛),宫颈周围穹隆情况。

(5)根据宫颈及外口朝向估计子宫位置(宫颈外口方向朝后时宫体多为前倾,朝前时宫体多为后倾,宫颈外口朝前且阴道内手指伸达后穹隆顶部即可触及宫体时,子宫为后屈)。

(6)扪清子宫情况后,将阴道内两指由宫颈后方移至侧穹隆,尽可能往上向盆腔深部扪诊,与此同时,另一手从同侧下腹壁髂嵴水平开始,由上往下按压腹壁,与阴道内手指相互对合,以触及子宫附件有无肿块、增厚、压痛。

若扪及肿块应注意其位置、大小、形状、软硬度、活动度、与子宫关系,有无压痛。输卵管正常不能扪及,卵巢偶可扪及。

5.三合诊

(1)三合诊检查即腹部、阴道、直肠联合检查,一手食指放入阴道,中指放入直肠,另一手放在腹部联合检查。

(2)目的是弥补双合诊的不足,特别注意子宫后壁、直肠子宫凹陷、宫骶韧带、盆腔后部的病变,癌肿与盆壁关系,阴道直肠隔,骶前或直肠内有无病变。

6.肠腹部诊

(1)一手食指伸入直肠,另一手在腹部配合检查,称直肠-腹部诊。

(2)可用于未婚、阴道闭锁或其他原因不宜进行双合诊的患者。

(四)记录

通过盆腔检查,应将检查结果按下列解剖部位先后顺序记录。

1.外阴

发育情况,婚产式(未婚、已婚或经产术),有异常发现时详加描述,如阴毛分布、稀疏或炎症、畸形等。

2.阴道

其是否通畅,黏膜情况,分泌物量、色、性状,以及有无臭味。

3.宫颈

大小、硬度,有无糜烂、撕裂、息肉、腺囊肿,有无接触性出血、举痛等。

4.宫体

位置、大小、硬度、活动度、有无压痛等。

5.附件

有无块物、增厚、压痛。若扪及包块、记录其位置、大小、硬度、表面光滑与否、活动度、有无压痛等,左右分别记录。

(郝云涛)

第九章 妇科常见症状

第一节 白带异常

白带是由阴道黏膜渗出液、宫颈管、子宫内膜及输卵管黏膜腺体分泌物混合而成,正常白带呈白色稀糊状或蛋清样,高度黏稠,无腥臭味,量少。白带量多少与雌激素相关:月经前后 2～3 d 量少,排卵期增多,青春期前、绝经后少,妊娠期量多。生殖道炎症或肿瘤时,白带量明显增多且特点有改变。

一、原因

白带异常主要见于两类疾病:生殖器炎症和生殖器肿瘤。

（一）生殖器炎症

阴道炎(较常见的有滴虫阴道炎、假丝酵母菌阴道炎、细菌性阴道病、萎缩性阴道炎),宫颈炎,盆腔炎等。

（二）生殖器肿瘤

子宫黏膜下肌瘤、阴道癌、宫颈癌、子宫内膜癌、输卵管癌等。

（三）其他

阴道腺病、卵巢功能失调、阴道内异物、放置宫内节育器等。

二、鉴别要点

（一）灰黄色或黄白色泡沫状稀薄白带

此为滴虫阴道炎的特征,多伴外阴瘙痒。

（二）凝乳或豆渣样白带

此为假丝酵母菌阴道炎的特征,多伴外阴奇痒或灼痛。

（三）灰白色匀质白带

此常见于细菌性阴道病,有鱼腥味,可伴外阴瘙痒。

（四）透明黏性白带

外观正常,量明显增多,应考虑卵巢功能失调、阴道腺病或宫颈高分化腺癌。

（五）脓性白带

此为细菌感染所致,色黄或黄绿,黏稠,有臭味,可见于阴道炎、急性宫颈炎及宫颈管炎、宫腔积脓、阴道内异物、阴道癌或宫颈癌并发感染。

（六）血性白带

血性白带是指白带中混有血液,血量多少不定,可考虑宫颈癌、子宫内膜癌、宫颈息肉、子宫黏膜下肌瘤、放置宫内节育器等。

（七）水样白带

水样白带是指持续流出淘米水样白带,具奇臭者,一般为晚期宫颈癌。间断性排出清澈黄红色水样白带,应考虑为输卵管癌。

（杨桂英）

第二节 腹 痛

下腹疼痛是女性疾病常见的临床症状之一,是盆腔脏器器质性病变或功能紊乱的信号,也是促使患者就医的警钟和临床诊断的重要线索,临床上按起病急缓与病程长短可分为急性或慢性腹痛两大类型。

一、病史采集要点

(一)起病的急缓或诱因

生育年龄女性出现停经、阴道出血、反复下腹隐痛后突然出现撕裂样剧痛,应想到输卵管妊娠破裂或流产可能,若同时伴有腹腔内出血表现者更应考虑宫外孕。停经后伴阵发性下腹痛,与流产、早产或分娩关系较大。体位改变后出现下腹痛,卵巢肿瘤或浆膜下子宫肌瘤蒂扭转可能性大。卵巢肿瘤做妇科检查时,突然下腹剧痛,复查肿瘤缩小或消失,注意有肿瘤破裂。在行人工流产等宫内操作时,突然出现下腹痛,应考虑子宫穿孔。在分娩过程中,先露下降受阻,产程延长,出现下腹痛,考虑子宫破裂。起病缓慢而逐渐加剧者,多为内生殖器炎症或恶性肿瘤所引起。子宫肌瘤合并妊娠,在妊娠期或产褥期出现剧烈下腹痛及发热时多为子宫肌瘤红色变性。

(二)腹痛的部位

下腹正中疼痛多为子宫引起。一侧下腹痛多为该侧卵巢囊肿蒂扭转、破裂或输卵管卵巢炎症及异位妊娠流产或破裂。右侧下腹痛应排除急性阑尾炎。双侧下腹痛常见于子宫附件炎性病变。整个下腹痛甚至全腹痛见于卵巢囊肿破裂、输卵管破裂或盆腔腹膜炎时。

(三)腹痛性质

炎症或腹腔内积液多为持续性钝痛;晚期癌肿产生顽固性疼痛;阵发性绞痛多为子宫或输卵管等空腔器官收缩所致;输卵管或卵巢肿瘤破裂可引起撕裂性锐痛。

(四)下腹痛的时间

痛经或子宫内膜异位症多在经期出现下腹痛;无月经来潮伴下腹周期性疼痛,多为经血潴留或人工流产术后宫颈、宫腔粘连所致;排卵所致下腹痛多发生在两次月经中间。

(五)腹痛放射部位

一侧子宫附件病变,其疼痛可放射至同侧腹股沟及大腿内侧;放射至肩部考虑为腹腔内出血,为出血刺激膈肌的膈神经所致;放射至腰骶部多为宫颈、子宫病变所致。

二、体格检查重点

(一)全身检查

血压、脉搏、呼吸、体温、面色、心肺及姿势等。

(二)腹部检查

视诊时腹部肿胀形似蛙腹,多为腹水;下腹正中隆起主要是子宫或巨大卵巢肿瘤;触诊时注意肿瘤的大小、质地、压痛、活动度及边界;急性盆腔炎时腹肌紧张,下腹明显压痛及反跳痛,叩诊了解有无移动性浊音及肠管鼓音所在处。听诊用于肠鸣音、胎盘杂音、脐血流音及胎心音的鉴别。

(三)妇科检查

利用双合诊、三合诊或肛腹诊,了解阴道分泌物颜色,有无异味,阴道后穹隆是否饱满,宫颈是否充血及举痛,宫颈口是否扩张或组织嵌顿,子宫位置、大小、质地及有无压痛,附件有无肿块及压痛。

三、实验室与辅助检查

(1)血常规:血红细胞或血红蛋白是否下降,了解贫血程度及内出血情况,有炎症者血白细胞升高或核左移。

（2）尿妊娠试验或血 β-HCG 检查,排除与妊娠有关的疾病。

（3）腹腔穿刺或阴道后穹隆穿刺确定有无腹腔内出血,疑恶性肿瘤时,穿刺液送检找癌细胞,穿刺液为脓性液体时应考虑为炎症引起,送病原体培养加药敏。

（4）B超显示盆腔实性、囊实性或囊性包块,子宫腔或宫外的胎心搏动可确诊为宫内妊娠或宫外孕。

（5）部分下腹痛的病因,在腹腔镜下才能明确,必要时在腹腔镜下行手术治疗。

（6）放射线检查、诊断性刮宫等在下腹痛病因诊断中起一定作用。

四、常见疾病诊断

（一）急性下腹疼痛伴休克

1. 异位妊娠

异位妊娠是指受精卵在子宫腔以外着床,又称为宫外孕。

（1）症状体征特点:①停经、腹痛、阴道出血。②早孕反应。少数患者可能出现。③面色苍白、血压下降、脉搏细速、下腹膨隆,腹部压痛及反跳痛,以病变侧为甚,移动性浊音阳性。④妇科检查见后穹隆饱满、触痛明显,宫颈有举痛,子宫增大但较停经时间为小,子宫有漂浮感,病变侧附件可触及肿块,有压痛。

（2）辅助检查:①妊娠试验阳性。②腹腔穿刺或后穹隆穿刺抽出不凝固血。③超声检查、腹腔镜检查、诊断性刮宫。

（3）诊断鉴别要点:①停经、腹痛、不规则阴道出血是异位妊娠常见三联征。②结合妊娠试验和超声检查即可确诊。

2. 卵巢滤泡或黄体破裂

卵巢滤泡或黄体由于某种原因引起包壁破损、出血时,可引起腹痛,严重者可发生剧烈腹痛或休克。

（1）症状体征特点:①腹痛一般在月经中、后期突然出现一侧下腹剧痛,无停经、阴道出血史。②症状轻者腹部压痛不明显;重者腹痛明显,伴有恶心、呕吐、头晕、出冷汗、晕厥、休克、腹部压痛、反跳痛,以病侧明显,移动性浊音阳性。③妇科检查见后穹隆饱满、触痛明显,宫颈有举痛,子宫正常大小,病变侧附件可触及肿块,有压痛。

（2）辅助检查:①妊娠试验阴性。②腹腔穿刺或后穹隆穿刺抽出不凝固血。③超声检查、腹腔镜检查。

（3）诊断鉴别要点:根据有无停经史、有无不规则阴道出血、妊娠试验结果可与异位妊娠进行鉴别。

3. 侵蚀性葡萄胎或绒毛膜癌子宫自发性穿孔

侵蚀性葡萄胎或绒毛膜癌子宫自发性穿孔是由侵蚀性葡萄胎或绒毛膜癌侵犯子宫肌层所致。

（1）症状体征特点:①常突然出现下腹剧痛,伴肛门坠胀感、恶心、呕吐。②停经史,早孕反应较重,不规则阴道出血。贫血貌,腹部膨隆,压痛、反跳痛明显,移动性浊音阳性。③妇科检查见宫颈举痛明显,子宫明显大于停经月份,质软,轮廓不清,子宫压痛明显,可能在附件区扣及囊性肿块。

（2）辅助检查:①血、尿人绒毛膜促性腺激素(HCG)值异常升高。②超声、CT、MRI、X线检查。

（3）诊断鉴别要点:①本病患者有先行病史,有葡萄胎、流产、足月产史。②有其他转移灶的症状和体征,妇科检查子宫异常增大,人绒毛膜促性腺激素(HCG)异常升高,借此与异位妊娠鉴别。

4. 出血性输卵管炎

急性输卵管炎时,如发生输卵管间质层出血,突破黏膜上皮进入管腔,由伞端流入腹腔,引起腹腔内出血,称为出血性输卵管炎。

（1）症状体征特点:①突然出现下腹疼痛、阴道出血、肛门坠胀,伴发热、白带增多。②多数患者有分娩、流产、宫腔操作史。体温升高,下腹压痛、反跳痛明显,移动性浊音阳性。③妇科检查见白带较多,宫颈举痛明显,附件区扣及条索状肿块。

（2）辅助检查:①妊娠试验阴性,血红蛋白下降,白细胞和中性粒细胞升高。②后穹隆穿刺,腹腔镜检查。

(3)诊断鉴别要点:①本病可发生于月经周期的任何时期,无停经史,有附件炎史,有发热、腹痛、白带增多等炎症表现,为其特点。②腹腔镜检查或剖腹探查可确诊。

5.急性盆腔炎伴感染性休克

急性盆腔炎的感染多数为混合性感染,其中厌氧菌感染所产生的内毒素是引起感染性休克的主要原因。

(1)症状体征特点:①下腹痛加剧。压痛、反跳痛及肌紧张明显,肠鸣音减弱或消失。②有急性盆腔炎的症状和体征。寒战,高热,体温不升,伴面色苍白、四肢厥冷等休克症状。有少尿、无尿等肾衰竭症状。③妇科检查见宫颈举痛明显,子宫及双侧附件区触痛明显,可在附件区触及囊性肿块。

(2)辅助检查:①血白细胞、中性粒细胞升高,并可出现中毒颗粒。②血或病灶分泌物细菌培养可找到致病菌。

(3)诊断鉴别要点:①本病盆腔炎病史明确,随病情发展腹痛加剧,继而出现休克的症状和体征。②辅助检查有感染迹象为本病的特点。

6.肠系膜血液循环障碍

肠系膜血液循环障碍可导致肠管缺血坏死,多发生于肠系膜动脉。

(1)症状体征特点:①突然发生剧烈腹部绞痛,持续性,止痛剂不能缓解,恶心、呕吐频繁。②起病早期腹软、腹部平坦,可有轻度压痛,肠鸣音活跃或正常;随着肠坏死和腹膜炎的发展,腹胀明显,肠鸣音消失,腹部压痛、反跳痛及肌紧张明显,并出现呕血和血便。③严重者症状和体征不相称为本病的特点,但血管闭塞范围广泛者可较早出现休克。

(2)辅助检查:①腹腔穿刺可抽出血性液体。表现为血液浓缩,白细胞计数升高。②腹部放射线检查见大量肠胀气,腹腔有大量渗出液;放射线平片显示肠管扩张、肠腔内有液平面。③选择性动脉造影显示闭塞的血管。

(3)诊断鉴别要点:①早期主要表现为突发脐周剧烈腹痛,恶心、呕吐频繁而腹部体征轻微。②盆腔检查无异常发现,较少阳性体征与剧烈的持续性绞痛症状不符合,为本病特征性表现。

(二)急性下腹疼痛伴发热

1.急性化脓性子宫内膜炎

急性化脓性子宫内膜炎多为由链球菌、葡萄球菌及大肠杆菌等化脓性细菌感染所致的子宫内膜急性化脓性炎症。

(1)症状体征特点:①多见于分娩、流产及其他宫腔手术后。②术后即感下腹痛,继而出现畏寒、寒战、发热、全身乏力、出汗,下腹持续性疼痛,逐渐加重。③阴道分泌物增多,呈脓性或血性,有臭味。④妇科检查见阴道内及宫颈口大量脓性或血性带臭味的分泌物,宫颈有举痛,宫体增大且压痛明显。

(2)辅助检查:①血白细胞及中性粒细胞增多。②宫腔分泌物培养找到致病菌。

(3)诊断鉴别要点:①起病前有宫腔手术、经期性交或分娩史。②下腹痛,发热,白带增多呈脓性或脓血性,有臭味,妇科检查子宫压痛明显,为本病特点。

2.急性淋菌性子宫内膜炎

急性淋菌性子宫内膜炎多由阴道淋病向上扩散感染子宫内膜引起的急性炎症。患者多有不洁性生活史。

(1)症状体征特点:①不洁性生活史,起病前有急性尿路炎、宫颈炎、前庭大腺炎等症状。②阴道分泌物为脓性、有臭味,有持续性阴道出血。③下腹绞痛,伴畏寒、发热。④妇科检查见阴道内有大量脓性白带,宫颈中有脓栓堵塞,宫颈举痛明显,宫体增大且有压痛。

(2)辅助检查:①外周血白细胞及中性粒细胞增高。②宫腔脓性分泌物涂片或培养可找到革兰氏阴性双球菌。

(3)诊断鉴别要点:患者有不洁性生活史或有已确诊的淋病史为本病特点。

3.急性输卵管炎

急性输卵管炎指输卵管发生的急性炎症。为一化脓性病理过程,其病原菌多来自于外阴、阴道、子宫,常发生于流产、足月产、月经期或宫内手术后。

(1)症状体征特点:①下腹部两侧剧烈疼痛,压痛、反跳痛,肌紧张。②常发生于流产、足月产、月经期及宫腔手术后,白带增多,阴道不规则出血。③轻者低热,重者寒战、高热,甚至发生败血症。④妇科检查见阴道内脓性白带,宫颈举痛,子宫一侧或两侧触痛,可及增粗的输卵管。

(2)辅助检查:①外周血白细胞总数和中性粒细胞增高。②后穹隆穿刺抽出脓液或脓性渗出物,分泌物培养找到致病菌。

(3)诊断鉴别要点:①本病常发生于流产、足月产、月经期及宫腔手术后。②下腹痛为一侧或双侧,妇科检查一侧或双侧附件压痛,输卵管增粗、触痛明显为其典型特征。

4.急性盆腔结缔组织炎

急性盆腔结缔组织炎是指盆腔结缔组织初发的炎症,不是继发于输卵管、卵巢的炎症,是初发于子宫旁的结缔组织,然后再扩展到其他部位。

(1)症状体征特点:①寒战、发热,呈持续高热,转为弛张热,形成脓肿时,反复出现寒战,并出现全身中毒症状。伴恶心、呕吐、腹胀、腹泻、尿频、尿急、尿痛、里急后重及肛门坠胀感。②下腹部弥漫性压痛、反跳痛及肌紧张。持续疼痛,向臀部及两下肢放射。③妇科检查见宫颈举痛,子宫及宫旁组织压痛明显,有增厚感,子宫增大、压痛,活动度受限。

(2)辅助检查:①外周血白细胞总数及中性粒细胞数升高。②高热时血培养偶可培养出致病菌。③后穹隆穿刺抽出脓液。

(3)诊断鉴别要点:①本病有明确的病史,患者有明显的感染性全身症状。②检查示下腹部弥漫性压痛、反跳痛及肌紧张,子宫及宫旁压痛明显,为本病特征性表现。

5.急性阑尾炎

急性阑尾炎指阑尾发生的急性炎症,是引起下腹痛比较常见的疾病,当急性阑尾炎的腹痛转移到右下腹时,易与相关的妇产科疾病混淆。

(1)症状体征特点:①转移性右下腹痛:开始为上腹部或全腹、脐周痛,后局限于右下腹部。②发热,伴恶心、呕吐。③体检:右下腹麦氏点压痛、反跳痛及肌紧张,肠鸣音减弱或消失。④妇科检查:生殖器无异常发现。

(2)辅助检查:①外周血白细胞总数及中性粒细胞数升高。②超声检查子宫、附件无异常。

(3)诊断鉴别要点:①本病起病急,腹痛在先,发热在后,有典型的转移性右下腹痛发病经过。②妇科检查无阳性体征为本病特征。

6.子宫肌瘤红色变性

子宫肌瘤红色变性多见于妊娠期或产褥期,是一种特殊类型的坏死,子宫肌瘤发生红色变性时,肌瘤体积迅速改变,发生血管破裂,出血弥散于组织内。

(1)症状体征特点:①有月经过多史或已确诊有子宫肌瘤史。②剧烈腹痛,多于妊娠期或产褥期突然出现。③伴发热、恶心、呕吐。④下腹压痛,肌瘤较大时可及肿块,并有压痛。

(2)辅助检查:①外周血白细胞总数及中性粒细胞数升高。②超声检查、CT、MRI 检查。

(3)诊断鉴别要点:①有子宫肌瘤史,于妊娠期或产褥期突然出现剧烈腹痛、发热。②检查子宫肌瘤迅速增大,局部压痛明显,为本病的特征。

7.急性肠系膜淋巴结炎

急性肠系膜淋巴结炎在 7 岁以下小儿好发,以冬春季节多见,常在上呼吸道感染或肠道感染中并发。小儿肠系膜淋巴结在回肠末端和回盲部分布丰富,且小肠内容物常因回盲瓣的作用在回肠末端停留,肠内细菌和病毒产物易在该处吸收进入回盲部淋巴结,致肠系膜淋巴结炎。

(1)症状体征特点:①多见于儿童及青少年,有上呼吸道感染史。②高热、腹痛、呕吐三联征。有时腹泻并高热。右下腹压痛、反跳痛及肌紧张。③妇科检查无阳性体征。

（2）辅助检查：①外周血白细胞总数及中性粒细胞数升高。②B超检查子宫附件无异常。

（3）诊断鉴别要点：①多见于儿童及青少年，常有上呼吸道感染史。②下腹痛、发热，检查下腹压痛点广泛且与肠系膜根部方向一致。③妇科检查无阳性体征为本病的特征。

（三）急性下腹疼痛伴盆腔肿块

1.卵巢肿瘤蒂扭转

卵巢肿瘤蒂扭转好发于瘤蒂较长、瘤体中等大小、活动度大的卵巢肿瘤，因子宫的上下移动、肠蠕动、体位骤变可使肿瘤转动，其蒂（骨盆漏斗韧带、卵巢固有韧带和输卵管）随之扭转，当扭转超过某一角度且不能恢复时，可使走行于其间的肿瘤静脉回流受阻，致使瘤内高度充血或血管破裂，进而使瘤体急剧增大，瘤内发生出血，最后动脉血流因蒂扭转而受阻，肿瘤发生坏死、破裂、感染。

（1）症状体征特点：①活动或体位改变后突然出现一侧下腹剧烈持续性疼痛，伴恶心、呕吐。②体检：患侧腹部压痛，早期无明显的反跳痛及肌紧张，随病程延长，肿瘤坏死，继发感染，腹痛加剧，检查有反跳痛及肌紧张。③妇科检查：在子宫一侧可扪及肿块，张力较大，有压痛，其蒂部最明显。

（2）辅助检查：超声检查。

（3）诊断鉴别要点：①患者原有盆腔肿块病史。②突然出现一侧下腹剧烈持续绞痛，其发生与体位改变有关，为本病的特征。

2.卵巢肿瘤破裂

卵巢肿瘤发生破裂的原因有外伤和自发两种，外伤性破裂常因腹部遭受重击、分娩、性交、妇科检查或穿刺等引起；自发性破裂常因肿瘤生长过速所致，多数为恶性肿瘤浸润性生长所致。

（1）症状体征特点：①腹痛：卵巢小囊肿或单纯性囊腺瘤破裂时，腹痛轻微；卵巢大囊肿或成熟性畸胎瘤破裂时，腹痛剧烈，伴恶心、呕吐、腹膜炎症状；卵巢恶性肿瘤破裂时，腹痛剧烈，伴腹腔内出血，甚至休克。②下腹压痛、反跳痛及肌紧张。③妇科检查：宫颈举痛，原有的肿瘤缩小或消失。

（2）辅助检查：①后穹隆穿刺抽出相应的囊液或血液。②超声检查。

（3）诊断鉴别要点：①患者原有卵巢肿块史，有腹部外伤、性交、分娩、妇科检查或肿块穿刺等诱因。②腹痛后原有的卵巢肿块缩小或消失，为本病特征。

3.盆腔炎性肿块

盆腔炎性肿块起自急性输卵管炎。因输卵管腔内的炎性分泌物流到盆腔，继发盆腔腹膜炎、卵巢周围炎，使输卵管、卵巢、韧带、大网膜及肠管等粘连成一团，形成盆腔炎性肿块。

（1）症状体征特点：①下腹疼痛、发热。②妇科检查：在子宫旁有肿块，形态不规则，呈实性或囊实性，活动度差，压痛。

（2）辅助检查：①外周血白细胞总数及中性粒细胞数升高。②超声检查、CT、MRI等检查。

（3）诊断鉴别要点：①患者先出现下腹痛、发热，继而出现盆腔肿块。②肿块形态不规则，呈实性或囊实性，活动度差，压痛，常与子宫粘连，为本病的特征。

4.子宫肌瘤

子宫肌瘤是女性生殖器最常见的良性肿瘤，也是人体最常见的肿瘤，主要由平滑肌细胞增生而成，其间有少量纤维结缔组织。

（1）症状体征特点：①既往有月经紊乱、子宫肌瘤病史。②多为轻微坠痛，如浆膜下肌瘤蒂扭转，则出现剧烈疼痛；在妊娠期或产褥期突然出现腹痛、发热、肌瘤迅速增大，多为子宫肌瘤红色变性。

（2）辅助检查：超声检查。

（3）诊断鉴别要点：本病患者有明确子宫肌瘤病史，妇科检查及盆腔B超可明确诊断。

5.盆腔脓肿

盆腔脓肿包括输卵管积脓、卵巢脓肿、输卵管卵巢脓肿、子宫直肠陷凹脓肿及阴道直肠隔脓肿。

（1）症状体征特点：①腹痛剧烈，下腹部耻骨区域触痛明显，有反跳痛及肌紧张。②伴有寒战、高热。

③妇科检查:阴道内及宫口有脓性分泌物,宫颈举痛明显,子宫压痛,在宫旁可触及肿块,张力大呈囊性,触痛明显。

(2)辅助检查:①外周血白细胞总数及中性粒细胞数升高。②超声、CT、MRI 检查。

(3)诊断鉴别要点:①本病先有急性盆腔炎的症状和体征,后出现盆腔肿块、持续高热、下腹痛。②肿块张力大有波动感,触痛明显,为本病特征。

(四)周期性下腹疼痛

1.子宫腺肌病

子宫腺肌病指当子宫内膜侵入子宫肌层的疾病。

(1)症状体征特点:①继发性痛经,并进行性加重。②伴月经增多,经期延长,继发性不孕。③妇科检查:子宫均匀性增大,局部有局限性结节突起,质地较硬,经前、经期更增大、变软,有压痛,经后子宫稍缩小。

(2)辅助检查:超声检查。

(3)诊断鉴别要点:超声对本病与子宫肌瘤的鉴别帮助较大。

2.子宫内膜异位症

子宫内膜异位症指当具有生长功能的子宫内膜组织出现在子宫腔被覆黏膜以外的身体其他部位时导致的疾病。

(1)症状体征特点:①痛经大多数表现为继发性、进行性加重。②性交痛、月经失调、不孕。③妇科检查:子宫正常大小,后倾固定,直肠子宫陷凹或宫骶韧带或子宫后壁下段触痛性结节,在附件可及肿块,呈囊性或囊实性,活动差,有压痛。

(2)辅助检查:超声检查、CA125 检测、腹腔镜检查。

(3)诊断鉴别要点:①育龄女性有进行性痛经、不孕和月经紊乱。②妇科检查有触痛性结节或宫旁有不活动的囊性包块,为本病特征性表现。

3.先天性处女膜闭锁

处女膜闭锁又称无孔处女膜,由于处女膜闭锁,经血无法排出,最初积在阴道内,反复多次月经来潮后,逐渐发展成宫腔积血、输卵管积血,甚至腹腔内积血。

(1)症状体征特点:①月经来潮前无任何症状,来潮后出现周期性下腹痛。②妇科检查:处女膜向外膨隆,表面呈紫蓝色,无阴道开口;肛门检查可扪及阴道膨隆呈球状向直肠突起,阴道包块上方的子宫压痛明显,下压包块,处女膜膨隆更明显。

(2)辅助检查:超声检查。

(3)诊断鉴别要点:①本病仅见于青春期少女,患者无月经来潮,但第二性征发育良好,进行性加重的周期性腹痛。②妇科检查:处女膜向外膨隆,表面呈紫蓝色,无阴道开口;肛门检查可扪及阴道膨隆呈球状向直肠突起,阴道包块上方的子宫压痛明显,下压包块,处女膜膨隆更明显,为本病特征。

4.Asherman 综合征

Asherman 综合征即宫腔粘连综合征,系患者在人工流产、中期妊娠引产或足月分娩后造成宫腔广泛粘连而引起的闭经、子宫内膜异位症、继发不孕和再次妊娠引起流产等一系列症候群。

(1)症状体征特点:①人工流产或刮宫后,出现闭经或月经减少。②进行性加重的下腹周期性疼痛,呈痉挛性,伴肛门坠胀感。③闭经用人工周期治疗无撤退性出血。④继发性不孕、流产、早产、胎位不正、胎儿死亡或胎盘植入。⑤妇科检查:子宫正常大小或稍大,较软,压痛明显,宫颈闭塞,宫腔探针不能通过,宫颈举痛,附件压痛明显,宫旁组织、宫骶韧带处压痛。

(2)辅助检查:超声检查、宫腔碘油造影、宫腔镜检查。

(3)诊断鉴别要点:①本病继发子宫腔操作后,患者有周期性下腹痛,呈进行性加重,无月经来潮。②妇科检查见宫颈闭塞,为本病特征。

(五)慢性下腹疼痛伴白带增多

1.慢性盆腔炎

慢性盆腔炎常为急性盆腔炎未能彻底治疗,或患者体质较差,病程迁延所致。

(1)症状体征特点:①下腹坠胀、疼痛、腰骶部酸痛,在劳累、性交后及月经前后加剧。②月经过多、经期延长、白带增多、不孕。③妇科检查:盆腔(子宫、附件)有压痛等炎症表现。

(2)辅助检查:超声检查。

(3)诊断鉴别要点:①既往有急性盆腔炎病史,继而出现慢性下腹痛。②妇科检查发现子宫一侧或两侧片状增厚,子宫骶韧带增厚变硬,发病时压痛明显,为本病特征。

2.盆腔淤血综合征

盆腔淤血综合征是由于盆腔静脉充盈、扩张及血流明显缓慢所致的一系列综合征。

(1)症状体征特点:①多见于早婚、早育、多产、子宫后位、习惯性便秘及长时间从事站立工作的女性。②下腹部坠痛、酸胀及骶臀部疼痛。③伴有月经过多、经期延长、乳房胀痛、性交痛、白带增多。④妇科检查示外阴、阴道呈蓝色,伴有静脉曲张,子宫体增大而软,附件区可及柔软增厚感。

(2)辅助检查:体位试验阳性、盆腔静脉造影、盆腔血流图、腹腔镜检查。

(3)诊断鉴别要点:①疼痛在久立、劳累或性交后加重。②妇科检查见外阴、阴道呈蓝色,静脉曲张,宫颈肥大而质软,略呈蓝色。③体位试验、盆腔静脉造影、盆腔血流图及腹腔镜检查等有助于诊断。

3.慢性宫颈炎

慢性宫颈炎是妇科疾病中最常见的一种。因性生活、分娩、流产后,细菌侵入宫颈管而引起炎症。多由急性宫颈炎未治疗或治疗不彻底转变而来。

(1)症状体征特点:①外阴轻度瘙痒。②白带增多,通常呈乳白色黏液状,有时呈淡黄色脓性,有息肉形成时伴有血丝或接触性出血。③月经期、排便或性生活后下腹或腰骶部有疼痛;或者有部分患者出现膀胱刺激症状,有尿频或排尿困难,但尿液常规检查正常。④妇科检查见宫颈有红色细颗粒糜烂区及颈管分泌脓性黏液样白带,子宫颈有不同程度的糜烂、肥大,有时质硬,有时可见息肉、外翻、腺体囊肿等病理变化。

(2)辅助检查:①须常规做宫颈刮片检查,必要时做活组织检查。②慢性宫颈炎须排除宫颈癌,可行阴道镜检查、宫颈刮片、宫颈活组织检查或宫颈锥切。

(3)诊断鉴别要点:须常规做宫颈刮片检查,必要时做活组织病理检查以排除宫颈癌。

4.后位子宫

后位子宫包括子宫后倾及后屈。

(1)症状体征特点:①痛经、腰背痛。②不孕、白带增多、月经异常、性生活不适。③妇科检查示子宫后倾,质软,轻压痛,附件下垂至直肠窝。

(2)辅助检查:B超检查见子宫极度后位,余无异常。

(3)诊断鉴别要点:经手法复位后症状好转是本病的特征。

(六)慢性下腹疼痛伴阴道出血

1.陈旧性宫外孕

陈旧性宫外孕指输卵管妊娠流产或破裂,若长期反复内出血所形成的盆腔血肿不消散,血肿机化变硬并与周围组织粘连导致的疾病。

(1)症状体征特点:①停经史、不规则阴道出血、下腹痛。②妇科检查示子宫无增大,子宫旁可扪及形态不规则的肿块,有压痛。

(2)辅助检查:后穹隆穿刺、妊娠试验、超声检查、腹腔镜检查。

(3)诊断鉴别要点:①停经史、不规则阴道出血、下腹痛。妊娠试验阳性。后穹隆穿刺抽出暗红色不凝固血液,为本病特征。②腹腔镜检查可确诊。

2.子宫内膜异位症

(1)症状体征特点:①慢性下腹胀痛或肛门胀痛、性交痛。②月经增多、经期延长。③妇科检查示子宫后倾固定,可在子宫直肠陷凹、宫骶韧带、子宫后壁触及痛性结节,在子宫一侧或两侧可及囊性或囊实性肿块。

(2)辅助检查:超声检查、CA125 检测、腹腔镜检查。

(3)诊断鉴别要点:①育龄女性有进行性痛经、不孕和月经紊乱。②妇科检查有触痛性结节或宫旁有不活动的囊性包块,为本病特征性表现。

3.宫腔内放置节育器后

宫腔内放置节育器后最常见的并发症为慢性下腹痛及不规则阴道出血,这是由于节育器在宫腔内可随宫缩而移位引起的,如节育器过大或放置节育器时未移送至宫底部而居宫腔下段时,更易发生。

(1)症状体征特点:①宫腔内放置节育器后出现慢性下腹胀痛或腰骶部酸痛。②阴道出血、经期延长、淋漓不尽、白带中带血。③妇科检查无其他病变体征。

(2)辅助检查:超声检查宫内节育器是否下移或异常情况。

(3)诊断鉴别要点:①放置节育器后出现上述症状,一般药物治疗无效。②妇科检查无其他异常发现,取出节育器后症状消失,为本病的特征。

(七)慢性下腹疼痛伴发热、消瘦

1.结核性盆腔炎

结核性盆腔炎指由结核杆菌感染女性盆腔引起的盆腔炎症。

(1)症状体征特点:①下腹疼痛,经期加剧。②经期或午后发热、盗汗、乏力、食欲不振、体重减轻。③月经过多、减少,闭经,不孕。④妇科检查可扪及不规则的囊性肿块,质硬,子宫轮廓不清,严重时呈冰冻骨盆。

(2)辅助检查:①子宫内膜病理检查。②胸部、消化道及泌尿道 X 线检查。③子宫输卵管碘油造影、超声检查、腹腔镜检查。④结核菌素试验、结核菌培养。

(3)诊断鉴别要点:①患者有原发不孕、月经稀少或闭经。②有低热、盗汗时,既往有结核病接触史或本人有结核病史可为本病诊断提供参考。

2.卵巢恶性肿瘤

卵巢恶性肿瘤是女性生殖器三大恶性肿瘤之一。由于卵巢位于盆腔深部,卵巢恶性肿瘤不易早期发现。

(1)症状体征特点:①有卵巢癌早期症状:食欲不振、消化不良、体重下降、下腹胀痛、腹痛、下腹包块、腹水。②邻近脏器受累出现压迫直肠、膀胱、输尿管的症状。③妇科检查示盆腔内触及散在、质硬结节,肿块多为双侧性,实性或囊实性,表面高低不平,固定不动。

(2)辅助检查:①腹水细胞学检查。②后穹隆肿块穿刺活检。③超声、CT、MRI 检查,肿瘤标志物检查,腹腔镜检查。

(3)诊断鉴别要点:超声、CT、MRI 检查,肿瘤标志物检查,肿块活组织检查可助本病诊断。

3.艾滋病

艾滋病又称为获得性免疫缺陷综合征,是由人类免疫缺陷病毒感染引起的性传播疾病。可引起 T 淋巴细胞损害,导致持续性免疫缺陷、多器官机会性感染及罕见恶性肿瘤,最终导致死亡。

(1)症状体征特点:①高热、多汗、乏力、周身痛、消瘦、腹泻、呕吐等。②常合并阴道真菌感染等,以白色念珠菌感染较多见,白带增多。③体格检查示全身淋巴结肿大。

(2)辅助检查:①白细胞计数低下,淋巴细胞比例降低。②血 HIV 抗体检测常用 ELISA 法、荧光免疫法和 Western Blot 法。

(3)诊断鉴别要点:①本病有全身淋巴结肿大、高热、乏力、周身痛等以免疫缺陷为基础而发生的一系列艾滋病症状和体征。②检查血 HIV 抗体可确诊。

(杨桂英)

第三节　阴道出血

　　除正常月经外,妇女生殖道任何部位的出血均称阴道出血。出血部位可来自输卵管、宫体、宫颈、阴道、处女膜、阴道前庭和外阴。阴道出血的表现形式有经量增多、周期不规则的阴道出血、无任何周期可辨的长期持续性阴道出血、停经后阴道出血、阴道出血伴白带增多、性交后出血、经间出血、经前或经后点滴出血、停经多年后阴道出血、间歇性阴道血水等。阴道出血常见于以下情况:①功能失调性子宫出血:为妇科常见病,由调节生殖的神经内分泌机制失常引起的异常子宫出血,而全身及内外生殖器官无器质性病变存在。分有排卵型和无排卵型两类。②生殖道炎症:包括外阴溃疡、老年性阴道炎、滴虫阴道炎、念珠菌性外阴阴道炎、宫颈糜烂、宫颈息肉、急慢性子宫内膜炎、萎缩性子宫内膜炎、结核性子宫内膜炎、子宫内膜息肉、急慢性盆腔炎等。③生殖器肿瘤:良性肿瘤有子宫肌瘤、葡萄胎、卵巢卵泡膜细胞瘤。恶性肿瘤有外阴癌、阴道癌、子宫颈癌、子宫内膜癌、子宫肉瘤、绒毛膜癌、侵蚀性葡萄胎、输卵管癌及卵巢癌等。④与妊娠有关的疾病:宫外孕、流产、胎盘残留、胎盘息肉及子宫复旧不良。⑤损伤、异物和药物:外阴阴道创伤、性交所致处女膜阴道损伤、宫内节育器放置、避孕药或雌孕激素的使用。⑥全身性疾病:肝功能损害、血小板减少性紫癜、再生障碍性贫血、DIC、白血病、高血压、尿毒症等。

一、病史采集要点

（一）年龄对诊断有重要参考价值

　　新生女婴生后数日有少量阴道出血,是来自母体的雌激素水平出生后突然下降、子宫内膜脱落所致。幼女出现阴道出血,应考虑性早熟或生殖道恶性肿瘤的可能。青春期少女出血多为无排卵型功血。育龄妇女出现阴道出血,应考虑为与妊娠有关的疾病。围绝经期出血多为无排卵型功血。绝经后出血多为恶性肿瘤。

（二）详细询问阴道出血的表现形式

　　月经量多或经期延长但周期基本正常,为子宫肌瘤的典型表现。而子宫腺肌病、宫内节育器及排卵性功血也有类似表现。无任何周期可辨的长期持续阴道出血,多为生殖道恶性肿瘤所致。停经后阴道出血,若发生于育龄妇女,首先考虑与妊娠有关的疾病,若发生于绝经后妇女,应考虑生殖道恶性肿瘤。性交后阴道出血,应注意早期宫颈癌。经间期出血多为排卵期出血。间歇性阴道排出血水,应警惕有输卵管癌的可能。

（三）相关症状及既往史有助于诊断

　　阴道出血伴发热注意宫内感染,伴阵发性下腹痛多见于流产,伴持续性剧烈腹痛多见宫外孕破裂,伴恶臭白带应考虑宫颈癌或黏膜下肌瘤并发感染。了解全身性疾病史如血小板减少性紫癜、白血病等,了解使用性激素类药物史,了解是否放置宫内节育器。

二、体格检查重点

（一）全身检查

　　观察血压、脉搏、体温、呼吸等生命体征,皮肤及牙龈有无出血倾向、甲状腺情况,淋巴结及肝脾是否肿大。

（二）妇科检查

　　窥视外阴、阴道及子宫颈情况,判断出血来源,双合诊或三合诊检查子宫大小、硬度,有无包块及举痛,宫旁有无包块及压痛。

三、实验室与辅助检查

(一)血液检查

血常规、凝血功能检查及肝脏功能检查了解血液及肝脏情况。

(二)妊娠试验

妊娠试验是指利用绒毛膜促性腺激素(HCG)的生物学或免疫学特点,检测受试者体内 HCG 水平。HCG 主要由合体滋养细胞分泌,可由受试者血清或尿液中测出。因此,通过对 HCG 的检测,协助诊断早孕及与妊娠有关的疾病,如异位妊娠、滋养细胞疾病等。目前临床上普遍采用酶联免疫吸附法及放射免疫法。

(三)宫颈刮片细胞学检查

宫颈刮片细胞学检查用于筛检宫颈癌,取材子宫颈移行带区,结果分5级:Ⅰ级正常,Ⅱ级炎症,Ⅲ级可疑,Ⅳ级可疑阳性,Ⅴ级阳性。Ⅲ～Ⅴ级者应在阴道镜下行宫颈活组织检查。

(四)阴道镜下宫颈活组织检查

应在阴道镜帮助下,观察宫颈表面有无异型上皮或早期癌变,并选择病变部位进行活组织检查。所取组织既要有上皮组织,又要有间质组织。宫颈活检阴性时,应用小刮匙搔刮宫颈管,刮出物送病理检查。当宫颈刮片多次检查为阴性,而宫颈活检为阳性;或活检为原位癌,但不能排除浸润癌时,均应做宫颈锥切术。

(五)诊断性刮宫

刮取子宫内膜送病理检查,明确是否子宫内膜病变引起阴道出血。术中注意子宫腔深度、形态、子宫壁有无高低不平以及刮出组织的量,注意应尽量全面刮宫。怀疑癌变者,所取组织够病理检查时,则不必全面刮取,以防癌细胞扩散及损伤子宫。疑子宫内膜脱落不全时,选择月经期第5天手术。不规则子宫出血者,任何时间均可刮取子宫内膜。一般应进行分段诊断性刮宫,先用小刮匙环刮子宫颈管取得组织,再刮取子宫内膜,将标本分别放置送病理检查。

(六)内镜检查

子宫镜检查采用膨宫介质扩张宫腔,通过纤维导光束和透镜将冷光源经子宫镜导入宫腔内,直视下观察子宫颈管、子宫内口、子宫内膜及输卵管开口,对宫腔内的生理及病理情况进行检查和诊断。对子宫内膜增生、息肉、黏膜下肌瘤、结核性内膜炎及早期内膜癌所致的子宫出血,均有诊断价值。腹腔镜检查是将腹腔镜自腹壁插入腹腔内观察病变的形态、部位,必要时取有关组织行病理学检查。对诊断有困难的盆腔炎症、肿瘤、异位妊娠及子宫内膜异位症等具有一定诊断价值。

(七)超声检查

盆腔B超可了解子宫、卵巢的大小、形态和内部结构。对子宫肌瘤、子宫腺肌病、卵巢肿瘤、早孕、异位妊娠及葡萄胎有诊断价值。

(八)CT、MR 等检查

二者对盆腔内癌肿诊断及了解其转移情况等有重要价值。

四、常见疾病诊断

(一)月经过多或过频

1.功能失调性子宫出血

功能失调性子宫出血是指由调节生殖的神经内分泌机制失常引起的异常子宫出血。

(1)症状体征特点:①无排卵型功血。月经周期不规则,月经量多少不定,月经期长短不一。②有排卵型宫血。月经过多,月经周期短且规则,月经前点滴出血或两次月经间点滴出血,经期延长,淋漓不尽。③全身检查一般无异常,严重者可贫血。④妇科检查示宫颈口闭合,子宫可正常大小或稍大且软。

(2)辅助检查:①基础体温测定:无排卵型为单相,有排卵型为双相。②宫颈黏液检查:无排卵型功血于经前甚至月经期查宫颈黏液仍呈不同程度羊齿状结晶,阴道涂片雌激素水平偏高,不见孕酮作用,停留于子宫内膜增殖期水平,无排卵周期变化;有排卵型功血经前宫颈黏液可查见椭圆体。③孕激素测定、超声波检查、宫腔镜检查、诊断性刮宫、子宫内膜病理检查。

（3）诊断鉴别要点：须注意排除器质性病变。

2.子宫肌瘤

子宫肌瘤主要是由子宫平滑肌细胞增生而成的子宫实质性肿瘤，是女性生殖器官中最常见的良性肿瘤。

（1）症状体征特点：①月经量多，经期延长，周期缩短，继发贫血。②白带增多，下腹坠胀，腰背酸痛，腹痛，腹部肿块，邻近器官压迫症状，不孕。③妇科检查：如为浆膜下、肌壁间肌瘤，子宫增大、变形；如为黏膜下肌瘤，子宫可均匀性增大，肌瘤可脱出宫颈口外。

（2）辅助检查：超声检查、宫腔探查、宫腔镜检查、子宫碘油造影、腹腔镜检查。

（3）诊断鉴别要点：超声检查有助于本病诊断。

3.血小板异常

血小板异常可分为血小板计数减少及血小板功能异常。

（1）症状体征特点：①月经过多。②其他器官、组织有出血症状和体征。

（2）辅助检查：血常规、凝血功能检查、病因检查。

（3）诊断鉴别要点：针对病因诊断。

4.血管性血友病

血管性血友病为常染色体显性遗传病，其基本缺陷是 vWF 缺乏或分子结构异常。

（1）症状体征特点：①有家族史。②月经过多，黏膜及皮下出血、紫癜、淤斑。

（2）辅助检查：血小板计数、形态正常，出血时间延长，血友病因子测定。

（3）诊断鉴别要点：①本病有家族史，表现为月经过多，黏膜及皮下出血、紫癜、淤斑。②实验室检查有助于诊断。

（二）不规则阴道出血伴下腹疼痛

1.急性子宫内膜炎、子宫肌炎

急性子宫内膜炎多发生于产后、剖宫产后、流产后及宫腔内的手术后。感染的细菌最常见的为链球菌、葡萄球菌、大肠杆菌、淋菌、衣原体及支原体、厌氧菌等。子宫肌炎多为子宫内膜炎的并发症。感染由子宫内膜直接浸润，淋巴管及血管播散达子宫肌层，引起子宫水肿充血，甚而发生弥漫性坏死或多处化脓。

（1）症状体征特点：①轻微腹痛，阴道少量出血，子宫肌炎时有发热。②分泌物增多，呈血性或脓血性。③妇科检查有子宫压痛。

（2）辅助检查：血象白细胞总数及中性粒细胞数增多。

（3）诊断鉴别要点：症状、体征结合辅助检查可明确诊断。

2.慢性子宫内膜炎、子宫肌炎

慢性子宫内膜炎、子宫肌炎常为急性炎症治疗不彻底而形成。

（1）症状体征特点：①不规则阴道出血，经期延长，经量增多。②经期下腹疼痛，下坠感，发热。③妇科检查有子宫压痛。

（2）辅助检查：诊断性刮宫，刮出物送病理检查。

（3）诊断鉴别要点：妇科检查、诊断性刮宫及病理检查有助于诊断。

3.慢性盆腔炎

慢性盆腔炎常为急性盆腔炎未能彻底治疗，或患者体质较差，病程迁延所致。

（1）症状体征特点：①月经期延长，月经量增多，不规则阴道出血。②继发不孕，白带增多，低热。③下腹坠胀、疼痛，腰骶部酸痛，在劳累、性交后及月经前后加剧。④妇科检查见子宫呈后位，活动受限，粘连固定，一侧或双侧附件有压痛、增厚。

（2）辅助检查：宫颈分泌物培养可找到致病菌。超声检查、腹腔镜检查。

（3）诊断鉴别要点：①本病系急性盆腔炎迁延所致。临床表现为月经期延长、月经量增多、不规则阴道出血;下腹坠胀、疼痛,腰骶部酸痛,在劳累、性交后及月经前后加剧。②妇科检查见子宫呈后位,活动受限,粘连固定,一侧或双侧附件有压痛、增厚。③腹腔镜检查有助于诊断。

4.子宫内膜癌

子宫内膜癌是指子宫内膜发生的癌,绝大多数为腺癌,为女性生殖器三大恶性肿瘤之一。

(1)症状体征特点:①绝经前后不规则阴道出血,尤其是绝经后阴道出血。②晚期出现消瘦、贫血、发热等恶病质表现。③妇科检查早期无异常,子宫不萎缩,饱满。

(2)辅助检查:超声、CT、MRI检查。阴道脱落细胞检查、分段诊断性刮宫、宫腔镜检查。

(3)诊断鉴别要点:本病好发于老年妇女,患者往往有绝经延迟、肥胖、不育、高血压、糖尿病史。子宫内膜病理检查可确诊。

5.原发性输卵管癌

原发性输卵管癌是一种起源于输卵管内膜的恶性肿瘤,因诊断困难,发现时多已较晚,因而预后不良。

(1)症状体征特点:①多有输卵管炎和不育史。②阴道流液、腹痛及腹部包块三联征。③妇科检查示宫旁扪及大小不定、囊实性或实性肿块,表面光滑,活动受限。

(2)辅助检查:超声、CT、MRI检查。阴道脱落细胞检查、腹腔镜检查。

(3)诊断鉴别要点:腹腔镜或剖腹探查结合病理检查可确诊。

6.阴道、宫颈、宫体恶性肿瘤晚期

阴道、宫颈、宫体恶性肿瘤晚期预后较差。

(1)症状体征特点:①阴道出血、流液。②侵犯邻近器官引起的症状、体征。

(2)辅助检查:超声、CT、MRI检查。阴道脱落细胞检查、活组织病理检查。

(3)诊断鉴别要点:活组织病理检查可确诊。

(三)不规则阴道出血伴妊娠试验阳性

1.流产

流产指妊娠不足 28 周、胎儿体重不足 1 000 克而终止的病症。

(1)症状体征特点:①停经,阴道出血,腹痛或腰痛。②妇科检查:子宫大小与停经月份不相符,宫颈口未闭合。

(2)辅助检查:妊娠试验、超声检查。

(3)诊断鉴别要点:妇科检查、妊娠试验、超声检查有助于诊断。

2.异位妊娠

异位妊娠指受精卵在子宫体腔以外着床的病症。

(1)症状体征特点:①停经,腹痛,阴道出血。②妇科检查示宫颈呈紫蓝色,宫颈举痛阳性,阴道后穹隆饱满、触痛,子宫稍大、有浮球感,宫旁可扪及包块。

(2)辅助检查:妊娠试验,人绒毛膜促性腺激素(HCG)检测、超声检查、诊断性刮宫、腹腔镜检查。

(3)诊断鉴别要点:妇科检查、人绒毛膜促性腺激素(HCG)测定、超声检查有助于诊断。腹腔镜检查可确诊。

3.葡萄胎

葡萄胎指妊娠后胎盘绒毛滋养细胞异常增生,终末绒毛转变成水泡、水泡间相连成串的病症。因形如葡萄而得名。

(1)症状体征特点:①早孕反应出现早且严重。②流产时阴道出血量大。③妇科检查示子宫较妊娠月份为大,部分患者宫旁可扪及囊性包块。

(2)辅助检查:①人绒毛膜促性腺激素(HCG)测定:血、尿 HCG 浓度大大高于正常妊娠相应月份值。②超声检查:B 超显示明显增大的子宫腔内充满弥漫分布的光点和小囊样无回声区,低分辨时呈粗点状或雪花状图像。③清宫组织物病理检查。

(3)诊断鉴别要点:超声检查及宫腔刮出物病理检查有助于诊断。

4.侵蚀性葡萄胎

侵蚀性葡萄胎指葡萄胎组织侵入子宫肌层局部,少数转移至子宫外,具有类似恶性肿瘤表现的病症。

(1)症状体征特点:①有近期葡萄胎病史。葡萄胎清除后半年阴道不规则出血。②病灶转移至肺,可出现咳嗽、咯血、胸闷、呼吸困难;转移到阴道可见紫蓝色结节;转移到脑可出现头痛、呕吐。③妇科检查示子宫较正常大而软,黄素囊肿持续存在。

(2)辅助检查:人绒毛膜促性腺激素(HCG)测定,超声检查,X线胸片、CT、MRI检查,腹腔镜检查,组织物病理检查。

(3)诊断鉴别要点:结合症状、体征,病理检查可确诊。

5.绒毛膜癌

绒毛膜癌指滋养细胞恶变,失去绒毛或葡萄样组织结构而散在性侵入子宫肌层,转移至其他组织器官并引起组织破坏的病症。

(1)症状体征特点:①有早产、流产、足月产、异位妊娠、葡萄胎病史。②阴道不规则出血。③病灶转移至肺,可出现咳嗽、咯血、胸闷、呼吸困难;转移到阴道可见紫蓝色结节;转移到脑可出现头痛、呕吐。④妇科检查示子宫较正常大而软,形状不规则,一侧突起呈结节状。

(2)辅助检查:人绒毛膜促性腺激素(HCG)测定,超声检查、X线胸片、CT、MRI检查,腹腔镜检查,组织物病理检查。

(3)诊断鉴别要点:结合症状、体征,病理检查可确诊。

(四)不规则阴道出血伴肿块

1.子宫黏膜下肌瘤

子宫黏膜下肌瘤指子宫肌瘤向子宫黏膜方向生长,突出子宫腔,仅由黏膜覆盖的病症。

(1)症状体征特点:①月经过多,出血多或出血时间长可致贫血,阵发性腹痛。②妇科检查:如子宫肌瘤脱出宫颈口可见宫颈管内或阴道内暗红色肿块。

(2)辅助检查:超声检查、宫腔镜检查、子宫碘油造影检查。

(3)诊断鉴别要点:超声检查、宫腔镜检查有助于诊断。

2.子宫内膜息肉

子宫内膜息肉是慢性子宫内膜炎的一种类型,为炎性子宫内膜局部血管和结缔组织增生形成息肉状赘生物突入宫腔内所致。

(1)症状体征特点:①月经过多,经期延长或不规则阴道出血,不孕。②妇科检查一般无异常发现,如子宫内膜息肉蒂长,宫颈口可见肿块。

(2)辅助检查:超声检查、子宫碘油造影、宫腔镜检查、分段诊断性刮宫刮取子宫内膜行组织病理检查。

(3)诊断鉴别要点:超声检查、宫腔镜检查有助于诊断,诊断性刮宫刮取子宫内膜行组织病理检查可确诊。

3.宫颈息肉

宫颈息肉为子宫颈管或宫颈黏膜局部炎性过度增生,向宫颈外口突出所致。

(1)症状体征特点:①小息肉无症状,较大的息肉可致白带增多、血性白带或接触性出血,以性交后明显。②妇科检查见宫颈口有红色、较软、椭圆或扁圆有蒂的赘生物,合并感染时可见溃疡。

(2)辅助检查:病理组织学检查。

(3)诊断鉴别要点:病理组织学检查有助于确诊。

4.陈旧性宫外孕

(1)症状体征特点:①停经史,不规则阴道出血,下腹痛。②妇科检查见子宫无增大,子宫旁可扪及形态不规则的肿块,有压痛。

(2)辅助检查:后穹隆穿刺、妊娠试验、超声检查、腹腔镜检查。

(3)诊断鉴别要点:①停经史,不规则阴道出血,下腹痛,曾有妊娠试验阳性,后穹隆穿刺抽出暗红色不凝固血液,为本病特征。②腹腔镜检查可确诊。

5.卵巢性索间质肿瘤

卵巢性索间质肿瘤包括颗粒细胞瘤、卵泡膜细胞瘤、支持细胞间质细胞瘤、两性母细胞瘤及伴有环状小管的性索瘤。

(1)症状体征特点:①月经紊乱,月经多或绝经后阴道出血,腹痛,腹胀。②妇科检查示宫旁可扪及包块。

(2)辅助检查:超声检查及 CT、MRI 检查,肿瘤标志物、性激素检测,腹腔镜检查,组织病理检查。

(3)诊断鉴别要点:超声检查,CT、MRI 检查,肿瘤标志物、性激素检测有助于诊断,病理检查可确诊。

6.阴道、宫颈、宫体恶性肿瘤

阴道、宫颈、宫体恶性肿瘤常可引起不规则阴道出血,早期可表现为接触性出血,随着疾病的发展,阴道出血量可增多。

(1)症状体征特点:①阴道出血、流液。②侵犯邻近器官引起症状、体征。

(2)辅助检查:超声检查及 CT、MRI 检查,阴道脱落细胞检查,活组织病理检查。

(3)诊断鉴别要点:活组织病理检查可确诊。

(杨晓鸽)

第四节　耻区肿块

一、原因

(一)子宫增大

妊娠子宫、子宫肌瘤、子宫腺肌病、子宫恶性肿瘤、子宫畸形、宫腔阴道积血或积脓等。

(二)子宫附件肿块

卵巢非赘生性囊肿、卵巢赘生性囊肿、附件炎性肿块、输卵管妊娠等。

(三)肠道肿块

粪块嵌顿,阑尾周围脓肿,腹部手术或感染后继发肠管、大网膜的粘连,肠系膜肿块,结肠癌等。

(四)泌尿系肿块

充盈膀胱、异位肾。

(五)腹壁或腹腔肿块

腹壁血肿或脓肿、腹膜后肿瘤或脓肿、腹水、盆腔结核包裹性积液、直肠子宫陷凹脓肿等。

二、鉴别要点

女性耻区肿块可能是患者本人或家属偶然发现,也可能是做妇科检查或行 B 型超声检查时发现。耻区肿块的鉴别除根据肿块的特点进行鉴别外,应注意结合年龄因素。

(一)囊性肿块

耻区囊性肿块一般为良性或炎性肿块,若肿块在短时期内增大显著时,应考虑恶性可能。

1.活动性囊性肿块

(1)若位于子宫旁,边界清楚,囊壁薄、光滑,无触痛,一般考虑卵巢肿块。

(2)如肿块有明显触痛,且患者有停经后阴道少量流血及腹痛史,应考虑输卵管妊娠。

(3)若肿块从右上到左下移动度大、部位较高,考虑为肠系膜囊肿。

2.固定性囊性肿块

固定性囊性肿块是指边界不清,囊壁厚或囊内见分隔组织,并固定于直肠子宫陷凹、子宫后壁的囊性肿块。

(1)如囊肿内压力高、伴压痛,且患者有继发性痛经者,常见于子宫内膜异位症。

(2)肿块压痛明显伴发热则多为附件炎性包块,若肿块位于右下腹,兼有转移耻区疼痛史,应考虑阑尾周围脓肿的可能。

(二)实性肿块

活动性实性肿块一般边界清楚,表面光滑或呈分叶状,与宫体相连且无症状,应考虑为子宫浆膜下肌瘤或卵巢肿瘤。实性肿块固定于子宫侧旁、表面不规则,当盆腔内可扪及结节、伴有腹水或胃肠道症状者多考虑为卵巢恶性肿瘤。若肿块位于耻区一侧,呈条块状,有轻压痛,且便中带血者,应考虑结肠癌的可能。其他子宫一侧扪及与子宫对称或不对称的肿块,两者相连,质地相同多考虑为双子宫或残角子宫。

(三)半实半囊性肿块

肿块若为活动性,位于子宫侧旁,边界清楚,表面光滑或呈分叶状,无压痛,一般无症状者多见于卵巢肿瘤,伴腹水者,则多为卵巢恶性肿瘤。肿块若为固定性,位于子宫侧旁或直肠子宫陷凹,边界不清楚,表面不规则,伴腹水、肿块表面可扪及结节者多为卵巢恶性肿瘤。若肿块压痛明显,伴发热,亦应考虑输卵管卵巢脓肿或积脓。

(杨晓鸽)

第五节　外阴瘙痒

外阴瘙痒是多种不同病变引起的一种症状,但也可能发生在正常妇女。严重时影响生活、工作和休息。

一、病因

(一)局部原因

1.阴道分泌物刺激

患有慢性宫颈炎及各种阴道炎时,由于其分泌物增多刺激外阴部皮肤而常引起外阴瘙痒,滴虫性阴道炎和假丝酵母菌性阴道炎是引起外阴瘙痒的最常见原因。

2.外阴营养不良

外阴发育营养不良者,其外阴瘙痒难忍。

3.不良卫生习惯

不注意外阴清洁,经血、大小便等长期刺激,月经垫不洁及穿不透气的化纤内裤等,均能诱发外阴瘙痒。

4.化学物品、药品刺激及过敏

肥皂、避孕套、某些药物等的直接刺激或过敏,均能引起外阴瘙痒。

5.其他

阴虱、疥疮、疱疹、尖锐湿疣、外阴湿疹、蛲虫感染等亦能引起外阴瘙痒。

(二)全身原因

糖尿病及黄疸患者尿液对外阴皮肤的刺激,维生素缺乏,尤其是维生素 A、维生素 B 族的缺乏,妊娠期肝内胆汁淤积症,妊娠期或经前期外阴部充血等均可引起外阴不同程度的瘙痒。另有部分患者虽外阴瘙痒十分严重,但原因不明,可能与精神或心理方面因素有关。

二、临床表现及诊断

主要症状是外阴瘙痒,瘙痒多位于阴蒂、大小阴唇、会阴、肛周。一般在夜间或食用刺激性食物或经期加重。瘙痒程度因个体及病因不同而有差异。局部检查可见局部潮红或有抓痕,或皮肤粗糙及色素减退等。有时继发感染。诊断时应详细询问病史,进行局部检查及必要的化验,尽可能查出病因。

三、治疗

(一)一般治疗

保持外阴皮肤清洁、干燥,切忌搔抓。不用热水烫洗,忌用肥皂,有感染时可用高锰酸钾液坐浴。内裤应宽松透气。

(二)病因治疗

积极治疗引起外阴瘙痒的疾病,如各种阴道炎、糖尿病等。若有阴虱应剔净阴毛,内裤和被褥要煮洗、消毒,局部应用白降汞软膏,配偶也应同时治疗。

(三)对症治疗

1.外用药

急性炎症期可用3%硼酸液湿敷,洗后局部涂搽40%氧化锌软膏、炉甘石洗剂等。慢性瘙痒可使用皮质激素或2%苯海拉明软膏涂擦,有止痒作用。

2.内服药

症状严重者,服用镇静、脱敏药物,如扑尔敏、苯海拉明等。

3.乙醇注射法

对外阴皮肤正常、瘙痒严重、其他疗法无效的难治性患者,可采用纯乙醇皮下注射。

4.中药熏洗

(1)蛇床子散:蛇床子、花椒、明矾、百部、苦参各9～15 g,煎水先熏后坐浴,每日2次,连用10d。

(2)茵苦洗剂:茵陈、苦参各9 g,煎水熏洗。

(3)皮炎洗剂:透骨草9 g,蒲公英、马齿苋、紫花地丁、黄芩、防风、独活、羌活各5 g,艾叶6 g,甘草3 g,煎水熏洗。

(杨晓鸽)

第十章　妇科常用检查

第一节　生殖道细胞学检查

女性生殖道细胞包括来自阴道、宫颈、子宫和输卵管的上皮细胞。生殖道脱落细胞包括阴道上段、宫颈阴道部、子宫、输卵管及腹腔的上皮细胞，其中以阴道上段、宫颈阴道部的上皮细胞为主。临床上常通过生殖道脱落细胞检查来反映其生理及病理变化。生殖道上皮细胞受性激素的影响出现周期性变化，因此，检查生殖道脱落细胞可反映体内性激素水平。此外，此项检查还可协助诊断生殖器不同部位的恶性肿瘤及观察其治疗效果，既简便又经济实用。但是，生殖道脱落细胞检查找到恶性细胞只能作为初步筛选，不能定位，还需要进一步检查才能确诊。

一、生殖道细胞学检查取材、制片及相关技术

(一)涂片种类及标本采集

采取标本前 24 h 内禁止性生活、阴道检查、灌洗及阴道用药，取材用具必须清洁干燥。

1.阴道涂片

其主要目的是了解卵巢或胎盘功能。对已婚妇女，一般在阴道侧壁上 1/3 处用小刮板轻轻刮取浅层细胞（避免将深层细胞混入影响诊断），薄而均匀地涂于玻片上；对未婚阴道分泌物极少的女性，可将卷紧的已消毒棉签先经生理盐水浸湿，然后伸入阴道，在其侧壁上 1/3 处轻轻卷取细胞，取出棉签，在玻片上向一个方向涂片。涂片置固定液内固定后显微镜下观察。值得注意的是，因棉签接触阴道口可能影响涂片的正确性。

2.宫颈刮片

宫颈刮片是筛查早期宫颈癌的重要方法。取材应在宫颈外口鳞柱状上皮交接处，以宫颈外口为圆心，将木质铲形小刮板轻轻刮取一周，取出刮板，在玻片上向一个方向涂片，涂片经固定液固定后显微镜下观察。注意应避免损伤组织引起出血而影响检查结果。若白带过多，应先用无菌干棉球轻轻擦净黏液，再刮取标本。该取材方法获取细胞数目较少，制片也较粗劣，故目前应用已逐渐减少。

1996 年美国 FDA 批准了改善的制片技术——薄层液基细胞学（liquid-based cytology）技术，以期改善由于传统巴氏涂片上存在着大量的红细胞、白细胞、黏液及脱落坏死组织等而造成的 50％～60％假阴性。目前有 Thinprep 和 AutoCyte Prep 两种方法，两者原理类似。液基细胞学与常规涂片的操作方法不同在于，它利用特制小刷子刷取宫颈细胞，标本取出后立即洗入有细胞保存液的小瓶中，通过高精密度过滤膜过滤，将标本中的杂质分离，并使滤后的上皮细胞呈单层均匀地分布在玻片上。这种制片方法几乎保存了取材器上所有的细胞，且去除了标本中杂质的干扰，避免了细胞的过度重叠，使不正常细胞更容易被识别。利用薄层液基细胞学技术可将识别宫颈高度病变的灵敏度和特异度提高至 85％ 和 90％ 左右。此外，该技术一次取样可多次重复制片并可供作 HPV DNA 检测和自动阅片。

3.宫颈管涂片

疑为宫颈管癌，或绝经后的妇女由于宫颈鳞－柱交接处退缩到宫颈管内，为了解宫颈管情况，可行此项检查。先将宫颈表面分泌物拭净，用小型刮板进入宫颈管内，轻刮一周作涂片。此外，使用特制"细胞刷"（cytobrush）获取宫颈管上皮细胞的效果更好。将"细胞刷"置于宫颈管内，达宫颈外口上方 10mm 左

右,在宫颈管内旋转360°取出,旋转"细胞刷"将附着于其上的细胞均匀地涂于玻片上,立即固定。小刷子取材效果优于棉拭子,而且其刮取的细胞被宫颈管内的黏液所保护,不会因空气干燥造成细胞变性。

4.宫腔吸片

怀疑宫腔内有恶性病变时,可采用宫腔吸片检查,较阴道涂片及诊刮阳性率高。选择直径1～5 mm不同型号塑料管,一端连于干燥消毒的注射器,另一端用大镊子送入宫腔内达宫底部,上下左右转动方向,轻轻抽吸注射器,将吸出物涂片、固定、染色。应注意的是,取出吸管时停止抽吸,以免将宫颈管内容物吸入。宫腔吸片标本中可能含有输卵管、卵巢或盆腹腔上皮细胞成分。另外,还可通过宫腔灌洗获取细胞。用注射器将10 mL无菌生理盐水注入宫腔,轻轻抽吸洗涤内膜面,然后收集洗涤液,离心后取沉渣涂片。此项检查既简单、取材效果好,且与诊刮相比,患者痛苦小,易于接受,特别适合于绝经后出血妇女。

5.局部印片

用清洁玻片直接贴按病灶处作印片,经固定、染色、镜检。常用于外阴及阴道的可疑病灶。

(二)染色方法

细胞学染色方法有多种,如巴氏染色(papanicolaou stain)法、邵氏染色法及其他改良染色法。常用的为巴氏染色法,该法既可用于检查雌激素水平,也可用于查找癌细胞。

(三)辅助诊断技术

辅助诊断技术包括免疫细胞化学、原位杂交技术、影像分析、流式细胞测量及自动筛选或人工智能系统等。

二、正常生殖道脱落细胞的形态特征

(一)鳞状上皮细胞

阴道及宫颈阴道部被覆的鳞状上皮相仿,均为非角化性的分层鳞状上皮。上皮细胞分为表层、中层及底层,其生长与成熟受雌激素影响。因而女性一生中不同时期及月经周期中不同时间,各层细胞比例均不相同,细胞由底层向表层逐渐成熟。鳞状细胞的成熟过程是:细胞由小逐渐变大;细胞形态由圆形变为舟形、多边形;胞浆染色由蓝染变为粉染;胞浆由厚变薄;胞核由大变小,由疏松变为致密。

1.底层细胞

相当于组织学的深棘层,又分为内底层细胞和外底层细胞。

(1)内底层细胞又称生发层,只含一层基底细胞,是鳞状上皮再生的基础。其细胞学表现为:细胞小,为中性多核白细胞的4～5倍,呈圆形或椭圆形,巴氏染色胞浆蓝染,核大而圆。育龄妇女的阴道细胞学涂片中无内底层细胞。

(2)外底层细胞:细胞3～7层,圆形,比内底层细胞大,为中性多核白细胞的8～10倍,巴氏染色胞浆淡蓝,核为圆形或椭圆形,核浆比例1∶2～1∶4。卵巢功能正常时,涂片中很少出现。

2.中层细胞

相当于组织学的浅棘层,是鳞状上皮中最厚的一层。根据其脱落的层次不同,形态各异。接近底层者细胞呈舟状,接近表层者细胞大小与形状接近表层细胞;胞浆巴氏染色淡蓝,根据储存的糖原多寡,可有多量的嗜碱性染色或半透明胞浆;核小,呈圆形或卵圆形,淡染,核浆比例低,约1∶10。

3.表层细胞

表层细胞相当于组织学的表层。细胞大,为多边形,胞浆薄,透明;胞浆粉染或淡蓝,核小固缩。核固缩是鳞状细胞成熟的最后阶段。表层细胞是育龄妇女宫颈涂片中最常见的细胞。

(二)柱状上皮细胞

又分为宫颈黏膜细胞及子宫内膜细胞。

1.宫颈黏膜细胞

其有黏液细胞和带纤毛细胞两种。在宫颈刮片及宫颈管吸取物涂片中均可找到。黏液细胞呈高柱状或立方状,核在底部,呈圆形或卵圆形,染色质分布均匀,胞浆内有空泡,易分解而留下裸核。带纤毛细胞呈立方形或矮柱状,带有纤毛,核为圆形或卵圆形,位于细胞底部,胞浆易退化融合成多核,多见于绝经后。

2. 子宫内膜细胞

较宫颈黏膜细胞小,细胞为低柱状,为中性多核白细胞的 1~3 倍;核呈圆形,核大小、形状一致,多成堆出现;胞浆少,呈淡灰色或淡红色,边界不清。

(三)非上皮成分

如吞噬细胞、白细胞、淋巴细胞、红细胞等。

三、生殖道脱落细胞在内分泌检查方面的应用

阴道鳞状上皮细胞的成熟程度与体内雌激素水平成正比,雌激素水平越高,阴道上皮细胞分化越成熟。因此,阴道鳞状上皮细胞各层细胞的比例可反映体内雌激素水平。临床上常用四种指数代表体内雌激素水平,即成熟指数、致密核细胞指数、嗜伊红细胞指数和角化指数。

(一)成熟指数(maturation index,MI)

MI 是阴道细胞学卵巢功能检查最常用的一种。计算方法是在低倍显微镜下观察计算 300 个鳞状上皮细胞,求得各层细胞的百分率,并按底层/中层/表层顺序写出,如底层 5、中层 60、表层 35,MI 应写成 5/60/35。若底层细胞百分率高称左移,提示不成熟细胞增多,即雌激素水平下降;若表层细胞百分率高称右移,表示雌激素水平升高。一般有雌激素影响的涂片,基本上无底层细胞;轻度影响者表层细胞<20%;高度影响者表层细胞>60%。在卵巢功能低落时则出现底层细胞:轻度低落底层细胞<20%;中度低落底层细胞占 20%~40%;高度低落底层细胞>40%。

(二)致密核细胞指数(karyopyknotic index,KI)

KI 即鳞状上皮细胞中表层致密核细胞的百分率。计算方法为从视野中数 100 个表层细胞及其中致密核细胞数目,从而计算百分率。例如其中有 40 个致密核细胞,则 KI 为 40%。KI 越高,表示上皮细胞越成熟。

(三)嗜伊红细胞指数(eosinophilic index,EI)

EI 即鳞状上皮细胞中表层红染细胞的百分率。通常红染表层细胞在雌激素影响下出现,所以此指数可以反映雌激素水平,指数越高,提示上皮细胞越成熟。

(四)角化指数(cornification index,CI)

CI 是指鳞状上皮细胞中的表层(最成熟的细胞层)嗜伊红性致密核细胞的百分率,用以表示雌激素的水平。

四、阴道涂片在妇科疾病诊断中的应用

(一)闭经

阴道涂片可协助了解卵巢功能状况和雌激素水平。若涂片检查有正常周期性变化,提示闭经原因在子宫及其以下部位,如子宫内膜结核、宫颈或宫腔粘连等;若涂片中中层和底层细胞多,表层细胞极少或无,无周期性变化,提示病变在卵巢,如卵巢早衰;若涂片表现不同程度雌激素低落,或持续雌激素轻度影响,提示垂体或以上或其他全身性疾病引起的闭经。

(二)功血

1. 无排卵型功血

涂片表现中至高度雌激素影响,但也有较长期处于低至中度雌激素影响。雌激素水平高时右移显著,雌激素水平下降时,出现阴道流血。

2. 排卵性功血

涂片表现周期性变化,MI 明显右移,中期出现高度雌激素影响,EI 可达 90% 左右。但排卵后,细胞堆积和皱褶较差或持续时间短,EI 虽有下降但仍偏高。

（三）流产

1. 先兆流产

由于黄体功能不足引起的先兆流产表现为 EI 于早孕期增高,经治疗后 EI 下降提示好转。若再度 EI 增高,细胞开始分散,流产可能性大。若先兆流产而涂片正常,表明流产非黄体功能不足引起,用孕激素治疗无效。

2. 过期流产

EI 升高,出现圆形致密核细胞,细胞分散,舟形细胞少,较大的多边形细胞增多。

（四）生殖道感染性疾病

1. 细菌性阴道病

常见的病原体有阴道嗜酸杆菌、球菌、加德纳尔菌和放线菌等。涂片中炎性阴道细胞表现为:细胞核呈豆状,核破碎和核溶解,上皮细胞核周有空晕,胞浆内有空泡。

2. 衣原体性宫颈炎

涂片上可见化生的细胞胞浆内有球菌样物及嗜碱性包涵体,感染细胞肥大多核。

3. 病毒性感染

常见的有单纯疱疹病毒Ⅱ型(HSV-Ⅱ)和人乳头状瘤病毒(HPV)。

(1)HSV 感染:早期表现为感染细胞的核增大,染色质结构呈"水肿样"退变,染色质变得很细,散布在整个胞核中,呈淡的嗜碱性染色,均匀,有如毛玻璃状,细胞多呈集结状,有许多胞核。晚期可见嗜伊红染色的核内包涵体,周围可见一清亮晕环。

(2)HPV 感染:鳞状上皮细胞被 HPV 感染后具有典型的细胞学改变。在涂片标本中见挖空细胞、不典型角化不全细胞及反应性外底层细胞。典型的挖空细胞表现为上皮细胞内有 1～2 个增大的核,核周有透亮空晕环或壁致密的透亮区,提示有 HPV 感染。

五、生殖道脱落细胞在妇科肿瘤诊断上的应用

（一）癌细胞特征

癌细胞特征主要表现在细胞核、细胞及细胞间关系的改变。

1. 细胞核的改变

其表现为核增大,核浆比例失常;核大小不等,形态不规则;核深染且深浅不一;核膜明显增厚、不规则,染色质分布不均,颗粒变粗或凝聚成团;因核分裂异常,可见双核及多核;核畸形,如分叶、出芽、核边内凹等不规则形态;核仁增大变多以及出现畸形裸核。

2. 细胞改变

细胞大小不等,形态各异。胞浆减少,染色较浓,若变性则内有空泡或出现畸形。

3. 细胞间关系改变

癌细胞可单独或成群出现,排列紊乱。早期癌涂片背景干净清晰,晚期癌涂片背景较脏,见成片坏死细胞、红细胞及白细胞等。

（二）宫颈/阴道细胞学诊断的报告形式

其主要为分级诊断及描述性诊断两种。目前我国多数医院仍采用分级诊断,临床常用巴氏 5 级分类法。

1. 巴氏分类法

(1)其阴道细胞学诊断标准。①巴氏Ⅰ级:正常。为正常阴道细胞涂片。②巴氏Ⅱ级:炎症。细胞核普遍增大,淡染或有双核,也可见核周晕或胞浆内空泡。一般属良性改变或炎症。临床分为ⅡA及ⅡB。ⅡB是指个别细胞核异质明显,但又不支持恶性;其余为ⅡA。③巴氏Ⅲ级:可疑癌。主要是核异质,表现为核大深染,核形不规则或双核。对不典型细胞,性质尚难肯定。④巴氏Ⅳ级:高度可疑癌。细胞有恶性特征,但在涂片中恶性细胞较少。⑤巴氏Ⅴ级:癌。具有典型的多量癌细胞。

(2)巴氏分级法的缺点。①以级别来表示细胞学改变的程度易造成假象,似乎每个级别之间有严格的区别,使临床医生仅根据分类级别来处理患者,实际上Ⅰ、Ⅱ、Ⅲ、Ⅳ级之间的区别并无严格的客观标准,主观因素较多。②对癌前病变也无明确规定,可疑癌是指可疑浸润癌还是CIN不明确,不典型细胞全部作为良性细胞学改变也欠妥,因为偶然也见到CINⅠ伴微小浸润癌的病例。③未能与组织病理学诊断名词相对应,也未包括非癌的诊断。因此巴氏分级法正逐步被新的分类法所取代。

2.TBS分类法及其描述性诊断内容

为了使妇科生殖道细胞学的诊断报告与组织病理学术语一致,使细胞学报告与临床处理密切结合,1988年美国制定宫颈/阴道细胞学TBS(the Bethesda system)命名系统。国际癌症协会于1991年对宫颈/阴道细胞学的诊断报告正式采用了TBS分类法。TBS分类法改良了以下三方面:将涂片制作的质量作为细胞学检查结果报告的一部分;对病变的必要描述;给予细胞病理学诊断并提出治疗建议。这些改良加强了细胞病理学医师与妇科医师间的沟通。TBS描述性诊断报告主要包括以下内容:

(1)感染。①原虫:滴虫或阿米巴原虫阴道炎。②细菌:球杆菌占优势,发现线索细胞,提示细菌性阴道炎;杆菌形态提示放线菌感染,衣原体感染:形态提示衣原体感染,建议临床进一步证实;其他。③真菌:形态提示念珠菌感染;形态提示纤毛菌(真菌样菌);其他。④病毒:形态提示疱疹病毒感染;形态提示巨细胞病毒感染;形态提示HPV感染(HPV感染包括鳞状上皮轻度不典型增生,应建议临床进一步证实);其他。⑤其他。

(2)反应性细胞的改变。①细胞对炎症的反应性改变(包括化生细胞)。②细胞对损伤(包括活组织检查、激光、冷冻和电灼治疗等)的反应性改变。③细胞对放疗和化疗的反应性改变。④宫内节育器(IUD)引起上皮细胞的反应性改变。⑤萎缩性阴道炎。⑥激素治疗的反应性改变。⑦其他。前3种情况下亦可出现修复细胞或不典型修复细胞。

(3)鳞状上皮细胞异常。①不明确诊断意义的不典型鳞状上皮细胞(atypical squamous cell of undetermined significance,ASCUS)。②鳞状上皮细胞轻度不典型增生(LSIL),宫颈上皮内瘤变(CIN)Ⅰ级。③鳞状上皮细胞中度不典型增生,CINⅡ。④鳞状上皮细胞重度不典型增生(HSIL),CINⅢ。⑤可疑鳞癌细胞。⑥肯定癌细胞,若能明确组织类型,则按下述报告:角化型鳞癌;非角化型鳞癌;小细胞型鳞癌。

(4)腺上皮细胞异常。①子宫内膜细胞团-基质球。②子宫内膜基质细胞。③未明确诊断意义的不典型宫颈管柱状上皮细胞。④宫颈管柱状上皮细胞轻度不典型增生。⑤宫颈管柱状上皮细胞重度不典型增生。⑥可疑腺癌细胞。⑦腺癌细胞(高分子腺癌或低分化腺癌)。若可能,则判断来源:颈管、子宫内膜或子宫外。

(5)不能分类的癌细胞。

(6)其他恶性肿瘤细胞。

(7)激素水平的评估(阴道涂片)。

TBS报告方式中提出了一个重要概念——不明确诊断意义的不典型鳞状上皮细胞(ASCUS),即既不能诊断为感染、炎症、反应性改变,也不能诊断为癌前病变和恶变的鳞状上皮细胞。ASCUS包括不典型化生细胞、不典型修复细胞、与萎缩有关的不典型鳞状上皮细胞、角化不良细胞以及诊断HPV证据不足,又不除外者。ASCUS术语因不同的细胞病理学家可能标准亦不够一致,但其诊断比例不应超过低度鳞状上皮内病变的2~3倍。TBS报告方式要求诊断ASCUS,指出可能为炎症等反应性或可能为癌前病变,并同时提出建议。若与炎症、刺激、宫内节育器等反应性有关者,应于3~6个月复查;若可能有癌前病变或癌存在,但异常细胞程度不够诊断标准者,应行阴道镜活检。

(三)PAPNET电脑涂片系统

近年来,PAPNET电脑涂片系统,即计算机辅助细胞检测系统(computer-assisted cytology test,CCT),在宫颈癌早期诊断中得到广泛应用。PAPNET电脑涂片系统装置包括三部分,即自动涂片系统、存储识别系统和打印系统,是利用电脑及神经网络软件对涂片进行自动扫描、读片、自动筛查,最后由细胞学专职人员作出最后诊断的一种新技术,其原理是基于神经网络系统在自动细胞学检测这一领域的运用。

PAPNET 可通过经验来鉴别正常与不正常的巴氏涂片。具体步骤为：在检测中心，经过上机处理的细胞涂片每百张装入片盒送入计算机房；计算机先将涂片分为 3000～5000 个区域不等，再对涂片上 30 万～50 万个细胞按区域进行扫描，最后筛选出 128 个最可疑细胞通过数字照相机进行自动对焦录制到光盘上，整个过程需 8～10 min；然后将光盘送往中间细胞室，经过一套与检测中心配套的专业高分辨率解像设备，由细胞学家复验。如有异议或不明确图像，可在显示器帮助下，显微镜自动找到所需观察位置，细胞学家再用肉眼观察核实。最后，采用 1991 年 TBS 分类法做出诊断报告及治疗意见，并附有阳性图片供临床医生参考。PAPNET 方法具有高度敏感性和准确性，并能克服直接显微镜下读片因视觉疲劳造成的漏诊，省时省力，适用于大量人工涂片检测的筛选工作。

（陈杏梅）

第二节　女性生殖器官活组织检查

活组织检查是指在机体的可疑病变部位或病变部位取出少量组织进行冰冻或常规病理检查，简称为活检。在多数情况下，活检结果可以作为最可靠的术前诊断依据，是诊断的金标准。妇科常用的活组织检查主要包括外阴活检、阴道活检、子宫颈活检、子宫内膜活检、诊断性子宫颈锥形切除及诊断性刮宫。有时出于术中诊断的需要也可进行卵巢组织活检、盆腔淋巴结活检、大网膜组织活检以及盆腔病灶组织活检等，本节不作赘述。

一、外阴活组织检查

（一）适应证

（1）外阴部赘生物或溃疡需明确病变性质，尤其是需排除恶变者。

（2）外阴色素减退性疾病需明确其类型或排除恶变。

（3）疑为外阴结核、外阴尖锐湿疣及外阴阿米巴病等外阴特异性感染需明确诊断者。

（4）外阴局部淋巴结肿大原因不明。

（二）禁忌证

（1）外阴急性炎症，尤其是化脓性炎。

（2）疑为恶性黑色素瘤。

（3）疑为恶性滋养细胞疾病外阴转移。

（4）尽可能避免在月经期实施活检。

（三）方法

患者取膀胱截石位，常规外阴消毒，铺无菌孔巾，准备活检区域组织可用 0.5% 利多卡因作局部浸润麻醉。根据需要选取活检部位，以刀片或剪刀剪取或切取适当大小的组织块，有蒂的赘生物可以剪刀自蒂部剪下，小赘生物也可以活检钳钳取。一般只需局部压迫止血，出血多者可电凝止血或缝扎止血。标本根据需要作冰冻切片检查或以 10% 甲醛或 95% 酒精固定后作常规组织病理检查。

（四）注意事项

（1）所取组织须有足够大小，一般要求须达到直径 5 mm 以上。

（2）表面有坏死溃疡的病灶，取材须达到足够深度以达到新鲜有活性的组织。

（3）有时需作多点活检。

（4）所取组织最好包含部分正常组织，即在病变组织与正常组织交界处活检。

二、阴道活组织检查

（一）适应证

(1)阴道壁赘生物或溃疡需明确病变性质。

(2)疑为阴道尖锐湿疣等特异性感染需明确诊断。

（二）禁忌证

(1)外阴阴道或宫颈急性炎症。

(2)疑为恶性黑色素瘤。

(3)疑为恶性滋养细胞疾病阴道转移。

(4)月经期。

（三）方法

患者取膀胱截石位,常规外阴消毒,铺无菌孔巾,阴道窥器暴露取材部位并再次消毒,剪取或钳取适当大小的组织块,有蒂的赘生物可以剪刀自蒂部剪下,小赘生物可以活检钳钳取。局部压迫止血、电凝止血或缝扎止血,必要时阴道内需填塞无菌纱布卷以压迫止血。标本根据需要作冷冻切片检查或以 10％甲醛或 95％乙醇固定后作常规组织病理检查。

（四）注意事项

阴道内填塞的无菌纱布卷须在术后 24～48 h 取出,切勿遗忘;其余同外阴活检。

三、宫颈活组织检查

（一）适应证

(1)宫颈糜烂接触性出血,疑有宫颈癌需确定病变性质。

(2)宫颈细胞学涂片 TBS 诊断为鳞状细胞异常者。

(3)宫颈脱落细胞涂片检查巴氏Ⅲ级或以上。

(4)宫颈脱落细胞涂片检查巴氏Ⅱ级,经抗感染治疗后反复复查仍为巴氏Ⅱ级。

(5)肿瘤固有荧光检查或阴道镜检查反复可疑阳性或阳性。

(6)宫颈赘生物或溃疡需明确病变性质。

(7)疑为宫颈尖锐湿疣等特异性感染需明确诊断。

（二）禁忌证

(1)外阴阴道急性炎症。

(2)月经期、妊娠期。

（三）方法

(1)患者取膀胱截石位,常规外阴消毒,铺无菌孔巾。

(2)阴道窥器暴露宫颈,拭净宫颈表面黏液及分泌物后行局部消毒。

(3)根据需要选取取材部位,剪取或钳取适当大小的组织块:有蒂的赘生物可以剪刀自蒂部剪下;小赘生物可以活检钳钳取;有糜烂溃疡的可于肉眼所见的糜烂溃疡较明显处或病变较深处以活检钳取材;无明显特殊病变或必要时以活检钳在宫颈外口鳞状上皮与柱状上皮交界部位选 3、6、9、12 点处取材;为提高取材的准确性,可在宫颈阴道部涂以复方碘溶液,选择不着色区取材;也可在阴道镜或肿瘤固有荧光诊断仪的指引下进行定位活检。

(4)局部压迫止血、出血多时可电凝止血或缝扎止血,手术结束后以长纱布卷压迫止血。

(5)标本根据需要做冰冻切片检查或以 10％甲醛或 95％乙醇固定后作常规组织病理检查。

（四）注意事项

(1)阴道内填塞的长纱布卷须在术后 12 h 取出,切勿遗忘。

(2)外阴阴道炎症可于治愈后再做活检。

（3）妊娠期原则上不做活检,以避免流产、早产,但临床高度怀疑宫颈恶性病变者仍应检察,做好预防和处理流产与早产的前提下做活检,同时须向患者及其家属讲明活检的必要性以及可能后果,取得理解和同意后方可施行。

（4）月经前期不宜做活检,以免与活检处出血相混淆,且月经来潮时创口不易愈合,并增加内膜在切口种植的机会。

四、诊断性刮宫与子宫内膜活检

诊断性刮宫简称诊刮,其目的是刮取宫腔内容物(子宫内膜及宫腔内其他组织)作病理组织检查以协助诊断。若要同时除外宫颈管病变,则需依次刮取宫颈管内容物及宫腔内容物进行病理组织学检查,称为分段诊断性刮宫(简称"分段诊刮")。有时仅需从宫腔内吸取少量子宫内膜组织作检查,称为子宫内膜活检。子宫内膜活组织检查不仅能判断有无排卵和分泌期子宫内膜的发育程度,而且能间接反映卵巢的黄体功能,并有助于子宫内膜疾患的诊断。

（一）适应证

（1）月经失调或闭经,需了解子宫内膜变化及其对性激素的反应或需要紧急止血。

（2）子宫异常出血或绝经后阴道流血,需明确诊断。

（3）阴道异常排液,需检查子宫腔脱落细胞或明确有无子宫内膜病变。

（4）不孕症,需了解有无排卵或疑有子宫内膜结核。

（5）影像检查提示宫腔内有组织残留,需证实或排除子宫内膜癌、子宫内膜息肉或流产等疾病。

（二）禁忌证

（1）外阴阴道及宫颈急性炎症,急性或亚急性盆腔炎。

（2）可疑妊娠。

（3）急性或严重全身性疾病,不能耐受小手术者。

（4）手术前体温＞37.5 ℃。

（三）方法

1.取材时间

不同的疾病应有不同的取材时间。

（1）需了解卵巢功能:月经周期正常前1～2 d或月经来潮12 h内取材。

（2）闭经:随时可取材。

（3）功血:如疑为子宫内膜增生过长,应于月经前1～2 d或月经来潮24 h内取材;如疑为子宫内膜剥脱不全,则应于月经第5～7日取材。

（4）不孕症需了解有无排卵:于月经期前1～2 d取材。

（5）疑有子宫内膜癌:随时可取材。

（6）疑有子宫内膜结核:于月经期前1周或月经来潮12 h内取材,取材前3 d及取材后3 d每日肌肉注射链霉素0.75 g并口服异烟肼0.3 g,以防引起结核扩散。

2.取材部位

一般于子宫前、后壁各取一条内膜,如疑有子宫内膜癌,另于宫底再取一条内膜。

（四）手术步骤

（1）排尿后取膀胱截石位,外阴、阴道常规消毒。

（2）做双合诊,了解子宫大小、位置及宫旁组织情况。

（3）用阴道窥器暴露宫颈,再次消毒宫颈与宫颈管,钳夹宫颈,子宫探针缓缓进入,探明子宫方向及宫腔深度。若宫颈口过紧,可根据所需要取得的组织块大小用宫颈扩张器扩张至小号刮匙或中、大号刮匙能进入为止。

（4）阴道后穹隆处置盐水纱布一块,以收集刮出的内膜碎块。用刮匙由内向外沿宫腔四壁及两侧宫角有次序地将内膜刮除,并注意宫腔有无变形及高低不平。

(5)取下纱布上的全部组织固定于10%甲醛溶液或95%乙醇中,送病理检查。检查申请单上注明末次月经时间。

(五)注意事项

(1)阴道及宫颈、盆腔的急性炎症者应治愈后再作活检。

(2)出血、子宫穿孔、感染是最主要的并发症,术中术后应注意预防液体。有些疾病可能导致术中大出血,应于术前建立通路,并做好输血准备,必要时还需做好开腹手术准备;哺乳期、产后、剖宫产术后、绝经后、子宫严重后屈等特殊情况下尤应注意避免子宫穿孔的发生;术中严格无菌操作,术前、术后可给予抗生素预防感染,一般术后2周内禁止性生活及盆浴,以免感染。

(3)若刮出物肉眼观察高度怀疑为癌组织时,不应继续刮宫,以防出血及癌扩散;若肉眼观在未见明显癌组织时,应全面刮宫,以防漏诊及术后因宫腔组织残留而出血不止。

(4)应注意避免术者在操作时唯恐不彻底,反复刮宫而伤及子宫内膜基底层,甚至刮出肌纤维组织,造成子宫内膜炎或宫腔粘连,导致闭经的情况。

五、诊断性子宫颈锥切

宫颈锥切术是指锥形切除部分宫颈组织,包括宫颈移形带,以及部分或全部宫颈管组织。宫颈锥切术包括诊断性宫颈锥切术和治疗性宫颈锥切术,临床主要用于宫颈病变的明确诊断以及保守性治疗。近年,随着宫颈癌三级预防的不断推行,宫颈上皮内瘤样病变(CIN)患者日趋年轻化,致使宫颈病变治疗趋向保守。宫颈锥切术作为一种能够保留生育功能的治疗方法而被临床广泛应用。同时,宫颈锥切术在诊断宫颈病变方面也显示出其特有的临床价值。

(一)适应证

1.诊断性宫颈锥切的主要指征

(1)发现宫颈上皮细胞异常,尤其是细胞学诊断为重度鳞状上皮内病变(HSIL)或轻度鳞状上皮内病变(LSIL),而宫颈上未见肉眼病灶或是阴道镜检查无明显异常。

(2)阴道镜无法看到宫颈病变的边界,或主要病灶位于宫颈管内,超出阴道镜能检查到的范围。

(3)对于细胞学异常的患者,阴道镜检查不满意,主要是无法看清整个宫颈移形带,包括鳞柱交接区域。

(4)有细胞学或是组织学证据表明宫颈腺上皮存在癌前病变或是癌变。

(5)宫颈管诊刮术所得标本病理报告为异常或不能肯定。

(6)细胞学、阴道镜和活组织检查结果不一致。

(7)细胞学、阴道镜或活检可疑宫颈浸润癌。

(8)宫颈活检病理诊断为CIN,但无法明确排除宫颈微小浸润癌或浸润癌。

(9)宫颈管诊刮发现CIN或宫颈微小浸润癌。只要有以上任何一种状况,都应做宫颈锥切以作进一步诊断。

2.治疗性宫颈锥切的指征

(1)CIN I 伴阴道镜检查不满意、CIN II 或 CIN III。

(2)宫颈原位鳞癌。

(3)宫颈原位腺癌。

(4)有生育要求的 I A 期宫颈浸润癌。

(二)禁忌证

(1)生殖器官急慢性炎症。

(2)有出血倾向者。

（三）方法

目前应用的锥切方法多种多样，有冷刀法、激光法和环行电切法。

（1）暴露术野，宫颈涂碘。

（2）12、3、6、9 点丝线缝合做牵引。

（3）切缘周边注射 1∶2 000 肾上腺素生理盐水。

（4）海格式棒逐步扩宫口至 8 号，可作颈管搔刮。

（5）在病灶外 0.5 cm 处用冷刀环切宫颈口，按 30°～50°角度向内侧作宫颈锥形切除。深度根据不同的病变可选择 1～2.5 cm。

（6）宫颈锥切标本在 12 点处作标记，送病理。

（7）电凝止血创面，可吸收缝线左右两个八字缝合宫颈。

（8）阴道内置入长纱条一根。留置导尿管。

（四）注意事项

（1）宫颈锥切手术最好在月经干净后 3～7 天内实施，以免术后经血污染手术创面。

（2）手术后 4～6 周应探查宫颈管有无狭窄。

（3）诊断性宫颈锥切可用冷刀或 LEEP 刀，最好避免用电刀，以免破坏组织切缘，从而影响诊断。

（陈杏梅）

第三节　妇科肿瘤标志物检查

肿瘤标志物（tumor marker，TM）是指能够提示或反应肿瘤细胞特征、肿瘤存在、发展或病情进展的可探测物，由肿瘤细胞合成、释放，或是宿主对肿瘤的反应性释放。这些物质存在于肿瘤细胞和组织中，或分泌到细胞外间隙，可在患者的血液、组织液、分泌液中检测到。其中血清肿瘤标志物作为无创伤性检查，便于重复采样检测和随访，至今仍作为主要的肿瘤探测指标。

人们期待肿瘤标志物能具备高度的敏感性和特异性，能协助诊断、评估疗效、预测肿瘤的复发和转移。但遗憾的是，至今极少几个标志能满足上述要求而应用于临床。随着蛋白质学组、代谢组学等技术日趋成熟和大规模的应用，新的肿瘤标志物不断问世，肿瘤标志物在妇科肿瘤的诊断、治疗和随访中的应用也日益广泛。

从 1846 年 Bence-Jones 发现本周蛋白作为多发性骨髓瘤的实验室诊断依据以来，人类发现的有一定临床价值的肿瘤标志物已达一百多种。与妇科肿瘤有关的标志物多达数十种，大致有以下几类：酶类标记物、糖类标记物、蛋白类标记物、激素类标记物、胚胎性抗原标记物、基因类标记物和其他类标记物。现先将各种与妇科肿瘤有关的标志物的性质介绍如下：

一、酶类标志物

肿瘤的发生、发展涉及全身多种酶类，酶的变化从一定程度上反映肿瘤在体内的变化，因此可能成为肿瘤标志物。由于酶的活性受多种因素影响和干扰，故而稳定性较差，特异性也相对较低。

（一）乳酸脱氢酶（Lactate Dehydrogenase，LDH）

LDH 是糖代谢中的主要酶，催化乳酸成为丙酮酸的氧化反应，广泛分布于各种组织器官中。血清 LDH 正常（参考）值为＜1.5 μmol/L。细胞损伤会引起 LDH 水平升高，肿瘤组织中糖的无氧酵解增强，也促使 LDH 升高。在卵巢上皮性癌和生殖细胞肿瘤等恶性肿瘤的辅助诊断是有一定参考价值。

（二）碱性磷酸酶（Alkaline Phosphatase，ALP）

ALP 能水解各种磷酸酯键，在磷酸基的转移中起重要作用。ALP 来自肝脏、胎盘和骨组织，正常（参考)值为 32～92 U/L。其异常提示肝癌、胆道癌、前列腺癌等。其同工酶胎盘型 ALP(PALP)在滋养层合成,妊娠妇女血清 PALP 升高,卵巢癌等肿瘤也可升高。

(三)神经元特异性烯醇化酶(neuron specific enolase,NSE)

NSE 是糖酵解中的关键酶,存在于神经组织和神经内分泌系统。正常(参考)值<16.3 ng/mL。NSE 和病情的发展相关,其值越高,疾病恶性程度越高。

二、糖类标记物

肿瘤细胞内糖基化过程发生变异,导致细胞分泌性或细胞膜上的糖蛋白或糖脂中的糖基序列发生改变,形成了新的特殊抗原。常用于妇科恶性肿瘤辅助诊断的此类标志物有 CA125、CA19-9、CA15-3、CA72-4、CA549 等。

(一)癌抗原 125(cancer antigen 125,CA125)

CA125 是一种大分子多聚糖蛋白,分子量可达 220～1 000 kD 之间,99% 健康人血清值<35 U/mL。对浆液性癌的诊断有相对特异性,可用于浆液性卵巢癌、子宫内膜癌、乳腺癌等恶性肿瘤的辅助诊断和随访。但是一些良性病变如子宫内膜异位症、盆腹腔炎症等病变,甚至是早期妊娠和正常妇女中也可能升高。

(二)糖链抗原 19-9(carbohydrate antigen 19-9,CA19-9)

CA19-9 是一种黏蛋白型的糖蛋白,分子量≥5 000 kD,95% 健康人血清值<20 U/mL。CA19-9 升高通常见于黏液性囊腺癌及胃肠道来源的恶性肿瘤。成熟性囊性畸胎瘤(MCT)患者血清 CA19-9 值也可能有升高。

(三)糖链抗原 15-3(carbohydrate antigen 15-3,CA15-3)

CA15-3 是一种分子量为 300～500 kD 的糖蛋白,正常(参考)值为<28 μg/L。CA15-3 升高见于胰腺癌、肺癌、乳腺癌、卵巢癌等恶性肿瘤。

(四)糖链抗原 72-4(carbohydrate antigen 72-4,CA72-4)

CA72-4 是一种糖蛋白抗原,正常(参考)值为<6 U/mL,异常升高在各种消化道肿瘤、卵巢癌均可产生。

(五)癌抗原 549(cancer antigen 549,CA549)

CA549 是一种酸性糖蛋白,95% 健康妇女中,血清 CA549 水平低于 11 U/mL。乳腺癌、卵巢癌、前列腺癌、肺癌患者 CA549 可上升;怀孕妇女和良性乳腺瘤、肝病患者 CA549 略微升高。

三、蛋白质类标志

大多数实体瘤是由上皮细胞衍生而来,当肿瘤细胞快速分化、增殖时,一些在正常组织中不表现的细胞类型或组分大量出现,成为肿瘤标志物。

(一)角蛋白(cytokeratin,CK)

CK 是细胞体间的中间丝,在正常上皮细胞及上皮性癌细胞中起支架作用,支撑细胞及细胞核。肿瘤细胞中最丰富的是 CKl8 和 CK19。CYFRA21-1 是 CK19 的两个片段,存在于宫颈癌、肺癌、食管癌等上皮起源的肿瘤细胞的细胞质中,当肿瘤细胞分解时释放入血清。

(二)组织多肽抗原(tissue polypeptide antigen,TPA)

TPA 分子结构和细胞骨架蛋白相类似,分子量在 17～45 kD 之间,增殖活跃的细胞能分泌这种蛋白,可反映肿瘤细胞的增殖及凋亡状况,在消化道肿瘤、乳腺癌、肺癌、宫颈癌、前列腺癌、胃癌、卵巢癌及膀胱癌中均可出现异常升高。

(三)鳞状细胞癌抗原(squamous cell carcinoma antigen,SCCA)

SCCA 是一种分子量为 48 kD 的糖蛋白,血清中的 SCCA 浓度和鳞状细胞癌的分化程度有关,正常血清临界值<1.5 ng/mL。在子宫颈癌、外阴癌、肺癌、皮肤癌、头颈部癌、消化道癌和泌尿道肿瘤中都可见

SCCA 升高。SCCA 升高程度和肿瘤的恶性程度密切相关,SCCA 一旦升高往往预示病情恶化,伴发转移,所以常用于治疗监视和预后判断。

（四）铁蛋白（ferritin）

铁蛋白是一种铁结合蛋白,对体内铁的转运、贮存以及铁代谢调节具有重要作用,是铁的主要贮存形式。正常值为 10～200 ng/mL。肝癌、胰腺癌、霍奇金病、白血病、卵巢癌等恶性肿瘤铁蛋白可升高;肝病、铁负荷增多时铁蛋白也可升高。

四、激素类标记物

某些恶性肿瘤可分泌异位激素,或是使得相应的激素受体增加,这些异常的激素或是受体可提示肿瘤的存在和发展。

（一）人绒毛膜促性腺激素（humam chorionic gonadotropin,HCG）

HCG 是一种糖蛋白,在妊娠期由胎盘滋养细胞分泌。相对分子量为 36.7 kD,由 α 和 β 两个亚单位组成,α 亚单位也是其他激素如促卵泡生成素（follicle-stimulating hormone,FSH）、黄体生成素（luteinizing hormone,LH）和促甲状腺素（thyroid stimulating hormone,TSH）的组成成分。β 亚单位仅存在于 HCG,具有较高特异性,对卵巢原发性绒癌、胚胎癌具有特异性诊断价值。β-HCG 正常参考值上限为 5.0 U/L。部分乳腺癌、胃肠道癌、肺癌,良性疾病如肝硬化、十二指肠溃疡、炎症也可见 β-HCG 轻度异常。由于 β-HCG 无法穿过血脑屏障,所以脑脊液中出现 β-HCG 并且和血清中的 β-HCG 比例超过 1∶60,提示肿瘤脑转移。

（二）雌、孕激素及其受体

ER 和 PR 主要分布于子宫、宫颈、阴道及乳腺等靶器官的雌孕激素靶细胞表面,能与相应激素特异性结合,进而产生生理或病理效应。激素与受体的结合特点有专一性强、亲和力高、结合容量低等。研究表明,雌激素有刺激 ER、PR 合成的作用,而孕激素则有抑制雌激素受体合成并间接抑制孕激素受体合成的作用。ER、PR 在大量激素的作用下,可影响妇科肿瘤的发生和发展。ER 阳性率在卵巢恶性肿瘤中明显高于正常卵巢组织及良性肿瘤,而 PR 则相反,说明卵巢癌的发生与雌激素的过度刺激有关,导致相应的 ER 过度表达。不同分化程度的恶性肿瘤,其 ER、PR 的阳性率也不同。卵巢恶性肿瘤中随着分化程度的降低,PR 阳性率也随之降低;同样,子宫内膜癌和宫颈癌 ER、PR 阳性率在高分化肿瘤中阳性率明显较高。此外有证据表明,受体阳性患者生存时间明显较受体阴性者长。ER 受体在子宫内膜癌的研究较多。有资料表明约 48% 的子宫内膜癌患者组织标本中可同时检出 ER 和 PR,31% 患者 ER 和 PR 均为阴性,7% 只可检出 ER,14% 的患者只检出 PR。这些差异提示不同患者 ER 和 PR 受体水平有很大差异,这种差异对子宫内膜癌的发展及转归有较大影响,特别是在指导应用激素治疗有确定价值。

有内分泌功能的卵巢恶性肿瘤分泌的激素可作为肿瘤标志物,如颗粒细胞瘤分泌雌激素。

五、胚胎性抗原标记物

许多只应在胚胎期才具有的蛋白质随胎儿出生而逐渐停止合成和分泌,但在肿瘤状态时,机体中一些基因被激活,使机体重新生成和分泌这些胚胎期和胎儿期的蛋白。

（一）癌胚抗原（carcino-embryonic antigen,CEA）

CEA 是糖蛋白,分子量 180～200 kD,其中碳水化合物占 45%～60%,蛋白质部分是由单链多肽组成,是胚胎发展过程中产生的抗原之一,正常血清 CEA 浓度在 2.5 μg/L 以下。胎儿在妊娠两个月后由消化道分泌 CEA,出生后消失。CEA 异常升高提示胃肠道癌、乳腺癌、卵巢黏液性癌,但需与肝硬化、肺气肿、直肠息肉、良性乳腺痛、溃疡性结肠炎相鉴别。癌肿浸润、转移时 CEA 明显升高,CEA 水平持续升高提示预后不良。

（二）甲胎蛋白（alpha-fetoprotein,AFP）

AFP 含 590 个氨基酸残基,分子量为 70 kD,含 4% 的糖类。在正常成人血清 <5.8 μg/L。AFP 在胚胎发育期由卵黄囊和肝脏合成,成人后当肝细胞被破坏后的再生、肝癌和生殖细胞肿瘤时血清 AFP 浓度上升。

六、基因类标记物

肿瘤的发生、发展是多因素、多阶段、多基因共同参与的结果。癌基因的激活或突变,抑癌基因的缺失或突变,可被探查作为肿瘤诊断和治疗的依据。与妇科肿瘤相关的癌基因或抑癌基因如下:

(一)C-erbB-2 基因(HER/neu 基因)

C-erbB-2 基因位于染色体 17q23,编码一个分子量 185kD 的跨膜糖蛋白酪氨酸激酶受体,是人类表皮生长因子受体家族成员之一。主要通过信号转导途径参与细胞间、细胞与基质间的信息交流,从而影响多种不同的基因转录。C-erbB-2 基因通过基因扩增而激活,它多见于乳腺癌(Paget 病)、卵巢癌和胃肠道肿瘤。

(二)p53 基因

p53 基因是一种抑癌基因,位于染色体 17p13.1,编码一种 393 个氨基酸的转录因子,它通过控制细胞进入 S 期控制细胞分化,监视细胞基因组的完整性,阻止具有癌变倾向的基因突变的发生。p53 突变后具有对抗野生型 p53 的细胞凋亡作用,使肿瘤对化疗和放疗产生耐药性。p53 与包括宫颈癌、卵巢癌在内的多种肿瘤的分级、进展有关。

(三)乳腺癌易感基因 1/2(breast cancer susceptibility gene 1/2,BRCA1/2)

BRCA1/2 基因是一种抑癌基因,其异常表达与家族性乳腺癌及卵巢癌的发生密切相关。体内存在这两种基因任何之一缺陷的女性在 70 岁之前患乳腺癌的风险比正常女性高出约 80%,同时更易患卵巢癌。此外,BRCA1/2 变异与胰腺癌、前列腺癌和胃癌之间也存在联系。

(四)PTEN 基因

PTEN 基因是一种抑癌基因,定位于 10q23.3,具有磷酸酶活性。可通过基因突变、DNA 甲基化等方式失活,主要表现为基因缺失、蛋白表达减少。PTEN 作用于 PI3K/AKT 信号途径和选择性抑制 MAPK 途径,调控细胞增殖;通过发挥蛋白磷酸酶功能,使 FAK 和 SHC 去磷酸化,抑制细胞迁移。由于 PTEN 蛋白在细胞生长、凋亡、黏附、迁移、浸润等方面的重要作用,因而成为众多肿瘤预后的评价指标。

(五)ras 基因

编码 P21 蛋白,属于三磷酸鸟苷(GTP)结合蛋白(一种细胞信息传递的耦联因子),通过 GTP 与二磷酸鸟苷(GDP)的相互转化来调节信息的传递。通过影响生长调控和分化的信号传导,和肿瘤的浸润度、转移相关。临床上 ras 基因突变多见于神经母细胞瘤、膀胱癌、急性白血病、消化道、乳腺癌、卵巢癌等恶性肿瘤。

(六)myc 基因

与 DNA 合成、细胞信号转录、细胞分化相关,尤其在 G_1 和 S 期 myc 表达最强。在分裂细胞中核内蛋白含量升高,在静止细胞内含量低。目前 myc 基因蛋白标志主要用在判断肿瘤和复发和转移上。

(七)bcl 基因

bcl 基因是一种原癌基因,定位于 18 号染色体长臂。通过表达一种磷酸蛋白,抑制细胞死亡而参与肿瘤的发生,其表达阳性与肿瘤低分化和顺铂耐药有关。bcl 基因在各类淋巴瘤、急慢性白血病、何杰金氏病、乳腺癌的甲状腺髓样癌等病中均可呈阳性。

(八)转移抑制基因(nm23)

nm23 基因位于 17q21.3,相对分子量 17kD。编码核苷二磷酸激酶,后者可调节 G 蛋白介导的细胞信号传导,并通过参与调节细胞内微管系统的状态而抑制肿瘤的转移。

七、人乳头状瘤病毒

人乳头状瘤病毒(human papilloma virus,HPV)属嗜上皮性病毒,现已确定的 HPV 型别约有一百一十余种。目前,国内外已公认 HPV 感染是导致宫颈癌的主要病因。依据 HPV 型别与癌发生的危险性高低将 HPV 分为高危型和低危型两类。低危型 HPV 如 HPV6、HPV11、HPV42、HPV43、HPV44 等,常引起外生殖器疣等良性病变；高危型 HPV 如 HPV16、HPV18、HPV31、HPV33、HPV35、HPV39、HPV45、HPV51、HPV52、HPV56、HPV58、HPV59、HPV68 型等则与宫颈癌及宫颈上皮内瘤变（CIN）有关，其中以 HPV16、HPV18 型与宫颈癌的关系最为密切。宫颈鳞癌中以 HPV16 型感染最为常见，而宫颈腺癌中 HPV18 型阳性率较高，并多见于年轻妇女。此外，HPV 感染与宫颈上皮内瘤变（CIN）和宫颈浸润癌（CIS）有很强的相关性，随 CIN 程度加重，HPV 阳性率显著增加，至 CIS 可达 90％以上；且 HPV 亚型感染与宫颈癌的转移和预后密切相关，CIS 中 HPV18 型阳性者较 HPV16 型阳性者组织学分化差、淋巴转移率高、术后复发率亦显著增高。因此，国内外开始将检测 HPV 感染作为宫颈癌的一种筛查手段。HPV 检测在临床的应用意义有以下几个方面：

（1）HPV 检测作为初筛手段可浓缩高危人群，比通常采用的细胞学检测更有效，目前认为，HPV 筛查的对象为三年以上性行为或 21 岁以上有性行为的妇女，起始年龄在经济发达地区为 25～30 岁、经济欠发达地区为 35～40 岁，高危人群起始年龄应相应提前。高危妇女人群定义为有多个性伴侣、性生活过早、HIV/HPV 感染、免疫功能低下、卫生条件差/性保健知识缺乏的妇女。65 岁以上妇女患宫颈癌的危险性极低，故一般不主张进行常规筛查。细胞学和 HPV 检测都为阴性者，表明其发病风险很低，可将筛查间隔延长到 8～10 年。细胞学阴性而高危型 HPV 阳性者，发病风险较高，应定期随访。

（2）对于未明确诊断意义的不典型鳞状细胞/腺细胞（ASCUS/AGUS）和鳞状上皮内低度病变（LSIL），HPV 检测是一种有效的再分类方法。可从细胞学结果为 ASCUS/AGUS 中将 CIN 有效的检出，减少需阴道镜下活检以明确 CIN 病例数。

（3）HPV 检测可单独应用或与细胞学方法联合使用进行宫颈癌的初筛，开辟了宫颈癌筛查方法的新途径。2003 年 8 月，卫生部委托中国癌症研究基金会召开专家组会议，讨论通过了宫颈癌筛查方案共3 种（最佳筛查方案、一般筛查方案、最基本筛查方案），以适于不同资源条件和人群风险度。

（4）HPV 还可用于宫颈上皮内高度病变和宫颈癌治疗后的监测，有效的指导术后追踪。HPV 可预测病变恶化或术后复发的危险，若手术后六个月、十二个月检测 HPV 阴性，提示病灶切除干净；若术后 HPV 检测阳性，提示有残留病灶及有复发可能。

（5）目前 HPV 的检测方法有细胞学法、斑点印迹法、荧光原位杂交法、原位杂交法、Southern 杂交法、多聚合酶链反应（PCR）法和杂交捕获法（hybrid capture，HC）。其中杂交捕获法是美国 FDA 唯一批准的可在临床使用的 HPV DNA 检测技术，目前应用的第二代技术（hybrid capture Ⅱ，HC-Ⅱ）可同时检测 13 种高危型 HPV（16、18、31、33、35、39、45、51、52、56、58、59 和 68），已得到世界范围的认可。

（6）HPV 检测的注意事项有：①月经正常的妇女，在月经来潮后 10～18 d 为最佳检查时间。②检查前 48 小时内不要做阴道冲洗及阴道上药。③检查前 48 小时内不要行性生活。

八、妇科常见恶性肿瘤的标志物选择

（一）外阴癌

外阴鳞状上皮细胞癌的肿瘤标志物主要为 SCCA。外阴恶性黑色素瘤患者则有 NSE 水平升高，可用于监测病情发展，评价治疗效果，预测复发。Karam 等报道，37％的外阴佩吉氏症（Paget's disease）可检测到 HER-2/ neu 蛋白过表达，并可望以此作为新的治疗靶点。

（二）宫颈癌

宫颈癌以 HPV 检测和阴道镜检诊断宫颈癌的敏感性高，加用 P16、P53、Bcl-2 这三个指标可有效提高诊断特异性。SCCA 的血清水平与宫颈鳞癌的发展、侵犯程度及是否转移有关，在宫颈癌根治术后 SCCA 下降。CYFRA21-1 表达水平与临床分期、病灶大小及间质浸润深度有关。CA125 对腺癌较敏感，c-myc 过度表达与宫颈癌预后不良相关。

（三）子宫内膜癌

肿瘤标志物在子宫内膜癌中的诊断意义不大，目前主要用于判断肿瘤进展及疗效监测。CA125、CA19-9 和 CEA 联合应用可提高检测的敏感性。有学者提出子宫内膜的恶性转化可由上皮膜抗原

(epithelial membrane antigen,EMA)过度表达有关,可作为内膜癌复发的独立先兆。已有报道的散发性子宫内膜癌的基因改变包括 K-ras、HER-2/neu、PTEN、p53、ER、PR 等。

(四)卵巢癌

CA125 对上皮性卵巢癌较敏感,2/3 的患者在症状出现前数周至数月出现升高。50% Ⅰ 期卵巢癌患者和 90% 的 Ⅱ 期以上的卵巢癌患者血清 CA125 升高。CA125 值和肿瘤大小、肿瘤分期相关。按照卵巢癌风险评估法则(risk of ovarian cancer algorithm,ROCA),可提高血清 CA125 在卵巢癌动态监测中的作用。CA125 主要在浆液性卵巢癌中升高,对黏液性卵巢癌可联合 CA19-9、CEA 等指标综合判断。此外,CA19-9 还与卵巢成熟性畸胎瘤密切相关。如果是年轻女性,应测定 AFP 和 HCG,以排除生殖细胞肿瘤。AFP 升高提示内胚窦瘤、胚胎细胞癌可能;HCG 升高提示卵巢绒癌、胚胎细胞癌、混合性生殖细胞瘤;无性细胞瘤选择 NSE、LDH;转移性卵巢癌选择 CEA。近年来,新的卵巢癌标志物不断被发现,如骨桥蛋白(osteopontin,OPN)等。肿瘤标志物的联合使用可以使诊断妇科肿瘤的敏感度和特异度提高。

(五)滋养细胞肿瘤

其首选 β-HCG,与肿瘤生长呈正相关。70% 绒癌中可检测到妊娠特异性糖蛋白(pregnancy-specific beta-1-glycoprotein,SP1)。人胎盘泌乳素(human placental lactogen,HPL)在胎盘部位滋养细胞肿瘤中轻度升高。

(陈杏梅)

第四节　女性内分泌激素测定

女性内分泌系统激素包括 H-P-O 轴系的内分泌腺体分泌的激素。这些激素在中枢神经系统和各内分泌器官的相互协同作用下,发挥作用并相互调节和制约。卵巢活动受垂体控制,垂体活动受下丘脑调控,而下丘脑又听命于大脑皮层的指令;反之,卵巢激素又反馈调控下丘脑和垂体。因此,测定 H-P-O 轴各激素水平对许多内分泌疾病及女性生殖内分泌功能的调节机制有重大意义。

激素测定一般抽取外周血,常用方法包括气相色谱层析法、分光光度法、荧光显示法、酶标记免疫法和放射免疫测定法(RIA)。近年来,无放射性同位素标记的免疫化学发光法正逐步取得广泛应用。

一、下丘脑促性腺激素释放激素

下丘脑促性腺激素释放激素(gonadotropin-releasing hormone,GnRH)由下丘脑释放,也有人将之称为黄体生成素释放激素(luteinizing hormone-releasing factor,LHRH)。女性正常月经周期中,变化最显著的激素是黄体生成素(luteinizing hormone,LH),它可在月经中期出现排卵峰。而 GnRH 在外周血中含量很少,且半衰期短,很难测定,故目前主要采用 GnRH 兴奋试验与氯米芬试验来了解下丘脑和垂体的功能。

(一)GnRH 兴奋试验

1.原理

LHRH 对垂体促性腺激素有兴奋作用,给受试者静脉注射 LHRH 后在不同时间抽血测定促性腺激素的含量,可了解垂体功能。

2.方法

上午 8 时静脉注射 LHRH 50 U,于注射前、注射后的 15、30、60 和 90 min 分别取静脉血 2 mL,测定促性腺激素含量。

3.结果分析

(1)正常反应:注射 LHRH 后。LH 值的上升比基值升高 2~3 倍,高峰出现在注射后的 15~30 min。

(2)活跃反应:高峰值比基值升高 5 倍以上。

(3)延迟反应:高峰出现时间迟于正常反应出现的时间。

(4)无反应或低弱反应:注入 LHRH 后,LH 值无变化,处于低水平,或略有升高,但不足 2 倍。

4.临床意义

(1)青春期延迟:GnRH 兴奋试验呈正常反应。

(2)垂体功能减退:席汉氏综合征、垂体手术或放疗导致的垂体组织破坏时,GnRH 兴奋试验呈无反应或低弱反应。

(3)下丘脑功能减退:可出现延迟反应或正常反应。

(4)卵巢功能不全:FSH、LH 基值均大于 30U/L,GnRH 兴奋试验呈活跃反应。

(5)多囊卵巢综合征:GnRH 兴奋试验呈活跃反应。

(二)氯米芬试验

1.原理

氯米芬结构与人工合成的己烯雌酚相似,是一种有弱雌激素作用的非甾体类的雌激素拮抗剂,在下丘脑与雌、雄激素受体结合,阻断性激素对下丘脑和垂体促性腺激素细胞的负反馈作用,诱发 GnRH 释放,用以评估闭经患者 H-P-O 的功能,以鉴别下丘脑和垂体病变。

2.方法

月经第 5 天开始每日口服氯米芬 50~100 mg,连服 5 日,服药后 LH 可增加 85%,FSH 增加 50%,停药后 FSH、LH 下降。若以后再出现 LH 上升达排卵期水平,诱发排卵则为排卵型反应,一般在停药后 5~9 d 出现排卵。若停药 20 日后 LH 未上升为无反应。同时在服药的第 1、3、5 日测 LH、FSH,第 3 周或经前测血孕酮。

3.临床意义

(1)下丘脑病变:下丘脑病变时对 GnRH 兴奋试验有反应,而对氯米芬试验无反应。

(2)青春期延迟:通过 GnRH 兴奋试验判断青春期延迟是否为下丘脑、垂体病变所致。

二、垂体促性腺激素测定

(一)来源及生理作用

FSH 和 LH 是垂体分泌的促性腺激素,均为糖蛋白,在血中与 α_2 和 β 球蛋白结合,受下丘脑 GnRH 和雌、孕激素的调节。育龄期女性的这些激素随月经周期出现周期性变化。FSH 的生理作用主要是促进卵泡成熟及分泌雌激素。LH 的生理作用主要是促进排卵和黄体形成,促使卵巢分泌孕激素和雌激素。

LH 在卵泡早期处于低水平,以后逐渐上升,至排卵前 24 h 左右与 FSH 同时出现高峰,且 LH 峰更高、更陡,黄体后期逐渐下降,排卵期出现的陡峰是预测排卵的重要指标。

(二)正常值

正常值见表 10-1、表 10-2。

表 10-1 血 FSH 正常范围

测定时期	正常范围(U/L)
青春期	≤5
正常女性	5~20
绝经后	>40

表 10-2　血 LH 正常范围

测定时期	正常范围（U/L）
卵泡期	5～30
排卵期	75～100
黄体期	3～30
绝经期	30～130

（三）临床应用

1.协助判断闭经原因

FSH、LH 水平低于正常值，则闭经原因在垂体或下丘脑。FSH、LH 水平均高于正常值，病变在卵巢。

2.测定 LH 峰值

可估计排卵时间及了解排卵情况。

3.诊断性早熟

用于鉴别真性和假性性早熟。真性性早熟由促性腺激素分泌增多引起，FSH、LH 有周期性变化。假性性早熟的 FSH 和 LH 水平较低，而且无周期性变化。

三、垂体催乳激素测定

（一）来源及生理作用

催乳激素（prolactin，PRL）是垂体催乳激素细胞分泌的一种多肽蛋白激素，受下丘脑催乳激素抑制激素和催乳激素释放激素的双重调节。促甲状腺激素释放激素（TSH）、雌激素、5-羟色胺等对其均有促进作用。PRL 分子结构有 4 种形态：小分子 PRL、大分子 PRL、大大分子 PRL 和异型 PRL。仅小分子 PRL 具有激素活性，占分泌总量的 80%。临床测定的 PRL 是各种形态 PRL 的总和，故 PRL 的测定水平与生物学作用不一致。PRL 的主要功能是促进乳房发育及泌乳，与卵巢类固醇激素共同作用促进分娩前乳房导管及腺体发育。PRL 还参与机体的多种功能，特别是对生殖功能的调节。

（二）正常值

正常值见表 10-3。

表 10-3　不同时期血 PRL 正常范围

测定时期	正常范围（μg/L）
非妊娠期	＜25
妊娠早期	＜80
妊娠中期	＜160
妊娠晚期	＜400

（三）临床应用

（1）闭经、不孕及月经失调者均应测定 PRL 以除外高催乳素血症。

（2）垂体肿瘤患者伴 PRL 异常增高时应除外垂体催乳激素瘤。

（3）PRL 升高还常见于性早熟、原发性甲状腺功能低下、卵巢早衰、黄体功能欠佳、哺乳、神经精神刺激、药物（如氯丙嗪、避孕药、大量雌激素和利血平等）因素；PRL 水平低多见于垂体功能减退、单纯性催乳激素分泌缺乏症等。

四、雌激素测定

（一）来源及生理变化

雌激素主要由卵巢、胎盘产生，少量由肾上腺产生。可分为雌酮（estrone，E_1）、雌二醇（estradiol，E_2）及雌三醇（estriol，E_3）。三种雌激素成分均可从血、尿和羊水中测得。雌二醇活性最强，是卵巢产生的主要激素之一，对维持女性生殖功能及第二性征有重要作用。绝经后女性体内以雌酮为主，主要来源于肾上腺分泌的雄烯二酮，在外周经芳香化酶转化而成。雌三醇是雌酮和雌二醇的代谢产物。妊娠期间胎盘产生大量雌三醇，测定血或尿中雌三醇水平可反映胎儿、胎盘状态。雌激素在肝脏灭活和代谢，经肾脏由尿液排出。

幼女体内雌激素处于较低水平，随年龄增长，由青春期至成年，女性雌二醇水平不断上升。在正常月经周期中，雌二醇随卵巢周期性变化而波动。卵泡早期水平最低，以后逐渐上升，至排卵前达高峰，后又逐渐下降，排卵后达最低点，然后又逐渐上升，至排卵后 8 d 又达第二个高峰，但峰值低于第一个高峰。绝经后女性卵巢功能衰退，雌二醇水平低于卵泡早期。

（二）正常值

正常值见表 10-4。

表 10-4　血 E_2、E_1 参考值

测定时期	E_2 正常值（pmol/L）	E_1 正常值（pmol/L）
青春前期	18.35～110.10	62.90～162.80
卵泡期	91.75～275.25	125.00～377.40
排卵期	734.00～2 202.00	125.00～377.40
黄体期	367.00～1101.00	125.00～377.40
绝经后	18.35～91.25	

（三）临床应用

1. 监测卵巢功能

测定血雌二醇或 24 h 尿总雌激素水平。

（1）判断闭经原因：①激素水平符合正常的周期性变化，说明卵泡发育正常应考虑闭经原因为子宫性。②雌激素水平偏低，闭经原因可能为原发或继发性卵巢功能低下或受药物影响而抑制了卵巢功能；也可见于下丘脑垂体功能失调、高催乳素血症。

（2）诊断无排卵：雌激素无周期性变化者常见于无排卵性功血、PCOS 及部分绝经后出血。

（3）监测卵泡发育：在药物促排卵时，测定血中雌二醇可作为监测卵泡发育、成熟的指标之一。

（4）诊断女性性早熟：临床多以 8 岁以前出现第二性征为性早熟，血 E_2 水平＞275pmol/L 为诊断性早熟的激素指标之一。

2. 监测胎儿-胎盘单位功能

妊娠期雌三醇主要由胎儿胎盘单位产生，测定孕妇尿雌三醇含量可反映胎儿胎盘功能状态。正常妊娠 29 周尿雌激素迅速增加，足月妊娠尿雌三醇排出量平均为 88.7 nmol/24 h，妊娠 36 周后尿雌三醇排出量连续数次＜37 nmol/24 h，或骤减＞30%～40%，均提示胎盘功能减退；雌三醇＜22.2 nmol/24 h 尿，或骤减＞50%也提示胎盘功能减退。

五、孕激素测定

（一）来源及生理作用

人体孕激素由卵巢、胎盘和肾上腺皮质产生。正常月经周期中血孕酮含量在卵泡期极低，排卵后由于卵巢黄体产生大量孕酮，水平迅速上升，在月经周期 LH 峰后的 6～8 d 达高峰，经前的 4 d 逐渐下降至卵泡期水平。妊娠时血孕酮水平随时间增加而稳定上升，妊娠 6 周时，孕酮主要来自卵巢黄体，妊娠中晚期则主要由胎盘分泌。血中孕酮经肝脏代谢,最后形成孕二酮,80%由尿液及粪便排出。孕酮的作用是使子宫内膜增厚、血管和腺体增生,利于胚胎着床,降低母体免疫排斥反应,防止子宫收缩,使子宫在分娩前保持静止状态。同时孕酮还可促进乳腺腺泡导管发育,为泌乳作准备。

(二)正常值

正常值见表10-5。

表 10-5　血孕酮正常范围

测定时期	正常范围(nmol/L)
卵泡期	<3.18
黄体期	15.9~63.6
妊娠早期	63.6~95.4
妊娠中期	159~318
妊娠晚期	318~1 272
绝经后	<3.18

(三)临床应用

1. 监测排卵

血孕酮>15.6 nmol/L,提示有排卵。若孕酮符合该水平而又无其他导致不孕的因素时需结合 B 超检查,除外未破裂卵泡黄素化综合征(luteinized unruptured follicle syndrome,LUFS)。使用促排卵药时,可监测血孕酮水平来了解排卵效果。

闭经、无排卵功血、多囊卵巢综合征、口服避孕药或长期使用 GnRH 激动剂时,均可使孕酮水平下降。

2. 了解黄体功能

黄体期血孕酮水平低于生理值,提示黄体功能不足;月经4~5 d血孕酮仍高于生理水平,提示黄体萎缩不全;若卵泡期查血孕酮水平高于生理值需除外高孕酮血症。

3. 了解妊娠状态

排卵后,若卵子受精,黄体继续分泌孕酮。自妊娠第 7 周开始,胎盘分泌孕酮在量上超过卵巢黄体。妊娠期胎盘功能减退时,血孕酮水平下降。异位妊娠血孕酮水平多数较低,若单次孕酮水平≤15.6 nmol/L(5 ng/mL),提示为死胎。先兆流产时,孕酮值若有下降趋势,有发生流产的可能。

4. 孕酮替代疗法的监测

早孕期切除黄体侧卵巢后应用天然孕酮替代疗法时,应监测血孕酮水平。

六、雄激素测定

(一)来源及生理变化

女性体内雄激素来自卵巢及肾上腺皮质。雄激素主要有睾酮、雄烯二酮。而睾酮主要由卵巢和肾上腺分泌的雄烯二酮转化而来;雄烯二酮50%来自卵巢,50%来自肾上腺皮质,活性介于睾酮和脱氢表雄酮之间。脱氢表雄酮主要由肾上腺皮质产生。绝经前血清睾酮是卵巢雄激素来源的标志,绝经后肾上腺皮质是产生雄激素的主要部位。

(二)正常值

正常值见表10-6。

表 10-6　血睾酮正常范围

测定时期	正常范围(nmol/L)
卵泡期	<1.4
排卵期	<2.1
黄体期	<1.7
绝经后	<1.2

（三）临床应用

（1）短期内出现进行性加重的雄激素过多症状多提示卵巢来源的男性化肿瘤。

（2）多囊卵巢综合征：患者血清雄激素可正常，也可升高。治疗前较高，治疗后下降可作为疗效评价的指标之一。

（3）肾上腺皮质增生或肿瘤时，血清雄激素异常升高。

（4）两性畸形的鉴别：男性真两性和假两性畸形，血睾酮水平在男性正常范围内；女性者在女性正常范围内。

（5）女性多毛症：测血清睾酮水平正常时，为毛囊对雄激素敏感所致。

（6）应用雄激素制剂或具有雄激素作用的内分泌药物时，用药期间需监测雄激素。

（7）有雄激素过多的症状和体征者，常规测定血雄激素在正常范围内时应测定血催乳素水平。

七、人绒毛膜促性腺激素测定

（一）来源及生理变化

人绒毛膜促性腺激素（human chorionic gonadotropin，HCG）由合体滋养细胞产生。少数情况下肺、肾上腺和肝脏肿瘤也可产生 HCG。现发现血中 HCG 的波动与 LH 脉冲平行，月经中期也有上升，提示 HCG 由垂体分泌。

正常妊娠受精卵着床时，即排卵后的第 6 日受精卵滋养层形成时开始产生 HCG，约 1 日后可以检测到血浆 HCG，此后每 1.7～2 日上升 1 倍，排卵后 14 d 约达 100U/L，妊娠 8～10 周达高峰（50 000～100 000 U/L），后又迅速下降，至妊娠中晚期，其值仅相当于高峰值的 10%。因 HCG 的 å 链与 LH 的 å 链有相同结构，故在检测时应测定特异的 β-HCG 浓度。

（二）正常值

正常值见表 10-7。

表 10-7　不同时期血清 β-HCG 浓度

测定时期	正常范围（U/L）
非妊娠妇女	<3.1（µg/L）
孕 7～10 d	>5
孕 30 d	>100
孕 40 d	>2 000
妊娠滋养细胞疾病	>100 000

（三）临床应用

1.诊断早期妊娠

血 HCG 浓度>25 U/L 为妊娠试验阳性，可用于诊断早早孕，迅速、简便、价廉。目前应用广泛的有早早孕诊断试纸。另外也有利用斑点免疫层析法原理制成的反应卡进行检测。

2.异位妊娠

血 β-HCG 浓度维持低水平或间隔 2～3 d 测定无成倍上升，需怀疑异位妊娠的可能，但也取决于异位妊娠胚胎的活性。

3.滋养细胞肿瘤的诊断和监测

（1）葡萄胎和侵蚀性葡萄胎：血 β-HCG 浓度异常升高，常>10⁵ U/L，且子宫明显大于妊娠月份则提示有葡萄胎可能，葡萄胎块清除后，HCG 大幅度下降，在清宫后的 8 周应降至正常，若下降缓慢或下降后又上升，排除宫腔内残留组织则可能为侵蚀性葡萄胎。

（2）绒毛膜癌：β-HCG 是绒毛膜癌诊断和监测滋养细胞活性的实验室指标，β-HCG 下降与治疗有效性一致，尿 β-HCG<50 U/L 及血 β-HCG<3.1 µg/L 为阴性标准，治疗后临床症状消失，每周查 1 次

HCG,连续 3 次阴性者视为近期治愈。

4.性早熟和肿瘤

最常见的是下丘脑或松果体胚细胞的绒毛膜瘤或肝胚细胞瘤及卵巢无性细胞瘤、未成熟性畸胎瘤分泌的 HCG 可导致性早熟,血清甲胎蛋白升高是肝胚细胞瘤的标志。分泌 HCG 的肿瘤尚见于肠癌、肝癌、卵巢腺癌、胰腺癌、胃癌,在女性可导致月经紊乱,故女性出现月经紊乱伴 HCG 升高时需除外上述肿瘤。

八、人胎盘升乳素测定

(一)来源及生理变化

人胎盘升乳素(human placental lactogen,HPL)是和胎儿生长发育至关重要的激素,由胎盘合体滋养细胞产生、储存及释放。它与人生长激素(HGH)有共同的抗原,呈部分交叉免疫反应,与 PRL 无交叉反应。HPL 自妊娠第 5 周起时即能从孕妇中测出。随妊娠进展,HPL 水平逐渐升高,于孕 39～40 周时达到高峰,产后迅速下降。

(二)正常值

正常值见表 10-8。

表 10-8　不同时期血 PRL 正常范围

测定时期	正常范围(mg/L)
非孕期	<0.5
孕 22 周	1.0～3.8
孕 30 周	2.8～5.8
孕 40 周	4.8～12.0

(三)临床应用

1.测胎盘功能

妊娠晚期连续动态检测 HPL 可以监测胎盘功能。于妊娠 35 周后多次测定血清 HPL,均值 4 mg/L 或突然下降 50％以上,提示胎盘功能减退。

2.糖尿病合并妊娠

HPL 水平与胎盘大小成正比,如糖尿病合并妊娠时胎盘较大,HPL 值可能偏高。但临床应用时还应配合其他监测指标综合分析,以提高判断的准确性。

(薛　健)

第五节　输卵管通畅检查

输卵管通畅检查的主要目的是检查输卵管是否通畅,了解子宫和输卵管腔的形态及输卵管的阻塞部位。常用的方法有输卵管通气术、输卵管通液术、子宫输卵管造影术和选择性子宫输卵管造影术。其中输卵管通气术因有发生气栓的潜在危险,且准确性仅为 45％～50％,故临床上已逐渐被其他方法取代。近年来,随着介入技术的发展和内窥镜的临床应用,已普遍采取选择性输卵管造影术和采用腹腔镜直视下输卵管通液术来进一步明确输卵管的通畅情况,并根据输卵管阻塞部位的不同而进一步通过输卵管介入治疗或腹腔镜治疗改善其通畅程度。此外,还有宫腔镜下经输卵管口插管通液试验和宫腹腔镜联合检查等方法。

一、输卵管通液术

输卵管通液术(hydrotubation)是检查输卵管是否通畅的一种方法,并具有一定的治疗功效。即通过导管向宫腔内注入液体,根据注射液体阻力大小、有无回流及注入液体量和患者感觉等判断输卵管是否通畅。由于操作简便,无需特殊设备,广泛用于临床。

(一)适应证

(1)不孕症,男方精液正常,疑有输卵管阻塞者。

(2)检查和评价输卵管绝育术、输卵管再通术或输卵管成形术的效果。

(3)对输卵管黏膜轻度粘连有疏通作用。

(二)禁忌证

(1)内外生殖器急性炎症或慢性炎症急性或亚急性发作者。

(2)月经期或有不规则阴道出血者。

(3)可疑妊娠者。

(4)严重的全身性疾病,如心、肺功能异常等,不能耐受手术者。

(5)体温高于 37.5 ℃者。

(三)术前准备

(1)月经干净 3~7 d,禁性生活。

(2)术前半小时肌内注射阿托品 0.5 mg,解痉。

(3)患者排空膀胱。

(四)方法

1.器械

阴道窥器、宫颈钳、长弯钳、宫颈导管、20 mL 注射器、压力表、Y 形导管等。

2.常用液体

生理盐水或抗生素溶液(庆大霉素 8 万 U、地塞米松 5 mg、透明质酸酶 1500 U,注射用水 20~50 mL),可加用 0.5%的利多卡因 2 mL 以减少输卵管痉挛。

3.操作步骤

(1)患者取膀胱结石位,外阴、阴道、宫颈常规消毒,铺无菌巾,双合诊了解子宫的位置及大小。

(2)放置阴道窥器充分暴露子宫颈,再次消毒阴道穹隆部及宫颈,以宫颈钳钳夹宫颈前唇。沿宫腔方向置入宫颈导管,并使其与宫颈外口紧密相贴。

(3)用 Y 形管将宫颈导管与压力表、注射器相连,压力表应高于 Y 形管水平,以免液体进入压力表。

(4)将注射器与宫颈导管相连,并使宫颈管内充满生理盐水,缓慢推注,压力不可超过 160 mmHg。观察推注时阻力大小、经宫颈注入的液体是否回流,患者下腹部是否疼痛。

(5)术毕取出宫颈导管,再次消毒宫颈、阴道,取出阴道窥器。

(五)结果评定

1.输卵管通畅

顺利推注 20 mL 生理盐水无阻力,压力维持在 60~80 mmHg 以下,或开始稍有阻力,随后阻力消失,无液体回流,患者也无不适感,提示输卵管通畅。

2.输卵管阻塞

勉强注入 5 mL 即感有阻力,压力表见压力持续上升而不见下降,患者感下腹胀痛,停止推注后液体又回流至注射器内,表明输卵管阻塞。

3.输卵管通而不畅

注射液体有阻力,再经加压注入又能推进,说明有轻度粘连已被分离,患者感轻微腹痛。

(六)注意事项

(1)所用无菌生理盐水温度以接近体温为宜,以免液体过冷造成输卵管痉挛。

(2)注入液体时必须使宫颈导管紧贴宫颈外口,防止液体外漏。

(3)术后 2 周禁盆浴及性生活,酌情给予抗生素预防感染。

二、子宫输卵管造影术

子宫输卵管造影术(hysterosalpingography,HSG)是通过导管向子宫腔及输卵管注入造影剂,在 X 线下透视及摄片,根据造影剂在输卵管及盆腔内的显影情况了解子宫腔的形态、输卵管是否通畅、阻塞的部位、输卵管结扎部位及盆腔有无粘连等,尤其是评价输卵管的最佳方法(图 10-1)。

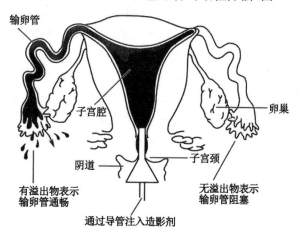

图 10-1　子宫输卵管造影术(HSG)示意图

该检查损伤小,能对输卵管阻塞作出较正确诊断,准确率可达 80%,且具有一定的治疗作用。

(一)适应证

(1)了解输卵管是否通畅及其形态、阻塞部位。

(2)了解宫腔形态,确定有无子宫畸形及类型,有无宫腔粘连、子宫黏膜下肌瘤、子宫内膜息肉及异物等。

(3)内生殖器结核非活动期。

(4)不明原因的习惯性流产,于排卵后做造影了解宫颈内口是否松弛,宫颈及子宫是否畸形。

(二)禁忌证

(1)内、外生殖器急性或亚急性炎症。

(2)严重的全身性疾病,不能耐受手术者。

(3)妊娠期、月经期。

(4)产后、流产、刮宫术后 6 周内。

(5)碘过敏者。

(三)术前准备

(1)造影时间以月经干净 3~7 天为宜,最佳时间为月经干净的 5~6 天,当月月经干净后禁性生活。

(2)做碘过敏试验,阴性者方可造影;如果使用非离子型含碘造影剂不要求做碘过敏试验。

(3)术前半小时可肌内注射阿托品 0.5 mg,有助于解痉。

(4)术前排空膀胱,便秘者术前行清洁灌肠,以使子宫保持正常位置,避免出现外压假象。

(四)方法

1.设备及器械

X 线放射诊断仪或数字多动能 X 线胃肠机、子宫导管、阴道窥器、宫颈钳、长弯钳、20 mL 注射器。

2.造影剂

目前国内外均使用含碘造影剂,分油溶性和水溶性两种。水溶性造影剂又分为离子型和非离子型。油溶性造影剂分为国产碘化油和进口的超液化碘油;油剂(40%碘化油)密度大,显影效果好,刺激小,过敏少,但检查时间长,吸收慢,易引起异物反应,形成肉芽肿或形成油栓;水溶性造影剂(离子型:76%泛影葡胺注射液;非离子型:碘海醇注射液或碘氟醇注射液等多种)中,非离子型造影剂应用较多,其吸收快,检查时间短,可以不做碘过敏试验,有时子宫输卵管边缘部分显影欠佳,细微病变不易观察,但随着碘当量的提高,造影效果明显改善,已经有逐渐取代油剂的趋势。

3.操作步骤

(1)患者取膀胱截石位,常规消毒外阴、阴道,铺无菌巾,检查子宫位置及大小。

(2)以窥阴器扩张阴道,充分暴露宫颈,再次消毒宫颈及阴道穹隆部,用宫颈钳钳夹前唇,探查宫腔。

(3)将40%碘化油或非离子型水剂(如碘海醇、碘氟醇等)充满宫颈导管,排除空气,沿宫腔方向将其置入宫颈管内,徐徐注入造影剂,在X线透视下观察造影剂流经宫颈管、宫腔及输卵管情况并摄片。24 h(油剂)或20 min(水剂)后再摄盆腔延迟片,以观察腹腔内有无游离造影剂及造影剂在腹腔内的涂抹或弥散情况、输卵管内造影剂残留情况,进而判断输卵管的通畅程度。

(4)注入造影剂后子宫角圆钝,而输卵管不显影,则考虑输卵管痉挛,可保持原位,肌注阿托品0.5 mg或针刺合谷、内关穴,20 min后再透视、摄片;或停止操作,下次摄片前使用解痉挛药物或行选择性输卵管造影。

(五)结果评定

1.正常子宫、输卵管

宫腔呈倒三角形,双输卵管显影,形态柔软,24 h或20 min后摄片,盆腔内见造影剂散在均匀分布。

2.宫腔异常

患宫腔结核时子宫常失去原有的倒三角形,内膜呈锯齿状不平;患子宫黏膜下肌瘤时可见宫腔充盈缺损;有子宫畸形时有相应显示。

3.输卵管异常

患输卵管结核时显示输卵管形态不规则、僵直或呈串珠状,有时可见钙化点或盆腔钙化淋巴结;有输卵管积水时输卵管远端呈气囊状扩张,远端呈球形;24 h或20 min后延迟摄片,盆腔内未见散在造影剂分布,说明输卵管不通;输卵管发育异常,可见过长或过短的输卵管、异常扩张的输卵管、输卵管憩室等。

(六)注意事项

(1)造影剂充盈宫颈管时,必须排尽空气,以免空气进入宫腔造成充盈缺损,引起误诊。

(2)宫颈导管与子宫颈外口必须紧贴,以防造影剂流入阴道内。

(3)导管不要插入太深,以免损伤子宫或引起子宫穿孔。

(4)注入造影剂时用力不要过大,推注不可过快,防止造影剂进入间质、血管。

(5)透视下发现造影剂进入血管或异常通道,同时患者出现咳嗽,应警惕发生油栓,立即停止操作,取头低脚高位,严密观察。

(6)造影后2周禁盆浴及性生活,可酌情给予抗生素预防感染。

(7)有时可因输卵管痉挛而造成输卵管不通的假象,必要时重复进行造影或做选择性输卵管造影。

三、选择性输卵管造影术

选择性输卵管造影术(selective salpingography,SSG)是通过将输卵管造影导管经宫颈、宫腔插至输卵管内口注入造影剂,在X线下透视及摄片,根据造影剂在输卵管及盆腔内的显影情况了解输卵管是否通畅、阻塞的部位及排除HSG时输卵管痉挛导致的输卵管未显影。该检查损伤小,能对HSG造成的假阳性做出更准确的判断,同时根据输卵管阻塞或通畅程度不同采取进一步的介入治疗即输卵管再通术(FTR),准确率可达90%～95%,且具有较好的治疗作用。

(一)适应证

(1)输卵管通而不畅或极不畅,要求治疗。

(2)HSG中输卵管未显影或部分显影,为区别输卵管痉挛还是张力高阻塞不通。

(3)HSG显示输卵管近端阻塞,区别是粘连完全阻塞,还是疏松粘连或分泌物较多之阻塞,此时可作再通术治疗。

（二）禁忌证

（1）内、外生殖器急性或亚急性炎症。

（2）严重的全身性疾病，不能耐受手术者。

（3）妊娠期、月经期。

（4）产后、流产、刮宫术后6周内。

（5）碘过敏者。

除以上禁忌证外，还包括：①明显输卵管积水，伞端明显包裹。②结核性输卵管阻塞。③全身发热37.5 ℃以上。

（三）术前准备

（1）选择性输卵管造影时间以月经干净3～7 d为宜，最佳时间为月经干净的5～6 d，当月月经干净后禁性生活。

（2）做碘过敏试验，阴性者方可造影；如果使用非离子型含碘造影剂不要求做碘过敏试验。

（3）术前半小时肌内注射阿托品0.5 mg，有助于解痉。

（4）术前排空膀胱，便秘者术前行清洁灌肠，以使子宫保持正常位置，避免出现外压假象。

（四）方法

1.设备及器械

数字多功能X线胃肠机或数字减影血管造影机（DSA）、输卵管造影导管及外套管、导丝，阴道窥器、宫颈钳、长弯钳、20 mL注射器。

2.造影剂

目前国内外均使用含碘造影剂，分为离子型（如76％泛影葡胺注射液）和非离子型（如碘海醇注射液或碘氟醇注射液等多种）。

3.相关药品

庆大霉素16万U、地塞米松10 mg等。

4.操作步骤

（1）患者取膀胱截石位，常规消毒外阴、阴道，铺无菌巾，检查子宫位置及大小。

（2）以窥阴器扩张阴道，充分暴露宫颈，再次消毒宫颈及阴道穹隆部，用宫颈钳钳夹前唇，探查宫腔。

（3）在透视下将输卵管导管插入外套管中，置外套管于颈管内口，然后轻轻将导管送入输卵管开口处。

（4）注入造影剂，输卵管显影后，注入治疗药液，再观察输卵管内有否残留和造影剂弥散盆腔情况。

（5）若SSG显示输卵管近端阻塞，则可用导丝插入内导管直至输卵管口，透视下轻柔推进导丝，如手感有明显阻力或患者疼痛时停止，然后再注入造影剂显示输卵管再通情况。

（6）术中密切观察有无手术反应，并及时处理。

（五）结果评定

1.输卵管通畅

双输卵管显影，形态柔软，造影剂从输卵管伞端迅速弥散至盆腔，推注药液后输卵管内无造影剂残留，盆腔内见造影剂散在均匀分布。

2.输卵管积水时

输卵管近端呈气囊状扩张，远端呈球形。

3.输卵管不通时

输卵管不显影，盆腔内未见散在造影剂分布。

4.输卵管发育异常

输卵管发育异常可见过长或过短的输卵管、异常扩张的输卵管、输卵管憩室等。

（六）注意事项

（1）导管进入宫腔时，动作要轻柔，尽量减少疼痛和导管对内膜损伤。

（2）注入造影剂时用力不要过大，推注不可过快，防止造影剂进入间质、血管。

（3）如果输卵管近端阻塞，尝试用输卵管介入导丝再通时，要分清导丝的头端，操作轻柔的同时询问患者的感受和透视下监视尤为重要，防止造成输卵管穿孔。

（4）造影后 2 周禁盆浴及性生活，可酌情给予抗生素预防感染。

四、妇产科内镜输卵管通畅检查

近年来，随着妇产科内镜的大量采用，为输卵管通畅检查提供了新的方法，包括腹腔镜直视下输卵管通液检查、宫腔镜下经输卵管口插管通液试验和宫腹腔镜联合检查等方法，其中腹腔镜直视下输卵管通液检查准确率可达 90%～95%。但由于内镜手术对器械要求较高，且腹腔镜仍是创伤性手术，故并不推荐作为常规检查方法，通常在对不孕、不育患者行内镜检查时例行输卵管通液（加用亚甲蓝染液）检查。内镜检查注意事项同上。

（尹秀蓉）

第十一章 月经失调

第一节 功能失调性子宫出血

功能失调性子宫出血(简称功血,dysfunctional uterine bleeding)是因下丘脑-垂体-卵巢轴内分泌功能调节失衡所导致的大量的子宫出血,而没有器质性原因。功血可发生在青春期至绝经期之间的任何年龄,表现为周期的缩短、经期的延长和(或)月经量的增多,是妇产科的常见病和多发病之一。临床上一般分为无排卵型和有排卵型两大类,85%的患者为无排卵型,其中绝大部分发生在绝经前期。

功血出血所涉及的机制各不相同,但每个机制均与类固醇激素的刺激相关。临床治疗的关键是要识别或确定发生机制。各式各样的内外生殖道病理都可以表现成无排卵性出血。仔细询问月经病史和体格检查,通常可提供区别于其他异常出血的原因的大部分信息。当强烈怀疑有器质性改变或经验治疗失败时,需额外的评估。

一、病理生理机制

(一)正常月经出血的生理

月经期的阴道流血是子宫内膜在卵巢周期的调控下发生的规律性剥脱的结果。它的正常周期的范围应是25～35 d,平均28～30 d。月经期的时间范围应是2～7 d,平均3～5 d。月经量平均是每周期80 mL左右。子宫内膜在卵巢周期的卵泡期中受雌激素的影响,发生增生期改变;排卵后,黄体形成分泌大量的孕激素和雌激素,子宫内膜发生分泌期改变。如果排出的卵母细胞没有发生受精,黄体的寿命为10～12 d,当黄体自然萎缩造成雌孕激素的水平骤然下降到一定的水平,子宫内膜的血管破裂出血,形成黏膜下血肿和出血,内膜组织崩解,月经来潮。

1.月经的出血机制

经典的关于月经期出血的机制认为,一个月经周期的子宫内膜变化,是由于雌孕激素的撤退诱导子宫内膜基底层中的螺旋小动脉血管痉挛,引起内膜缺氧的凝固性坏死,导致月经的开始。而持续更强烈的血管收缩导致子宫内膜萎缩坏死脱落,月经血止。在下一个周期中产生的雌激素作用下子宫内膜上皮再生。

但是较近期的调查结果不支持经典的月经缺氧学说。在月经前,经过灌注研究未能证明子宫内膜血流减少,人类在处于月经前期子宫内膜并未测到经典的缺氧诱导因子。组织学证明,月经早期的子宫内膜是呈灶性坏死、炎症和凝血改变,而不是血管收缩和缺氧引起的弥漫性透明变性或凝固性坏死。过去十年中,月经发生机制的理论已经有所改变。可能不能完全用"血管事件"来解释,推测是延伸到子宫内膜基底层螺旋动脉系统上的子宫内膜功能层的毛细血管丛的酶的自身消化引发月经。月经止血的经典机制没有发生变化,包括了凝血机制、局部的血管收缩和上皮细胞再形成。血管事件在月经止血中发挥重要的作用。

2.月经出血机制相关的酶活性

由雌孕激素的撤退引起的子宫内膜酶降解机制,包括细胞内溶酶体酶的释放数量,炎性细胞的浸润蛋白酶和基质金属蛋白酶。在分泌早期,酸性磷酸酶和其他溶解酶只限于细胞内溶酶体内,孕激素抑制溶酶体膜的稳定,抑制酶的释放。由于雌激素和孕激素水平在经前下降,溶酶体膜破坏,酶释放到上皮细胞和间质细胞的胞浆中,最终进入细胞间隙。完好的子宫内膜表层和桥粒可以阻碍这些蛋白酶对自身的消化降解,桥粒的溶解也就破坏了这个防御功能,造成内膜细胞连接的崩解导致血管内皮细胞中血小板沉积,前列腺素释放,血管栓塞,红细胞渗出和组织坏死。

3.月经出血时内膜的炎性反应

孕激素撤退也会刺激子宫内膜的炎性反应。在月经前期,子宫内膜白细胞总数显著增加,较血浆增加高达40%,子宫内膜中炎性细胞浸润(包括中性粒细胞、嗜酸性粒细胞巨噬细胞和单核细胞),趋化因子合成的白细胞介素-8(IL-8)等细胞因子增加。月经时,白细胞产生一系列细胞分子活化,包括细胞因子、趋化因子以及一系列的酶,有助于降解细胞外基质,直接或间接地激活其他蛋白酶。

基质金属蛋白酶是蛋白水解酶家族的一种,可降解细胞外基质和基膜。基质金属蛋白酶包括了可降解细胞间质和基膜的胶原酶,进一步消化胶原的胶原酶,可连接纤维蛋白、层粘连蛋白和糖蛋白的纤维连接蛋白。每个家族成员都需要酶作用底物和以酶原形式存在,能被纤维蛋白酶、白细胞蛋白酶或其他金属蛋白酶激活。在月经前期子宫内膜酶原被广泛激活并显著增加。总之,孕激素抑制子宫内膜金属蛋白酶的表达,孕激素的撤退促进了细胞外基质的金属蛋白的酶分泌,局部子宫内膜上皮细胞,基质和血管内皮细胞和局部组织的基质金属蛋白酶抑制了酶的活化。在正常月经后因为增加的雌激素水平,金属蛋白酶的表达也是被抑制的。

4.月经的内膜毛细血管出血机制

由于子宫内膜内逐渐增加的酶的降解,最终扰乱了内膜下毛细血管和静脉血管系统,导致间质出血;内膜的表面破溃,血液流入子宫内膜腔。最终内膜的改变延伸到功能层,基底动脉破裂导致增厚、水肿和松懈的内膜间质出血。子宫内膜脱落开始并逐步延伸至宫底。

月经血是包括子宫内膜碎片、大量的炎症细胞、血红细胞和蛋白水解酶。由于纤维蛋白溶解酶对纤维蛋白的溶解作用,使月经血呈不凝固,并促进蜕变组织排出。纤维蛋白酶原(纤维蛋白溶酶原激活剂)常出现在分泌晚期和月经期内膜中,激活了蛋白激酶导致出血。在一定程度上,月经出血量是由纤维蛋白溶解和凝固之间的平衡所决定的。子宫内膜间质细胞组织因子和纤溶酶原激活物抑制物(PAI)-1促进凝血纤维溶解之间的平衡。月经早期,血管内血小板以及血栓形成自限性地减少出血量。血小板减少症及血友病的妇女月经量多,可以推断在月经止血中血小板和凝血因子的重要作用。然而,最终的月经出血停止依赖于血管收缩反应,有可能是子宫内膜基底层螺旋动脉,或子宫肌层的动脉的收缩。内皮素是强有力的长效血管收缩剂,月经期子宫内膜含有高浓度的内皮素和前列腺素,两者共同作用导致螺旋动脉收缩。

5.子宫内膜月经期出血还受到内分泌和免疫系统各种因子的调节

(1)前列腺素(prostaglandins,PGs):PGs在全身分布广泛。子宫内膜不仅是PGs的合成场所,也是作用部位。主要的种类是$PGF_{2\alpha}$和$PGE_{2\alpha}$。PGs在月经周期各个阶段都有分泌,但在月经期含量最高。PGs对血管平滑肌有强收缩作用,在雌孕激素的调控下,使月经期子宫内膜血管发生痉挛,出血。

(2)血管内皮素(endothelin,ET):内皮素-1是一种强血管收缩剂,在子宫内膜中合成和释放。它能够促使$PGF_{2\alpha}$的合成,对月经后内膜修复起重要的作用。

(3)雌激素受体和孕激素受体:雌激素受体有$ER\alpha$和$ER\beta$两个亚型,在内膜中以$ER\alpha$为主。孕激素受体亦有PRA和PRB两个亚型,位于子宫内膜的受体以PRA为主。雌孕激素通过其受体分别作用在子宫内膜上,使子宫内膜产生周期性改变。雌激素促使子宫内膜腺体和腺上皮增生,而孕激素则促使子宫内膜间质水肿,使间质中的酸性黏多糖结构崩解,便于内膜的剥脱。

(4)溶酶体酶:在月经周期中的子宫内膜,受雌孕激素调节,合成许多溶酶体,包含很多种水解酶。当雌孕激素水平下降或撤退时,溶酶体膜释放大量水解酶和胶质酶,使子宫内膜崩解,刺激PGs的大量合成,使螺旋小动脉痉挛性收缩,继而破裂出血。

(5)基质金属蛋白酶(matrix metalloproteinase,MMPs):MMPs包括胶原酶、明胶酶、间质溶解素等,月经期子宫内膜中分泌增多,这些酶对细胞外基质有强的降解作用,可能参与月经内膜的溶解和破坏的机制。

6.正常月经出血的自限性模式

(1)在雌孕激素同时撤退时,子宫内膜脱落产生月经。由于月经周期中的雌孕激素均匀作用于整个子宫内膜,导致内膜功能层脱落和基底上皮层血管收缩、血液凝固、上皮重建等机制有效地限制出血的量和时间。

(2)随着雌孕激素序贯刺激子宫内膜,使上皮细胞增殖、间质细胞和微血管的结构稳定,避免了内膜的突破性出血。

7.子宫内膜对类固醇激素的生理和药理反应

正常月经出血是由一个排卵周期结束后雌孕激素同时撤退引起的。同样的出血机制也出现在黄体酮撤退时或激素剂量不足时,包括绝经后雌孕激素替代治疗后和规律口服避孕药后的阴道出血。在这种情况下,出血一般是可预测的,量和时间都是可控的。

(1)雌激素撤退性出血:卵巢去势,即双侧卵巢切除术后的妇女或绝经后妇女接受单一的雌激素替代治疗时或停药时可发生出血,或某些患者排卵前雌激素短暂下降时可引起月经间期出血。

(2)雌激素突破性出血:发生在各种原因的长期持续性无排卵的妇女。雌激素突破性出血的量和持续时间取决于子宫内膜雌激素作用的剂量和持续时间。相对较低的长时间的雌激素刺激通常出血量少或点滴出血,但持续时间较长。而持续的高水平雌激素刺激常在时间不等的闭经后,发生急剧的大量出血。

(3)孕激素撤退性出血:发生在外源性孕激素治疗停止后。孕激素撤退性出血通常只发生在已经有一定外源性或内源性雌激素的子宫内膜中。出血量和持续时间差别很大,一般与既往雌激素刺激子宫内膜的时间和量有关。雌激素水平作用或闭经时间很短时,出血程度轻,量很少,甚至可能不会发生出血。雌激素高水平持续作用或闭经很长时间时,出血可能量大,持续时间长,但仍然是自限性的。在接受外源性雌激素和孕激素治疗的妇女,即使雌激素持续应用,孕激素撤退仍然可以发生出血;当雌激素水平提高10倍时,孕激素撤退性出血可能会延长。

(4)孕激素突破性出血:孕激素突破性出血发生在孕激素和雌激素的比值较高时,特别是单独使用孕激素避孕药或其他长效孕激素(孕激素植入物,甲羟孕酮)时,除非有足够的雌激素水平与孕激素对抗才能止血。非常类似于雌激素水平低时的突破性出血。使用结合雌孕激素口服避孕药的妇女有时也会有突破性出血。尽管所有的口服避孕药含有标准药理学上雌激素和孕激素的剂量,但孕激素始终是主导成分。

(二)功血的出血机制

1.无排卵性功血

因排卵障碍,下丘脑—垂体—卵巢轴的功能紊乱,卵巢自然周期丧失,子宫内膜没有周期性的雌孕激素的作用,而为单一的雌激素刺激,不规则地发生雌激素突破性出血(breakthrough bleeding)。因为雌激素对内膜的增生作用,间质缺少孕激素所诱导的溶解酶的生成和基质的降解,子宫内膜常常剥脱不完全,修复不同步,使阴道出血淋漓不尽。内膜组织反复剥脱,组织破损使纤维溶解酶活化,子宫内膜纤溶亢进,局部凝血功能缺陷,出血不止;但如果雌激素水平较高,对内膜的作用较强,子宫内膜持续增厚而不发生突破性出血,临床上出现闭经。一旦发生突破性出血,血量将会很大,甚至出现失血性贫血和休克。最严重的无排卵性出血往往发生在雌激素水平持续刺激,而无孕激素作用的妇女。临床上多见的是多囊卵巢综合征、肥胖女性、青春期和绝经期妇女。青少年可出现贫血,老年妇女则担心的是患癌症的风险。

无排卵性妇女的卵巢类固醇激素对子宫内膜刺激的模式是混乱和不可预测的。根据定义,无排卵女性总是处于卵巢周期的卵泡期和子宫内膜增生期。子宫内膜唯一接受的卵巢激素是雌激素,子宫内膜受雌激素持续刺激,异常增生但高度脆弱。持续性增生和局灶增殖的子宫内膜近基质层表面的细胞小血管多灶破裂,基质细胞内毛细血管的血小板/纤维蛋白血栓形成脱落。因此,功血的发生不仅与异常增生的上皮和基质细胞组成的子宫内膜密切相关,还与内膜表面的微循环有关。

在持续增生和增殖的子宫内膜中毛细血管非正常增加、扩张,超微结构的研究揭示了这种非正常的结构使得组织变脆弱。微血管异常也可能是导致不正常出血的直接原因。从组织学和分子生物学研究表明,增生的异常血管结构脆弱、易破裂,引起溶酶体蛋白水解酶的释放,周围上皮细胞、基质细胞、迁徙白细胞和巨噬细胞聚集,导致了无排卵性出血。一旦启动,这个过程进一步加剧了局部前列腺素的释放尤其是前列腺素 E_2(PGE$_2$),其他分子抑制毛细血管血栓和降低毛细血管静脉丛的形成。因为局部浅表组织破损子宫内膜基底层和肌层血管不发生收缩。正常月经的止血机制是子宫上皮细胞修复重建和内膜增生。然而,在异常月经出血中多个局灶上皮细胞修复和脱落出血和局灶性脱落。

2.有排卵性功血

有排卵性功血的子宫内膜虽然有周期性的雌孕激素刺激,但其规律和调节机制的缺陷,使子宫内膜不能正常剥脱。①黄体萎缩不全是由于溶黄体因子功能不良或缺陷,使黄体萎缩的时间过长,孕激素持续分泌,子宫内膜呈不规则剥脱,出现阴道持续流血不止。②黄体功能不足也是一种常见的内分泌紊乱,卵泡缺乏足够的 FSH 的刺激,卵泡颗粒细胞增生不良,不能分泌足够的雌激素,并且卵泡不能成熟,因而无法具备正常的颗粒黄体细胞来提供孕酮的分泌。还可以因为下丘脑-垂体分泌促性腺激素 LH 的频率和幅度的异常,使得卵泡黄体细胞不能产生足够的孕酮,子宫内膜的分泌相对滞后和缩短,月经周期变短和频繁,出血量增多。

二、诊断

一般视月经周期短于 21 d,月经期长于 7 d 或经量多于 80 毫升/周期,为异常子宫出血,经临床检查排除器质性的病变,如子宫肌瘤、凝血机制障碍等,方能作出功血的诊断。如果出血量较多,可能伴随失血性贫血的临床症状和体征。

(一)病史

月经史是区别无排卵性子宫出血和其他异常出血最简单而重要的方法。详细记录月经周期时间(天数,规律性)、月经量(多,少,或变化)、持续时间(正常或延长,一致的或变化的)、月经异常的发病特点(初潮前,突然的,渐进的)、发生时间(性交后,产后,体重增加或减少)、伴随症状(经前期不适,痛经,性交困难,溢乳,多毛)、全身性疾病(肾,肝,造血系统,甲状腺)和药物(激素,抗凝血剂)等均可以快速帮助评估出血原因,是否需要治疗。

(二)体检

体格检查应发现贫血的全身表现,应排除明显的阴道或宫颈病变,确定子宫的大小(正常或增大)、轮廓(光滑,对称或不规则),质地(硬或软)和触痛。

(三)辅助检查

对大多无排卵性子宫出血的妇女,根据月经史便可以制订治疗方案,不需要额外的实验室或影像学检查。

1.妊娠试验

可以迅速排除任何与妊娠相关或妊娠并发症导致的异常子宫出血。

2.血常规

对于经期延长或经量增多的妇女,血常规可排除贫血和血小板减少症。

3.内分泌激素

(1)在黄体期血清孕酮测定可鉴别有无排卵,当数值大于 3 ng/mL 均提示有排卵可能。但出血频繁时很难确定检查孕激素的适当时机。

(2)血清促甲状腺激素(TSH)水平可迅速排除甲状腺疾病。

4.凝血机制检测

对那些有可疑的个人史或家庭史的青少年,出现不明原因月经过多,凝血筛选实验可排除出血性疾病。对于血友病患者凝血因子的检测是最好的筛查指标,同时需咨询血液病学家。

5.子宫内膜活组织检查

可以排除子宫内膜增生过长或癌症。年龄 40 岁以上是子宫内膜疾病的危险因素,所以需进行子宫内膜活检。在绝经前妇女的子宫内膜组织学异常的比例相对较高(14%),而月经规则者则较低(小于 1%)。目前广泛应用的宫腔吸引管较传统的方法可减少患者痛苦。除了可以发现任何子宫内膜疾病,活检有助于对子宫异常出血进一步诊断或直接止血。在异常出血,近期没有服用外源性孕激素的妇女,"分泌期子宫内膜"给排卵提供可靠的证据,就需进一步检查其他器质性病变。

6.子宫影像学检查

可以帮助区分无排卵性和器质性病变所致子宫出血,最常见的是子宫肌瘤、子宫内膜息肉。标准的经阴道超声检查可以检测子宫平滑肌瘤大小、位置,可以解释因肌瘤所致的异常出血或月经量过多。还可发现宫腔损坏,或薄或厚的子宫内膜。子宫内膜很薄(小于 5 mm)时,内膜活检可能根本取不到组织。在围绝经期和绝经后妇女子宫异常出血时,如果子宫内膜厚度小于 4 或 5 mm,则认为没有必要进行子宫内膜活检,因为此时子宫内膜发生增生或癌症的风险很小。同样适用于绝经前期异常出血的妇女。但是否活检取决于临床证据和危险因素,而不是超声检测子宫内膜的厚度,一旦子宫内膜厚度增厚(大于 12 mm),就增加了疾病的危险。抽样研究表明,即使在临床病理诊断疾病风险低时也需行内膜活检;特别是当临床病史提示有长期雌激素作用史时,即使子宫内膜厚度正常,都应进行活检;当子宫内膜厚度大于 12 mm,即使临床没有发现病变时都应该行活检。

宫腔声学造影(hydrosonography)经阴道超声下,导管灌注无菌生理盐水充盈宫腔显示宫腔轮廓,显现子宫内小占位,敏感性和特异性均高于经阴道超声和宫腔镜检查。宫腔镜检查同时能诊断和治疗宫腔内病变。磁共振(MRI)方法可以诊断子宫内膜病变的性质,是否向基层浸入。

7.宫腔镜检查

在治疗疾病中较其他方法入侵最小,现代宫腔镜手术直径仅有 2 mm 或 3 mm,对可疑诊断进行直观的诊断和精细手术操作。目前在各级医院已经相当的普及。

三、分类诊断标准

(一)无排卵性功血

1.诊断的依据

各项排卵功能的检查结果为无排卵发生:①基础体温(basic body temperature,BBT)测定为单相。②闭经时、不规则出血时、经期 6 小时内或经前诊断性刮宫提示子宫内膜组织学检查无分泌期改变。③B 超动态监测卵巢无优势卵泡可见。④激素测定提示孕激素分泌始终处于基础低值水平。⑤宫颈黏液始终呈单一雌激素刺激征象。

2.病理诊断分类

(1)子宫内膜增生过长(国际妇科病理协会 ISGP,1998)。①简单型增生过长:即囊腺型增生过长。腺体增生有轻至中度的结构异常。子宫内膜局部或全部增厚,或呈息肉样增生。镜下为腺体数目增多,腺腔囊性扩大,犹如瑞士干酪样外观。腺上皮细胞高柱状,可形成假复层排列,无分泌表现。②复杂型增生过长:即腺瘤型增生过长。腺体增生拥挤且结构复杂。子宫内膜腺体高度增生,形成子腺体或突向腺腔,腺体数目明显增多,出现背靠背现象。腺上皮细胞呈复层或假复层排列,细胞核大、深染,有核分裂,但无不典型病变。③不典型增生过长:即癌前病变,10%～15% 可转化为子宫内膜癌。腺上皮出现异型改变,增生层次增多,排列紊乱,细胞核大,深染有异型性。

(2)增生期子宫内膜:与正常月经周期的增生期子宫内膜完全一样,但不发生分泌期改变。

(3)萎缩型子宫内膜:子宫内膜萎缩,菲薄,腺体少而小,腺管狭而直,腺上皮为单层立方形或低柱状细胞。

3.常见的临床分类

(1)青春期功血:是指初潮后 1～2 年内,一般不大于 18 岁,由于下丘脑-垂体-卵巢轴发育不完善,雌激素对下丘脑和垂体的反馈机制不健全,不能形成血 LH 的峰值诱发排卵,使子宫内膜缺乏孕激素作用而长期处于雌激素的刺激之下,继而出现子宫内膜不能同步脱落引发的子宫多量的不规则出血。

(2)围绝经期功血:该类患者由于卵巢功能衰退,雌激素分泌显著减少,不能诱导垂体的 LH 峰值发生排卵,出现周期、经期和经量不规则的子宫出血。

(3)育龄期的无排卵性功血:该组患者常常由于下丘脑—垂体—卵巢轴以及肾上腺或甲状腺等内分泌

系统功能紊乱造成。例如,多囊卵巢综合征造成的慢性无排卵现象,在临床上除了闭经、月经稀发外,也常常表现为功血。

(二)有排卵型功血

1.诊断依据

卵巢功能检测表明有排卵发生而出现的子宫异常出血:①基础体温(BBT)测定为双相。②经期前诊断性刮宫提示子宫内膜组织学检查呈分泌期改变。③B超动态监测卵巢可见优势卵泡生长。④黄体中期孕酮测定≥10 ng/mL。⑤宫颈黏液呈周期性改变。

2.常见的临床分类

(1)黄体功能不足:因不良的卵泡发育和排卵以及垂体 FSH、LH 分泌,导致的黄体期孕激素分泌不足造成的子宫异常出血。表现为:①经期缩短和经期延长。②基础体温高温相持续短于 12 d。③黄体期子宫内膜病理提示分泌相有 2 天以上的延迟,或分泌反应不良。④黄体中期的孕酮值持续 5～15 nmol/L。

(2)子宫内膜不规则脱落:发育良好的黄体萎缩时间过长,雌、孕激素下降缓慢,使子宫内膜不能同步剥脱,出现异常子宫出血。表现为:①经期延长,子宫出血淋漓不净。②基础体温高温下降缓慢,伴有子宫不规则出血。③月经期第 5 天子宫内膜病理,提示仍可见到分泌期子宫内膜,并呈残留的分泌期子宫内膜和新增生的子宫内膜混合现象。

(三)子宫异常出血的其他类型鉴别

并非所有的不规则或月经过多或经期延长都是因为不排卵。妊娠并发症可通过一个简单的怀孕测试排除。任何可疑的子宫内膜癌和生殖道肿瘤都需要宫颈和子宫内膜活检。

1.慢性子宫内膜炎

慢性子宫内膜炎很少单独引起出血,但往往可能是一个间接的或促使异常出血的原因。炎症细胞释放蛋白水解酶,破坏上皮的毛细血管丛和表面上皮细胞,组织变脆弱。蛋白酶阻止内膜修复和血管的再生。此外,白细胞和巨噬细胞释放血小板活化因子和前列腺素这些强血管扩张剂使血管扩张,出血增加。

慢性炎症相关的异物反应,几乎可以肯定是导致月经增多的原因,这与带铜宫内节育器(IUD)导致异常子宫出血的机制相同。组织学研究提示慢性子宫内膜炎也与黏膜下肌瘤或肌壁间肌瘤、子宫内膜息肉引起的异常出血有关。

2.子宫肌瘤

子宫异常出血最常见的临床原因是子宫肌瘤,特别是导致排卵女性持续大量出血的主要病因,大多数患子宫肌瘤的妇女有正常月经。子宫肌瘤发病率高,首先需鉴别异常出血的原因是否为排卵异常或有其他原因。因此,肌瘤在不能排除其他明显因素导致异常出血,特别是当肌瘤不凸出在宫体外或脱出在子宫腔内的时候。经阴道超声通常提供关于肌瘤大小、数量和位置。

宫腔声学造影更清楚地显示肌瘤与子宫腔的关系,因此可帮助诊断无症状的肌瘤。肌瘤导致子宫异常出血的机制不是很清楚,可能主要取决于肌瘤的位置。组织学研究表明,黏膜下肌瘤和大而深的壁间肌瘤导致子宫内膜拉长和受压。受压迫的上皮细胞可能会导致慢性炎症,甚至溃烂、出血。在压迫或损坏的子宫内膜,血小板等其他止血机制也可能受到损害,进一步导致经期延长和大量出血。远离子宫内膜的多发的大肌瘤使患者宫腔表面积严重扩大,导致月经过多。

对有些妇女,内科治疗可以降低由子宫肌瘤导致的异常出血。黏膜下肌瘤的妇女使用口服避孕药可减少月经量和持续时间。非甾体抗炎药和促性腺激素释放激素激动剂对控制出血也有益处。

对造成异常出血的子宫肌瘤的手术治疗必须考虑到个性化,肌瘤大小、数量以及位置、相对风险、手术利益和不同手术方案,以及年龄和生育要求。一般来说,对于单个黏膜下小肌瘤,不论年龄和生育要求宫腔镜下肌瘤切除术是合适的选择。对于多个黏膜下大肌瘤,宫腔镜下黏膜下肌瘤手术需要更多的技术和更大的风险,这些更适于有生育要求的妇女。位置较深的黏膜下子宫肌瘤根据手术技巧和生育要求选择宫腔镜下子宫肌瘤切除术、腹式子宫肌瘤切除术或子宫切除术。对于经验丰富的医生,腹腔镜子宫肌瘤切除术为未生育妇女提供了更多选择。对于多个子宫大肌瘤,没有生育要求的妇女首选的治疗是子宫切除术。

3.子宫内膜息肉

子宫内膜息肉是因慢性炎症和表面侵蚀等造成血管脆性增加的异常出血,较大的有蒂息肉在其顶部毛细血管缺血坏死,阻止血栓形成。阴道超声或子宫声学造影可发现息肉,宫腔镜手术是一种简单高效治疗方法。

4.子宫内膜异位症

子宫内膜异位症是非子宫肌瘤而因月经过多行子宫切除最常见的病因。超声见到子宫肌层出现特异性回声可帮助诊断。磁共振成像也可用于鉴别子宫腺肌病和子宫肌瘤,主要表现局部厚度增加大于12 mm或与肌层厚度比小于40%,为最有价值的诊断标准,但是性能价格比是否合适还是需要考虑。带孕酮宫内避孕器是一种有效的治疗方法。在80%的患者子宫腺肌病和子宫肌瘤是同时发生的,增生的肌层多在子宫内膜异位灶附近,发生的机制可能类似于肌瘤。

5.出血性疾病

许多研究已提示月经过多与遗传的凝血功能障碍有关。当出现不能解释的月经过多时需要查凝血功能。血管性血友病是最常见的女性遗传性出血的疾病。血管性血友病在血液循环中缺少凝血因子Ⅷ,以致在血管损伤部位的血小板黏附蛋白和血栓形成减少。这种疾病有几个亚型,出血倾向在个人和家庭之间有很大的差异。

四、治疗原则

（一）无排卵性功血

1.支持治疗

对长期出血造成贫血的患者,要适当补充铁剂和其他造血营养成分;对急性大出血的患者,要及时扩容,补充血液成分,防止休克发生;对已经发生休克的患者,在争分夺秒止血的同时,应积极抗休克治疗,防止重要器官的衰竭;对长期出血的患者,要适当给予预防感染的治疗。去氨加压素是一种精氨酸加压素合成类似物,可用于治疗子宫异常出血的凝血功能障碍,特别是血管性血友病患者。该药物可静脉注射和可作为高度集中的鼻腔喷雾剂(1.5 mg/mL)使用。鼻腔喷雾制剂一般建议血友病的预防性治疗。

2.止血

(1)刮宫:适用于绝经前和育龄期出血的患者,可以同时进行子宫内膜的病理诊断;如果青春期功血在充分的药物治疗无效和生命体征受到威胁时,也可在麻醉下进行刮宫;雌激素低下的患者在刮宫后可能出现淋漓不净的子宫出血,需补充雌激素治疗。

(2)甾体激素。

雌激素:适用于内源性雌激素不足的患者,过去常用于青春期功血,现已较少用。①苯甲酸雌二醇 2 mg,每 6 小时 1 次,肌内注射,共 3～4 d 血止;之后每 3 天减量 1/3,直至维持量 2 mg,每天 1 次,总时间 22～28 d。②结合雌激素 1.25～2.5 mg,每 6 小时 1 次,血止后每 3 天减量 1/3,直至维持量每天 1.25 mg,共 22～28 d。③雌二醇 1～2 mg,每 6 小时 1 次,血止后每 3 天减量 1/3,直至维持量每天 1 mg,共 22～28 d。

孕激素:适用于有一定内源性雌激素水平的无排卵性功血患者。炔诺酮 2.5 mg,每 6 小时 1 次,3～4 d 血止后;以后每 3 天减量 1/3,直至维持量 2.5 mg,每天 2 次,总时间 22～28 d。含左炔诺孕酮(LNG)释放性宫内节育器(曼月乐)是 2000 年批准在美国使用的唯一的孕激素释放性宫内节育器,使用年限是 10 年。近年来,在国际上因为性能价格比优越被广泛使用。由于孕酮可使子宫内膜转化,可使月经量减少 75%。与非类固醇消炎药或抗纤溶药物相比,宫内节育器更有效。手术可以更显著地减少出血量,但闭经发生率高,这两种治疗方案在临床的满意度最高。

雌孕激素联合止血:是最常用和推荐的方法。①在孕激素止血的基础上,加用结合雌激素 0.625～1.25 mg,每天 1 次,共 22～28 d。②在雌激素止血的基础上,于治疗第 2 天起每天加用甲羟孕酮 10 mg 左右,共 22～28 d。③短效避孕药 2～4 片,每天 1 次,共 22～28 d。无论有无器质性病变,口服避孕药明显减少月经量。在不明原因的月经过多者,预计将减少约 40% 的出血量。

雄激素:适用于绝经前功血。甲睾酮 25 mg,每天 3 次。每月总量不超过 300 mg。

其他药物:①非甾体抗炎药:抗前列腺素制剂氟芬那酸 200 mg,每天 3 次;在月经周期的人类子宫内膜中 PGE_2 和 PGF_{2a} 逐渐增加,月经期含量最高。非类固醇消炎药可以抑制 PG 的形成,减少月经失血量。甾体抗炎药也可改变血栓素 A_2(血管收缩剂和血小板聚集促进剂)和前列环素(PGI_2)(血管扩张剂和血小板聚集抑制剂)的水平。一般情况下,类固醇抗炎药减少了约 20% 的失血量。非类固醇消炎药可被视为无排卵性和功能性子宫大量出血的一线治疗方案。不良反应很少,通常开始出血时使用并持续 3 d。在正常月经中,甾体抗炎药可改善痛经症状。②一般止血药,如纤溶药物氨甲苯酸、卡巴克洛等。③促性腺激素释放激素激动剂(GnRH-α)可以短期止血,经常作为异常出血术前辅助治疗。月经过多伴严重贫血者术前使用 GnRH-α 暂时控制出血,可使血红蛋白恢复正常,减少手术输血的可能性。GnRH-α 治疗也往往减少子宫肌瘤和子宫的体积。在因为大肌瘤的子宫切除术前使用可以缩小子宫便于经阴道手术,并减少手术难度。GnRH-α 可以减少在器官移植后免疫抑制药物降低性激素造成的毒性作用。然而,由于价格昂贵和低雌激素不良反应,使其不能作为长期治疗方案。

3.调整周期

止血治疗后调整周期的治疗是提高治愈效果的关键。止血周期撤药性出血后即开始周期治疗,共连续 4~6 个周期。对无生育要求的患者,可以长期周期性用药。

(1)对子宫内膜增生过长的患者,可给甲羟孕酮 10 mg,每天 1 次,共 22~28 d。

(2)对高雄激素血症,长期无排卵的患者,可给半量或全量短效避孕药周期用药。

(3)对雌激素水平较低的患者,可给雌孕激素序贯治疗调整周期,结合雌激素 0.625 mg,或雌二醇 2 mg 于周期第 5 天起,每天 1 次,共 22~28 d,于用药第 12~15 d 起,加用甲羟孕酮 8~10 mg,每天 1 次共 10 d,两药同时停药。

4.诱导排卵

对要求生育的患者,在调整周期后,进行诱导排卵治疗。

(1)氯米芬:50~100 mg,于周期第 3~5 天起,每天 1 次共 5 d;B 超监测卵泡生长。

(2)促性腺激素(HMG 或 FSH):于周期第 3 天起,每天 0.5~2 支(75 U/支),直至卵泡生长成熟;也可和氯米芬合用,于周期第 5~10 d,氯米芬 50 mg,每天 1 次,于周期第 2~3 天开始,每日或隔日 1 次肌内注射 HMG 或 FSH 75 U,直至卵泡成熟。

(3)人绒毛膜促性腺激素(hCG):于卵泡生长成熟后,肌内注射 hCG 5000 U,模拟内源性 LH 峰值促进卵母细胞的成熟分裂,发生排卵。

(4)促性腺激素释放激素(LHRH):对下丘脑性功能失调的患者,可给 LHRH 泵式脉冲样静脉注射 25~50 μg,每 90~120 分钟的频率,促使垂体分泌 FSH 和 LH 刺激卵巢排卵。

5.手术治疗

对药物治疗无效,并且已经没有生育要求的患者,可以行手术治疗。

(1)子宫内膜去除术:现有的子宫内膜去除术包括热球法、微波法、电切法、热疗法、滚球法等。可以有效地破坏子宫内膜的基底层结构,起到止血的目的。这些操作大多在宫腔镜下进行,需要有经验的医师进行很细致的手术,防止子宫穿孔。热球法较为方便安全,但是内膜有可能残留,造成出血淋漓不净,也有个别手术后怀孕的病例。

(2)子宫血管选择性栓塞术:在大出血的急诊情况下,或黏膜下和肌壁间肌瘤,或子宫肌腺症患者,可以在 X 线下进行放射介入的选择性子宫血管栓塞术。能够紧急止血,并减少日后的出血量。有报道术后的患者似乎仍然可能妊娠。

(3)子宫切除术:对合并子宫器质性病变、不能或不愿行子宫内膜去除术的患者,可行子宫次全或全切术。

(4)子宫内膜消融术:是另一种日益流行的治疗月经过多的方法,尤其是药物治疗失败、效果不佳或耐受性的。有多种子宫内膜射频消融的方法,宫腔镜下 Nd:YAG(钕:yttrIUm-铝-garnet)激光气液化治疗现已超过 20 年的历史；虽然许多患者消融治疗后还需要后续治疗，使治疗费用升高，但获得的满意率高近期有一些新的不需要宫腔镜的子宫内膜消融技术，与传统的宫腔镜相比，在技术上更容易掌握，需要更短的时间。新设备和新技术仍在发展和完善中。

接受子宫内膜消融术后，80% 的患者减少了出血量，闭经占 25%，痛经减少了 70%，75% 对手术满意，80% 的不需要在 5 年之内行后续治疗。有证据显示，子宫内膜消融术后可能发生子宫内膜癌，往往能在宫腔残余部分的孤立的子宫内膜发展成腺癌，因为没有出血不易被发现。因此应充分强调术前评估的重要性，其中包括子宫内膜活检，消融的规范和患者的选择。不建议在子宫内膜癌高风险的患者使用子宫内膜消融术。

（二）有排卵型功血

针对患者的不同病因，采用个体化的治疗方案。

1.黄体功能不足

主要是促排卵治疗以促进黄体功能，通常采用氯米芬方案刺激卵泡生长，并辅以黄体酮20 mg或口服孕激素，或 3 d 一次肌内注射 hCG 2000 U，每 3 天 1 次肌内注射的健黄体治疗。

2.子宫内膜不规则脱落

于排卵后开始，黄体酮 20 mg 每天肌内注射，或甲羟孕酮 10 mg 每天 1 次口服，共 10～14 d，促使黄体及时萎缩。

3.排卵期出血

雌孕激素序贯疗法可以改善症状，一般需要连续治疗 4～6 个月。

4.月经过多

在不需要生育的情况下可以使用口服短效避孕药，或进行子宫内膜去除术，减少月经量。

（三）疗效评估

治愈标准：①恢复自发的有排卵的规则月经者。②月经周期长于 21 d，经量少于 80 mL，经期短于7 d者。

（四）治疗原则

考虑到异常月经出血是最常见的就诊原因，所有医生都必须在治疗前有能力给出充分的合乎逻辑的评估和处理问题的方法。

（1）某一个月经周期突然的异常出血，最常见的原因是偶然的妊娠及其并发症。

（2）无排卵性子宫出血通常是不规则的，不可预测的，月经量不定，时间长短和性质不定，最常见于青少年和老年妇女、肥胖妇女，有多囊卵巢综合征的妇女。

（3）规则的、逐渐加重的或长时间的出血往往是子宫结构异常的原因，而不是因为无排卵。

（4）从月经初潮开始就出现、创伤或手术时失血过多，月经过多未见其他原因，往往警惕出血性疾病的可能性。一般常发生在自月经初潮以来月经过多的青少年和不明原因重度或长期月经过多的妇女，检查凝血试验即可明确诊断。

（5）当临床病史和检查显示无排卵性出血时，可行经验性治疗，不需要额外的实验室或影像学检查。但怀孕测试和全血细胞计数是合理的和必需的。

（6）当不确定是否为无排卵性出血时，测定血清孕酮的水平帮助诊断。TSH 检查可以排除无排卵患者的甲状腺疾病。

（7）无论年龄如何，长期暴露于雌激素的患者在治疗前需行子宫内膜活检，除非子宫内膜很薄（<5 mm）时。子宫内膜异常增厚（>12 mm），无论如何都应该行子宫内膜活检。

（8）当病史（出血周期、持续时间、新发的月经间期出血）、实验室检查（血清孕酮大于3 ng/mL），或子宫内膜活检（分泌期）均显示有排卵时，经验性治疗失败，需行子宫声学造影与超声显像检查，以发现子宫异常大小或轮廓。

（9）宫腔声学造影及子宫内膜活检组合是一个高灵敏度的、预测子宫内膜癌和子宫结构异常的指标。

（10）孕激素治疗对于异常出血的无排卵妇女是合适的，但没有避孕目的，此时雌孕激素避孕药是更好的选择。

(11)对长期大量无排卵性出血的患者,通常最佳治疗是口服避孕药,必要时增加起始剂量(一次一片,2次/日,持续5～7 d),然后逐渐变成标准避孕药的剂量。治疗失败时需进一步的评估。

(12)当子宫内膜脱落不全或萎缩不全时雌激素是最好的治疗药物。临床上雌激素治疗对象包括组织活检数量极少、长期接受孕激素治疗和子宫内膜较薄的妇女。治疗失败时需进一步的评估。

(13)当需立即止血的或来不及使用止血药物的患者需要行诊刮术时,宫腔镜检查下诊刮更有助于协助诊断。

(14)长期无排卵妇女,因为无孕激素作用会导致子宫内膜增生,往往没有细胞学异型性改变。除了少数例外,可使用周期孕激素疗法或雌孕激素避孕药。

(15)有细胞学异型性的子宫内膜增生是一种癌前病变,除了有生育要求的妇女,最佳治疗方案是手术。非典型子宫内膜增生需要高剂量孕激素治疗,需定期行子宫内膜活检和长期的密切随访。

(16)子宫肌瘤是常见病,如没有排除其他明显原因的阴道异常出血,特别当肌瘤不凸进子宫腔。宫腔声学造影明确界定肌瘤的位置,帮助区分无害的肌瘤。

(17)类固醇消炎药、雌激素、孕激素避孕药,以及宫内节育器,可有效地治疗子宫腺肌症、宫腔扩张与多个肌壁间肌瘤和其他不明原因的月经过多。

(18)宫腔镜下子宫内膜消融,在异常子宫出血患者中替代治疗时,尤其是药物治疗被拒绝、失败或效果不佳,不能耐受药物时采用。

功血,特别是长期的无排卵性功血,不仅有出血、不孕的近期问题,长期单一的内源性雌激素的刺激会带来子宫内膜癌、冠心病、糖尿病、高脂血症等一系列远期并发症,造成致命的健康损害。适当合理的药物治疗可以改善和治愈部分患者的功血,但对有些患者的治疗周期可能会较长。一般坚持周期性的治疗可以较好地改善出血,保护子宫内膜,甚至妊娠,但药物治疗也有一定的不良反应;对顽固不愈的患者,或合并有其他疾患的患者,可以选择手术治疗。

功能失调性子宫出血是妇科一种常见的疾病,是一种内分泌系统的功能紊乱。它的临床类型和发病原因非常复杂,在诊断和治疗功血的问题时,一定要非常清楚地理解月经生理和雌孕激素的治疗原理和机制,治疗一定要针对病因,并且采用个体化的方案,才能得到较为有效和合理的治疗。

(郭通航)

第二节　经前期综合征

经前期综合征(premenstrual syndromes,PMS)又称经前紧张症(premenstrual tension,PMS)或经前紧张综合征(premenstrual tension syndrome,PMTS),是育龄妇女常见的问题。PMS是指月经来潮前7～14 d(即在月经周期的黄体期),周期性出现的躯体症状(如乳房胀痛、头痛、小腹胀痛、水肿等)和心理症状(如烦躁、紧张、焦虑、嗜睡、失眠等)的总称。PMS症状多样,除上述典型症状外,自杀倾向、行为退化、嗜酒、工作状态差甚至无法工作等也常出现于PMS。由于PMS临床表现复杂且个体差异巨大,因此诊断的关键是症状出现的时间及严重程度。PMS发生于黄体期,随月经的结束而完全消失,具有明显的周期性,这是区分PMS和心理性疾病的重要依据;上述心理及躯体症状只有达到影响女性正常的工作、生活、人际交往的程度才称为PMS。

一、历史、概念及在疾病分类学中的位置

有关PMS的定义、概念以及其在疾病分类学中的位置在相当一段时间并无定论。Dalton(1984)的定义为"经前再发症状,月经后期则缺乏症状"。美国精神病协会(APA)出版的《诊断统计手册》第三修订版

(DSM-Ⅲ-R,1987)用"黄体后期心境恶劣障碍(late-luteal phase dysphoric disorder,LLPDD)"来概括经前出现的一组症状,后来在《诊断统计手册第四版》(DSM-Ⅳ,1994)更名为"经前心境恶劣障碍(premenstrual dysphoric disorder,PMDD)"。国际疾病分类系统(ICD-9,1978;ICD-10,1992)将大多数疾病实体按他们的主要表现分类,PMS被包括在"泌尿生殖疾病"类目之下,犹如伴发于女性生殖器官和月经周期的疼痛或其他状态一样。因此,国际上两大分类系统对PMS作了不同的处理,DSM认为它可能是一种心境障碍,ICD则视为妇科疾病。《中国精神疾病分类方案与诊断标准第二版》修订(CCMD-2-R,1995)将PMS列入"内分泌障碍所致精神障碍"类目中,认为PMS"能明确内分泌疾病性质",但命名为经期精神障碍(经前期紧张综合征)。

PMS的临床特点必须考虑:①在大多数月经周期的黄体期,再发性或循环性出现症状。②症状于经至不久缓解,在卵泡期持续不会超过1周。③招致情绪或躯体苦恼或日常功能受累或受损。④症状的再发,循环性和定时性,症状的严重性和无症状期均可通过前瞻性逐日评定得到证实。

二、流行病学研究

PMS的患病率各地报道不一,这与评定方法(回顾性或前瞻性)、调查者的专业、调查样本人群、症状严重水平不一,以及一些尚未确定的因素有关。在妇女生殖阶段可发生,初潮后未婚少女的患病率低,产后倾向出现PMS。

美国妇产科学院委员会声明66号(1989年1月)指出,一般认为20%~40%妇女在经前体验到一些症状,只有5%对工作或生活方式带来一定程度的显著影响。

对生活方式不同(包括尼姑、监狱犯人、女同性恋者)的384名妇女进行147项问卷研究,结果发现家庭主妇和教育水平低者有较多的水潴留,自主神经症状和负性情感,但年龄、种族、性偏向、显著的体育活动、婚姻状态或收入与PMS的发生率不相关(Friedman和Jaffe,1985)。双生儿研究显示单卵双生儿发生PMS的同病率为94%,双卵双生儿为44%,对照组为31%(Dalton等,1987)。另一项来自伯明翰的462对妇女双生儿的研究亦支持Dalton等的结果,并认为PMS是具遗传性的(Vanden Akker等,1987)。口服避孕药(OC)似可降低PMS的发生率。爱丁堡大学于1974年调查3 298名妇女,其中756人服用OC,2542人未服,结果发现口服OC者较少发生PMS(Sheldrake和Cormack,1976)。月经长周期(>40 d)和周期不规律者PMS发生率低,而且主要表现为躯体症状如胃痛、背痛和嗜睡。月经周期长度在31~40 d者体验到较多的经前症状,而且躯体症状和情绪症状均明显。短而不规律的月经周期妇女则经前症状主要表现为情绪症状,如抑郁、紧张和激惹(Sheldrake和Cormack,1976)。

PMS与产后抑郁症呈正相关,已得到证实。Dalton(1982)报告610例PMS妇女中,56%在产后出现抑郁症。一些妇女回忆PMS是继产后抑郁症之后发生的,另一些则报告受孕前出现PMS,但PMS的严重程度却在产后抑郁症减轻后加重。

PMS与围绝经期综合征的相关性也为多数学者研究证实。PMS与围绝经期综合征均有心理症状及躯体症状,均可表现为与卵巢激素水平波动相关的烦躁、抑郁、疲惫、失眠及乳房胀痛、水肿等,在激素水平稳定后(月经结束及绝经后数年)原有症状及体征消失。在经前期和围绝经期原有的抑郁等心理疾患可表现增强,因此PMS和围绝经期抑郁均需和原发心理疾病相鉴别。除了临床表现的相关性,围绝经期综合征和PMS在流行病学上也密切相关。Harlow等的研究发现,围绝经期综合征的女性在抑郁流行病学评分(CES-D)中表现为明显抑郁者,多数患有PMS。同样Becker等用视觉模拟评分(VAS)评价女性的心情状态,也发现女性围绝经期的情绪感受与既往经前期的心境变化明显相关。Freeman等的研究认为患有PMS的女性在围绝经期出现抑郁、失眠、性欲低下的可能性大。因此,PMS在一定程度上可以预测围绝经期抑郁的出现。在易感人群中,PMS和围绝经期抑郁不但易相继出现,还常常同时发生。围绝经期女性,患有围绝经期抑郁的较未患者出现月经周期相关症状及PMDD的明显增多。在Richards等的研究中有21%的围绝经期抑郁患者同时伴有中度以上的PMDD,而仅有3%的围绝经期非抑郁女性出现这一疾病。此外,患有PMS及围绝经期抑郁的女性也常伴有其他激素相关的情绪异常如产褥抑郁,及其他激素非相关的心理疾患如抑郁症。

经前期综合征与精神疾病关系受到妇科学家、心理学家、精神病学家较多的重视与研究。妇女复发性精神病状态,不论是认知、情感或混合功能障碍均易于在经前复发。Schukit(1975)和 Wetzel(1975)报告类似结果,情感性疾病患者不仅 PMS 发生率高(72%),症状严重,出现经前不适症状亦较正常人多(Coppen,1956),并且现存的情感症状在经前趋向恶化。精神分裂症患者往往在经前恶化,急性精神病症状掩盖了经前不适,导致对检出 PMS 发生率带来困难。多数研究指出,经前期和月经期妇女自杀较之其他阶段多,但这些资料的取得多系回顾性。Mackinnon(1959)的研究并非回顾性,而系死后病理检查子宫内膜改变以确定月经周期。他们指出,黄体期自杀者增多,其高峰在黄体期的早、中期,死于黄体中期者约占 60%;与其他死亡者比较,自然死亡发生于黄体期者占 84%,意外事故为 90%,自杀为 89%,提示在月经周期后半期内妇女容易死于自杀、外伤、中毒和疾病。

三、病因与发病机制

近年研究表明,PMS 病因涉及诸多因素的联合,如社会心理因素、内分泌因素及神经递质的调节等。但 PMS 的准确机制仍不明,一些研究结果尚有矛盾之处,进一步的深入研究是必要的。

(一)社会心理因素

情绪不稳定及神经质、特质焦虑者容易体验到严重的 PMS 症状。应激或负性生活事件可加重经前症状,而休息或放松可减轻之,均说明社会心理因素在 PMS 的发生或延续上发挥作用。

(二)内分泌因素

1. 孕激素

英国妇产科学家 Dalton(1984)推断 PMS 是由于经前孕酮不足或缺陷,而且应用黄体酮治疗可以获得明显效果。然而相反的报道则发现 PMS 妇女孕酮水平升高。Hammarback 等(1989)对 18 例 PMS 妇女连续 2 月逐日测定血清雌二醇和孕酮,发现严重 PMS 症状与黄体期血清这两种激素水平高相关。孕酮常见的不良反应如心境恶劣和焦虑,类似普通的经前症状。

这一疾病仅出现于育龄女性,青春期前、妊娠期、绝经后期均不会出现,且仅发生于排卵周期的黄体期。给予外源性孕激素可诱发此病,在激素替代治疗(hormone replace therapy,HRT)中使用孕激素建立周期引发的抑郁情绪和生理症状同 PMS 相似;曾患有严重 PMS 的女性,行子宫加双附件切除术后给予 HRT,单独使用雌激素不会诱发 PMS,而在联合使用雌孕激素时 PMS 复发。相反,卵巢内分泌激素周期消失,如双卵巢切除或给予促性腺激素释放激素激动剂(GnRHa)均可抑制原有的 PMS 症状。因此,卵巢激素尤其是孕激素可能与 PMS 的病理机制有关,孕激素可增加女性对甾体类激素的敏感性,使中枢神经系统受激素波动的影响增加。

2. 雌激素

(1)雌激素降低学说:正常情况下雌激素有抗抑郁效果,经前雌激素水平下降可能与 PMS,特别是经前心境恶劣的发生有关。Janowsky(1984)强调雌激素波动(中期雌激素明显上升,继之降低)的作用。

(2)雌激素过多学说:持此说者认为雌激素水平绝对或相对高,或者对雌激素的特异敏感性可招致 PMS。Morton(1950)报告给妇女注入雌激素可产生 PMS 样症状。Backstrom 和 Cartenson(1974)指出,具有经前焦虑的妇女,雌激素/黄体酮比值较高。雌孕激素比例异常可能与 PMS 发生有关。

3. 雄激素

Lahmeyer(1984)指出,妇女雄激素来自卵巢和肾上腺。在排卵前后,血中睾酮水平随雌激素水平的增高而上升,且由于大部分来自肾上腺,故于围月经期并不下降,其时睾酮/雌激素及睾酮/孕激素之比处于高值。睾酮作用于脑可增强两性的性驱力和攻击行为,而雌激素和孕酮可对抗之。经前期雌激素和孕酮水平下降,脑中睾酮失去对抗物,这至少与一些人 PMS 的发生有关,特别是心境改变和其他精神病理表现。

（三）神经递质

研究表明在 PMS 女性中血清性激素的浓度表现为正常，这表明除性激素外还可能有其他因素作用。PMS 患者常伴有中枢神经系统某些神经递质及其受体活性的改变，这种改变可能与中枢对激素的敏感性有关。一些神经递质可受卵巢甾体激素调节，如 5-羟色胺（5-HT）、乙酰胆碱、去甲肾上腺素、多巴胺等。

1. 乙酰胆碱（Ach）

Janowsky（1982）推测 Ach 单独作用或与其他机制联合作用与 PMS 的发生有关。在人类 Ach 是抑郁和应激的主要调节物，引起脉搏加快和血压上升，负性情绪，肾上腺交感胺释放和止痛效应。Rausch（1982）发现经前胆碱能占优势。

2. 5-HT 与 γ-氨基丁酸

经前 5-HT 缺乏或胆碱能占优势可能在 PMS 的形成上发挥作用。选择性 5-HT 再摄取阻断剂（SSRLS）如氟西汀、舍曲林问世后证明它对 PMS 有效，而那些主要作用于去甲肾上腺素能的三环抗抑郁剂的效果较差，进一步支持 5-HT 在 PMS 病理生物学中的重要作用。PMDD 患者与患 PMS 但无情绪障碍者及正常对照组相比，5-HT 在卵泡期增高，黄体期下降，波动明显增大，因此 Inoue 等认为，5-HT 与 PMS、PMDD 出现的心理症状密切相关。5-羟色胺能系统对情绪、睡眠、性欲、食欲和认知具有调节功能，在抑郁的发生发展中起到重要作用。雌激素可增加 5-HT 受体的数量及突触后膜对 5-HT 的敏感性，并增加 5-HT 的合成及其代谢产物 5-羟吲哚乙酸的水平。有临床研究显示选择性 5-HT 再摄取抑制剂（SSRIs）可增加血液中 5-HT 的浓度，对治疗 PMS/PMDD 有较好的疗效。

另外，有研究认为在抑郁、PMS、PMDD 的患者中 γ-氨基丁酸（GABA）活性下降，Epperson 等用磁共振质谱分析法测定 PMDD 及正常女性枕叶皮质部的 GABA、雌激素、孕激素等水平发现，PMDD 者卵泡期 GABA 水平明显低于对照组；同时 Epperson 等认为 PMDD 患者可能存在 GABA 受体功能的异常。PMS 女性黄体期异孕烷醇酮水平较低，而异孕烷醇酮有 GABA 激活作用，因此低水平的异孕烷醇酮使 PMS 女性 GABA 活性降低，产生抑郁。此外，雌激素兼具增加 GABA 的功能及 GABA 受体拮抗剂的双重功能。

3. 类阿片物质与单胺氧化酶

Halbreich 和 Endicott（1981）认为内啡肽水平变化与 PMS 的发生有关。他们推测 PMS 的许多症状类似类阿片物质撤出。目前认为在性腺类固醇激素影响下，过多暴露于内源性阿片肽并继之脱离接触可能参与 PMS 的发生（Reiser 等，1985）。持单胺氧化酶（MAO）学说则认为 PMS 的发生与血小板 MAO 活性改变有关，而这一改变是受孕酮影响的（Klaiber 等，1971）。正常情况下，雌激素对 MAO 活性有抑制效应，而黄体酮对组织中 MAO 活性有促进作用。MAO 活性增强被认为是经前抑郁和雌激素/孕激素不平衡发生的中介。MAO 活性增加可以减少有效的去甲肾上腺素，导致中枢神经元活动降低和减慢。MAO 学说可解释经前抑郁和嗜睡，但无法说明其他众多的症状。

4. 其他

前列腺素可影响钠潴留，以及精神、行为、体温调节及许多 PMS 症状，前列腺素合成抑制剂能改善 PMS 躯体症状。一般认为此类非甾体抗炎药物可降低引起 PMS 症状的中介物质的组织浓度起到治疗作用。维生素 B_6 是合成多巴胺与五羟色胺的辅酶，维生素 B_6 缺乏与 PMS 可能有关，一些研究发现维生素 B_6 治疗似乎比安慰剂效果好，但结果并非一致。

四、临床表现

历来提出的症状甚为分散，可达 200 项之多，近年研究提出大约 20 类症状是常见的，包括躯体、心理和行为 3 个方面。其中恒定出现的是头痛、疼痛、肿胀、嗜睡、易激惹和抑郁，行为笨拙，渴望食物。但表现有较大的个体差异，取决于躯体健康状态，人格特征和环境影响。

（一）躯体症状

1.水潴留

经前水潴留一般多见于踝、小腿、手指、腹部和乳房，可导致乳房胀痛、体重增加、面部虚肿和水肿，腹部不适或胀满或疼痛，排尿量减少。这些症状往往在清晨起床时明显。

2.疼痛

头痛较为常见，背痛、关节痛、肌肉痛、乳房痛发生率亦较高。

3.自主神经功能障碍

常见恶心、呕吐、头晕、潮热、出汗等。可出现低血糖，许多妇女渴望摄入甜食。

（二）心理症状

主要为负性情绪或心境恶劣：

1.抑郁

心境低落、郁郁不乐、消极悲观、空虚孤独，甚至有自杀意念。

2.焦虑、激动

烦躁不安，似感到处于应激之下。

3.运动共济和认知功能改变

可出现行动笨拙、运动共济不良、记忆力差、自感思路混乱。

（三）行为改变

可表现为社会退缩，回避社交活动；社会功能减低，判断力下降，工作时失误；性功能减退或亢进等改变。

五、诊断与鉴别诊断

（一）诊断标准

PMS具有三项属性（经前期出现；在此以前无同类表现；经至消失），诊断一般不难。

美国国立精神卫生研究院的工作定义如下：一种周期性的障碍，其严重程度是以影响一个妇女生活的一些方面（如为负性心境，经前一周心境障碍的平均严重程度较之经后一周加重30％），而症状的出现与月经有一致的和可以预期的关系。这一定义规定了PMS的症状出现与月经有关，对症状的严重程度做出定量化标准。美国精神学会对经前有精神症状（premenstrual dysphoric disorder，PMDD）的PMS测定的诊断标准见表11-1。

表11-1 PMDD的诊断标准

对患者2～3个月经周期所记录的症状前瞻性评估。在黄体期的最后一个星期存在5个（或更多个）下述症状，并且在经后消失，其中至少有1种症状必须是1、2、3或4。

1.明显的抑郁情绪，自我否定意识，感到失望。

2.明显焦虑、紧张，感到"激动"或"不安"。

3.情绪不稳定，比如突然伤感、哭泣或对拒绝增加敏感性。

4.持续和明显易怒或发怒或与他人的争吵增加。

5.对平时活动（如工作、学习、友谊、嗜好）的兴趣降低。

6.主观感觉注意力集中困难。

7.嗜睡、易疲劳或能量明显缺乏。

8.食欲明显改变，有过度摄食或产生特殊的嗜食渴望。

9.失眠。

10.主观感觉不安或失控。

11.其他身体症状，如乳房触痛或肿胀、头痛、关节或肌肉痛、肿胀感、体重增加。

这些失调必是明显干扰工作、学习或日常的社会活动及与他人的关系（如逃避社会活动，生产力和工作学习效率降低）。

这些失调务必不是另一种疾病加重的表现（如重症抑郁症、恐慌症、恶劣心境或人格障碍）

（二）诊断方法

前瞻性每日评定计分法目前获得广泛应用，它在确定 PMS 症状的周期性方面是最为可信的，评定周期需患者每天记录症状，至少记录 2 至 3 个周期，见表 11-2。

表 11-2　经前症状日记

姓名			日期			末次月经	
	周一	周二	周三	周四	周五	周六	周日
月经（以×表示）							
体重增加							
臂/腿肿胀							
乳房肿胀							
腹部肿胀							
痛性痉挛							
背痛							
身体痛							
神经紧张							
情绪波动							
易怒							
不安							
失去耐心							
焦虑							
紧张							
头晕							
抑郁							
健忘							
哭闹							
精神错乱							
失眠							
嗜甜食							
食欲增加							
头痛							
疲劳							
兴奋							
松弛							
友好							
活力							
每天体重							
每天基础体温							

1.每晚记下你注意到的上述症状：无：空格；轻：记 1；中：记 2（干扰每天生活）；重：记 3（不能耐受）；2.记录每天清晨的体重（排空膀胱）；3.起床前测基础体温

（三）鉴别诊断

1.月经周期性精神病

PMS 可能是在内分泌改变和心理社会因素作用下起病的，而月经周期性精神病则有着更为深刻的原因和发病机制。PMS 的临床表现是以心境不良和众多躯体不适组成，不致发展为重性精神病形式，可与月经周期性精神病区别。

2.抑郁症

PMS妇女有较高的抑郁症发生风险以及抑郁症患者较之非情感性障碍患者有较高的PMS发生率已如上述。根据PMS和抑郁症的诊断标准,可作出鉴别。

3.其他精神疾病经前恶化

根据PMS的诊断标准与其他精神疾病经前恶化进行区别。

须注意疑难病例诊断过程中妇科、心理、精神病专家协作的重要性。

六、治疗

PMS的治疗应针对躯体、心理症状、内在病理机制和改变正常排卵性月经周期等方面。此外,心理治疗和家庭治疗亦受到较多的重视。轻症PMS病例采取环境调整、适当膳食、身体锻炼、改善生活方式、应激处理和社会支持等措施即可,重症患者则需实施以下治疗。

(一)调整生活方式

包括合理的饮食与营养、适当的身体锻炼、戒烟、限制盐和咖啡的摄入。可改变饮食习惯,增加钙、镁、维生素 B_6、维生素 E 的摄入等,但尚没有确切,一致的研究表明以上维生素和微量元素治疗的有效性。体育锻炼可改善血液循环,但其对PMS的预防作用尚不明确,多数临床专家认为每日锻炼20～30 min有助于加强药物治疗和心理治疗。

(二)心理治疗

心理因素在PMS发生中所起的作用是不容忽视的。精神刺激可诱发和加重PMS。要求患者日常保持乐观情绪,生活有规律,参加运动锻炼,增强体质,行为疗法曾用以治疗PMS,放松技术有助于改善疼痛症状。生活在经前综合征妇女身边的人,如父母、丈夫、子女等,要多关心患者,对她们在经前出现的心境烦躁,易激惹等给以容忍和同情。工作周围的人也应体谅她们经前发生的情绪症状,在各方面予以照顾,避免在此期间从事驾驶或其他具有危险性的作业。

(三)药物治疗

1.精神药物

(1)抗抑郁药:5-羟色胺再摄取抑制剂(selective serotonergic reuptake inhibitors,SSRIs)对PMS有明显疗效,达60%～70%且耐受性较好,目前认为是一线药物。如氟西汀(百忧解)20 mg每日一次,经前口服至月经第3天。减轻情感症状优于躯体症状。舍曲林(sertraline)剂量为每日50～150 mg。三环类抗抑郁药氯丙咪嗪(clomipramine)是一种三环类抑制5羟色胺和去甲肾上腺素再摄取的药物,每天25～75 mg对控制PMS有效,黄体期服药即可。SSRIs与三环类抗抑郁药物相比,无抗胆碱能、低血压及镇静等不良反应,并具有无依赖性和无特殊的心血管及其他严重毒性作用的优点。SSRIs除抗抑郁外也有改善焦虑的效应,目前应用明显多于三环类。

(2)抗焦虑药:苯二氮䓬类用于治疗PMS已有很长时间,如阿普唑仑为抗焦虑药,也有抗抑郁性质,用于PMS获得成功,起始剂量为0.25 mg,1天2～3次,逐渐递增,每日剂量可达2.4 mg或4 mg,在黄体期用药,经至即停药,停药后一般不出现戒断症状。

2.抑制排卵周期

(1)口服避孕药:作用于 H-P-O 轴可导致不排卵,常用以治疗周期性精神病和各种躯体症状。口服避孕药对PMS的效果不是绝对的,因为一些亚型用本剂后症状不仅未见好转反而恶化。就一般病例而论复方短效单相口服避孕药均有效。国内多选用复方炔诺酮或复方甲地孕酮。

(2)达那唑:一种人工合17α-乙炔睾酮的衍生物,对下丘脑—垂体促性腺激素有抑制作用。100～400 mg/d对消极情绪、疼痛及行为改变有效,200 mg/d 能有效减轻乳房疼痛。但其雄激素活性及致肝功能损害作用,限制了其在PMS治疗中的临床应用。

(3)促性腺激素释放激素激动剂(GnRHa):GnRHa 在垂体水平通过降调节抑制垂体促性腺激素分

泌,造成低促性腺激素水平及低雌激素水平,达到药物切除卵巢的疗效。有随机双育安慰剂对照研究证明GnRHa治疗PMS有效。单独应用GnRHa应注意低雌激素血症及骨量丢失,故治疗第3个月应采用反加疗法(add-back therapy)克服其不良反应。

(4)手术切除卵巢或放射破坏卵巢功能:虽然此方法对重症PMS治疗有效,但卵巢功能破坏导致绝经综合征及骨质疏松性骨折、心血管疾病等风险增加,应在其他治疗均无效时酌情考虑。对中、青年女性患者不宜采用。

3.其他

(1)利尿剂:PMS的主要症状与组织和器官水肿有关。醛固酮受体拮抗剂螺内酯不仅有利尿作用,对血管紧张素功能亦有抑制作用。剂量为25 mg每天2~3次,可减轻水潴留,并对精神症状亦有效。

(2)抗前列腺素制剂:经前子宫内膜释放前列腺素,改变平滑肌张力,免疫功能及神经递质代谢。抗前列腺素如甲芬那酸250 mg每天3次,于经前12 d起服用。餐中服可减少胃刺激。如果疼痛是PMS的标志,抗前列腺素有效。除对痛经、乳胀、头痛、痉挛痛、腰骶痛有效,对紧张易怒症状也有报告有效。

(3)多巴胺拮抗剂:高催乳素血症与PMS关系已有研究报道。溴隐亭为多巴胺拮抗剂,可降低PRL水平并改善经前乳房胀痛。剂量为2.5 mg,每日2次,餐中服药可减轻副反应。

七、临床特殊情况的思考和建议

由于经前期综合征临床表现复杂且个体差异巨大,因此诊断的关键是症状出现的时间及严重程度。PMS发生于黄体期,随月经的结束而完全消失,具有明显的周期性。轻症PMS病例通过调整环境、改善生活方式、提供社会支持等予以治疗。重症患者尤其伴有明显负性情绪或心境恶劣如焦虑、抑郁、甚至有自杀意念等,应及时与精神疾病科联系,协作管理治疗,包括采用抗抑郁、抗焦虑药物的治疗。

(郭通航)

第三节 闭 经

闭经(amenorrhea)在临床生殖内分泌领域是一个最复杂而困难的症状,可由多种原因造成。对临床医生来说,妇科内分泌学中很少有问题像闭经那样烦琐而有具有挑战性,诊断时必须考虑到一系列可能潜在的疾病和功能紊乱,其中一些可能给患者带来致病甚至致命的影响。传统上将闭经分成原发性和继发性。但因为闭经的病因和病理生理机制十分复杂,加上环境和时间的变迁,以及科技的发展,人们对闭经的认识、定义、诊断标准和治疗方案都有了较大的改变和进步。

闭经有生理性和病理性之分。青春期前、妊娠期、哺乳期、绝经后月经的停止,均属于生理性闭经。本文讨论的只是病理性闭经的问题。

一、闭经的定义和分类

(一)闭经的定义

(1)已达14岁尚无月经来潮,第二性征不发育者。

(2)已达16岁尚无月经来潮,不论其第二性征发育是否正常者。

(3)已经有月经来潮,但月经停止3个周期(按自身原有的周期计算)或超过6个月不来潮者。

(二)闭经的分类

根据月经生理的不同层面和功能,为便于对导致闭经的原因的识别和诊断,将闭经归纳为以下几类:

Ⅰ度闭经:子宫和生殖道的异常。

Ⅱ度闭经:卵巢异常。

Ⅲ度闭经:垂体前叶的异常。

Ⅳ度闭经:中枢神经系统(下丘脑)的异常。

先天性性腺发育不良在闭经中占有重要的比例。既往对于性腺衰竭导致的闭经的病因和病理生理是根据染色体和月经情况划分的,概念比较混乱且各型疾病之间有交叉和重复的内容。一般认为,原发性闭经伴 45,XO 或 45,XO/46,XX 嵌合型染色体核型异常且身材矮小者定义为 Turner 综合征,但此类核型患者中有一小部分为继发性闭经;患者如果染色体核型大致正常,身高正常但卵巢先天性未发育,原发性闭经,我们把其定义为先天性性腺发育不良。但该类患者可能伴有染色体的异位或微缺失;另一些患者为继发性闭经,染色体核型大致正常,卵巢曾有排卵但提前衰竭,被临床定义为卵巢早衰。实际上,这一类疾病在本质上是相同的,即性腺(卵巢)发育不良,但临床表现和闭经时间则有不同程度的差别。

二、闭经的诊断程序

(一)病史和临床表现

对闭经的诊断首先应开始于一个细致和完整的病史采集程序:神经精神方面的状况;家族遗传史;营养情况;发育成长史;生殖道的完整性;中枢神经系统体征;还要仔细鉴别半乳糖血症的存在。

(二)经典的闭经诊断程序

多年来,对闭经的诊断有一个经典的程序。

第一步:孕激素试验+血清促甲状腺激素测定+血清催乳素测定

孕激素试验的方法为:①黄体酮 20 mg,每天 1 次肌内注射,共 3 d。或②微粒化黄体酮,100～200 mg/次,每天 3 次,共 7～10 d。或③地屈孕酮 10 mg/次,每天 2 次,共 7～10 d。或④甲羟孕酮 8～10 mg/d,共 5～7 d。为避免不良反应最好在睡前服用。观察停药后 1 周内是否发生子宫内膜脱落造成的撤药性出血。

此步骤可以大致诊断:①孕激素试验有撤药性出血可确定卵巢、垂体、下丘脑有最低限度的功能。说明体内有 1 定水平的雌激素但缺少孕激素的分泌,提示卵巢内有可能有窦卵泡分泌雌激素但没有发生排卵。②PRL 水平正常说明可以基本排除由高催乳素血症引起的闭经;PRL 水平异常升高伴溢乳则提示可能存在高催乳素血症或垂体分泌 PRL 的肿瘤。如果 PRL 水平持续较高,建议行垂体影像学检查。③促甲状腺激素的异常可能反映甲状腺功能亢进或低下对月经的影响。虽然发病率较低,但是因为治疗较简单且有效,因此仍然建议作为第 4 步筛查。④孕激素试验有撤药性出血说明生殖道解剖正常,且子宫内膜存在一定程度的功能,女性生殖道是完整的。⑤即使内源性 E_2 足够,仍有两种情况导致孕激素撤药试验阴性。即子宫内膜蜕膜化,停用外源性孕激素后子宫内膜不会剥脱。第 4 种情况是子宫内膜应对高孕酮水平而蜕膜化,见于黄体期或妊娠;第 2 种情况即子宫内膜由于高浓度的孕激素或睾酮伴随一种特殊的肾上腺酶的不足而蜕膜化,见于雄激素过多症伴无排卵及多囊卵巢的患者,但这种临床现象并不常见。

第 2 步:雌孕激素试验

雌孕激素试验的方法为:雌孕激素序贯用药一个周期(结合雌激素、天然雌激素或其他类型的雌激素,每天 1～2 mg 口服,共 20～28 d,最后 7～10 d 加口服或肌内注射黄体酮(见第 1 步),与雌激素共用并同时停药。观察 1 周内是否有撤药性出血。

此步骤可以大致诊断:①雌孕激素试验有撤药性出血说明体内缺少雌激素分泌,雌激素分泌低下可能是卵巢功能低下所致。②雌孕激素试验无撤药性出血说明子宫或生殖道异常,有子宫内膜病变或生殖道畸形可能。

第 3 步:血清 FSH、LH、E_2、T、DHEA-S 水平测定

仅对第 2 步试验有撤药性出血的闭经患者进行,用来确定内源性雌激素低下是否由于卵泡(Ⅱ度闭经)的缺陷,抑或中枢神经系统-垂体轴的(Ⅲ或Ⅳ度闭经)功能缺陷。孕激素试验阴性的闭经妇女,其 Gn 水平可能异常地偏高、偏低或正常水平。

此步骤可以大致诊断:①FSH,LH 水平升高(FSH>20 U/L)和 E_2 水平降低,提示卵巢功能衰竭,低

雌激素导致的反馈性高促性腺激素分泌。②LH/FSH 和 T 水平升高提示高雄激素血症及多囊卵巢综合征可能。③DHEA-S 明显升高提示有肾上腺来源的高雄激素血症。④FSH、LH 和 E_2 水平正常或降低（FSH 和 LH 均<5 U/L），提示下丘脑性或垂体性闭经。

第 4 步：垂体兴奋试验

如果血清 FSH 和 LH 水平测得正常或偏低，则需要通过垂体兴奋试验来鉴别垂体或下丘脑所导致的闭经原因。方法为：LHRH 25～50 μg，静脉推注，于注射前、注射后 30 min、60 min、90 min、120 min 分别测血清 LH 和 FSH。因为 LHRH 主要刺激 LH 的分泌，也可以只测血清 LH。

此步骤可以大致诊断：鉴别下丘脑或垂体的功能异常；正常情况下 LH 和 FSH 的升高峰值在 LHRH 注射后 30 min 左右，数值升高基础值的 3 倍以上。如果 LH 和 FSH 水平没有反应、反应低下或反应延迟，均提示闭经的原因可能在垂体而非下丘脑。如果反应正常，则提示为下丘脑性的闭经。对垂体的 LH 反应延迟者，也可能因为正常垂体长期"失用"而对 LHRH 的刺激不敏感，可以反复试验几次，以激活垂体。

（三）闭经的其他诊断方法

1.B 超检查

盆腔的 B 超扫描提示子宫和内生殖器是否发育正常；子宫的大小、内膜的厚度和形态与月经的关系密切，长期雌激素低下的患者，子宫可能发育不良，也可能发生萎缩。两侧卵巢的体积和形态学是否正常，是否有优势卵泡生长，卵巢内窦卵泡数目等反映了卵巢的排卵功能和储备状况，卵巢的形态学异常与闭经的病因有关，卵巢体积增大，多个窦卵泡发育，提示高雄激素血症和多囊卵巢可能；卵巢体积小于10 mm³，且两侧卵巢窦卵泡总数小于4～6枚，提示卵巢发育不良或提早衰竭。超声应作为常规检查。

2.内镜检查

宫腔镜可以直接观察到宫腔和子宫内膜的形态，鉴别子宫内膜的厚度、色泽、子宫腔发育畸形、宫腔粘连等造成闭经的病因。腹腔镜可在直视下观察卵巢的形态、大小、排卵的痕迹等，鉴别闭经的原因。如果卵巢呈条索状形态，无卵泡和排卵证据，可提示卵巢发育不全，可伴或不伴子宫的发育不良。

3.染色体检查

所有 30 岁以下因高 Gn 水平诊断为卵巢早衰的患者，必须检查染色体核型。一些患者存在 Y 染色体嵌合现象，因为性腺内（卵巢）存在任何睾丸成分，都有形成恶性肿瘤风险，必须手术切除性腺。因为嵌合体核型（比如 XX/XO）的妇女在过早绝经之前可以有正常的青春期发育、正常月经甚至正常妊娠。有10%～20%的卵巢早衰或先天性性腺发育不良者伴有染色体畸变，10%的 Turner 综合征女孩有自发性的青春期发育，2%有月经初潮。虽然染色体核型检查对治疗不产生影响，但对于诊断还是有一定意义。况且对其家人的生育功能咨询亦有一定价值。

三、闭经的分类诊断

（一）Ⅰ度闭经［生殖道或（和）子宫性闭经］

为子宫和生殖道畸形，造成的先天性阙如或梗阻，以及反复子宫手术、子宫内膜结核或炎症造成的不可逆的损伤。

1.诊断依据

（1）雌孕激素试验无撤药性出血。

（2）B 超检查子宫发育不良或阙如，或子宫内膜极薄和回声异常。

（3）子宫造影和（或）宫腔镜提示子宫腔粘连、畸形或子宫内膜病变。

（4）对周期性腹痛的青春期患者注意下生殖道的发育畸形。

2.Asherman 综合征

子宫内膜的破坏（Asherman 综合征）可导致继发性闭经，这种情况通常是由产后过度刮宫致子宫内膜损伤的结果。子宫造影可以看到宫腔不规则粘连的典型影像；阴道 B 超可见子宫内膜线不连续和间断征象；宫腔镜检查诊断更精确，可以检出 X 线片无法显现的极微小的粘连。患者卵巢功能正常时，基础体温是双相的,提示闭经的原因与排卵无关。

Asherman 综合征还可发生于剖宫产术、子宫肌瘤切除术、子宫成形术后。产后刮宫术后伴发产后性腺功能减退(如席汉综合征)者因内膜缺少雌激素支持,严重营养不良和菲薄,也可发生严重的宫腔粘连据报道,选择性子宫动脉栓塞治疗子宫平滑肌瘤术后可能导致局部缺血性反应,造成子宫内膜的损伤而发生Asherman 综合征。粘连可导致子宫腔、子宫颈外口、宫颈管或这些区域部分或完全闭塞,但不一定发生宫腔积血。如果影像学检查提示宫腔内积血,用宫颈扩张术就可以解决积血的引流问题。

Asherman 综合征患者除了闭经还可能有其他问题,如流产、痛经、月经过少,也可有正常的月经周期轻度粘连也可导致不孕。反复性流产或胎儿丢失。此类患者须通过子宫造影或宫腔镜检查确诊子宫内膜腔的情况。

子宫内膜损伤导致闭经也可由结核病引起。将经血或子宫内膜活检组织进行培养找到结核杆菌方可确诊。子宫血吸虫病是导致终末器官功能障碍的另一个罕见原因,可在尿、粪、直肠排出物、经血以及子宫内膜内找到寄生虫虫卵。还有因子宫内感染发生严重而广泛盆腔炎导致的 Asherman 综合征的病例报道。

过去,Asherman 综合征的治疗是通过扩张宫颈及刮宫术来解除粘连。宫腔镜下通过电切、电凝、激光等技术直接松解粘连,效果优于扩张宫颈及刮宫术。手术后为了防止宫腔壁的粘连,过去会放置一枚宫内节育器(IUD),然而儿科的气囊导尿管也是很好的选择。囊内充有 3 mL 液体,7 d 后将导管取出。术前即开始用广谱抗生素持续 10 d。前列腺素合成抑制剂可解除子宫痉挛。患者连续两个月用高刺激剂量的雌激素治疗,如每月前 3 周每天口服结合雌激素 2.5 mg,第 3 周开始每日加用醋酸甲羟孕酮 10 mg。如果初次手术未能重建月经流出道,为了恢复生育能力,还需要重复数次持续治疗。此类患者有 70% 能成功妊娠,然而妊娠经常合并早产、胎盘植入、前置胎盘和(或)产后出血。

3. 苗勒管异常

苗勒管发育不全是指无明显阴道的原发性闭经患者,这是原发性闭经相对常见病因,发生率仅次于性腺发育不全。在芬兰,其发生率大约为 1/5 000 新生女婴。原发性闭经者须先排除苗勒管终端导致的生殖道不连续,对青春期女孩,必须先排除处女膜闭锁、阴道口闭锁以及阴道腔不连续、子宫颈甚至子宫缺失。这类患者阴道发育不全或缺失,且通常伴子宫及输卵管缺失。有正常子宫者却缺乏对外的通道,或者有始基子宫或双角子宫存在。如果有部分子宫内膜腔存在,患者可能主诉有周期性下腹痛由于与男性假两性畸形的某些征象相似,所以应证明是否为正常女性核型。由于卵巢不属于苗勒结构,故卵巢功能正常而且可以通过双相基础体温及外周血孕酮水平来证实。卵巢的生长及发育都无异常。生殖道闭锁导致的闭经伴随有阴道积血、子宫腔积血或腹腔积血所致的扩张性疼痛。

苗勒管发育不全的确切原因至今未明。可能是抗苗勒管激素(AMH)基因或 AMH 受体基因突变。尽管通常为散发,偶尔也有家族性发病。苗勒管发育不全的女儿和她们的母亲可存在半乳糖-1-磷酸尿苷酰基转移酶的基因突变。这与经典的半乳糖血症不同,推断由于半乳糖的代谢失调致使子宫内暴露有过高浓度的半乳糖,这可能就是苗勒管发育不全的生物学基础。给孕期小鼠高半乳糖喂食,会延迟雌性子代的阴道开放。在这群苗勒管发育不全的患者中,卵巢衰竭亦较常见。

进一步评估和诊断需包括放射学检查,大约 1/3 患者伴有泌尿道畸形,12% 以上的患者有骨骼异常其中多数涉及脊柱畸形,也可能发生缺指或并指。肾畸形包括异位肾、肾发育不全、马蹄肾、集合管异常B超检查子宫的大小和匀称性,若B超的解剖图像不确定,可选择 MRI 扫描。通常没必要用腹腔镜直视检查MRI 比 B超准确得多,而且费用及创伤性都低于腹腔镜检查。然而存在不同程度的 MRI 描述与腹腔镜检查所见不符。术前准确诊断有助于手术规划及手术的顺利实施。

手术之前必须明确拟解决的问题,切除苗勒管残留肯定是没有必要的,除非导致子宫纤维增生,子宫积血、子宫内膜异位症或有症状的腹股沟疝。宫、腹腔镜手术可以解决上述病症。顾虑到手术困难及并发症高,更倾向于用替代材料方法构造人工阴道。推荐用渐进式扩张术,如 Frank 及后来的 Wabrek 等人描述的方法。首先向后,2 周后改为向上沿着通常的阴道轴线方向,用阴道扩条每天扩张 20 分钟直至达到明显的不适。每次使用的扩条逐渐增粗,几个月后即可产生一条功能性阴道。塑料的注射器可用于代替昂贵的玻璃扩条,将扩条放在阴道的部位,维持类似于坐在赛车车座上的压力。Vecchietti 在经腹或腹腔镜手术中采用一种牵引装置。术后再牵引 7 d 就可形成一个功能性阴道。

对于不愿意或不能进行扩张术的患者。采用 Williams 阴道成形术的 Creatsas 矫形可迅速并简便的构建新阴道。该手术适用于那些不能接受 Frank 扩张术或 Frank 扩张术失败的妇女,或有完好的子宫并保留生育能力的患者。一种推荐方式为先做开腹手术来评估宫颈管情况,如果子宫颈闭锁就切除子宫,如果是相对简单的处女膜闭锁或阴道横膈问题,就联合阴道手术。多数人建议不必试图保留完全性阴道发育不全患者的生育力,建议在构建新阴道的同时切除苗勒管组织。

阴道横膈患者(远端 1/3 阴道未能成腔)通常有梗阻及尿频症状,阴道横膈可利用声门关闭强行呼气法与处女膜闭锁相鉴别,前者阴道外口处无膨胀。阴道横膈可合并有上生殖道畸形,如输卵管的节段性缺失或单侧输卵管、卵巢的缺失。

生殖道远端闭锁可视为急症,延误手术治疗可能会因炎症性改变或子宫内膜异位症导致不孕,须尽快完成矫形引流手术。应尽量避免进行诊断性穿刺,因为一旦感染阴道积血则会转变为阴道积脓。

在引导患者进行一系列治疗的程序中,须进行心理咨询和安抚,帮助患者处理好失去生殖道以后的心理障碍。

(二)Ⅱ度闭经(卵巢性闭经)

1.Turner 综合征和先天性性腺发育不良

无论是原发性闭经或继发性闭经都可以有性腺发育的问题,30%～40% 的原发性闭经为性腺条索化的性腺发育不全者。核型的分布为 50% 的 45,X,25% 的嵌合体,25% 的 46,XX。继发闭经的妇女也可存在性腺发育不全,有关的核型按出现频率依次排列为 46,XX(最常见),嵌合体(如 45,X/46,XX),X 长臂或短臂缺失,47,XXX,45,X。染色体核型正常的性腺发育不全者也与感音神经性聋症(Perrault 综合征)有关联。所以核型为 46,XX 的性腺发育不全者都必须进行听力评估。

单纯性腺发育不全是指双侧性腺条索状,无论其核型如何。混合型性腺发育不全是指一侧性腺内含有睾丸组织,而另一侧性腺条索状。常染色体异常也可与高促性腺激素性卵巢衰竭相关,如一个 28 岁的 18 染色体三体的嵌合体的高促性腺激素的继发性闭经患者,所有卵巢功能丧失。性染色体量变的患者都可列入性腺发育不全的范畴。

(1)Turner 综合征。临床诊断依据为:①16 岁后仍无月经来潮(原发性闭经)。②身材矮小、第二性征发育不良、蹼状颈、盾胸、肘外翻。③高促性腺激素,低性腺激素。④染色体核型为 45,XO;或 46,XX/45,XO;或 45,XO/47,XXX。⑤体检发现内外生殖器发育均幼稚,卵巢常呈条索状。

Turner 综合征为一条 X 染色体缺失或存在异常导致的性腺发育不良。由于卵泡的损失,青春期时无性激素产生,故此类患者多表现为原发性闭经。然而须特别关注此症较少见的变异类型,如自身免疫性疾病、心血管畸形以及各种肾脏异常。Turner 综合征的患者 40% 为嵌合体或在 X、Y 染色体上有结构改变。

嵌合体即不同的性染色体成分形成的多核型细胞系。若核型中存在 Y 染色体,说明性腺内存在的睾丸组织,容易形成肿瘤及存在向男性发育的因素,需切除性腺区域。大约 30% 的 Y 染色体携带者不会出现男性第二性征,故即使正常外观女性,高促性腺激素性闭经患者都必须检查核型,以发现功能静止的 Y 染色体,以便在癌变之前对性腺进行预防性切除术。

大约 5% 诊断为 Turner 综合征的患者核型上有 Y 染色体成分。进一步用 Y 染色体特异性 DNA 探针发现另有 5% 的核型中有 Y 染色体成分。然而 Turner 综合征的患者的性腺肿瘤发生率较低(约 5%),似乎局限于那些常规核型检查有 Y 染色体成分的患者。即使常规核型未发现有 Y 染色体成分,一旦出现男性第二性征或当发现一个未知来源的染色体片段时,都需用探针来特异性检测 Y 染色体成分。

嵌合体的意义重大,当有 XX 细胞系嵌合时,性腺内可找到功能性卵巢组织,有时可有正常的月经甚至可生育。嵌合体者也可表现正常月经初潮,达到正常的身高,但出现过早绝经。大多数这类患者身材矮小身高低于 160 cm,由于功能性卵泡加速闭锁导致早年绝经。

(2)先天性性腺发育不良:染色体核型和身高正常,第二性征发育大致正常,性腺呈条索状。余同

Turner 综合征。该类患者的染色体可能存在嵌合型、小的微缺失、平衡易位或基因的缺陷。

2. 卵巢早衰和卵巢抵抗综合征

两组均属于高 Gn 性的闭经患者,去势或绝经后的 Gn 高水平与卵泡加速闭锁所致的卵泡缺乏之间存在联系,但并不是绝对的,因为在某些少见的情况下,Gn 高水平时仍有卵泡存在。发生单纯 FSH 或 LH 分泌异常的罕见病例可能由于某种 Gn 基因的纯合子突变所致。曾报道过由于 LH 亚基的基因突变造成性腺功能低下,和由于 FSH 的亚基突变造成原发性闭经。基因的突变导致生成蛋白的亚基改变,使之失去了应有的免疫活性及生物活性。所以这种性腺功能低下者表现为一种 Gn 升高而另一种 Gn 降低。基因突变杂合子携带者常有相对不孕的问题,利用外源性 Gn 促排卵可以让这些患者成功妊娠。当出现 FSH 高水平,而 LH 低或正常水平时,伴有垂体占位则提示存在分泌 FSH 的腺瘤。表现为持续性无排卵、自发性的卵巢过度刺激,卵巢上有多发的大卵泡囊肿,而且影像学证据提示有垂体腺瘤。因此强调两种 Gn 同时测定,如果一种异常单独升高,需要考虑上述情况。一般卵巢功能衰退的顺序首先是 FSH 的升高,逐渐伴随 LH 升高。

(1)卵巢早衰(premature ovarian failure,POF)。卵巢早衰的诊断依据:①40 岁前绝经。②高促性腺激素和低性腺激素,FSH>20 U/L,雌激素水平低值。③约 20% 有染色体核型异常,常为易位、微缺失、45XO/46,XX 嵌合型等。④约 20% 伴有其他自身免疫性疾病,如弥漫性甲状腺肿,肾上腺功能减退等。⑤病理检查提示卵巢中无卵泡或仅有极少原始卵泡,部分患者的卵巢呈浆细胞浸润性的"卵巢炎"现象。⑥腹腔镜检查见卵巢萎缩,体积变小,有的呈条索状。⑦有的患者有医源性损坏卵巢的病史,如卵巢肿瘤手术史卵巢巧克力囊肿剥除术史、盆腔严重粘连史以及盆腔放疗和化疗史等。⑧对内源性和外源性促性腺激素刺激无反应,用氯米芬无法诱导出反馈的 Gn 升高,用外源性 Gn 刺激卵巢呈不反应或低反应,无卵泡生长。

大约 1% 的妇女在 40 岁之前会发生卵巢衰竭,而在原发性闭经患者中,发生率为 10%～28%,多数病例的卵巢早衰机制不明。各个不同年龄都可以发生卵巢早衰,取决于卵巢所剩的卵泡数目。无论患者年龄多少,如果卵泡的丢失速度较快,则将表现为原发性闭经及性腺发育低下。假如卵泡耗损发生在青春期或青春期之后,则继发性闭经发生的时间将相应地推迟。

脆性 X 染色体综合征携带者中卵巢早衰的发生率为 10%,已经鉴定出至少有 8 个基因与卵巢早衰有关,5 个在 X 染色体上,3 个在常染色体上。此类患者可考虑供卵妊娠。对于卵巢早衰妇女,推荐进行脆性 X 染色体综合征的筛查,尤其是当有 40 岁之前绝经的家族史的情况下。一种由 3 号染色体上转录因子基因(FOXL2)突变引起的常染色体显性疾病也已证实与眼睑畸形及卵巢早衰有关。另外,卵巢早衰也有可能是自身免疫性疾病、感染流行性腮腺炎性卵巢炎,或化疗及放疗造成的卵泡破坏所致。这些先天性因素导致卵泡消失加速所致。

卵巢早衰存在一定比例的特异性性染色体异常,最常见的异常是 45,X 及 47,XXX,其次是嵌合体、X 染色体结构异常。用荧光原位杂交法寻找 45,X/46,XX 嵌合体,卵巢早衰患者体内发现较高比例的单 X 性染色体细胞,也曾发现 X 染色体长臂上关键区域的易位。

放疗对卵巢功能的影响取决于患者年龄及 X 线的剂量,卵巢内照射 2 周后可出现类固醇激素水平下降,Gn 水平升高。年轻妇女体内有较多的卵母细胞可以抵抗内照射的完全去势作用,闭经多年后仍可恢复卵巢功能。如放疗时正常怀孕,子代的先天异常率并不高于普通人群。若放射区域为骨盆以外,则无卵巢早衰的风险。对盆腔肿瘤患者腹腔镜手术中将卵巢选择性的移出骨盆再作放疗,可有望今后妊娠。

烷化剂(抗肿瘤药)对性腺有剧毒,与放疗一样,导致卵巢衰竭的剂量与开始治疗时患者年龄存在负相关。其他化疗药物也有潜在的卵巢损害性,但研究较少,联合化疗对卵巢的影响与烷化剂相似。约 2/3 的绝经前乳腺癌患者使用环磷酰胺、甲氨蝶呤、氟尿嘧啶(5-Fu)治疗者丧失卵巢功能。虽然月经及生育力的确有可能恢复,但无法预测未来的卵巢功能以及生育力。在猴模型模拟放疗过程中,用 GnRH-α 抑制 Gn 并不能抵抗卵泡的丢失但确实可保护卵泡免受环磷酰胺的损害。化疗或放疗前将卵母细胞或卵巢组织深低温保存将是保存此类患者生育力的最佳选择。

对自身免疫性"卵巢炎"的卵巢早衰患者,应进行自身免疫性疾病的血液检查,而且需要每几年一次周期性进行,作为对自身免疫性相关疾病的长期监测。检查内容包括血钙、血磷、空腹葡萄糖、21-羟化酶的肾上腺抗体、游离 T_4、TSH、甲状腺抗体。

曾有建议,有时需要每周测 Gn 及 E_2 水平,如 FSH 低于 LH(FSH/LH<1),或如果 E_2 高于50 pg/mL时,应考虑诱导排卵。由于很多案例报道证实了核型正常患者可恢复正常的卵巢功能(10%的患者),由于有偶发性排卵,对无生育要求者雌孕激素联合性避孕药是较好的选择。如有生育要求者,最好选择供卵。不推荐用治疗剂量的糖皮质激素治疗特发性卵巢早衰,因为并未证明能使卵泡恢复对 Gn 的反应性。

(2)卵巢抵抗综合征(resistant ovarian syndrome,ROS)。卵巢抵抗综合征的临床特征为:①原发或继发性闭经。②高促性腺激素和低性腺激素。③病理检查提示卵巢中有多量始基卵泡和原始卵泡。④腹腔镜检查见卵巢大小正常,但无生长卵泡和排卵痕迹。⑤对内源性和外源性促性腺激素刺激无反应。也称卵巢不敏感综合征,这是一组少见但颇有争议的病征。其临床表现与卵巢早衰极其相似,但如果行卵巢组织学检查,可以发现卵巢皮质中多个小的原始卵泡结构。有人推测这是 Gn 受体不敏感或缺陷,或受体前信号缺陷的原因。在雌激素和孕激素序贯治疗数月后,卵巢可能自然恢复排卵和妊娠。也有人认为这是 POF 的先兆征象和过渡阶段。

3.多囊卵巢综合征(见无排卵和多囊卵巢综合征节)

(1)临床表现:①月经稀发、闭经、不孕的持续性无排卵现象。②多毛、痤疮和黑棘皮病等高雄激素血症现象。③肥胖。

(2)超声检查诊断标准:①双侧卵巢各探及 12 个以上的小卵泡排列在卵巢表面,形成"项链征"。②卵巢偏大,卵巢髓质部分增多,反光增强。

(3)实验室检查:①血清 LH/FSH 增高 2 倍以上。②雄激素 T、A、DHEA-S 升高,SHBG 降低。③胰岛素升高;糖耐量试验(OGTT)和餐后胰岛素水平升高。④PRL 可轻度升高。

(4)经腹或腹腔镜:卵巢体积增大,表面光滑,白色,无排卵痕迹,见表面多枚小卵泡。

(三)Ⅲ度闭经(垂体性闭经)

1.垂体肿瘤和高催乳素血症

(1)概况:由于颅底狭窄的垂体窝空间,垂体良性肿瘤的生长也会造成问题。肿瘤向上生长压迫视神经交叉,产生典型的双颞侧偏盲。如果肿瘤很小则很少出现视野受损。而此区域的其他肿瘤(如颅咽管瘤,影像学上通常以钙化为标志),由于更邻近视神经交叉,会较早导致视力模糊和视野缺损。除了颅咽管瘤,还有其他更少见的肿瘤,包括脑膜瘤、神经胶质瘤、转移性肿瘤、脊索瘤。曾报道,可能由于松果体的囊性病变导致褪黑激素分泌增加,引起青春期延迟。性腺发育不全及青春发育延迟者应检查头颅 MRI。

当 GH 过度分泌导致肢端肥大症,或 ACTH 的过量分泌引起库欣综合征时,会更加怀疑垂体肿瘤的存在。TSH 分泌性肿瘤(不到垂体肿瘤的 1%)引起继发性甲状腺功能亢进,或 ACTH 或 GH 分泌的肿瘤则非常罕见。如果临床表现提示库欣综合征,则须检测 ACTH 水平及 24 小时尿中游离皮质醇水平,以及地塞米松快速抑制试验;如怀疑为肢端肥大症,则应做 GH 的检测。循环中 IGF-Ⅰ水平较稳定,随机测定血样中 IGF-Ⅰ高水平即可诊断 GH 过度分泌;ACTH 或 GH 分泌性肿瘤都很少见,最常见的两种垂体肿瘤是 PRL 分泌性肿瘤及无临床功能性肿瘤。PRL 分泌性肿瘤也可在青春期前或青春期出现,故可能影响生长发育,并导致原发性闭经。

大多数无临床功能性肿瘤(约占垂体肿瘤的 30%)起源于 Gn 细胞,活跃分泌 FSH 及其游离亚基,但很少分泌 LH,故此类患者仅表现肿瘤占位性症状。所分泌的 FSH 游离亚基可作为一项肿瘤指标。然而由于游离 FSH 亚基增加合并本身 Gn 的升高,在绝经后妇女情况就变得复杂。但并不是所有 Gn 腺瘤都合并有游离 FSH 亚基增加。对于 FSH 升高而 LH 低水平者高度提示为 Gn 分泌性腺瘤。绝经前出现 Gn 分泌性腺瘤的妇女,其特征是卵巢内多发囊性改变(卵巢过度刺激)、E_2 高水平以及子宫内膜超常增生。用 GnRH-a 治疗通常不能降低 Gn 的分泌,反而可导致 FSH 及其游离亚基的持续升高。然而大多数此类肿瘤患者由于肿瘤对垂体柄的压迫影响了下丘脑 GnRH 向垂体的运输,导致 Gn 分泌下降和闭经,并常因肿瘤的占位阻碍了多巴胺向垂体前叶的运输,PRL 水平的轻度升高。

并非所有蝶鞍内占位都是肿瘤,据报道囊肿、结核病、肉瘤样病以及脂肪沉着体也可成为垂体压迫的原因,导致低促性腺素性闭经。淋巴细胞性垂体炎是垂体内少见的自身免疫性浸润,酷似垂体肿瘤,常发生于妊娠期或绝经后的前 6 个月。初期出现高 PRL 血症,接着可发生垂体功能减退症。经蝶骨手术可诊断并治疗这类有潜在致命危险的垂体疾病。在一项大型经蝶骨手术调查中发现,91% 的蝶鞍内及蝶鞍周围占位是腺瘤,与尿崩症无关,但常常伴随着非垂体来源性肿瘤。

垂体周围的病变,如颈内动脉瘤、脑室导水管梗阻也可导致闭经。垂体局部缺血即梗死可导致功能不全,即为产科著名的席汉综合征。

(2)临床表现:①闭经或月经不调。②泌乳。③如较大的垂体肿瘤可引起头痛和视力障碍。④如为空蝶鞍综合征可有搏动性头痛。⑤须排除服药引起的高催乳素血症。

(3)辅助检查:①血清 PRL 升高。②如果为垂体肿瘤或空蝶鞍综合征可经蝶鞍 X 摄片、CT 或 MRI 检查垂体确诊,应强调增强扫描,以增加检出率。

2.垂体功能衰竭

(1)临床表现:①有产后大出血或垂体手术的病史。②消瘦、乏力、畏寒、苍白,毛发稀疏,产后无乳汁分泌,无性欲,无卵泡发育和月经,生殖道萎缩。③查为性腺激素低下、甲状腺功能低下和肾上腺功能低下的症状和体征,根据病情程度,功能低下的程度不同。但常见以性腺激素低下为主,其次为甲状腺功能低下,最后为肾上腺功能低下。

(2)辅助检查(根据病情依次有):①血 FSH、LH、E_2、PRL、T 值均低下,血甲状腺激素(FT_3、FT_4)下降促甲状腺素(TSH)升高。②血肾上腺皮质激素(皮质醇,17-羟孕酮)水平低下。③垂体兴奋试验显示垂体反应低下。④空腹血糖和糖耐量试验提示血糖值偏低,反应低下。

(四)Ⅳ度闭经(中枢和下丘脑性闭经)

下丘脑性闭经(促性腺激素不足性性腺功能减退)的患者具有 GnRH 脉冲式分泌的缺陷。在排除了下丘脑器质性病变后,可诊断为功能性抑制,常常是由生活事件所致的心理生理反应,也可与工作或学校中面对的应激状况有关,常见于低体重及先前月经紊乱的妇女。很多垂体性闭经的妇女也表现为由亚临床饮食障碍引起相似的内分泌、代谢和心理特征。

GnRH 的抑制程度决定了临床表现。轻度抑制可对生育力有微小影响,如黄体期不足;中度抑制可致无排卵性月经失调;重度即表现为下丘脑性闭经。

下丘脑性闭经患者可表现为低或正常水平促性腺激素,正常催乳素水平,正常蝶鞍的影像学表现,雌孕激素撤退性出血试验多为阴性。对这样的患者应每年评估一次,监测指标包括催乳素及蝶鞍的影像学检查。如果几年监测指标均无变化,影像学检查可不必要。与心理应激或体重减轻有关的闭经,大多在6~8 年内都自然恢复。83% 的妇女在病因(应激、体重减少或饮食障碍)纠正后恢复月经。但仍有一部分患者需持续监测。在饮食障碍的妇女当中,月经往往与体重增加有关。

无明显诱因的下丘脑性闭经的妇女,其下丘脑-垂体-肾上腺轴的活性是存在的,可能是应激反应干扰了生育功能的过程。自发性下丘脑性闭经的妇女其 FSH、LH、催乳素的分泌降低,促肾上腺皮质素释放激素所致皮质醇的分泌增加。有些患者有多巴胺能抑制的 GnRH 脉冲频率,GnRH 脉冲性分泌的抑制可能与内源性阿片肽及多巴胺的增加有关。功能恢复过程中高皮质醇血症先于卵巢功能恢复正常。

需要告知患者促排卵的有效性及生育的可能性,促排卵仅用于有怀孕需求的妇女。没有证据表明周期性激素补充或是促排卵可以诱导下丘脑恢复正常生理功能。

下丘脑性闭经的诊断依据:①原发性闭经;卵泡存在但不发育。②有的患者有不同程度的第二性征发育障碍。③Kallmann 患者伴嗅觉丧失。④FSH、LH、E_2 均低下。⑤对 GnRH 治疗有反应。⑥可有 X 染色体(Xp22.3)的 KAL 基因缺陷。

功能性下丘脑性闭经的临床表现:①闭经或不规则月经。②常见于青春期或年轻女性,多有节食、精神紧张、剧烈运动及不规律生活史。③体型多瘦弱。

主要的辅助检查:①TSH 水平正常,T_3 和 T_4 较低。②FSH 和 LH 偏低或接近正常,E_2 水平偏低。

③超声检查提示卵巢正常大小,多个小卵泡散在分布,髓质反光不增强。

1.体重下降,食欲缺乏和暴食综合征

肥胖可以与闭经有关,但肥胖者闭经时促性腺激素分泌不足的状态不常见,除非这个患者同时有情绪障碍。相反,急剧的体重降低,可致促性腺激素分泌不足。对下丘脑性闭经的诊断必须先排除垂体瘤。

临床表现从与饮食匮乏所致的间歇性闭经到神经性厌食所致的危及生命的极度衰弱。因为这种综合征的死亡率大概为6%,因此受到高度重视。也有些研究认为大多数患者都能够复原,而病死率并没有增加。这些结果的差异可能因为被评估的人群不一致。临床医生应该警惕有些患者可能会死于神经性厌食。

(1)神经性厌食的诊断。

主要临床特点:①发病于10～30岁。②体重下降25%或是体重低于正常同年龄和同身高女性的15%。③特殊的态度,包括:对自己身体状况的异常认知,对食物奇怪的存积或拒绝。④毳毛的生长。⑤心动过缓。⑥过度活动。⑦偶发的过度进食(食欲过盛)。⑧呕吐,可为自己所诱发。

临床表现:①闭经。②无已知医学疾病。③无其他精神疾病。

其他特征:①便秘。②低血压。③高胡萝卜素血症。④糖尿病、尿崩症。

(2)神经性厌食的临床表现:神经性厌食曾被认为多见于中高阶层的低于25岁的年轻白人妇女,但现在看来这个问题可出现在社会各阶层,占年轻妇女的0.5%。厌食一族均期望成功改变形象,其实家庭往往存在严重的问题,父母却努力维持和谐家庭的表象,掩饰或者否认矛盾冲突。根据心理学家的理解,父母一方,私下里对另一方不满,希望获得他们孩子的感情。当一个完美的孩子的角色变得极其困难时,厌食便开始了。病程往往起源于为控制体重而自行节食,这种感觉带来一种力量和成就感,随即有一种若自我约束松懈则体重不能控制的恐惧感产生。有观点认为厌食症可以作为一项辨别内在混乱家庭的指标。

青少年时期正常的体重增加可能被认为过度增加,这可以使青少年患上真性神经性厌食症。过度的体力活动是神经性厌食症的最早信号。这些孩子是典型的过分强求者,他们很少惹麻烦,但很挑剔,要求其他人达到他们苛刻的价值标准,常常导致自己在社会上的孤立。

有饮食问题的患者常常表现出滞后的性心理发展,其性行为出现得很晚。由身材苗条判断社会地位的价值观,影响她们的进食。依赖身体苗条的职业及娱乐环境容易使得妇女暴露于神经性厌食及神经性贪食的风险之中。所以通常饮食问题反映的是心理上的困境。

除了痛经,便秘也是其常见的临床表现,常常较为严重并合并腹痛。大量进食低热量食物。低血压、低体温、皮肤粗糙、背部及臀部出现松软汗毛、心动过速及水肿是最常见的并发症。长期利尿剂及泻药的滥用可致明显的低钾。低钾性酸中毒可导致致死性的心律失常。血清胡萝卜素的升高表示机体存在维生素A的利用障碍,见于手脚掌的皮肤黄染。

贪食症典型表现在阶段性偷偷地疯狂进食,紧接着便是自己诱发呕吐,禁食,或是服用缓泻药和利尿剂,甚至灌肠剂。尽管贪食行为相对较常见,但临床上真正的贪食症并不常见(在一个大学学生样本中,占女性学生的1%,男性学生的0.1%)。贪食症行为常见于神经性厌食症患者(约占一半)。有贪食症行为的患者其抑郁症状或焦虑障碍的发生率较高,而且还会有入店行窃的问题(通常是偷食物)。约50%的病例神经性厌食和贪食症行为长期持续。神经性厌食症患者可分为贪食性厌食症和禁食伴过度锻炼者。贪食性厌食症者比较年长,相对更加抑郁、在社交上不太孤立,但家庭问题的发生率较高。单纯贪食症者体重波动较大,但不会减少到厌食症者那么低水平。克服了贪食症的患者可有正常的生育力。

严重的神经性厌食病例经常被内科医师碰到,而临界性神经性厌食病例通常来看妇科医生、儿科医生或家庭医生。厌食症相关的各种问题都代表下丘脑调控的身体功能的障碍:食欲、渴感、水分保持、体温、睡眠、自主平衡以及内分泌。FSH、LH水平下降,皮质激素水平升高,PRL、TSH、T_4水平正常,但T_3水平较低,反式T_3水平升高。许多症状可用甲状腺功能减退来解释(如便秘、寒冷耐受不良、心动过缓、低血压、皮肤干燥、基础代谢率低、高胡萝卜素血症)。随着体重的增长,所有的代谢性改变恢复到正常,Gn的分泌也可恢复到正常水平。有30%的患者持续闭经,这是持续性心理冲突的指标。

当体重恢复到正常体重15%以下时,即可恢复机体对GnRH的反应,方可恢复正常月经。神经

性厌食患者的 Gn 持续低水平,与青春期前孩子的水平相似;随着体重的增长,出现 LH 夜间分泌,类似于青春早期的水平;而当完全恢复正常体重时,24 h LH 分泌形式就与正常成年人一样,只是峰值有所差异。如果患者 Gn 的浓度低到无法检测的水平时,可检测血中的皮质醇含量。没必要做其他太多的实验室检测。

需要告知患者闭经与低体重之间的紧密联系,以刺激患者恢复正常体重,进而恢复正常月经。有时有必要参与指导患者的每日能量计算方案[每日至少进食 10 920 J(2 600 cal 能量)],以打破患者养成的饮食习惯。如果进展很慢,则可用激素治疗。对于体重低于 45.36 kg(100 磅)的患者,如体重持续下降,需进行心理咨询,进行心理干预。

关于厌食症目前尚无特殊的或新的治疗方法,只能强调在疾病发展到最严重的阶段之前,及早发现并进行心理干预。需要初诊医生、心理医生、营养学医生进行临床会诊帮助患者处理自己情绪的认知行为必要时也可以加用抗抑郁药治疗。

2. 过度运动与闭经

从事女性竞赛运动员、芭蕾、现代舞的专业人员中,月经失调或下丘脑抑制性闭经的发生率较高。多达 2/3 有月经的跑步运动员黄体期较短,甚至无排卵,即使月经正常,周期与周期之间的差异也很大,常常合并有激素功能的下降。如在月经初潮之前就开始过度运动,则月经初潮会延迟长达 3 年之久,随后月经紊乱的发生率较高。对于体重低于 115 kg 的年轻妇女,如在训练中体重下降大于 10 kg 就很可能出现闭经,也支持 Frisch 关于临界体重观念。

临界体重理论描述为:月经正常需要维持在临界水平之上的体重,需达到临界的躯体脂肪含量。可利用 Frisch 的临界体重计算。基于身体总水量占总体重的百分比,计算出躯体脂肪的百分比,为脂肪指数。16 岁时身体总水量占总体重 10%时相当于脂肪含量为 22%,这是维持月经所需的最低标准,13 岁时身体总水量占总体重 10%时相当于脂肪含量为 17%,这是发生月经初潮所需的最低标准,减少标准体重的 10%~15%时就可使躯体脂肪含量下降到 22%以下,造成月经紊乱。

这种闭经类似于下丘脑功能障碍,剧烈运动减少 Gn 分泌,但促进 PRL、GH、睾酮、ACTH 以及肾上腺激素的分泌,同时减低它们的清除率从而增加了这些激素的血浓度。低营养状态妇女的 PRL 一般无改变,相反过度运动者的 PRL 是增加的,但幅度较小,持续时间极短,所以不能用 PRL 的增加来解释月经异常。当闭经运动员与非闭经运动员或非运动员相比较时,他们的 PRL 含量并没有明显差异。另外,月经正常的女性运动员褪黑素水平在白天升高,而闭经运动员褪黑素有夜间分泌。这也可见于下丘脑性闭经的妇女,反映对 GnRH 脉冲分泌的抑制。与低营养状态妇女相反的另一个现象出现在甲状腺轴。运动员的 T_4 水平相对较低,过度锻炼的闭经患者的甲状腺激素都完全受抑制,包括反式 T_3。

运动员经常会有竞赛后或训练后的欣快愉悦感。尚不清楚这究竟是一种心理反应还是由于内源性阿片的增加。大量证据显示:内源性阿片通过抑制下丘脑 GnRH 的分泌来抑制 Gn 的分泌。纳曲酮(一种长效的阿片受体阻滞剂)用于体重下降导致的闭经患者可促使恢复月经,提示内啡肽在应激相关的下丘脑性闭经中的关键作用。运动员不管是否闭经都会出现运动诱导的血内啡肽水平的升高。

下丘脑性闭经(包括运动相关性或饮食失调)妇女由于 CRH 及 ACTH 增加,伴有皮质醇增多症,表明这是应激状态干扰生殖功能。皮质醇水平恢复正常的闭经运动员 6 个月内可恢复正常的月经。

闭经运动员处于能量负平衡的状态,IGFBP-1 水平升高,胰岛素敏感性增强,胰岛素水平下降,IGF-I 不足以及 GH 水平升高。IGFBP-1 的增加会抑制下丘脑 IGF 的活性,继而抑制 GnRH 的分泌。

瘦素(leptin)对生殖的影响也被视为维持应激反应,月经周期正常的运动员 leptin 水平可显示出正常的昼夜节律,然而闭经患者则不具有昼夜节律。运动员 leptin 水平普遍较低(不到 30%),这与身体脂肪含量的减少有关,但在血胰岛素不足及皮质醇增多症者其水平进一步降低。当身体脂肪减少到体重的 15%以下,以及 leptin 低于 3 ng/mL 的水平时会发生月经紊乱及闭经。

Fries 描绘了饮食障碍连续的 4 个阶段:以美容为目的的忌口;因对饮食及体重神经过敏而忌口;厌食反应;神经性厌食。

厌食反应与真正的神经性厌食之间有几点重要差异,从心理上来说,神经性厌食患者对疾病以及她自身的问题缺乏认识,她并不认为自己体重过低,毫不担心自己可怕的身体现状及外表,医患之间很难沟通,患者对医生极其不信任。而厌食反应的患者有自我批评的能力,他们知道问题所在,而且能描述出来运动员、过度锻炼的妇女或舞蹈演员都可能发生厌食反应。厌食反应的发生是自觉地有意识的故意努力减少体重。及早发现,给予忠告以及自信心的支持可以制止问题的进展。由病理性饮食失调进展到完全综合征仅需 1 年时间。

尽早发现的预后较好,简单的增加体重就可以扭转闭经状态。然而这些患者通常不愿意放弃他们的运动规律。所以应鼓励激素治疗来阻止骨质流失及心血管系统的改变。如正常激素水平仍不足以使骨质密度恢复到正常水平,必须恢复足量的饮食和体重。当患者有生育要求时,推荐其减少运动量并增加一定的体重,有时必须考虑诱导排卵。

3. 遗传基因缺陷

导致低促性腺素功能减退症特异性遗传缺陷尚不清楚。然而,随着分子生物学研究的深入,发现 FSH 亚基突变和 Kallmann 综合征的基因缺陷。

(1)闭经、嗅觉丧失、Kallmann 综合征:有一种少见的因 GnRH 分泌不足导致低促性腺素功能减退症,联合嗅觉丧失或嗅觉减退的综合征,亦即 Kallmann 综合征。在女性,这种综合征的特征是原发性闭经、性发育幼稚、低促性腺,正常女性核型以及无法感知嗅觉,比如咖啡、香水。她们的性腺对 Gn 有反应。所以可用外源性 Gn 成功地诱导排卵,而氯米芬无效。

Kallmann 综合征与特殊的解剖缺陷有关,MRI 和尸体剖检证实了嗅脑内嗅沟的发育不全或缺失。这一缺陷是嗅觉神经轴突及 GnRH 神经元未能从嗅板中迁移出来的结果。目前已证实有 3 种遗传方式:X 染色体连锁遗传、常染色体显性遗传、常染色体隐性遗传。男性的发病率高出 5 倍,表明 X 染色体连锁遗传是其主要的遗传方式,但在女性患者中,遗传模式为常染色体隐性或常染色体显性遗传。X 染色体连锁遗传的 Kallmann 综合征可联合有其他因 X 染色体短臂远端的邻近基因缺失或易位所致的疾病(如 X 染色体连锁的矮小症或鱼鳞病及硫酸酯酶缺乏症)。

导致这一综合征的 X 染色体连锁基因的突变或缺失包括 X 染色体短臂上(Xp22.3)的一个独立基因(KAL),它编码一种负责神经迁移的必需蛋白 anosmin-1。这种嗅觉丧失闭经综合征是由于嗅觉神经及 GnRH 神经元未能穿透前脑,组织了成功迁移。同时还可能有其他神经异常,如镜像运动、听觉缺失、小脑性共济失调等,提示泛发的神经缺陷。肾和骨异常、听力缺陷、色盲唇裂、腭裂(最常见的异常)也可以出现在这些患者中。表明除了下丘脑这一基因突变还可以在其他组织内表达。这一综合征的发生具有家族遗传性及散发性。尚未证实有常染色体的突变。

(2)单纯促性腺激素低下性闭经:单独的 GnRH 分泌不足导致的下丘脑性闭经患者可能有类似于 Kallmann 综合征患者的缺陷,但由于外显率较低,只有 GnRH 神经元的迁移缺陷表达出来。在一些嗅觉正常的闭经患者中,其家族成员有嗅觉丧失的患者。一些 GnRH 分泌不足但嗅觉正常的患者有常染色体遗传形式。然而尚未发现 GnRH 基因缺陷,X 染色体连锁基因的突变也并不常见。

报道一个家族遗传性 GnRH 受体基因突变所致的低促性腺素功能减退症,患者的父母和一个姐妹是正常的杂合子,所以突变是常染色体隐性遗传的。筛选 46 个低促性腺素功能减退症男女,发现有女性患者的家族中,1/14 存在常染色体遗传性 GnRH 受体基因突变,在另一项研究中,证实常染色体隐性遗传嗅觉正常的患者中有 40% 存在 GnRH 受体基因突变。GnRH 受体基因突变会干扰信号传导,导致对 GnRH 刺激抵抗,各种不同的表型反映了特殊突变后基因表达的质与量的差异。GnRH 受体基因突变可能在 20% 的自发性下丘脑性闭经患者中发生。GnRH 受体基因突变导致的低促性腺素功能减退症不容易用 GnRH 治疗,但外源性的 Gn 的反应未受损。由于大多数低促性腺素功能减退症患者对 GnRH 治疗起反应,因此 GnRH 受体基因突变并不常见。只有家族成员有类似表现的患者才值得继续追踪。

四、闭经的治疗

闭经的治疗应根据患者的病因、年龄、对生育的要求,采用个体化的方案进行。

(一)雌孕激素疗法

1.雌孕激素序贯疗法

适用于因卵巢早衰、卵巢抵抗综合征、垂体或下丘脑性闭经等情况。对要求生育的患者,雌激素种类的选择应为天然制剂。

2.雌孕激素联合疗法

适用于显著高雄激素血症和没有生育要求的情况。一般可选用避孕药半量或全量。对暂时不需要生育的患者,可长期服用数年。

(二)促排卵治疗

对要求生育的患者,针对不同的闭经原因,个体化地选择适当的促排卵药物和方案。

(三)手术治疗

针对患者病因,采用适当的手术诊断和治疗。对先天性下生殖道畸形的闭经,多有周期性腹痛的急诊情况,需要紧急进行矫形手术,以开放生殖道引流月经血;对多囊卵巢综合征的患者经第一线的促排卵治疗卵巢抵抗者,可通过经腹或腹腔镜进行卵巢打孔术,促进卵巢排卵;对垂体肿瘤的患者,可行肿瘤切除手术。垂体分泌催乳素的腺瘤的患者,在有视神经压迫症状时,可选择手术治疗。

(四)其他治疗

根据患者的具体情况,可针对性地采用适当的治疗方法。

(1)对高催乳素血症的患者用溴隐亭治疗。

(2)对高雄激素血症的患者可应用螺内酯、环丙孕酮等抗雄激素制剂治疗。

(3)对胰岛素抵抗的高胰岛素血症,可用胰岛素增敏剂及减轻体重的综合治疗。

(4)对甲状腺功能减低的患者应补充甲状腺素。

(5)对肾上腺来源的高雄激素血症可用地塞米松口服。

(6)对卵巢早衰、先天性性腺发育不良或 Turner 综合征可采用激素替代,并运用赠卵的辅助生殖技术帮助妊娠。

(五)治愈标准

(1)恢复自发的有排卵的规则月经。

(2)自然的月经周期长于 21 d,经量少于 80 mL,经期短于 7 d。

(3)对于不可能恢复自发排卵的患者,如卵巢早衰等,建立规律的人工周期的阴道出血即可。

闭经是一组原因复杂的临床症状,有一百余种病因,有功能性的,也有器质性的。对闭经的诊断是在病史、体格检查和妇科检查的基础上,根据一套经典的诊断程序逐步作出的。这一诊断程序可以将闭经的原因定位在下丘脑、垂体、卵巢、子宫和生殖道以及其他内分泌腺的部位,以便准确诊断和合理治疗。

因为闭经是由多种不同的原因造成的,所以对闭经的治疗方案也要根据其基础疾病而制订。有的疾病因原因不明,治疗的原则就是调整和维护机体的正常内分泌状态,帮助因闭经而不孕的夫妇怀孕,防止因闭经导致的近期和远期并发症。

(何海荣)

第四节 痛 经

痛经(dysmenorrhea)是指伴随着月经的疼痛,疼痛可以出现在行经前后或经期,主要集中在下腹部,常呈痉挛性,通常还伴有其他症状,包括腰腿疼、头痛、头晕、乏力、恶心、呕吐、腹泻、腹胀等。痛经是育龄期妇女常见的疾病,发生率很高,文献报道为30%～80%不等,每个人的疼痛阈值差异及临床上缺乏客观的评价指标使得人们对确切的发病率难以评估。我国1980年全国抽样调查结果表明:痛经发生率为33.19%,其中原发性痛经占36.06%,其余为继发性痛经。不同年龄段痛经发生率不同,初潮时发生率较低,随后逐渐升高,16～18岁达顶峰,30～35岁时下降,生育期稳定在40%左右,以后更低,50岁时约为20%左右。

痛经分为原发性和继发性两种。原发性痛经(primary dysmenorrhea)是指不伴有其他明显盆腔疾病的单纯性功能性痛经;继发性痛经(secondary dysmenorrhea)是指因盆腔器质性疾病导致的痛经。

一、原发性痛经

青春期和年轻的成年女性的痛经大多数是原发性痛经,是功能性的,与正常排卵有关,没有盆腔疾患;但有大约10%的严重痛经患者可能会查出有盆腔疾患,如子宫内膜异位症或先天性生殖道发育异常。原发性痛经的发病原因和机制尚不完全清楚,研究发现原发性痛经发作时有子宫收缩的异常,而造成收缩异常的原因有局部前列腺素、白三烯类物质、血管加压素、催产素的增高等。

(一)病因和病理生理

1.子宫收缩异常

正常月经期子宫的基础张力<1.33 kPa,宫缩时可达16 kPa,收缩频率为3～4次/分。痛经时宫腔的基础压力提高,收缩频率增高且不协调。因此原发性痛经可能是子宫肌肉活动增强、过渡收缩所致。

2.前列腺素(PG)的合成和释放过多

子宫内膜是合成前列腺素的主要场所,子宫合成和释放前列腺素过多可能是导致痛经的主要原因。PG的增多不仅可以刺激子宫肌肉过度收缩,导致子宫缺血,并且使神经末梢对痛觉刺激敏感化,使痛觉阈值降低。

3.血管紧张素和催产素过高

原发性痛经患者体内的血管紧张素增高,血管紧张素可以引起子宫肌层和血管的平滑肌收缩加强,因此,被认为是引起痛经的另一重要因素。催产素是引起痛经的另一原因,临床上应用催产素拮抗剂可以缓解痛经。

4.其他因素

主要是精神因素,紧张、压抑、焦虑、抑郁等都会影响对疼痛的反应和主观感受。

(二)临床表现

原发性痛经主要发生在年轻女性身上,初潮或初潮后数月开始,疼痛发生在月经来潮前或来潮后,在月经期的48～72 h持续存在,疼痛呈痉挛性,集中在下腹部,有时伴有腰痛,严重时伴有恶心、呕吐、面色苍白、出冷汗等,影响日常生活和工作。

(三)诊断与鉴别诊断

诊断原发性痛经,首先要排除器质性盆腔疾病的存在。全面采集病史,进行全面的体格检查,必要时结合辅助检查,如B超、腹腔镜、宫腔镜、子宫输卵管碘油造影等,排除子宫器质性疾病。鉴别诊断主要排除子宫内膜异位症、子宫腺肌症、盆腔炎等疾病,并区别于继发性痛经,还要与慢性盆腔痛相区别。

(四)治疗

1.一般治疗

对痛经患者,尤其是青春期少女,必须进行有关月经的生理知识教育,消除其对月经的心理恐惧。痛经时可卧床休息,热敷下腹部,还可服用非特异性的止痛药。研究表明,对痛经患者施行精神心理干预可以有效减轻症状。

2.药物治疗

(1)前列腺素合成酶抑制剂:非甾体类抗炎药是前列腺素合成酶抑制剂,通过阻断环氧化酶通路,抑制前列腺素合成,使子宫张力和收缩力下降,达到止痛的效果。有效率60%～90%,服用简单,不良反应小,还可以缓解其他相关症状,如恶心、呕吐、头痛、腹泻等。用法:一般于月经来潮、痛经出现前开始服用,连续服用2～3 d,因为前列腺素在月经来潮的最初48小时释放最多,连续服药的目的是减少前列腺素的合成和释放。因此疼痛时临时间断给药效果不佳,难以控制疼痛。

常用于治疗痛经的非甾体类药物及剂量见表11-3。

表11-3　常用治疗痛经的非甾体类止痛药

药物	剂量
甲灭酸	首次500 mg,250 mg/6 h
氟灭酸	100～200 mg/6～8 h
吲哚美辛(消炎痛)	25～50 mg/6～8 h
布洛芬	200～400 mg/6 h
酮基布洛芬	50 mg/8 h
芬必得	300 mg/12 h

布洛芬和酮基布洛芬的血药浓度30～60 min达到峰值,起效很快。吲哚美辛等对胃肠道刺激较大,容易引起消化道大出血,不建议作为治疗痛经的一线药物。

(2)避孕药具:短效口服避孕药和含左炔诺孕酮的宫内节育器(曼月乐)适用于需要采用避孕措施的痛经患者,可以有效地治疗原发性痛经。口服避孕药可以使50%的患者疼痛完全缓解,40%明显减轻。曼月乐对痛经的缓解的有效率也高达90%左右。避孕药的主要作用是抑制子宫内膜生长、抑制排卵、降低前列腺素和血管加压素的水平。各类雌、孕激素的复合避孕药均可以减少痛经的发生,它们减轻痛经的程度无显著差异。

(3)中药治疗:中医认为痛经是由于气血运行不畅引起,因此一般以通调气血为主,治疗原发性痛经一般用当归、川芎、茯苓、白术、泽泻等组成的当归芍药散,效果明显。

3.手术治疗

以往对原发性痛经药物治疗无效者的顽固性病例,可以采用骶前神经节切除术,效果良好,但有一定的并发症。近年来,主要用子宫神经部分切除术。无生育要求者,可进行子宫切除术。

二、继发性痛经

继发性痛经是指与盆腔器官的器质性病变有关的周期性疼痛。常在初潮后数年发生。

(一)病因

有许多妇科疾病可能引起继发性痛经,它们包括以下。

1.典型周期性痛经的原因

处女膜闭锁、阴道横膈、宫颈狭窄、子宫异常(先天畸形、双角子宫)、子宫腔粘连(Asherman综合征)、子宫内膜息肉、子宫平滑肌瘤、子宫腺肌病、盆腔瘀血综合征、子宫内膜异位症、IUD等。

2.不典型的周期性痛经的原因

子宫内膜异位症、子宫腺肌病、残留卵巢综合征、慢性功能性囊肿形成、慢性盆腔炎等。

(二)病理生理

研究表明,子宫内膜异位症和子宫腺肌症患者体内产生过多的前列腺素,可能是痛经的主要原因之一。前列腺素合成抑制剂可以缓解该类疾病的痛经症状。环氧化酶(COX)是前列腺素合成的限速酶,在子宫内膜异位症和子宫腺肌症患者体内表达量过度增高。这些均说明前列腺素合成代谢异常与继发性痛经的疼痛有关。

宫内节育器(IUD)的不良反应主要是月经过多和继发痛经,其痛经的主要原因可能是子宫的局部损伤和 IUD 局部的白细胞浸润导致的前列腺素合成增加。

(三)临床表现

痛经一般发生在初潮后数年,生育年龄妇女较多见。疼痛多发生在月经来潮之前,月经前半期达到高峰,此后逐渐减轻,直到结束。继发性痛经症状常有不同,伴有腹胀、下腹坠痛、肛门坠痛等。但子宫内膜异位症的痛经也有可能发生在初潮后不久。

(四)诊断和鉴别诊断

诊断继发性痛经,除了详细询问病史外,主要通过盆腔检查,相关的辅助检查,如 B 超、腹腔镜、宫腔镜及生化指标的化验等,找出相应的病因。

(五)治疗

继发性痛经的治疗主要是针对病因进行治疗,具体方法其参阅相关章节。

三、临床特殊情况的思考和建议

1.痛经的严重程度与处理

疼痛是患者个人的一种主观感觉,除了疾病本身造成疼痛外,精神心理因素也会影响患者对疼痛的体验。另外,个人疼痛阈值的不同也会影响患者对疼痛程度的判断。对疼痛程度的判断与评估影响医生的治疗决策和疗效判断。由于疼痛无法用仪器检测,只能依靠患者描述,根据疼痛的部位、持续时间、是否需要休息、是否需要服药等因素将其分为 4 度。就痛经而言:0 度,无痛经;1 度,可以忍受,可以工作,轻度影响工作效率,不影响睡眠,不需要服药;2 度,需休息 1 天或更长时间,中度影响工作,需要服用止痛药;3 度,不能工作,需要卧床休息,需要服用强止痛药。

2.止痛药的应用

非甾体类抗炎药是痛经治疗的首选药物,作用是通过抑制前列腺素合成达到止痛的效果。此类药是通过有效遏制前列腺素合成达到持续止痛的目的,往往需要数小时才能开始起效,因此,建议连续使用直至预期痛经结束的时间停药,否则就不能达到期望的效果。

3.短效避孕药和曼月乐治疗痛经

随着对避孕药具的应用效果研究进展,发现短效避孕药和曼月乐具有避孕以外的益处——预防和治疗痛经,不仅可以用于治疗原发性痛经,对继发性痛经的疗效也非常好,如子宫腺肌症、子宫内膜异位症引起的痛经,都可以用避孕药具治疗,可以通过抑制前列腺素合成达到止痛目的,通过抑制内膜生长抑制疾病的发展。

(何海荣)

第五节　多囊卵巢综合征

多囊卵巢综合征(PCOS)是青春期少女和育龄期妇女最常见的妇科内分泌疾病之一,据估计其在育龄期妇女中的发生率为 5％～10％。1935 年,Stein 和 Leventhal 首次描述了多囊卵巢综合征,因此它又被称为 Stein-Leventhal 综合征。PCOS 在临床上主要表现为功能性高雄激素血症和不排卵,近年来发现继发于胰岛素抵抗的高胰岛素血症也是它的特征性表现之一。

1970 年以来,已对 PCOS 做了大量的研究工作,可是其发病机制迄今仍不清楚。20 世纪 70 年代发现许多 PCOS 患者的血清LH/FSH比值偏高,因此当时认为促性腺激素分泌紊乱是 PCOS 发病的主要原因。从 20 世纪 80～90 年代迄今对 PCOS 发病机制的研究主要集中在雄激素分泌过多和胰岛素抵抗方面。目前认为 PCOS 的发病机制非常复杂，H-P-O 轴紊乱、胰岛素抵抗、肾上腺皮质功能异常，一些生长因子和遗传因素都牵涉其中。

PCOS 不但影响生殖健康，而且还引起糖尿病、高血压、子宫内膜癌等远期并发症，对健康的危害很大。但是由于 PCOS 的发病机制尚不清楚，因此现在的治疗往往都达不到根治的目的。

一、病理生理机制

关于 PCOS 发病的病理生理机制，人们做了许多研究，提出了一些假说，如促性腺激素分泌失调、性激素分泌失调、胰岛素抵抗和遗传因素等。近年又发现，脂肪细胞分泌的一些激素也可能与 PCOS 的发生有关。

(一)促性腺激素分泌失调和性激素分泌失调

卵巢合成雄激素受促性腺激素调节，LH 刺激卵泡膜细胞分泌雄激素。20 世纪 70 年代发现 PCOS 患者体内的 LH 水平异常升高，FSH 水平相对偏低，当时认为 PCOS 患者体内过多的雄激素是促性腺激素分泌紊乱的结果。

PCOS 患者体内过多的雄激素在周围组织的芳香化酶作用下转化成雌酮。与排卵正常的妇女相比，PCOS 患者体内的雌酮/雌二醇比值偏高。雌激素对促性腺激素的分泌有反馈调节作用，过去认为雌酮/雌二醇的比值不同，反馈作用也有差异。当雌酮/雌二醇比值偏高时可引起 LH 分泌增加，从而加重 PCOS 的促性腺激素分泌紊乱。

过去认为在 PCOS 患者体内，促性腺激素分泌失调和性激素分泌失调相互影响形成恶性循环是 PCOS 发病的关键，因此当时把 LH/FSH 比值作为 PCOS 的诊断标准之一。目前认为，促性腺激素分泌失调和性激素分泌失调很可能只是 PCOS 的临床表现，因此新的 PCOS 诊断标准没有考虑 LH/FSH 比值。

(二)胰岛素抵抗

胰岛素抵抗指机体对胰岛素不敏感，在正常人群中的发生率为 $10\%～25\%$，在 PCOS 妇女中的发生率为 50% 以上。在胰岛素抵抗时，机体为代偿糖代谢紊乱会分泌大量的胰岛素，从而导致高胰岛素血症。PCOS 患者往往同时存在高胰岛素血症和高雄激素血症，目前认为高胰岛素血症与高雄激素血症之间存在因果关系。

1. 在 PCOS 中高胰岛素血症引起高雄激素血症

由于人们观察到有胰岛素抵抗和高胰岛素血症的妇女常常有男性化表现，因此考虑胰岛素可能影响雄激素代谢。Taylor 第 1 次提出有胰岛素抵抗的 PCOS 者体内过多的睾酮是高胰岛素血症直接作用于卵巢的结果。以后又有许多临床观察结果支持这一假说，部分或全部切除卵巢或用长效 GnRH-A 抑制卵巢雄激素合成后，胰岛素抵抗依然存在，高胰岛素血症没有得到改善。黑棘皮症患者在青春期就存在胰岛素抵抗和高胰岛素血症，可是在若干年后才能观察到血雄激素水平升高。因此，如果说高胰岛素血症与高雄激素血症之间存在因果关系，很可能是高胰岛素血症引起高雄激素血症。

近年来，许多实验证实胰岛素对血雄激素水平具有一定的调节作用。这些实验一般采用高胰岛素——正常血糖钳夹技术或口服葡萄糖方法，使胰岛素水平在短期内迅速提高，结果发现无论是胰岛素水平正常的妇女还是高胰岛素血症患者的血雄激素水平都有不同程度的升高。笔者也发现高胰岛素血症患者体内的雄激素水平明显高于胰岛素水平正常的妇女，尽管她们体内的 LH 水平及 LH/FSH 差别无统计学意义，这提示胰岛素能刺激卵巢合成更多的睾酮，胰岛素水平升高可能会引起高雄激素血症。为研究慢性高胰岛素血症对雄激素合成的影响，一些实验用二甲双胍改善胰岛素抵抗降低胰岛素水平，结果发现睾酮水平也相应降低。口服二甲双胍并不影响血 LH 的脉冲频率和振幅、LH/FSH 值、LH 对 LHRH 的反应和体内性类固醇激素合成。这些研究的结果从反面进一步证实，胰岛素能增加卵巢雄激素的合成。

2.高胰岛素血症引起高雄激素血症的机制

胰岛素增强细胞色素 $P_{450c}17\alpha$ 的活性,从而刺激卵巢雄激素的合成。细胞色素 $P_{450c}17\alpha$ 是一种双功能酶,同时有 17α-羟化酶和 $17,20$ 裂解酶活性,是性类固醇激素合成的关键酶。在许多 PCOS 者的卵巢内,细胞色素 $P_{450c}17\alpha$ 的活性显著增强。二甲双胍能抑制肝糖原的合成,提高周围组织对胰岛素的敏感性,从而减少胰岛素的分泌,降低胰岛素水平。伴有高胰岛素血症的 PCOS 者口服二甲双胍 4～8 周后,血胰岛素水平降低,细胞色素 P450c17α 的活性也显著降低,睾酮的合成也受到抑制。用控制饮食的方法改善肥胖型 PCOS 者的胰岛素抵抗做类似实验得到同样的结果。这表明 PCOS 者卵巢中细胞色素 $P_{450c}17\alpha$ 活性增强可能是高胰岛素直接刺激的结果。

高胰岛素增强胰岛素样生长因子-1(IGF-1)的生物活性。IGF-1 是一种能促进合成代谢的多肽,其结构类似于胰岛素。IGF-1 的作用是由 IGF-1 受体介导的,该受体在结构和功能上类似于胰岛素受体,与胰岛素也有一定的亲和力。另外体内还存在胰岛素和 IGF-1 的杂交受体,其两条链中一条来自于胰岛素受体,另一条来自于 IGF-1 受体,同胰岛素和 IGF-1 均有较高的亲和力。体内大多数 IGF-1 与 IGF 结合球蛋白(IGFBP)结合,只有少部分是游离的,具有生物活性。体内共有 6 种 IGFBP,其中 IGFBP-1 是由肝脏合成的,在调节 IGF-1 活性方面最重要。

IGF-1 能直接刺激卵泡膜细胞合成雄激素,也能协同 LH 的促雄激素合成作用。许多研究证明胰岛素能通过影响 IGF-1 系统促进卵巢雄激素的生物合成,这可能是高胰岛素诱发高雄激素的机制之一。体内升高的胰岛素则竞争性地结合于 IGF-1 受体或杂交受体,发挥类似 IGF-1 的生物学效应,从而促进卵巢雄激素的合成。

更多的研究表明胰岛素主要通过影响 IGFBP-1 的合成来促进卵巢雄激素的合成,胰岛素能抑制肝脏 IGFBP-1 的合成,提高卵巢组织 IGF-1 的生物活性,促进雄激素的合成。PCOS 者血胰岛素水平升高时,血 IGFBP-1 浓度明显降低。PCOS 者胰岛素抵抗得到改善,胰岛素水平降低后,血 IGFBP-1 会相应升高。

LH 主要作用于已分化的卵泡膜细胞,促进其合成雄激素。LH 是促进雄激素合成的最重要的因子,它能增强细胞色素 $P_{450c}17\alpha$ 的活性,促进雄激素的生物合成。体外实验发现胰岛素能协同 LH 促进卵巢雄激素的合成,这可能是高胰岛素血症引起高雄激素血症的又一机制。另外有学者认为胰岛素可能在垂体水平调节 LH 的分泌,从而增强卵巢雄激素的合成。

近年来的研究还表明,高胰岛素对雄激素代谢的调控不仅与直接参与卵巢雄激素的合成有关,而且还可能与影响性激素结合球蛋白(SHBG)合成有关。SHBG 是由肝脏合成的,与睾酮有很高的亲和力,而与其他性类固醇激素的亲和力则较低。体内大多数睾酮都与 SHBG 结合,只有小部分是游离的。被组织直接利用的只是游离的睾酮,而不是与 SHBG 结合的部分。因此,SHBG 能调节雄激素的生物利用度。

胰岛素能抑制肝细胞 SHBG 的生物合成,SHBG 降低能增加游离睾酮浓度,诱发高雄激素血症。青春期性成熟过程中常伴有胰岛素抵抗和高胰岛素血症,此时女孩体内 SHBG 水平偏低。生育年龄妇女中也发现血胰岛素水平与 SHBG 水平呈负相关,高胰岛素血症患者的血 SHBG 水平显著低于胰岛素正常的正常妇女。当高胰岛素血症患者的胰岛素抵抗改善后,胰岛素水平下降,SHBG 水平也明显升高。在离体培养的肝细胞中发现,胰岛素能直接抑制 SHBG 的生物合成。

高胰岛素血症引起高雄激素血症的机制非常复杂,一些脂肪细胞分泌的激素或因子也可能参与其中,如瘦素、脂联素和抵抗素等。

(三)肾上腺皮质与 PCOS

肾上腺皮质是雄激素的又一重要来源,由于 95% 以上的硫酸脱氢表雄酮(DHEAS)来自于肾上腺皮质,因此临床上把 DHEAS 水平作为衡量肾上腺皮质雄激素分泌的指标。研究发现一半以上的 PCOS 患者伴有 DHEAS 的分泌增加,这提示肾上腺皮质可能在 PCOS 的发病机制中发挥一定的作用。

有学者认为肾上腺皮质功能早现与 PCOS 的发生有关。作为第二性征的阴毛和腋毛是肾上腺皮质分泌的雄激素作用的结果,正常女孩在 8 岁以后,肾上腺皮质分泌的雄激素开始增加,临床上主要表现为血脱氢表雄酮和硫酸脱氢表雄酮水平升高及阴毛出现,这被称为肾上腺皮质功能初现。另外,青春期阴毛的出现称为阴毛初现。8 岁以前发生肾上腺皮质功能启动称为肾上腺皮质功能早现,许多研究发现肾上腺功能早现在 PCOS 的发病机制中可能扮演一定的角色。

（四）遗传因素

PCOS 具有家族集聚性。与普通人群相比,多囊卵巢(PCO)患者的姐妹更容易发生月经紊乱、高雄激素血症和多囊卵巢;PCOS 患者的姐妹发生 PCOS 的概率是普通人群的 4 倍左右;早秃是男性雄激素过多的临床表现,PCOS 患者的一级男性亲属有较高的早秃发病风险。目前许多学者认为遗传因素在 PCOS 的发病机制中起重要作用,但是 PCOS 的高度异质性却提示 PCOS 的遗传模式可能非常复杂。

目前,国、内外学者对 PCOS 的相关基因做了大量研究,其中包括类固醇激素代谢相关基因、糖代谢和能量平衡基因、与下丘脑和垂体激素活动有关的基因等。目前,对调节类固醇激素合成和代谢的酶的基因研究较多。文献表明 PCOS 患者的 CYP11A、CYP17、CYP11B2、SHBG、雄激素受体、GnRH、LH、ISNR、IGF 和瘦素的基因都可以发生表达水平或单核苷酸多态性变化。虽然已对 PCOS 的遗传学做了很多研究,可是迄今仍未发现能导致 PCOS 的特异基因。目前发现的与 PCOS 有关的基因,只是对 PCOS 临床表现的严重程度有所修饰,而对 PCOS 的发生没有决定作用。疾病基因连锁分析和关联分析均不能证明这些基因与 PCOS 存在特异的遗传学关系。

随着遗传学的发展,人们发现人类疾病有半数原因与基因遗传有关,另一半则取决于基因组外遗传变化,这种基因组外遗传变化不改变遗传信息,但可导致细胞遗传性质发生变化,这就是表观遗传学。表观遗传调控可以影响基因转录活性而不涉及 DNA 序列改变,其分子基础是 DNA 甲基化及染色质的化学修饰和物理重塑。大量的临床和基础研究结果表明环境因素在疾病发生、发展中有巨大的影响,而表观遗传调控在遗传因素和环境因素的互动关系中起着桥梁的作用。

PCOS 除了有高雄激素血症、排卵障碍和多囊卵巢以外,还常伴有胰岛素、血糖和血脂的变化,因此近年来人们认为 PCOS 也是一种代谢性疾病。饮食结构、生活方式可以影响 PCOS 的发生,控制饮食、增加锻炼、降低体重等措施能明显改善 PCOS 的症状,这提示 PCOS 的发生、发展与环境因素有密切关系。由于一直没找到导致 PCOS 的特异基因,因此笔者推测,PCOS 的发生可能是 PCOS 易感基因与环境因素共同作用的结果。也就是说,在环境因素的影响下,人体启动了表观遗传调控,PCOS 易感患者的相关基因表达发生了变化,从而导致了 PCOS 的发生。虽然目前关于其他代谢性疾病与表观遗传学关系的研究已经有了大量的报道,可是关于 PCOS 与表观遗传学变化关系的研究国内外却鲜有报道。

二、临床表现

PCOS 临床表现呈高度异质性,有月经稀发或闭经、多毛、痤疮、肥胖、黑棘皮症、多囊卵巢、不孕、LH/FSH 升高、血睾酮水平升高、血清性激素结合球蛋白(SHBG)降低和空腹胰岛素水平升高等。

（一）症状

1. 月经失调

月经失调是由排卵障碍引起的,多表现为月经稀发或闭经,少数可表现为月经频发或月经规则。

2. 不孕

PCOS 是排卵障碍性不孕的主要病因,许多患者正是由于不孕才来就诊的。有统计表明,约 75% 的 PCOS 患者有不孕。

（二）体征

1. 肥胖

一半以上的 PCOS 患者有肥胖表现。体重指数[BMI,体重(kg)/身高^2(m^2)]是常用的衡量肥胖的指标。肥胖的标准为 BMI≥25。

腰臀围比(WHR)＝腰围/臀围,WHR 的大小与腹部脂肪的量呈正相关。根据 WHR 可以把肥胖分为两类:WHR≥0.85 时称为男性肥胖、腹部型肥胖、上身肥胖或中心型肥胖;WHR<0.85 时称为女性肥胖、臀股肥胖、下身肥胖或外周型肥胖。PCOS 多与男性肥胖有关。

2.多毛、雄激素性脱发和痤疮

多毛、雄激素性脱发和痤疮是由高雄激素血症引起的。多毛是指性毛过多,妇女的性毛主要分布于上唇、下唇、腋下、胸中线、腹中线和外阴,雄激素水平过高时这些部位的毫毛就会变成恒毛,临床上表现为多毛(图11-1)。四肢和躯干的毛发生长受雄激素的影响较少,它们主要与体质和遗传有关,这些部位的毛发增多不一定与高雄激素血症有关。约 2/3 的 PCOS 患者有多毛。

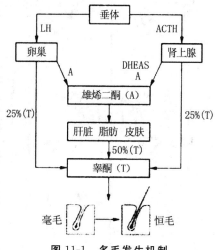

图 11-1 多毛发生机制

临床上多用 Ferriman-Gallway 半定量评分法(即 FG 评分)来评判多毛的严重程度(图11-2)。Ferriman 和 Gallway 把对雄激素敏感的毛发分为 9 个区,根据性毛生长情况,分别评 0~4 分。对每个区进行评分,最后把 9 个区的评分相加作为总评分。如果总评分>7 分,则诊断为多毛。

雄激素性脱发为进行性头发密度减少,男女均可发生,但女性症状较轻。临床上表现为头顶部毛发变得稀疏,其病理特点是生长期毛囊与休止期毛囊比例下降,毛囊逐渐缩小,毛囊密度减少。

痤疮主要分布于面部,部分患者的背部和胸部也可有较多的痤疮。痤疮是高雄激素血症的一个重要体征,不少患者因面部痤疮过多而就诊。

3.黑棘皮症

继发于胰岛素抵抗的高胰岛素血症患者常有黑棘皮症。黑棘皮症是一种较常见的皮肤病变,受累部位皮肤增厚成乳头瘤样斑块,外观像天鹅绒;病变皮肤常伴有色素沉着,呈灰褐色至黑色,故称为黑棘皮症。黑棘皮症多发生于皮肤皱褶处,如腋、颈部和项部、腹股沟、肛门生殖器等部位,且呈对称性分布。黑棘皮症评分标准如下。

0:无黑棘皮症。

1+:颈部和腋窝有细小的疣状斑块,伴有或不伴有受累皮肤色素沉着。

2+:颈部和腋窝有粗糙的疣状斑块,伴有或不伴有受累皮肤色素沉着。

3+:颈部、腋窝及躯干有粗糙的疣状斑块,伴有或不伴有受累皮肤色素沉着。

4.妇科检查

可发现阴毛呈男性分布,有时阴毛可延伸至肛周和腹股沟外侧;阴道、子宫、卵巢和输卵管无异常。

(三)辅助检查

1.内分泌检查

测定血清促卵泡素(FSH)、黄体生成素(LH)、泌乳素(PRL)、睾酮、硫酸脱氢表雄酮(DHEAS)、性激素结合球蛋白(SHBG)、雌二醇、雌酮和空腹胰岛素。有月经者在月经周期的第 3~5 天抽血检测,闭经者随时抽血检测。

PCOS 患者的 FSH 在正常卵泡早期水平范围,为 3~10 IU/L。约 60% 患者的 LH 水平较正常妇女高,LH/FSH>2.5,如 LH/FSH≥3,有助于诊断。多数患者的 PRL 水平在正常范围(<25 ng/mL),少部

分患者的 PRL 水平可轻度升高(40 ng/mL)。

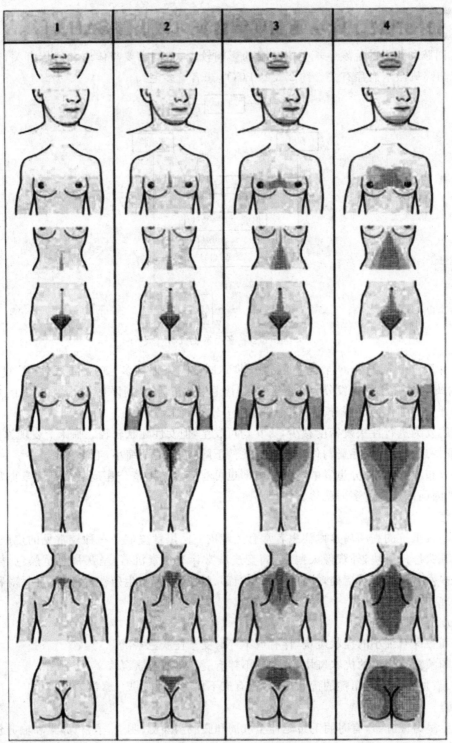

图 11-2　Ferriman-Gallway 评分

　　妇女体内的睾酮水平往往升高,如伴有肾上腺皮质分泌雄激素过多时,DHEAS 水平也可升高。一般来说,大多数 PCOS 患者体内的睾酮水平偏高(>0.55 ng/mL),一半患者体内的 DHEAS 水平偏高。妇女体内的大多数睾酮是与 SHBG 结合的,只有少部分是游离的。当 SHBG 水平降低时,游离睾酮会增加,此时即使总睾酮在正常范围,也可有多毛和痤疮等表现。PCOS 患者的 SHBG 水平往往较低。

　　PCOS 患者的雌二醇水平往往低于雌酮水平,这是过多的雄激素在周围组织中转化成雌酮的缘故。

有胰岛素抵抗的患者空腹胰岛素水平升高,大于 20 mU/L。

2.超声检查

已常规用于 PCOS 的诊断和随访,PCOS 患者在做超声检查时常发现卵巢体积增大,皮质增厚,皮质内有多个直径为 2~10 mm 的小卵泡。

3.基础体温(BBT)

由于患者存在排卵障碍,因此 BBT 呈单相反应。

4.腹腔镜检查

腹腔镜下见卵巢体积增大,皮质增厚,皮质内有多个小卵泡。

(四)PCOS 临床表现的异质性

不同的 PCOS 患者,临床表现不完全相同。前面介绍的各种表现可以有多种组合,这些不同的组合均可以诊断为 PCOS(图 11-3)。

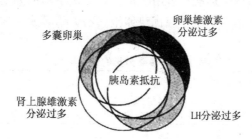

图 11-3　PCOS 临床表现的异质性过多

三、诊断标准

PCOS 是一个综合征,因此严格来说没有一个诊断标准能完全满足临床诊断要求。目前,临床上最为广泛接受的诊断标准是 2003 年鹿特丹诊断标准。该标准是从 1990 年 NIH 诊断标准发展而来的,其依据的基础是 10 多年来的临床研究结果。鹿特丹诊断标准不可能是 PCOS 的最终诊断标准。随着对 PCOS 认识的深入,将来可能会在鹿特丹诊断标准的基础上修订出一个更好的诊断标准。由于国内缺乏大样本、多中心的 PCOS 临床流行病学资料,因此国内学者无法基于自己的资料建立一个适合中国人的诊断标准。目前国内多采用鹿特丹诊断标准(表 11-4)。

表 11-4　PCOS 2003 年鹿特丹诊断标准

修正的 2003 年标准(3 项中符合 2 项)
1.排卵稀发或无排卵
2.高雄激素血症的临床和(或)生化证据
3.多囊卵巢
以及排除其他病因(先天性肾上腺皮质增生、分泌雄激素的肿瘤和库欣综合征)

(一)排卵障碍的诊断

多数患者有月经稀发或继发性闭经,故排卵障碍不难诊断。如患者月经正常,则需要测定基础体温或做卵泡监测来了解有无排卵。

(二)高雄激素血症的诊断标准

高雄激素血症的诊断标准见表 11-5。女性体内雄激素有 3 个来源:卵巢、肾上腺皮质和周围组织转化。人体内的雄激素有雄烯二酮、睾酮、双氢睾酮、DHEA 和 DHEAS 等,任何一种雄激素水平的异常升高都可引起高雄激素血症的临床表现。目前,临床上能常规测定的雄激素是睾酮,由于游离睾酮测定的技术要求高,因此国内包括上海市各医院只测定总睾酮。多数 PCOS 有总睾酮的升高,但总睾酮不升高并不意味着可除外高雄激素血症。

表 11-5　高雄激素血症的诊断标准

1. 有高雄激素血症的生化证据:血睾酮升高或 DHEAS 升高或血 SHBG 下降

2. 有高雄激素血症的临床证据:多毛或痤疮

只要满足上述两项中的一项即可诊断为高雄激素血症

多毛是指性毛异常增多,单纯的临床诊断不需要做 FG 评分。上唇、颏、胸部中线、乳头周围、下腹中线等部位出现毛发即可诊断,阴毛增多也可诊断。脱发也是高雄激素血症的临床表现,但临床上较少见。

痤疮出现也是高雄激素血症存在的标志,单纯的临床诊断不需要做 Rosenfield 评分。反复出现的痤疮是诊断高雄激素血症的有力证据。

(三)多囊卵巢的诊断

多囊卵巢的诊断标准见表 11-6。由于卵巢体积也是多囊卵巢的诊断标准之一,因此在做超声检查时应同时测定卵巢的 3 个径线。该诊断标准不适用于正在口服避孕药的妇女,因为使用口服避孕药能改变正常妇女和 PCOS 妇女的卵巢形态。如果存在优势卵泡(>10 mm)或黄体的证据,需在下个周期再做超声检查和测定基础体温。

表 11-6　多囊卵巢的诊断标准

1. 每侧卵巢至少有 12 个直径为 2~9 mm 的卵泡

2. 卵巢体积增大(>10 mL),用简化的公式 0.5×长(cm)×宽(cm)×厚度(cm)来计算卵巢的体积只要一侧卵巢满足上述两项中的一项即可诊断为多囊卵巢

(四)排除相关疾病

排除先天性肾上腺皮质增生、库欣综合征和分泌雄激素的肿瘤等临床表现相似的疾病,对诊断 PCOS 非常重要。当血睾酮水平≥1.5 ng/mL 时应除外分泌雄激素的肿瘤,患者有向心性肥胖、满月脸等体征时应除外库欣综合征。当环丙孕酮/炔雌醇对降低雄激素的疗效不明显时,应考虑排除 21-羟化酶缺陷引起的不典型肾上腺皮质增生症。

高雄激素血症患者常规除外甲状腺功能失调的意义有限,因为其在高雄激素血症患者中的发生率并不比正常生育年龄妇女中的发病率高。在评估高雄激素血症患者时应常规测定泌乳素,目的是排除高泌乳素血症。需要注意的是许多高雄激素血症患者的泌乳素水平可处于正常范围的上限或稍微超过正常范围。严重的胰岛素抵抗综合征(如高雄激素血症-胰岛素抵抗-黑棘皮综合征或 Hairan 综合征)不难诊断,因为这些患者往往有典型的黑棘皮症。

(五)胰岛素抵抗

胰岛素抵抗在 PCOS 妇女中,无论是肥胖的还是不肥胖的,都很常见(高达 50%)。但基于以下理由鹿特丹标准并未把胰岛素抵抗列为 PCOS 的诊断标准。

(1)PCOS 妇女中所报道的胰岛素抵抗的发生率,因所使用试验的敏感性和特异性的不同以及 PCOS 的异质性而不同。

(2)缺乏标准的全球性的胰岛素分析。

(3)目前尚没有在普通人群中探查胰岛素抵抗的临床试验。公认的评估胰岛素抵抗的最佳方法是正常血糖钳夹试验,但该方法操作复杂,患者依从性差,因此只适于小样本的科学研究,不适于临床应用。

国内、外许多学者都通过计算 OGTT 试验的胰岛素水平曲线下面积与血糖水平曲线下面积比值,来评估胰岛素抵抗状况,可是该方法无法给出判断胰岛素抵抗的参考值,因此不能用于胰岛素抵抗的诊断。目前,临床上常用的诊断胰岛素抵抗的指标有胰岛素敏感指数(ISI)和 HOMA-IR,这两个指数都是根据空腹胰岛素水平和葡萄糖水平计算出来的。它们的优点是计算简便,患者依从性高;缺点是不能反映胰岛素水平的正常生理变化和 β 细胞的功能变化。目前使用的 ISI 和 HOMA-IR 的参考值不是来自于大规模的多中心研究,因此其可靠程度令人置疑。

(4)目前缺少资料证明,胰岛素抵抗的指标可预测对治疗的反应,因此这些指标在诊断 PCOS 及筛选治疗方面的作用尚不明确。2003 年,鹿特丹共识关于代谢紊乱筛选的总结如下:①对诊断 PCOS 来说没有

一项胰岛素抵抗试验是必需的,它们也不需要选择治疗。②应该对肥胖型PCOS妇女做代谢综合征的筛选,包括用口服糖耐量试验筛选葡萄糖不耐受。③对不肥胖的PCOS妇女有必要做进一步的研究以确定这些试验的使用,尽管在胰岛素抵抗额外危险因素如糖尿病家族史存在时需要对这些试验加以考虑。

(六)鉴别诊断

1.多囊卵巢

虽然患者的卵巢皮质内见多个小卵泡,呈多囊改变,但患者的月经周期规则、有排卵,内分泌激素测定无异常发现。

2.库欣综合征

由于肾上腺皮质增生,肾上腺皮质分泌大量的皮质醇和雄激素。临床上表现为月经失调、向心性肥胖、紫纹和多毛等症状。内分泌激素测定:LH在正常范围、皮质醇水平升高,小剂量的地塞米松试验无抑制作用。

3.迟发性21-羟化酶缺陷症

临床表现与PCOS非常相似,诊断的依据是17-羟孕酮的升高和有昼夜规律的ACTH-皮质醇分泌。

4.卵巢雄激素肿瘤

患者体内的雄激素水平更高,睾酮多数>3 ng/mL,男性化体征也更显著。超声检查可协助诊断。

5.高泌乳素血症

患者虽有月经稀发或闭经,可是常伴有溢乳。内分泌激素测定除发现泌乳素水平升高外,余无特殊。

四、治疗

由于PCOS的具体发病机制尚不清楚,因此现在的治疗都达不到治愈的目的。PCOS治疗的目的是解决患者的需求,减少远期并发症。

(一)一般治疗

对于肥胖的PCOS患者来说,控制体重是最重要的治疗手段之一。控制体重的关键是减少饮食和适当增加体育锻炼。一般来说不主张使用药物控制体重,除非患者极度肥胖。

1.控制饮食

节食是治疗肥胖最常见的方法,优点是短时间内就可使体重下降。如果每天膳食能量缺乏5 021 kJ(1 200 kcal),10~20周后患者的体重就可以下降15%。节食的缺点是不容易坚持,为了达到长期控制体重的目的,现在不主张过度节食。刚开始减肥时,每天膳食能量缺乏2 092 kJ(500 kcal),坚持6~12个月体重可以下降5~10 kg。每天膳食缺乏418 kJ(100 kcal)时,可以保持体重不增加。

在节食的同时,还应注意食物结构。建议患者总的能量摄入不低于5 021 kJ/d,其中15%~30%的能量来自脂肪,15%的能量来自蛋白质,55%~60%来自糖类。患者应不吃零食,少吃或不吃油炸食品和含油脂高的食品,多吃蔬菜和水果。喝牛奶时,应选择脱脂牛奶或脂肪含量少的牛奶。另外,每天的膳食还应保证提供足够的维生素和微量元素。

2.增加体力活动

体力活动可以消耗能量,因此对控制体重有帮助。为降低体重,患者每天应坚持中等强度的体育锻炼60 min。如果做不到上述要求,那么适当增加体力活动也是有意义的。步行或骑自行车1 h,可以消耗能量251~836 kJ(60~200 kcal)。

每天坚持体育锻炼对很多人来说不现实。但是,每天适当增加体力活动还是可行的。为此建议患者尽量避免长时间的久坐少动,每天坚持有目的的步行30~60 min(有条件的可以做中等强度的体育锻炼),这对控制体重很有帮助。

体重减少5%~10%后,患者有可能恢复自发排卵。体重减轻对改善胰岛素抵抗和高雄激素血症也有益,临床上表现为空腹胰岛素、睾酮水平降低,SHBG水平升高,黑棘皮症、多毛和痤疮症状得到改善。另外,控制体重对减少远期并发症,如糖尿病、心血管疾病、子宫内膜癌等也有帮助。

（二）治疗高雄激素血症

高雄激素血症是 PCOS 的主要临床表现。当患者有高雄激素血症，但无生育要求时，采用抗高雄激素血症疗法。有生育要求的患者，也应在雄激素水平恢复正常或下降后，再治疗不孕症。

1. 螺内酯

螺内酯又名安体舒通。该药原本用作利尿剂，后来发现它有抗雄激素的作用，所以又被用于治疗高雄激素血症。治疗方案：螺内酯 20 mg，每天 3 次，口服，最大剂量每天可用至 200 mg，连续使用 3～6 个月。在治疗的早期患者可能有多尿表现，数天以后尿量会恢复正常。肾功能正常者一般不会发生水和电解质的代谢紊乱。如果患者有肾功能损害，应禁用或慎用该药。在使用螺内酯时，往往会出现少量、不规则出血。由于螺内酯没有调节月经的作用，因此如果患者仍然有月经稀发或闭经，须定期补充孕激素，以免发生子宫内膜增生症或子宫内膜癌。

2. 复方口服避孕药

PCOS 的雄激素主要来自于卵巢，卵巢分泌雄激素的细胞主要是卵泡膜细胞。LH 能刺激卵泡膜细胞分泌雄激素，当 LH 水平降低时，卵泡膜细胞分泌的雄激素减少。复方口服避孕药能负反馈地抑制垂体分泌 LH，减少卵巢雄激素的分泌，因此可用于治疗多毛和痤疮。另外，复方口服避孕药还有调整月经周期的作用。

（1）复方甲地孕酮片：又称避孕片 2 号，每片含甲地孕酮 1 mg、炔雌醇 35 μg。治疗方案：从月经周期的第 3～5 天开始每天服用 1 片，连服 21 d 后等待月经来潮。

（2）复方去氧孕烯片：为短效复方口服避孕药，每片复方去氧孕烯片含去氧孕烯 150 μg、炔雌醇 30 μg。治疗方案：从月经周期的第 3～5 天开始每天服用 1 片，连服 21 d 后等待月经来潮。

（3）环丙孕酮/炔雌醇：为短效复方口服避孕药，每片环丙孕酮/炔雌醇含环丙孕酮 2 mg、炔雌醇 35 μg。由于环丙孕酮具有很强的抗雄激素活性，因此环丙孕酮/炔雌醇除了能通过抑制 LH 的分泌来治疗高雄激素血症外，还能通过环丙孕酮直接对抗雄激素来治疗高雄激素血症。总的来讲，环丙孕酮/炔雌醇的疗效优于复方甲地孕酮片和复方去氧孕烯片。治疗方案：从月经周期的第 3～5 天开始每天服用 1 片，连服 21 d 后等待月经来潮。

3. 地塞米松

地塞米松为人工合成的长效糖皮质激素制剂，它对下丘脑－垂体－肾上腺皮质轴有负反馈抑制作用，对肾上腺皮质雄激素的分泌有抑制作用。如果患者体内的 DHEAS 水平升高，提示肾上腺皮质来源的雄激素增多，可给予地塞米松治疗。一般情况下较少使用地塞米松，往往在氯米芬疗效欠佳且 DHEAS 升高时才使用地塞米松。方法：地塞米松 0.5～0.75 mg/d。一旦确诊怀孕，应立即停用地塞米松。为了避免肾上腺皮质功能受到抑制，地塞米松治疗时间一般不超过 3 个月。

4. 非那雄胺

非那雄胺是 20 世纪 90 年代研制开发的新一类 II 型 5α-还原酶抑制剂，其结构与睾酮相似，临床上主要用于治疗前列腺疾病，近年也开始用于治疗女性高雄激素血症。非那雄胺每片 5 mg，治疗前列腺增生时的剂量是 5 mg/d，女性用药的剂量需要摸索。

5. 氟他胺

氟他胺为非类固醇类雄激素受体拮抗剂。临床证据表明，其抗高雄激素血症的疗效不亚于螺内酯。用法：氟他胺 250 mg/次，每天 1～3 次。抗雄激素治疗 1～2 个月后痤疮体征就会得到改善，6～12 个月后多毛体征得到改善。在治疗高雄激素血症时，一般至少治疗 6 个月才停药。在高雄激素血症改善后，改用孕激素疗法。患者往往在停止抗高雄激素血症治疗一段时间后又复发，复发后可以再选用抗高雄激素疗法。有学者认为没有必要在高雄激素血症缓解后仍长期使用抗高雄激素疗法。

（三）治疗高胰岛素血症

1. 控制体重

对肥胖患者来说，治疗高胰岛素血症首选控制体重。控制体重的关键是减少饮食和适当增加体育锻炼。

2.二甲双胍

二甲双胍能抑制肝糖原的合成,提高周围组织对胰岛素的敏感性,从而减少胰岛素的分泌。降低血胰岛素水平,是目前用于改善胰岛素抵抗最常见的药物。由于 PCOS 中胰岛素抵抗的发生率较高,因此从20 世纪 90 年代以来二甲双胍越来越普遍地用于治疗 PCOS。治疗方案:二甲双胍 250～500 mg,每天3 次,口服。部分患者服用后有恶心、呕吐、腹胀或腹泻不适,继续服药 1～2 周后症状会减轻或消失,少部分患者会因无法耐受该药而终止治疗。

许多研究均报道二甲双胍能通过改善胰岛素抵抗来降低雄激素水平,促进排卵。因此,许多学者在联合使用二甲双胍和氯米酚治疗耐氯米酚的 PCOS 患者时取得了很好的疗效。可是,在对 1966－2002 年发表的有关文献分析后却发现,根据当时的资料无法确定二甲双胍治疗 PCOS 不孕症的疗效。二甲双胍也可用于无生育要求的育龄期 PCOS 患者,研究报道胰岛素抵抗和高雄激素血症可因此得到改善。无胰岛素抵抗的育龄期 PCOS 患者可否使用二甲双胍,尚有待进一步的研究。

青春期 PCOS 患者可否使用二甲双胍治疗,目前还存在很大的争议。理论上讲,二甲双胍能改善胰岛素抵抗,减少糖尿病和心血管疾病的发生率。可是糖尿病和心血管疾病多发生在 40 岁以后,青春期PCOS患者使用二甲双胍治疗 20 年(或以上)是否安全,根据目前的文献无法回答该问题。间断或短期使用二甲双胍与不使用二甲双胍有何区别一,目前也不清楚。

3.罗格列酮

该药为噻唑烷二酮类药物,其主要功能是改善胰岛素抵抗,因此被称为胰岛素增敏剂。用法:罗格列酮 2～8 mg/d。其疗效优于二甲双胍。罗格列酮可能有肝毒性作用,因此在使用期间应严密随访肝功能。目前,在治疗胰岛素抵抗时往往首选二甲双胍,如果二甲双胍疗效欠佳,则加用罗格列酮。对重度胰岛素抵抗,开始时就可以联合使用二甲双胍和罗格列酮。

改善胰岛素抵抗时首选饮食控制和体育锻炼,当饮食控制和体育锻炼效果不佳时才加用二甲双胍和罗格列酮。在药物治疗时应继续坚持饮食控制和体育锻炼,一旦确诊患者怀孕应停用二甲双胍或罗格列酮。

一般来说,一旦选用二甲双胍治疗,至少使用 6 个月。一般在使用二甲双胍 6 个月后对患者进行评价,如果胰岛素抵抗得到改善,则停用二甲双胍。在停药随访期间,如果再次出现明显的胰岛素抵抗,则再选用二甲双胍治疗。

(四)建立规律的月经周期

如果多毛和痤疮不严重,且又无生育要求,可采用补充激素的方式让患者定期来月经,这样可以避免将来发生子宫内膜增生或子宫内膜癌。

1.孕激素疗法

每月使用孕激素 5～7 d,停药后 1～7 d 可有月经来潮。例如,甲羟孕酮 8～12 mg,每天 1 次,连续服用 5～7 d。甲地孕酮 6～10 mg,每天 1 次,连续服用 5～7 d。该方案适用于体内有一定雌激素水平的患者(如子宫内膜厚度≥7 mm),停药后 1 周左右会有月经来潮。如果撤药性出血较多,可适当延长孕激素的使用天数。

孕激素疗法的优点是使用方便,患者容易接受。如果没有特殊情况,该方案可以长期使用。在采用孕激素治疗时,如果患者出现明显的高雄激素血症的临床表现,需要改用降雄激素治疗。如果患者有生育要求,可改用促排卵治疗。

2.雌、孕激素序贯治疗

每月使用雌激素 20～22 d,在使用雌激素的最后 5～7 d 加用孕激素。例如,戊酸雌二醇1～2 mg,每天 1 次,连续服用 21 d;从使用戊酸雌二醇的第 15 天开始加用甲羟孕酮 10 mg,每天 1 次,连续服用 7 d。停药后 1～7 d 有月经来潮。使用 3～6 个周期后可停药,观察患者下一周期有无月经自发来潮,如果有月经自发来潮可继续观察下去;如无月经自发来潮,则继续使用激素治疗。

由于许多 PCOS 患者体内的雌激素水平并不低,所以大多数情况下不需要采用此方案。如果患者体内雌激素水平偏低，单用孕激素治疗。患者的月经量偏少或无"月经"，可以选择该方案。

3.雌、孕激素联合治疗

每月同时使用雌激素和孕激素 20～22 d。例如，戊酸雌二醇1～2 mg，每天 1 次，连续服用21 d；在使用戊酸雌二醇的同时服用甲羟孕酮 4 mg。停药后 1～7 d 就有月经来潮。长期使用雌、孕激素联合治疗，患者的月经会逐步减少，如果停药后无月经来潮，应首先排除妊娠可能，如果没有怀孕则说明子宫内膜生长受到抑制，此时可改用雌、孕激素序贯治疗。雌、孕激素连续治疗 3～6 个周期后可停药，观察下一周期有无月经自发来潮，如果有月经自发来潮则继续观察下去；如无月经自发来潮，可继续使用激素治疗。

复方口服避孕药属于雌、孕激素联合治疗。由于复方口服避孕药使用方便，治疗高雄激素血症和多囊卵巢综合征的疗效好，因此临床上在考虑雌、孕激素联合治疗时往往选择复方口服避孕药。

(五)促卵泡发育和诱发排卵

仅适用于有生育要求者。无生育要求者一般不采用此治疗方法。为提高受孕的成功率，在促排卵之前往往先治疗高雄激素血症和胰岛素抵抗，使血睾酮、LH 和胰岛素水平恢复至正常范围，增大的卵巢恢复正常，卵泡数减少。

1.氯米芬

氯米芬为雌激素受体拮抗剂，它能竞争性地结合下丘脑、垂体上的雌激素受体，解除雌激素对下丘脑－垂体－卵巢轴的抑制，促进卵泡的发育。氯米芬为 PCOS 患者促卵泡发育的首选药。氯米芬治疗 PCOS 时，排卵成功率可高达80%，但受孕率却只有40%。目前认为受孕率低下与氯米芬拮抗雌激素对子宫内膜和宫颈的作用有关。

从月经周期的第 2～5 天开始服用氯米芬，开始剂量为 50 mg，每天 1 次，连续服用 5 d。停药 5 d 开始进行卵泡监测。宫颈黏液评分，可了解氯米芬是否抑制宫颈黏液的分泌。超声检查，可了解卵泡发育情况和子宫内膜厚度。

一般停用氯米芬 5～10 d 内会出现直径＞10 mm 的卵泡。如果停药 10 天还没有出现直径＞10 mm 的卵泡，则视为氯米芬无效。卵泡直径＞10 mm 时，应每 2～3 d 做一次卵泡监测。当成熟卵泡直径＞16 mm 时，肌内注射 HCG 6 000～10 000 IU 诱发排卵，一般在注射 HCG36 h 后发生排卵。

如果低剂量的氯米芬无效，下个周期可以增加剂量。氯米芬的最大剂量可以用到200 mg/d。不过，许多医生认为没必要使用大剂量的氯米芬(＞100 mg/d)，有研究表明使用大剂量的氯米芬并不增加诱发排卵的成功率。当氯米芬治疗无效时，应改用 HMG＋HCG。与 HMG 治疗相比，氯米芬治疗的受孕率较低，不易引起严重的卵巢过度刺激综合征(OHSS)。

如果氯米芬抑制宫颈黏液分泌，就表现为卵泡发育与宫颈黏液不同步。此时可加用戊酸雌二醇 1～2 mg/d，以改善宫颈黏液。部分患者的宫颈黏液因此得到改善，但是也有许多患者无效。如果无效，则采用人工授精。肌内注射 HCG 前停用戊酸雌二醇。

如果氯米芬抑制子宫内膜的生长，就表现为卵泡发育与子宫内膜的厚度不一致。此时也可加用戊酸雌二醇 2 mg/d，以刺激内膜生长。但是该治疗方法往往无效。临床上如果出现氯米芬抑制内膜生长的情况，往往改用其他药物治疗，如 HMG 等。对诊断为氯米芬抵抗的患者来说，加用地塞米松或二甲双胍可能有效。许多报道发现地塞米松或二甲双胍，尤其是二甲双胍，能提高氯米芬治疗的成功率。

氯米芬的不良反应有多胎和卵巢过度刺激。一般来说，氯米芬很少引起严重的卵巢过度刺激综合征，所以还是很安全的。

2.他莫昔芬

他莫昔芬与氯米芬一样也是雌激素受体拮抗剂，其作用机制与氯米芬相似，也是通过解除雌激素对下丘脑－垂体－卵巢轴的抑制，促进卵泡的发育。临床上较少使用他莫昔芬。从月经周期的第 2～5 天开始服用他莫昔芬 20～40 mg，每天 1 次，连续服用 5 d。用药过程中需监测卵泡的发育。当成熟卵泡的直径达到18～20 mm 时，肌内注射 HCG 6 000～10 000 IU，36 h 后发生排卵。

他莫昔芬也可以抑制宫颈黏液的分泌和子宫内膜的生长。如果出现这些情况,可以参考氯米芬的处理方法。

3.来曲唑

来曲唑是第3代非类固醇芳香化酶抑制剂,临床上主要用于治疗乳腺癌,近年来也开始用于诱发排卵的治疗。来曲唑能抑制雌激素的合成,减轻雌激素对下丘脑—垂体—卵巢轴的抑制作用,这是来曲唑诱发排卵的机制。用法:从月经周期的第2~4天开始服用来曲唑2.5~7.5 mg,每天1次,连续服用5 d。用药过程中需监测卵泡的发育。当成熟卵泡的直径达到18~20 mm时,肌内注射HCG 6 000~10 000 IU,36 h后发生排卵。

有研究表明来曲唑诱发排卵的成功率优于氯米芬。另外,来曲唑没有对抗宫颈和子宫内膜的缺点。由于来曲唑半衰期短,因此有作者推测它可能对胎儿无不利影响。来曲唑用于诱发排卵的时间还很短,远期不良反应还有待于进一步的观察。

由于来曲唑治疗的资料还很少,因此临床上应慎用。

4.人绝经期促性腺激素(HMG)

该药是从绝经妇女的尿液中提取的,每支含FSH和LH各75 U,适用于氯米芬治疗无效的患者。

从月经周期的第2~5天开始每天肌内注射HMG,起步剂量是1支/天,治疗期间必须监测卵泡发育的情况。一般在使用3~5 d后做第一次超声监测,如果卵泡直径>10 mm,应缩短卵泡监测间隔时间。当B超提示优势卵泡直径达16~20 mm时,停用HMG,肌内注射HCG 5 000~10 000 IU,48 h后复查B超了解是否排卵。

如果卵泡持续1周不增大,则增加剂量至2支/天。如果治疗2周还没有优势卵泡出现,应考虑该周期治疗失败。

HMG治疗的并发症有卵巢过度刺激综合征(OHSS)和多胎妊娠。严重的OHSS可危及患者的生命,因此在使用HMG时应严密监测卵泡的发育,一旦发现有OHSS的征象,应立即采取适当的措施。当超声检查发现一侧卵巢有3个以上直径>14 mm的优势卵泡或卵巢直径>5 cm时容易发生严重的OHSS,此时应建议患者放弃使用HCG。在采用雌激素测定监测卵泡发育时,雌二醇浓度>2 000 pg/mL提示有发生OHSS的可能。

HMG+FSH治疗可能对减少OHSS的发生有帮助。由于患者不同,具体用法也不相同。临床上应根据卵泡监测的结果调整剂量。

在使用HMG治疗前,如果发现卵巢体积大、卵泡数多,可以先用环丙孕酮/炔雌醇或GnRH-a治疗,待卵巢体积缩小后,再给予促排卵治疗。

使用药物怀孕的患者常有黄体功能不全,因此一旦确诊怀孕,立即给予黄体酮或HCG肌内注射。用法:黄体酮20~40 mg/d或HCG1 000~2 000 IU/d。有卵巢过度刺激的患者,不宜采用HCG保胎。

5.体外受精—胚胎移植术(IVF-ET)

当患者经上述治疗仍达不到怀孕目的时,可以选择IVF-ET。

6.未成熟卵泡体外培养

近年来,未成熟卵泡体外培养也开始用于治疗PCOS引起的不孕,该方法的优点是可以避免OHSS。

(六)手术治疗

由于手术疗效有限,因此近年来不主张手术治疗。手术治疗仅限于迫切要求生育且要求手术治疗的患者。在手术治疗后的3~6个月内,由于卵泡液的丢失,卵巢局部雄激素水平有所降低,所以患者可能有自发排卵。手术6个月后,卵巢局部雄激素水平又恢复至手术前水平,卵泡发育及排卵存在障碍,此时患者很难自然怀孕。

1.腹腔镜下行皮质内卵泡穿刺及多点活检

术中注意避免过多使用电凝,否则会灼伤周围组织,从而影响卵巢的功能,引起卵巢早衰。

2.经腹卵巢楔形切除术

此法是最早用于多囊卵巢的手术方法,由于术后输卵管、卵巢周围的粘连率高,近年来已被腹腔镜手术所替代。本手术楔形切除的卵巢组织不应大于原卵巢组织的1/3,以免引起卵巢早衰。

（王爱莲）

第六节　卵巢过度刺激综合征

卵巢过度刺激综合征(ovarian hyperstimulation syndrome,OHSS)是一种以促排卵为目的而进行卵巢刺激时,特别在体外受精(IVF)辅助生育技术中,所发生的医源性疾病,是辅助生殖技术最常见且最具潜在危险的并发症,严重时可危及生命,偶有死亡病例报道。

OHSS为自限性疾病,多发生于超促排卵周期中的黄体期与早妊娠期,发病与HCG的应用密不可分。按发病时间分为早发型与晚发型两种;早发型多发生于HCG应用后的3～9 d内,其病情严重程度与卵泡数目、E_2水平有关。如无妊娠,10 d后缓解,如妊娠则病情加重。晚发型多发生于HCG应用后10～17 d,与妊娠尤其是多胎妊娠有关。

一、流行病学

大多数OHSS病例的发生与应用促性腺激素进行卵巢刺激有关,尤其发生在体外受精助孕技术应用促性腺激素进行卵巢刺激后;也有病例在应用克罗米酚后被观察到;非常个别的病例报道发生在未行卵巢刺激而自然受孕的早孕期,称为自发性OHSS。

（一）OHSS的高危因素

OHSS的高危因素包括原发性高危因素和继发性高因素。

1.原发性高危因素

(1)年龄<35岁。

(2)身体瘦弱。

(3)PCOS患者或B超下卵巢表现为"项链"征的患者。

(4)既往有OHSS病史。

2.继发性高危因素

(1)血E_2>3 000 pg/mL。

(2)取卵日卵泡数>20个。

(3)应用HCG诱导排卵与黄体支持。

(4)妊娠。

（二）发病率

OHSS发病率的不同依赖于患者因素、监测方法与治疗措施。轻度20%～33%;中度3%～6%;重度0.1%～2%。轻度病例的发生在用促性腺激素进行控制性卵巢刺激的IVF中将近30%或更多,但由于症状与体征的温和往往不被认识。通常IVF中少于5%的患者将可能发展为中度症状,1%患者将发展为重度症状。妊娠患者的发病率是非妊娠患者的4倍。

二、病理生理学

OHSS是在促排卵后卵泡过度反应的结果,但发生在黄体期LH峰后或外源性HCG应用后。其严重性与持续时间因为应用外源性HCG进行黄体支持及内源性HCG水平的升高而加重与延长。其病理生理机制于1983年由Haning等首次提出,现已认为促排卵后卵巢内生成一种或几种由黄体颗粒细胞分泌的血管活性因子,其释放入血,可以引起血管通透性升高、液体渗出,导致第三腔隙液体积聚,从而形成胸腔积液、腹水,继而导致血液浓缩与血容量减少,甚至血栓形成(图11-4)。

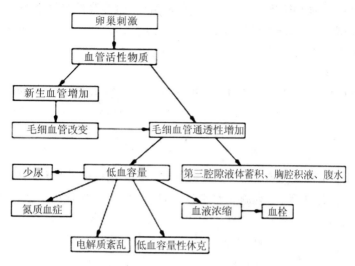

图 11-4　OHSS 的病生理改变

可能参与 OHSS 病理生理的因子目前研究认为有肾素-血管紧张素系统(RAS)中的活性肾素与血管紧张素Ⅱ、血管内皮生长因子(VEGF)、其他细胞因子家族与内皮素等。这些因子较多文献报道参与了卵泡与黄体生成的正常生理过程。促排卵后过多卵泡被刺激生长,HCG 应用后形成的黄体使这些血管活性因子生成量增加,它们直接或间接进入血循环甚至腹腔,引起广泛的血管内皮通透性增加从而形成胸腔积液与腹水,偶有严重者发生心包积液、全身水肿。胸腔、腹腔穿刺后这些物质的减少有助于毛细血管通透性的降低,临床上可改善病情。

文献报道表明血管紧张素Ⅱ在 OHSS 患者的血清、卵泡液中含量比促排卵未发生 OHSS 者显著升高,并且随着病情好转明显降低;免疫组化显示排卵前卵泡的颗粒细胞与黄体细胞内均存在血管紧张素Ⅱ与其两型受体 AT_1、AT_2;动物实验中应用 ACEI 阻断血管紧张素Ⅱ生成,降低了 OHSS 的发生率。因此我们的研究提示卵巢内 RAS 以自分泌的形式引起或参与了 OHSS 的发病。

与 OHSS 发生的相关因子还包括 VEGF。过多的 VEGF 引起的血管过度新生导致血管通透性增加。颗粒细胞生成的 VEGF 可被 HCG 升调节,血与腹水中非结合性 VEGF 的水平随 OHSS 的发展而升高,因此有作者认为非结合性 VEGF 的水平与 OHSS 的严重性相关。VEGF 的作用是通过 VEGFR-2 完成的,动物实验中应用 VEGFR-2 的特异抗体(SU5416)可以阻断 VEGFR-2 的细胞内磷酸化而致血管通透性降低,从而抑制 OHSS 的发展。

家族自发性 OHSS 可能是由于 FSH 受体的变异,导致其对 HCG 的过度敏感所致;因此本病多在同一患者重复发生,或同一家族中多人发病。发病与妊娠相关,其中最多一例患者 6 次妊娠均发病。与医源性 OHSS 不同,其发病时间多在妊娠 8～14 周,亦即内源性 HCG 升高之后,作用于变异的 FSH 受体,引发卵巢内窦卵泡生长发育,之后 HCG 又作用于 LH 受体,而致卵泡黄素化,启动 OHSS 的病理生理过程。

三、对母儿的影响

(一)OHSS 与妊娠

1.OHSS 对妊娠率的影响

OHSS 的发生与妊娠密切相关,妊娠是晚发型 OHSS 的发病因素之一,因此在 OHSS 人群妊娠率往往高于非 OHSS 人群。有资料显示 OHSS 患者妊娠率约 82.8%,明显高于非 OHSS 人群 32.5%,符合 OHSS 的发患者群的倾向性。但是对于早发型 OHSS 对移植后是否影响胚胎着床一直存在争议。有学者认为 OHSS 患者中过高的 E_2 水平以及 P/E_2 比例的改变,尤其是后者对内膜的容受性产生影响,从而降低妊娠率；过高的细胞因子如 IL-6 也将降低妊娠率；OHSS 患者的卵子与胚胎质量较非 OHSS 患者差，从而影响妊娠率；但也有研究发现相反结论：OHSS 妊娠患者与未妊娠患者相比 E_2 水平反而略高；OHSS 患者虽高质量卵子比例低于非 OHSS 患者，但因其获卵数多，最终高质量胚胎数与非 OHSS 患者无差异。而也有学者观察到早发型 OHSS 患者移植后的妊娠率为 60.5%，较非 OHSS 人群32.5%的妊娠率高，支持后者观点。

2.妊娠对 OHSS 的影响

有研究发现妊娠与晚发型 OHSS 密切相关，并影响了 OHSS 病程的长短；妊娠与病情轻重虽无显著性相关，但病情重者与多次腹腔穿刺患者均为妊娠患者，进一步说明了妊娠影响了 OHSS 病情的发展与转归。

（二）中重度 OHSS 对孕期流产的影响

中重度 OHSS 是否会增加妊娠流产率，文献报道较少。多数研究认为过高的 E_2 水平，血管活性因子包括肾素-血管紧张素、细胞因子、前列腺素水平改变，以及 OHSS 病程中的血流动力学变化、血液浓缩、低氧血症、肝肾功能异常等，都将增加早期妊娠流产率。有学者对同期 OHSS 与非 OHSS 患者进行了对比分析，两组总体流产率（早期流产＋晚期流产）相近，分别为 16.9% 与 18.7%，与 Mathur 的结果相同。我们同时观察到妊娠丢失与患者的继发妊娠所致病情加重、病程延长有一定的相关性，但并未改变总体流产率。这一点可能与我们在发病早期就积极进行扩容治疗有关，扩容后改变了原先的血液浓缩状态，甚至降低了妊娠期的血液浓缩状态，减轻了因高凝状态、低氧血症等对妊娠的不良影响，因此中度、病程短的患者妊娠丢失率降低，而病情越重、病程越长，引起的血液改变、肝功升高等持续时间延长，相应地增加了妊娠丢失。

（三）中重度 OHSS 对远期妊娠的影响

有文献报道 OHSS 患者因血液浓缩，血栓素与肾素-血管紧张素水平升高，孕期并发症如子痫前期与妊娠期糖尿病的发生率升高；但 Wiser 的研究显示 OHSS 患者中子痫前期与妊娠期糖尿病的发病率与对照组无差异。也有研究发现妊娠期并发症包括 PIH、GDM 与前置胎盘的发病率略高于对照组，但无统计学差异，支持后者观点；且与对照组相比正常分娩比例、出生缺陷率相同；早产与低体重儿比例略高于对照组，但无统计学差异，这点可能与 OHSS 组双胎率略高有关；发病早晚、病情轻重、病程长短也均未影响早产率与低体重儿比例，而双胎与早产、双胎与低体重儿均显著性相关，此结果与常规妊娠结局相同。因此我们认为 OHSS 的发生并未影响远期的妊娠发展，未增加妊娠期并发症，对妊娠的分娩结局（包括早产率与低体重儿率）也未产生不良影响。

四、临床表现

（一）胃肠道症状

轻度患者可有恶心、呕吐、腹泻，因卵巢增大与腹水增多腹胀逐渐加重。

（二）腹水

腹胀加重，腹部膨隆，难以平卧；腹壁紧绷即称为张力性腹水，有腹痛感；膈肌被压迫上抬可出现呼吸困难。

（三）胸腔积液

多数单独发生，30%患者合并有腹水；胸腔积液可单侧或双侧发生；表现为咳嗽，胸腔积液加重致肺组织萎缩出现呼吸困难。

（四）呼吸系统症状

胸腔积液与大量腹水可致胸闷、憋气、呼吸困难；发生肺栓塞或成人呼吸窘迫综合征（ARDS）时出现呼吸困难，并有低氧血症。

（五）外阴水肿

张力性腹水致腹部压力增大，特别是久坐或久立后，压迫下腔血管使其回流受阻，甚至引起整个大阴唇水肿。

（六）肝功异常

液体渗出可致肝水肿，约 25% 患者出现肝酶升高，AST↑，ALT↑，ALP 往往处于正常值上限，肝功升高水平与 OHSS 病情轻重相关，并随病情的好转恢复正常。

（七）肾功能异常

血容量减少或因大量腹水致腹腔压力增大，导致肾灌注减少，出现少尿、低钠血症、高钾血症与酸中毒，严重时出现 BUN↑，Cr↑，也随病情好转恢复正常。

（八）电解质紊乱

液体渗出同时入量不足，出现少尿甚至无尿；另外可能出现低钠、高钾血症或酸中毒表现。

（九）低血容量性休克

液体渗出至第三腔隙，血容量减少可发生低血容量性休克。

（十）血栓

发病率在重度 OHSS 患者中约占 10%，多发生于下肢、脑、心脏与肺，出现相应部位症状，发病时间甚至出现在 OHSS 好转后的数周。血栓形成是 OHSS 没有得到及时正确的治疗而发生的极严重后果，危及患者生命，甚至可留下永久性后遗症，必须予以积极防治。

OHSS 具有自限性，如未妊娠它将在月经来潮时随着黄体溶解自然恢复。表现为腹水的进行性减少与尿量的迅速增多。如果妊娠，在排卵后的第 2 周，由于升高的内源性 HCG，症状与体征将进一步持续或加重，如果胚胎停育，OHSS 症状也可自行缓解。临床处理经常需要持续 2~4 周时间，一般在孕 6 周后逐渐改善。

五、诊断

依据促排卵史、症状与体征，结合 B 超下腹水深度与卵巢大小的测量，检测血细胞比容（HCT）、WBC、电解质、肝功能、肾功能等，以诊断 OHSS 及其分度，并确定病情严重程度。

六、临床分级

1989 年 Golan 等根据临床症状、体征、B 超以及实验室检查将其分为轻、中、重三度及五个级别（表 11-7）。

表 11-7　OHSS 的 Golan 分级

	轻	中	重
I	仅有腹胀及不适		
II	I＋恶心、呕吐，腹泻卵巢增大 5~12 cm		
III		II＋B 超下有腹水	
IV			III＋临床诊断胸水/腹水，呼吸困难
V			IV＋低血容量改变，血液浓缩，血液黏度增加，凝血异常，肾血流减少，少尿，肾功能异常，低血容量休克

Navot 等于 1992 年又将重度 OHSS 分为严重与危重 2 组，其依据更为重视实验室检查（表 11-8）。

表 11-8　OHSS 的 Navot 分级

重度症状	严重	危重
卵巢增大	≥12 cm	≥12 cm
腹水、呼吸困难	大量腹水伴或不伴呼吸困难	大量腹水致腹部胀痛伴或不伴呼吸困难
血液浓缩	Hct＞45%，WBC＞15×10⁹/L	HCT＞55%，WBC＞25×10⁹/L
少尿	少尿	少尿
血肌酐	0~133 μmol/L	≥1.6 mg/dL
重度症状	严重	危重
肌酐清除率	≥50 mL/min	＜50 mL/min
低蛋白血症	重度	重度
	肝功能异常	肾衰竭
	全身水肿	血栓
		AIDS

2010 年 Peter Humaidan 等根据 OHSS 各项客观与主观指标将其分为轻、中、重三度,这一分度临床应用似更简便、明晰(表 11-9)。

表 11-9　OHSS 的 Peter Humaidan 分级

	轻	中	重
客观指标			
直肠窝积液	√	√	√
子宫周围积液(盆腔)		√	√
肠间隙积液			√
Hct>45%		√a	√
WBC>15×10⁹/L		±a	
低尿量<600 mL/d		±a	√
Cr>133 μmol/L		±a	±
肝功能升高		±a	±
凝血异常			±c
胸水			±c
主观指标			
腹胀	√	√	√
盆腔不适	√	√	√
呼吸困难	±b	±b	√
急性疼痛	±b	±b	±b
恶心、呕吐	±	±	±
卵巢增大	√	√	√
妊娠	±	±	√

注释:±可有可无;a≥2 次,住院;b≥1 次,住院;c≥1 次,加强监护

七、治疗

(一)治疗原则

OHSS 为医源性自限性疾病,OHSS 的病情发展与体内 HCG 水平相关,未妊娠患者随着月经来潮病情好转;妊娠患者早孕期病情加重。

1. 轻度 OHSS

被认为在超促排卵中几乎不可避免,患者无过多不适,可不予处理,但需避免剧烈活动以防止卵巢扭转,也应警惕长期卧床休息而致血栓。

2. 中度 OHSS

可在门诊观察,记 24 h 尿量,称体重,测腹围。鼓励患者进食,多饮水,尿量应不少于 1 000 mL/d,2 000 mL/d 以上最佳,必要时可于门诊静滴扩容。

3. 重度 OHSS

早期与中度 OHSS 相同,可在门诊观察与治疗,适时监测血常规、电解质与肝功、肾功,静滴扩容液体,必要时行腹腔穿刺;病情加重后应住院治疗。

(1)住院指征:①严重的腹痛与腹膜刺激征。②严重的恶心呕吐,以致影响每日食水摄入。③严重少尿(<30 mL/h)甚至无尿。④张力性腹水(tense ascites)。⑤呼吸困难或急促。⑥低血压、头昏眼花或晕厥。⑦电解质紊乱(低钠,血钠<135 mmol/L;高钾,血钾>5.5 mmol/L)。⑧血液浓缩(Hct>45%,WBC>15×10⁹/L)。⑨肝功异常。

(2)病情监护:每日监测 24 h 出入量、腹围、体重,监测生命体征,检查腹部或肺部体征;每日或隔日检测血细胞比容(HCT)、WBC、尿渗透压;每 3 天或 1 周监测电解质、肝功、肾功,B 超监测卵巢大小及胸腔

积液及腹水变化,必要时监测 D-Dimer 或血气分析,以了解治疗效果,病情危重时随时复查。

(二)治疗方法

1.扩容

OHSS 因液体外渗第三腔隙致血液浓缩,扩容是最主要的治疗。扩容液体包括晶体液与胶体液。晶体液可选用 5％葡萄糖、10％葡萄糖、5％葡萄糖盐或乳酸林格液,但避免使用盐林格液;一般晶体液用量约 500～1 500 mL。只用晶体液不能维持体液平衡,因此需加用胶体液,如清蛋白、贺斯、低分子右旋糖酐、冰冻血浆等胶体液扩容。

(1)清蛋白:为低分子量蛋白质,由肝产生,75％的胶体渗透压由其维持,50 g 的清蛋白可以使大约 800 mL 液体 15 min 内回流至血循环中;同时可以结合并运送大分子物质如一些激素、脂肪酸、药物等,以减少血中血管活性物质的生物浓度。OHSS 患者因液体外渗,血中清蛋白浓度降低,因此最初选用清蛋白作为扩容药物,可用 10～20 g/d 静滴,如病情加重,最大剂量可用至 50 g/d。但因清蛋白为血液制品,有传播病毒等风险,现在临床应用已严格控制,因此仅用于低蛋白血症的患者。

(2)羟乙基淀粉:平均分子量为 200 000,半衰期大于 12 h,可有效降低血液黏度、血细胞比容,减少红细胞聚集;因其为糖原结构,在肝内分解,因此不影响肝肾功能,并可显著改善肌酐清除率;因无抗原性,是血浆代用品中过敏反应率最低的一种。静滴剂量为 500～1 000 mL/d,应缓慢静滴以避免肺部充血。因其价格低于白蛋白,且为非血液制品,现已作为中重度 OHSS 时首选扩容药物。

(3)低分子右旋糖酐:可以增加肾灌注量、尿量,降低血液黏滞度,改善微循环,防止血栓形成;但低分子右旋糖酐有降低血小板黏附的作用,有出血倾向者禁用,个别患者存在过敏反应,且有临床死亡病例报道;因此临床使用应慎重,一般应用剂量为 500 mL/d。

2.保肝治疗

肝功升高者需用保肝药物治疗,轻度升高者可用葡醛内酯 400～600 mg/d、维生素 C 2～3 g/d 静滴;肝功升高,ALT＞100 U/L 时,可加用古拉定 0.6～1.2 g/d 静滴。经治疗后肝功一般不会进一步恶化,并随 OHSS 症状的好转而恢复。

3.胸腔、腹腔穿刺

适应证:①中等量以上胸腔积液伴明显呼吸困难。②重度腹水伴呼吸困难。③纠正血液浓缩后仍少尿(＜30 mL/h)。④张力性腹水。但是在有腹腔内出血或血流动力学不稳定的情况下禁忌腹腔穿刺;腹腔穿刺放水可采用经腹与经阴道两途径。一般多采用经腹途径。穿刺应在扩容后进行,要在 B 超定位下施行,避免损伤增大的卵巢。穿刺不仅可以减少腹腔压力,增加肾血流灌注,从而增加尿量。同时减少了与发病相关的血管活性因子而缩短病程,腹水慢放至不能留出为止,有研究表明最多曾放至约 6 000 mL;穿刺后症状明显缓解,且不增加流产率。有学者认为穿刺后临床治疗效果好于扩容效果,故建议适应证适宜时尽早穿刺。

4.多巴胺

肾衰竭或扩容并腹腔穿刺后仍少尿的患者可应用低剂量多巴胺静滴,用法为 20 mg＋5％葡萄糖 250 mL 静滴,速度为 0.18 mg/(kg·h),(不影响血压和心率),同时监测中心静脉压、肺楔压。但应注意的是大剂量多巴胺静滴作用于 α 受体,有收缩外周血管作用;而低剂量多巴胺作用于 $β_1$ 受体与 DA 受体,具有扩血管作用,特别是直接扩张肾血管,增加肾血流,同时抑制醛固酮释放,减少肾小管上皮细胞对水钠的重吸收,从而起到排钠利尿的作用。

也有文献报道口服多卡巴胺 750 mg/8 h,临床症状与腹水逐渐好转。也有人曾于腹腔穿刺时于腹腔内应用多巴胺,同样起到增加尿量作用。

5.利尿剂

已达到血液稀释仍少尿(Hct＜38％)的患者可静脉应用呋塞米 20 mg。血液浓缩、低血容量、低钠血症时禁用。过早、过多应用利尿剂,将加重血液浓缩与低血容量而致血栓,视为禁忌。

6. 肝素

个人或家族血栓史或确诊血栓者可静脉应用肝素 5 000 U/12 h，另外也有学者认为 48 h 扩容后仍不能纠正血液高凝状态，也应该静滴肝素。如妊娠则肝素用至早孕末，或依赖于 OHSS 病程及高危因素的存在与否。为了防止血栓栓塞综合征，对于各种原因需制动的患者，可以应用低剂量阿司匹林，但是腹腔穿刺时有出血风险。

7. 卵巢囊肿抽吸

B 超下抽吸卵巢囊肿可以减少卵巢内血管活性物质的生成，但有引起囊肿破裂、出血可能，因此原则上不建议囊肿抽吸。促排卵后多个卵泡未破裂但妊娠的患者，如病情危重，卵巢＞12 cm，放腹水后病情无改善时，可行 B 超指引下卵巢囊肿抽吸，术后应严密观察有无腹腔内出血征象。

8. 终止妊娠

合并严重并发症，如血栓、ARDS、肾衰竭或多脏器衰竭，在持续扩容并反复多次放腹水后仍不能缓解症状时，也可考虑终止妊娠。终止妊娠是 OHSS 不得已而行的有效治疗方法，随着 HCG 的下降，OHSS 症状迅速好转。终止妊娠的方法首选人工流产术，同时应监测中心静脉压、肺楔压、尿量、血肌酐，以及肌酐清除率、血气分析。

八、预防

(一)个体化刺激方案

首先确认 OHSS 高危人群。对于瘦小、年轻、有 PCO 卵巢表现的患者，以及既往发生过 OHSS 的高危人群，在刺激方案上应慎重。对于 PCO 患者多采用 r-FSH 75～150 U 起始，同时可用去氧孕烯炔雌醇片(妈富隆)等避孕药物抑制卵巢反应性。促排卵后一定要 B 超监测卵泡生长，并应根据个体对药物的敏感性不同及时调整药物剂量。需注意长方案、短方案与拮抗剂方案都可能发生 OHSS，即使氯米芬促排卵也有可能。

(二)HCG 的应用

因 OHSS 与 HCG 密切相关，故 HCG 的应用与否、应用剂量及使用时间与 OHSS 的发生密切相关。

1. 不用 HCG 促卵子成熟

在高危人群中不用 HCG，可抑制排卵与卵泡黄素化，避免 OHSS 的发生；但是未应用 GnRH 激动剂降调节的患者，停用 HCG 并不能避免自发性 LH 峰的出现，不能完全防止 OHSS 的发生。

2. 减少 HCG 量

HCG 剂量减至 5 000 U 甚至 3 000 U，与 10 000 U 相同，均可达到促卵泡成熟效果，并可减少 OHSS 的发病率并减轻病情，但不能完全避免 OHSS 的发生。

3. GnRH-a 替代 HCG 促排卵

对未用 GnRH 激动剂降调节患者，或应用 GnRH 拮抗剂的患者，可用短效 GnRH-a 代替 HCG 激发内源性 LH 峰，促卵泡成熟。因其作用持续时间明显短于 HCG，从而减少 OHSS 的发生。但 GnRH-a 有溶黄体作用，未避免临床妊娠率下降，应相应补充雌、孕激素，同时监测血中 E_2 与 P 水平，及时调整雌孕激素剂量，维持 $E_2 > 200$ pg/mL，$P > 20$ ng/mL，文献报道临床妊娠率较 HCG 组无显著性降低。也有文献报道在使用 GnRH-a 同时加用小剂量 HCG 1 000～2 000 U，使得临床妊娠率可不受影响。GnRH-a 可用 Triptorelin(商品名达菲林)0.2～0.4 mg，或 Buserelin 200 mg×3 次。

4. Coasting

对于 OHSS 高危人群，当有 30％卵泡直径超过 15 mm，血 $E_2 > 3 000$ pg/mL，总卵泡数＞20 个时，停止促性腺激素的使用，而继用 GnRH-a，此后每日测定血中 E_2 浓度，当 E_2 再次降到 3 000 pg/mL 以下时，再应用 HCG，可明显降低 OHSS 的发生率。其理论是根据 FSH 阈值学说，停用促性腺激素后，部分小卵泡因为"饥饿"而闭锁，但大卵泡生长不受影响，从而使得活性卵泡数量减少，以及生成血管活性因子的颗粒细胞数量减少，因而 OHSS 发生率降低。Coasting 的时间如过长则会影响卵母细胞质量、受精率、胚胎质量及妊娠率,因此一般不超过 3 d。

（三）GnRH 拮抗剂方案

对易发生 OHSS 高危人群,促排卵可采用 GnRH 拮抗剂方案,因为此方案可用短效 GnRH-a 代替 HCG 促卵泡成熟,以降低 OHSS 发生。

（四）黄体支持

HCG 的应用增加了 OHSS 的发病率,因而对于高危人群不用 HCG 支持黄体,仅用孕激素支持黄体,可降低 OHSS 发病率。

（五）静脉应用清蛋白

对于高危患者在取卵时静脉应用有渗透活性的胶体物质可以降低 OHSS 的危险与严重程度。对于雌激素峰值达到 3 000 pg/mL 的患者,或大量中小卵泡的患者,推荐在取卵时或取卵后即刻静脉应用清蛋白(25 g)。基于 meta 分析,估计每 18 个清蛋白治疗的患者,有 1 例患者将避免 OHSS。然而对高危患者预防性应用清蛋白仍存在争议,就像关于它的花费与安全性问题存在争议一样。

（六）静脉应用贺斯

取卵后应用贺斯 500～1 000 mL 替代清蛋白静滴,同样可以减少 OHSS 的发生。在我们的随机对照研究中,取卵后静滴贺斯 1 000 mL×3 d,与静滴清蛋白 20 g×3 d,同样起到了减少 OHSS 发病的作用。因其为非生物制品,可避免应用清蛋白所致的感染问题。

（七）选择性一侧卵泡提前抽吸术(ETFA)

应用 HCG 后 10～12 h 行选择性一侧卵泡提前抽吸,可降低 OHSS 发生率,但因结果的不确定性并不过多推荐使用。

（八）多巴胺激动剂

文献报道 VEGF 是参与 OHSS 病理生理机制的重要血管活性因子,内皮细胞上的 VEGFR-2 是其引起血管通透性增加的作用受体;经研究证实多巴胺激动剂可以减少 VEGFR-2 酪氨酸位点的磷酸化,而磷酸化对于 VEGFR-2 的下游信号传导至关重要。因此,多巴胺激动剂通过抑制了 VEGF 的生物学活性而起到减少 OHSS 发病的作用。因此文献报道高危患者自 HCG 应用日开始使用多巴胺激动剂卡麦角林 0.5 mg/d×8 d,OHSS 的发病率、腹水与血液浓缩显著性降低,而着床率与妊娠率并未受影响。

（九）二甲双胍

对于有胰岛素抵抗的 PCOS 患者,口服二甲双胍 1 500 mg/d,可以降低胰岛素与雄激素水平,相应地降低了 OHSS 发病率。

（十）腹腔镜 PCOS 患者卵巢打孔

对于 OHSS 高危的 PCOS 患者可以采用腹腔镜进行双侧卵巢打孔的方法,术后血中雄激素与 LH 水平下降,从而在超促排卵后 OHSS 的发病率得以下降,且妊娠率增加,流产率降低,打孔时应注意控制打孔操作的时间与电功率,避免过度损伤卵巢组织。

（十一）单囊胚移植

对于已有中度 OHSS 的患者可以观察到取卵后 5～6 d,如症状未加重,可行单囊胚移植,以避免多胎妊娠对 OHSS 发病的影响。

（十二）未成熟卵体外成熟培养(IVM)

此技术最早于 1991 年由 Cha 等提出并报道了妊娠个案。其将卵巢中不成熟卵母细胞取出,使之脱离高雄激素环境于体外培养,成熟后应用 ICSI 技术使之受精,从而避免了超排卵所致 OHSS 的发生。

（十三）冷冻胚胎

OHSS 高危者可冷冻胚胎,从而避免因妊娠产生的内源性 HCG 的作用,避免了晚发型 OHSS 的发生。虽然不可以完全避免早发型 OHSS 的发生,但因其避免了妊娠致病情的进一步加重,从而缩短了病程。

（金勇成）

第七节　高泌乳素血症

机体受到内外环境因素(生理性或病理性)的影响,血中催乳激素(PRL)水平升高,其升高值达到或超过 30 ng/mL 时,称高泌乳血症(HPRL)。发生高泌乳血症时,除有泌乳外常伴性功能低下,女性则有闭经不孕等表现。若临床上妇女停止授乳半年到 1 年仍有持续性溢乳,或非妊娠妇女有溢乳伴有闭经者,称闭经－溢乳综合征(AGS)。HPRL 在妇科内分泌疾患中较常见,其发病率约 29.8%(12.9%～75%)。引起催乳激素增高的原因十分复杂。

一、催乳激素的来源和内分泌调节

PRL 来源于垂体前叶分泌细胞,妊娠和产褥期此种分泌细胞占垂体 20%～40%,其余时间占 10%。下丘脑分泌多巴胺,经门脉系统进入垂体抑制 PRL 的分泌。也有人认为下丘脑分泌 PRL 抑制因子(PIF)抑制 PRL 分泌。下丘脑的促甲状腺释放激素(TRH)在促使垂体释放促甲状腺激素(TSH)的同时又能促使 PRL 的释放。5-羟色胺亦可促使 PRL 的分泌。通常 PRL 的分泌是受下丘脑的控制和调节。正常情况下,PRL 主要受下丘脑的持续性抑制控制。

二、病因

正常情况,PRL 的分泌呈脉冲式释放,其昼夜节律对乳腺的发育、泌乳和卵巢功能起重要调节作用,一旦此调节作用失衡即可引起 HPRL。

(一)生理性高催乳素血症

日常的生理活动可使 PRL 暂时性升高,如夜间睡眠(2～6 Am),妊娠期、产褥期 3～4 周,乳头受吸吮性刺激、性交、运动和应激性刺激,低血糖等均可使 PRL 有所升高,但升高幅度不会太大,持续时间不会太长,否则可能为病理状态。

(二)病理性高催乳素血症

1.下丘脑－垂体病变

垂体 PRL 腺瘤是造成高催乳素血症主要原因,一般认为大于 10 mm 为大 PRL 腺瘤,小于 10 mm 称 PRL 微腺瘤,一般说来血中 PRL 大于 250 ng/mL 者多为大腺瘤,100～250 ng/mL 多为微腺瘤。随着 CT、MRI、放免测定使 PRL 腺瘤的检出率逐年提高。微小腺瘤有时临床长期治疗观察中才能确诊。

颅底炎症、损伤、手术,空泡蝶鞍综合征,垂体柄病变、压迫等亦可引起发病。

2.原发性和(或)继发性甲状腺功能低下

由于甲状腺素分泌减少,解除了下丘脑－垂体的抑制作用,使 TRH 分泌增加,从而使 TSH 分泌增加,也刺激 PRL 分泌增加并影响卵巢与生殖功能。

(三)医源性高催乳血症

药物治疗其他疾病时往往造成 PRL 的增高。

1.抗精神失常药物

氯丙嗪、阿米替林、丙咪嗪、舒必利、苯海索(安坦)、索拉西泮(罗拉)、奋乃近、甲丙氨酯(眠尔通)、甲氧氯普胺(灭吐灵)等,以上药物可影响多巴胺的产生,影响 PIF 的作用而导致 PRL 分泌增多。

2.甾体激素

雌激素和口服避孕药可通过对丘脑抑制 PIF 的作用或直接刺激 PRL 细胞分泌,使 PRL 升高。

3.其他药物

α-甲基多巴、利血平、苯丙胺、异烟肼、吗啡等也可使 PRL 升高。

（四）其他疾病

其他疾病亦可同时引起 PRL 的升高，例如：未分化支气管肺癌、肾上腺瘤、胚胎癌、阿狄森病、慢性肾衰竭、肝硬化、妇科手术、乳头炎、胸壁外伤、带状疱疹等。

（五）特发性闭经－溢乳综合征

此类患者与妊娠无关，临床亦查不到垂体肿瘤或其他器质性病变，许多学者认为可能系下丘脑－垂体功能紊乱，促性腺激素分泌受到抑制，而 PRL 分泌增加。其中部分病例经数年临床观察，最后发现垂体 PRL 腺瘤，故此类患者可能无症状性潜在垂体瘤。所以对所有 HPRL 患者应定期随诊，早期发现肿瘤。

三、临床表现

（一）月经失调－闭经

当 PRL 升高超过生理水平时，则对性功能有影响，可表现功能性出血、月经稀发以至闭经。有人报告 PRL 小于 60 ng/mL 仅表现月经稀发，PRL 大于 60 ng/mL 易产生闭经。月经的改变可能是渐进而非急剧的变化，病早期时可能有正常排卵性月经，然后发展到虽有排卵而黄体功能不全、无排卵月经、月经稀发以至闭经。

（二）溢乳

溢乳的程度可表现不同，从挤压出一些清水或乳汁到自然分泌出不等量的乳汁。多数患者在检查乳房时挤压乳房才发现溢乳。有人报道，当 PRL 很高时则雌激素很低，而泌乳反停止，故溢乳与 PRL 水平不呈正相关。

（三）不孕/习惯性早期流产史

（1）高 PRL 血症伴无排卵，即使少数患者不闭经，但从基础体温（BBT）、宫内膜活检及孕酮测定均证实无排卵，所以常有原发不孕。

（2）高 PRL 血症伴黄体功能不全，主要表现为：①BBT 示黄体期短于 12 d，黄体期温度上升不到 0.3 ℃。②宫内膜活检显示发育迟缓。③黄体中期孕酮值小于 5 ng/mL。故高 PRL 血症患者易不孕，有习惯性早期流产史。

（四）其他表现

若发病在青春期前，第 2 性征不发育。成年妇女可有子宫萎缩，性功能减退，部分患者由于雌素水平低落而出现更年期症状。微小腺瘤（小于 1 cm 直径）时，很少有自觉症状，肿瘤长大向上压迫视交叉时，则有头痛、视力障碍、复视、偏盲、甚至失明等。

四、诊断

（一）病史及体格检查

重点了解月经史、婚育史、闭经和溢乳出现的始因、诱因、全身疾病史和引起 HPRL 相关的药物治疗史。查体时应注意有无肢端肥大和黏液性水肿。妇科检查了解性器官和性征有无萎缩或器质性病变。乳房检查注意乳房发育、形态、有无肿块、炎症、观察溢乳（多用双手轻挤压乳房）溢出物性状和数量。

（二）内分泌检查

1.PRL 的测定

取血前患者至少 1 个月未服用激素类药物或多巴胺拮抗剂，当天未做乳房检查，一般在晨 8～10 点空腹取血，取血前静坐 0.5 h，两次测定值均不低于 30 ng/mL 为异常。药物引起的 HPRL 很少超过 80 ng/mL，停药后则 PRL 恢复正常。当 PRL 大于 100 ng/mL 时应首先除外垂体瘤可能性。一般认为 PRL 值的升高与垂体瘤体积呈正相关。巨大腺瘤出血坏死时 PRL 值可不升高。需指出的是目前所用 PRL 放免药盒仅测定小分子 PRL（相对分子质量 25 000），而不能测定大/大大分子（相对分子质量 5 万～10 万）PRL，故某些临床症状明显而 PRL 正常者，不能排除所谓隐匿型高泌乳素血症。

2.其他相关内分泌测定

各种原发的或继发的内分泌疾病均可能与高泌乳血症有关。除测定 PRL 外应测 FSH、LH、E₂、P,了解卵巢及垂体功能。TRH 测定除外原发性甲状腺功能低下,肾上腺功能检查和生长激素测定等。

(三)泌乳素功能试验

1.泌乳素兴奋试验

(1)促甲状腺激素释放激素试验(TRH Test):正常妇女 1 次静脉注射 TRH 100～400 μg 后,25～30 min PRL 较注药前升高 5～10 倍,TSH 升高 2 倍,垂体瘤不升高。

(2)氯丙嗪试验:氯丙嗪促进 PRL 分泌。正常妇女肌注 25～50 mg 后 60～90 min 血 PRL 较用药前升高 1～2 倍。持续 3 h,垂体瘤时不升高。

(3)灭吐灵试验:该药为多巴胺受体拮抗剂,促进 PRL 合成和释放。正常妇女静注 10 mg 后 30～60 min,PRL 较注药前升高 3 倍以上。垂体瘤时不升高。

2.泌乳素抑制试验

(1)左旋多巴试验:该药为多巴胺前体物,经脱羧酶作用生成多巴胺,抑制 PRL 分泌。正常妇女口服 500 mg 后 2～3 h PRL 明显降低。垂体瘤时不降低。

(2)溴隐亭试验:该药为多巴胺受体激动剂,强力抑制 PRL 合成和释放。正常妇女口服 2.5～5 mg 后 2～4 h PRL 下降达到 50%,持续 20～30 h,特发性 HPRL 和 PRL 腺瘤时下降明显。

(四)医学影像学检查

1.蝶鞍断层扫描

正常妇女蝶鞍前后径小于 17 mm、深度小于 13 mm、面积小于 130 mm²,若出现以下现象应做 CT 或 MRI 检查:①风船状扩大。②双蝶底或重像。③鞍内高/低密度区或不均质。④平面变形。⑤鞍上钙化灶。⑥前后床突骨质疏松或鞍内空泡样变。⑦骨质破坏。

2.CT 和 MRI 扫描

可进一步确定颅内病灶定位和放射测量。

3.各种颅内造影

各种颅内造影包括海绵窦造影,气脑造影和脑血管造影。

(五)眼科检查

明确颅内病变压迫现象,包括视力、眼压、眼底检查等。

五、治疗

针对病因不同,治疗目的不同,合理选择药物和手术方式等。

(一)病因治疗

若病因是由原发性甲状腺功能低下引起的 HPRL,可用甲状腺素替代疗法。由药物引起者,停药后一般短期 PRL 可自然恢复正常,如停药后半年 PRL 仍未恢复,再采用药物治疗。

(二)药物治疗

1.溴隐亭

溴隐亭为治疗高 PRL 血症的首选药物,它是麦角生物碱的衍生物,多巴胺受体激动剂,直接作用于下丘脑和垂体,抑制 PRL 合成与分泌,且抑制垂体瘤的生长使肿瘤缩小或消失。用药方法较多,一般先每日 2.5 mg,5～7 d,若无不良反应可增加到 5～7.5 mg/d(分 2～3 次服),根据 PRL 水平增加剂量,连续治疗 3～6 个月或更长时间。一般治疗 4 周左右,血 PRL 降到正常。2～14 周溢乳停止,月经恢复。治疗期间一旦妊娠即应停药。

不良反应:治疗初期有恶心、头痛、眩晕、腹痛、便秘、腹泻,有时尚可出现直立性低血压等。不良反应一般症状不重,在 1～2 周内自行消失。

2.溢乳停(甲磺酸硫丙麦角林)

20 世纪 80 年代新开发的拟多巴胺药物,其药理作用和临床疗效与溴隐亭相似,但剂量小,毒副作用少,作用时间长。目前已由天津药物研究院 1995 年完成 II 期临床研究,并开始临床试用,剂量每片 50 μg。用法每日 25～50 μg,1 周后无不良反应加量,根据 PRL 水平增加剂量,直至 PRL 水平降至正常。

3.左旋多巴

左旋多巴在体内转化为多巴胺作用于下丘脑,抑制 PRL 分泌,但作用时间短,需长期服药。剂量每日 0.5 mg,3 次/日,连续半年。大部分患者用药后 1 个月恢复月经,1.5～2 个月溢乳消失。此药对垂体瘤无效。

4.维生素 B_6 可抑制泌乳

其作用机制可能是作为多巴脱羧酶的辅酶,增加下丘脑内多巴向多巴胺转化,刺激 PIF 作用,而抑制 PRL 分泌。用法为每日 200～600 mg,可长期应用。

5.其他药物

长效溴隐亭(LA)注射剂每次 50 mg,每日肌内注射 1 次,最大剂量可达 100 mg。

CV205～562(苯并喹啉衍生物)是一种新的长效非麦角类多巴胺激动剂,作用时间长达 24 h。剂量每日 0.06～0.075 mg。

(三)促排卵治疗

对 HPRL 患者中无排卵和不孕者,单纯用以上药物不能恢复排卵和妊娠。因此,除用溴隐亭治疗外,应配伍促排卵药物治疗,具体方法有以下 3 种方式。

(1)溴隐亭—CC—HCG。

(2)溴隐亭—hMG—HCG。

(3)GnRH 脉冲疗法—溴隐亭。

综合治疗,除缩短治疗的周期并可提高排卵率和妊娠率。

(四)手术治疗

对垂体瘤患者手术切除效果良好,对微腺瘤治疗率可达 85%。目前经蝶鞍显微手术切除垂体瘤安全、方便、易行,损伤正常组织少,多恢复排卵性月经。但对较大垂体瘤,因垂体肿瘤没有包膜,与正常组织界限不清,不易切除彻底,故遗留 HPRL 血症,多伴有垂体功能不全症状。因此有人建议对较大肿瘤术前选用溴隐亭治疗,待肿瘤缩小再手术,可提高手术疗效。如术后肿瘤切除不完全,症状未完全消除,服用溴隐亭等药物仍可获得疗效,术后出现部分垂体功能不全,PRL 仍高可用 HMG/HCG 联合治疗,加用溴隐亭等药物,若有其他内分泌腺功能不全现象,可根据检查结果补充甲状腺素、强的松等。

(五)放射治疗

放射治疗适用肿瘤已扩展到蝶鞍外或手术未能切除干净术后持续 PRL 高水平者。方法可行深部 X 线、^{60}Co、α 粒子和质子射线治疗,同位素^{198}Au 种植照射。

(六)综合疗法

综合疗法对那些 HPRL 合并有垂体瘤患者单纯手术或单纯放疗疗效均不满意。1988 年 Chun 报告垂体瘤单纯手术、放疗、手术后加放疗,肿瘤的控制率分别为 85%、50%、93%,而平均复发时间为 3、7、4、4.5 年。因此有人主张对有浸润性 PRL 大腺瘤先用溴隐亭治疗使肿瘤缩小再手术,术后加放疗,可提高肿瘤的治愈率。对溢乳闭经综合征患者,不论采用何种疗法均应定期随访检查,包括 PRL 测定和蝶鞍 X 线复查。

(金勇成)

第八节　围绝经期综合征

围绝经期综合征(climacteric syndrome)是指妇女在自然绝经前或因其他原因丧失卵巢功能,而出现一系列性激素减少所致的症状,包括自主神经功能失调的表现。

一、病因及病理生理

更年期的变化包括两个方面:一方面是卵巢功能衰退,此时期卵巢逐渐趋于排卵停止,雌激素分泌减少,体内雌激素水平低落;另一方面是机体老化,两者常交织在一起。神经血管功能不稳定的综合征主要与性激素水平下降有关,但发生机制尚未完全阐明。

二、诊断

(一)临床表现

临床表现主要根据患者的自觉症状,而无其他器质性疾病。

(1)血管舒缩综合征:潮热、面部发红、出汗,瞬息即过,反复发作。

(2)精神神经症状:情绪不稳定、易激动,自己不能控制,忧郁失眠,精力不集中等。

(3)生殖道变化:外阴与阴道萎缩,阴道干燥疼痛,外阴瘙痒。子宫萎缩、盆底松弛导致子宫脱垂及阴道膨出。

(4)尿频急或尿失禁;皮肤干燥、弹性消失;乳房萎缩、下垂。

(5)心血管系统:胆固醇、甘油三酯和致动脉粥样化脂蛋白增高,抗动脉粥样硬化脂蛋白降低,可能与冠心病的发生有关。

(6)全身骨骼发生骨质疏松。

(二)鉴别诊断

必须排除心血管、神经精神和泌尿生殖器各处的病变;潮热、出汗、精神症状、高血压等需与甲状腺功能亢进症和嗜铬细胞瘤相鉴别。

(三)辅助检查

(1)血激素测定:FSH 及 LH 增高、雌二醇下降。

(2)X 线检查:脊椎、股骨及掌骨可发现骨质疏松。

三、治疗

(一)一般治疗

加强卫生宣教,解除不必要的顾虑,保证劳逸结合与充分的睡眠。轻症者不必服药治疗,必要时可选用适量镇静药,如地西泮2.5～5 mg/d或氯氮䓬10～20 mg/d睡前服,谷维素 20 mg,每天 3 次。

(二)性激素治疗

绝经前主要用孕激素或雌孕激素联合调节月经异常;绝经后用替代治疗。

1.雌激素

对于子宫已切除的妇女,可单纯用妊马雌酮0.625 mg或 17β-雌二醇 1 mg,连续治疗 3 个月。对于存在子宫的妇女,可用尼尔雌醇片每次 5 mg,每月 1 次,症状改善后维持量1～2 mg,每月 2 次,对稳定神经血管舒缩活动有明显的疗效,而对子宫内膜的影响少。

2.雌激素、孕激素序贯疗法

雌激素用法同上,后半期加用7～10 d炔诺酮,每天 2.5～5 mg 或黄体酮 6～10 mg,每天 1 次或甲羟孕酮 4～8 mg,每天 1 次,可减少子宫内膜癌的发生率。但周期性子宫出血的发生率高。

3.雌激素、雄激素联合疗法

妊马雌酮 0.625 mg 或 17β-雌二醇 1 mg,每天 1 次,加甲睾酮5～10 mg,每天 1 次,连用 20 d,对有抑郁型精神状态患者较好,且能减少对子宫内膜的增殖作用,但有男性化作用,而且常用雄激素有成瘾可能。

4.雌激素替代治疗应注意的几点

(1)HRT 应该是维持围绝经期和绝经后妇女健康的全部策略(包括关于饮食、运动、戒烟和限酒)中的一部分。在没有明确应用适应证时,比如雌激素不足导致的明显症状和身体反应,不建议使用 HRT。

(2)绝经后 HRT 不是一个给予标准女性的单一的疗法,HRT 必须根据临床症状,预防疾病的需要,个人及家族病史,相关试验室检查,女性的偏好和期望做到个体化治疗。

(3)没有理由强制性限制 HRT 使用时限。她们也可以有几年时间中断 HRT,但绝经症状可能会持续许多年,她们应该给予最低有效的治疗剂量。是否继续 HRT 治疗取决于具有充分知情权的医患双方的审慎决定,并视患者特殊的目的或对后续的风险与收益的客观评估而定。只要女性能够获得症状的改善,并且了解自身情况及治疗可能带来的风险,就可以选择 HRT。

(4)使用 HRT 的女性应该至少 1 年进行一次临床随访,包括体格检查,更新病史和家族史,相关试验室和影像学检查,与患者进行生活方式和预防及减轻慢性病策略的讨论。

(5)总体来说,在有子宫的所有妇女中,全身系统雌激素治疗中应该加入孕激素,以防止子宫内膜增生或是内膜癌。无子宫者,无须加用孕激素。用于缓解泌尿生殖道萎缩的低剂量阴道雌激素治疗,可被全身吸收,但雌激素还达不到刺激内膜的水平,无须同时给予孕激素。

(6)乳腺癌与绝经后 HRT 的相关性程度还存在很大争议。但与 HRT 有关的可能增加的乳腺癌风险是很小的(少于每年 0.1%),并小于由生活方式因素如肥胖、酗酒所带来的风险。

(7)禁忌证,如血栓栓塞性疾病、镰状细胞贫血、严重肝病、脑血管疾病、严重高血压等。

（金勇成）

第九节 性早熟

一、性早熟的发生机制和分类

对女孩来说,8 岁之前出现第二性征就称为性早熟。根据发病机制,性早熟可分为 GnRH 依赖性性早熟和非 GnRH 依赖性性早熟两大类。

(一)正常青春期的启动机制

了解正常的青春期启动机制是理解性早熟发生机制的基础。正常女孩的青春期启动发生在 8 岁以后,临床上表现为 8 岁以后开始出现第二性征的发育。性早熟患儿在 8 岁前就出现青春期启动。

正常青春期启动是由两个生理过程组成,它们分别被称为性腺功能初现和肾上腺皮质功能初现。女性性腺功能初现是指青春期下丘脑－垂体－卵巢轴(H-P-O 轴)被激活,卵巢内有卵泡的发育,卵巢性类固醇激素分泌显著增加,临床上表现为乳房发育和月经初潮。肾上腺皮质功能初现是指肾上腺皮质雄激素分泌显著增加,临床上主要表现为血脱氢表雄酮(DHEA)和硫酸脱氢表雄酮(DHEAS)水平升高及阴毛出现,青春期阴毛出现称为阴毛初现。目前认为性腺功能初现和肾上腺功能初现是两个独立的过程,两者之间不存在因果关系。对女性来讲,青春期启动主要是指卵巢功能被激活。

青春期出现的最主要的生理变化是第二性征的发育和体格生长加速。女性第二性征的发育表现为乳房发育、阴毛生长和外阴发育。乳房是雌激素的靶器官,乳房发育反映的是卵巢的内分泌功能,Tanner 把青春期乳房发育分成 5 期(表 11-10)。阴毛生长是肾上腺皮质分泌的雄激素作用的结果,因此反映的是肾上腺皮质功能初现,Tanner 把青春期阴毛生长也分成 5 期。Tanner2 期为青春期启动的标志。一般来说,肾上腺皮质功能初现的时间较性腺功能初现的时间早,月经初潮往往出现在乳房开始发育后的2~3年内。

表 11-10 **女孩青春发育分期**(Tanner 分期)

女性	乳房发育	阴毛发育	同时的变化
1 期	青春前	无阴毛	
2 期	有乳核可触及,乳晕稍大	有浅黑色阴毛稀疏地分布在大阴唇	生长速度开始增快
3 期	乳房和乳晕继续增大	阴毛扩展到阴阜部	生长速度达高峰,阴道黏膜增厚角化,出现腋毛
4 期	乳晕第二次凸出于乳房	类似成人,但范围小,阴毛稀疏	月经初潮(在 3 期或 4 期时)
5 期	成人型	成人型	骨骺闭合,生长停止

青春期体格生长加速又称为生长突增,女孩青春期生长突增发生的时间与卵巢功能初现发生的时间一致,临床上表现为生长突增发生在乳房开始发育的时候。青春期启动前女孩生长速度约为每年 5cm,生长突增时可达 9~10cm。生长突增时间持续 2~3 年,初潮后生长速度明显减慢,整个青春期女孩身高可增加 25cm。

(二)性早熟的发生机制及病因分类

性早熟的病因分类见表 11-11。GnRH 依赖性性早熟又称为真性性早熟或中枢性性早熟(CPP),是由下丘脑-垂体-卵巢轴提前激活引起的。其中未发现器质性病变的 GnRH 依赖性性早熟,称为特发性GnRH依赖性性早熟。非 GnRH 依赖性性早熟又称为假性性早熟或外周性性早熟,该类性早熟不是由下丘脑-垂体-卵巢轴功能启动引起的,患者体内性激素水平的升高与下丘脑 GnRH 的作用无关。所谓同性性早熟是指提前出现的第二性征与患者的性别一致,如女性提前出现乳房发育等女性第二性征。异性性早熟是指提前出现的第二性征与其性别相反或不一致,如女性提前出现男性的第二性征。不完全性性早熟又称为部分性性早熟。单纯乳房早发育可以认为是正常的变异,其中一部分可以发展为中枢性性早熟,因此需要长期随访。单纯性阴毛早现是由肾上腺皮质功能早现引起的,多数单纯的月经初潮早现与分泌雌激素的卵巢囊肿自然消退有关。

表 11-11 **性早熟的病因分类**

GnRH 依赖性性早熟
    1.特发性
    2.中枢性神经系统异常
        先天性:如下丘脑错构瘤、中隔神经发育不良、蛛网膜囊肿等
        获得性:化疗、放疗、炎症、外伤、手术等
        肿瘤
    3.原发性甲状腺功能减退
非 GnRH 依赖性性早熟
    1.女性同性性早熟
        McCune-Albright 综合征
        自律性卵泡囊肿
        分泌雌激素的卵巢肿瘤
        分泌雌激素的肾上腺皮质肿瘤
        异位分泌促性腺激素的肿瘤
        外源性雌激素
    2.女性异性性早熟
        先天性肾上腺皮质增生症
        分泌雄激素的卵巢肿瘤
        分泌雄激素的肾上腺皮质肿瘤
        外源性雄激素
不完全性性早熟
    1.单纯性乳房早发育
    2.单纯性阴毛早现
    3.单纯性月经初潮早现

McCune-Albright 综合征是一种少见的 G 蛋白病,临床上以性早熟、多发性骨纤维异常增殖症及皮肤斑片状色素沉着为最常见的症状,病因是胚胎形成过程中的鸟嘌呤核苷酸结合蛋白(G 蛋白)α 亚基(Gsα)基因发生突变,使 α 亚基的 GTP 酶活性增加,引起腺苷酸环化酶活性持续被激活,导致 cAMP 水平升高,最后出现卵巢雌激素分泌。McCune-Albright 综合征是一个典型的假性性早熟,它还可以有其他内分泌异常:结节性甲状腺增生伴甲状腺功能亢进、甲状旁腺腺瘤、多发性垂体瘤伴巨人症或高泌乳素血症、肾上腺结节伴库欣综合征等。

原发性甲状腺功能减退引起性早熟的机制与促甲状腺素释放激素(TRH)有关。一般认为 TRH 水平升高时不仅使促甲状腺素(TSH)和泌乳素分泌增加,也可使 FSH 和 LH 分泌增加,这可能是原发性甲状腺功能减退引起性早熟的原因。有学者认为原发性甲状腺功能减退引起性早熟的机制与过多的 TSH 和 FSH 受体结合,导致雌激素分泌有关。

(三)诊断及鉴别诊断

8 岁之前出现第二性征就可以诊断为性早熟。为区别性早熟的类型和病因,临床上要做一系列辅助检查。

1.骨龄测定

骨龄超过实际年龄 1 年或 1 年以上就视为提前,是判断骨质成熟度最简单的指标。

2.超声检查

可了解子宫和卵巢的情况。卵巢功能启动的标志是卵巢容积 >1mL,并有多个直径 >4mm 的卵泡。另外盆腔超声可鉴别卵巢肿瘤,肾上腺超声可鉴别肾上腺肿瘤。

3.头颅 MRI 检查

对 6 岁以下的女性性早熟者应常规做头颅 MRI 检查,目的是除外中枢神经系统病变。

4.激素测定

性早熟儿体内的雌激素水平明显升高,升高程度与 Tanner 分期相关。另外肿瘤患者体内的激素水平异常升高,21-羟化酶患者体内的睾酮水平常 ≥2ng/mL,17-羟孕酮水平超过正常水平的数十倍或数百倍。

非 GnRH 依赖性性早熟者体内的促性腺激素水平通常不升高,但异位分泌促性腺激素的肿瘤患者例外。从理论上讲,GnRH 依赖性性早熟患者体内的促性腺激素水平升高,但临床上测定时却可能发现 GnRH 依赖性性早熟患者体内的促性腺激素水平并无升高。这与青春期启动早期促性腺激素分泌存在昼夜差别有关,在青春期早期促性腺激素分泌增加只出现在晚上。因此,白天测定出来的促性腺激素水平并无增加。

测定甲状腺功能对鉴别甲状腺功能减退是必要的。

5.促性腺激素释放激素(GnRH)兴奋试验

该试验是鉴别 GnRH 依赖性性早熟和非 GnRH 依赖性性早熟的重要方法:GnRH50～100 μg 或 2.5～3.0μg/kg 静脉注射,于 0、30、60 和 90 min 分别采集血样,测定血清 FSH 和 LH 浓度。如果 LH 峰值 >12 IU/L,且 LH 峰值/FSH 峰值 >1,则考虑诊断为 GnRH 依赖性性早熟。

(四)性早熟的处理原则

性早熟的处理原则是去除病因,抑制性发育,减少不良心理影响,改善最终身高。对由中枢神经系统病变引起的 GnRH 依赖性性早熟,有手术指征者给予手术治疗,无手术指征者治疗原则同特发性 GnRH 依赖性性早熟。特发性 GnRH 依赖性性早熟主要使用 GnRH 类似物(GnRH-a)治疗,目的是改善成年身高,防止性早熟和月经早初潮带来的心理问题。甲状腺功能减退者需补充甲状腺素。

二、特发性 GnRH 依赖性性早熟的治疗

特发性 GnRH 依赖性性早熟的治疗目的是阻止性发育,使已发育的第二性征消退;抑制骨骺愈合,提高成年身高;消除不良心理影响,避免过早性交。目前,临床上常用的药物有孕激素、GnRH 类似物、达那唑和生长激素等,首选 GnRH 类似物。

（一）孕激素

用于治疗特发性 GnRH 依赖性性早熟的孕激素有甲羟孕酮、甲地孕酮和环丙孕酮。

1. 甲羟孕酮

主要作用机制是通过抑制下丘脑-垂体轴抑制促性腺激素的释放，另外甲羟孕酮还可以直接抑制卵巢类固醇激素的合成。可使用口服或肌内注射给药。口服，$10\sim40\text{mg/d}$；肌内注射 $100\sim200\text{mg/m}^2$，每周 1 次或每 2 周 1 次。临床上多选口服制剂。

长期大量使用甲羟孕酮的主要不良反应有：①皮质醇样作用，能抑制 ACTH 和皮质醇的分泌。②增加食欲，使体重增加。③可引起高血压和库欣综合征样表现。

2. 甲地孕酮

其作用机制和不良反应与甲羟孕酮相似。用法：甲地孕酮 $10\sim20\text{mg/d}$ 口服。

3. 环丙孕酮

环丙孕酮有抗促性腺激素、孕激素活性，作用机制和不良反应与甲羟孕酮相似。环丙孕酮最大的特点是有抗雄激素活性。用法：每天 $70\sim100\text{mg/m}^2$ 口服。

由于孕激素无法减缓骨龄增加速度，因此对改善最终身高没有益处。另外，许多患儿不能耐受长期大量使用孕激素。目前临床上更主张用 GnRH 类似物来代替孕激素。

（二）达那唑

达那唑能抑制下丘脑-垂体-卵巢轴，增加体内雌二醇的代谢率，因此能降低体内的雌激素水平。临床上常用达那唑治疗雌激素依赖性疾病，如子宫内膜异位症、子宫内膜增生症和月经过多等。有作者用达那唑治疗 GnRH 依赖性性早熟也取得了不错的疗效。北京市儿童医院李文京等用 GnRH 激动剂治疗特发性CPP $1\sim2$ 年后，改用达那唑治疗 1 年，剂量为 $8\sim10\text{mg/kg}$，结果发现达那唑药物治疗可以促进骨龄超过12 岁的性早熟患儿身高生长。另外，达那唑还可以作为 GnRH 激动剂停药后继续用药的选择（表 11-12）。

达那唑的主要不良反应有：①胃肠道反应：恶心、呕吐等不适。②雄激素过多的表现：皮脂增加、多毛等。③肝功能受损。由于达那唑的不良反应比较明显，因此许多患儿无法耐受。事实上，在临床上达那唑也很少用于治疗性早熟。

表 11-12　GnRH 激动剂治疗最后 1 年与达那唑治疗 1 年后的比较

项目	GnRH 激动剂治疗的最后 1 年	达那唑治疗 1 年后
生物年龄（CA）（岁）	(9.76 ± 1.7)	(10.6 ± 1.7)
骨龄（BA）（岁）	(11.85 ± 0.99)	(12.81 ± 0.78)
△BA/△CA	(0.58 ± 0.36)	(0.95 ± 0.82)
身高增长速度（厘米/年）	(4.55 ± 2.63)	(6.78 ± 3.11)
预测身高（PAH）（cm）	(156.79 ± 7.3)	(158.01 ± 6.66)

（三）GnRH 类似物

根据作用机制可以将 GnRH 类似物分为 GnRH 激动剂和 GnRH 拮抗剂两种，它们均可用于治疗GnRH 依赖性性早熟。目前，临床上最常用的是长效 GnRH 激动剂，如亮丙瑞林、曲普瑞林、戈舍瑞林等，一般每 4 周肌内或皮下注射一次。长效 GnRH 激动剂对改善第二性征、抑制下丘脑-垂体-卵巢轴有非常好的疗效。另外，由于它能延缓骨龄增加速度，增加骨骺愈合时间，所以能改善最终身高。

1. GnRH 激动剂治疗规范

关于 GnRH 激动剂的使用，中华医学会儿科学分会内分泌遗传代谢学组提出以下建议供参考。

（1）GnRH 激动剂的使用指征：为改善成年身高，建议使用指征为：①骨龄：女孩≤11.5 岁，骨龄＞年龄 2 岁或以上。②预测成年身高：女孩＜150cm。③骨龄/年龄＞1，或以骨龄判断身高的标准差积分（SDS）≤−2 。④发育进程迅速，骨龄增长/年龄增长＞1。

（2）慎用指征：有以下情况时，GnRH 激动剂改善成年身高的疗效差，应酌情慎用：①开始治疗时骨龄:女孩>11.5 岁。②已有阴毛显现。③其靶身高低于同性别、同年龄正常身高平均值 2 个标准差($\bar{x}-2S$)。

(3)不宜使用指征:有以下情况不宜应用 GnRH 激动剂,因为治疗几乎不能改善成年身高:①骨龄:女孩≥12.5 岁。②女孩月经初潮。

(4)不需应用的指征:因性发育进程缓慢(骨龄进展不超越年龄进展)而对成年身高影响不大的 CPP 不需要治疗,但需定期复查身高和骨龄变化。

(5)GnRH 激动剂使用方法。

剂量:首剂为 80~100μg/kg,2 周后加强 1 次,以后每 4 周 1 次,剂量为 60~80μg/kg,根据性腺轴功能抑制情况(包括性征、性激素水平和骨龄进展)而定,抑制差者可参照首次剂量,最大剂量为每次 3.75 mg。为确切了解骨龄进展的情况,临床医师应自己对治疗前后的骨龄进行评定和对比,不宜只按放射科的报告。

治疗监测:首剂 3 个月末复查 GnRH 激发试验,LH 激发值在青春前期水平说明剂量合适,以后对女孩只需定期复查基础血清雌二醇(E_2)浓度判断性腺轴功能抑制状况。治疗过程中每 2~3 个月测量身高和检查第二性征。每 6 个月复查骨龄,同时超声复查子宫和卵巢。

疗程:为改善成年身高,GnRH 激动剂的疗程至少需要 2 年。一般在骨龄 12~12.5 岁时可停止治疗。对年龄较小开始治疗者,在年龄已追赶上骨龄,且骨龄已达正常青春期启动年龄时可停药,使其性腺轴功能重新启动。

停药后监测:治疗结束后第 1 年内应每 6 个月复查身高、体重和第二性征。

2.GnRH 激动剂的不良反应

GnRH 激动剂没有明显的不良反应。少部分患者有过敏反应及注射部位硬结或感染等。临床上人们最关心的是 GnRH 激动剂对患者的远期影响,目前的研究表明长期使用 GnRH 激动剂不会给下丘脑—垂体—卵巢轴造成永久性的抑制。一旦停用 GnRH 激动剂,受抑制的下丘脑-垂体-卵巢轴会很快恢复活动。另外,有患者担心使用 GnRH 激动剂可造成将来的月经失调,目前尚无证据说明患者以后的月经失调与 GnRH 激动剂治疗之间存在着联系。

3.GnRH 拮抗剂

GnRH 拮抗剂也可用于治疗 GnRH 依赖性性早熟,它与 GnRH 激动剂的区别在于开始使用时就会对下丘脑—垂体—卵巢轴产生抑制作用。

(四)生长激素

生长激素(GH)是由垂体前叶生长激素细胞产生的一种蛋白激素,循环中的生长激素可以单体、二聚体或聚合体的形式存在。80%为相对分子质量 $22×10^3$ 单体,含有 191 个氨基酸,20%为相对分子质量 $20×10^3$ 单体,含有 176 个氨基酸。GH 对正常的生长是必需的。青春期性激素和 GH 的水平同步增加提示这两类激素之间存在着相互调节作用,一般认为是性激素驱动 GH 的分泌和促生长作用。

GnRH 激动剂可以减慢生长速率及骨骼成熟、提高患儿最终身高,但一部分患儿生长速率过缓,以致不能达到成年预期身高。近年来,为了提高 CPP 患者的最终身高,采取了与生长激素联合治疗的方案。Pasquino 等用曲普瑞林治疗 20 例 ICCP 2~3 年后发现这些患儿的身高比正常同龄儿童低 25 个百分点,随后他们把这些患儿平均分成两组:一组继续单用曲普瑞林,而另一组同时加用 GH 继续治疗 2~4 年后发现,GnRH 激动剂加生长激素组的平均成年身高比治疗前预期成年身高高(7.9±1.1cm),而单用GnRH激动剂组只比治疗前预期成年身高高(1.6±1.2cm)。国内一些学者的研究也得出了类似的结果。这说明 GnRH 激动剂联合生长激素治疗可提高患者的成年身高。

临床上使用的生长激素是用基因重组技术合成的,与天然生长激素具有完全相同的药效学和药代学的人生长激素(HGH)。HGH 半衰期为 3 h,皮下注射后 4~6 h 出现 GH 峰值。用法:每周皮下注射 0.6~0.8IU/kg,分 3 次或 6 次给药,晚上注射。一般连续治疗 6 个月以上才有意义。

不良反应:①注射部位脂肪萎缩,每天更换注射部位可避免。②亚临床型甲状腺功能减退,约 30%的用药者会出现,此时需要补充甲状腺素。③少数人会产生抗 rGH 抗体,但在多数情况下抗体不会影响生长速度。

（五）心理教育

青春期过早启动可能会对儿童的心理产生不利影响。为了避免这种情况的发生,家长和医生应告诉患儿有关知识,让她们对性早熟产生正确的认识。另外,还应对患儿进行适当的性教育。

三、其他性早熟的治疗

对于除特发性 GnRH 依赖性性早熟以外的性早熟治疗来说,治疗的关键是去除原发病因。

（一）颅内疾病

包括颅内肿瘤、脑积水及炎症等。颅内肿瘤主要是下丘脑和垂体部位的肿瘤,这些肿瘤可以引起GnRH依赖性性早熟,治疗主要采用手术、放疗或化疗。脑积水者应行引流减压术。

（二）自律性卵泡囊肿

自律性卵泡囊肿是非 GnRH 依赖性性早熟的常见病因。青春期前儿童卵巢内看到生长卵泡属于正常现象,但这些卵泡直径通常<10mm。个别情况下,卵泡增大成卵泡囊肿,直径可>5cm。如果这些卵泡囊肿反复存在且分泌雌激素,就会导致性早熟的出现。

自律性卵泡囊肿发生的具体机制尚不清楚,有研究提示部分患者可能与 FSH 受体或 LH 受体基因突变,导致受体被激活有关。

自律性卵泡囊肿有时需要与卵巢颗粒细胞瘤相鉴别。另外,自律性卵泡囊肿与其他卵巢囊肿一样,也可出现扭转或破裂,临床上表现为急腹症,此时需要手术治疗。

自律性卵泡囊肿的处理:可以在超声监护下行卵泡囊肿穿刺术。另外,也可口服甲羟孕酮抑制雌激素的合成。

（三）卵巢颗粒细胞瘤

青春期儿童可以发生卵巢颗粒细胞瘤,由于卵巢颗粒细胞瘤能分泌雌激素,因此这些儿童会发生性早熟。一旦诊断为卵巢颗粒细胞瘤,应立即手术,术后需要化疗。

卵巢颗粒细胞瘤能分泌抑制素和抗苗勒管激素（AMH）,这两种激素被视为卵巢颗粒细胞瘤的肿瘤标志物,可用于诊断和治疗后随访。

（四）McCune-Albright 综合征

McCune-Albright 综合征的发病机制和临床表现见前面所述。治疗为对症处理。对性早熟可用甲羟孕酮治疗。

（五）先天性肾上腺皮质增生症

导致肾上腺皮质雄激素分泌过多的先天性肾上腺皮质增生症患者会发生女性异性性早熟,临床上表现为女性儿童有男性化体征。这些疾病中最常见的是 21-羟化酶缺陷。

（六）芳香化酶抑制剂的使用

芳香化酶是合成雌激素的关键酶,其作用是将雄激素转化成雌激素。芳香化酶抑制剂可以抑制芳香化酶的活性,阻断雌激素的合成,从而降低体内的雌激素水平。目前临床上有作者认为可用芳香化酶抑制剂如来曲唑等,治疗非 GnRH 依赖性性早熟,如 McCune-Albright 综合征等。

（金勇成）

第十二章　女性生殖系统炎症

第一节　宫颈炎症

一、急性子宫颈炎

急性子宫颈炎（acute cervicitis）多见于不洁性交后，产后、剖宫产后引起的宫颈损伤，人工流产术时，一些宫颈手术时扩张宫颈的损伤或穿孔，以及诊断性刮宫时宫颈或宫体的损伤等，病原体进入损伤部位而发生的感染，如产褥感染，感染性流产等。此外，医务人员不慎在产道内遗留纱布，以及不适当地使用高浓度的酸性或碱性药液冲洗阴道等均可引起急性子宫颈炎。

（一）病原体

最常见的病原体为淋球菌及沙眼衣原体，淋球菌感染时45％～60％常合并沙眼衣原体感染，其次为一般化脓菌，如葡萄球菌、链球菌、大肠杆菌以及滴虫、念珠菌、阿米巴原虫等。淋球菌及沙眼衣原体可累及子宫颈黏膜的腺体，沿黏膜表面扩散的浅层感染。其他病原体与淋球菌不同，侵入宫颈较深，可通过淋巴管引起急性盆腔结缔组织炎，致病情严重。

（二）病理

急性宫颈炎的病理变化可见宫颈红肿，颈管黏膜水肿，组织学表现可见血管充血，子宫颈黏膜及黏膜下组织、腺体周围见大量中性粒细胞浸润，腺腔内见脓性分泌物，这种分泌物可由子宫口流出。

（三）临床表现

淋菌性宫颈炎和沙眼衣原体性宫颈炎主要侵犯宫颈管内黏膜腺体的柱状上皮，如直接向上蔓延则可导致上生殖道黏膜感染。一般化脓菌则侵入宫颈组织较深，并可沿两侧宫颈淋巴管向上蔓延导致盆腔结缔组织炎。淋菌性或一般化脓菌性宫颈炎表现为脓性或脓血性白带增多，下腹坠痛、腰背痛、性交疼痛和尿路刺激症状，体温可轻微升高。如感染沿宫颈淋巴管向周围扩散，则可引起宫颈上皮脱落，甚至形成溃疡。本病常与阴道炎症同时发生，也可同时发生急性子宫内膜炎。

妇科检查见宫颈充血、红肿，颈管黏膜水肿，宫颈黏膜外翻，宫颈触痛，脓性分泌物从宫颈管内流出，特别是淋菌性宫颈炎时，尿道、尿道旁腺、前庭大腺亦可同时感染而有脓液排出。沙眼衣原体性宫颈炎则症状不典型或无症状，有症状者表现为宫颈分泌物增多，点滴状出血或尿路刺激症状，妇科检查宫颈口可见黏液脓性分泌物。

（四）诊断

根据病史、症状及妇科检查，诊断急性宫颈炎并不困难，关键是确定病原体。疑为淋球菌感染时，应取宫颈管内分泌物作涂片检查（敏感性50％～70％）或细菌培养（敏感性80％～90％），对培养可疑的菌落，可采用单克隆抗体免疫荧光法检测。检测沙眼衣原体感染时，可取宫颈管分泌物涂片染色找细胞质内包涵体，但敏感性不高，培养法技术要求高，费时长，难以推广，目前推荐的方法是直接免疫荧光法（DFA）或酶免疫法（EIA），敏感性在89％～98％。注意诊断时要考虑是否合并急性子宫内膜炎和盆腔炎。

（五）治疗

以全身治疗为主，抗生素选择、给药途径、剂量和疗程则根据病原体和病情严重程度决定。目前，淋菌性宫颈炎推荐的首选药物为头孢曲松，备用药物有大观霉素、青霉素、氧氟沙星、左氧氟沙星、依诺沙星等，治疗时需同时加服多西环素(强力霉素)。沙眼衣原体性宫颈炎推荐的首选药物为阿奇霉素或多西环素，备用药物有：米诺环素、氧氟沙星等。一般化脓菌感染最好根据药敏试验进行治疗。念珠菌和滴虫性宫颈炎参见阴道炎的治疗方法。急性宫颈炎的治疗应力求彻底，以免形成慢性宫颈炎。

二、慢性子宫颈炎

慢性子宫颈炎(chronic cervicitis)多由急性子宫颈炎转变而来，往往是急性宫颈炎治疗不彻底，病原体隐居于子宫颈黏膜内形成慢性炎症。急性宫颈炎容易转为慢性的原因主要是由于宫颈黏膜皱褶较多，腺体呈葡萄状，病原体侵入腺体深处后极难根除，导致病程反复、迁延不愈所致。阴道分娩、流产或手术损伤宫颈后，继发感染亦可表现为慢性过程。此外，不洁性生活、雌激素水平下降、阴道异物(如子宫托)均可引起慢性宫颈炎。其病原体一般为葡萄球菌、链球菌、沙眼衣原体、淋球菌、厌氧菌等。也有患者不表现急性症状，直接发生慢性宫颈炎。

(一)病理

慢性子宫颈炎表现为宫颈糜烂、宫颈息肉、宫颈黏膜炎、宫颈腺囊肿及宫颈肥大。

1.宫颈糜烂

宫颈糜烂(cervical erosion)是慢性宫颈炎的一种形式，宫颈糜烂形成的原因有3种。

(1)先天性糜烂：指女性胎儿在生殖系统发育时受母体性激素影响，导致鳞、柱交界向外迁移，宫颈外口为柱状上皮覆盖。正常时新生儿出生后糜烂仅存在较短时间，当来自母体的雌激素水平下降后即逐渐自然消退，但亦有个别患者糜烂长期持续存在，先天性糜烂的宫颈形状往往是正常或稍大，不甚整齐，宫颈口多为裂开。

(2)后天性糜烂：指宫颈管内膜柱状上皮向阴道方向增生，超越宫颈外口所致的糜烂，仅发生于卵巢功能旺盛的妊娠期，产后可自行消退。患者虽诉白带增多，但为清澈的黏液，病理检查在柱状上皮下没有炎症细胞浸润，仅见少数淋巴细胞，后天性糜烂的宫颈往往偏大，宫颈口正常或横裂或为不整齐的破裂。糜烂面周围的境界与正常宫颈上皮的界限清楚，甚至可看到交界线呈现一道凹入的线沟，有的糜烂可见到毛细血管浮现在表面上，表现为局部慢性充血。

(3)炎症性糜烂：是慢性宫颈炎最常见的病理改变，宫颈阴道部的鳞状上皮被宫颈管柱状上皮所替代，其外表呈红色，所以不是真正的糜烂，故称假性糜烂，光镜下可见黏膜下有多核白细胞及淋巴细胞浸润，间质则有小圆形细胞和浆细胞浸润，黏膜下结缔组织的浅层为炎性细胞浸润的主要场所，宫颈的纤维组织增生。宫颈管黏膜也有增生，突出子宫颈口外形成息肉状。

根据糜烂表面可分为几种不同类型：①单纯型。此型糜烂面的表面系一片红色光滑面，糜烂较浅，有一层柱状上皮覆盖。②颗粒型。此型的糜烂面的组织增生，形成颗粒状。③乳头型。糜烂组织增生更明显，形成一团成乳头状。

根据糜烂区所占宫颈的比例可分3度：①轻度糜烂。系糜烂面积占整个宫颈面积的1/3以内。②中度糜烂。系糜烂面积占宫颈的1/3~2/3。③重度糜烂。系糜烂面积占宫颈的2/3以上。

此外，在幼女及未婚妇女有时见宫颈红色，细颗粒状，形似糜烂，但无炎症，是颈管柱状上皮外移，不应称为糜烂。

宫颈糜烂在其修复的过程中，柱状上皮下的基底细胞(储备细胞)增生，最后分化为鳞状上皮，邻近的鳞状上皮也可向糜烂面的柱状上皮生长，逐渐将腺上皮推移，最后完全由鳞状上皮覆盖而痊愈。糜烂的愈合呈片状分布，新生的鳞状上皮生长于炎性糜烂组织的基础上，故表层细胞极易脱落而变薄，稍受刺激又可恢复糜烂，因此愈合和炎症的扩展交替发生，不容易彻底治愈。这种过程是受到卵巢内分泌、感染、损伤及酸碱度的影响。两种上皮细胞在争夺中不断地增生、增殖，而起到不同的变化。

基底层细胞增生：系基底层与基底旁层形成一界限清楚的厚层，其中细胞质明显嗜碱，细胞层次清楚，都是成熟的细胞。

储备细胞增生：是在宫颈部表面或腺体内的柱状上皮细胞与基底层之间有 1～2 层细胞增生，这些细胞为多角形或方形，细胞质有空泡，并稍嗜碱，胞核较大，呈圆形或椭圆形，染色质分布均匀，很少核分裂，这些细胞系储备细胞增生，如储备细胞超过 3 层，则系储备细胞增殖。

鳞状上皮化生：在宫颈部常有鳞状上皮细胞的化生，也是储备细胞的增殖，细胞核成熟，细胞分化良好，细胞间桥形成，深层细胞排列与基底层成直角，而浅层细胞的排列则与表面平行。鳞状上皮化生可能是柱状上皮部分或全部被鳞状上皮所代替，从而形成不规则大小片，层次不清的上皮层，这一过程可在宫颈部上，也可在腺腔内发生。

分化良好的正常鳞状上皮细胞：化生前阶段的上皮细胞则形成波浪式和柱状的上皮细胞团，伸入纤维组织，并可在宫颈管的腺体内看到。

2.宫颈息肉

由于炎症的长期刺激，使宫颈管局部黏膜增生，自基底层逐渐向宫颈外口部突出，形成一个或多个宫颈息肉（cervical polyp）。息肉色红，呈舌形，质软而脆，血管丰富易出血。蒂细长，长短不一，多附着于颈管外口或颈管壁内，直径 1 cm 左右。镜下见息肉表面覆盖一层柱状上皮，中心为结缔组织，伴充血、水肿，及炎性细胞浸润，极易复发。息肉的恶变率不到 1％。

3.宫颈黏膜炎

宫颈黏膜炎（endocervicitis）又称宫颈管炎，病变局限于子宫颈管黏膜及黏膜下组织。宫颈阴道部上皮表面光滑。宫颈口可有脓性分泌物堵塞。由于子宫颈黏膜充血增生，可使子宫颈肥大，可达正常宫颈的 2～3 倍，质硬。宫颈黏膜炎常与糜烂、腺囊肿同时发生。

4.宫颈腺囊肿

在宫颈糜烂愈合的过程中，新生的鳞状上皮覆盖宫颈腺管口或伸入腺管，将腺管口阻塞，腺管周围的结缔组织增生或瘢痕形成，压迫腺管，使腺管变窄甚至阻塞，腺体分泌物不能引流形成子宫颈腺囊肿。检查时见宫颈表面突出多个数毫米大小白色或青白色小囊肿，内含无色黏液。

5.宫颈肥大（cervical hypertrophy）

由于慢性炎症的长期刺激，宫颈组织充血、水肿，腺体和间质增生，还可能在腺体深部有黏液潴留形成囊肿，使宫颈呈不同程度的肥大，但表面多光滑，有时可见到潴留囊肿突起。最后由于纤维结缔组织增生，使宫颈硬度增加。

6.宫颈外翻

由于分娩、人工流产或其他原因发生宫颈损伤，宫颈口撕裂，未及时修补，以后颈管内膜增生并暴露于外，即形成宫颈外翻（cervical ectropion）。检查子宫颈口增宽，横裂或呈星状撕裂，可见颈管下端的红色黏膜皱褶，宫颈前、后唇肥大，但距离较远。

（二）临床表现

慢性宫颈炎主要表现为白带增多，常刺激外阴引起外阴不适和瘙痒。由于病原体种类、炎症的范围、程度和病程不同，白带的量、颜色、性状、气味也不同，可为乳白色黏液状至黄色脓性，如伴有息肉形成，可有白带中混有血，或宫颈接触性出血。若白带增多，似白色干酪样，应考虑是否合并念珠菌性阴道炎；若白带呈稀薄泡沫状，有臭味，则应考虑滴虫性阴道炎。如有恶臭则多为厌氧菌的感染。严重感染时可有腰骶部疼痛、下腹坠胀，由于慢性宫颈炎可直接向前蔓延或通过淋巴管扩散，当波及膀胱三角区及膀胱周围结缔组织时，可出现尿路刺激症状。较多的黏稠脓性白带有碍精子上行，可导致不孕。妇科检查可见宫颈不同程度的糜烂、肥大、宫颈裂伤，有时可见宫颈息肉、宫颈腺体囊肿、宫颈外翻等，宫颈口多有分泌物，亦可有宫颈触痛和宫颈触血。

（三）诊断

宫颈糜烂在诊断上不困难，但需与宫颈上皮内瘤样变、早期浸润癌、宫颈结核、宫颈尖锐湿疣等鉴别，还需与淋病、梅毒等鉴别，因此应常规进行宫颈刮片细胞学检查，细胞涂片尚可查出淋菌、滴虫、真菌，能做到与一般慢性宫颈炎鉴别。目前已有电脑超薄细胞检测系统（Thin Prep Pap Test），准确率显著提高。必要时须做病理活检以明确诊断,电子阴道镜辅助活检对提高诊断准确率很有帮助。宫颈息肉、宫颈腺体囊肿及宫颈尖锐湿疣可根据病理活检确诊。

1.阴道镜检查

在宫颈病变部涂碘后在碘不着色区用阴道镜检查,如见到厚的醋酸白色上皮及血管异形可诊断为宫颈上皮内瘤样变,在这类病变区取活体组织检查诊断早期宫颈癌准确率高。

2.活体组织检查

活体组织检查为最准确的检查方法,可检出宫颈湿疣、癌细胞、结核、梅毒等,从而与一般慢性宫颈炎糜烂鉴别。

(四)治疗

须做宫颈涂片先除外宫颈上皮内瘤样变及早期宫颈癌后再进行治疗。治疗方法中以局部治疗为主,使糜烂面坏死、脱落,为新生鳞状上皮覆盖,病变深者,疗程需 6~8 周。

1.物理治疗

(1)电熨(electrocoagulation):此法较简便,适用于糜烂程度较深、糜烂面积较大的病例。采用电灼器或电熨器对整个病变区电灼或电熨,直至组织呈乳白色或微黄色为止。一般近宫口处稍深,越近边缘越浅,深度为 2 mm 并超出病变区 3 mm,深入宫颈管内 0.5~1.0 cm,治愈率 50%~90% 不等。术后涂抹磺胺粉或呋喃西林粉,用醋酸冲洗阴道,每日 1 次,有助于创面愈合。

治疗后阴道流液,有时呈脓样,须避免性交至创面全部愈合为止,需时 6 周左右。术后阴道出血多时可用纱布填塞止血。

(2)冷冻治疗:冷冻治疗术是利用制冷剂,快速产生低温,使糜烂组织冻结、坏死、变性而脱落,创面经组织修复而达到治疗疾病的目的。

操作方法:选择适当的冷冻探头,利用液氮快速达到超低温(−196 ℃),使糜烂组织冻结、坏死、变性而脱落,创面修复而达到治疗目的。一般采用接触冷冻法,选择相应的冷冻头,覆盖全部病变区并略超过其范围 2~3 mm,根据快速冷冻,缓慢复温的原则,冷冻 1 min、复温 3 min、再冷冻 1 min。进行单次或重复冷冻,治愈率 80% 左右。

冷冻治疗后,宫颈表面很快发生水肿,冷冻后 7~10 d,宫颈表层糜烂组织形成一层膜状痂皮,逐渐分散脱落。

(3)激光治疗:采用 Co 激光器使糜烂部分组织炭化、结痂,痂皮脱落后,创面修复达到治疗目的。激光头距离糜烂面 3~5 cm,照射范围应超出糜烂面 2 mm,轻症的烧灼深度为 2~3 mm,重症可达 4~5 mm,治愈率 70%~90%。

(4)微波治疗:微波电极接触局部病变组织时,瞬间产生高热效应(44 ℃~61 ℃)而达到组织凝固的目的,并可出现凝固性血栓形成而止血,治愈率在 90% 左右。

(5)波姆光治疗:采用波姆光照射糜烂面,直至变为均匀灰白色为止,照射深度 2~3 mm,治愈率可达 80%。

(6)红外线凝结法:红外线照射糜烂面,局部组织凝固,坏死,形成非炎性表浅溃疡,新生鳞状上皮覆盖溃疡面而达到治愈,治愈率在 90% 以上。

物理治疗的注意事项:①治疗时间应在月经干净后 3~7 d 进行。②排除宫颈上皮内瘤样病变、早期宫颈癌、宫颈结核和急性感染期后方可进行。③术后阴道分泌物增多,甚至有大量水样排液,有时呈血性,脱痂时可引起活动性出血,如量较多先用过氧化氢溶液(双氧水)清洗伤口,用消毒棉球局部压迫止血,24 h 后取出。④物理治疗的持续时间、次数、强度、范围应严格掌握。⑤创面愈合需要一段时间(2~8 周),在此期间禁止盆浴和性生活。⑥定期复查,随访有无宫颈管狭窄。

2.药物治疗

适用于糜烂面积小和炎症浸润较浅的病例。

(1)硝酸银或重铬酸钾液:强腐蚀剂,方法简单,配制容易,用药量少,适宜于基层医院。

(2)免疫治疗:采用重组人干扰素 α-2a,每晚 1 枚,6 d 为一个疗程。近年报道用红色奴卡放射线菌细胞壁骨架 N-CWs 菌苗治疗慢性宫颈炎,该菌苗具有非特异性免疫增强及抗感染作用,促进鳞状上皮化生,修复宫颈糜烂病变达到治疗效果。将菌苗滴注在用生理盐水浸透的带尾无菌棉球上,将棉球置于宫颈糜烂的局部,24 h 后取出,每周上药 2 次,每疗程 10 次。

(3)宫颈管炎时,根据细菌培养和药敏试验结果,采用抗生素全身治疗。

3.手术治疗

宫颈息肉可行息肉摘除术或电切术。对重度糜烂,糜烂面较深及乳头状糜烂,或用上述各种治疗方法久治不愈的患者可考虑用宫颈锥形切除术,锥形切除范围从病灶外缘 0.3～0.5 cm 开始,深入宫颈管 1～2 cm,锥形切除,压迫止血,如有动脉出血,可用肠线缝扎止血,也可加用止血粉 8 号、明胶海绵、凝血酶、巴曲酶(立止血)等止血。此法因出血及感染,现多不采用。

此外,由淋球菌、沙眼衣原体引起的宫颈炎及糜烂,其治疗方法见相关章节。

(杨桂英)

第二节　盆腔炎症

女性内生殖器及其周围的结缔组织、盆腔腹膜发生炎症时,称为盆腔炎(pelvic inflammatory disease,PID),主要包括子宫内膜炎(endometritis)、输卵管炎(salpingitis)、输卵管卵巢脓肿(tubo ovarian abscess,TOA)、盆腔腹膜炎(peritonitis)。炎症可局限于一个部位,也可同时累及几个部位。性传播感染(sexually transmitted infection,STI)的病原体如淋病奈瑟菌、沙眼衣原体是主要的致病原。一些需氧菌、厌氧菌、病毒和支原体等也参与 PID 的发生。多数引起 PID 的致病微生物是由阴道上行发生的,且多为混合感染。延误对 PID 的诊断和有效治疗都可能导致上生殖道感染后遗症(输卵管因素不育和异位妊娠等)。

一、女性生殖道的自然防御功能

女性生殖道的解剖、生理、生化及免疫学特点具有比较完善的自然防御功能,增强了对感染的防御能力,在健康妇女阴道内虽有某些病原体存在,但并不引起炎症。

(1)两侧大阴唇自然合拢,遮掩阴道口、尿道口。

(2)由于盆底肌的作用,阴道口闭合,阴道前后壁紧贴,可防止外界污染。

(3)阴道正常菌群尤其是乳杆菌可抑制其他细菌生长。此外,阴道分泌物可维持巨噬细胞的活性,防止细菌侵入阴道黏膜。

(4)宫颈内口紧闭,宫颈管黏膜为分泌黏液的高柱状上皮所覆盖,黏膜形成皱褶、嵴突或陷窝,从而增加黏膜表面积;宫颈管分泌大量黏液形成胶冻状黏液栓,为上生殖道感染的机械屏障;黏液栓内含乳铁蛋白、溶菌酶,可抑制细菌侵入子宫内膜。

(5)育龄妇女子宫内膜周期性剥脱,也是消除宫腔感染的有利条件。此外,子宫内膜分泌液含有乳铁蛋白、溶菌酶,可清除少量进入宫腔的病原体。

(6)输卵管黏膜上皮细胞的纤毛向宫腔方向摆动以及输卵管的蠕动,均有利于阻止病原体的侵入。输卵管液与子宫内膜分泌液一样,含有乳铁蛋白、溶菌酶,可清除偶然进入上生殖道的病原体。

(7)生殖道的免疫系统:生殖道黏膜如宫颈和子宫含有不同数量的聚集淋巴组织及散在的淋巴细胞,包括 T 细胞、B 细胞。此外,中性粒细胞、巨噬细胞、补体及一些细胞因子均在局部有重要的免疫功能,发挥抗感染作用。

当自然防御功能遭到破坏,或机体免疫功能下降、内分泌发生变化或外源性致病菌侵入,均可导致炎症发生。

二、病原微生物

几乎所有致病原都是通过阴道而感染宫颈并上行,主要由三类微生物引起:①性传播感染(sexually transmitted infection,STI)致病微生物。②需氧菌。③厌氧菌。

目前,国外比较一致的观点认为,PID 的主要致病菌是 STI 致病微生物,最值得一提的是淋菌和沙眼衣原体。美国1991 年有研究显示淋球菌和沙眼衣原体分别占 PID 病原体的 53% 和 31%。现在美国的一些资料显示 40%~50%的 PID 是由淋病奈瑟菌引起,10%~40%的 PID 分离出沙眼衣原体,对下生殖道淋病奈瑟菌及衣原体的筛查及治疗,已使美国盆腔炎发病率有所下降。在我国,STI 近年来发病率迅速增加,由此引起的 PID 及其并发症、后遗症应当予以重视。2001,年安徽省对 PID 的致病微生物研究显示,STI 病原占 42.3%;2003 年《天津医药杂志》报道淋病奈瑟菌、沙眼衣原体、人型支原体和厌氧菌感染分别占 PID 病原体的 10%、26%、47.5%和 3%。2003 年,青岛市对 325 例 PID 病原体分布的研究显示淋菌占11.1%,而沙眼衣原体占15.6%,解脲支原体占41.2%。国内报道淋球菌的阳性率为 6.19%~10.10%,衣原体的阳性率为 4.16%~26.10%。最新的一项全国多中心的前瞻性研究报告了中国 PID 的致病菌情况:在 477 例 PID 微生物测定的检查中细菌培养阳性占 18.8%、衣原体检查阳性占 19.9%、支原体阳性占32.4%、淋菌阳性占 10.1%、厌氧菌阳性 25.0%。而细菌培养中以大肠埃希菌最多,其次为金黄色葡萄球菌、链球菌和表皮葡萄球菌。

性传播感染可同时伴有需氧菌及厌氧菌感染,可能是衣原体或淋病奈瑟菌感染造成输卵管损伤后,容易继发需氧菌及厌氧菌感染。

三、感染途径

(一)沿生殖道黏膜上行蔓延

病原体侵入外阴、阴道后,沿黏膜面经宫颈、子宫内膜、输卵管黏膜至卵巢及腹腔,是非妊娠期、非产褥期盆腔炎的主要感染途径。淋病奈瑟菌、衣原体及葡萄球菌等常沿此途径扩散。

(二)经淋巴系统蔓延

病原体经外阴、阴道、宫颈及宫体创伤处的淋巴管侵入盆腔结缔组织及内生殖器其他部分,是产褥感染、流产后感染及放置宫内节育器后感染的主要感染途径。链球菌、大肠埃希菌、厌氧菌多沿此途径蔓延。

(三)经血循环传播

病原体先侵入人体的其他系统,再经血循环感染生殖器,为结核菌感染的主要途径。

(四)直接蔓延

腹腔其他脏器感染后,直接蔓延到内生殖器,如阑尾炎可引起右侧输卵管炎。

四、高危因素

(一)宫腔内手术操作后感染

如刮宫术、输卵管通液术、子宫输卵管造影术、宫腔镜检查、人工流产、放置宫内节育器等,由于手术消毒不严格或术前适应证选择不当,导致下生殖道内源性菌群的病原体上行感染。

(二)下生殖道感染

淋病奈瑟菌性宫颈炎、衣原体性宫颈炎及细菌性阴道病与 PID 密切相关。10%~17%的淋病可发生上生殖道的感染。

(三)性活动

盆腔炎多发生在性活跃期妇女,尤其是过早性交、有多个性伴侣、性伴侣有性传播感染者。

(四)经期卫生不良

使用不洁的月经垫、经期性交等,均可使病原体侵入而引起炎症。

（五）年龄

据美国资料,盆腔炎的高发年龄在15～25岁。年轻者容易发生盆腔炎可能与频繁的性活动、宫颈柱状上皮生理性移位(高雌激素影响)、宫颈黏液的机械防御功能较差有关。

（六）邻近器官炎症直接蔓延

如阑尾炎、腹膜炎等蔓延至盆腔,病原体以大肠埃希菌为主。

五、病理及发病机制

（一）子宫内膜炎及急性子宫肌炎

多见于流产、分娩后。

（二）输卵管炎、输卵管积脓、输卵管卵巢脓肿

急性输卵管炎主要由化脓菌引起,轻者输卵管仅有轻度充血、肿胀、略增粗;重者输卵管明显增粗、弯曲,纤维素性脓性渗出物增多,造成与周围组织粘连。急性输卵管炎因传播途径不同而有不同的病变特点。

1.炎症

经子宫内膜向上蔓延,首先引起输卵管黏膜炎,输卵管黏膜肿胀、间质水肿、充血及大量中性粒细胞浸润,重者输卵管上皮发生退行性变或成片脱落,引起输卵管黏膜粘连,导致输卵管管腔及伞端闭锁,若有脓液积聚于管腔内则形成输卵管积脓。淋病奈瑟菌及大肠埃希菌、类杆菌及普雷沃菌除直接引起输卵管上皮损伤外,其细胞壁脂多糖等内毒素引起输卵管纤毛大量脱落,最后输卵管运输功能减退、丧失。因衣原体的热休克蛋白与输卵管热休克蛋白有相似性,感染后引起的交叉免疫反应可损伤输卵管,导致严重输卵管黏膜结构及功能破坏,并引起盆腔广泛粘连。

2.病原菌

通过宫颈的淋巴管播散到宫旁结缔组织,首先侵及浆膜层,发生输卵管周围炎,然后累及肌层,而输卵管黏膜层可不受累或受累极轻。病变以输卵管间质炎为主,其管腔常可因肌壁增厚受压变窄,但仍能保持通畅。卵巢很少单独发炎,白膜是良好的防御屏障,卵巢常与发炎的输卵管伞端粘连而发生卵巢周围炎,称输卵管卵巢炎,习称附件炎。炎症可通过卵巢排卵的破孔侵入卵巢实质形成卵巢脓肿,脓肿壁与输卵管积脓粘连并穿通,形成输卵管卵巢脓肿(TOA)。TOA可为一侧或两侧病变,约半数是在可识别的急性盆腔炎初次发病后形成,另一部分是在慢性盆腔炎屡次急性发作或重复感染而形成。脓肿多位于子宫后方或子宫、阔韧带后叶及肠管间粘连处,可破入直肠或阴道,若破入腹腔则引起弥漫性腹膜炎。

（三）盆腔腹膜炎

盆腔内器官发生严重感染时,往往蔓延到盆腔腹膜,发炎的腹膜充血、水肿,并有少量含纤维素的渗出液,形成盆腔脏器粘连。当有大量脓性渗出液积聚于粘连的间隙内,可形成散在小脓肿;若积聚于直肠子宫陷凹处则形成盆腔脓肿,较多见。脓肿的前面为子宫,后方为直肠,顶部为粘连的肠管及大网膜,脓肿可破入直肠而使症状突然减轻,也可破入腹腔引起弥漫性腹膜炎。

（四）盆腔结缔组织炎

内生殖器急性炎症时,或阴道、宫颈有创伤时,病原体经淋巴管进入盆腔结缔组织而引起结缔组织充血、水肿及中性粒细胞浸润。以宫旁结缔组织炎最常见,开始局部增厚,质地较软,边界不清,以后向两侧盆壁呈扇形浸润,若组织化脓则形成盆腔腹膜外脓肿,可自发破入直肠或阴道。

（五）败血症及脓毒血症

当病原体毒性强、数量多、患者抵抗力降低时,常发生败血症。多见于严重的产褥感染、感染性流产及播散性淋病。近年有报道放置宫内节育器、人工流产及输卵管绝育术损伤脏器引起败血症,若不及时控制,往往很快出现感染性休克,甚至死亡。发生感染后,若身体其他部位发现多处炎症病灶或脓肿者,应考虑有脓毒血症存在,但需经血培养证实。

（六）Fitz-Hugh-Curtis 综合征

Fitz-Hugh-Curtis 综合征是指肝包膜炎症而无肝实质损害的肝周围炎。淋病奈瑟菌及衣原体感染均可引起。由于肝包膜水肿，吸气时右上腹疼痛。肝包膜上有脓性或纤维渗出物，早期在肝包膜与前腹壁腹膜之间形成松软粘连，晚期形成琴弦样粘连。5%~10%的输卵管炎可出现此综合征，临床表现为继下腹痛后出现右上腹痛，或下腹疼痛与右上腹疼痛同时出现。

六、临床表现

可因炎症轻重及范围大小而有不同的临床表现。轻者无症状或症状轻微。常见症状为下腹痛、发热、阴道分泌物增多。腹痛为持续性、活动或性交后加重。若病情严重可有寒战、高热、头痛、食欲缺乏。若有腹膜炎，则出现消化系统症状如恶心、呕吐、腹胀、腹泻等。月经期发病可出现经量增多、经期延长。若有脓肿形成，可有下腹包块及局部压迫刺激症状；包块位于子宫前方可出现膀胱刺激症状，如排尿困难、尿频，若引起膀胱肌炎还可有尿痛等；包块位于子宫后方可有直肠刺激症状；若在腹膜外可致腹泻、里急后重感和排便困难。若有输卵管炎的症状及体征并同时有右上腹疼痛者，应怀疑有肝周围炎。由于感染的病原体不同，临床表现也有差异。淋病奈瑟菌感染以年轻妇女多见，多于月经期或经后 7 d 内发病，起病急，可有高热，体温在 38 ℃以上，常引起输卵管积脓，出现腹膜刺激征及阴道脓性分泌物。非淋病奈瑟菌性盆腔炎起病较缓慢，高热及腹膜刺激征不如淋病奈瑟菌感染明显。若为厌氧菌感染，患者的年龄偏大，容易有多次复发，常伴有脓肿形成。衣原体感染病程较长，高热不明显，长期持续低热，主要表现为轻微下腹痛，并久治不愈。患者体征差异较大，轻者无明显异常发现。典型体征呈急性病容，体温升高，心率加快，下腹部有压痛、反跳痛及肌紧张，若病情严重可出现腹胀、肠鸣音减弱或消失。

盆腔检查：阴道可有充血，并有大量脓性臭味分泌物；宫颈充血、水肿，将宫颈表面分泌物拭净，若见脓性分泌物从宫颈口流出，说明宫颈管黏膜或宫腔有急性炎症。穹隆触痛明显，须注意是否饱满；宫颈举痛；宫体稍大，有压痛，活动受限；子宫两侧压痛明显，若为单纯输卵管炎，可触及增粗的输卵管，压痛明显；若为输卵管积脓或输卵管卵巢脓肿，则可触及包块且压痛明显，不活动；宫旁结缔组织炎时，可扪及宫旁一侧或两侧片状增厚，或两侧宫骶韧带高度水肿、增粗，压痛明显；若有盆腔脓肿形成且位置较低时，可扪及后穹隆或侧穹隆有肿块且有波动感，三合诊常能协助进一步了解盆腔情况。

七、诊断及鉴别诊断

根据病史、症状和体征可做出初步诊断。由于急性盆腔炎的临床表现变异较大，临床诊断准确性不高，尚需作必要的辅助检查，如血常规、尿常规、宫颈管分泌物检查等。

（1）最低诊断标准：①子宫压痛。②附件压痛。③宫颈举痛。

下腹压痛同时伴有下生殖道感染征象的患者，诊断 PID 的可能性大大增加。生育期妇女或 STI 门诊人群，可按最低诊断标准。

（2）支持 PID 诊断的附加条件：①口腔温度≥38.3 ℃。②宫颈或阴道黏液脓性分泌物。③阴道分泌物显微镜检查有白细胞计数增多。④血沉加快。⑤C 反应蛋白水平升高。⑥实验室检查证实有宫颈淋病奈瑟菌或沙眼衣原体感染。

大多数 PID 患者都有宫颈黏液脓性分泌物或阴道分泌物镜检有白细胞计数增多。如果宫颈分泌物外观正常并且阴道分泌物镜检无白细胞，则 PID 诊断成立的可能性不大，需要考虑其他可能引起下腹痛的病因。如有条件应积极寻找致病微生物。

（3）PID 的最特异标准包括：①子宫内膜活检显示有子宫内膜炎的病理组织学证据。②经阴道超声检查或磁共振显像技术显示输卵管管壁增厚、管腔积液，可伴有盆腔游离液体或输卵管卵巢包块。③腹腔镜检查结果符合 PID 表现。

盆腔炎应与急性阑尾炎、输卵管妊娠流产或破裂、卵巢囊肿蒂扭转或破裂等急症相鉴别。

八、治疗

（一）治疗原则

盆腔炎主要为抗生素药物治疗,必要时手术治疗。抗生素治疗可清除病原体,改善症状及体征,减少后遗症。经恰当的抗生素积极治疗,绝大多数急性盆腔炎能彻底治愈。由于急性盆腔炎的病原体多为需氧菌、厌氧菌及衣原体的混合感染,需氧菌及厌氧菌又有革兰阴性及革兰阳性之分,故抗生素多采用联合用药,并覆盖到所有可能的病原微生物。

（二）具体方案

1.静脉给药

对于症状较重者给予静脉治疗。

（1）头孢替坦 2 g,静滴,每 12 小时 1 次;或头孢西丁 2 g,静滴,每 6 小时 1 次。加用:多西环素 100 mg,口服,每 12 小时 1 次(或米诺环素 100 mg,口服,每 12 小时 1 次);或阿奇霉素 0.5 g,静滴或口服,每日 1 次。

注意:①其他第二代或第三代头孢菌素(如头孢唑肟、头孢噻肟和头孢曲松)也可能对 PID 有效并有可能代替头孢替坦和头孢西丁,而后两者的抗厌氧菌效果更强。②对输卵管卵巢脓肿的患者,通常在多西环素(或米诺环素或阿奇霉素)的基础上加用克林霉素或甲硝唑,从而更有效地对抗厌氧菌。③临床症状改善后继续静脉给药至少 24 h,然后转为口服药物治疗,共持续 14 d。

（2）克林霉素 900 mg,静滴,每 8 小时 1 次,加用庆大霉素负荷剂量(2 mg/kg),静滴或肌注,维持剂量(1.5 mg/kg),每 8 小时 1 次;也可采用每日一次给药。

注意:①临床症状改善后继续静脉给药至少 24 h,继续口服克林霉素 450 mg,每日 1 次,共 14 d。②对输卵管卵巢脓肿的患者,应用多西环素(或米诺环素或阿奇霉素)加甲硝唑或多西环素(或米诺环素或阿奇霉素)加克林霉素比单纯应用多西环素(或米诺环素或阿奇霉素)对治疗厌氧菌感染更优越。③注意庆大霉素的毒副作用。

（3）喹诺酮类药物:氧氟沙星 400 mg,静滴,每 12 小时 1 次,加用甲硝唑 500 mg,静滴,每 8 小时 1 次;或左氧氟沙星 500 mg,静滴,每日 1 次,加用甲硝唑 500 mg,静滴,每 8 小时 1 次;或莫西沙星 400 mg,静滴,每日 1 次。

（4）氨苄西林/舒巴坦 3 g,静滴,每 6 小时 1 次,加用:多西环素 100 mg,口服,每 12 小时 1 次,或米诺环素 100 mg,口服,每 12 小时 1 次;或阿奇霉素 0.5,静脉滴注或口服,每日 1 次。

2.非静脉药物治疗

症状较轻者可采用以下方案。

（1）氧氟沙星 400 mg,口服,每日 2 次/天,加用甲硝唑 500 mg,口服,每日 2 次,共 14 日;或左氧氟沙星 500 mg,口服,每日 1 次,加用甲硝唑 500 mg,口服,每日 2 次,共 14 日;或莫西沙星 400 mg,口服,每日 1 次,共 14 d。

（2）头孢曲松 250 mg 肌注,单次给药;或头孢西丁 2 g,肌内注射,加丙磺舒 1 g,口服,均单次给药;或其他第三代头孢类药物。例如,头孢唑肟、头孢噻肟等非静脉外给药。加用:多西环素 100 mg,口服,每 12 小时1 次;或米诺环素 100 mg,口服,每 12 小时 1 次;或阿奇霉素 0.5,口服,每日 1 次,共 14 d。可加用甲硝唑 500 mg,口服,每日 2 次,共 14 d。

（3）阿莫西林/克拉维酸加用多西环素可以获得短期的临床效果,但胃肠道不良反应可能会影响该方案的依从性。

（三）手术治疗

1.适应证

（1）药物治疗无效:输卵管卵巢脓肿或盆腔脓肿经药物治疗 48～72 h,体温持续不降,患者中毒症状加重或包块增大者,应及时手术,以免发生脓肿破裂。

（2）脓肿持续存在：经药物治疗病情有好转，继续控制炎症数日（2～3周），包块仍未消失但已局限化，应手术切除，以免日后再次急性发作，或形成慢性盆腔炎。

（3）脓肿破裂：突然腹痛加剧，寒战、高热、恶心、呕吐、腹胀，检查腹部拒按或有中毒性休克表现，应怀疑脓肿破裂。若脓肿破裂未及时诊治，病死率高。因此，一旦怀疑脓肿破裂，需立即在抗生素治疗的同时行剖腹探查。

2.手术方式和范围

可根据情况选择经腹手术或腹腔镜手术。手术范围应根据病变范围、患者年龄、一般状态等全面考虑。原则以切除病灶为主。年轻妇女应尽量保留卵巢功能，以采用保守性手术为主；年龄大、双侧附件受累或附件脓肿屡次发作者，行全子宫及双附件切除术；对极度衰弱危重患者的手术范围须按具体情况决定。若盆腔脓肿位置低、突向阴道后穹隆时，可经阴道切开排脓，同时注入抗生素。

（四）随访

患者应在开始治疗3 d内出现临床情况的改善，如退热、腹部压痛或反跳痛减轻、子宫及附件压痛减轻、宫颈举痛减轻等。在此期间病情无好转的患者需住院治疗，进一步检查以及手术治疗。

对于药物治疗的患者，应在72 h内随诊，明确有无临床情况的改善（具体标准如前所述）。如果未见好转则建议住院接受静脉给药治疗以及进一步检查。建议对于沙眼衣原体和淋病奈瑟菌感染的PID患者，还应在治疗结束后4～6周时重新筛查上述病原体。

（五）性伴侣的治疗

对PID患者出现症状前60 d内接触过的性伴侣进行检查和治疗。这种检查和评价是必要的，因为患者有再感染的危险，而且其性伴侣很可能感染淋病及沙眼衣原体。由淋病或沙眼衣原体感染引起PID患者的男性性伴侣常无症状。无论PID患者分离的病原体如何，均应建议患者的性伴侣进行STI的检测和治疗。在女性PID患者治疗期间应避免无保护屏障（避孕套）的性交。

（六）中药治疗

主要为活血化瘀、清热解毒药物。例如，银翘解毒汤、安宫牛黄丸或紫血丹等。

九、预防

（1）做好经期、孕期及产褥期的卫生宣传。

（2）严格掌握产科、妇科手术指征，做好术前准备；术时注意无菌操作；术后做好护理，预防感染。

（3）治疗急性盆腔炎时，应做到及时治疗、彻底治愈，防止转为慢性盆腔炎。

（4）注意性生活卫生，减少性传播感染，经期禁止性交。

十、并发症

（一）复发性盆腔炎

有25%的急性盆腔炎可于以后重复发作，年轻患者的重复感染是一般年龄组的2倍。由于输卵管在上次感染时的损害，对细菌的侵犯敏感性增加。

（二）输卵管积水

慢性输卵管炎双侧居多，输卵管呈轻度或中度肿大，伞端可部分或完全闭锁，并与周围组织粘连。若输卵管伞端及峡部因炎症粘连闭锁，浆液性渗出物积聚形成输卵管积水；有时输卵管积脓中的脓液渐被吸收，浆液性液体继续自管壁渗出充满管腔，亦可形成输卵管积水。积水输卵管表面光滑，管壁甚薄，由于输卵管系膜不能随积水输卵管囊壁的增长扩大而相应延长，故积水输卵管向系膜侧弯曲，形似腊肠或呈曲颈的蒸馏瓶状，卷曲向后，可游离或与周围组织有膜样粘连。应行手术治疗。

（三）输卵管卵巢囊肿

输卵管发炎时波及卵巢，输卵管与卵巢相互粘连形成炎性肿块，或输卵管伞端与卵巢粘连并贯通，液体渗出形成输卵管卵巢囊肿，也可由输卵管卵巢脓肿的脓液被吸收后由渗出物替代而形成。常无病原体，抗生素治疗无效,应行手术治疗。

（四）慢性腹痛

盆腔炎后遗留慢性腹痛（超过 6 个月），可达 18％。相比较,没有 PID 历史的,罹患慢性腹痛者只有5％。疼痛常常是周期性的,主要和输卵管、卵巢及其周围组织粘连有关。

（五）不孕

盆腔炎是造成输卵管梗阻及不孕的重要原因,增加不孕的机会与 PID 发作的次数和严重性有关。盆腔炎后不孕发生率为 20％～30％。有文献报道 1 次盆腔炎发作,不孕危险为 13％,2 次为 36％,3 次为60％～75％。

（六）宫外孕

输卵管由于炎症的损害,其攫取受精卵及转送受精卵的功能受到影响。因而,PID 后宫外孕的发生率明显上升,比未发生过 PID 者高 7～10 倍。

（七）骶髂关节炎

PID 后可有 68％发生骶髂关节炎,而对照组只有 3％。虽然以骶髂关节炎形式出现的脊椎的慢性关节炎在女性比在男性少,但有 PID 历史的,却是一个重要的易患因素。

十一、护理

(1)保持室内空气新鲜:保持室温在 18 ℃～22 ℃,相对湿度 50％～70％。每日通风 3 次,并注意保暖。患者宜卧床休息,取半卧位以利于脓液聚积于直肠子宫陷窝,使炎症局限。

(2)注意饮食调理:进食高热量,高蛋白,高维生素、易消化饮食,注意多饮水,纠正电解质紊乱及酸碱失衡。如腹胀禁食糖、奶,可多进流质饮食,以促进肠蠕动。

(3)密切观察患者体温:体温突然升高或骤降要随时测量。高热时可采用物理降温,如乙醇擦浴、温水擦浴等。出汗后及时更换衣服。

(4)解除焦虑:家属应耐心倾听患者诉说,关心体贴理解其病痛。

(5)注意患者疼痛有无加重:可采用热敷,理疗,按摩等方法缓解疼痛。观察有无突然腹痛加重、拒按。腹胀患者可轻轻顺时针按摩腹部,以促进肠蠕动。

(6)注意外阴清洁:每日清洁外阴 2 次,做好日常生活及卫生处理,避免性生活。

十二、健康教育

(1)卧床休息及半卧位的重要性:有利于脓液聚积于直肠子宫陷窝,使炎症局限。修养环境要安静舒适,温湿度适宜。注意通风,使室内空气新鲜。注意休息,以防疾病复发。

(2)饮食的重要性:高营养饮食可提高机体抵抗力,促进康复。选择高蛋白、高维生素饮食,如瘦肉、鸡蛋、牛奶、鱼类,还应注意粗细粮搭配。

(3)有关疾病常见病因:产后感染、不洁性生活、体质虚弱等。人工流产、放置子宫内节育器、诊断性刮宫等治疗 1 个月内避免性生活。性生活要适度,避免不洁性生活,性伴侣也应接受治疗。

(4)应及时彻底治疗急性盆腔炎:保持良好的心境,增强自信心,愉快的心情有利于疾病康复。

(5)保持外阴清洁的重要性:防止感染,做好经期、孕期及产褥期卫生。经期:注意适当休息,用消毒月经垫,经期避免性生活;孕期:妊娠 32 周后适当减轻工作量,不值夜班及避免重体力劳动,保证足够的睡眠时间,勤洗澡,勤换内裤,不宜盆浴,可选用淋浴或擦浴,以防污水进入阴道,引起感染。每日用温水清洗外阴部,妊娠 12 周以内及 32 周以后均应避免性生活;产褥期:勤换内衣及床单,温水擦浴,保持外阴部清洁,禁止盆浴及性生活。

（杨桂英）

第三节　外阴及阴道炎症

外阴及阴道炎症是妇科最常见的疾病。外阴及阴道炎可单独存在，也可同时存在。

一、概述

（一）阴道自净作用

生理情况下，雌激素使阴道上皮增生变厚并富含糖原，增加对病原体的抵抗力，糖原在阴道乳杆菌作用下分解为乳酸，维持阴道正常的酸性环境（pH≤4.5，多在3.8～4.4），使适应弱碱性环境中的病原体受到抑制，称为阴道自净作用。

1.阴道正常菌群

正常阴道内有病原体寄居形成阴道正常菌群。正常阴道中以产生 H_2O_2 的乳杆菌占优势，乳杆菌一方面分解糖原，使阴道处于酸性环境；另一方面，产生的 H_2O_2 及其他抗微生物因子可抑制或杀灭其他细菌包括厌氧菌，在维持阴道正常菌群中起关键作用。

2.阴道生态系统及影响阴道生态平衡的因素

虽然正常阴道内有多种细菌存在，但由于阴道与这些菌群之间形成生态平衡并不致病，阴道环境影响菌群，菌群也影响阴道环境。阴道生态平衡一旦被打破或外源病原体侵入，即可导致炎症发生。影响阴道生态平衡的因素主要为pH，体内雌激素水平、频繁性交、阴道灌洗等均可改变阴道pH，进而影响阴道生态平衡。雌激素水平低，阴道上皮糖原含量下降，阴道pH升高；性交后阴道pH可上升至7.2并维持6～8 h；阴道灌洗，尤其是中性或碱性灌洗液可中和阴道分泌物，使阴道pH上升，不利于乳杆菌生长。阴道菌群的变化也可影响阴道生态平衡，如长期应用抗生素抑制乳杆菌生长，从而使其他致病菌成为优势菌。其他因素如阴道异物也可改变阴道生态平衡，引起炎症。

（二）阴道分泌物

正常妇女有一定量的阴道分泌物，分泌物清亮，透明或乳白色，无味，不引起外阴刺激症状。除外阴阴道炎外，宫颈炎症、盆腔炎症等疾病也可导致阴道分泌物增多。因此，对阴道分泌物异常者应做全面的妇科检查。

外阴及阴道炎症的共同特点是阴道分泌物增加及外阴瘙痒，但因病原体不同，分泌物特点、性质及瘙痒轻重不同。在进行妇科检查时，应注意阴道分泌物的颜色、气味及pH。应取阴道上、中1/3侧壁分泌物作pH测定及病原体检查。

二、非特异性外阴炎

（一）病因

外阴与尿道、肛门临近，经常受到经血、阴道分泌物、尿液、粪便的刺激，若不注意皮肤清洁易引起外阴炎；其次，糖尿病患者糖尿的刺激、粪瘘患者粪便的刺激及尿瘘患者尿液的长期浸渍等也可引起外阴炎；此外，穿紧身化纤内裤导致局部通透性差、局部潮湿及经期使用卫生巾的刺激，亦可引起非特异性外阴炎（non-specific vulvitis）。

（二）临床表现

外阴皮肤瘙痒、疼痛、烧灼感，于活动、性交、排尿及排便时加重。

检查见局部充血、肿胀、糜烂，常有抓痕，严重者形成溃疡或湿疹。慢性炎症可使皮肤增厚、粗糙、皲裂，甚至苔藓样变。

（三）治疗

1.病因治疗

积极寻找病因，去除可能的发病因素，若发现糖尿病应及时治疗糖尿病，若有尿瘘或粪瘘应及时行修补术。

2.局部治疗

可用0.1%聚维酮碘或1∶5 000高锰酸钾液坐浴,每日2次,每次15~30 min。坐浴后擦涂抗生素软膏等。此外,可选用中药水煎熏洗外阴部,每日1~2次。急性期还可选用微波或红外线局部物理治疗。

三、前庭大腺炎

病原体侵入前庭大腺引起炎症,称前庭大腺炎(bartholinitis)。因前庭大腺解剖部位的特点,其位于两侧大阴唇后1/3深部,腺管开口于处女膜与小阴唇之间,在性交、分娩等其他情况污染外阴部时,易发生炎症。此病以育龄妇女多见,幼女及绝经后妇女少见。

(一)病原体

主要病原体为葡萄球菌、大肠埃希菌、链球菌、肠球菌。随着性传播感染发病率的增加,淋病奈瑟菌及沙眼衣原体已成为常见病原体。急性炎症发作时,病原体首先侵犯腺管,腺管呈急性化脓性炎症,腺管开口往往因肿胀或渗出物凝聚而阻塞,脓液不能外流、积存而形成脓肿,称前庭大腺脓肿(abscess of Bartholin gland)。

(二)临床表现

炎症多发生于一侧。初起时多为前庭大腺导管炎,表现为局部肿胀、疼痛、灼热感、行走不便,有时会致大小便困难。检查见局部皮肤红肿、发热、压痛明显,有时患侧前庭大腺开口处可见白色小点。当脓肿形成时,疼痛加剧,脓肿直径可达3~6 cm,局部可触及波动感。部分患者出现发热等全身症状,腹股沟淋巴结可呈不同程度增大。当脓肿内压力增大时,表面皮肤变薄,脓肿自行破溃,若破孔大,可自行引流,炎症较快消退而痊愈;若破孔小,引流不畅,则炎症持续不消退,并可反复急性发作。

(三)治疗

急性炎症发作时,需卧床休息,局部保持清洁。可取前庭大腺开口处分泌物作细菌培养,确定病原体。根据病原体选用口服或肌内注射抗生素。此外,可选用清热、解毒中药局部热敷或坐浴。脓肿形成后可切开引流并作造口术,因单纯切开引流只能暂时缓解症状,切口闭合后,仍可形成囊肿或反复感染。

四、前庭大腺囊肿

(一)病因

前庭大腺囊肿(Bartholin cyst)系因前庭大腺管开口部阻塞,分泌物积聚于腺腔而形成。

前庭大腺管阻塞的原因:①前庭大腺脓肿消退后,腺管阻塞,脓液吸收后由黏液分泌物所代替。②先天性腺管狭窄或腺腔内黏液浓稠,分泌物排出不畅,导致囊肿形成。③前庭大腺管损伤,如分娩时会阴与阴道裂伤后瘢痕阻塞腺管口,或会阴侧切开术损伤腺管。前庭大腺囊肿可继发感染形成脓肿反复发作。

(二)临床表现

前庭大腺囊肿多由小逐渐增大,有些可持续数年不变。若囊肿小且无感染,患者可无自觉症状,往往于妇科检查时方被发现;若囊肿大,患者可有外阴坠胀感或有性交不适。检查见囊肿多呈椭圆形,大小不等,囊肿多为单侧,也可为双侧。

(三)治疗

行前庭大腺囊肿造口术取代以前的囊肿剥出术,造口术方法简单,损伤小,术后还能保留腺体功能。近年采用CO_2激光或电刀作囊肿造口术效果良好,术中出血少,无需缝合,术后不用抗生素,局部无瘢痕形成,并可保留腺体功能。

(四)护理

(1)提供清凉的环境,室内注意通风,空气清新,保持室温在18 ℃~20 ℃,相对湿度50%~60%为宜。嘱患者卧床休息,减少活动时对脓肿的刺激,限制活动量。

(2)进食清淡的高蛋白、高热量、高维生素、易消化饮食,增强机体抵抗力。鼓励患者多喝水,每日饮水量保持 1 500~2 000 mL。

(3)注意会阴部清洁,常换内衣裤。遵医嘱用中药或抗生素治疗,局部热敷或坐浴。脓肿形成后可切开引流或做造口术。

(4)测量体温:体温突然升高或骤降要随时测量。体温高可给予物理降温。遵医嘱给予抗生素、退热药。出汗后要及时更换衣服,注意保暖。

(五)健康教育

(1)卧床休息及半卧床的重要性:有利于脓液聚积于直肠子宫陷凹,使炎症局限。适当休息活动。

(2)患者局部热敷及坐浴的方法和注意事项:用 1∶5 000 高锰酸钾坐浴,每天 1~2 次,注意浓度准确,温度 40 ℃左右,时间 20~30 min。

(3)饮食指导:进高蛋白、高维生素、易消化食物。

五、滴虫阴道炎

滴虫阴道炎(trichomonal vaginitis)由阴道毛滴虫引起,是常见的阴道炎。阴道毛滴虫适宜在温度 25 ℃~40 ℃、pH 5.2~6.6 的潮湿环境中生长,pH 在 5 以下或 7.5 以上的环境中不生长。月经前后阴道 pH 发生变化,经后接近中性,故隐藏在腺体及阴道皱襞中的滴虫于月经前、后常得以繁殖,引起炎症发作。滴虫能消耗或吞噬阴道上皮细胞内的糖原,阻碍乳酸生成,使阴道 pH 升高。滴虫阴道炎患者的阴道 pH 一般在 5~6.5,多数 pH>6。滴虫不仅寄生于阴道,还常侵入尿道或尿道旁腺,甚至膀胱、肾盂及男方的包皮皱褶、尿道或前列腺中。

滴虫性阴道炎属性传播感染,与沙眼衣原体感染、淋病奈瑟菌感染、盆腔炎性疾病、宫颈上皮内瘤样病变、人获得性免疫缺陷病毒感染,以及早产、胎膜早破、低出生体重儿存在相关性。

(一)传播方式

1.经性交直接传播

成人滴虫性阴道炎 90% 由性交传播。由于男性感染滴虫后常无症状,易成为感染源。

2.间接传播

较少见,主要是幼女滴虫感染的主要原因。经公共浴池、浴盆、浴巾、游泳池、坐式便器、衣物、污染的器械及敷料等传播。

(二)临床表现

潜伏期为 4~28 d。25%~50% 的患者感染初期无症状,症状有无及症状轻重取决于局部免疫因素、滴虫数量多少及毒力强弱。

主要症状是阴道分泌物的增多及外阴瘙痒,间或有灼热、疼痛、性交痛等。分泌物的典型特点为稀薄脓性、黄绿色、泡沫状、有臭味。分泌物特点因炎症轻重及有无合并感染而不同。分泌物呈脓性是因分泌物中含有白细胞,若合并其他感染则呈黄绿色;呈泡沫状、有臭味是因滴虫无氧糖酵解,产生腐臭气体。瘙痒部位主要为阴道口及外阴。若尿道口有感染,可有尿频、尿痛,有时可见血尿。阴道毛滴虫能吞噬精子,并能阻碍乳酸生成,影响精子在阴道内存活,可致不孕。

检查见阴道黏膜充血,严重者有散在出血点,甚至宫颈有出血斑点,形成"草莓样"宫颈,后穹隆有多量白带,呈灰黄色、黄白色稀薄液体或黄绿色脓性分泌物,常呈泡沫状。带虫者阴道黏膜无异常改变。

(三)诊断

典型病例容易诊断,若在阴道分泌物中找到滴虫即可确诊。最简便的方法是生理盐水悬滴法,显微镜下见到呈波状运动的滴虫及增多的白细胞。在有症状的患者中,其阳性率达 80%~90%。对可疑患者,若多次悬滴法未能发现滴虫时,可送培养,准确性达 98% 左右。取分泌物前 24~48 h 避免性交、阴道灌洗或局部用药,取分泌物时窥器不涂润滑剂,分泌物取出后应及时送检并注意保暖,否则滴虫活动力减弱,造成辨认困难。目前,聚合酶链反应(PCR)可用于滴虫的诊断,敏感性及特异性均与培养法相似,但较培养方法简单。

（四）治疗

硝基咪唑类药物是主要用于治疗滴虫性阴道炎的药物，滴虫性阴道炎经常合并其他部位的滴虫感染，故不推荐局部用药。主要治疗药物为甲硝唑。

1.推荐方案

全身用药：甲硝唑，2 g，单次口服；或替硝唑，2 g，单次口服。

2.替代方案

全身用药：甲硝唑，400 mg，口服，2 次/日，共 7 d。

对于不能耐受口服药物或不适宜全身用药者，可选择阴道局部用药，但疗效低于口服用药。

3.性伴侣的治疗

滴虫阴道炎主要经性行为传播，性伴侣应同时进行治疗，治疗期间避免无保护性交。

4.治疗后随诊

治疗后无临床症状及初始无症状者不需随访。

5.妊娠期滴虫阴道炎的处理

对妊娠期滴虫阴道炎进行治疗，可缓解阴道分泌物增多症状，防止新生儿呼吸道和生殖道感染，阻止阴道毛滴虫的进一步传播，但临床中应权衡利弊，知情选择。治疗可选择甲硝唑，400 mg，口服，每日 2 次，共 7 d。

六、外阴阴道假丝酵母菌病

外阴阴道假丝酵母菌病（vulva vaginal candidiasis，VVC）是一种由念珠菌引起的机会性真菌感染，是常见的妇产科感染性疾病，约占微生物所致阴道炎的 1/4～1/3。

（一）病原体及诱发因素

80%～90% 的 VVC 由白色念珠菌引起，少数由非白色念珠菌（如光滑念珠菌、近平滑念珠菌及热带念珠菌等）引起。有研究认为，近年来非白色念珠菌引起的 VVC 有上升的趋势。酸性环境适宜假丝酵母菌的生长，有假丝酵母菌感染的阴道 pH 多在 4.0～4.7，通常 pH<4.5。

白假丝酵母菌为双相菌，有酵母相及菌丝相，酵母相为芽生孢子，在无症状寄居及传播中起作用；菌丝相为芽生孢子伸长成假菌丝，侵袭组织能力加强。假丝酵母菌对热的抵抗力不强，加热至 60 ℃后 1 h 即死亡；但对干燥、日光、紫外线及化学制剂等抵抗力较强。

白假丝酵母菌为条件致病菌，10%～20% 非孕妇女及 30% 孕妇阴道中有此菌寄生，但菌量极少，呈酵母相，并不引起症状。只有在全身及阴道局部细胞免疫力下降，假丝酵母菌大量繁殖，并转变为菌丝相，才出现症状。

VVC 是一种内源性疾病，念珠菌是人阴道内 20 多种微生物中的一种，在 10% 的正常女性阴道和 30% 妊娠女性阴道内可以存在而不致病，我们称之为定殖。在女性阴道内，占优势的乳杆菌对维持阴道正常菌群及阴道的自净作用起关键作用，同时它分泌的一些物质（如硬脂酸）可以抑制念珠菌由孢子相转为菌丝相，从而减少其繁殖的机会。任何原因造成的乳杆菌减少或消失，都可以给念珠菌提供繁殖的能源和条件。

常见发病诱因主要有以下几种。

1.妊娠

妊娠时机体免疫力下降，性激素水平高，阴道组织内糖原增加，酸度增高，有利于假丝酵母菌生长，雌激素还有促进假菌丝形成的作用。

2.糖尿病

糖尿病患者机体免疫力下降，阴道内糖原增加，适合假丝酵母菌繁殖。

3.大量应用免疫抑制剂

使机体抵抗力降低。

4.长期应用广谱抗生素

改变了阴道内病原体之间的相互制约关系。

5.其他诱因

胃肠道假丝酵母菌、穿紧身化纤内裤及肥胖,后者可使会阴局部温度及相对湿度增加,假丝酵母菌易于繁殖引起感染。

（二）传染途径

主要为内源性传染,假丝酵母菌除作为条件致病菌寄生于阴道外,也可寄生于人的口腔、肠道,一旦条件适宜可引起感染。部分患者可通过性交直接传染或通过接触感染的衣物间接传染。

（三）临床表现

主要表现为外阴瘙痒、灼痛,严重时坐卧不宁,异常痛苦,还可伴有尿频、尿痛及性交痛。部分患者阴道分泌物增多,分泌物由脱落上皮细胞和菌丝体、酵母菌和假菌丝组成,其特征是白色稠厚呈凝乳或豆腐渣样。若为外阴炎,妇科检查外阴可见地图样红斑,即在界限清楚的大红斑周围有小的卫星病灶,另可见外阴水肿,常伴有抓痕。若为阴道炎,阴道黏膜可见水肿、红斑,小阴唇内侧及阴道黏膜上附有白色块状物,擦除后露出红肿黏膜面,急性期还可能见到糜烂及浅表溃疡。

（四）诊断

典型病例不难诊断。若在分泌物中观察到白假丝酵母菌即可确诊。

1.悬滴法

取少许凝乳状分泌物,放于盛有10%氢氧化钾的玻片上,混匀后在显微镜下找到芽胞和假菌丝。由于10%氢氧化钾可溶解其他细胞成分,使假丝酵母菌检出率提高,阳性率为70%～80%,高于生理盐水的30%～50%。

2.涂片法

取少许凝乳状分泌物,均匀涂在玻片上,革兰染色后在显微镜下找到芽胞和假菌丝。菌丝阳性率70%～80%。

3.培养法

若有症状而多次涂片检查为阴性,或为顽固病例,为确诊是否为非白假丝酵母菌感染,可采用培养法,应同时进行药物敏感试验。

pH测定具有重要鉴别意义,若 pH<4.5,可能为单纯假丝酵母菌感染,若 pH>4.5,并且涂片中有多量白细胞,可能存在混合感染。

（五）治疗

消除诱因,根据患者情况选择局部或全身应用抗真菌药物。

1.消除诱因

消除诱因是减少或防止复发的关键。若有糖尿病应积极治疗,及时停用广谱抗生素、雌激素及皮质类固醇激素。

2.局部用药

可选用下列药物放于阴道内:①咪康唑栓剂,每晚 200 mg,连用 7 d;或每晚 400 mg,连用 3 d;或 1 200 mg,单次应用。②克霉唑栓剂,每晚 100 mg,塞入阴道深部,连用 7 d;或 500 mg,单次用药。③制霉菌素栓剂,每晚 10 万 U,连用 10～14 d。

局部用药前,是否行阴道冲洗及用何种液体冲洗,目前观点尚不一致。多数国内学者认为,急性期阴道冲洗可减少分泌物并减轻瘙痒症状。临床多用 2%～4%硼酸液冲洗阴道,帮助阴道恢复为弱酸性环境。

3.全身用药

症状严重者、经局部治疗未愈者、不能耐受局部用药者、未婚妇女及不愿采用局部用药者均可选用口服药物。首选药物:氟康唑 150 mg,顿服。也可选用伊曲康唑每次 200 mg,每日 2 次,仅用 1 d。

4.复发性外阴阴道假丝酵母菌病(recurrent vulvovaginal candidiasis,RVVC)的治疗

由于外阴阴道假丝酵母菌病容易在月经前后复发,故治疗后应在月经前后复查阴道分泌物。若患者经治疗临床症状及体征消失,真菌学检查阴性后又出现真菌学证实的症状称为复发,若1年内发作4次或以上称为复发性外阴阴道假丝酵母菌病。

外阴阴道假丝酵母菌病经治疗后5%~10%复发,部分RVVC病例有诱发因素,但大部分患者的复发机制不明。对复发病例应检查并消除诱因,并应检查是否合并其他感染性疾病,如艾滋病、滴虫阴道炎、细菌性阴道病等。

应根据药物敏感试验结果及患者个人情况选择抗真菌药物,原则是先采用长疗程的强化治疗后,复查有效者开始长达半年左右的低剂量巩固治疗。

5.性伴侣治疗

约15%男性与女性患者接触后患有龟头炎,对有症状男性应进行念珠菌检查及治疗,预防女性重复感染。

6.妊娠期VVC的处理

感染率为9.4%~18.5%,可引起新生儿真菌感染。无症状者不需要治疗,如出现外阴瘙痒、白带增多时,应治疗。妊娠期VVC的治疗以阴道用药为主,可选用克霉唑或制霉菌素等。

七、细菌性阴道病

细菌性阴道病(bacterial vaginosis,BV)是以阴道乳杆菌减少或消失,相关微生物增多为特征的临床症候群。与盆腔炎、不孕、不育、流产、妇科和产科手术后感染、早产、胎膜早破、新生儿感染和产褥感染等发生有关。

(一)病因

与BV发病相关的微生物包括:阴道加德纳菌、普雷沃菌属、动弯杆菌、拟杆菌、消化链球菌、阴道阿托普菌(atopobium vaginae)和人型支原体等。

正常阴道内以产生H_2O_2的乳杆菌占优势。细菌性阴道病时,阴道内产生H_2O_2的乳杆菌减少而其他细菌大量繁殖,其中以厌氧菌居多,厌氧菌数量可增加100~1 000倍。厌氧菌繁殖的同时可产生胺类物质(尸胺、腐胺、三甲胺),使阴道分泌物增多并有臭味。

促使阴道菌群发生变化的原因仍不清楚,推测可能与多个性伴侣、频繁性交或阴道灌洗使阴道碱化有关。

(二)临床表现

大约半数BV患者无临床症状,有症状者可表现为白带增多伴腥臭味,体检见外阴阴道黏膜无明显充血等炎性反应,阴道分泌物呈灰白色,均匀一致,稀薄,常黏附于阴道壁,但黏度很低,容易将分泌物从阴道壁拭去。

(三)诊断

下列4项中有3项阳性即可临床诊断为细菌性阴道病,其中线索细胞阳性必备。

(1)匀质、稀薄、白色的阴道分泌物。

(2)阴道pH>4.5(pH通常为4.7~5.7,多为5.0~5.5)。

(3)氨试验(Whiff test)阳性:取阴道分泌物少许放在玻片上,加入10%氢氧化钾1~2滴,产生一种烂鱼肉样腥臭气味,这是由于胺遇碱释放氨所致。

(4)线索细胞(clue cell)阳性:取少许分泌物放在玻片上,加一滴生理盐水混合,高倍显微镜下寻找线索细胞,在严重病例,线索细胞可达20%以上,但几乎无白细胞。线索细胞即阴道脱落的表层细胞,于细胞边缘贴附颗粒状物即各种厌氧菌,尤其是加德纳菌,细胞边缘不清。

此外,有条件者可采用阴道涂片Nugent评分诊断。

本病应与其他阴道炎相鉴别(表12-1)。

表 12-1　细菌性阴道病与其他阴道炎的鉴别诊断

	细菌性阴道病	外阴阴道假丝酵母菌病	滴虫阴道炎
症状	分泌物增多,无或轻度瘙痒	分泌物增多,重度瘙痒	烧灼感,轻度瘙痒
阴道分泌物特点	白色,匀质,腥臭味	白色,豆腐渣样	稀薄、脓性,泡沫状
阴道黏膜	正常	水肿、红斑	散在出血点
胺试验	阳性	阴性	阴性
显微镜检查	线索细胞,极少白细胞	芽孢及假菌丝,少量白细胞	阴道毛滴虫,多量白细胞
阴道 pH	>4.5(4.7～5.7)	<4.5	>5(5～6.5)

（四）治疗

选用抗厌氧菌药物,主要有甲硝唑、克林霉素。

1. 治疗指征

有症状患者、妇科和产科手术前患者、无症状孕妇。

2. 具体方案

（1）首选方案:甲硝唑 400 mg,口服,每日 2 次,共 7 d;或甲硝唑阴道栓（片）200 mg,每日 1 次,共 5～7 d;或 2% 克林霉素膏(5 g),阴道上药,每晚 1 次,共 7 d。

（2）替换方案:克林霉素 300 mg,口服,每日 2 次,共 7 d。

可选用恢复阴道正常菌群的制剂。

应用甲硝唑期间及停药 24 h 之内禁止饮酒。

3. 性伴侣的治疗

本病虽与多个性伴侣有关,但对性伴侣给予治疗并未改善治疗效果及降低其复发。因此,性伴侣不需常规治疗。

4. 妊娠期细菌性阴道病的治疗

由于本病与不良妊娠结局有关,应在妊娠中期进行细菌性阴道病的筛查,任何有症状的细菌性阴道病孕妇及无症状的高危孕妇(有胎膜早破、早产史)均需治疗。妊娠期应用甲硝唑需采用知情选择原则。

（1）首选方案:甲硝唑 400 mg,口服,每日 2 次,共 7 d。

（2）替换方案:克林霉素 300 mg,口服,每日 2 次,共 7 d。

八、老年性阴道炎

老年性阴道炎(senile vaginitis)见于自然绝经及卵巢去势后妇女,因卵巢功能衰退,雌激素水平降低,阴道壁萎缩,黏膜变薄,上皮细胞内糖原含量减少,阴道内 pH 增高,局部抵抗力降低,致病菌容易入侵、繁殖引起炎症。

（一）临床表现

主要症状为阴道分泌物增多及外阴瘙痒、灼热感。阴道分泌物稀薄,呈淡黄色,严重者呈脓血性白带。可伴有性交痛。检查见阴道呈老年性改变,上皮萎缩、菲薄,皱襞消失,上皮变平滑。阴道黏膜充血,有小出血点,有时见浅表溃疡。

（二）诊断

根据年龄及临床表现,诊断一般不难,但应排除其他疾病才能诊断。应取阴道分泌物检查,显微镜下见大量基底层细胞及白细胞而无滴虫及假丝酵母菌。应注意查找造成老年性阴道炎的致病微生物,多为需氧菌和厌氧菌感染引起。

对有血性白带者,应与子宫恶性肿瘤鉴别。对阴道壁肉芽组织及溃疡需与阴道癌相鉴别,可行局部活组织检查。

（三）治疗

治疗原则为增加阴道抵抗力及抑制病原微生物生长。

1.增加阴道抵抗力

给予雌激素制剂,可局部给药,也可全身给药。

2.抑制微生物生长

用1％乳酸或0.5％醋酸液冲洗阴道,每日1次,增加阴道酸度,抑制细菌生长繁殖。阴道冲洗后,应用抗生素如甲硝唑200 mg或诺氟沙星100 mg,放于阴道深部,每日1次,7～10 d为1个疗程。

九、婴幼儿外阴阴道炎

婴幼儿阴道炎(infantile vaginitis)常见于5岁以下幼女,多与外阴炎并存。

(一)病因

1.婴幼儿解剖特点

幼女外阴发育差,不能遮盖尿道口及阴道前庭,细菌容易侵入。

2.婴幼儿的阴道环境

新生儿出生数小时后,阴道内即可检测出细菌,由于受母亲及胎盘雌激素的影响,阴道上皮内富含糖原,阴道pH低,为4～4.5。此时,阴道内优势菌群为乳杆菌。出生后2～3周,雌激素水平下降,阴道上皮逐渐变薄,糖原减少,pH上升至6～8,乳杆菌不再为优势菌,易受其他细菌感染。

3.婴幼儿卫生习惯不良

外阴不洁、大便污染、外阴损伤或蛲虫感染均可引起炎症。

4.阴道误放异物

婴幼儿好奇,在阴道内放置橡皮、纽扣、果核、发夹等异物,造成继发感染。

(二)病原体

常见病原体有大肠埃希菌及葡萄球菌、链球菌等。其他有淋病奈瑟菌、滴虫、假丝酵母菌等。病原体常通过患病母亲或保育员的手、衣物、毛巾、浴盆等间接传播。

(三)临床表现

主要症状为阴道分泌物增多,呈脓性。临床上多由母亲发现婴幼儿内裤上有脓性分泌物而就诊。由于大量分泌物刺激引起外阴痛痒,患儿哭闹、烦躁不安或用手搔抓外阴。部分患儿伴有泌尿系统感染,出现尿急、尿频、尿痛。若有小阴唇粘连,排尿时尿流变细或分道。

检查可见外阴、阴蒂、尿道口、阴道口黏膜充血、水肿,有脓性分泌物自阴道口流出。病变严重者,外阴表面可见溃疡,小阴唇可发生粘连,粘连的小阴唇有时遮盖阴道口及尿道口。在检查时还应做肛诊排除阴道异物及肿瘤。对有小阴唇粘连者,应注意与外生殖器畸形鉴别。

(四)诊断

婴幼儿语言表达能力差,采集病史常需详细询问女孩母亲,同时询问母亲有无阴道炎病史,结合症状及查体所见,通常可做出初步诊断。用细棉拭子或吸管取阴道分泌物找滴虫、假丝酵母菌或涂片染色作病原学检查,以明确病原体,必要时做细菌培养。

(五)治疗

(1)保持外阴清洁、干燥,减少摩擦。

(2)针对病原体选择相应口服抗生素治疗,或用吸管将抗生素溶液滴入阴道。

(3)对症处理有蛲虫者,给予驱虫治疗;若阴道有异物,应及时取出;小阴唇粘连者外涂雌激素软膏后,多可松解,严重者应分离粘连,并涂以抗生素软膏。

(杨桂英)

第四节　生殖器官结核

一、流行情况与发病机制

由结核杆菌引起的女性生殖器炎症,称为女性生殖器结核。多见于 20～40 岁妇女,也可见于绝经后的老年妇女。常首先侵犯输卵管,继而感染子宫内膜、卵巢、子宫颈、盆腔,侵犯阴道、外阴者甚为少见。主要通过血行传播;也可经腹膜直接蔓延;经腹腔淋巴结逆行传播和经阴道上行的直接感染。男性患有泌尿生殖器结核,有可能通过性传播,引起女方外阴或阴道的原发性结核病变。

据国外文献报道,女性生殖器结核的发病年龄有向后推迟趋势,50 岁以上患者占总数的 20％～45％,提示,近年来老年妇女发病有增长趋势。在农村或边远山区经济条件差的地方,生殖器结核仍是妇女不育的主要原因之一。世界各地不孕门诊中不孕妇女患生殖器结核占 5％～10％,各国差异很大,澳大利亚不到 1％,天津(1974)报道为 5.4％,印度则为 19％。这显然与不同国家和地区结核病的流行状况有密切的关系。Schaefer(1976)报告尸解死于肺结核的女尸,有生殖器结核者占 8％。

二、病理改变

(一)输卵管结核

约占女性生殖器结核的 85％～95％,占所有慢性输卵管炎性疾病的 10％左右。多为双侧性,随着病情发展一般可分为下列 4 种类型。

1.溃疡干酪型

输卵管红肿增粗,管径扩大,伞端封闭,管腔内充满或部分节段有灰黄色黏厚的干酪样物质,易被误诊为卵巢囊肿。

2.粟粒结节型

输卵管充血水肿,与周围器官有紧密粘连。输卵管浆膜层散布有大量粟粒状灰白色结节。有时盆腔腹膜、肠管表面及卵巢表面均有类似结节,并可能合并有腹水或并发腹水型结核性腹膜炎。

3.单纯肥大型

输卵管增粗肥大与一般非结核性慢性间质性输卵管炎相似,但伞端常向外翻出呈烟斗状嘴;这是不同于一般炎症的。管腔内有时露出干酪样物质。

4.峡部结节型

输卵管僵直变粗,峡部有多个结节突起。

镜下检查:如病变严重而有广泛肉芽肿增生波及肌层及浆膜层时,在肉芽组织中可发现大量吞噬细胞或典型的结核结节,此时诊断确立,但在那些局部病变不明显的患者,往往需作大量连续切片,并在黏膜层内找到结核结节后方可确诊。有时虽未发现结核结节或上皮样增生时,但黏膜被破坏且相互融合呈现腺样增生时,即应考虑有结核的可能,由于镜检时此种增生、黏膜皱折聚集成腺瘤样颇似输卵管腺癌,需予鉴别。如输卵管结核已痊愈,往往很难再找到明确的结核病变,仅能在切片中见到纤维化、玻璃样性变或钙化区。

(二)子宫内膜结核

输卵管结核 50％～80％并发于子宫底及子宫内膜结核。病变主要在子宫底及子宫双角,子宫大小、形状均可正常,结核病变一般局限在内膜,早期仅有散在的结节,而其余的内膜及腺体基本正常。结节周围内膜的葡萄糖含量低,持续在增生期状态。在结节更外围的内膜则有典型的分泌期改变。因而结核病变的内膜有不同程度的功能障碍,约 60％患者月经正常。由于子宫内膜周期性脱落,则不可能形成广泛而严重的结核病灶,干酪化、纤维化及钙化等现象亦很少见。少数严重病例可累及肌层,黏膜部分或全部破坏,为干酪样组织所替代形成溃疡,宫腔积脓,子宫内膜受到不同程度的破坏,最后代以瘢痕组织,可使子宫腔粘连、变形、缩小。尚有一型少见的增生型内膜结核,内膜全部转变为干酪样肉芽肿样组织,临床上出现大量浆液性恶臭白带,子宫球形增大,易与宫体癌相混淆,子宫内膜改变是诊断生殖器结核的主要依据。

(三)卵巢结核

常双侧受侵,有卵巢周围炎及卵巢炎两型,前者为卵巢肿块,在卵巢表面有结核性肉芽组织,局限于卵巢的皮质的外围部分;后者在卵巢深层间质中形成结节或干酪样坏死性脓肿。

(四)盆腔结核

多合并输卵管结核,常分两型。

1.渗出型

在整个腹膜和盆腔器官的浆膜上,散在无数大小不等的灰黄结节,腹膜充血,渗出,有腹水,腹水为浆液性草黄色液体,可被吸收形成多数包裹性囊肿。

2.粘连型

多数渗出型的后期,腹膜增厚,与网膜、肠管、输卵管等发生紧密粘连,其粘连组织常有干酪样坏死、钙化或瘘管形成。

(五)子宫颈结核

较为少见,病理检查见宫颈组织内有结核结节及干酪坏死。病变多局限于子宫颈表层,有时可发生溃疡及干酪样坏死。病理上可分为溃疡型、乳头型、间质型、黏膜型(结核病变局限于宫颈管内)。

三、临床表现

由于女性生殖器结核病程缓慢,病变隐伏,临床表现可随病情的轻重、久暂而有很大差异。如有的除不孕外,可无任何症状与体征;而较重病例,除有典型的盆腔结核表现外,尚有明显的全身症状,常与晚期恶性肿瘤相混淆。临床表现大致可归纳如下。

(一)不孕

不孕是生殖器结核的主要症状,是就诊的常见原因,患者往往是通过不孕症的常规检查而发现生殖器结核。以不孕为唯一主诉,就医求治,经检查获得诊断的占生殖道结核患者的40%～50%。据统计,本病患者基本上都有原发或继发不孕,尤以前者为主,可达85%。主要是由于输卵管黏膜破坏与粘连,常使管腔狭窄或阻塞;或由于输卵管周围粘连,即使管腔尚保持部分通畅,但黏膜纤毛被破坏,输卵管僵硬,蠕动受限,丧失其运输功能,影响精子或受精卵的输送而致不孕。子宫内膜结核妨碍受精卵着床而造成不育或流产。

(二)月经异常

一般月经不受影响,当引起盆腔器官淤血或子宫内膜有炎症改变时,会出现各种各样的月经变化。在炎症初期,因子宫内膜充血及溃疡,可有月经量过多、经期延长或不规则子宫出血。多数患者就诊时患病已久,子宫内膜遭受不同程度破坏,表现为月经稀少,甚至闭经。

(三)下腹坠痛

50%～75%患者有轻微下腹痛。由于盆腔炎症和粘连,可有不同程度的下腹坠痛,于经期、性交后、体力活动时加重。如合并有化脓菌感染,则有明显的腹痛、发热、压痛性包块等类似急性盆腔炎的表现,有的腹腔内粟粒性结核急性播散亦可引起急腹症。

(四)白带增多

盆腔或子宫内膜结核病变均可导致白带增多。特别是宫颈结核时,其分泌物呈脓性或脓血性,有时甚至有接触性出血及臭性脓血带。

(五)全身症状

若为活动期,可有结核病的一般症状,如发热、盗汗、乏力、食欲缺乏或体重减轻等,但多数生殖器结核患者缺乏自觉症状,常在其他原因体检时发现。真正发热者较自觉发热者多1倍,尤其是在月经期明显。

（六）全身及妇科检查

由于病变程度与范围不同而有较大差异，较多患者因不孕而行诊断性刮宫才发现患有子宫内膜结核，而无明显体征和其他自觉症状。较严重患者若有腹膜结核，检查时腹部有柔韧感或腹水征，形成包裹性积液时，触及囊性包块而误诊为卵巢囊肿。生殖器结核患者的子宫活动度可能正常或因粘连而活动受限，子宫一般发育较差。若附件受累，在子宫两侧可触及双侧硬索条状物，严重者于附件处可触及大小不等及形状不规则的肿块，质硬、表面凹凸不平或乳头状突起，或可触及钙化结节。

四、诊断

多数患者缺乏明显症状，阳性体征不多，故诊断时易被忽略。为提高确诊率，应详细询问病史，患有原发不孕，月经稀少或闭经时；未婚女青年有低热、盗汗、盆腔炎或腹水时；慢性盆腔炎久治不愈时；既往有结核病接触史或本人曾患肺结核、胸膜炎、肠结核等，均应考虑有生殖器结核的可能。

（一）辅助诊断方法

1.病理检查

子宫内膜病理检查是诊断子宫内膜结核最可靠的依据。于月经前2～3天或月经来潮时12 h内作刮宫术。在术前3日及术后4日应抗结核治疗，以预防刮宫引起结核病灶扩散。由于子宫内膜结核较多由输卵管结核蔓延而来，故刮宫时应注意刮取子宫角内膜，并将全部刮出物送病理检查，在病理切片上找到典型的结核结节，诊断即可成立；但阴性结果并不能排除结核的可能。遇有子宫腔小而坚硬，无组织物刮出，结合临床病史及症状，也应考虑子宫内膜结核，并做进一步检查。刮取内膜标本分两组，一组固定于10%甲醛液作病理检查，一组放入干燥试管，立即送作细菌培养或PCR检菌及动物接种。病理检查最好作连续切片，以免漏诊。闭经时间长的患者可能刮不出内膜，可收集宫腔血液作细菌培养或PCR检菌、动物接种。若宫颈有结核可疑，作活组织检查，可明确诊断。

2.X线检查

（1）胸部X线拍片，必要时作消化道或泌尿系统X线检查；以便发现原发病灶。

（2）盆腔X线平片：检查若摄片显示多个钙化阴影，表示盆腔淋巴结或输卵管区发生结核病灶形成的钙化，内生殖器结核的诊断可基本肯定。片中未见钙化影，不能排除结核病的存在，可能病程较短，钙化尚未形成。

（3）子宫输卵管碘油造影：在月经净后3～7 d造影，闭经者随时进行，手术前后3 d，每日肌注链霉素0.75 g，以防病灶扩散。结核杆菌侵犯输卵管、卵巢、子宫后所造成的组织损害程序不同，始自干酪样坏死、溃疡形成，发展至最终有瘢痕形成或钙化，因此，X线片上表现各异。

诊断价值较高的影像特征为：①盆腔内有多个散在钙化影。②输卵管腔多处狭窄，碘显影剂呈串珠状。③输卵管中段阻塞，伴碘显影剂进入管壁间质。④子宫腔重度狭窄或变形。⑤碘显影剂进入宫壁间质或宫旁淋巴管、血管。⑥卵巢区域见环状或球状钙化影。

可能征象有：①盆腔内仅有单个孤立的钙化影。②输卵管腔僵直，远端阻塞。③输卵管形态不规则，并有阻塞。④双输卵管峡部阻塞。⑤输卵管远端闭锁，管腔内有充盈缺损。⑥子宫腔边缘不规则，呈锯齿形。

3.腹腔镜检查

可直接观察病变情况，并可在镜下取活检做病理检查，腹水做直接涂片抗酸染色镜检或送细菌培养，以及PCR检菌敏感性高度增加，尤其对子宫内膜异位症或卵巢癌的鉴别价值较大。许多超声扫描及CT等检查不能确诊的疑难病例，经腹腔镜而确诊。对病变严重病例，由于致密粘连常可致肠管损伤而列入禁忌，遇此情况可做一小切口取标本更为安全。轻型输卵管结核，外观可无明显改变或仅峡部有结节隆起。随病情发展，可见两种类型的改变：①输卵管表面有大量黄白色结节，增粗、变硬、伞端明显肿大，管口张开——增生粘连型。②管壁有广泛肉芽肿反应及干酪样坏死，管腔内充满干酪样物及渗出液，输卵管膨胀，伞端外翻或封闭，与周围仅有轻度甚至无粘连——渗出型。卵巢结核亦有两种改变，即卵巢周围炎和卵巢炎。

4.结核菌培养与动物接种

刮取子宫内膜,收集血或宫腔、宫颈分泌物做结核杆菌培养或豚鼠接种。于6～8周处死豚鼠,取接种周围的淋巴结涂片找结核菌或进行病理检验,可确立诊断,但一般阳性率不高,急性活动期可高些。

5.其他

白细胞计数不高,分类中淋巴细胞可能增多,不同于一般化脓性炎症。活动期血沉增快,但血沉正常不能除外结核病变。结核菌素试验若为阳性说明体内曾有结核感染;若为强阳性说明目前仍有活动结核病变,但不能说明病灶部位;若为阴性不能完全排除结核病。这些化验检查均非特异性,只能做为诊断的参考。

(二)鉴别诊断

1.慢性盆腔炎(非特异性)

慢性盆腔炎多有分娩、流产、急性盆腔炎病史,月经量一般较多,闭经极少见;而生殖器结核多为不孕、月经量减少甚至闭经,盆腔检查时有时可触及结节。

2.子宫内膜异位症

子宫内膜异位症与生殖器结核的临床表现有很多相似之处,如低热、痛经,盆腔有粘连、增厚及结节等。但子宫内膜异位症痛经明显,月经量一般较多,经诊断性刮宫及子宫输卵管碘油造影及腹腔镜检查可协助诊断。

3.卵巢肿瘤

结核性腹膜炎有包裹性积液时应和卵巢囊肿鉴别,可根据发病过程、有无结核病史、B型超声波检查帮助鉴别;结核性附件炎形成的包块表面不平,有结节感或乳头状突起,须和卵巢癌鉴别。临床上有时将卵巢癌误认为盆腔腹膜和生殖器结核,长期采用抗结核治疗,以致延误病情,甚至危及患者生命,故诊断困难时,可作腹腔镜检查或剖腹探查以明确诊断。

4.宫颈癌

宫颈结核可有乳头状增生或溃疡,与宫颈癌不易鉴别,应作宫颈刮片及宫颈活组织检查。

五、治疗与预后

(一)药物治疗

参考第十章结核病的治疗。

(二)手术治疗

抗结核药物治疗对生殖器结核的疗效虽已较肯定,但在一些情况下,仍需手术治疗。

1.手术指征

(1)药物治疗6个月,盆腔包块持续存在。

(2)包裹性积液较大。

(3)药物治疗正规、足量,但无效或反复发作。

(4)瘘管形成未能愈合。

(5)盆腔附件结核,特别是输卵管内积留大量干酪样坏死物或腹水合并感染者。

(6)怀疑同时有生殖道肿瘤存在等,方可考虑手术治疗。

2.术前准备

为了避免手术时感染扩散、减少盆腔器官广泛粘连、充血而导致手术操作困难,也有利于腹壁切口愈合,术前应做抗结核治疗1～2个月。如有盆腔结核所形成的瘘管,手术前应做泌尿系及全消化道 X 线检查,以了解瘘管的全部情况。术前数日开始服新霉素、甲硝唑、庆大霉素等药物进行肠道准备。

3.手术范围

根据年龄及病变范围而定。

(1)年龄40岁以上,不论病情轻重,均宜行双附件及子宫切除术,以清除病灶及避免术后复发。

(2)年轻妇女可考虑保留卵巢功能,但术中必须剖视卵巢,肉眼无可疑病灶者,可切除双输卵管及子宫。对于要求保留月经者,必须经病理检查证明子宫内膜结核已治愈,才考虑保留子宫。如双输卵管卵巢已形成难以分离的包块,则不论患者年龄大小,均需行双附件及子宫全切术。

(3)结核性包裹性积液经探查,确认不能完全切除时,可行造袋术。在壁上作一小切口,吸净囊液后,将囊壁切口边缘缝于直肌前筋膜使成袋口,用纱条填塞囊腔,一端露于腹壁外。以后每2～3天更换纱条一次,直至囊腔封闭为止。

(4)术中注意事项:①凡炎块粘连严重,应避免用力作钝性剥离。一经在器官间做出分离线后,即作锐性剥离,每次宜少剪,循序渐进,以避免损伤邻近脏器。②陈旧性肠管彼此粘连不必予以分离。③愈着性粘连宁可残留小部分宫壁或输卵管于肠管或膀胱,比强行切除全部更为安全。如遇盆腔器官粘连重、广泛,应查明圆韧带,先游离子宫底,便于确定手术方向,进行剥离。

(5)术后药物治疗:①手术已将双附件及子宫完整切除,腹腔内病灶全部除净,无并存其他器官结核,则术后再作1～2个月抗结核治疗即可,避免复发。②若病灶未完全清除,或合并其他器官结核(如肺、腹膜或泌尿系统结核等),则需继续用药6～12个月,以求根治。③行包裹性积液造袋术者,术后给予抗结核治疗,直至囊腔完全封闭为止。

(三)预后

当前,由于手术的进步及抗结核药物的发展,女性生殖器结核预后较好,但若生殖器官破坏造成功能障碍,则很难恢复。曾有文献报道100例生殖器结核,经治疗后,虽再孕率可达20%,但其中14例有1次或多次宫外孕,3例自然流产,而维持到足月产者仅2%～3%。

有人认为,目前已有可靠的抗结核药物,对年轻患者,仍尽量保留子宫及一侧或双侧卵巢为宜。如术前能确诊为结核,免予手术。结核性输卵管炎行修复(重建)术意义不大,正常宫内妊娠的机遇微乎其微,严格说来,这些人应视为不孕者。

患者应由妇科医生长期随访,关于抗结核药的应用,应与结核科医生共同研究,制订合理的化疗方案。

(杨桂英)

第十三章　外阴上皮内非瘤样变

第一节　外阴硬化性苔藓

外阴硬化性苔藓是一种以外阴及肛周皮肤萎缩变薄为主的皮肤病。由于本病以皮肤萎缩为特征,故迄今皮肤科医师仍称此病为"硬化萎缩性苔藓"。

一、病因

病因尚不明确。有母女、姐妹等直系亲属家庭性发病的报道。有报道患者 HLA-B_{40} 抗原的阳性率较高,故认为此病与 HLA-B_{40} 有关。另有学者发现患者可合并斑秃、白癜风、甲状腺功能亢进症或减退症等自身免疫性疾病,说明此病可能与自身免疫性疾病有关。此外,由于此病好发于成年女性,且患者血中二氢睾酮水平明显低于正常同龄妇女,更有临床意义的是当对患处皮肤采用睾酮进行局部治疗时往往有效,因而提示患者血中睾酮水平低下可能为发病因素之一。

二、病理

病变早期真皮乳头层水肿,血管扩大充血。典型的病理特征为表皮层角化和毛囊角质栓塞,表皮棘层变薄伴基底细胞液化变性,黑素细胞减少,上皮脚变钝或消失,在真皮浅层出现均质化,真皮中层有淋巴细胞和浆细胞浸润带。硬化性苔藓极少发展为浸润癌。

三、临床表现

此病可发生于任何年龄的妇女,但以绝经后妇女和青春期少女最多见。主要症状为病损区皮肤发痒,但其程度远较鳞状上皮增生患者为轻,甚至有个别患者无瘙痒不适。病损常位于大阴唇、小阴唇、阴蒂包皮、阴唇后联合及肛周,多呈对称性。早期皮肤发红肿胀,出现粉红、象牙白色或有光泽的多角形平顶小丘疹,中心有角质栓,丘疹融合成片后呈紫癜状,但在其边缘仍可见散在丘疹。进一步发展时皮肤和黏膜变白、变薄,失去弹性,干燥易皲裂,阴蒂萎缩且与其包皮粘连,小阴唇萎缩变薄,逐渐与大阴唇内侧融合以致完全消失。晚期皮肤菲薄皱缩似卷烟纸,阴道口挛缩狭窄,性交困难,但患者仍有受孕可能。幼女患者瘙痒症状多不明显,可能仅在排尿或大便后感外阴及肛周不适。检查时在外阴及肛周区可见锁孔状珠黄色花斑花或白色病损坏。但至青春期时,多数患者的病变可能自行消失。

四、诊断和鉴别诊断

一般根据临床表现做出诊断,确诊需进行病理检查。硬化性苔藓应与老年生理萎缩相鉴别,后者仅见于老年妇女,其外阴部皮肤的萎缩情况与身体其他部位皮肤相同,表现为外阴皮肤各层组织及皮下脂肪层均萎缩,因而大阴唇变平,小阴唇退化,但患者无任何自觉症状。

五、治疗

（一）一般治疗

与外阴鳞状上皮增生治疗相同。

（二）局部药物治疗

丙酸睾酮局部涂搽是治疗硬化性苔癣的主要方法，但疗效因人而异。有些萎缩皮肤可基本恢复正常，有的病变有所改善，但亦有无明显疗效者。临床上一般以 200 mg 丙酸睾酮加入 10 g 凡士林油膏或软膏配制成 2％制剂涂搽患部，搽后稍按揉，每日 3～4 次，至少用药达 1 个月左右始出现疗效，一般应连续治疗 3～6 个月。瘙痒症状消失后 1～2 年，用药次数可逐渐减少，直到每周 1～2 次维持量。如瘙痒症状较严重，亦可将上述丙酸睾酮制剂与 1％或 2.5％氢化可的松软膏混合涂搽，瘙痒缓解后逐渐减少以致最后停用氢化可的松软膏。如在采用丙酸睾酮治疗期间出现毛发增多或阴蒂增大等男性化副反应或疗效不佳时，可改用 100 mg 黄体酮油剂加入 30 g 凡士林软膏或油膏中局部涂擦以替代丙酸睾酮制剂。近年有学者采用 0.05％氯倍他索软膏局部治疗取得良好效果，接近 80％患者获得满意疗效。用法为最初 1 个月每日 2 次，继而每日 1 次共用 2 个月，以后每周 2 次共用 3 个月，总计治疗时间半年。凡瘙痒顽固、表面用药无效者可用曲安奈德混悬液皮下注射。将 5 mg 曲安奈德混悬液用 2 mL 生理盐水稀释后，取脊髓麻醉穿刺针在耻骨联合下方注入皮下，经过大阴唇下直至会阴，然后在缓慢回针头时，将混悬液注入皮下组织。对侧同法治疗。注射后轻轻按摩以使混悬液弥散。幼女硬化性苔癣至青春期时有自愈可能，其治疗有别于成年妇女，一般不宜采用丙酸睾酮油膏或软膏局部治疗以免出现男性化。治疗目的主要是暂时缓解瘙痒症状，现多主张用 1％氢化可的松软膏或用 100 mg 黄体酮油剂加入 30 g 凡士林油膏或软膏中涂搽局部，多数症状可获缓解，但仍应长期定时随访。

（三）手术治疗

手术治疗方法与外阴鳞状上皮增生的治疗相同，但此病恶变机会更少，故很少采用手术治疗。

（陈杏梅）

第二节　外阴鳞状上皮增生

鳞状上皮增生是以外阴瘙痒为主要症状但病因不明的外阴疾病。迄今为止，尚无确切证据表明慢性损伤、过敏、局部营养失调或代谢紊乱是导致此病的直接原因，但外阴局部皮肤长期处于潮湿状态和阴道排出物的刺激等解剖生理因素可能与其发病有关。

一、病理

主要组织病理变化为表皮层角化过度和角化不全，棘细胞层不规则增厚，上皮脚向下延伸，末端钝圆或较尖，上皮脚愈长则尖端愈细。上皮脚之间的真皮层乳头明显，并有轻度水肿以及淋巴细胞和少量浆细胞浸润。但上皮细胞层次排列整齐，保持极性，细胞大小和核形态、染色均正常。

二、临床表现

此病多发生于绝经后妇女，但亦可发生于生育年龄。外阴瘙痒是此病最主要症状，患者多难忍受。由于搔抓局部时刺激较大的神经纤维，可抑制瘙痒神经纤维反射，患者瘙痒可暂时得到缓解，但搔抓又可导致皮肤进一步损伤，从而触发新的瘙痒反应以致瘙痒更剧，形成恶性循环。外阴病损范围不一，主要累及大阴唇、阴唇间沟、阴蒂包皮、阴唇后联合等处，常呈对称性。早期病变较轻时，皮肤颜色呈暗红或粉红，角化过度部位则呈现白色。由于长期搔抓和摩擦，皮肤增厚似皮革，色素增加，皮肤纹理明显突出，皮嵴隆起，呈多数小多角性扁平丘疹，并群集成片，出现苔癣样变，故临床上亦称此病为慢性单纯性苔癣。由于局部潮湿、搔抓和摩擦的程度不同，以及对局部用药的反应不一，患者不同部位的病损形态亦有所差异，严重者可因搔抓引起表皮抓破、皲裂、溃疡。

三、诊断和鉴别诊断

除临床症状及体征外,本病主要依靠病理检查方能确诊。特别是确定不无不典型增生和癌变,病理检查更是唯一的确诊手段。如出现溃疡长期不愈,特别是有结节隆起时,应警惕局部癌变的可能应及早活检确诊。活检应在皲裂、溃疡、隆起、硬结或粗糙处取材,并应选择不同部位多点取材。为做到取材适当,可先用1%甲苯胺蓝(toluidine blue)涂抹病变皮肤,待白干后用1%醋酸液擦洗脱色。凡不脱色区表明该处有裸核存在,应在该处活检,较易发现不典型增生或早期癌变。若局部破损范围太大,应先治疗数日,待皮损大部愈合后,再选择活检部位以提高诊断准确率。鳞状上皮增生应与白癜风和外阴炎相鉴别。若外阴皮肤出现界限分明的发白区,但表现光滑润泽,质地完全正常,且无任何自觉症状者为白癜风;皮肤增厚、发白或发红,伴有瘙痒且阴道分泌物增多者,应首先排除念珠菌、滴虫感染所致阴道炎和外阴炎;外阴皮肤出现对称性发红、增厚,伴有严重瘙痒,但无阴道分泌物者应考虑糖尿病所致外阴炎的可能。

四、治疗

(一)一般治疗

应注意保持外阴部皮肤清洁干燥,禁用肥皂或其他刺激性药物擦洗,避免用手或器械搔抓患处。不食辛辣和过敏食物。衣着要宽大,忌穿不透气的化纤内裤以避免长时间局部潮湿而加重病变。凡精神较紧张,瘙痒症状明显以致失眠者,可加用镇静、安眠和抗过敏药物以加强疗效。

(二)药物治疗

治疗主要在于控制局部瘙痒。一般均主张采用皮质激素局部治疗。临床常用药物有0.025%氟轻松软膏,0.01%曲安奈德软膏或1%～2%氢化可的松软膏或霜剂等制剂,每日涂搽局部3～4次以缓解瘙痒症状。若长期连续使用高效皮质激素类药物,可导致局部皮肤萎缩;故当瘙痒基本控制后,即应停用高效皮质激素类制剂,改以作用较轻微的氢化可的松软膏每日1～2次继续治疗,连用6周。在局部涂药前可先用温水坐浴,每日2～3次,每次10～15 min,以暂时缓解瘙痒症状,并有利于药物的吸收。坐浴时切忌用毛巾揩擦患处,以免因机械性摩擦而加剧病损。即使瘙痒消失,患者不再搔抓,仍须经过较长时期后,增生变厚的皮肤才逐渐恢复正常,少数完全恢复正常的可能。恢复后镜下检查可见原有的组织病理变化消失。

(三)手术治疗

由于外阴鳞状上皮增生发生癌变的机会仅5%左右,且手术治疗后约50%的患者发生远期复发,故目前主张对此病应以药物治疗为主。手术治疗仅适用于:①已有恶变或恶变可能者。②长期药物治疗无效者。

如病灶极局限,可考虑行单纯病灶切除。但患者一般病变范围较广,多需行单纯外阴切除术。由于切除后形成瘢痕,常导致术后性交痛,故有人主张在手术的同时行皮片移植以减少瘢痕挛缩。术后应定期随访。复发部位多在切口周围,再次手术极有可能再度复发。

(四)激光治疗

一般采用CO_2激光或氦氖激光治疗,破坏深达2 mm的皮肤层即可消灭异常上皮组织和破坏真皮层内神经末梢,从而阻断瘙痒和搔抓所引起的恶性循环。激光治疗有精确、操作简易、破坏性较小、术后病发率低、愈合后瘢痕组织较少的优点,但远期复发率与手术切除相近。

(陈杏梅)

第十四章 外阴上皮内瘤变

上皮内瘤变指上皮层内细胞成熟不良、核异常及核分裂象增加。病变始于上皮基底层,严重时向上扩展,甚至占据上皮全层。女性生殖道鳞状上皮内瘤变包括外阴、阴道及宫颈处的鳞状上皮内变。临床上三者或二者常同时并存。

一、病理学诊断与分级

根据细胞成熟度、核异型性、成熟障碍以及有丝分裂的活性,上皮内瘤变分3级(图14-1):

Ⅰ级:即轻度不典型增生。上皮下1/3层细胞核增大,核质比例略增大,核染色稍加深,核分裂象少,细胞极性保存。

Ⅱ级:即中度不典型增生。上皮下2/3层细胞核明显增大,核质比例增大,核深染,核分裂象较多,细胞数量明显增多,细胞极性尚存。

Ⅲ级:即重度不典型增生,包括原位癌。病变细胞几乎占据上皮下大于2/3或全层,细胞核异常增大,核质比例显著增大,核形不规则,染色较深,核分裂象增多,细胞拥挤,排列紊乱,无极性。

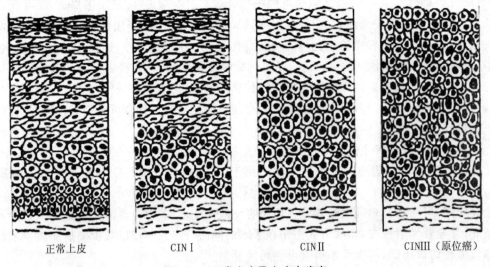

正常上皮　　　　　　CIN I　　　　　　　CIN II　　　　　CINIII(原位癌)

图14-1　正常上皮及上皮内瘤变

外阴鳞状上皮内瘤变(squamous vulvar intraepithelial neoplasia,VIN)局限于外阴表皮内,未发生向周围间质浸润及转移的癌前病变。多见于45岁左右妇女。近年来VIN发生率在性生活活跃的年轻妇女中有所增加,患者年龄也趋年轻化(<35岁)。约50%的VIN患者伴有其他部位的上皮内瘤变。年轻患者的VIN常自然消退,但60岁以上或伴有免疫抑制的年轻患者可能转变为浸润癌。

二、命名

VIN的命名一度比较混乱,曾被称为鲍文病(Bowen disease)、Queyrat增殖性红斑、单纯性原位癌。1986年ISSVD将其统一命名为VIN,并分为VIN Ⅰ、Ⅱ和Ⅲ。然而,随着对VIN病程认识的逐渐加深,VIN Ⅰ～Ⅲ的分级标准并不能很好地反映其自然病程发展。一方面,临床研究并无证据表明VIN在病程中也是经历由VIN Ⅰ至VIN Ⅲ的发展过程。

VIN Ⅰ多数为一种反应性改变或是人乳头瘤病毒(HPV)感染的影响,并无证据表明 VIN Ⅰ是一种癌前病变。另一方面,VIN Ⅰ的诊断在不同的病理学家之间重复性极差;VIN Ⅱ、VINⅢ的形态学变化的差异较能明确区分。此外,近来研究证实,VIN 也分为 HPV 感染相关型与 HPV 感染不相关型,它们在流行病学、临床表现、组织病理学以及分子生物学特性上均有所不同。因此,2004 年,ISSVD 对 VIN 分类定义进行了重新修正(表 14-1)。

表 14-1　外阴鳞状上皮内瘤变分类及特征(ISSVD,2004)

分类	特征	
	肉眼	镜下
普通型 VIN	皮肤病损界限清晰	
疣型 VIN	呈湿疣样外观	见挖空细胞、角化不全及角化过度细胞,上皮棘层肥厚,细胞异型性明显
基底细胞型 VIN	呈扁平样增生改变或非乳头瘤病变	上皮层增厚,表皮内见大量增值的、呈基底细胞样的未分化细胞从基底层向上扩展,挖空细胞少于疣型 VIN
混合型 VIN	兼有疣型和基底细胞型 VIN 两种表现	
分化型 VIN	与 HPV 感染无关	
	局部隆起、溃疡、疣状丘疹或过度角化斑片	细胞分化好,细胞异型性局限于上皮基底层基底细胞角化不良,表皮网脊内常有角蛋白形成
未分类型 VIN	其他不能归入普通型或分化型的 VIN	

2004 年 VIN 新的定义仅指高级别 VIN 病变(即原 VIN Ⅱ及 VIN Ⅲ)。依据病理形态学、生物学及临床特点将 VIN 分为两类。

1.普通型 VIN

与高危型 HPV 感染相关,多发生于年轻女性,超过 30% 的病例合并下生殖道其他部位瘤变(以 CIN 最常见),与外阴浸润性疣状癌及基底细胞癌有关。普通型 VIN 包括以下 3 种亚型:疣型 VIN、基底细胞型 VIN、混合型 VIN。

2.分化型 VIN

与 HPV 感染无关,病变在苔藓硬化基础上发生,形态主要为溃疡、疣状丘疹或过度角化斑片。多发生于绝经后女性,多不伴其他部位病变,与外阴角化性鳞状细胞癌有关。此外,外阴 Paget 病等其他不能归入上述两类的 VIN 病变归入未分类型 VIN。

三、病因

不完全清楚。DNA 检测发现 VIN 病变细胞 DNA 多为单倍体;利用显微分光光度计作多发性病灶 DNA 分析结果显示不同病灶起源于不同的干细胞(stem cell);大的融合病灶可起源于单一的干细胞或是不同散在病灶的融合。普通型 VIN 常与 HPV 感染相关,尤其与 HPV16 感染关系密切。p53 基因异常则可促进分化型 VIN 向鳞癌发展。其他的危险因素有性传播疾病、肛门-生殖道瘤变、免疫抑制以及吸烟等。

四、临床表现

VIN 的症状无特异性,多表现为外阴瘙痒、烧灼感、皮肤破损及溃疡,程度轻重不一。部分患者无症状。病变可发生于外阴任何部位,最常见于会阴、阴蒂周围及小阴唇,可累及肛周、尿道周围。病灶可表现为表皮隆起的丘疹、斑点、斑块或乳头状赘疣,单个或多个,融合或分散,呈灰白、粉红色、黑色素沉着,或者红白相间的片状,严重者可呈弥漫状覆盖整个外阴。通常,多中心病灶更常见于较年轻妇女(<40 岁者);绝经后妇女多为单发病灶。

五、诊断

确诊需依据病理学检查。对任何可疑病灶应做多点活组织病理检查。为排除浸润癌,取材时需根据病灶情况决定取材深度。为了提高活检阳性率:可采用局部涂抹 3%~5%醋酸或 1%甲苯胺蓝,阴道镜下观察外阴、会阴及肛周皮肤组织的血管情况,在血管不典型处取材。有条件者,应行阴道内 HPV 检测协助诊断。

六、治疗

治疗的目的在于消除病灶,缓解临床症状,预防 VIN 向恶性转化。选择治疗方案应综合考虑以下 3 个因素:①患者因素,包括年龄、症状、一般情况、手术并发症、随诊情况、心理状态等。②疾病有关因素。病灶的病理类型、大小、数量、位置、发生浸润的风险,病变是否侵犯黏膜及阴毛生长区。③治疗疗效,对于外阴外观、结构、功能的影响。

(一)局部药物治疗

可采用抗病毒、化疗、免疫治疗药物外阴病灶涂抹。例如:①1%西多福韦,广谱抗 DNA 病毒药物。②5%咪喹莫特。③5% 5-氟脲嘧啶软膏(5-FU)。④干扰素凝胶等。

(二)物理治疗

物理治疗对患者进行准确的评估,排除浸润癌。浸润癌高危者与溃疡者禁用。目前临床应用的物理治疗主要有激光汽化、激光切除、冷冻、电灼以及光动力学治疗。治疗后能保留外阴外观,尤其适用于累及小阴唇或阴蒂的病灶,多用作年轻患者病灶广泛时的辅助治疗。

(三)手术治疗

手术目的在于将病灶完全切除并对病灶进行彻底的组织病理学评定。术式包括:

1.局部扩大切除

适用于病灶局限者。外阴两侧的病灶切除范围应在病灶外 0.5~1.0 cm 处。手术时切除组织边缘需行冰冻切片以确定无残留病灶。若无病灶累及,可保留阴蒂及其正常功能。

2.外阴皮肤切除

适用于年轻患者。切除部分或全部外阴和会阴的皮肤,保留皮下组织,维持外阴形态,缺损区需大腿或臀部皮肤移植,该方法可较满意地维持外阴的结构和功能。

3.单纯外阴切除

适用于治疗老年、广泛性 VIN 病变患者,切除范围包括外阴皮肤及部分皮下组织,与根治性手术的区别在于其不需切除会阴筋膜。

综上所述,VIN 的治疗强调个体化。尽管 2004 年 ISSVD 提出 VIN 新分类已逐步应用于临床,但尚未有充足的临床研究用以评估、指导各分类的治疗。目前国内外均未提出针对 2004 年 VIN 新分类的治疗规范。但以下几点需要强调:①普通型 VIN 与 HPV 感染有关,70%~93%的普通型 VIN 中可检测到HPV,因此普通型 VIN 治疗中应注意 HPV 感染的检测、治疗、随诊。普通型 VIN 的临床表现及预后均好于分化型,通常局部扩大切除手术治疗效果基本满意。②分化型 VIN 不伴有 HPV 感染,基本上检测不到 HPV。其临床表现及预后与普通型 VIN 差异很大,其经常同时合并有外阴鳞癌。治疗前应仔细检查,除外浸润癌。③约 35%的 VIN 患者同时有阴道和子宫颈病变,故所有 VIN 患者均应行子宫颈刮片检查,并仔细检查阴道、子宫颈等。

七、预后

约 38%的 VIN 可自然消退,治疗后 VIN 的复发率为 10%~20%(多在未经治疗的部位)。其术后复发的高危因素包括高危型 HPV 感染、多发病灶、切缘阳性等。任何 VIN 均需进行长期随访:一般于治疗后 3 个月、6 个月各检查一次,此后每 6 个月检查一次,至少随访 5 年。

八、预防

避免不洁性生活,预防 HPV 感染,及时治疗外阴炎,避免吸烟,长期应用免疫抑制剂时注意外阴病变。

(陈杏梅)

第十五章 女性生殖系统肿瘤

第一节 子宫颈癌

子宫颈癌是我国最常见的女性生殖道恶性肿瘤,其发病率有明显的地区差异。在世界范围内,子宫颈癌发病率最高的地区是哥伦比亚,最低的是以色列。我国属于高发区,但不同的地区发病率也相差悬殊,其地区分布特点是高发区连接成片,从山西、内蒙、陕西,经湖北、湖南到江西,形成一个子宫颈癌的高发地带。农村高于城市,山区高于平原。随着近50年来国内外长期大面积普查普治及妇女保健工作的开展,子宫颈癌的发病率和死亡率均已明显下降,且晚期肿瘤的发生率明显下降,早期及癌前病变的发生率在上升。发病年龄以40~55岁为最多见,20岁以前少见。子宫颈癌以鳞状细胞癌为最多见,其次还有腺癌及鳞腺癌。少见病理类型还有神经内分泌癌、未分化癌、混合型上皮/间叶肿瘤、黑色素瘤、淋巴瘤等。

一、子宫颈鳞状细胞癌

子宫颈恶性肿瘤中70%~90%左右为鳞状细胞癌。多发生于子宫颈鳞状上皮细胞和柱状上皮细胞交界的移行区。子宫颈鳞状细胞癌又有疣状鳞癌及乳头状鳞癌等亚型。

（一）病因

子宫颈癌病因至今比较明确的是与人乳头瘤病毒感染有关。HPV在自然界广泛存在,主要侵犯人的皮肤和黏膜,导致不同程度的增生性病变。目前鉴定出的HPV种类130余种亚型,大约有40种与肛门生殖道感染有关。根据其在子宫颈癌发生中的危险性不同,可将HPV分为2类:高危型HPV,包括16、18、31、33、35、39、45、51、52、56、58、59、68、73、82,此种类型通常与子宫颈高度病变和子宫颈癌的发生相关,如HPV16、18型常常在子宫颈癌中检测到。而我国还包括33、31、58及52型。低危型HPV,包括6、11、40、42、43、44、54、61、70、72、81、88、CP6108型等,常常在良性或子宫颈低度病变中检测到,而很少存在于癌灶中,如HPV6、11型与外生殖器和肛周区域的外生型湿疣关系密切。目前还有3型疑似高危型:26、53和66型。

已有大量研究证实HPV阴性者几乎不会发生子宫颈癌(子宫颈微偏腺癌、透明细胞癌除外)。因此,检测HPV感染是子宫颈癌的一种重要的辅助筛查手段。

但以往资料也显示,子宫颈癌的发生可能也与下列因素有关:①早婚、早育、多产。②性生活紊乱、性卫生不良。③子宫颈裂伤、外翻、糜烂及慢性炎症的长期刺激。④其他病毒:疱疹病毒Ⅱ型(HSV-Ⅱ及人巨细胞病毒(HCMV)等感染。⑤有高危的性伴侣:性伴侣有多种性病、性伴侣又有多个性伴、性伴侣患有阴茎癌、性伴侣的前任妻子患有子宫颈癌等。⑥吸烟者。⑦社会经济地位低下、从事重体力劳动者。

（二）病理特点

1.组织发生

子宫颈鳞状细胞癌的好发部位为子宫颈阴道部鳞状上皮与子宫颈管柱状上皮交界部,即移行带。在子宫颈移行带形成过程中,其表面被覆的柱状上皮可通过鳞状上皮化生或鳞状上皮化被鳞状上皮所代替。此时,如有某些外来致癌物质刺激或HPV高危亚型的持续感染存在等,使移行带区近柱状上皮活跃的未成熟储备细胞或化生的鳞状上皮,向细胞的不典型方向发展,形成子宫颈上皮内瘤变,并继续发展为镜下早期浸润癌和浸润癌。这一过程绝大多数是逐渐的、缓慢的,但也可能有少数患者不经过原位癌而于短期内直接发展为浸润癌。

2.病理表现

1)根据癌细胞的分化程度分为3种类型。①高分化鳞癌(角化性大细胞型,Ⅰ级):癌细胞大,高度多形性。有明显的角化珠形成,可见细胞间桥,癌细胞异型性较轻,核分裂较少,或无核分裂。②中分化鳞癌(非角化性大细胞型,Ⅱ级):癌细胞大,多形性,细胞异型性明显,核深染,不规则,核浆比例失常,核分裂较多见,细胞间桥不明显,无或有少量角化珠,可有单个的角化不良细胞。③低分化鳞癌(小细胞型,Ⅲ级):含有小的原始细胞,核深染,含粗颗粒。癌细胞大小均匀,核浆比例更高。无角化珠形成,亦无细胞间桥存在,偶可找到散在的角化不良的细胞。细胞异型性明显,核分裂象多见。此型常需利用免疫组化及电镜来鉴别。

2)根据肿瘤生长的方式及形态,子宫颈鳞癌大体标本可分为以下四种。

(1)外生型:最常见,累及阴道。①糜烂型:子宫颈外形清晰,肉眼未见肿瘤,子宫颈表面可见不规则糜烂,程度不一,多呈粗糙颗粒性,质地较硬,容易接触性出血,此种类型多见于早期子宫颈癌。②结节型:肿瘤从子宫颈外口向子宫颈表面生长,多个结节融合形成团块状,有明显的突起,常有深浅不一的溃疡形成。肿瘤质地较硬、脆,触诊时出血明显。③菜花型:为典型外生型肿瘤。癌肿生长类似菜花样,自子宫颈向阴道内生长。此型瘤体较大,质地较脆、血液循环丰富、接触性出血明显,常伴有感染和坏死灶存在。因向外生长,故较少侵犯宫旁组织,预后相对好。

(2)内生型:癌灶向子宫颈邻近组织浸润,子宫颈表面光滑或仅有柱状上皮异位,子宫颈肥大质硬呈桶装,常累及宫旁组织。

(3)溃疡型:内生型和乳头型,肿瘤向子宫颈管侵蚀性生长,形成溃疡或空洞,状如火山口。有时整个子宫颈穹隆组织及阴道溃烂而完全消失,边缘不整齐。组织坏死、分泌物恶臭、排液、癌瘤组织硬脆。此型多见于体型消瘦、体质虚弱、一般情况差的患者。

(4)颈管型:癌灶发生于颈管内,常侵及子宫颈管及子宫峡部供血层及转移至盆腔淋巴结。

一般内生型子宫颈癌血管、淋巴结转移及宫旁和宫体受侵较多见,外生型侵犯宫体较少。

3.根据癌灶浸润的深浅分类

(1)原位癌:见子宫颈上皮内瘤变。

(2)微小浸润癌:在原位癌的基础上,镜下发现癌细胞小团似泪滴状甚至锯齿状出芽穿破基底膜,或进而出现膨胀性间质浸润,但深度不超过5mm,宽不超过7mm,且无癌灶互相融合现象,浸润间质。

(3)浸润癌:癌组织浸润间质的深度超过5mm,宽度超过7mm或在淋巴管、血管中发现癌栓。

(三)转移途径

1.直接蔓延

最常见。向下侵犯阴道,向上可累及子宫峡部及宫体,向两侧扩散到子宫颈旁组织,主、骶韧带,压迫输尿管并侵犯阴道旁组织,晚期向前后可侵犯膀胱和直肠,形成膀胱阴道瘘或直肠阴道瘘。

2.淋巴转移

这是子宫颈癌转移的主要途径,转移率与临床期别有关。最初受累的淋巴结有宫旁、子宫颈旁、闭孔、髂内、髂外、髂总、骶前淋巴结,称一级组淋巴结转移。继而受累的淋巴结有腹主动脉旁淋巴结和腹股沟深浅淋巴结,称为二级组淋巴结转移。晚期还可出现左锁骨上淋巴结转移。

3.血行转移

较少见,多发生在癌症晚期。主要转移部位有肺、肝、骨骼等处。

(四)临床分期

子宫颈癌临床分期目前采用的是国际妇产科联盟(FIGO,2009年)的临床分期标准。

1.子宫颈癌临床分期

Ⅰ期:癌已侵犯间质,但局限于子宫颈。①ⅠA期:镜下早期浸润,即肉眼未见病变,用显微镜检查方能做出诊断。间质的浸润<5mm,宽度≤7mm,无脉管的浸润。ⅠA1 期,显微镜下可测量的微灶间质浸润癌。其间质浸润深度≤3mm,水平扩散≤7mm。ⅠA2 期,显微镜下可测量的微小癌,其浸润间质的深度>3mm 但≤5mm,水平扩散≤7mm。②ⅠB 期,临床病变局限在子宫颈,或病灶超过ⅠA 期。ⅠB1 期,临床病变局限在子宫颈,癌灶≤4cm。ⅠB2 期,临床病变局限在子宫颈,癌灶>4cm。

Ⅱ期:癌灶超过子宫颈,但阴道浸润未达下 1/3,宫旁浸润未达骨盆壁。①ⅡA 期:癌累及阴道为主,但未达 1/3;无明显宫旁浸润。ⅡA1,临床可见癌灶,≤4cm;ⅡA2,临床可见癌灶,>4cm。②ⅡB 期:癌浸润宫旁为主,未达盆壁。

Ⅲ期:癌侵犯阴道下 1/3 或延及盆壁。有肾盂积水或肾无功能者,均列入Ⅲ期,但非癌所致的肾盂积水或肾无功能者除外。①ⅢA 期:宫旁浸润未达盆壁,但侵犯阴道下 1/3。②ⅢB 期:宫旁浸润已达盆壁,癌瘤与盆壁间无空隙,或引起肾盂积水或肾无功能。

Ⅳ期:癌扩展超出真骨盆或临床侵犯膀胱和(或)直肠黏膜。①ⅣA 期:癌肿侵犯膀胱或(和)直肠黏膜等邻近器官。②ⅣB 期:癌肿浸润超出真骨盆,有远处器官转移。

2.分期注意事项

(1)ⅠA 期应包括最小的间质浸润及可测量的微小癌;ⅠA1 及ⅠA2 均为显微镜下的诊断,非肉眼可见。

(2)静脉和淋巴管等脉管区域受累,宫体扩散和淋巴结受累均不参与分期。

(3)检查宫旁组织增厚并非一定是癌性浸润所致,可由于炎性增厚;只有宫旁组织结节性增厚、弹性差、硬韧未达盆壁者才能诊断为ⅡB 期,达盆壁者诊断为ⅢB 期。

(4)癌性输尿管狭窄而产生的肾盂积水或肾无功能时,无论其他检查是否仅Ⅰ或Ⅱ期,均应定为Ⅲ期。

(5)仅有膀胱泡样水肿者不能列为Ⅳ期而为Ⅲ期。必须膀胱冲洗液有恶性细胞时,需病理证实有膀胱黏膜下浸润,方可诊断为Ⅳ期。

(五)诊断

子宫颈癌在出现典型症状和体征后,一般已为浸润癌,诊断多无困难,活组织病理检查可确诊。但早期子宫颈癌及癌前病变往往无症状,体征也不明显,目前国内外均主张使用三阶梯检查法来进行子宫颈病变和子宫颈癌的筛查/检查,从而尽早发现癌前病变和早期癌,同时减少漏诊的发生。

1.症状

(1)无症状:微小浸润癌一般无症状,多在普查中发现。

(2)阴道出血:ⅠB 期后,癌肿侵及间质内血管,开始出现阴道出血,最初表现为少量血性白带或性交后、双合诊检查后少量出血,称接触性出血。也可能有经间期或绝经后少量不规则出血。晚期癌灶较大时则表现为多量出血,甚至因较大血管被侵蚀而引起致命大出血。

(3)排液、腐臭味:阴道排液,最初量不多,呈白色或淡黄色,无臭味。随着癌组织破溃和继发感染,阴道可排出大量米汤样、脓性或脓血性液体,常伴有蛋白质腐败样的恶臭味。

(4)疼痛:晚期癌子宫颈旁组织有浸润,常累及闭孔神经、腰骶神经等,可出现严重持续的腰骶部或下肢疼痛。癌瘤压迫髂血管或髂淋巴,可引起回流受阻,出现下肢肿胀疼痛。癌肿压迫输尿管,引起输尿管及肾盂积水,则伴有腰部胀痛不适。

(5)水肿:癌症晚期肿瘤压迫髂淋巴或髂内、髂外动静脉引起血流障碍,发生下肢水肿、外阴水肿、腹壁水肿等。末期营养障碍也可能发生全身水肿。

(6)邻近器官转移。①膀胱:晚期癌侵犯膀胱,可引起尿频、尿痛或血尿。双侧输尿管受压,可出现无尿,排尿异常及尿毒症。癌浸润穿透膀胱壁,可发生膀胱阴道瘘。②直肠:癌肿压迫或侵犯直肠,常有里急后重、便血或排便困难,严重者可发生肠梗阻及直肠阴道瘘。

(7)远处器官转移:晚期子宫颈癌可通过血行转移发生远处器官转移。最常见肺脏、骨骼及肝脏等器官的转移。①肺转移:患者出现咳嗽、血痰、胸痛、背痛、胸水等。②骨骼转移:常见于腰椎、胸椎、耻骨等,有腰背痛及肢体痛发生,病灶侵犯或压迫脊髓,可引起肢体感觉及运动障碍。③肝脏转移:早期可不表现,晚期则出现黄疸、腹水及肝区痛等表现。

2.体征

早期子宫颈癌子宫颈的外观和质地可无异常,或仅见不同程度的糜烂。子宫颈浸润癌外观上可见糜烂、菜花、结节及溃疡,有时子宫颈肿大变硬呈桶状。妇科检查除注意子宫颈情况外,还应注意穹隆及阴道是否被侵犯,子宫是否受累。要注意子宫大小、质地、活动度、宫旁有无肿物及压痛。

3.辅助检查

(1)子宫颈细胞学检查。传统涂片巴氏染色,结果分为5级:Ⅰ级为正常的阴道上皮细胞涂片,不需特殊处理。Ⅱ级为炎症。现多将Ⅱ级再分为Ⅱa和Ⅱb级。Ⅱa级细胞为炎症变化,Ⅱb级细胞有核异质的不典型改变。对Ⅱ级特别是Ⅱb级应先给予抗感染治疗,4～6周后行涂片检查追访。如持续异常,应行阴道镜检查或阴道镜下定位活组织检查。Ⅲ、Ⅳ、Ⅴ级分别为可疑癌、高度可疑癌及癌。对Ⅲ级以上的涂片,应立即重复涂片,并做进一步检查,如阴道镜检查、碘试验、活组织检查等。目前即使是传统涂片,也主张采用TBS描述性诊断法进行报告。TBS描述性诊断法包括:①良性细胞改变。a.感染:滴虫性阴道炎;真菌形态符合念珠菌属;球杆菌占优势,形态符合阴道变异菌群(阴道嗜血杆菌);杆菌形态符合放线菌属;细胞改变与单纯疱疹病毒有关;其他。b.反应性改变:与下列因素有关——炎症(包括不典型修复);萎缩性阴道炎;放射治疗;宫内避孕器(IUD);其他。②上皮细胞改变。a.鳞状上皮细胞:无明确诊断意义的非典型鳞状细胞(ASCUS);低度鳞状上皮内病变(LSIL):HPV感染、CINⅠ;高度鳞状上皮内病变(HSIL):原位癌、CINⅡ、CINⅢ;鳞状上皮细胞癌。b.腺上皮细胞:宫内膜细胞(良性,绝经后)、无明确诊断意义的非典型腺上皮(AGUS)、子宫颈腺癌、宫内膜腺癌、宫外腺癌、腺癌。c.其他恶性新生物。

(2)碘试验:称席勒(Schiller)或卢戈(Lugol)试验。将2%的溶液涂在子宫颈和阴道壁上,观察其着色。正常子宫颈鳞状上皮含糖原,与碘结合后呈深赤褐色或深棕色。子宫颈炎或子宫颈癌的鳞状上皮及不成熟的化生上皮不含或缺乏糖原而不着色,碘试验主要用于子宫颈细胞学检查可疑癌又无阴道镜的条件下时识别子宫颈病变的危险区,确定活检的部位,了解阴道有无癌浸润。

(3)阴道镜检查:是一种简便有效的了解子宫颈及阴道有无病变的方法。当子宫颈防癌涂片可疑或阳性,而肉眼不能见到子宫颈上皮及毛细血管异常,通过阴道镜的放大作用则可明确其形态变化,可根据形态异常部位活组织检查,以提高活检的准确率,常作为子宫颈细胞学检查异常,组织病理学检查时确定活检部位的检查方法。并可定期追踪观察CIN治疗后的变化。但阴道镜无法观察子宫颈管内疾病。

(4)人乳头瘤病毒(HPV)检测:鉴于人乳头瘤病毒感染与子宫颈癌的直接关系,近年来常用检测子宫颈细胞内HPV-DNA,对细胞学ASG-US以上的人群进行分流,对子宫颈癌进行辅助诊断。子宫颈涂片检查呈阴性或可疑者,如HPV-DNA阳性,重新复查涂片或再次取材可降低子宫颈涂片的假阴性率。因为细胞学对残留病变的敏感性为70%,HPV为90%。但HPV阴性者意义更大。同时HPV的分型检测对于临床上追踪HPV的持续感染、CIN及子宫颈癌的治疗后追踪评价、疫苗注射前的感染与否的知晓均有意义。

(5)子宫颈和颈管活组织检查及子宫颈管内膜刮取术:是确诊CIN和子宫颈癌最可靠和不可缺少的方法。一般无阴道镜时应在子宫颈鳞—柱交界部的3,6,9,12点四处取活检;有阴道镜时可在碘试验不着色区,醋白试验明显异常区,上皮及血管异常区或肉眼观察的可疑癌变部位取多处组织,各块组织分瓶标清楚位置送病理检查。除做子宫颈活组织检查外,怀疑腺癌时还应用刮匙做子宫颈管搔刮术,特别是子宫颈刮片细胞学检查为Ⅲ级或Ⅲ级以上而子宫颈活检为阴性时,以确定颈管内有无肿瘤或子宫颈癌是否已侵犯颈管尤为重要。

(6)子宫颈锥形切除术:在广泛应用阴道镜以前,绝大部分阴道涂片检查呈异常的患者,都行子宫颈锥切术作为辅助诊断的方法,以排除子宫颈浸润癌。目前阴道镜下多点活检结合颈管诊刮术已代替了许多锥切术。但在下列情况下应用锥切:①子宫颈细胞学检查多次为阳性,而子宫颈活检及颈管内膜刮取术为阴性时。②细胞学检查与阴道镜检查或颈管内膜刮取术结果不符。③活检诊断为子宫颈原位癌或微灶型浸润癌,但不能完全除外浸润癌。④级别高的CIN病变超出阴道镜检查的范围,延伸到颈管内。⑤临床怀疑早期腺癌,细胞学检查阴性,阴道镜检查未发现明显异常时。做子宫颈锥切时应注意:手术前要避免做过多的阴道和子宫颈准备,以免破坏子宫颈上皮;尽量用冷刀不用电刀,锥切范围高度在癌灶外0.5cm,锥高延伸至颈管2~2.5cm应包括阴道镜下确定的异常部位、颈管的异常上皮。怀疑鳞癌时,重点为子宫颈外口的鳞柱状细胞交界处及阴道镜检查的异常范围;怀疑为腺癌时,子宫颈管应切达子宫颈管内口处。

(7)子宫颈环形电切术(LEEP)及移形带大的环状切除术(LLETZ):为一种新的单较为成熟的CIN及早期浸润癌的诊断及治疗方法。常用于:①不满意的阴道镜检查。②颈管内膜切除术阳性。③细胞学和颈管活检不一致。④子宫颈的高等级病变(CINⅡ~Ⅲ)。此种方法具有一定的热损伤作用,应切除范围在病灶外0.5~1.0cm,方不影响早期浸润癌的诊断。

(8)其他:当子宫颈癌诊断确定后,根据具体情况,可进行肺摄片、B型超声检查、膀胱镜、直肠镜检查及静脉肾盂造影等检查,以确定子宫颈癌的临床分期。视情况可行MRI、CT、PET-CT、骨扫描等检查。

(六)鉴别诊断

1.子宫颈良性病变

子宫颈糜烂和子宫颈息肉、子宫颈子宫内膜异位症。可出现接触性出血和白带增多,外观有时与子宫颈癌难以鉴别,应做子宫颈涂片或取活体组织进行病理检查。

2.子宫颈良性肿瘤

子宫黏膜下肌瘤、子宫颈管肌瘤、子宫颈乳头瘤等。表面如有感染坏死,有时可误诊为子宫颈癌。但肌瘤多为球形,来自颈管或宫腔,常有蒂,质硬,且可见正常的子宫颈包绕肌瘤、或肌瘤的蒂部。

3.子宫颈恶性肿瘤

原发性恶性黑色素瘤、肉瘤及淋巴瘤、转移性癌。

(七)治疗

子宫颈癌的治疗方法主要是放射及手术治疗或两者联合应用。近年来随着抗癌药物的发展,化疗已成为常用的辅助治疗方法,尤其在晚期癌及转移癌患者。其他还有免疫治疗、中医中药治疗等。

对患者选择放疗还是手术,应根据子宫颈癌的临床分期、病理类型、患者年龄、全身健康状况、患者意愿以及治疗单位的设备条件和技术水平等而定。一般早期鳞癌如Ⅰ期~Ⅱa期,多采用手术治疗,Ⅱb期以上多用放疗。早期病例放疗与手术治疗的效果几乎相同。手术治疗的优点是早期病例一次手术就能完全清除病灶,治疗期短,对年轻患者既可保留正常卵巢功能又可保留正常性交能力。其缺点是手术范围大,创伤多,术时、术后可能发生严重并发症。放射治疗的优点是适合于各期患者,缺点是病灶旁可造成正常组织的永久性损伤以及发生继发性肿瘤。

1.放射治疗

放射治疗是治疗子宫颈癌的主要方法,适用于各期。早期病例以腔内放疗为主,体外照射为辅;晚期病例以体外照射为主,腔内放疗为辅。腔内照射的目的是控制局部病灶。体外照射则用于治疗盆腔淋巴结及子宫颈旁组织等转移灶。腔内照射的放射源主要有^{60}钴、^{137}铯、^{192}铱。现已采用后装技术,既保证放射位置准确,又可减轻直肠、膀胱的反应,提高治疗效果,同时也解决了医务人员的防护问题。体外照射目前已用直线加速器、高LET射线、快中子、质子、负π介子等射线。低剂量率照射时A点(相当于输尿管和子宫动脉在子宫颈内口水平交叉处)给70~80Gy/10d。高剂量率在早期患者A点给50Gy/5w(宫腔25Gy,穹隆25Gy)。晚期患者A点给40Gy/4w(宫腔17.5Gy,穹隆22.5Gy)。体外照射,早期患者给予两侧骨盆中部剂量为40~45Gy,晚期患者全盆腔照射30Gy左右,以后小野照射至骨盆中部剂量达50~55Gy。

(1)选择放射治疗应考虑的因素:①既往有剖腹手术史、腹膜炎、附件炎史,可能有肠管粘连、肠管与腹膜的粘连及肠管与附件的粘连;进行大剂量的放疗时易损伤膀胱及肠管。②阴道狭窄者行腔内治疗时,直肠及膀胱的受量增大。③内脏下垂者,下垂的内脏有被照射的危险。④放射耐受不良的患者,能手术时尽量手术治疗。⑤残端癌患者子宫颈变短,膀胱和直肠与子宫颈部接近,有与膀胱、直肠粘连的可能,使邻近器官受量大,且由于既往的手术改变了子宫颈部的血流分布,使放射敏感性降低。

(2)放射治疗的时机。①术前照射:在手术前进行的放射治疗为术前照射。术前照射的目的为:使手术困难的肿瘤缩小，以利手术；如Ⅰb2期肿瘤；减少肿瘤细胞的活性，防止手术中挤压造成游离的肿瘤细胞发生转移；手术野残存的微小病灶放疗后灭活，可防止术后复发。术前照射一般取放射剂量的半量，术前照射一般不良反应较大，常造成术中困难、术后创伤组织复原困难。②术中照射：即在开腹手术中，术中对准病灶部位进行放射。这是近些年来出现的一种新的、较为理想的治疗方式。③术后照射：对术后疑有癌残存及淋巴清扫不彻底者应进行术后补充治疗。术后照射的适应证：盆腔淋巴结阳性者；宫旁有浸润、切缘有病灶者；子宫颈原发病灶大或有脉管癌栓者；阴道切除不足者。术后照射的原则：为体外照射。应根据术者术中的情况进行全盆腔或中央挡铅进行盆腔四野照射，总的肿瘤剂量可达45～50Gy。

（3）放射治疗后并发症。①丧失内分泌功能：完全采用放射治疗，使卵巢功能丧失。造成性功能减退、性欲下降。若手术后保留卵巢者，则应游离悬吊双卵巢，并放置标志物，使体外照射治疗时可保留双卵巢功能。②放射性炎症使器官功能受损，包括阴道狭窄及闭锁：放射治疗后阴道上端及阴道旁组织弹性发生变化，黏膜变薄、充血、干燥、易裂伤，甚至上段粘连发生闭锁；放射性膀胱炎：治疗期间可发生较严重的急性膀胱炎，出现尿频、尿急、尿痛、血尿等表现；远期可出现慢性膀胱炎的表现；放射性肠炎：可表现为腹痛、顽固性腹泻、营养不良等表现；骨髓抑制：放射性治疗可造成骨髓抑制，白细胞降低、贫血及出血倾向。③放射治疗后可引发远期癌症：如卵巢癌、结肠癌、膀胱癌及白血病。

2.手术治疗

（1）手术适应证：手术治疗是早期子宫颈浸润癌的主要治疗方法之一。其适应证原则上限于Ⅰ期及Ⅱb期以下的病例，特别情况应当另行考虑。患者年轻、卵巢无病变、为鳞状细胞癌，可以保留卵巢。

（2）禁忌证：患者体质不良，过于瘦弱；过于肥胖，对极度肥胖的患者选择手术时应慎重；伴有严重心、肺、肝、肾等内科疾病不能耐受手术者，不宜行手术治疗；对70岁以上有明显内科并发症的高龄患者尽量采用放射治疗。

（3）不同期别的手术范围。①ⅠA1期：行扩大筋膜外全子宫切除术。本手术按一般筋膜外全子宫切除术进行。阴道壁需切除0.5～1.0cm。②ⅠA2期：行次广泛全子宫切除术。本术式需切除的范围为全子宫切除合并切除宫旁组织1.5～2cm，宫骶韧带2.0cm，阴道壁需切除1.5～2.0cm。手术时必须游离输尿管内侧，将其推向外侧。游离输尿管时必须保留其营养血管。同时应行盆腔淋巴结切除术。③ⅠB～ⅡA期：行广泛性全子宫切除术及盆腔淋巴结清扫。对于年轻、鳞癌患者应考虑保留附件。切除子宫时必须打开膀胱侧窝、隧道及直肠侧窝，游离输尿管，并将子宫的前后及两侧韧带及结缔组织分离和切断，主韧带周围的脂肪组织亦需切除。切除主韧带的多少可以根据病灶浸润范围决定，至少要在癌灶边缘以外2.5cm以上，一般切除的宫旁组织及主韧带应在3.0cm以上，有时甚至沿盆壁切除之。阴道上段有侵犯时，应切除病灶达外缘1.0cm以上。需清除的盆腔淋巴结为髂总、髂内、髂外、腹股沟深、闭孔及子宫旁等淋巴结，必要时需清除腹主动脉旁、骶前等淋巴结。

此外，有人主张对Ⅱb期及部分Ⅲb期病例行超子宫根治术，即将主韧带从其盆壁附着的根部切除；对Ⅳa期年轻、全身一般情况好的病例行盆腔脏器切除术。但这些手术范围广，创伤大，手术后并发症多，即使有条件的大医院也需慎重考虑。

（4）手术后常见并发症及其防治。

膀胱功能障碍：子宫颈癌行广泛性全子宫切除术由于术中必须游离输尿管、分离下推膀胱，处理子宫各韧带，切除组织较多，常易损伤支配膀胱的副交感神经，引起术后膀胱逼尿肌功能减弱，影响膀胱功能，导致排尿困难、尿潴留、尿路感染。为减少此并发症，术中处理宫骶韧带及主韧带时应尽量保留盆腔神经丛及其分支；分离膀胱侧窝及直肠时尽量减少神经纤维的损伤，保留膀胱上、下动脉及神经节；手术操作要轻柔，止血细致。术后认真护理，防止继发感染。常规保留尿管14日，后2天尿管要定时开放，做膀胱操，每2～3小时开放半小时，促进膀胱舒缩功能的恢复。拔除尿管后，做好患者思想工作，消除其顾虑和紧张情绪，让患者试行排尿。如能自解，需测残余尿，以了解排尿功能。如残余尿<100mL，则认为膀胱功能已基本恢复，不必再保留尿管；如剩余尿>120mL，则需继续保留尿管，并可做下腹热敷、耻上封闭、针灸、超声、理疗等促进膀胱功能恢复。同时应注意外阴清洁，给抗生素预防感染。

输尿管瘘:术中游离输尿管时,易损伤输尿管鞘或影响其局部血循环,加之术后继发感染、粘连、排尿不畅等,可使输尿管壁局部损伤处或血供障碍处发生坏死、脱落,形成输尿管瘘。输尿管瘘最常发生于术后1～3周。为防止输尿管瘘的形成,应提高手术技巧,术中尽量保留输尿管的外鞘及营养血管,术后预防盆腔感染。如术中发现输尿管损伤,应立即进行修补,多能愈合。术后发生输尿管瘘,可在膀胱镜下试行瘘侧插入输尿管导管,一般保留2～3周可自愈。若导管通不过修补口,则需行肾盂造瘘,之后行吻合术,修补性手术应在损伤发现后3～6个月进行。

盆腔淋巴囊肿:行盆腔淋巴结清扫术后,腹膜后留有死腔,回流的淋巴液滞留在腹膜后形成囊肿,即盆腔淋巴囊肿。常于术后一周左右在下腹部腹股沟上方或其下方单侧或双侧触及卵圆形囊肿,可有轻压痛。一般可在1～2个月内自行吸收。也可用大黄、芒硝局敷或热敷可消肿,促进淋巴液吸收。如囊肿较大有压迫症状或继发感染,应用广谱抗生素,或行腹膜外切开引流术。

盆腔感染:因手术范围大,时间长,剥离创面多,渗血、渗出液聚积等,易发生盆腔感染。若抗生素应用无效,且有脓肿形成,宜切开引流。术中若在双侧闭孔窝部位放置橡皮条经阴道断端向阴道外引流,可减少盆腔感染的发生。

3.手术前后放射治疗

对Ⅰb2期菜花型、年轻Ⅱb期患者,最好在术前先给半量放射治疗,以缩小局部肿瘤,使手术易于进行,减低癌瘤的活力,避免手术时的扩散,减少局部复发的机会。放疗结束后应在4～6周内手术。术后放疗适用于术中发现有盆腔淋巴结有癌转移、宫旁组织癌转移、手术切缘有癌细胞残留者,以提高术后疗效。

4.化学治疗

手术及放射治疗对于早期子宫颈癌的疗效均佳,但是对中晚期、低分化病例的疗效均不理想。近30年来随着抗癌药物的不断问世,使晚期病例在多药联合治疗、不同途径给药等综合治疗下生存期有所延长。作为肿瘤综合治疗的一种手段,化学治疗本身具有一定疗效;同时对于放疗有一定的增敏作用。子宫颈癌的化疗主要用于下述三个方面:①对复发、转移癌的姑息治疗。②对局部巨大肿瘤患者术前或放疗前的辅助治疗。③对早期但有不良预后因素患者的术后或放疗中的辅助治疗。

化疗与手术或放疗并用,综合治疗的意义在于:杀灭术野或照射野以外的癌灶;杀灭术野内的残存病灶或照射野内的放射线抵抗性癌灶;使不能手术的大癌灶缩小,提高手术切除率;增加放射敏感性。

(1)常用单一化学治疗用药:顺铂(DDP)、博莱霉素(BLM)、异环磷酰胺(IFO)、氟尿嘧啶(5-FU)、环磷酰胺(CTX)、阿霉素(ADM)、氨甲蝶呤(MTX)等效果较好。如顺铂 $20～50mg/m^2$,静滴,每3周为一周期;其单药反应率在6%～25%之间。

(2)联合静脉全身化疗常用的方案有:①博莱霉素 $10mg/m^2$,肌注,每周1次,每3周重复。②长春新碱 $1.5mg/m^2$,静滴,第1天,每10天重复。顺铂 $50～60mg/m^2$,静滴,第1天,4周内完成3次。③异环磷酰胺 $5g/m^2$ 静滴。卡铂 $300mg/m^2$ (AUC=4.5)静滴,每4周重复。④顺铂 $60mg/m^2$,静滴,第1天。长春瑞滨 $25mg/m^2$ 静滴,第1天,每3周重复。博莱霉素15mg,静滴,第1,8,15天。

(3)动脉插管化疗:采用区域性动脉插管灌注化疗药物,可以提高肿瘤内部的药物浓度,使肿瘤缩小,增加手术机会;在控制盆腔肿瘤的同时又可减少对免疫系统的影响,因而可以提高疗效。所使用的药物与全身化疗所使用的药物相同,但可根据所具有的条件采用不同的途径给药,如髂内动脉插管、腹壁下动脉插管、子宫动脉插管等,在插管化疗的同时还可加用暂时性动脉栓塞来延长药物的作用时间。常采用的化疗方案为:①顺铂 $70mg/m^2$,博莱霉素15mg,长春瑞滨 $25mg/m^2$ 。3～4周重复。动脉注射,一次推注。②顺铂 $70mg/m^2$,吡柔比星 $40mg/m^2$,长春瑞滨 $25mg/m^2$ 。3～4周重复。动脉注射,一次推注。③顺铂 $70mg/m^2$,阿霉素 $25～50mg/m^2$,环磷酰胺 $600mg/m^2$ 。3～4周重复,动脉注射,一次推注。静脉注射,分两次入小壶

(八)预后

子宫颈癌的预后与临床期别、有无淋巴结转移、肿瘤分级等的关系最密切。临床期别高、组织细胞分化差、淋巴结阳性为危险因素。据FIGO资料,子宫颈癌的5年存活率Ⅰ期为85%,Ⅱ期为60%,Ⅲ期为

30%，Ⅳ期为 10%。国内中国医科院肿瘤医院放射治疗的 5 年生存率：Ⅰ期 95.6%，Ⅱ期 82.7%，Ⅲ期 26.6%；手术治疗的 5 年生存率：Ⅰ期 95.6%，Ⅱ期 68.7%。子宫颈癌的主要死亡原因是肿瘤压迫双侧输尿管造成的尿毒症，肿瘤侵蚀血管引起的大出血以及感染、恶病质等。

二、子宫颈腺癌

子宫颈腺癌较子宫颈鳞癌少见，约占子宫颈浸润癌的 5%～15%。近年来发病率有上升趋势。发病平均年龄为 54 岁，略高于子宫颈鳞状细胞癌。但 20 岁以下妇女的子宫颈癌以腺癌居多。子宫颈腺癌的发病原因仍不清楚，但一般认为与子宫颈鳞癌病因不同。腺癌的发生与性生活及分娩无关，而可能与性激素失衡，服用外源性雌激素及 HPV18 型感染及其他病毒的感染有关。

（一）病理特点

1.子宫颈腺癌大体形态

在早期微浸润癌时，子宫颈表面可光滑或呈糜烂、息肉、乳头状。当子宫颈浸润到颈管壁、病灶大到一定程度时，颈管扩大使整个子宫颈呈现为"桶状宫颈"，子宫颈表面光滑或轻度糜烂，但整个子宫颈质硬。外生型者可呈息肉状、结节状、乳头状、菜花状等。

2.子宫颈腺癌组织学类型

目前尚无统一的病理学分类标准。但以子宫颈管内膜腺癌最常见。其组织形态多种多样，常见者为腺性，其次为黏液性。高度分化的腺癌有时与腺瘤样增生很难区别，而分化不良的腺癌有时则极似分化很差的鳞状细胞癌。腺癌中含有鳞状化生的良性上皮，称为腺棘皮癌。如鳞状上皮有重度间变，称为腺鳞癌。黏液性腺癌的特征是产生黏液，根据细胞的分化程度分为高、中、低分化。子宫颈腺癌中还有几种特殊组织起源的腺癌，如子宫颈透明细胞癌（起源于残留的副中肾管上皮）、子宫颈中肾癌（起源于残留的中肾管）、浆液乳头状腺癌、未分化腺癌、微偏腺癌（黏液性腺癌中的一种）等。

（二）转移途径及临床分期

同子宫颈鳞癌。

（三）诊断及鉴别诊断

症状与子宫颈鳞癌大致相同。可有异常阴道流血包括接触性出血、白带内带血、不规则阴道流血或绝经后阴道出血。但子宫颈腺癌患者的白带有其特点，一般为水样或黏液样，色白，量大、无臭味。患者常主诉大量黏液性白带，少数呈黄水样脓液，往往一天要换数次内裤或卫生垫。查体子宫颈局部可光滑或呈糜烂、息肉状生长。部分子宫颈内生性生长呈有特色的质硬的桶状子宫颈。根据症状及体征还需做以下检查，阴道细胞学涂片检查假阴性率高，阳性率较低，易漏诊。因此，阴道细胞学涂片检查只能用于初筛，如症状与涂片结果不符，需进一步检查。如细胞学检查腺癌细胞为阳性，还应行分段诊刮术，以明确腺癌是来自子宫内膜还是来自子宫颈管。子宫颈腺癌的确诊必须依靠病理检查。活检对Ⅰa期的诊断比较困难，因为活检所取的组织仅为小块组织，难以肯定浸润的深度，要诊断腺癌是否属于Ⅰa期，有人建议行子宫颈锥形切除术。

（四）治疗

子宫颈腺癌对放疗不甚敏感。其治疗原则是：只要患者能耐受手术，病灶估计尚能切除，早中期患者应尽量争取手术治疗。晚期病例手术困难或估计难以切干净者，在术前或术后加用动脉插管化疗、全身化疗或放疗可能有助于提高疗效。

1.Ⅰ期

行广泛性全子宫切除＋双附件切除术及双侧盆腔淋巴结清扫术。

2.Ⅱ期

能手术者行广泛性全子宫切除＋双附件切除术及双侧盆腔淋巴结清扫术，根据情况决定术前或术后加用放、化疗。病灶大者可于术前放疗，待病灶缩小后再手术。如病灶较小，估计手术能切除者，可先手术，根据病理结果再决定是否加用放疗。

3. Ⅲ期及Ⅳ期

宜用放疗为主的综合治疗。若病变仅侵犯膀胱黏膜或直肠黏膜,腹主动脉旁淋巴结病理检查为阴性者,可考虑行全、前或后盆腔除脏术。

三、子宫颈复发癌

子宫颈复发癌是指子宫颈癌经根治性手术治疗后1年,放疗后超过半年又出现癌灶。据报道,子宫颈晚期浸润癌治疗后,约有35%将来会复发,其中50%复发癌发生于治疗后第一年内,70%以上发生于治疗后3年内。10年后复发的机会较少。如治疗10年后复发,则称为子宫颈晚期复发癌。复发可分为手术后复发及放疗后复发。复发部位以盆腔为主,约占60%~70%。远处复发相对较少,占30%~40%,其中以锁骨上淋巴结、肺、骨、肝多见。

(一)诊断

1. 症状

随复发部位不同而异。早期或部分患者可无症状。

(1)中心性复发:即子宫颈、阴道或宫体的复发,常见于放疗后复发。最常见的症状有白带增多(水样或有恶臭)和阴道出血。

(2)宫旁复发:即盆壁组织的复发。下腹痛、腰痛及骶髂部疼痛、下肢痛伴水肿、排尿排便困难为宫旁复发的常见症状。

(3)远处复发及转移:咳嗽、咯血、胸背疼痛或其他局部疼痛为肺或其他部位转移的症状。

(4)晚期恶病质患者可出现食欲减退、消瘦、贫血等全身消耗表现。

2. 体征

阴道和(或)子宫颈复发,窥视阴道可见易出血的癌灶。盆腔内复发可发现低位盆腔内有肿块或片状增厚。但需注意,宫颈局部结节感、溃疡坏死及盆腔内片状增厚疑有复发时,应与放射线引起的组织反应相鉴别。全身检查应注意有无可疑病灶及浅表淋巴结肿大,尤其是左锁骨上淋巴结有无转移。

3. 辅助检查

(1)细胞学和阴道镜检查:对中心性复发的早期诊断有帮助。但放疗后局部变化,尤其阴道上端闭锁者常影响检查的可靠性,需有经验者进行检查以提高准确率。

(2)病理检查:诊断复发必须依靠病理。对可疑部位行多点活检、颈管刮术或分段诊刮取子宫内膜,必要时行穿刺活检等。

(3)其他辅助检查:胸部或其他部位的X线检查,盆腹腔彩色B超、CT、磁共振成像、PET-CT等,同位素肾图及静脉肾盂造影等检查对诊断盆腔内复发和盆腔外器官转移可提供一定的参考价值和依据。

(二)治疗

子宫颈复发癌的治疗,主要依据首次治疗的方法、复发部位以及肿瘤情况等因素而分别采取以下治疗。

1. 放射治疗

凡手术后阴道残端复发者,可采用阴道腔内后装放射治疗。如阴道残端癌灶较大,累及盆壁,应加盆腔野的体外放射治疗。

2. 手术治疗

放疗后阴道、子宫颈部位复发者,可予手术治疗,但在放疗区域内手术难度大,并发症多,需严格选择患者。

3. 综合治疗

对较大的盆腔复发灶,可先行盆腔动脉内灌注抗癌化疗药物,待肿块缩小后再行放疗。放疗后的盆腔内复发灶,能手术切除者应先切除,术后给予盆腔动脉插管化疗;不能手术者,可行动脉插管化疗和(或)应用高能放射源中子束进行放疗。对肺、肝的单发癌灶,能切除者考虑先行切除,术后加全身或局部化疗。

不能手术者、锁骨上淋巴结转移或多灶性者,可化疗与放疗配合应用。化疗对复发癌也有一定疗效。化疗方案见子宫颈鳞状细胞癌的化疗。

四、子宫颈残端癌

子宫次全切除术后,残留的子宫颈以后又发生癌称为子宫颈残端癌,可分为真性残端癌和隐性残端癌。前者为次全子宫切除术后发生,后者为次全子宫切除时癌已存在,而临床上漏诊,未能发现。随着次全子宫切除术的减少,子宫颈残端癌的发生已非常少见,国内报道仅占子宫颈癌的 1% 以下。

(一)治疗

与一般子宫颈癌一样,应根据不同期别决定治疗方案。但由于次全子宫切除术后残留的子宫颈管较短,腔内放疗受很大限制,宫旁及盆腔组织的照射剂量较一般腔内放疗量减低,需通过外照射做部分补充。Ⅰ期及Ⅱa期子宫颈残端癌仍可行手术治疗,但是由于前次手术后盆腔结构有变化,手术有一定难度,极易出现输尿管及肠管的损伤。不能手术者可行放射治疗。

(二)预防

因妇科疾患需行子宫切除术前,应了解子宫颈情况,常规做子宫颈刮片细胞学检查,必要时做阴道镜检查及子宫颈活检,以排除癌变。除年轻患者外,尽量行全子宫切除术而不做次全子宫切除术。即使保留子宫颈,也应去除颈管内膜及子宫颈的移行带区。

(郝云涛)

第二节　子宫内膜癌

子宫内膜癌是女性生殖道常见的妇科恶性肿瘤之一,由于发病在宫体部,也称子宫体癌。其发病率仅次于子宫颈癌,约占女性生殖道恶性肿瘤的 20%~30%。占女性全身恶性肿瘤的 7%,死亡率为1.6/10 万。在我国子宫内膜癌也呈现上升状态。值得注意的是在卫生部公布的《2008 年中国卫生统计提要》中,对 2004—2005 年中国恶性肿瘤死亡抽样回顾调查显示,位于前十位恶性肿瘤死亡率中,子宫恶性肿瘤死亡率为 4.32/10 万,已超过子宫颈癌位居女性恶性肿瘤死亡率的第七位,子宫颈癌为 2.84/10 万,位于第九位。

子宫内膜癌好发年龄 50~60 岁,平均 60 岁左右,较子宫颈癌晚,多见于围绝经期或绝经后老年妇女,60% 以上发生在绝经后妇女,约 30% 发生在绝经前。子宫内膜癌的年龄分布:绝经后 50~59 岁妇女最多;60% 绝经后,30% 绝经前;高发年龄 58 岁,中间年龄 61 岁;40 岁以下患者仅占 2%~5%;25 岁以下患者极少。近年来,有年轻化趋势,在发达国家,40 岁以下患者由 2/10 万增长为 40/10 万~50/10 万。

一、发病机制

发病机制尚不完全明了,一般认为与雌激素有关,主要是由于体内高雌激素状态长期刺激子宫内膜,可引起子宫内膜癌的发生。高雌激素状态有来自内源性和来自外源性两种。内源性雌激素引起的子宫内膜癌患者表现为:多有闭经、多囊卵巢及不排卵,不孕、少孕和晚绝经,常合并肥胖、高血压、糖尿病。外源性雌激素引起的子宫内膜癌患者有雌激素替代史及与乳癌患者服用他莫昔芬史有关。均为子宫内膜腺癌一般分期较早、肿瘤分化好、预后较好。

Armitage(2003)等对子宫内膜癌发病机制的研究表明,无孕激素拮抗的高雌激素长期作用,可增加患子宫内膜癌的风险。1960—1975 年,在美国 50~54 岁的妇女子宫内膜癌增加了 91%。发现应用外源性雌激素者将增加 4~8 倍患内膜癌的危险,若超过 7 年,则危险性增加 14 倍。激素替代所致的内膜癌预后较好,这些患者分期早、侵肌浅、分化好,常合并内膜增生,5 年生存率为 94%。

子宫内膜癌发生的相关因素有：

（一）未孕、未产、不孕与子宫内膜癌的关系

与未能被孕激素拮抗的雌激素长期刺激有关。受孕少、未产妇比＞5 个孩子的妇女患子宫内膜癌高 3 倍；年青子宫内膜癌患者中 66.45% 为未产妇；子宫内膜癌发病时间多在末次妊娠后 5～43 年（平均 23 年），提示与原发或继发不孕有关；不孕、无排卵及更年期排卵紊乱者，子宫内膜癌发病率明显高于有正常排卵性月经者。

（二）肥胖

子宫内膜癌肥胖者居多，将近 20% 患者超过标准体重 10%；超标准 10%～20% 者的宫体癌发病率较体重正常者高 3 倍，而超出标准体重 22.7% 则子宫内膜癌高发 9 倍。肥胖与雌激素代谢有关：雌激素蓄积在多量脂肪内，排泄较慢。绝经后妇女雌激素主要来源为肾上腺分泌的雄烯二酮，在脂肪中的芳香化转换为雌酮，体内雌酮增加可导致子宫内膜癌的发生。脂肪越多转化能力越强，血浆中雌酮越高。

（三）糖尿病

临床发现 10% 子宫内膜癌患者合并糖尿病；糖尿病患者子宫内膜癌发病率较无糖尿病者高 2～3 倍。

（四）高血压

50% 以上子宫内膜癌患者合并高血压；高血压妇女的子宫内膜癌发病率较正常者高 1.7 倍。

（五）遗传因素

20% 有家族史。近亲家族史三代内患者中，子宫颈癌占 15.6%，子宫内膜癌 30%。母亲为子宫内膜癌者占 10.7%，故认为子宫内膜癌和遗传因素有关。家族遗传性肿瘤，即遗传性非息肉病性结直肠癌（HNPCC），也称 Lynch II 综合征，与子宫内膜癌的关系密切，受到重视。

（六）癌基因与抑癌基因

分子生物学研究显示癌基因与抑癌基因等与子宫内膜癌的发生、发展、转移有关，其中抑癌基因主要有 PTEN 和 P53。PTEN 是一种具有激素调节作用的肿瘤抑制蛋白，在子宫内膜样腺癌中，雌激素受体（ER）及孕激素受体（PR）多为阳性，30%～50% 的病例出现 PTEN 基因的突变，极少病例出现 P53 突变。而在子宫浆液性腺癌中 ER、PR 多为阴性，P53 呈强阳性表达。

二、子宫内膜癌的分型

子宫内膜癌分为雌激素依赖型（I 型）或相关型，和雌激素非依赖型（II 型）或非相关型，这两类子宫内膜癌的发病及作用机制尚不甚明确，其生物学行为及预后不同。Bokhman 于 1983 年首次提出将子宫内膜癌分为两型。他发现近 60%～70% 的患者与高雌激素状态相关，大多发生于子宫内膜过度增生后，且多为绝经晚（＞50 岁），肥胖，以及合并高血糖、高脂血症等内分泌代谢疾病，并提出将其称为 I 型子宫内膜癌；对其余 30%～40% 的患者称其为 II 型子宫内膜癌，多发生于绝经后女性，其发病与高雌激素无关，无内分泌代谢紊乱，病灶多继发于萎缩性子宫内膜之上。其后更多的研究发现两种类型子宫内膜癌的病理表现及临床表现不同，I 型子宫内膜癌组织类型为子宫内膜腺癌，多为浅肌层浸润，细胞呈高、中分化，很少累及脉管；对孕激素治疗反应好，预后好。II 型子宫内膜癌，多为深肌层浸润，细胞分化差，对孕激素无反应，预后差。

由于 II 型子宫内膜癌主要是浆液性乳头状腺癌，少部分透明细胞癌，易复发和转移，预后差，近年来越来越多地引起了人们的关注。实际早在 1947 年 Novak 就报道了具有乳头状结构的子宫内膜癌，但直到 1982 年才由 Hendrick-son 等才将其正式命名为子宫乳头状浆液性腺癌（uterine papillary serous carcinoma，UPSC），并制订了细胞病理学诊断标准。1995 年 King 等报道在 73% 子宫内膜癌患者中检测到 P53 基因的过度表达，而且 P53 过度表达者的生存率明显低于无 P53 过度表达的患者。Kovalev 等也报道 UPSC 中有 78% 呈 P53 基因的过度表达，而且其中有 53% 可检测到 P53 基因的突变，而在高分化子宫内膜腺癌中其表达仅为 10%～20%。Sherman 等提出子宫内膜癌起源的两种假说。认为在雌激素长期作用下可导致子宫内膜腺癌通过慢性通道发生，而在 P53 作用下则可能为快速通路，导致 UPSC 的发生。

P53 基因被认为与 UPSC 的发生和发展有很大的关系。

对两种类型子宫内膜癌诊断比较困难,主要依靠组织病理学的诊断。Ambros 等在 1995 年提出内膜上皮内癌(endometrial intraepithelial carcinoma,EIC)的概念,认为 EIC 多发生在内膜息肉内,特征为子宫表面上皮和(或)腺体被相似于浆液性癌的恶性细胞所替代,间质无侵袭。在细胞学和免疫组织化学上与 UPSC 具有同样的形态学和免疫组织化学特征,表现为细胞分化差和 P53 强阳性,被认为是 UPSC 的原位癌。这一概念的提出有利于对 UPSC 进行早期诊断和早期治疗。

三、病理特点

(一)大体表现

可发生在子宫内膜各部位,不同组织类型的癌肉眼无明显区别,侵及肌层时子宫体积增大,浸润肌层癌组织境界清楚,呈坚实灰白色结节状肿块。子宫内膜癌呈两种方式生长:

1.弥散型

肿瘤累及整个宫腔内膜,可呈息肉菜花状,表面有坏死、溃疡,可有肌层浸润,组织呈灰白色、质脆、豆渣样。

2.局限型

肿瘤局限于宫腔某处,多见子宫腔底部或盆底部。累及内膜面不大,组织呈息肉样或表面粗糙呈颗粒状,易肌层浸润。

(二)镜下表现

腺体增生、排列紊乱,腺体侵犯间质,出现腺体共壁。分化好的肿瘤可见腺体结构明显;分化差的肿瘤腺体结构减少,细胞呈巢状、管状或索状排列。腺上皮细胞大小不等,排列紊乱,极性消失,核呈异型性,核大、深染。

(三)病理组织类型

在国际妇科病理协会(ISGP)1987 年提出子宫内膜癌的分类基础上,现采用国际妇产科联盟(FIGO,2009 年)修订的临床病理分期。最常见的是子宫内膜样腺癌,占 80%~90%,其中包括子宫内膜腺癌伴有鳞状上皮分化的亚型:浆液性癌、透明细胞腺癌、黏液性癌、小细胞癌、未分化癌等。其中浆液性腺癌是常见恶性度高的肿瘤。

关于子宫内膜腺癌伴有鳞状上皮分化的亚型,以往作为鳞状上皮化生,并分为腺棘癌和鳞腺癌,认为鳞腺癌较腺棘癌恶性度更高。但研究发现:子宫内膜样癌的预后主要与肿瘤中腺体成分的分化程度有关,而与是否伴有鳞状上皮分化,及鳞状分化的好坏关系不大,因此该区分已没有意义。现已不再分为腺棘癌和鳞腺癌,而将两者均包括在子宫内膜腺癌伴有鳞状上皮分化亚型内。

浆液性乳头状腺癌、透明细胞癌恶性度高,鳞癌、未分化癌罕见,但恶性度高。

四、转移途径

约 75% 子宫内膜癌患者为 I 期,余 25% 为其他各期。特殊组织类型及低分化癌(G3)易出现转移,转移途径为直接蔓延,淋巴转移,晚期可有血行转移。

(一)直接蔓延

病灶沿子宫内膜蔓延。

(1)子宫上部及宫底部癌→宫角部→输卵管、卵巢→盆腹腔。

(2)子宫下部癌→子宫颈、阴道→盆腔。

(3)癌侵犯肌层→子宫浆膜层→输卵管、卵巢→盆腹腔。

(二)淋巴转移

淋巴转移是子宫内膜癌的主要转移途径。

(1)子宫内膜癌癌瘤生长部位与转移途径的关系:①子宫底部癌→阔韧带上部→骨盆漏斗韧带→腹主

动脉旁淋巴结。②子宫角部或前壁上部癌灶→圆韧带→腹股沟淋巴结。③子宫下段累及子宫颈癌灶→宫旁→闭孔→髂内、外→髂总淋巴结。④子宫后壁癌灶→宫骶韧带→直肠淋巴结。

(2)子宫内膜癌的淋巴结转移不像子宫颈癌那样有一定的规律性,而与腹腔冲洗液癌细胞检查是否阳性,癌灶在宫腔内的位置及病变范围的大小,肌层浸润的深度,是否侵犯子宫颈,附件有无转移,癌细胞组织病理学分级有关。①临床Ⅰ期、G1、G2、侵及肌层<1/2 或 G3、癌灶仅限于内膜时,盆腹腔淋巴结转移率 0%～2%。②临床Ⅰ期、G2、G3 或 G1、侵及肌层>1/2 时,盆腔淋巴结转移率 20%,腹主动脉旁淋巴结转移率 16%。③临床Ⅰ、Ⅱ期盆腔淋巴结转移率 9%～35%,腹主动脉旁淋巴结 6%～14%。④在盆腔淋巴结中,最易受累为髂外淋巴结有 61%～78%转移,其次为髂内、髂总、闭孔和骶前淋巴结。转移中 37%淋巴结直径<2mm,需经镜下检查确诊。

(三)子宫内膜癌的卵巢转移

转移到卵巢可能有两种途径:经输卵管直接蔓延到卵巢;经淋巴转移到卵巢实质。前者腹腔细胞学检查 100%阳性,可无淋巴转移。后者腹腔细胞学检查 19%阳性,36%淋巴转移。但两者复发率相近,分别为 50%和 52%。

四、临床表现

(1)常与雌激素水平相关疾病伴存 无排卵性功血、多囊卵巢综合征、功能性卵巢肿瘤。

(2)易发生在不孕、肥胖、高血压、糖尿病、未婚、不孕、少产、绝经延迟的妇女,这些内膜癌的危险因素称为子宫体癌综合征。

(3)有近亲家族肿瘤史,较子宫颈癌高。

(4)症状与体征:75%均为早期患者,极早期可无症状,病程进展后有以下表现:①阴道流血:为最常见症状。未绝经者经量增多、经期延长,或经间期出血。绝经后者阴道持续性出血或间歇性出血,个别也有闭经后出血。②阴道排液:在阴道流血前有此症状。少数主诉白带增多,晚期合并感染可有脓血性白带伴臭味。③疼痛:因宫腔积液、宫腔积脓可引起下腹痛。腹腔转移时可有腹部胀痛。晚期癌浸润周围组织时可引起相应部位疼痛。④全身症状:腹腔转移时可有腹部包块、腹胀、腹水,晚期可引起贫血、消瘦、恶病质及全身衰竭。⑤子宫增大、变软:早期患者无明显体征;病情进展后触及子宫稍大、稍软;晚期子宫固定,并可在盆腔内触及不规则肿块。

五、诊断及鉴别诊断

(一)诊断

1.病史

高育龄妇女出现不规则阴道出血,尤其绝经后阴道出血,结合上述临床特点,应考虑有患子宫内膜癌的可能。

2.辅助检查

(1)细胞学检查:仅从子宫颈口吸取分泌物涂片细胞学检查阳性率不高,用宫腔吸管或宫腔刷吸取分泌物涂片,可提高阳性率。

(2)诊断性刮宫:是诊断子宫内膜癌最常用的方法,确诊率高。①先用小刮匙环刮颈管。②再用探针探宫腔,然后进宫腔搔刮内膜,操作要小心,以免子宫穿孔。刮出物已足够送病理学检查,即应停止操作。肉眼仔细检查刮出物是否新鲜,如见糟脆组织,应高度可疑癌。③子宫颈管及宫腔刮出物应分别送病理学检查。

(3)影像学检查。①B超检查:超声下子宫内膜增厚,失去线形结构,可见不规则回声增强光团,内膜与肌层边界模糊,伴有出血或溃疡,内部回声不均。彩色多普勒显示内膜血流低阻。通过B超检查,可了解病灶大小、是否侵犯子宫颈,及有无侵肌层,有无合并子宫肌瘤。有助于术前诊断更接近手术病理分期。②CT 检查可正确诊断肌层浸润的深度以及腹腔脏器及淋巴结转移,腹腔脏器及淋巴结转移。③MRI 检查能准确显示病变范围、肌层受侵深度和盆腔淋巴结转移情况。Ⅰ期准确率为88.9%，Ⅱ期为75%，Ⅰ/Ⅱ期为84.6%。④PET：均出现18F-FDG聚集病灶，有利于发现病灶，但对子宫内膜癌术前分期的诊断欠佳。

（4）宫腔镜检查：可在直视下观察病灶大小、生长部位、形态，并取活组织检查。

适应证：有异常出血而诊断性刮宫阴性；了解有无子宫颈管受累；疑为早期子宫内膜癌可在直视下活体组织检查。

在应用宫腔镜对子宫内膜癌进行检查时，是否会因使用膨宫剂时引起内膜癌向腹腔扩散，一直是争论的焦点。不少学者认为不增加子宫内膜癌的转移。Kudela等进行的一项多中心的临床研究。对术前子宫内膜癌两组病例分别进行宫腔镜检查活检与诊断性刮宫操作，于术中观察两组腹腔冲洗液细胞学变化，结果两组术中腹腔冲洗液癌细胞阳性无统计学差异，结论是宫腔镜诊断不增加子宫内膜癌细胞向腹膜腔播散的风险。对术前曾接受宫腔镜检查的子宫内膜癌病例进行随访，认为宫腔镜对子宫内膜癌的预后未产生负面影响。尽管如此，仍应强调宫腔镜适于早期子宫内膜癌的检查，且在使用宫腔镜检查子宫内膜癌时，应注意膨宫压力，最好在80mmHg以内。

（5）血清标记物检查：CA125、CA19-9、CEA、CP2等检测有一定参考价值。在95%的特异度下CA125的敏感性较低，Ⅰ期内膜癌只有20.8%，Ⅱ～Ⅳ期敏感性为32.9%，多种肿瘤标记物联合检测可以提高阳性率。近年来发现人附睾分泌蛋白4（Human Epididymis Secretory Protein 4，HE4）可作为肿瘤标记物，在卵巢癌和子宫内膜癌的诊断中优于CA125。在早期和晚期内膜癌中HE4优于其他的肿瘤标志物，比CA125的敏感性高。如果HE4与CA125联合使用优于单独使用CA125，可以提高诊断率。

（二）鉴别诊断

1.功能失调性子宫出血

病史及妇科检查难以鉴别，诊断性刮宫病理学检查可以鉴别。

2.子宫内膜炎合并宫腔积脓

宫腔积脓时患者阴道排出脓液或浆液，出现腹胀，有时发热，检查子宫增大，扩宫可有脓液流出，病理检查无癌细胞。但要警惕与子宫内膜癌并存的可能。

3.子宫黏膜下肌瘤或内膜息肉

诊断性刮宫、B超、宫腔镜检查等可鉴别诊断。

4.子宫颈癌（内生型）

通过妇科检查、巴氏涂片检查、阴道镜下活检、分断刮宫及病理学检查可以鉴别。子宫颈腺癌与子宫内膜癌鉴别较难，前者有时呈桶状子宫颈，宫体相对较小。

5.子宫肉瘤

均表现为阴道出血和子宫增大，分段刮宫有助于诊断。

6.卵巢癌

卵巢内膜样癌与晚期子宫内膜癌不易鉴别。

六、治疗

手术治疗是子宫内膜癌首选治疗方法，根据患者全年龄、有无内科并发症等，以及术前评估的分期，选择适当的手术范围。

根据期别采用以下术式：

（一）手术

手术是首选的治疗方法。通过手术可以了解病变的范围，与预后相关的因素，术后采取的相应治疗。

1.手术范围

（1）Ⅰ期a、b及细胞分化好（G1、2）可行筋膜外子宫切除、双附件切除。盆腔淋巴结及腹主动脉旁淋巴结取样送病理学检查。

对于年轻、子宫内膜样腺癌ⅠA期G1或Ⅰb期G1的患者可行筋膜外全子宫、单侧附件切除术,保留一侧卵巢。但强调术后需定期严密随访。

随着微创技术的提高,对早期子宫内膜癌可应用腹腔镜进行分期手术。

(2)ⅠB期(侵及肌层≥1/2)、Ⅱ期、细胞分化差(G3),或虽为Ⅰ期,但组织类型为子宫内膜浆液性乳头状腺癌,透明细胞癌,因其恶性程度高,早期即可有淋巴转移及盆腹腔转移,即使癌变局限于子宫内膜,30%～50%患者已有子宫外病变。其手术应与卵巢癌相同,应切除子宫、双侧附件、盆腔及腹主动脉旁淋巴切除,还应切除大网膜及阑尾。

(3)Ⅲ期或Ⅳ期(晚期癌、浆液性乳头状腺癌或子宫外转移)应以缩瘤为目的,行肿瘤细胞减灭术,切除子宫、双附件及盆腔和腹主动脉旁淋巴结、大网膜阑尾外,应尽可能切除癌块,使残留癌小于2cm,但需根据个体情况区别对待。

2.术中注意事项

(1)吸取子宫直肠凹陷处腹腔液,或用生理盐水200mL冲洗子宫直肠凹陷、侧腹壁,然后抽取腹腔冲洗液,做细胞学检查找癌细胞。

(2)探查盆腹腔各脏器有无转移,腹膜后淋巴结(盆腔及腹主动脉旁淋巴结)有无增大、质硬。

(3)高位切断结扎卵巢动静脉。

(4)切除子宫后应立即肉眼观察病灶位置、侵犯肌层情况,必要时送快速冰冻病理检查。

(5)子宫内膜癌标本应行雌、孕激素受体检查,有条件还可行PTEN、P53等基因蛋白免疫组化检测,进行分子分型。

3.复发癌的手术治疗

如初次治疗为手术治疗,阴道断端复发者可首选手术切除;如初次治疗为放疗、或已行次广泛或广泛性全子宫切除术后的中心性复发者,可经严格选择及充分准备后行盆腔脏器廓清术;如为孤立病灶复发灶者可手术,术后行放、化疗及激素治疗。

(二)放射治疗

1.术前放疗

目的给肿瘤以致死量,减小肿瘤范围或体积,使手术得以顺利进行。适应证:可疑癌瘤侵犯肌层;Ⅱ期子宫颈转移或Ⅲ期阴道受累者;细胞分化不良于术前行腔内放疗,放疗后再手术。晚期癌患者先行体外照射及腔内照射,大剂量照射后一般需间隔8～10周后手术。

2.术后放疗

腹水癌细胞阳性、细胞分化差、侵犯肌层深、有淋巴转移者行术后放疗;组织类型为透明细胞癌、腺鳞癌者需术后放疗。多行体外照射,如子宫颈或阴道转移则加腔内照射。3.单纯放疗主要用于晚期或有严重内科疾病、高龄和无法手术的其他晚期患者。

(三)化疗

由于子宫内膜癌对化疗药物的耐药性,目前主要对晚期、复发者进行化疗,多采用以下方案:

(1)CAP方案:顺铂(DDP)、阿霉素(ADM)、环磷酰胺(CTX)联合化疗:DDP 50mg/m²,ADM 500mg/m²,CTX 500mg/m²,静脉注射,4周一次。

(2)CA方案:CTX 500mg/m²,ADM 500mg/m²,静脉注射,4周一次。

(3)CAF方案:CTX 500mg/m²,ADM 500mg/m²,5-FU 500mg/m²,静脉注射,4周一次。

(4)紫杉醇(taxol)、卡铂(carboplatin)联合化疗方案。

(四)抗雌激素治疗

1.孕激素治疗

可直接作用于癌细胞,延缓DNA、RNA的修复,从而抑制瘤细胞生长。孕激素治疗后使癌细胞发生逆转改变,分化趋向成熟。目前主要对晚期复发子宫内膜癌进行激素治疗。常用孕激素有以下几种:①醋酸甲羟孕酮,剂量250～500mg/d,口服。②醋酸甲地孕酮,剂量80～160mg/d,口服。③已酸孕酮,为长效孕激素,剂量 250~500mg,每周 2 次,肌注。

2.抗雌激素治疗

他莫昔芬为非甾体类抗雌激素药物,并有微弱雌激素作用,可与 E_2 竞争雌激素受体占据受体面积,起到抗雌激素作用。可使孕激素受体水平升高。用法:口服 20mg/d,3~6 个月。对受体阴性者,可与孕激素每周交替使用。

七、预后

子宫内膜癌因生长缓慢,转移晚,症状显著,多早期发现,约 75% 为早期患者,预后较好。5 年生存率在 60%~70%。预后与以下因素有关:组织学类型、临床分期、肿瘤分级、肌层浸润深度、盆腔及腹主动脉旁淋巴结有无转移、子宫外转移等。

(郝云涛)

第三节 输卵管肿瘤

输卵管恶性肿瘤远较良性肿瘤多见,其中以输卵管癌最常见,其他如绒毛膜癌,恶性中胚叶混合瘤,肉瘤等都极其罕见。输卵管恶性肿瘤分为原发性和继发性,后者远多于前者,约占 90%。继发性输卵管恶性肿瘤多由其他女性生殖道恶性肿瘤,如卵巢癌,子宫内膜癌,偶尔也可由子宫颈癌转移而来,而非生殖系统肿瘤转移到输卵管的极少见,如胃肠道或乳腺癌等仅偶见报道。本节将主要介绍原发于输卵管的恶性肿瘤。

一、原发性输卵管癌

原发性输卵管癌(primary fallopian tube carcinoma,PFTC)十分少见,约占全部妇科癌症 0.3%~1.9%。其发生率排列于子宫颈癌,宫体癌,卵巢癌,外阴癌和阴道癌之后,而列居末位。然而如卵巢恶性肿瘤一样,由于部位隐匿,恶性度高,危害甚为严重。

(一)病理

1.巨检

输卵管肿大,类似输卵管积水、积脓或输卵管囊肿,肿瘤大小可以从卵管稍有增粗至超过儿头大小,多数直径在 5~10cm 左右。伞端闭锁,浆膜面光滑,常与周围组织粘连。癌瘤多发生于输卵管壶腹部。晚期可侵犯整个输卵管,癌瘤可穿出浆膜层或从伞端突出。切面管壁稍厚,腔内充满灰白色乳头状或颗粒状癌组织。常合并有继发感染和坏死,腔内容物混浊或呈脓样液体。病变多为单侧,双侧者占 1/3。

2.镜下检查

组织学形态主要为乳头状腺癌。分化好的以乳头为主。分化差的癌组织主要形成实性片块、巢、索,伴或不伴灶性腺管形成。分化中等的以乳头和腺样结构混合而成。多数输卵管癌为中分化或低分化癌。组织结构多类似于卵巢的乳头状浆液性腺癌,可找到砂粒体。此外,肿瘤的多种类型,如子宫内膜样癌、腺棘癌、腺鳞癌、鳞癌、透明细胞癌、移行细胞癌及黏液性乳头状癌等均有报道。癌细胞有明显异形性。核仁明显,核分裂活跃和癌性上皮细胞排列的极向紊乱,层次增多等。

(二)临床表现

1.发病年龄

在 18~88 岁之间均有患病,常见于 40~65 岁,平均 55 岁。

2.不育史

有不育史的占 33%~60%。

3.症状

(1)阴道排液:阴道流水是输卵管癌患者最常见的症状,排出的液体为淡黄色或血水样稀液,量多少不一,排液一般无气味,但个别有恶臭。液体可能由于输卵管上皮在癌组织的刺激下产生的渗液,由于输卵管伞端常常闭锁或被癌瘤阻塞而通过管腔自阴道流出。如肿瘤有坏死出血,则液体呈血性水样,文献报道有患者间歇性阴道大量排液后,痉挛性腹痛减轻,盆腔包块缩小,被称为外溢性卵管积水。这是输卵管癌最具特征的症状,但只有5%的患者有此表现。

(2)阴道出血:阴道不规则出血亦是常见症状之一,出血与排液可解释为同一来源,当肿瘤坏死侵破血管,血液可流入子宫经阴道排出。

(3)腹痛:表现为腹部疼痛,一般不重,常表现为一侧下腹间断性钝痛或绞痛,钝痛可能与肿瘤发展,分泌物聚积,使输卵管壁承受压力有关,绞痛可能是由于输卵管企图排出其内容而增加输卵管蠕动所致。如出现剧烈腹痛,则多系并发症引起。

(4)下腹或盆腔包块:仅有部分患者自己能在下腹部触及包块,而以腹块为主诉者更属少数。肿块可以为肿瘤本身,亦可并发输卵管积水或广泛盆腔脏器粘连形成。

(5)其他:由于病情发展,肿块长大,压迫附近器官或广泛转移的结果,可出现排尿不畅,部分肠梗阻的症状,以至恶病质,均为晚期的表现。

4.体征

(1)盆腔检查:由于输卵管癌多合并炎症粘连,盆腔检查时常与附件炎性肿物相似。肿物可为实性、囊性或囊实性,位于子宫一侧或后方,有的深陷于子宫直肠窝内,多数活动受限或固定不动。

(2)腹水:较少见。腹水发生率为10%左右。

(三)诊断与鉴别诊断

术前明确诊断十分困难,通常的术前诊断是卵巢癌或者盆腔炎性包块。

1.临床特征

三联征:阴道排液、腹痛和盆腔包块。同时存在的病例较少。

二联征:阴道排液和盆腔包块。诊断率提高。

2.辅助诊断

(1)阴道细胞学检查:由于输卵管与宫腔相通,从输卵管脱落的癌细胞理论上应比卵巢癌更容易经阴道排出,因此,涂片中找到癌细胞的机会也应较高。如临床具备输卵管癌二联征,阴道涂片阳性,而子宫颈和子宫内膜检查又排除癌症存在者,应考虑为输卵管癌的诊断。

(2)子宫内膜检查:对绝经后阴道出血或不规则阴道出血,阴道排液者,经一次全面的分段诊刮,详细探查宫腔,除外黏膜下肌瘤,如子宫颈及子宫内膜病理检查阴性,有助于输卵管癌的诊断。如病检发现癌,首先考虑子宫内膜癌,但不能除外输卵管癌宫腔转移。

(3)B超和CT扫描:有助于明确诊断和术前估计分期。

(4)血清CA125测定:有助于诊断,但无特异性。

(5)腹腔镜检查:为明确诊断。但对晚期病变播撒到盆腹腔器官及卵巢,并有粘连,腹腔镜检查不易与卵巢癌相鉴别。

3.鉴别诊断

(1)附件炎性肿物:原发性输卵管癌与输卵管积水或输卵管卵巢囊肿,均可表现为活动受限的附件囊肿,盆腔检查时很难区别,且两者均可有长期不育的病史。但是如果患者有阴道排液,则应多考虑为输卵管癌。有时两者在剖腹后仍难分辨。因此,当发现肿物壁厚或部分实性感时,应在标本取下后立即切开,如在输卵管腔内看到乳头状组织应送冰冻检查,以利于诊断。

(2)卵巢肿物:症状相似,不规则阴道出血,输卵管癌可有或无排液。盆腔检查:如为卵巢良性肿物,一般多活动,而输卵管癌所形成的肿块常较固定,表面结节感,而且在病变尚未穿出管壁之前,表面较光滑。此外,如患者有腹水征,则须多考虑为卵巢恶性肿瘤。当两者均进入晚期,伴有广泛的盆腹腔种植转移时,根据体检几乎无法鉴别。

（3）子宫内膜癌：症状易混淆。一般内膜癌没有子宫外的肿块，通过刮宫病理即可确诊。当病变进入晚期，输卵管癌可侵及宫腔内膜并扩散至附件而无法鉴别。

总之，原发性输卵管癌的诊断标准应非常严格，即在诊断原发性输卵管癌时，卵巢和子宫内膜外观大致正常；当卵巢和子宫也存在恶性病灶时应通过它们的大小和分布来判断是转移灶还是原发灶。由于输卵管癌中由卵巢和子宫癌直接扩散转移而来者占 9/10，故当鉴别原发输卵管癌时应参考下列诊断标准：如果卵巢、输卵管均有肿瘤，输卵管肿瘤大；如果输卵管黏膜受累，应该表现为乳头型；如果输卵管壁完全受累，镜下应该可以见到输卵管上皮从良性到恶性的转化区；此外，卵巢和子宫应该正常或者有比输卵管少的病变。

（四）治疗

1. 手术治疗

手术治疗是最主要的治疗方法，手术原则相同于卵巢癌的肿瘤细胞减灭术或者肿瘤大块切除术，包括全子宫、双附件、大网膜及阑尾切除术，对于盆腔内一切转移和种植的病变尽可能全部切除，使残存肿瘤<2cm。由于原发输卵管癌可直接转移到腹主动脉旁淋巴结，亦可由圆韧带转移到腹股沟淋巴结。因此，手术应同时行腹膜后淋巴结切除，以达到正确的临床分期和术后辅助治疗的指导。

2. 化疗

化学治疗多作为术后辅助治疗。输卵管癌和卵巢癌的形态学和生物学特征十分相似，病变发展也在腹腔内扩散及通过腹膜后淋巴结转移。大多数学者应用的化疗药物与卵巢上皮性癌基本相同。化疗方案首选紫杉醇联合卡铂作为一线化疗药物。也可以选择顺铂为主的多药剂联合化疗方案。对铂类耐药的患者，近年已有人报道应用紫杉醇治疗有效，也可作为原发输卵管癌的一线化疗药物。

3. 放射治疗

主要用于术后的辅助治疗。近年来由于顺铂联合化疗的明显疗效，较少应用放疗。肠道并发症较为多见。至于腹腔内灌注放射性同位素，理论上应对分布较广，体积较小的盆腹腔残存瘤或腹腔冲洗液细胞学阳性的患者可起到抑制效果。但对于腹腔内明显粘连时，同位素的应用可产生肠损伤，限制了它的使用。

4. 激素治疗

输卵管上皮在胚胎学和组织发生学上与子宫内膜相似，对卵巢的雌、孕激素有周期性的反应。由于此肿瘤有时孕激素受体滴度是高的，有文献报道用长效孕激素治疗，但目前尚难评估孕激素的治疗作用。

（五）预后

1. 症状存在的时间

症状出现距就诊时间越长，预后越差。

2. 临床分期

输卵管癌扩散的范围或临床分期是最重要的因素。癌瘤扩散越广，疗效必然越差。淋巴结转移阳性，预后较差。

3. 双侧输卵管病变

两侧输卵管均有病变时，预后很差。

4. 初次手术后残存癌灶与生存率之间的关系

与卵巢癌相似，是重要的预后因素。

5. 病理分级

病理分级和预后有密切关系，但对预后的意义远不如临床分期重要。

6. 其他

输卵管癌组织微血管计数、cerbB-2 和 P53 表达、DNA 倍体分析对预后的意义均在研究之中。

二、原发性输卵管绒毛膜癌

原发性输卵管绒毛膜癌罕见,多由输卵管妊娠的滋养层细胞演变而来,更罕见于异位的胚性残余或具有形成恶性畸胎瘤潜能的未分化胚细胞。

(一)病理

1.巨检

输卵管表面呈暗红色或紫红色。肿瘤小者为一稍大的输卵管,大者为输卵管与周围组织粘合成不规则的肿块,表面有暗红色结节。切面见充血、水肿、管腔扩张,腔内充满坏死组织及血块。

2.镜下检查

见朗格汉斯细胞及合体细胞增生,失去绒毛形态,癌瘤所在处有广泛出血和坏死。

(二)临床表现

1.发病年龄

多见于生育年龄妇女,平均发病年龄约为30岁左右。

2.症状

输卵管绒癌由于所在部位关系,能较早出现输卵管妊娠的症状。而来源于异位胚性残余者还可出现性早熟征,如生长过快,乳房增大,月经来潮等。

3.特征

子宫颈举痛明显,子宫大小正常或稍大,附件可触及不规则柔软之肿块,活动度差。

(三)诊断与鉴别诊断

血或尿 hCG 测定可发现 hCG 滴度增高,并有助于病情监测。肺部 X 线摄片:有助于确定转移病灶。CT 有助于诊断。

原发性输卵管绒毛膜癌应与子宫内膜癌,附件炎性肿块,卵巢肿瘤和异位妊娠相鉴别。

(四)治疗

可参照子宫恶性滋养细胞肿瘤的治疗原则。但不同的是由于本病术前诊断困难,故为明确诊断,多先经手术病理确诊,然后予以化疗或放疗。手术范围以明确诊断和去除病灶为目的,不必过大,因本病对化疗十分敏感。

(郝云涛)

第四节 卵巢恶性肿瘤

卵巢位于盆腔深部,早期病变不易发现,一旦出现症状多属晚期,应高度警惕。近20年来,由于有效化疗方案的应用,使卵巢恶性生殖细胞肿瘤的治疗效果有了明显的提高,死亡率从90%降至10%;但卵巢恶性上皮肿瘤的治疗效果却一直未能改善,5年生存率徘徊于30%~40%,死亡率居妇科恶性肿瘤首位。卵巢恶性上皮肿瘤已成为严重威胁妇女生命和健康的主要肿瘤。

一、病理

(一)卵巢上皮性癌

1.浆液性囊腺癌(乳头状腺癌和乳头状囊腺癌)

浆液性囊腺癌是最常见的原发性卵巢恶性肿瘤,约占所有卵巢恶性肿瘤的40%~60%。多为双侧,有25%囊性,66%囊实性,8%左右完全实性。其特点为大量质脆的乳头状突起,位于肿瘤内壁,也可穿透瘤壁,向外继续生长,呈菜花状。此时很容易侵犯周围器官,并形成广泛癌性种植。切面可见不同程度的乳头状突起,有囊性及实性部分,并可见坏死或出血,囊液往往是浆液血性。镜下因细胞分化程度不同而有不同的表现。癌细胞可堆积显著,呈乳头状突起,有恶性细胞的间质侵袭;或细胞小,分化差,核深染有分裂象;分化差者乳头状结构少或无,腺样结构少,异型性明显,间质和包膜受严重侵犯。砂粒体是此癌特点,但无特异性,因也见于良性浆液性囊腺瘤。电镜可见核周有多处深切迹,细胞膜上纤毛和指状交错显著减少。

2.黏液性腺癌和囊腺癌

较浆液性囊腺癌发生率低,约占卵巢恶性肿瘤 10%～20%。多为单侧。经常见良性,交界性及恶性同时存在一个肿瘤内,诊断时需仔细检查标本,小心选择取材部位。癌可为实性或囊性,囊腔中有浑浊的黏性液体,少数是血性。切面显示多数境界不清的囊腔,分布于实质块中并有出血或坏死区域。镜下见上皮细胞异型性明显,腺体密集,间质有明显侵袭。高分化型有多数腺样结构,有少量核分裂象;中分化型不典型细胞层次多,核分裂象也更多,细胞排列不规则,腺样结构也呈不规则形,间质有多量癌细胞;低分化型上皮细胞分化不好,呈索状排列,仅有少量腺样结构。电镜下可见细胞柱状,核位于基底,核上充满圆形或椭圆形黏液滴,细胞顶端有小而短绒毛,以不规则形式突向腔面,分化差时分泌黏液功能也差,癌细胞核可变形。

3.卵巢子宫内膜样腺癌

发生率各家报道相差很大,可能与诊断标准不同有关,约占卵巢恶性肿瘤的 10%～20%。组织形态与子宫内膜腺癌极相似。肿瘤包膜光滑或有外生乳头,切面实性或部分实性,有时有内生乳头,瘤内可有清亮液体或呈血性,癌细胞立方形或柱状,呈腺腔,乳头或实性细胞巢排列,内衬单层或多层癌细胞,基底膜清楚。常有混合型存在,或鳞状上皮化生,或有透明细胞。

约有 1/3 卵巢子宫内膜样癌同时子宫内伴有子宫内膜腺癌。在镜下,结构与卵巢子宫内膜样癌相似,以下几点可有助于鉴别原发灶在何处,或两处均为原发灶。①子宫内膜腺癌病灶小于 2cm,分化好,不侵犯肌层,卵巢癌多为原发。②子宫内膜腺癌病灶大于 2cm,分化不好,侵犯肌层深,卵巢癌多为转移性。③卵巢癌伴发子宫内膜异位症时,支持为卵巢内膜样癌。④子宫内膜腺上皮伴发非典型增生时,可能卵巢及子宫均为原发癌。⑤卵巢内膜样癌呈乳头样结构,非常多而明显,而在子宫内膜腺癌不太常见。⑥临床症状支持哪一种癌也值得参考。⑦在分子水平上,与子宫内膜样癌有些不同,尽管两者形态相似,提示两者可能有不同的基因发病机制,几乎一半的卵巢内膜样腺癌可检测到基因突变导致的 β-纤维连接素的失调。

卵巢子宫内膜样腺癌和其他腺癌一样,可根据腺体形态排列结构和细胞的分化程度分为分化好、分化中度和分化差三种。①分化好(G1):腺体的排列与子宫内膜腺癌腺体排列不完全相同,很少或缺乏背靠背特征。常是腺体和上皮增生,细胞核较大,含有过多的染色质,核膜清楚,有轻度异形性,有少量核分裂象。肿瘤大部分都是由粗大的乳头和排列完好的腺体组成。间质疏松或水肿。②分化中度(G2):腺体形态不规则或扭曲,并有多量的小腺体,彼此相连或拥挤;上皮增生成复层。有的区域增生的上皮堆积,或充满腺腔,彼此连成片。肿瘤细胞为柱形或卵圆形,胞质相对减少。核的异形性较大,染色质粗颗粒状,核分裂象明显,纤维间质相对减少。③分化差(G3):肿瘤细胞大量增生,充满腺腔,破坏了腺腔而成弥漫一片。在部分区域为腺管或腺泡状结构。细胞异形性极大,分裂象很多,并常见不典型核分裂,间质极少。

4.透明细胞癌

在原发性卵巢恶性肿瘤中发生率低于 6%。中等大小,外观与其他腺癌类似,多发生于单侧,直径多为 2～3cm,可为囊实性或实性,切面呈鱼肉状或淡黄色,此癌较其他肿瘤更易伴发卵巢及盆腔子宫内膜异位症,又与卵巢子宫内膜样腺癌易于混淆。镜下癌组织由 3 种类型细胞构成,透明细胞、嗜酸细胞和鞋钉细胞。后者为球形,胞核向腺腔或囊腔内突入,几乎超过细胞浆的范围,透明细胞可成团块状或形成腺腔,偶见高分化的乳头样结构。Jimenez 等总结卵巢透明细胞癌(OCCA)典型的细胞学特征是细胞间质有基底膜样物质沉积和透明红染小体。2 级和 3 级 OCCA 基底膜样物质的分布较 1 级广泛,透明红染小体独立存在或由瘤样细胞包绕,用 Dif-Quik 染色可由粉色转为紫色,但用巴氏染色却不着色,细胞间质也呈现透明变性。以上是原发性 OCCA 不同于其他卵巢上皮性肿瘤的特征性表现,用细针抽吸和刮片取得的病理细胞学都可观察到。OCCA 对化疗不敏感,预后差,5 年生存率低,易远处转移和复发,平均复发时间为 8 个月,复发至死亡平均 3 个月,复发主要发生在盆腔、肺和肝。国内外文献报道了几种影响预后的因素:①手术分期是影响预后的最主要因素。Ⅰ、Ⅱ期患者预后较Ⅲ、Ⅳ期患者好。②残瘤灶大小。③伴子宫内膜异位症预后好。④病理学。镜下表现以透明细胞为主者预后较好,鞋钉细胞为主及透明细胞、鞋钉样细胞共存者预后较差。病灶单纯为 OCCA 预后差,同时合并有其他类型的卵巢上皮性癌预后好,且后者对化疗更敏感。⑤肿瘤血管生成因子与预后有关。肿瘤血管生成因子促使肿瘤内出现许多新生的毛细血管,使肿瘤生长迅速。OCCA 广泛表达肿瘤血管生成因子中的血管内皮生长因子(VEGF)者预后差;多数 OCCA 表达血小板源性内皮细胞生长因子(PEGF)胸腺磷酸化酶阳性,预后差。随着对卵巢透明细胞癌各方面研究的逐渐深入,治疗手段逐渐提高,特别是化疗药物紫杉醇的应用提高了患者的无瘤生存率。

5. 移行细胞瘤

(1)恶性 Brenner 瘤:单侧或双侧发生,体积较大,平均直径 14cm。切面实性,灰白色,大多伴有大小不等囊腔,囊内充盈透明黏液或血性液体,大囊内可见短粗乳头,瘤组织内有出血坏死。瘤细胞梭形或多边形,构成分支梁状或团块状癌巢。不少肿瘤伴有浆液性或宫内膜样癌,偶见过渡形态。

(2)移行细胞瘤:来源于卵巢生发上皮,病理形态不同于恶性 Brenner 瘤。大小由 5 至 27cm 不等,实性为主。切面有微小囊腔,镜下可见复层柱状上皮,略似典型膀胱移行细胞癌。细胞多边形,局部可见梭形细胞,细胞间有腔隙结构。恶性程度根据乳头被覆上皮层次、核大小、异型性及核分裂象等决定。

6. 混合型上皮癌

在上述五种卵巢上皮性癌中,有一定量的第二种或第三种类型的细胞时,才诊断为混合型上皮癌。一般以浆液、黏液的混合出现最多。两种成分可分别存在于不同的子囊中,也可各自衬于乳头的两侧。Brenner 瘤常同时伴有黏液性或有时伴有浆液性物质,习惯上一般不称为混合型,而且某种成分很少时,即按主要成分命名归类,在多囊性肿瘤中,各含浆液或黏液时,应分别取材检查。镜下各有不同类型的组合,并有良性、交界性及恶性的各自诊断依据和标准。

7. 未分化癌

未分化癌是指分化极少或没有分化的癌,占卵巢癌的 4%。外形无特征,有不同程度的囊性或实性,常伴有高血钙症,切除后即消失。偶尔出现一些非特异性结构,如砂粒体、腺体或多少不等的黏液,都不需要把这类肿瘤纳入某一特定诊断。大多数未分化癌可能是浆液性或内模样癌的未分化形式,因很多结构与此两种肿瘤所见相似,但在未分化癌中又常见到来源不明具有怪形态结构的肿瘤。未分化肿瘤中最近又出现一种亚型,即未分化小细胞型,多见于少女或生育年龄妇女。

8. 未分类上皮性肿瘤

占所有卵巢恶性肿瘤的 4.2%。其形态介于两种或两种以上特殊类型之间的一种上皮性肿瘤,如形态难于区分浆液性腺纤维瘤及内模样腺纤维瘤时,即归类于"未分类上皮性肿瘤";又如难于区分的浆液性腺癌或黏液性腺癌时,即归于"未分类上皮癌"。对于这种病例,应仔细多取材检查,排除以上六型肿瘤后,才能诊断。

(二)性索间质肿瘤

1. 颗粒细胞瘤

大多数具有雌激素标记,外形各种各样。可分为下列 2 种。

(1)幼年型颗粒细胞瘤:好发生在 30 岁以前,45% 发生 10 岁以下。单侧性多,体积较大,平均直径 12cm,切面实性或囊实性。瘤细胞浆丰富,黄素化明显。细胞核圆、深染,缺乏成人型颗粒细胞瘤的核沟。约 5% 临床表现恶性,但复发较快,约在诊断后两年之内。

(2)成人型颗粒细胞瘤:占所有卵巢肿瘤的 1.5%~2%,占卵巢恶性肿瘤的 10%,至少是潜在恶性。1/3 发生在生殖年龄,其余发生在绝经后。单侧多,大小差别很大。多为实性或囊实性,表面光滑。镜下特点可见 Call-Exner 小体,细胞圆形或卵圆形,细胞核具有典型的核沟,似咖啡豆样。复发间隔时间长,平均为 8 年,甚至在 20 年后复发,且扩散主要在腹腔内。

2.支持-间质细胞瘤

又称睾丸母细胞瘤,发生率占所有卵巢的 0.2%,是卵巢肿瘤中最常见男性化瘤,但只 3/4 表现男性化。75% 发病在 30 岁以下。多为单侧,平均直径 10cm,表面光滑,实性。肿瘤支持细胞分泌一定量雄激素,但间质细胞也可产生雌激素。镜下可见不同成熟程度的支持细胞,呈圆块状或小柱状。间质细胞可成簇或片,有时可找到 Reinke 结晶,有时还有异源性成分。中及低分化者为恶性,预后不好,易发生远处转移。

3.性索瘤

性索瘤具有环状结构,约占性索间质肿瘤的 10%,介于颗粒细胞瘤及支持间质细胞瘤之间,并可向这两种细胞分化。此瘤多为良性。镜下可见细胞呈巢状分布,每个瘤巢内可见单个环管样或复杂环管样结构。细胞高柱状,细胞核靠近中心的玻璃小体或癌巢周围的基底膜,胞浆内有空泡,当这类肿瘤在双侧卵巢呈多发性小瘤时,常伴有 Peutz Jeghers 综合征,即口唇色素斑与多发性胃肠道息肉,伴有此征者肿瘤多为良性,但应注意有无并发的子宫颈腺癌。Crain 报道此瘤还可分泌雌激素,故临床可出现相应的症状。

4.两性胚细胞瘤

此瘤少见,占性索间质瘤的 10%,恶性程度不高。多呈卵圆形。好发于卵巢髓质部位,有的伸延到卵巢门。瘤无包膜,切面灰黄、粉或棕色,以实为主,部分有囊性变,偶见多房。镜下可同时找到有 Call-Exner小体的颗粒细胞及有 Reinke 结晶的 Leydig 细胞,分化程度不等。由于细胞成分比例不同,雌或雄激素分泌的比例也不同,随之而带来不同的症状。

5.固醇(脂质)细胞瘤

约 25% 为恶性。此类肿瘤可能包含少量脂质,故以固醇细胞瘤命名为妥。瘤细胞均为产生甾体激素的细胞,如黄体细胞、Leydig 细胞及肾上腺皮质细胞相似细胞。肿瘤富有脂质时呈橙黄色或黄色;如只有少量脂质或无脂质时,则呈红橙或棕色;如含有大量脂色素,则呈黑色。大多数患者有男性化表现,也可能有女性化或无功能性。

卵巢间质产生的卵泡膜细胞,在黄体期可以黄素化,即使离开卵泡并在卵巢间质存在时也可以变成黄体细胞,这种细胞称为间质黄体细胞。大多数脂质细胞瘤位于卵巢中心,似乎其来源是黄体细胞的瘤化,需与其他部位也可能出现间质高度黄体化者鉴别,方可作出间质黄体瘤的诊断。

成人卵巢中 80%~85% 均可能找到门细胞。要诊断门细胞瘤,肿瘤中心部位应在肿瘤门,胞浆中有 Reinke 结晶,有一种少见肿瘤并不来自门细胞,但在卵巢间质内,这种肿瘤称为非门细胞型 Leydig 细胞瘤。

有的类固醇细胞瘤特征性不强,分型困难,即属于未分类型。

(三)生殖细胞肿瘤

1.无性细胞瘤

无性细胞瘤是卵巢恶性生殖细胞肿瘤中最常见者,约占卵巢恶性肿瘤 0.9%~2%。平均发病年龄 20 岁。多为单侧,表面光滑分叶状,切面实性质脆。单纯型可分为大细胞及小细胞两类,一般后者分化差,可见核分裂或瘤细胞排列成索条状。混合型常合并其他生殖细胞肿瘤成分。前者多直接蔓延或经淋巴转移,后者多血行转移。对放疗敏感。

2.卵黄囊瘤

又名内胚窦瘤,占卵巢恶性肿瘤的 1% 左右。在生殖细胞肿瘤中发病仅次于无性细胞瘤。常为单侧,圆形或卵圆形,表面光滑,大小不等,多数直径大于 10cm。有包膜,但常见自然破裂。切面灰白色,或有出血坏死及大小不等的囊性区。多数囊肿可找到血管套样结构,即 Schiller-Duval(S-D)小体。有的肿瘤组织中可见多泡性、假乳头样、宫内膜样腺体,或实性结构。本瘤高度恶性,生长快,转移率高,短期内复发,预后差。因有卵黄囊成分,血中可测出 AFP 阳性,且以之为肿瘤标记物。

3.胚胎癌

占卵巢恶性生殖细胞肿瘤3%,单侧多,直径约在20cm,包膜薄易有出血及坏死。肿瘤内可见类似合体滋养细胞的多核巨细胞,故hCG可阳性。还可同时合并其他恶性生殖细胞肿瘤。

4.多胚瘤

多胚瘤是一种罕见的卵巢原始生殖细胞肿瘤,特点为具有一突出的胚胎样体,在不同程度上很类似早期的胚胎。由于其具有滋养细胞成分,血中hCG呈阳性。

5.绒毛膜癌

非妊娠性原发卵巢绒癌极罕见,多呈实性,常与邻近器官粘连。由滋养细胞及合体滋养细胞组成,但无绒毛,切面见大片出血及坏死,常合并畸胎瘤或胚胎癌。由于分泌hCG,可形成幼年假性早熟,月经不规律。与卵巢妊娠鉴别较困难,但原发性卵巢绒癌应系未婚,或明确无性生活史,对侧卵巢无妊娠黄体。

6.畸胎瘤

(1)未成熟畸胎瘤:属恶性肿瘤。仅占所有畸胎瘤中不到1%,但占原始生殖细胞瘤的20%。瘤体较大,可呈分叶状,胞膜不坚实,常已自行破裂,或在手术切除中破裂。切面多样化,因系由三种不同组织组成,可找到各种成分。外胚层中以皮肤及其附属器最多见,其次为神经组织,其中又以神经胶质最多见,其他尚有脉络丛,神经节细胞团,偶见大脑皮质样组织。中胚层成分有结缔组织、脂肪、透明软骨、骨片、平滑肌等,幼稚成分有幼稚软骨,疏松网状结构,或似肉瘤样组织。内胚层由黏液柱状上皮,或多层纤毛柱状上皮形成小腔,有平滑肌或软骨、黏液腺等围绕,类似肠管或呼吸系结构。此瘤转移及复发率均高,其病理分级与原发灶可不完全相同,病程较长的复发灶,有自未成熟向成熟转化的趋势。

(2)成熟型畸胎瘤恶变:恶变发生率为1%～3%,此瘤中任何一种成分均可发生恶变,最常见为鳞癌,约占80%,可伴有高血钙。其他为腺癌,黑色素瘤及肉瘤等。如有恶变,瘤体切开后,有实质性部分或有糟脆坏死组织,恶变多发生在囊壁内"乳头"或"头节"的附近。死亡率较高,与肿瘤包膜是否完整,有无浸润有关。此癌易直接扩散,鳞癌变者常发生鼠蹊部、腋下、胸或腹腔内淋巴结转移。腺癌变者常扩散到大肠、小肠、子宫旁组织、子宫直肠陷窝、网膜、卵巢、直肠、子宫及膀胱等处。肉瘤变主要为血行转移。

(3)单胚层畸胎瘤—类癌:本瘤罕见。单胚层畸胎瘤中,卵巢甲状腺肿为良性,另一种即卵巢类癌,属于潜在恶性,预后较好,仅有少数病例发生转移或死亡。类癌多发生于胃肠道,原发于卵巢者文献报道不足百例。无类癌综合征的肿瘤较小,而有类癌综合征者,瘤直径多在7cm以上。其形态可分为岛状或中肠型,也可形成小梁状或带状排列,约1/3的岛型卵巢类癌伴有类癌综合征,且不出现转移,因其分泌物不经过门静脉系统不被肝解毒,这是唯一的类癌综合征,可在原发肿瘤切除后症状消失。

(四)性腺母细胞瘤

较罕见,由生殖细胞及性索成分构成,文献报道约有百余例,多发生于发育不良的性腺,尤其是带Y染色体性腺发育不良者。常见染色体核型为46,XY及45,X/46,XY嵌合体,个别染色体有畸变。瘤体较小,很少有直径大于6cm者。肿瘤多圆形,表面光滑外凸,质韧或硬,多数有钙化。镜下有两种细胞,生殖细胞及性索成分较小的上皮样细胞,颇似不成熟的Sertoli细胞或颗粒细胞。10%于同侧或对侧卵巢内合并无性细胞瘤,或较少见的胚胎癌、卵黄囊瘤或各型畸胎瘤。预后较其他生殖细胞肿瘤好。

(五)继发性癌

几乎任何类型肿瘤均可转移至卵巢,大部分来自胃肠道。来自大肠的实体居多,镜检与原发大肠癌相似,覆被上皮偶见杯状细胞,并常见坏死。胃转移至卵巢多为实性,很少有囊肿,也可能只有一层薄壁并充满黏液,镜检可找到印戒细胞,因Krukenberg首先报道并描述这种改变,故以其命名。有时Krukenberg瘤也来源于大肠癌、乳腺癌、或其他能分泌黏液的其他器官肿瘤;偶有来自胃的转移瘤反而不具备Krukenberg瘤的特征。

女性其他生殖器官癌至晚期可能直接转移至卵巢,但很少见来自外阴、阴道及子宫颈癌的转移。约10%子宫内膜癌伴有卵巢内膜样癌,但大多数病例卵巢及子宫内膜均是原发,而不是继发。输卵管癌可直接扩散至同侧卵巢,甚至难以确定原发部位,即命名为输卵管卵巢癌。约25%乳腺癌做治疗性切除的卵巢中,可见弥散性乳腺癌,而另外一些病例由于未仔细检查乳腺,通过详细检查后才被诊断乳腺癌。

二、临床分期(表 15-1)

表 15-1　卵巢癌、输卵管癌、腹膜癌 2012 年 FIGO 新分期

期别	病变情况
Ⅰ 期	病变局限于卵巢或输卵管
ⅠA 期	病变局限于一侧卵巢(包膜完整)或输卵管,卵巢或输卵管表面无肿瘤,腹水或腹腔冲洗液没有恶性细胞
ⅠB 期	病变局限于双侧卵巢(包膜完整)或输卵管,卵巢或输卵管表面无肿瘤,腹水或腹腔冲洗液没有恶性细胞
ⅠC 期	病变局限于一侧或双侧卵巢或输卵管,伴随:
ⅠC1 期	术中包膜破裂
ⅠC2 期	术前包膜破裂,或卵巢或输卵管表面有肿瘤
ⅠC3 期	腹水中或腹腔洗液中找到恶性细胞
Ⅱ期	病变累及一侧或双侧卵巢或输卵管,伴盆腔转移
ⅡA 期	病变扩展或转移至子宫或输卵管或卵巢
ⅡB 期	病变扩展至其他盆腔组织
ⅡB1 期	盆腔腹膜镜下转移
ⅡB2 期	盆腔腹膜肉眼可见转移
Ⅲ期	病变累及一侧或双侧卵巢,输卵管或原发腹膜癌,细胞学或组织学证实盆腔以外腹膜播散或腹膜后淋巴结转移
ⅢA 期	腹膜后淋巴结转移,伴或不伴盆腔外镜下腹膜受侵
ⅢA1 期	仅仅腹膜后淋巴结转移(细胞学或组织学证实)
ⅢA1i 期	转移淋巴结最大径线≤10mm
ⅢA1ii 期	转移淋巴结最大径线>10mm
ⅢA2 期	镜下盆腔外(超出盆腔边缘)腹膜受侵,伴或不伴腹膜后淋巴结转移
ⅢB 期	肉眼见盆腔外腹膜转移瘤最大径线≤2cm,伴或不伴腹膜后淋巴结转移
ⅢC 期	肉眼见盆腔外腹膜转移瘤最大径线>2cm,伴或不伴腹膜后淋巴结转移
Ⅳ	远处转移(不包括腹膜转移)
ⅣA	胸腔积液形成,细胞学阳性
ⅣB	转移至腹腔外脏器

三、临床表现

卵巢深居于盆腔,早期不易被发现,一旦生长肿瘤,出现明显症状时多已转移扩散,严重影响预后。

(一)年龄

卵巢上皮癌多发生在 40 岁以上,因此妇女 40 岁以上出现腹胀不适,应特别警惕。但恶性生殖细胞肿瘤发病年龄的中位数为 19 岁,15 岁以前幼女发现肿瘤中 80% 为恶性。

(二)隐约腹部不适感

包括消化不良,腹部发胀,腹围增大。约 2/3 卵巢癌患者合并有腹水,有明显腹胀者往往已有腹水,在肥胖妇女常被误认为脂肪增多所致,不应忽视。

(三)卵巢功能障碍

经量增多或月经紊乱。如有内分泌功能肿瘤,可表现为雌激素或雄激素分泌过高。前者如颗粒细胞

瘤等可引起幼女性早熟,生育年龄不规则出血,或绝经后出血;后者可表现为男性化、月经少或闭经,如支持间质细胞瘤等。上皮性癌中尤以卵巢内膜样癌常有不规则出血症状。

(四)腹痛

腹痛也是常见症状。腹痛不严重时,往往以为其他原因引起,一旦急腹痛出现,多已有并发症,如破裂、出血或蒂扭转。卵巢恶性肿瘤破裂多为自发性,如卵黄囊瘤,生长迅速,3/4 以上患者易发生以上情况。由于卵巢癌易发生局部扩散及表面种植,肠管浆膜面的种植以及盆腔内的脏器粘连,或已有肠转移,均可引起肠梗阻,因而出现急性腹痛,甚至伴有恶心呕吐,中止排气等严重症状,均应引起警惕。

(五)压迫症状

尿频、便秘、气急、心悸等,压迫盆腔静脉可引起下肢水肿。

(六)消瘦

合并腹水患者,多伴有胃肠症状,进食不好;大量腹水渗出及癌组织的生长,消耗大量蛋白质,可引起消瘦,严重时形成恶病质。

四、诊断及鉴别诊断

(一)病史及临床表现

仔细询问病史,往往能发现三联症特点,即年龄 40～60 岁、卵巢功能障碍、胃肠道症状。不忽略有无家族史,尤其是遗传性卵巢癌综合征者。

(二)妇科检查

必须做三合诊检查,注意后穹隆情况。

(1)子宫旁肿物:呈实性或囊实性,双侧不规则,活动度较差,肿物直径大于 3cm,或继续生长,具备以上一项,即应引起注意。

(2)绝经后触及卵巢综合征:正常卵巢约 3cm×2cm×1.5cm 大小,绝经后继续萎缩,绝经后一两年各径线均减少约 1cm 左右;绝经两年后平均 1.5cm×0.75cm×0.5cm。所以绝经三年后,妇科检查如仍能触及卵巢,即非正常现象。

(3)幼女或青春期发现盆腔肿物。

(4)三合诊发现后穹隆结节:尤其感觉像指关节样,必须用各种方法来明确其性质。

(5)双侧卵巢肿物:卵巢癌中 70％为双侧,而良性卵巢肿瘤仅 5％左右。

(6)腹水:卵巢上皮癌患者约 2/3 合并有腹水,Ⅰ期患者也可出现腹水。产生原因可能由于癌细胞表面或种植部分直接分泌渗出,或腹膜下淋巴流通的改变等。根据腹部膨隆,叩诊有移动性浊音,不难查出,但需与非卵巢恶性肿瘤引起的腹水仔细鉴别诊断。如肝硬化、结核性腹膜炎等,均可询及有关的过去病史,而在做三合诊检查时,后穹隆不会查及有结节或乳头样物。(7)晚期可有大网膜肿块、肝脾肿大及消化道梗阻。

(三)辅助检查

1.超声检查

以经阴道彩色多普勒诊断最有力。经阴道彩色多普勒超声检查可获得丰富血流信息,为卵巢肿瘤良恶性的鉴别提供了依据。除注意肿物囊性、实性或囊实性外,边界是否完整,单房或多房,腔内有无乳头状突起,或回声不均外,测定血流阻力有助于诊断。腹部超声检查也有一定价值,还能协助诊断有无腹水。

2.CT 检查

能通过更多的切面比较准确地显示病变范围及与周围组织的关系,特别是了解肝脾及淋巴结的转移灶,但对早期诊断帮助不大。CT 主要用于临床分期不清时,明确肿瘤范围和分期,评价中晚期肿瘤间质浸润深度、盆腔内脏器浸润及淋巴结转移。CT 作为超声的补充,对卵巢囊性伴有钙化灶的畸胎瘤具有特异性,对卵巢恶性肿瘤的诊断准确率为 91％,但对黏液性囊腺瘤显示分隔的能力不如 B 超,对低度恶性的交界性囊腺瘤及囊腺瘤恶变与良性囊腺瘤不易鉴别。

3.磁共振(MRI)

在软组织对比优于 CT,可以任选扫描的平面和方向,用 MRI 诊断比超声检查和 CT 更具准确性和特殊性,其多方位、多序列成像,良好的软组织对比较好地显示了子宫体、子宫颈和阴道的正常层次结构及卵巢正常或异常病变。MRI 能显示肿瘤各种结构及判断分期,提供肿瘤与周围正常组织间的高对比分辨率,现已成为女性盆腔检查的重要手段。但不能作定性诊断,价格较贵。

4.细胞学检查

通过后穹隆穿刺做细胞学涂片检查有无癌细胞,各处报道结果不一,与穿刺技术、染片及识片经验有关。合并腹水患者做妇检不易查清有无肿瘤,可在抽取腹水后再查,并可送腹水找癌细胞。但癌细胞能否找到,与检测方法(是否用细胞离心器)、送检时间等有关,且很难分辨组织类型。单抗免疫细胞化学染色可提高诊断的阳性率,协助鉴别诊断。反复穿刺有时会引起感染,穿破囊肿,甚至引起皮肤穿刺部位的种植。所以在穿刺时应慎重考虑。

5.腹腔镜

可在直视下观察盆腔直至横膈部位,必要时还可同时取活检送病理诊断,有人报道用腹腔镜来代替二次探查术。近期的观点多认为有局限性。对盆腔有粘连者要慎用,至少要由非常有经验的医生来进行,避免并发症的发生。

6.肠镜、胃镜检查

提示有卵巢癌转移瘤或胃肠道原发性癌症的证据。

(四)肿瘤标记物

近代免疫学的研究发现细胞从正常到恶变时,细胞膜上产生一种分子标记物,其中多数是能使宿主产生特异性抗体的抗原或抗原决定簇,从而引起免疫反应。用免疫学方法,尤其是制备单克隆抗体技术的应用,可以检测出来。单抗在临床应用中有以下几个途径:①肿瘤血清学诊断。②肿瘤病理诊断:用免疫组织化学及免疫细胞化学技术。③肿瘤放免显像(radioimmuno imaging,RII):可用作肿瘤定位,术前分期及追踪检测。④治疗后追踪,可综合应用参考以下诸方面。

1.CA125

CA125 是一种类似黏蛋白的高分子糖蛋白抗原,是临床诊断卵巢癌最有价值的肿瘤标志物,已被广泛用于卵巢癌的诊断与预测复发及随访。上皮性卵巢癌中以浆液性卵巢癌 CA125 的阳性率、检测值为高,与黏液性卵巢癌的阳性率差异有显著性($P<0.05$)。上皮性卵巢癌与非上皮性卵巢恶性肿瘤 CA125 阳性率、检测值无显著性差异($P>0.05$)。

2.AFP

对卵巢内胚窦瘤有特异性诊断价值,并对卵巢未成熟畸胎瘤、混合型无性细胞瘤中含卵黄素者等有诊断意义。在阳性患者,AFP 是治疗后追踪的一项有用标志。80%的卵巢上皮性癌升高,CA125 水平高于 35kU/L,90%以上为晚期卵巢癌患者。CA125 水平增高与病情缓解或恶化相一致,尤其对粘液性腺癌更有特异性。

3.hCG

生殖细胞肿瘤中卵巢原发绒癌阳性,胚胎癌也可阳性,这与肿瘤所含组织成分有关,含滋养细胞成分即可阳性。目前更多注意血清中 βhCG 的检测,避免与促黄体素(LH)的交叉,其正常值约以小于 3.1ng/mL 为标准,而 hCG 的标准也依所用方法不同而异,放免法以小于 20ng/mL 为标准。

4.CEA

属糖蛋白,可见于结肠癌、乳腺癌、肺癌等恶性肿瘤患者及某些非肿瘤患者,对各部位的肿瘤缺乏专一性。主要是消化系统肿瘤的标记物。Kawai 检测生殖细胞肿瘤中,卵黄囊瘤、未成熟畸胎瘤以及成熟性畸胎瘤等均偶显示阳性,故 CEA 不是卵巢癌的特异性标志物。

5.CA19-9

CA19-9 是一种低聚糖类抗原,在消化道肿瘤患者血清中其浓度可明显升高,特别是胰腺和胆道系统的恶性肿瘤更为明显,对检测黏液性卵巢癌和透明细胞癌有较高的敏感性。

6. 性激素

颗粒细胞瘤、卵泡性细胞瘤产生较高水平雌激素,浆液性、黏液性囊腺瘤或勃勒纳瘤有时也可分泌一些雌激素。

7. HE4

人附睾蛋白 4 是一种新的卵巢癌肿瘤标志物。与 CA125 相比,HE4 的敏感度更高,特异性更强,尤其是在疾病初期无症状的阶段,HE4 与 CA125 联合应用,大大增加了卵巢癌诊断的准确性。

8. 多项肿瘤标记物联合应用

对诊断及追踪更有效。北大人民医院用 5 项肿瘤标记物检测卵巢恶性肿瘤、良性肿瘤及正常妇女共 138 例,结果 3 项阳性者,诊断卵巢癌敏感性、特异性及准确性分别为 86.6％、94.4％ 及 90.6％,明显高于单项标记物的检测结果。

(五)鉴别诊断

以下几种是常见的易于混淆的情况。

1. 非卵巢恶性肿瘤引起的腹水

对任何有腹水的患者均应详细了解病史,以鉴别非肿瘤性,包括肝硬化或结核性腹膜炎等。首先应做三合诊,注意盆腔或后穹隆有无肿物。结节或乳头状物,非肿瘤性腹水不应触及。转移至卵巢的恶性肿瘤,也可以伴发腹水,如 Krukenberg 瘤或乳腺癌等。要注意过去病史及全身检查,如大便潜血,血清肿瘤特异性标志,必要时做胃镜、结肠镜、或肠系造影等。

2. 子宫内膜异位症

虽然盆腔或后穹隆也可触及结节,但多有进行性痛经史,经量增多,无明显阴道流血等症状而无恶病质,低烧、消瘦等。卵巢子宫内膜异位囊肿是内膜异位症较常发生的部位,形成所谓巧克力囊肿。B 超、CT 等有时均不易鉴别,且血清 CA125 均可阳性,必要时可做腹腔镜检,协助鉴别诊断。

3. 结核性腹膜炎

患者可有低热、盗汗、消瘦、乏力、食欲减退等症状,类似恶性肿瘤的恶病质,但多有不孕或其他部位结核史,常有月经过少或闭经,盆腔检查也可以触及包块或后穹隆有结节,肿瘤标记物检查多阴性。有时需短时间抗结核治疗观察疗效,必要时甚至剖腹探查,或腹腔镜检查取活检,据病检结果确诊,其他如 B 超、CT 或 MR、胸部 X 线等,也可有助于鉴别诊断。

4. 非卵巢的生殖器恶性肿瘤

子宫内膜癌转移卵巢前已述及与原发卵巢内膜样癌的鉴别。妊娠性绒癌常伴发黄素囊肿,鉴别不困难;如转移卵巢其原发灶在子宫的症状多表现明显,而原发卵巢绒癌比较少见,子宫中多无病变。病史也不相同,子宫绒癌多有葡萄胎或前次妊娠史如流产、早产或宫外孕等。输卵管癌与卵巢癌有时不易鉴别,前者可能有阴道分泌物增多或不规则出血史,但由于部位相近,常互相侵累,形成输卵管卵巢的癌性肿块,有时需要病理检查方能辨明何者为原发,治疗均以手术为主。

5. 盆腔非生殖器肿瘤

腹膜后肿瘤有来自间叶组织的脂肪瘤,来自神经组织的神经纤维瘤等。做妇产科检查时应注意其位置与子宫的关系,部位多较高,贴于后壁,比较固定。肠系膜恶性肿瘤活动度差,一般较硬,但变性坏死时即呈囊性感。血清肿瘤标记物的检测、肠镜、B 超,以及单抗 RII 等,均可有助于鉴别。

6. 原发腹膜浆液性乳头状癌

其临床表现及病理均非常相似,且肿瘤标记物 CA125 也阳性。在术时常发现卵巢正常而腹膜面有大量癌组织,或在卵巢表面有少量癌组织,或侵及子宫周围以及后穹隆等处。病理检查时应注意卵巢间质有无癌。原发腹膜浆液性乳头状癌诊断标准:①卵巢无癌。②或只卵巢表面有癌但无皮质下浸润。③或侵犯卵巢表面皮质下间质小于 5mm×5mm。④或侵犯卵巢实质小于 5mm×5mm,表面有或无癌。治疗与卵巢癌相同。

7.幼少女卵巢肿瘤

幼少女卵巢肿瘤是指出生后至 16 岁之间所发生的卵巢肿瘤,约占此段年龄组所有肿瘤的 1%,但在生殖系统恶性肿瘤中却最常见。在卵巢恶性肿瘤中又以生殖细胞肿瘤最多,其中以畸胎瘤最常见,多为1 岁以内幼女,半数以上为恶性,且恶性度较高。其次为性索间质肿瘤,而又以颗粒泡膜细胞瘤为主。初潮前,通常为良性或低度恶性,而颗粒细胞瘤又可发生于任何年龄,恶性度较成人低。上皮性癌较成人少,多于初潮后发生,主要为浆液性及黏液性类型。

由于幼女时期卵巢多位于腹腔内,故常见症状为腹腔内肿物或腹痛,加以盆腔部位均较小,肿物牵扯腹膜并增加邻近器官压力,更增加了腹痛的原因。约 10% 患者有性早熟征,如乳晕色素增加、乳房过早发育、阴道分泌物增加、阴道不规则出血,或阴毛生长过早等。这些症状常在激素分泌肿瘤切除后全部消失。在幼女做肛诊时,如不能自肛门触及肿物,并不能排除卵巢肿瘤,因此时肿瘤多位于腹腔内。应注意与多囊肾,神经母细胞瘤,及 Wilm 瘤等鉴别;急腹症时应与阑尾炎鉴别。

五、治疗

卵巢肿瘤一经发现应行手术,然后根据临床分期、组织学类别、细胞分化程度、转移部位等决定术后是否辅以化疗或放疗,而临床分期又需根据剖腹手术才能决定。新的生物治疗正在研究中,是发展的方向,往往需综合应用。

(一)手术

1.全面分期手术

早期(FIGO I～II 期)卵巢上皮癌应行全面分期手术。以纵形切口为宜,长度应达到肿瘤能完整全部切除,并能暴露肝区及横膈等处以完成必要的检查或转移瘤的切除,故一般均需达脐上三指。开腹后如有腹水应尽量吸出送检癌细胞;如无腹水,不论临床分期如何,均需用 200mL 生理盐水分别注入盆腔右及左结肠旁沟等处,即刻送检找癌细胞。手术探查时应上达横膈,必要时做活检。继而检查肝、脾、大网膜、肠管、肠系膜、腹腔腹膜壁层及后腹膜、尤其是后穹隆等处,这些部位与盆腔卵巢肿瘤涉及范围有关。大网膜需切除,大网膜全切或部分切除;是否作全子宫双附件或一侧附件切除,根据病变及患者是否需保留生育功能来决定。腹主动脉旁及盆腔淋巴结,多需在后腹膜打开后方能查清,可疑转移者应送病检。只有详细探查及病理检查结果证实后,才能真正判断临床分期。

2.保留生育功能的手术

对上皮性卵巢癌患者,年轻渴望生育符合下列情况可考虑只作单侧附件切除。高分化或交界性(除外透明细胞癌或移行细胞癌)、I A 期、对侧卵巢外观正常或活检阴性、腹腔细胞学阴性、高危转移区域(子宫直肠窝、结肠旁沟、肠系膜、横膈、大网膜、腹膜后淋巴结等)探查活检均阴性,且能按要求随诊。

性索间质肿瘤 I A 期年轻患者可行单侧附件切除或确定分期手术,I A/B 期已完成生育功能的患者,行确定分期手术。

恶性生殖细胞瘤保留生育功能手术适应证,可不受期别限制,对 II、III、IV 期者,只要子宫及对侧附件未受累,仍可保留其生育功能,即仅切除患侧附件,同时行全面分期手术,术后给予化疗。

3.肿瘤细胞减灭术

适用于晚期卵巢癌,理想的肿瘤细胞减灭术可以明显改善患者预后。术式与全面分期手术相同,主要包括:①足够大腹壁纵切口。②腹腔冲洗液或腹水的细胞学检查。③全面探查盆腹腔,特别注意大网膜,横膈,消化道,肝脾等,估计上腹腔病灶切除的可能性,对决定盆腔肿瘤切除范围很重要。如横结肠下可切除网膜全部病灶,则行结肠下网膜切除术。如病灶已波及胃、结肠、网膜,则应从胃大弯下缘切除全部大网膜。④全子宫双附件及盆腔转移灶尽量切除。卵巢动静脉高位结扎。⑤肠转移瘤处理应积极而又谨慎,若仅是盆底和直肠前壁浅表浸润,可将盆腔侧腹膜沿直肠前壁剪开,使子宫直肠窝腹膜自直肠前壁分离,连同子宫及盆腔内植入癌灶一起切除。但是晚期患者直肠、乙状结肠的转移灶常与原发灶粘连成较大肿块,浸润较深,此种情况可将盆腔肿瘤及肠转移灶整块切除,行部分肠管切除及吻合术。若切除肠管过多或位置过低而吻合困难者,应考虑造瘘术。小肠转移灶常为多发性浅表小结节,较易从肠壁上剥离,若呈弥漫性颗粒,很难切除干净,多需依赖化疗。若为孤立转移灶,可行小肠部分切除及端端吻合术。若肠管广泛转移致整个肠管变形、僵硬,或肠系膜广泛转移,显然无法手术。若有肠梗阻则需行造瘘术,但需注意梗阻肠段是否为多部位,应仔细检查选择造瘘部位。⑥阑尾切除,尤其在卵巢黏液性腺癌应切除,其他组织类型是否各期均行切除,尚有争议。⑦腹主动脉旁及盆腔淋巴结清扫。近年来有关淋巴结转移报道较多,而且与腹腔内扩散有关;有盆腔淋巴结转移者,5年生存率为26%,无转移者74%,临床分期越晚转移率越高。在淋巴结转移中,髂外24%,髂总14%,髂内14%,腹股沟11%,闭孔10%。一般说来腹膜后及腹主动脉旁淋巴结应作为手术一部分,但不少人主张早期应作淋巴清扫,如已属晚期广泛转移,腹膜后淋巴结已完全固定,很难完成这部分手术。

满意的细胞减灭术,尽最大努力切除原发性及一切转移癌,使残余癌灶直径小于2cm。不满意的细胞减灭术,手术后残余癌直径大于2cm。

4.中间性细胞减灭术

一些患者术前腹水较多,肿瘤边界欠清,合并胸水或全身情况难以耐受较大手术等,主张先用化疗2~3个疗程,可促进细胞减灭术成功。化疗可经腹腔内、胸腔内、动脉插管或静脉,药物可用单药或联合。这一方案也有争议,认为对术后化疗不利,需要与对比性的研究,方能最后结论。

5.再次细胞减灭术

首次治疗临床完全缓解患者又复发,再次肿瘤细胞减灭术能否改善生存,主要取决于肿瘤细胞本身生物学特性,以及再次减灭术是否成功。对于首次不满意的肿瘤细胞减灭术患者,经短期化疗后有报告行再次减灭术可以改善生存,且有报告反复手术仍有一定价值。但对术后铂类药物不敏感者广泛复发,多处转移,反而弊大利少。总之这类手术还存在不同看法需慎重。二次细胞减灭术应具备优良技术,尽量切除残余癌灶,然后再用化疗敏感药物,方能有效。

6.二次探查术

指卵巢癌在满意的细胞减灭术后1年内,经过至少6个疗程化疗,临床及各项辅助检查均未发现复发迹象,再次剖腹探查术。目的在于了解盆腹腔有无复发;应否停止化疗或再行少数疗程作为巩固;是否改变化疗方案或治疗方法。如需切除肿瘤或病检有癌,则不应称为二探,而是二次手术。二探手术应包括腹腔冲洗液细胞学检查,全面自横膈而下的细致探查及活检,盆底、双侧盆壁、结肠旁沟、膀胱窝、直肠窝、大网膜可疑结节及可疑腹膜后淋巴结活检(如初次手术未切除应切除淋巴结)。

Ⅰ期卵巢上皮性交界性肿瘤,恶性生殖细胞肿瘤及性索间质肿瘤不做二次探查术。文献报道二探阴性仍有30%复发,不能作为停止化疗的依据,而二探阳性又有对化疗疗效不满意者,故对是否进行二探仍有不同意见。

7.一些辅助手术的方法

(1)氩气束凝固术:应用氩气束凝固器又称氩气刀,即称氩气束凝固术。由于卵巢癌肿瘤细胞彻底减灭很难,否则易损伤其他脏器,尤其是粟粒状的大片弥漫扩散转移。

其优越性有以下诸方面:①对有些手术刀难以切除部位作到切除,与肿瘤粘连较紧的器官像肠管或膀胱等,使手术能达到满意的细胞减灭术。②氩气束能使被覆盖的血液被吹开,易于切除深层的肿瘤组织。③在应切除的边缘地带帮助止血及清除肿瘤组织。④切除较深层的肿瘤但不致形成坏死或黏膜损伤。⑤电极头喷出的氩气束较氧气重,能置换该部位的氧气,减少组织氧化燃烧,不会产生烟或焦糊味,对手术人员影响小。⑥氩气为室温,可在电凝的同时冷却组织,避免电凝点温度高,对周围组织热损伤小,术后愈合快。⑦激光需眼部防护,超声空化手术吸引器需水降温,而本法不存在这些问题。

(2)超声空化手术吸引器:超声空化手术吸引器用超声振动以破坏含水量高组织,因肿瘤含水量高,且相对缺乏胶原而能被其破坏,但结缔组织不致损伤,从而防止损伤肠管、血管、横膈肌及腹膜等。应用时可调整超声振幅,以适合手术要求,而不破坏正常组织。在Ⅲ至Ⅳ期卵巢癌手术中,有48%应用后能达到满意的细胞减灭术,横膈、脾脏、腹膜后难以切除的淋巴结等,23/52能达到切除。但也有报道并发弥漫性血管内凝血者。

（3）单抗放射免疫导向手术：应用卵巢癌单抗与肿瘤表面抗原特异性结合的特点，先以核素标记抗体，注入体内，单抗与抗原结合部位即形成核素聚集，应用γ手持探测仪来探测到核素聚积部位，从而指导手术切除，即是放射免疫导向手术。这一方法是在放射免疫显像有效的结果上延伸发展起来的。

需具备以下诸条件：①手持式γ探测仪。②能与卵巢癌抗原相对应的单抗。③放射性核素。④标记方法。

（二）化疗

继手术治疗之后，化疗是晚期卵巢恶性肿瘤的主要治疗方法。上皮性卵巢癌是最常见者，且诊断时多已晚期，除交界性及浸润性ⅠAG1，术后可不用化疗外，其他均应进行。非上皮性卵巢恶性肿瘤虽无交界性，其他各期也类似。对于交界性上皮性肿瘤是否化疗仍有争议，但对Ⅰ期卵巢癌如具备下列一个以上危险因素，即应给予化疗：①未行手术分期，分期不明确。②组织类型为透明细胞癌或移行细胞癌。③中分化或低分化肿瘤。④卵巢肿瘤表面有肿瘤生长。⑤肿瘤破裂或包膜不完整。⑥肿瘤周围有粘连。⑦腹水或腹腔冲洗液细胞学检查阳性。

1.化疗前全面检查

应进行全身查体，除血压、脉搏、呼吸之外，应测体重及身高，化疗药物要根据体表面积计算。血生化检查了解肝肾功能，检测心肺功能、心电图和肺片等。血、尿、便常规包括白细胞分类及血小板外，还应查血了解电解质钾、钠、氯及镁。各种肿瘤标记物及B超等检查，能及时了解化疗对肿瘤的作用，必要时考虑CT或MRI有助于了解转移部位。

2.常用化疗方案

以联合化疗为主。

（1）上皮性卵巢癌：国外目前已将紫杉醇列为首选用药，仍与铂类药物联合应用较多。①TC方案：包括卡铂及紫杉醇。卡铂AUC＝5，紫杉醇135～175mg/m²。先静点紫杉醇。一般（用3小时，也有报告）在24小时内输入；间隔一小时以上再给卡铂。也可以用顺铂70mg/m²代卡铂。紫杉醇多用生理盐水溶解。常见不良反应有骨髓抑制，过敏反应，其他如心脏毒性，胃肠道反应，肌无力，脱发，外周神经炎等偶见。为预防过敏反应，化疗前1天开始服用地塞米松3.75mg/次口服，连续2次（10pm、6am）；地塞米松10mg静脉注射，化疗前30分钟；西咪替丁400mg静脉注射，化疗前30分钟；苯海拉明40mg口服，化疗前30分钟；用药期间多功能监护。②PAC方案：包括顺铂、阿霉素、环磷酰胺。顺铂40mg/m²，表阿霉素60mg/m²，环磷酰胺800mg，一次给药，间隔3周。③PC方案：与PAC方案比较，只是不用表阿霉素，降低其所致心脏毒性，顺铂用量达100mg/m²。④泰素周疗：泰素60～80mg/m²/周，6周为一疗程，第一周和第四周于用泰素治疗的第二天给予CDDP 80mg/m²或给予卡铂320mg/m²（或剂量按AUC＝5计算）。6周后休息4周，重复第二疗程。至少用两疗程。化疗前用药同月疗。凡是应用顺铂在内的化疗方案，为保护肾脏均需先进行水化，包括给药前夜8pm至8am静脉注射葡萄糖盐水2000mL＋维生素C 2g，15%氯化钾10mL，20%甘露醇125mL，30分钟内滴完；5%葡萄糖盐水500mL，呋塞米20mg静推；然后给顺铂。以后再静脉输5%葡萄糖液1000mL，维生素C 2g及15%氯化钾10mL。卡铂较顺铂对肾及神经毒性小，不需严格水化。卡铂计量多用曲线下面积计算（AUC），根据Calvert公式：卡铂计量（mg）＝AUC×（GFR＋25）。AUC标准值是根据一些回顾性研究中比较单位时间内，血浆卡铂浓度所产生疗效和毒性来确定。在接受治疗的患者，AUC一般取5。⑤PV方案：包括顺铂及足叶乙苷（etoposide，Vp-16），常作为挽救性方案，可静脉也可腹腔注射。顺铂70mg/m²，VP-16 100mg/m²后者可用生理盐水溶解，终浓度低于0.25mg/mL。一般每疗程间隔3周。⑥单一用药：由于疗效不如联合用药，目前应用较少。个别特殊情况如不能承受联合化疗时，可考虑选用。常用药有美法仑，剂量为0.2mg/（kg·d），多在睡前口服，5日为一疗程，间隔3至4周。六甲嘧胺口服8mg/（kg·d）。连服2周，间隔4周。

（2）非上皮性卵巢恶性肿瘤：联合化疗已经使恶性生殖细胞肿瘤预后明显改善，并使年轻患者进行保留生育功能的手术成为可能。无性细胞瘤虽对放疗敏感，为了保持生育能力，化疗已逐渐代替放疗。常用方案为 BEP 及 PVB,VAC 疗效不如前二者。一般早期 3～4 个疗程,晚期 4～6 个疗程。①BEP 方案:BLM(博来霉素或平阳霉素)30mg 深部肌肉注射,第 2 天。VP16(足叶苷)100mg/m² 静脉注射,第 1～5 天。DDP(顺铂)20mg/m² 静脉注射第 1～5 天。疗程间隔 3 周。②PVB 方案:VCR(长春新碱)2mg＋生理盐水 30mL 静脉注射,第 1～2 天,间隔 3～4 周。DDP20mg/m² 静脉注射,第 1～5 天,间隔 3～4 周。BLM30m 深部肌肉注射,第 2 天,每周 1 次,7 次一疗程。③VAC 方案:VCR1.5mg/m² 静脉注射第 1 天,每周 1 次,12 次一疗程。KSM(更生霉素)300μg/d 静脉注射,第 2～6 天,间隔 4 周。CTX(环磷酰胺)300mg 静脉注射,第 2～6 天,间隔 4 周。

(3)卵巢恶性肿瘤新辅助化疗:新辅助化疗指对通过术前评估认为不能耐受手术或估计手术不能达到理想减灭者,先行化疗,然后再实施细胞减灭术,这类化疗后的手术应属初次手术范畴。有时可以在新辅助化疗前施行腹腔镜检查或剖腹探查术,目的仅是为了取得组织学证据和(或)对病变程度有较准确的评估。

Vergote 等提出卵巢癌新辅助化疗的绝对指征为:Ⅳ期卵巢癌;在肝门、肠系膜上动脉有＞1.0g 的转移灶,估计无法达到理想的细胞减灭。相对指征为:①无法计数的腹腔内病灶。②腹腔内或腹膜后的转移灶总重量在 1000g 以上。③横膈上有＞10g 的转移灶。④大量腹水,＞5000mL。⑤患者一般情况差,WHO 评分为 2 或 3。一般对符合 2 条或以上相对指征者才选择新辅助化疗。虽然细胞学不能直接诊断卵巢癌,也不能与其他腹腔内癌相鉴别,但结合临床、影像学和血清学检查,可支持临床诊断。所以在新辅助化疗前,获得细胞学或组织学诊断极为重要。

目前认为,通过术前新辅助化疗可减少肿瘤负荷量、缩小腹腔内病变范围,提高手术切净率,增加手术安全性,减少手术难度和并发症,缩短 ICU 时间和总住院时间。但对是否能延长生存尚未定论,进一步的随机临床对照研究是要比较两种方法对生存时间、并发症、治疗相关的死亡率、生存质量、费效比等的影响,从而明确新辅助化疗在卵巢癌初次治疗中的作用和意义。

(4)给药途径:一般全身系统化疗为静脉给药,或肌注。近期研究,腹腔给药,动脉插管化疗,或局部与全身同时应用,均收到一定效果,但药物剂量应合并计算。

腹腔化疗:卵巢癌扩散多在盆腹腔内,又常合并腹水,腹膜面及横膈下方有广泛种植。腹腔用药直接接触肿瘤,增加了药物对肿瘤的作用;其疗效与药物浓度呈正相关,而腹液比血浆浓度高 10～1000 倍,不仅增加了抗癌效果,还降低全身毒性反应。腹腔注入药物可分送至肝、横膈、腹膜后淋巴结等处,但也存在不利之处,即药物穿透力仅为 1～2mm,有腹膜粘连则影响药物扩散,因而限制了腹腔化疗的进行。①常用药物:顺铂 50～150mg/m²;卡铂 150～350mg/m²;VP-16,350mg;与顺铂合用时,顺铂 100mg/m²;VP-16 200mg/m²;紫杉醇 135mg/m²。腹腔用药还有待更多观察。②给药方法:最简单的有单次穿刺法,必要时在 B 超监视下腹腔穿刺。硅胶管植入在术后直视下进行,一根置盆腔,另一根插入达肝脾之间,一般放置 6 个月左右,腹腔导管多为进口,可埋置较长时间,需注意并发症的发生。近年来术中皮下埋藏化疗泵已被广泛采用,该方法痛苦小,与一般腹腔置管化疗相比可减少腹腔感染机会,患者可正常活动,提高患者术后生存质量。目前普遍认为,彻底的手术加腹腔泵灌注腹腔化疗及静脉化疗是治疗晚期上皮性卵巢癌的有效途径,可提高患者的生活质量及生存率。③常见并发症:管脱出、感染、出血、粘连,甚至肠穿孔,故用腹腔化疗保留导管时,特别注意以上并发症的可能。

动脉化疗:晚期卵巢癌由于肿物过大,填塞盆腔,或肝内已转移灶,难以进行手术,可选用动脉插管化疗,使药物直接作用于肿瘤细胞,经过数疗程后,使手术能进行。如盆腔肿瘤可选髂动脉前支;如导管插至髂内动脉前支或子宫动脉则称为超选择性。肝转移灶可选经肝动脉插入附近部位,取得较好效果。常用药物有顺铂 80～100mg,或加表柔比星 80～100mg 左右。不良反应有发热,应除外感染的可能性,低热可能由于栓塞后局部组织坏死吸收有关,需查明原因。其他常见并发症有疼痛、神经损伤、出血、便血及恶性呕吐等,应引起注意对症处理。

复发卵巢癌的定义:①复发:经过满意的肿瘤细胞减灭术和正规足量的化疗达到临床完全缓解,停药半年后临床上再次出现肿瘤复发的证据,视为复发。②未控:虽然经过肿瘤细胞减灭术和正规足量的化疗,但肿瘤仍进展或稳定,二探手术发现残余灶,或停化疗半年之内发现复发证据,均视为未控。

卵巢癌复发的迹象和证据:CA125 升高;出现胸、腹水;体检发现肿块;影像学检查发现肿块;不明原因肠梗阻。只要存在上述中的两项就要考虑肿瘤复发。复发的诊断最好有病理的支持。

为了临床研究设计的方便,以及客观评价不同单位的治疗疗效,建议将复发卵巢癌患者进行分类。①化疗敏感型:GOG 规定,初期采用以铂类为基础的化疗并已获得经临床证实的缓解,停药超过 6 个月,才出现复发病灶,认为属于化疗敏感型患者。②化疗耐药性卵巢癌:初期化疗有效,但在完成化疗后,6 个月内出现复发病灶,考虑属于铂类耐药。③顽固型卵巢癌:指已经完成初期化疗并且明显缓解,但存在残余病灶的患者,比如 CA125 升高、二探病理检查有镜下病灶、CT 检查异常、体格检查有阳性体征的患者。④难治性卵巢癌:初期治疗达不到部分缓解,包括治疗中疾病稳定甚至不断进展的患者,约占 20％的病例。这类患者对二线化疗的药物反应率是最低,在众多研究和临床实践中,常把耐药性、持续性和难治性卵巢癌患者归为一组,与铂类敏感的患者分开。

卵巢癌复发后的治疗包括再次手术和挽救化疗。临床资料表明,上述治疗均不能为卵巢癌提供治愈的机会。据统计复发治疗后,卵巢癌的中位生存时间为 16～29 个月。因此,目前认为复发性卵巢癌治疗的目的主要有两个,一是减轻症状,改善生存质量;二是减轻肿瘤负荷,提供生存受益。现有研究指出,初次治疗后肿瘤无化疗缓解期的长短,特别是无铂类化疗的肿瘤缓解期长短是影响复发性卵巢癌治疗效果的主要因素。对于在初治时化疗效果欠佳和停化疗后短期复发的患者,再次治疗预后不良。

再次手术效果取决于肿瘤的无化疗缓解期。对于无化疗缓解期超过 1 年的患者,在理想的再次肿瘤细胞减灭术的基础上辅助化疗,可以延长生存时间,因此,有学者提出再次手术的指征为患者的一般情况好,疾病的缓解期长,无腹腔外或肝脏转移,为减轻肿瘤的耐药性,手术应在治疗期间尽早实施。再次化疗选择的依据是患者的无铂化疗间期。对于铂类敏感者可以重新选择铂类为主的方案。对于铂类完全或相对耐药者推荐进入新药临床实验,或采用非铂类单药化疗。

临床上通常在复发后接受多个疗程化疗,或多个化疗方案交替。有学者提出单药序贯挽救化疗可能使卵巢癌转变成一种慢性疾病,从而为患者提供长期生存的机会,复发治疗后达到 SD 是一个完全可以接受的结局变量。在积极处理和减少各种化疗毒性反应的前提下,通过单药或联合序贯化疗方案,将疾病维持在无变化,也是改进复发性卵巢癌预后的途径之一。

(6)大剂量化疗辅以自体外周血干细胞移植:手术和化疗是大多数卵巢癌治疗的基础,而化疗药物多为剂量依赖性,效应亦随之增加。大剂量化疗后同时回输自体骨髓或外周血干细胞,化疗剂量可提高 7 到 10 倍。前者方法较复杂,费用昂贵;后者有关临床研究已显示治疗后缓解期延长,保持机体免疫力和改善生活质量等优势。远期效果还有待积累更多的临床资料。

(7)卵巢癌二线化疗药物:化疗在卵巢恶性肿瘤手术后是首选的辅助治疗,但有耐药性,应用紫杉醇后也有复发,开发新的有效药物,无交叉耐药,势在必行。①拓扑替康(topotecan,TPT):是一种半合成喜树碱衍生物,能溶于水,作为一种新的拓扑异构酶Ⅰ抑制剂,与铂类及紫杉醇等不发生交叉耐药,有良好的抗癌作用。已有临床试验,用于铂类加紫杉醇化疗失败的卵巢癌;或用 TPT 加紫杉醇联合化疗治疗,均有一定疗效,且毒性不严重,是极有潜力的药物。②脂质体阿霉素:将阿霉素包裹在聚乙二醇脂质体中,其药效动力学发生显著改变,表现为循环时间延长,分布容积减少。理论上,脂质体可以通过肿瘤中常常见到的异常血管外渗现象,往肿瘤局部输送高剂量的阿霉素。患者可能出现与剂量有关的手足综合征,特点是痛性红肿、掉皮、间断性水疱。延长治疗时间间隔 4 周,和/或减少剂量加以处理。与游离阿霉素相比,心肌病变的风险降低。③多西紫杉醇:客观缓解率为 20％～35％,单药剂量为 100mg/m²,每 3 周给药一次。主要的毒性反应为中性粒细胞减少症与伴有液体储留的毛细血管渗漏综合征,与剂量累积及疗程数有关。初步资料提示某些紫杉醇耐药的患者有可能对多西紫杉醇有反应。④依立替康(irinotecan hydrochloride,CPT11):喜树碱类似物,作为一种新的拓扑异构酶Ⅰ抑制剂,Ⅱ期临床研究治疗铂类耐药的卵巢癌,观察到一定效果。⑤吉西他滨:缓解率为 15％～20％。连续 3 周用药,800～1100mg/(m²·w),点滴30分钟,休息1周。主要不良反应为粒细胞减少症、血小板减少症、疲乏、肌肉酸痛、皮肤疹和发烧。目前单药疗法或者与顺铂的联合化疗,是复发性卵巢癌的适宜选择。⑥异环磷酰胺:在复发性卵巢癌中,客观缓解率为15％～20％,可出现严重的毒性,包括中性粒细胞减少症、肾功能不全、出血性膀胱炎以及可逆性中枢神经系统的功能障碍。老年患者毒性反应的风险增加。另外,需要多日给药或24小时静脉点滴,不是很方便。⑦奥沙利铂:是第三代铂类化合物,其化学名为左旋反式二氨环己烷草酸铂,国际通用名为草酸铂。临床前研究表明该药对人和鼠多种肿瘤细胞均有抑制作用,且对顺铂耐药的肿瘤细胞株无交叉耐药。用于原发性耐铂的卵巢癌有效率约为30％。⑧长春瑞滨:对难治性或耐药性卵巢癌,客观缓解率为15％～30％。用药方案为25～30mg/(m² · w)和20mg/(m² · d),连用3天,每3周重复一次。主要毒性为中性粒细胞减少症,可加重已由铂类或紫杉醇引起的外周神经病变。⑨六甲密胺:在严格界定的难治性或耐药性卵巢癌中,缓解率为10％。口服方便,但恶心呕吐发生率较高。每月需服药14天,患者往往难以坚持,止吐药可以减少胃肠道毒性。⑩他莫昔芬:对铂类耐药的卵巢癌中,客观缓解率为15％。优点是毒性小,易接受。单纯CA125升高而无其他复发征象者,使用他莫昔芬可以让医生很好地去评价疾病进展的趋势;等待有较为明确的复发迹象时,再重新开始抗癌治疗。此外,二线治疗失败或一般状态不允许使用抗癌药物者,他莫昔芬可以作为一种灵活的治疗策略。

分析目前治疗,新的卵巢癌二线化疗药物总的有效率也只徘徊在10％～20％之间,疗效有限而且维持时间短。所以,选择某二线方案化疗,两个疗程后就应该认真评价疗效,如果连续两次治疗失败,就不必再盲目尝试,应考虑支持疗法。不主张在临床试验外,采用超大剂量治疗复发性卵巢癌;也无证据表明有效的二线化疗药物经过腹腔给药优于静脉途径。

(8)术后化疗时间:手术治疗虽然是卵巢恶性肿瘤的主要手段,但化疗的辅助作用也是不可忽视的重要因素。Potter等曾比较两组患者的生存率,一组是尽量扩大肿瘤切除术而后因某些原因延误了化疗,另一组是手术后有少量残存肿瘤,但能及时化疗,结果前者疗效不如后者。Jsbob等在晚期卵巢癌患者中,发现先给予含有顺铂的综合化疗后,使原不能进行肿瘤大块切除术得以完成手术,3年生存率达到50％。

对于复发性卵巢癌,何时治疗较为恰当,目前尚无定论。有学者指出,单凭CA125升高就干预,可能太早;而等到出现广泛复发灶再治疗,又可能太晚。为了选择适宜治疗时机,提出三个适应证:①无论CA125是否上升,出现症状和临床或影像学检查有复发证据。②无症状,CA125升高,临床或影像学检查提示复发灶大于2～3cm。③出现症状,CA125升高,但临床或影像学检查无复发证据。临床医生需要时刻牢记在心的是姑息性治疗原则,不应过于迷信新药和手术,严重影响患者的生存质量。卵巢癌二线治疗的二期试验中,极少去正式评价生存质量,经常想当然地认为肿瘤客观缩小与症状的改善有关。在未来的临床试验中,重视复发性卵巢癌患者生存质量的研究是有积极意义的。

(9)常见化疗不良反应及其处理:与其他肿瘤化疗时所出现的不良反应相似,但下列情况在卵巢恶性肿瘤化疗时应特别引起注意。

胃肠反应:顺铂最常见的不良反应是恶心、呕吐,不论腹腔或静脉给药,严重时可每日呕吐十数次甚至更多,往往引起患者的恐惧心理;影响下一个疗程,出现预期性呕吐。若引起脱水或电解质紊乱,更易出现不良后果。各种止吐剂镇静剂;如甲氧氯普胺、氯丙嗪、维生素B₆或其他药,可因人而异,有时还可出现新问题,如甲氧氯普胺可引起锥体外系反应等。出现症状时应仔细观察患者,对症处理。近些年来强效、高选择性5-HT₃受体拮抗剂格拉司琼,能选择性阻断呕吐反射弧中外周神经元突触前5-HT₃受体兴奋,已广泛用于化疗镇吐,效果显著。格拉司琼作用时间为24小时,每日给药1次。

肝功能受损:近年来常出现的并发症,往往影响化疗的继续进行。有三种情况容易出现肝功能异常。①化疗药物大多在肝脏中解毒,疗程长时易引起药物性肝损害,常表现为转氨酶升高。②很多丙肝患者由于输血后引起,而卵巢癌患者手术时常需输血、化疗期间血象低又需输血。③过去有肝病史或乙肝病毒携带者,肝脏本身不够健康。化疗能加重肝功能受损。本院观察一组化疗患者,约1/3～1/2出现肝功能异常,且多能查出以上三种原因之一或二。处理:甘利欣是强力宁的换代产品,其主要成分是从中药甘草中提取的甘草酸二胺,具有抗炎、抗过敏、稳定肝细胞膜、护肝利胆、降酶退黄、改善临床症状等功能。甘利欣200mg加入10％葡萄糖液250mL中静脉滴注,每日1次;还原性谷胱甘肽(GSH),谷氨酸,半胱氨酸和甘氨酸等,通过-SH 与体内的自由基结合,从而加速自由基的排泄,在化疗期间对肝功能损伤有较好的保护作用。GSH 还具有保护肝脏合成、解毒、灭活激素等功能,并能够促进胆酸代谢,有利于消化道吸收脂肪及脂溶性维生素;干扰素,隔日肌注 300 万单位,肝功能正常后,可改为每周 2 次或 1 次,持续 3～6 个月。不良反应可出现体温升高至 38℃左右,停药后即恢复,如反应重可适当减量。④单纯口服联苯双酯虽然GPT 下降但只是保护细胞膜作用,往往掩盖了真实病情,而且停药后 GPT 会出现反跳。下列治疗方案在应用期间,能保证化疗的继续进行。有黄疸出现时,化疗绝对禁忌。当护肝治疗肝功能恢复不理想时,可配合使用联苯双酯,开始每日 3 次,每次 10 片,肝功能正常后逐渐减量,待减至每次 8 片后约每半月减一片。出现反跳时,仍需再加大量。治疗期间要密切监测肝功能各项指标(GPT、GOT、TTT、凝血酶原时间及凝血酶原活动度等)。如凝血酶原活动度大于 70％,可继续化疗,小于 50％,则停止化疗。

腹腔导管的并发症:常见为导管脱出、阻塞及继发感染等,有个别报道肠梗阻,甚至肠穿孔。携带腹腔管回家的患者,应特别注意以上问题,定期来院复查或更换敷料。塑料管并发症较多,不能长期放置,出现问题要及时处理。皮下埋藏腹腔化疗泵此类并发症相对较低。

低镁血症:顺铂除可引起肾功能损伤外,还可引起低血镁症。由于肾小管受损,镁的重吸收障碍,以致引起镁的过度从尿中排出。虽不常见,但如患者出现可疑症状时,应注意检查有无血镁低下。常见有肌无力、手抽搐、痉挛、颤抖、眩晕或末梢感觉异常。如出现上述症状,可口服氧化镁 250～500mg,每日 4 次,或肌注硫酸镁 25％,10mL,或静脉点滴。

肺纤维化:博来霉素或平阳霉素易诱发肺间质纤维化,表现憋气、胸闷或呼吸困难等症状,胸片往往可找到典型病变。此时应即停止有关化疗药物,必要时应用激素(泼尼松)等治疗。博来霉素总量超过360mg 时,毒性明显增加。

(三)放射治疗

卵巢恶性肿瘤中以无性细胞瘤对放疗非常敏感,由于对生育功能损害,限制了其应用,目前有被化疗代替趋势。无性细胞瘤有以下列情况者可考虑:①手术不能切除或切除不彻底。②术后复发。③对化疗不敏感者。

卵巢上皮癌血行转移较少,尤其是脑转移患者。放疗、化疗及手术综合治疗有一定疗效。

(李绪荣)

第五节　子宫肌瘤

一、概念与概述

子宫肌瘤是女性生殖系统最常见的良性肿瘤,多见于 30～50 岁的妇女。由于很多患者无症状,或肌瘤较小不易发现,因此,临床报告肌瘤的发生率仅为 4％～11％,低于实际发生率。子宫肌瘤确切的发病因素尚不清楚,一般认为主要与女性激素刺激有关。近年来研究还发现,子宫肌瘤的发生与孕激素、生长激素也有一定关系。

二、分类

按肌瘤生长的部位可分为子宫体肌瘤和子宫颈肌瘤,前者占 92％,后者仅占 8％。子宫体肌瘤可向不同的方向生长,根据其发展过程中与子宫肌壁的关系分为以下三类(图 15-1)。

(一)肌壁间子宫肌瘤

其最常见,占 60％～70％。肌瘤位于子宫肌壁内,周围均为肌层包围。

(二)浆膜下子宫肌瘤

这类肌瘤占 20％。肌瘤向子宫体表面生长、突起,上面覆盖子宫浆膜层。若肌瘤继续向浆膜面生长,仅有一蒂与子宫肌壁相连,称带蒂的浆膜下肌瘤。宫体肌瘤向宫旁生长突入阔韧带前后叶之间,称为阔韧带肌瘤。

（三）黏膜下肌瘤

临床较少见,约占 10%。肌瘤向宫腔方向生长,突出于子宫腔,表面覆盖子宫黏膜,称为黏膜下肌瘤。黏膜下肌瘤易形成蒂,子宫收缩使肌瘤经宫颈逐渐排入阴道。子宫肌瘤大多数为多个,称为多发性子宫肌瘤。也可为单个肌瘤生长。

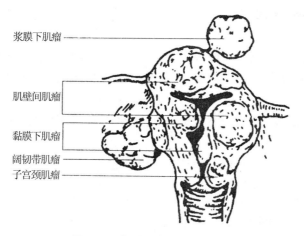

浆膜下肌瘤
肌壁间肌瘤
黏膜下肌瘤
阔韧带肌瘤
子宫颈肌瘤

图 15-1　各型子宫肌瘤示意

三、病理

（一）巨检

典型的肌瘤为实质性的球形结节,表面光滑,与周围肌组织有明显界限。肌瘤虽无包膜,但由于其周围的子宫肌层受压形成假包膜。切开假包膜后肌瘤突出于切面。肌瘤剖面呈灰白色漩涡状或编织状。纤维组织成分多者肌瘤质硬,肌细胞多者肌瘤偏软。

（二）镜检

肌瘤由平滑肌与纤维组织交叉排列组成,呈漩涡状。细胞呈梭形,大小均匀,核染色较深。

四、继发变性

肌瘤失去原有典型结构和外观时,称为继发变性,可分为良性和恶性两类。

（一）良性变性

1.玻璃样变

最多见,肌瘤部分组织水肿变软,剖面漩涡结构消失,代之以均匀的透明样物质,色苍白。镜下见病变区肌细胞消失,呈均匀粉红色无结构状,与周围无变性区边界明显。

2.囊性变

常继发于玻璃样变,组织液化,形成多个囊腔,也可融合成一个大囊腔。囊内含清澈无色液体,并可自然凝固成胶冻状。囊壁由透明变性的肌瘤组织构成。

3.红色变性

多发于妊娠期或产褥期,其发生原因尚不清。肌瘤体积迅速增大,发生血管破裂。血红蛋白渗入瘤组织,故剖面呈暗红色,如同半熟烤牛肉,有腥臭味,完全失去原漩涡状结构。

其他良性变性还有脂肪变性、钙化等。

（二）恶性变

恶性变即为肉瘤变,约占子宫肌瘤的 0.4%～0.8%。恶变后肌瘤组织脆而软,与周围界限不清,切面漩涡状结构消失,呈灰黄色,似生鱼肉,多见于年龄较大、生长较快与较大的肌瘤。对子宫迅速增大或伴不规则阴道流血者,考虑有恶变可能。

五、临床表现

(一)症状

肌瘤的典型症状为月经过多和继发贫血,但多数患者无症状,仅于盆腔检查时发现。症状与肌瘤的生长部位、生长速度及有无变性有关。

1.阴道流血

阴道流血为肌瘤患者的主要症状。浆膜下肌瘤常无出血,黏膜下肌瘤及肌壁间肌瘤表现为月经量过多,经期延长。黏膜下肌瘤若伴有坏死、溃疡,则表现为不规则阴道流血。

2.腹部包块

偶然情况下扪及包块。包块常位于下腹正中,质地硬,形态可不规则。

3.白带增多

肌瘤使子宫腔面积增大,内膜腺体分泌旺盛,故白带增多。黏膜下肌瘤表面感染、坏死,可产生大量脓血性排液。

4.腹痛、腰酸

一般情况下不引起疼痛,较大肌瘤引起盆腔瘀血,出现下腹部坠胀及腰骶部酸痛,经期由于盆腔充血,症状更加明显。浆膜下肌瘤发生蒂扭转时,可出现急性腹痛。肌瘤红色变性时可出现剧烈疼痛,伴恶心、呕吐、发热、白细胞升高。

5.压迫症状

压迫膀胱可发生尿频、尿急,压迫尿道可发生排尿困难或尿潴留,压迫直肠可发生便秘等。

6.不孕

不孕占 $25\%\sim40\%$,肌瘤改变宫腔形态,妨碍孕卵着床。

7.全身症状

出血多者有头晕、全身乏力、心悸、面色苍白等继发性贫血表现。

(二)体征

1.腹部检查

较大的肌瘤可升至腹腔,腹部检查可扪及肿物,一般居下腹部正中,质硬,表面不规则,与周围组织界限清。

2.盆腔检查

由于肌瘤生长的部位不同,检查结果各异。

(1)浆膜下肌瘤:肌瘤不规则增大,表面呈结节状。带蒂肌瘤有细蒂与子宫体相连,可活动;阔韧带肌瘤位于子宫一侧,与子宫分不开,常把子宫推向对侧。

(2)肌壁间肌瘤:子宫呈均匀性增大,肌瘤较大时,可在子宫表面摸到突起结节或球形肿块,质硬。

(3)黏膜下肌瘤:窥器撑开阴道后,可见带蒂的黏膜下肌瘤脱出于宫颈口外,质实,表面为充血暗红的黏膜包围,可有溃疡及继发感染坏死。宫口较松,手指进宫颈管可触到肿瘤蒂部。如肌瘤尚未脱出宫口外,只能扪及子宫略呈均匀增大,而不能摸到瘤体。

六、诊断及鉴别诊断

根据经量增多及检查时子宫增大,诊断多无困难。对不能确诊者通过探测宫腔、子宫碘油造影、B超检查、宫腔镜及腹腔镜检查等协助诊断。

子宫肌瘤常易与下列疾病相混淆,需加以鉴别。

（一）妊娠子宫

子宫肌瘤透明变性或囊性变时质地较软,可被误认为妊娠子宫,尤其是 40～50 岁高龄孕妇。如忽视病史询问,亦可能将妊娠子宫误诊为子宫肌瘤。已婚生育期妇女有停经史、早孕反应史,结合尿 hCG 测定、B 超检查一般不难诊断。

（二）卵巢肿瘤

多为囊性或囊实性,位于下腹一侧,可与子宫分开,亦可为双侧,很少有月经改变。而子宫肌瘤质硬、位于下腹正中,随子宫移动,常有月经改变。必要时可用 B 超、腹腔镜检查明确诊断。

（三）盆腔炎性包块

盆腔炎性包块与子宫紧密粘连,患者常有生殖道感染史。检查时包块固定有压痛,质地较肌瘤软,B 超检查有助于诊断。抗感染治疗后症状、体征好转。

此外,子宫肌瘤应与子宫腺肌病、子宫肥大症、子宫畸形、子宫颈癌等疾病相鉴别。

七、处理

应根据患者年龄、生育要求、肌瘤大小和部位、有无并发症及子宫出血程度等情况综合考虑。

（一）随访观察

围绝经期妇女,如肌瘤小、无自觉症状,一般不需治疗,可每 3～6 个月随访检查一次。

（二）药物治疗

肌瘤不超过 8 周妊娠子宫大小,症状轻,近绝经年龄,或全身情况不能承受手术者,可给药物保守治疗。

1. 雄激素

抗雌激素,使子宫内膜萎缩,减少出血,使近绝经期妇女提前绝经。常用药物有甲睾酮及丙酸睾酮。每月总量不超过 300 mg,以免引起男性化。

2. 黄体生成素释放激素类似物（LHRH-α）

用于治疗与雌激素有关的疾病包括子宫肌瘤。使用后患者经量减少或闭经,肌瘤缩小,但停药后肌瘤常又逐渐增大,目前主要作为术前的辅助治疗或近绝经患者的治疗。

3. 米非司酮

作为抗孕激素药物近年用于子宫肌瘤的治疗,也可作为术前辅助治疗或近绝经患者的治疗。

4. 其他药物

月经量多时可使用子宫收缩药及其他止血补血药物。

（三）手术治疗

1. 手术适应证

月经量过多造成贫血、保守治疗无效者;妇科检查子宫超过孕 10 周大小;黏膜下肌瘤;肿瘤压迫膀胱或直肠出现压迫症状者;短期内肿瘤生长迅速或疑有恶变者;肌瘤影响生育功能,患者有生育要求者。

2. 手术方式

（1）经阴道肌瘤摘除术:突出于阴道内的黏膜下肌瘤可经阴道摘除,对位于宫腔内的黏膜下肌瘤,部分病例可在宫腔镜下行电切术。

（2）经腹肌瘤摘除术:适用于年轻、希望生育且输卵管通畅,浆膜下、肌壁间单个或数量较少的肌瘤患者。

（3）子宫切除术:对肌瘤较大,症状明显,经药物治疗无效,不需保留生育功能或怀疑恶变者,可行子宫全切术。切除宫颈有困难者也可行子宫全切术。

（李绪荣）

第六节　阴道肿瘤

一、阴道囊肿

阴道囊肿大多是阴道的非瘤样病变,常见的有以下几种。

(一)中肾管囊肿

1.概述

中肾管囊肿来自中肾管(午非 Wolffian)系统的遗迹,由于该管不退化,部分囊性扩张而形成。中肾管由输卵管系膜向内沿子宫侧壁、宫颈侧壁及阴道侧壁止于阴道口,沿途任何部位均可因中肾管退化不全,管壁上皮分泌浆液而形成囊肿。残留于阴道内的中肾管囊肿,又称为 Gartner 囊肿。

2.病理检查

(1)大体病理:囊肿壁薄,大小不一,内含清亮透明液体。如合并出血,其黏稠度和颜色可有改变。

(2)显微镜检查:囊肿内壁为单层立方上皮或带纤毛的低柱状上皮,上皮外有平滑肌组织。

3.诊断要点

(1)症状:中肾管囊肿较小时无症状,多在妇科检查时发现。如囊肿较大,可有坠胀感或异物感,也可引起性生活不适,如囊肿位于前侧壁,并且囊肿较大,也可引起膀胱刺激症状或排尿不畅。

(2)体征:妇科检查可见阴道内有圆形或椭圆形囊肿,位于阴道侧壁或前侧壁,有时呈串珠状向上达盆壁。囊肿可单发或多发,多为单发,直径 2～3 cm,少数也可大至充满阴道。囊壁薄而透明,表面光滑。

4.治疗

小的中肾管囊肿通常不需治疗。若囊肿较大或有症状可行手术切除,术中注意勿损伤膀胱和尿道,位于穹窿部位的囊肿,手术切除较困难,可行囊肿切开造口术或者用激光治疗。用激光治疗时,先破坏囊肿,放出液体,然后用生理盐水或 3% H_2O_2 冲洗囊腔,挤出腔内残留液体,再用激光对囊腔进行凝固破坏,术后用纱条填塞,压迫创面数天,囊壁可坏死脱落或粘连闭合。

(二)副中肾管囊肿

1.概述

副中肾管囊肿来源于胚胎时期残留的副中肾管。在胚胎发育过程中,泌尿生殖窦的柱状上皮逐渐取代组成阴道索的副中肾管结节,最后化生成鳞状上皮,但有些副中肾管上皮可能残留于阴道黏膜下,日后形成的囊肿即为副中肾管囊肿又称苗勒管囊肿。

2.病理检查

(1)大体检查:与中肾管完全相同,不同之处为可发生于阴道的各个部位。

(2)显微镜检查:囊肿内壁为柱状上皮细胞,PAS(过碘酸雪夫反应)阳性,囊内有黏液。

3.诊断要点

(1)症状:囊肿小无症状,大者可有阴道异物感或阴道分泌物增加。

(2)体征:妇科检查见囊肿可位于阴道的任何部位,以阴道下 1/3 及前庭多见,囊肿多较小,直径小于 2 cm,单发或多发,不活动,囊肿内充满透明液体。

4.鉴别诊断

(1)中肾管囊肿:囊肿部位沿中肾管走行,以阴道侧壁多见,而副中肾管可发生在阴道的任何部位。位于前壁、后壁正中的可能为副中肾管囊肿,但位于侧前壁者需病理检查确诊。

(2)包涵囊肿:多在阴道后壁或侧切伤口部位,有阴道损伤或阴道手术史。

5.治疗

多数不需要治疗,少数有症状者可行囊肿剥除术或行激光治疗。对手术治疗者,术后标本送病理。

（三）包涵囊肿

1.概述

包涵囊肿是由于阴道创伤或产伤,行修补手术时,将阴道黏膜组织包埋在黏膜下,而被包埋的黏膜组织在阴道壁内继续生长,上皮细胞脱屑、液化而形成囊肿。

2.病理

（1）大体检查:囊肿直径 1～2 cm,囊内有干酪样黄色内容物。

（2）显微镜检查:囊壁为复层鳞状上皮,囊内有角化物质。

3.诊断要点

（1）症状:多无症状,囊肿较大可有异物感。

（2）妇科检查:囊肿位于后壁或后侧壁,以阴道下段多见,囊肿多较小,质韧、不活动。

4.鉴别诊断

需与阴道中肾管囊肿、副中肾管囊肿鉴别,鉴别诊断已如前述,阴道囊肿的确诊最后需靠病理检查。

5.治疗

通常不需要治疗,如有症状,可行囊肿摘除术,术后标本送病理检查。

二、阴道实质性良性肿瘤

阴道实质性良性肿瘤包括乳头瘤、平滑肌瘤等。其发病原因尚不明了。可能与慢性感染的刺激、结缔组织增生、阴道壁内肌组织或血管壁内肌组织的平滑肌细胞增生有关。

（一）诊断要点

1.乳头状瘤

（1）一般无症状,合并感染时阴道分泌物增多,或少量血性白带。

（2）妇科检查:阴道内可见小菜花状突起的肿物,系由许多小乳头组成。色白,质脆,触之能脱落,有时可合并存在尖锐湿疣。

（3）病理活检:阴道黏膜下鳞状上皮向外呈乳头状增生,伴有不全角化及过度角化。

2.纤维瘤

（1）肿瘤小时无症状,较大时可有阻塞感性交障碍;若肿瘤位于阴道前庭,可有排尿不畅及阴道刺激症状。

（2）妇科检查:阴道前壁可见 1～2 cm 的有蒂肿物,单发,质硬,表面光滑,可活动。如合并感染,则有坏死、破溃。

（3）病理检查:镜下可见增生的纤维结缔组织,伴以少量肌纤维,属良性。

3.平滑肌瘤

（1）一般无症状,较大时,有下坠、阻塞感及性生活障碍。合并感染时分泌物增多。

（2）妇科检查:阴道前壁黏膜下有结节或息肉状肿物,单发或多发,大小不一,质硬。合并感染时,表面坏死、溃疡。

（3）病理活检:镜下可见增生的平滑肌纤维及纤维结缔组织。

（二）鉴别诊断

阴道实性良性肿瘤应与下列疾病相鉴别。

1.尖锐湿疣

常有外阴处病变,自觉瘙痒,局部涂片或活检可找到空泡细胞。

2.阴道原发性癌

肿瘤出现坏死或溃疡时主要根据病理活检区别。

三种类型的良性肿瘤的鉴别可根据好发部位、形状、质地鉴别,但确诊需病理活检。

（三）治疗

（1）冷冻、电灼适用于乳头瘤。

（2）局部病灶切除适用于三型实性肿瘤。

（3）抗生素如合并感染时，可选用：①青霉素，80万 U/次，3次/日，肌内注射，皮试阴性后使用。②安必仙胶囊，0.5 g/次，3次/日，口服。③安西林胶囊，0.5 g/次，3次/日，口服。④灭滴灵，200 mg/次，3次/日，口服。

（四）注意事项

（1）手术切除时注意防止膀胱、尿道、直肠的损伤。

（2）标本应送病理检查以排除恶性肿瘤。

（3）各类治疗前应做宫颈防癌涂片检查。

三、阴道癌

阴道癌有原发性及继发性两种，以继发性阴道癌多见。继发性阴道癌的治疗，常为原发癌整体治疗的一部分，本节主要涉及原发性阴道癌。原发性阴道癌包括鳞状细胞癌及腺癌，以鳞状细胞癌多见，占阴道癌的90%，腺癌占5%～10%。

（一）原发性阴道鳞状细胞癌

1. 概述

原发性阴道鳞状细胞癌较少见，仅占女性生殖道恶性肿瘤的1%～2%。此肿瘤以老年妇女多见，国外报道平均发病年龄为65岁。国内报道发病年龄的高峰在40～59岁，较国外为低。

2. 病因

本病的病因不清楚，可能与阴道黏膜受到长期刺激或损伤有关，如子宫脱垂配戴子宫托、阴道壁膨出、阴道慢性炎症，阴道白斑等。近年来，女性下生殖道 HPV 感染与生殖道癌的发生引起人们的关注，HPV 感染与阴道癌之间的关系，需要进一步研究。

3. 组织发生

原发性阴道鳞状细胞癌来源于阴道的鳞状上皮，可以由阴道上皮内瘤样病变（VAIN）进展而来，VAIN 包括阴道鳞状上皮的不典型增生及原位癌，VAIN 可分为三级：Ⅰ级为阴道上皮轻度不典型增生，即异型细胞局限在上皮的下 1/3；Ⅱ级为阴道上皮中度不典型增生，即异型细胞占据上皮层的下 2/3；Ⅲ级为阴道上皮的重度不典型增生及原位癌，即异型细胞占据上皮超过下 2/3 或已达全层，但未穿破基底膜。

4. 病理检查

（1）大体检查：大体检查可分为 3 种类型。①菜花型—外生型：最常见，多发生在阴道后壁上 1/3，灰白色，质稍硬、脆易出血、很少向内浸润，癌细胞多呈高分化，预后较好。②结节型—内生型：多发生在阴道前壁，肿瘤向黏膜下浸润，呈硬节状，表面隆起，可向阴道周围浸润，以致阴道壁僵硬，病灶中心可出现坏死，溃疡，预后较差。③表层型—黏膜型：较少见。病灶长时间局限在阴道黏膜，发展缓慢。此型常为多灶性病变，早期发现预后较好。

（2）显微镜检查：多为中分化鳞癌，含少量角化珠，有角化不良细胞和细胞间桥。

5. 转移途径

由于阴道壁薄，黏膜下结缔组织疏松，并且阴道壁的血管、淋巴管丰富，有利于癌的生长及扩散，阴道癌的转移途径主要有直接浸润及淋巴转移。

（1）直接浸润：向前累及膀胱、尿道，向后累及直肠及直肠旁，向上累及宫颈，向下累及外阴，向两侧累及阴道旁组织。

（2）淋巴转移：病灶位于阴道上 1/3 者，转移途径与宫颈癌相同，可转移至髂内，闭孔、骶前淋巴结。病灶位于阴道下 1/3 者，转移途径与外阴癌相同，可转移至腹股沟淋巴结。病灶位于中 1/3 者，则同时具有阴道上 1/3 及下 1/3 的转移特点。

（3）血行转移：少见，发生于晚期。

6.临床分期

原发性阴道癌的 1992 年 FIGO 分期标准如下。

0 期：原位癌、上皮内癌。

Ⅰ期：癌局限于阴道黏膜。

Ⅱ期：癌已侵及阴道下组织，但未达盆壁。

Ⅲ期：癌已达盆壁。

Ⅳ期：癌已超过真骨盆或临床已累及膀胱直肠黏膜，但泡样水肿不属于Ⅳ期。

ⅣA 期：肿瘤侵及临近器官或直接扩展出真骨盆。

ⅣB 期：肿瘤扩散至远处器官。

有人提出将Ⅰ期进一步分为：①ⅠA 期：癌侵犯阴道黏膜小于 2 cm；②ⅠB 期：癌侵犯阴道黏膜超过 2 cm；③ⅠC 期：癌侵犯阴道黏膜全长。

将Ⅱ期进一步分为：①ⅡA 期：癌侵及阴道壁下组织，但未侵犯宫旁及阴道旁组织；②ⅡB 期：癌侵及宫旁组织但未达盆壁。

7.诊断要点

1）病史：阴道黏膜长期慢性炎症刺激病史。

2）症状：在病变的早期，尤其 VAIN 时可无症状或仅表现为性交后血性分泌物或少量出血，随着病变的进展，可出现以下症状。

（1）阴道出血：绝经前患者可表现为不规则阴道出血，绝经后患者表现为绝经后出血，流血时间可长、可短、流血量或多或少，但多为接触性出血。

（2）阴道排液：阴道排液可为水样，米汤样或混有血液，排液主要与肿瘤组织坏死、感染有关。

（3）疼痛：与肿瘤大小及组织反应有关。

（4）压迫症状：晚期可出现压迫症状，如压迫膀胱、尿道可出现尿急、尿频、血尿。压迫直肠可出现排便困难、里急后重，穿透直肠可出现便血。

（5）恶液质：晚期癌表现。

3）体征：妇科检查时可看到或扪及肿瘤。外生型肿瘤由阴道壁向阴道腔呈菜花状突出，触之易出血，并可伴有坏死、感染，体征较明显。而结节型由于向阴道黏膜下生长，有时阴道壁表面变化不大，但触诊时感觉阴道壁僵硬。表层型应注意病灶的多中心性。

4）辅助检查。

（1）阴道细胞学检查：对阴道检查的可疑区域行阴道细胞学检查，可作为初筛的方法之一。

（2）阴道镜检查：对早期病变有价值，可发现阴道上皮有白色、镶嵌、点状等异常上皮和域异常血管病变区。

（3）活体组织检查：在碘试验的不着色区及阴道镜下做活体组织检查，可提高阳性检出率。由于临床上继发性阴道癌比较多见，因此要诊断原发性阴道癌需符合以下条件：①癌灶局限于阴道。②子宫颈完整，活组织检查证实无癌存在。③其他部位无原发性肿瘤依据。

8.鉴别诊断

原发性阴道癌需同继发性阴道癌相鉴别，并确定病灶是否原发于阴道上皮或来自宫颈、尿道、外阴、前庭大腺、宫体、卵巢、直肠、膀胱等部位。此外还需同良性疾病相鉴别，如结核性溃疡、梅毒性溃疡、腺病、子宫内膜异位症、外伤性溃疡等，必要时行活检进行鉴别诊断。

9.治疗

1）VAIN 的治疗：VAIN 的治疗主要以局部治疗为主，但在治疗前应除外浸润癌，可行局部电凝或 CO_2 激光治疗，或采用 5％氟尿嘧啶（5-FU）霜剂局部应用，每日 1 次连用 5 天，8～12 天后复查，观察治疗效果。如仍有病灶,继续应用一个疗程,如无效改用其他治疗方法。根据病变范围及部位也可选择手术治疗。如病灶仅累及阴道穹窿小部分组织可行全子宫切除及局部阴道穹窿切除。如为其他部位的小病灶,可选择局部病灶切除术,如病变累及大部或全部阴道,可行部分阴道切除术或全阴道切除术,或行放射治疗。

2)阴道浸润癌的治疗:阴道浸润癌的治疗以放疗和手术为主,或两者联合应用。由于阴道癌毗邻膀胱和直肠,就诊时多为中、晚期,治疗比较困难。

(1)放射治疗:各种阴道癌均可行放射治疗,包括阴道腔内放疗及体外放疗。腔内治疗主要是针对阴道内原发灶及其周围浸润区。阴道腔内放疗应根据癌灶的位置、范围及深度选用放疗方法。可采用模型敷贴,组织内插植、阴道限线筒照射,后装式腔内放疗等,可参考以下方法:①癌灶位于阴道上 1/3 者,与宫颈癌放疗方法类似。阴道腔内肿瘤基底放射剂量 70 Gy/4～5 周左右,每周治疗 1 次。②癌灶位于阴道下 1/3,且肿瘤较局限者,可采用镭针,(^{60}Co 针或其他放射源)做阴道原发灶的组织间插植,肿瘤放射总剂量为 70～80 Gy/7 天内;或者采用阴道腔内后装治疗,肿瘤放射剂量给予 70 Gy/5～6 周。③癌灶位于阴道中 1/3 者,可选用后装腔内放射或模型敷贴,肿瘤放射剂量 70 Gy 左右。

体外放疗主要是针对阴道旁组织、盆壁及其所属的淋巴区进行照射。可采用^{60}Co、加速器等。对阴道浸润癌应常规给予体外照射,照射范围应根据病灶位置决定。若癌灶位于阴道上1/3,体外放疗同子宫颈癌,采用盆腔四野照射,剂量为 40～50 Gy。如癌灶位于阴道中、下 1/3 段,应同时将盆髂、腹股沟区包入放射野,照射面积较一般宫颈癌常规体外放疗的放射野为大,肿瘤放射剂量 40～50 Gy/5～6 周。

(2)手术治疗:手术治疗主要适用于原位癌及较早期的病例(Ⅰ、Ⅱ期)和部分Ⅳ期仅累及膀胱或直肠的病例。手术切除范围应根据病灶的位置及浸润的深度而定。对位于阴道上 1/3 处的原位癌,可行单纯子宫切除加阴道上段切除。阴道中、下段原位癌,因手术损伤大,不宜采用手术治疗,可选用放疗。对于Ⅰ期及Ⅱ期病例,病灶位于阴道上 1/3 者,可按宫颈癌根治术式行广泛性全子宫切除和阴道上 2/5 切除术及盆腔淋巴结清扫术。病灶位于阴道下 1/3 者,可做外阴广泛切除及阴道下 1/3 切除,必要时同时做盆髂淋巴结及腹股沟淋巴结清扫术。对于病灶位于阴道中 1/3 者,可行全阴道切除术、广泛性全子宫切除术及盆腔淋巴结清扫术,因手术创伤大,要选择合适的病例施行此手术。对于部分Ⅳ期仅累及膀胱或直肠、患者年轻、体质好,可行盆腔内脏清除术。即在阴道手术同时切除受累膀胱、直肠,行结肠造瘘或尿路改道。关于盆腔内脏清除术是否可改善患者的生存率,国内外有争论,多因手术范围太大,患者生存质量低,而不被患者所接受。

(3)化疗:可作为辅助治疗手段。常用的化疗药物有顺铂、平阳霉素、阿霉素、环磷酰胺、长春新碱等。化疗可以静脉给药,也可行动脉灌注治疗,以盆腔动脉灌注化疗为好,可与手术或放疗联合使用。

(4)综合治疗及治疗方法的选择:阴道癌的主要治疗方法有放疗及手术,如何选择治疗方法及两者联合应用,可参考以下意见:①病灶位于阴道上 1/3 者:早期可行手术治疗,即行广泛性全子宫切除加盆腔淋巴结清扫术,加部分阴道切除术,术后根据情况决定是否行体外放疗。晚期行放射治疗(包括腔内及体外照射)或先行化疗再行放疗。②病灶位于中 1/3 者:以放疗为主,如病灶较小,肿瘤直径小于 2 cm 时,可行组织间插植放疗。如患者年轻,一般情况好,也可行全阴道切除术。对病灶较大者,可先行体外放疗,待病灶缩小后行腔内放疗,也可先行化疗后再行放疗。③病灶位于下 1/3 者:以手术治疗为主,对病灶较大者,可先行体外放疗,待肿瘤缩小后,行阴道腔内放疗或手术切除。

10. 预后

阴道癌总的 5 年生存率为 50%。阴道癌的预后与分期、原发部位及治疗方法有关。Ⅰ期 5 年生存率为 85%,Ⅱ期 55%～65%,Ⅲ期 30%～35%,Ⅳ期 5%～10%。病灶在后穹窿部位,因较少累及邻近脏器及盆腔淋巴结,预后相对较好,而位于阴道下 1/3 的肿瘤,则容易侵犯邻近器官,且易有盆腔及腹股沟淋巴结转移,5 年生存率很低。总之,阴道癌的预后较宫颈癌、宫体癌为差,因此,临床应注意在防癌普查时,同时注意阴道有无异常,以便早期发现阴道癌,及时治疗,改善预后。

（二）阴道透明细胞腺癌

1. 概述

原发阴道透明细胞腺癌是一种极少见的阴道恶性肿瘤,可发生于幼女、年轻妇女及老年妇女、但多见于年轻妇女。其组织来源为残留的中肾管、副中肾管或异位的子宫内膜。其发病原因可能与胚胎发育期母亲服用 DES 导致阴道腺病,进而恶变形成阴道透明细胞腺癌。但也有小部分患者并无 DES 接触史,其病因不明。

2. 病理检查

（1）大体病理:肿瘤可呈结节状、息肉状或扁平斑,质地硬脆,可伴有溃疡,肿瘤大小不等,小者仅 1 mm,大者可达 10 cm。

（2）显微镜检查:镜下见癌细胞胞浆透明,核呈鞋钉状,细胞结构可呈管囊型、实片型、乳头型、子宫内膜样型等。

3. 转移途径及分期

同阴道鳞状细胞癌。

4. 诊断要点

（1）病史:胚胎期母亲服用 DES 史。

（2）发病年龄:多在 20 岁左右。

（3）症状:可表现为阴道出血和阴道排液。

（4）体征:妇科检查见病变多位于阴道前壁上 1/3,大小不一,肿瘤一般比较表浅,呈息肉状、结节状、扁平斑,表面可有溃疡形成,质硬。

（5）辅助检查:①阴道脱落细胞学检查:可发现异常细胞。②阴道镜检查:可明确病变累及阴道的范围,协助选取活检部位。③活组织检查:是确诊方法。

5. 鉴别诊断

本病需与阴道腺病及其他阴道恶性肿瘤鉴别,活体组织检查为最后确诊的方法。

6. 治疗

（1）手术治疗:用于早期（Ⅰ、Ⅱ期）病例,病灶位于阴道上 1/3,可行广泛性子宫切除、阴道上段切除术及盆腔淋巴结清扫术;如病变侵犯阴道下 2/3,除行广泛性全子宫切除术、盆腔淋巴结清扫术外,应行全阴道切除术。

（2）放射治疗:Ⅱ期及Ⅱ期以上的病例可行放射治疗,放射治疗可参照阴道鳞状细胞癌。

（3）化疗:常用药物有环磷酰胺、长春新碱、5-FU、甲氨蝶呤等,因例数太少,疗效不肯定。

7. 预后

预后与肿瘤期别、病灶部位、淋巴结有无转移有关。据报道,总的 5 年生存率为 80%,其中Ⅰ期为 87%,Ⅱ期为 76%,Ⅲ期为 30%,阴道上段病变较下段预后好,淋巴结有转移者预后差。

四、阴道肉瘤

阴道肉瘤极为罕见,仅占阴道恶性肿瘤的 2% 以下,包括平滑肌肉瘤、纤维肉瘤、葡萄状肉瘤。

（一）平滑肌肉瘤

1. 概述

平滑肌肉瘤可发生于任何年龄,但 40 岁以上者多见,肿瘤可位于阴道任何部位,但常见于阴道后壁,肿瘤的性状与身体其他部位的平滑肌肉瘤相似,开始为小的黏膜下硬结,表面黏膜完整,随病情发展,可穿透黏膜,呈乳头状、菜花状、也可形成溃疡。

2. 病理检查

（1）大体检查:肿瘤大小不一,直径 3～10 cm,瘤体质地较硬,切面呈灰红色,可有出血。

（2）显微镜检:镜下可见圆形细胞,梭形细胞及混合性 3 种类型,其中以梭形细胞肉瘤为最常见,核异型明显,分裂相多,一般认为分裂相超过 5 个/10 万高倍视野,可考虑为平滑肌肉瘤。

3.转移途径

平滑肌肉瘤生长快,可较迅速的直接浸润邻近脏器,还可通过淋巴及血行转移至区域引流淋巴结及远处器官。

4.分期

同阴道鳞状细胞癌。

5.诊断要点

(1)病史:约 1/3 的患者有盆腔放射治疗史。

(2)发病年龄:以 40~60 岁多见。

(3)症状:早期五临床症状,随着病情进展可出现白带增多,阴道不规则出血,阴道胀痛及阴道下坠感,性生活不适等。如肿瘤压迫或侵犯膀胱、直肠可致排尿、排便困难。

(4)体征:妇科检查可见阴道壁肿物,多位于阴道上 1/3,肿物呈结节状,或呈浸润状硬块,阴道壁坚硬,狭窄,表面可有溃疡、坏死。

(5)辅助检查:活组织检查可确诊。

6.治疗

由于肉瘤的恶性度高,手术、放疗、化疗疗效均差。目前的治疗原则是手术为主,化疗为辅,放疗疗效不满意,有人主张术后可以试用放疗。总之此病的预后极差。多数在 5 年内死亡。

(二)胚胎性横纹肌肉瘤

1.概述

胚胎性横纹肌肉瘤过去亦称之为葡萄状肉瘤或中胚叶混合瘤,恶性度极高。幼女及青春期女孩均可发病,但以幼女多见,尤其在 2 岁以内,据报道 5 岁以下发病者占 85%~90%,而 2 岁以下发病者占50%~66%。

2.组织发生

有关胚胎性横纹肌肉瘤的组织起源不清楚,有人认为系苗勒管发育异常所致,也有人认为来源于成熟肌源组织,或者来源于具有迷走分化能力的中胚叶组织(过去称之为中胚叶混合瘤),在肉瘤成分中可见到中胚叶成分,尤其是胚胎性横纹肌。因此称之为胚胎性横纹肌肉瘤。

3.病理检查

(1)大体检查:肿瘤好发于阴道前壁下 2/3 处,呈有蒂或无蒂的息肉样组织,远端膨大为圆形水泡状物,形似一串葡萄突向阴道,甚至突出于阴道口外,因此亦称之为葡萄状肉瘤,肿瘤呈淡红色或紫红色,质软,切面呈灰白或呈半透明黏液状,可有出血及坏死。

(2)显微镜检:镜下可见肿瘤表面被覆正常阴道上皮,肿瘤由横纹肌细胞、星形或梭形细胞组成,核异型明显。

4.转移途径

(1)局部浸润:胚胎性横纹肌肉瘤以局部浸润为主,肿瘤恶性程度高,可迅速向四周蔓延。由于肿瘤多发生在阴道前壁,阴道前壁筋膜的下 1/3 与膀胱筋膜紧密融合,其间无间隙,故早期即可侵及膀胱后壁。发生在阴道后壁者由于有阴道直肠隔的存在,侵及直肠较晚。肿瘤亦可直接侵及阴道两侧,并可达子宫直肠窝。

(2)淋巴转移:以区域淋巴为主,转移途径与阴道鳞状细胞癌相同。

(3)血行转移:晚期病例可出现血行转移。

5.诊断要点

(1)症状:婴幼儿女性出现阴道分泌物增多和阴道出血,发现阴道口有组织物脱出。如肿瘤侵犯膀胱或尿道可出现尿急、尿频、排尿困难或血尿。

(2)体征:由于此病多发生于婴幼儿,阴道检查困难,可行一指检查,如必要时行轻度麻醉,用气管镜、尿道镜或其他可屈内窥镜做阴道检查,可见肿瘤呈息肉状物突向阴道,或达阴道口外,肿瘤状似葡萄,表面光滑、淡红色、质软。盲肠指检可了解阴道情况及阴道周围浸润情况。

(3)辅助检查。①活组织检查:凡婴幼儿发现阴道肿物均应行活组织检查以明确诊断。②膀胱镜检查:可了解膀胱是否累及。

6.鉴别诊断

阴道胚胎性横纹肌肉瘤需与先天性阴道囊肿、阴道良性息肉、处女膜息肉鉴别,鉴别诊断主要依靠活体组织检查。阴道异物也可表现为阴道出血及分泌物增多,应仔细询问病史,阴道检查发现异物即可确诊。

7.治疗

胚胎性横纹肌肉瘤的恶性程度高,多数在出现症状后数月内死亡,各种治疗方法均不理想,主要的治疗方法有手术、化疗,目前手术及化疗的联合应用受到人们的重视。

(1)手术治疗:20世纪70年代前,手术范围主张子宫、阴道切除术、盆腔淋巴结清扫术及全盆腔脏器清扫术,显然手术较彻底,但手术并发症及死亡率均较高。目前治疗趋势是行子宫及阴道切除术和盆腔淋巴结清扫术,术后辅以化疗及放疗。由于肿瘤的转移以局部浸润及淋巴转移为主,很少累及卵巢,为提高患儿的生存质量,手术时可保留卵巢。如术后需放疗,术中可将卵巢移植,躲开放射区。

(2)化疗:化疗常作为综合治疗的一个方法。常用化疗方案有 VAC 及 PVB。化疗可与手术联合应用,术前给予化疗,常可使肿物缩小,有利于手术操作,术后继续给予化疗,可提高手术疗效。化疗也可与放疗联合应用,傅应显(1986年)报道1例经化疗及放疗治疗后,肿瘤完全消失,最近北京协和医院报道1例,经阴道局部注射治疗胚胎性横纹肌肉瘤获得短时间缓解。

(3)放射治疗:放射治疗对胚胎性横纹肌肉瘤有一定疗效,但由于婴幼儿正值发育期,肿瘤周围正常组织对放射线敏感性高,极易引起功能障碍。近年由于放疗设备及技术的改进,使放疗的并发症减少,提高放疗效果。

由于胚胎性横纹肌肉瘤多发生在婴幼儿,人们多希望在不影响治疗效果的情况下,缩小手术范围,尽量维持脏器功能。术前或术后辅以化疗,在治疗中的地位日渐重要。

8.预后

预后极差,5年生存率为15%左右,多在两年内死亡。

(李绪荣)

第七节　外阴肿瘤

一、外阴良性肿瘤

外阴良性肿瘤较少见,主要有下列几种。

(一)乳头状瘤

乳头状瘤是发生于外阴皮肤或黏膜,以上皮增生为主的一种良性肿瘤。病因不清楚,可能与局部慢性刺激或病毒感染有关。

1.诊断要点

(1)可见于任何年龄,但多发于老年妇女。

(2)常见于大阴唇、阴阜或肛周,呈乳头状或菜花状,单发,有细蒂,质地略硬,生长慢,一般不大,直径偶可达 4～5 cm 大小。

(3)一般症状或伴有外阴瘙痒,发病在老年妇女,常与外阴萎缩性病变并存。

(4)局部活体组织检查:上皮增生,带有短蒂,肿物呈树状结构,向外生长,表面覆盖复层鳞状上皮,细胞分化好,间质为纤维结缔组织,其间含有血管及多少不等的炎性细胞浸润,即可明确诊断。

2.鉴别诊断

(1)外阴尖锐湿疣:有性乱接触史、瘙痒、多发、生长迅速等特点。镜下见棘层细胞增生,细胞内可见空泡。

(2)外阴癌:外阴瘙痒、疼痛、出血,病理切片检查可确诊。

3.治疗

手术治疗:单纯肿瘤切除术。

4.注意事项

(1)本病偶有继发恶变,故应注意定期复查或随访。

(2)手术切除范围宜稍宽,并应送病理切片检查。

(二)色素痣

色素痣又称黑痣,是一种半球形隆起、无毛的肿瘤,或数毫米大小的不高出皮肤的黑褐色素斑,由皮肤色素细胞的过度生长而致。可按生长部位分为交界痣(痣细胞在表皮和真皮交界处,易恶变)、皮内痣(痣细胞在真皮浅层)和复合痣(皮内痣与交界痣同时存在)三种。发生于外阴的色素痣是一重要病变,外阴皮肤仅占全身皮肤的1%,而女性恶性黑色素瘤的5%发生于外阴,其中30%起自色素痣的恶变,且以平坦的"周边活跃"的痣恶变机会较大。色素痣对性激素作用较为敏感,往往在青春期增大、变黑,恶变机会增多。

1.诊断要点

(1)早期可无症状,如受刺激后,局部可出现疼痛、发痒,甚或出血、炎症。

(2)常在大小阴唇处见淡棕、深棕或黑色的斑块,直径0.1~1 cm,单发表面平坦或略隆起,光滑或粗糙,有的长有毛发。

(3)生长极为缓慢。

2.鉴别诊断

黑色素瘤:原色素扩大,呈浸润性生长,色素增加,出现溃疡、出血、瘙痒等症状。病检可确诊。

3.治疗

手术治疗:以局部切除为主,切除范围要超过痣的边缘0.5~1 cm,深度要达皮下筋膜。切除物送病检。

4.注意事项

(1)中医外治法仅局限于外阴皮肤,不得用于外阴黏膜的除痣。

(2)外阴色素痣有潜在恶变可能,尤其是其色泽加深或变浅,呈放射状改变者,应警惕恶变成黑色素瘤,应及早行切除术。

(三)汗腺瘤

汗腺瘤是由汗腺管畸形、外阴汗腺阻塞扩大所致的外阴良性肿瘤。大部分起于大汗腺,小汗腺只偶尔发生。好发于阴唇间皱折、大阴唇及会阴处,小阴唇缺乏腺体故很少发生。多见于40岁以上妇女。其生长缓慢,术后不易复发,少数可发生恶变。

1.诊断要点

(1)多见于40岁以上的妇女。

(2)常发于阴唇,少数不在阴唇。

(3)生长缓慢,无明显症状,或伴外阴瘙痒。

(4)妇科检查:肿瘤呈坚实结节状、圆形或卵圆形,稍隆起于周围皮肤,境界清楚,较小,直径0.5~1.5 cm,一般单发。

(5)局部活体组织检查可明确诊断。

2.鉴别诊断

如肿瘤出现表皮收缩或溃破时,需做活检与外阴癌相区别。

3.治疗

手术治疗:完整切除肿瘤,送病理切片检查。

4.注意事项

(1)瘤体表皮出现向下凹陷或溃破时,临床上常误诊为癌,故需特别注意。

(2)病理切片检查时,镜下可见表皮以下囊腔中布满相互交叉的绒毛状突起,酷似腺癌结构,应注意鉴别。

(四)纤维瘤

外阴纤维瘤为发生于外阴的纤维组织的良性肿瘤。病因不明,多见于育龄妇女,生长缓慢,一般不恶变。

1.诊断要点

(1)多见于育龄妇女。

(2)多位于大阴唇,大小差异很大,一般绿豆到樱桃大小,光滑,质硬,可以推动;表面有沟纹,色泽如正常皮肤,呈浅黄色或深红色;以单发为主,生长缓慢。

(3)局部活体检组织检查:镜下可见大量的纤维结缔组织。

2.鉴别诊断

有时需与腹股沟圆韧带肌瘤相鉴别,后者一般发病位置较高,多为多发性,或见于两侧腹股沟。

3.治疗

手术治疗:单纯肿瘤切除术。

4.注意事项

瘤体不宜经常挤压。

(五)脂肪瘤

脂肪瘤为外阴正常脂肪组织形成的良性肿瘤。发病原因至今尚未明了,肿瘤生长缓慢,发病率不高,恶变机会极小。

1.诊断要点

(1)一般无明显症状。

(2)妇科检查:大阴唇或阴阜的皮下可见局部稍隆起,大小不一,呈椭圆形或分叶状;境界清楚,质地松软,可有假囊性感;单发为主,生长缓慢,一般无压痛。

2.鉴别诊断

(1)脂肪肉瘤:活检可以明确诊断。

(2)纤维瘤:瘤体质地硬,病检镜下为纤维组织而非成群成熟脂肪细胞。

3.治疗

手术治疗:局部肿瘤切除。

4.注意事项

勿经常揉按挤压瘤体,以免加速瘤体生长。

(六)血管瘤

系由外阴细小血管异常增生所发生的良性肿瘤。多为先天性。肿瘤呈红色,边界清楚,无痛无痒。其分为毛细血管瘤、海绵状血管瘤两种,常发于女婴,个别患者在成年后瘤体可停止生长或慢慢缩小。

1.诊断要点

(1)常见于新生女婴。

(2)一般无症状,较大时外阴部有肿胀感。

(3)妇科检查:大阴唇或阴阜处的皮下或皮内可见小红血管痣(或紫蓝色),红海绵状肿物,无蒂,大小不一,直径数毫米到数厘米。

(4)压迫肿物时红色可褪,放松时又可回复原状,无搏动感。

(5)阴道镜检查:可见增生的血管。

2.鉴别诊断

血痣:肿块大小不一,手指压迫检查时,色泽和大小都无明显的改变。

3.治疗

(1)手术治疗:单个发生界限清楚的,可行局部切除术。

(2)局部冷冻术:其适用于较小病变。

(3)同位素^{32}P敷:其适用于儿童鲜红斑痣及毛细血管瘤。

(4)放射线照射:其适用于海绵状血管瘤。

(5)其他:较小的海绵状血管瘤可用5%鱼肝油酸钠或40%尿素直接注射于瘤体内,使血管硬化萎缩。

4.注意事项

(1)外阴皮肤敏感,中西医各类外治疗法注意选择适当,同时积极预防感染。

(2)海绵状血管瘤的实际体积很难从体表确定,故不要轻率地按小手术进行,以免术中无法进行彻底切除,又无法终止手术造成大出血。

(3)勿碰破瘤体,以免出血不止。

(4)少食辛辣、醇酒及炙煿之品。

(5)宜早期治疗,使手术创伤控制在最小范围。

二、外阴恶性肿瘤

外阴恶性肿瘤约占妇女全身癌肿的1%、生殖道癌肿的5%左右,可分为原发性和继发性两类。以原发性为主,其中又以鳞状细胞癌多见;继发性转移癌可来自子宫颈、阴道和卵巢等,其次为泌尿器官,常预后不佳。

(一)浸润性鳞状细胞癌

浸润性鳞状细胞癌是外阴恶性肿瘤中最常见的一种,占80%~90%。本病多见于绝经期与高龄妇女,平均年龄为60岁以上。易发生转移,扩散途径以淋巴和局部浸润为主。确切病因不清,其中外阴上皮营养障碍合并重度上皮结构不良已被公认为癌前期重要病变,其中有10%~25%或早或晚可发展成癌。此外,外阴部慢性刺激、病毒感染因素的存在,均为致病的重要因素。

1.诊断要点

(1)病史:有外阴局部病变史,如外阴白色病变、慢性溃疡、外阴乳头瘤等疾病。

(2)发病年龄:多见于绝经期与高龄妇女。

(3)病变部位:病变部位以大阴唇为最常见,其次为小阴唇、阴蒂、包皮、前庭、会阴等。

(4)症状:早期可无特殊症状,以后外阴部位出现小肿块或结节,外阴瘙痒,继而发生疼痛、分泌物增多或排尿困难。

(5)局部检查:病灶要呈结节型、菜花型、溃疡型三种,结节型肿物质硬,向深层浸润,菜花型和溃疡型则质脆,触之易出血。

(6)体征:腹股沟淋巴结肿大,硬而固定。

(7)临床分期:根据1989年国际妇产科联盟(FICO)新分期法TNM分类法。

0期:原位癌(上皮内癌)。

Ⅰ期($T_1N_0M_0$):癌最大直径小于2 cm,淋巴(一)。

Ⅱ期($T_2N_0M_0$):癌最大直径大于2 cm,淋巴(一)。

Ⅲ期($T_3N_0M_0$,$T_3N_1M_0$,$T_2N_1M_0$):不论肿瘤大小,病灶浸润下尿道、阴道或肛门,单侧淋巴结(+)。

ⅣA期($T_1N_2M_0$,$T_2N_2M_0$,$T_3N_2M_0$,T_4anyNM_0):癌浸润尿道上段、膀胱或直肠黏膜、盆骨和(或)双

侧淋巴(＋)。

ⅣB期(anyTanyNM₁):任何远处转移,包括盆腔淋巴结。

(8)阴道镜:可见异形血管和坏死组织。

(9)细胞学涂片:约有50%的阳性率。

(10)甲苯胺蓝检查法:1%甲苯胺蓝涂于外阴,然后以1%醋酸脱色,病变部位不脱色可协助发现早期癌或发现中心癌灶,同时可指导活体组织检查。

(11)病理诊断:使用甲苯胺蓝协助,避开坏死组织,多处取材。镜下检查,一般细胞分化较好,常有角化珠形成,为本病确诊的主要方法。

(12)以³²P 25 900MB_q(700 mCi)扫描:上皮内癌及浸润癌的计数较高。

(13)其他:淋巴造影、扫描或淋巴结活检有助于淋巴结转移的诊断。

2.鉴别诊断

(1)外阴白色病变:外阴皮肤黏膜变白、粗糙、增厚皲裂,很少有乳头状病灶及大的溃疡,活组织病理检查可确诊。

(2)外阴溃疡:发病急,溃疡多发、表浅,一般局部有炎症体征。对久治不愈的慢性溃疡靠活组织病理检查鉴别。

(3)外阴乳头状瘤:乳头状突起多为单发,较小,活组织病理检查可资鉴别。

(4)尖锐湿疣:有性接触病史,好发于前庭黏膜,为良性病变,呈多发性疣状增生,组织病理检查有助于诊断。

3.治疗

(1)手术治疗:手术治疗为首选方法。可据临床分期及患者年龄、健康状况而选择手术范围。一般行外阴广泛性根治术和双侧腹股沟深、浅淋巴结清除术。

(2)放射治疗:放疗有一定姑息疗效。①适应证:不能耐受手术的老年人或严重内科病患者;癌灶范围广泛,不可能切净者;术后发现淋巴(＋)或切缘有癌者。②方法:深度X线或⁶⁰Co治疗。

(3)化学药物治疗:可用于术前准备或局部复发治疗。可用争光霉素15 mg,稀释于生理盐水中做肿瘤周围局部注射,或用环磷酰胺、氟脲嘧啶等注射。

4.注意事项

(1)注意术后伤口感染(特别是绿脓杆菌感染)、坏死或裂开,腿肿和泌尿系感染。

(2)做好放疗或化疗的外阴护理。

(3)注意外阴清洁卫生,每日用清水清洗外阴,发现外阴部瘙痒时应积极治疗。

(4)外阴出现结节、溃疡或白色病变时,应及时活检并随访。

(二)外阴原位癌

外阴原位癌是指波及上皮全层,但未侵犯真皮的癌肿。其病因不明,可能与外阴萎缩性病变、慢性外阴炎、病毒感染、肥胖病、高血压、糖尿病及血钙升高等因素致使外阴上皮重度不典型增生有关。此外,还有外阴鲍文病和外阴帕杰病(湿疹样上皮癌)两种特殊形式。病程缓慢,可长达20~30年,可进一步发展为浸润性鳞状细胞癌。

1.诊断要点

(1)病史:外阴部可有多年的白色病变或局部瘙痒、尖锐湿疣等特殊病史。

(2)发病年龄:鲍文病可见于中年妇女,帕杰病多见于绝经后妇女。

(3)发病部位:最好发于大阴唇。

(4)局部检查:外阴部可见丘疹、糜烂,局部呈隆起、硬结、痂皮或溃疡等病变。帕杰病的痂皮除去后不渗液,呈湿疹样。

(5)阴道镜:阴道镜可见到新生的异形血管。

(6)病理检查可确诊:镜下上皮层内细胞有增大,核异型、深染,复层细胞排列紊乱等恶性特征,但基底膜完整。如系鲍文病,棘层细胞内可见鲍文小体;而帕杰病,在基底可见由未分化的基底细胞分化而成的异型性的帕杰细胞。

2.鉴别诊断

(1)外阴湿疹:皮肤干燥、肥厚,病损有明显的糜烂、渗液、结痂过程。病检无异常增生性改变。

(2)外阴银屑病:皮质激素治疗有效,且病检无异型性帕杰细胞。

(3)外阴白色病损:明显的外阴瘙痒,病检无恶性特征。

3.治疗

(1)病因治疗:及时处理外阴部病变,如外阴白色病变、慢性炎症等。

(2)手术治疗:单纯外阴切除术。

4.注意事项

(1)早期诊断率低,故外阴局部病损的切除要及时病理检查。

(2)肿瘤如出现溃疡标志已为侵蚀性,应积极诊断和处理。

(3)本病常与阴道、宫颈原位癌同时存在,故应及时进行其他生殖道(尤其阴道、宫颈)肿瘤的检查。

(4)病检取材时不宜挤压组织,以免产生组织挤压伤影响诊断。

(三)外阴黑色素瘤

外阴黑色素瘤多由色素痣恶变而来,其发病仅次于外阴鳞状上皮癌,占外阴恶性肿瘤的 2%~3%。慢性刺激、电灼、腐蚀、不完整切除为其诱发因素。其发病年龄多在 50 岁以上,病情发展迅速,常早期经血行和淋巴道转移,故恶性程度高,预后不佳。

1.诊断要点

(1)病史:既往有色素痣病史。

(2)发病年龄:多在 50 岁以上。

(3)症状:外阴瘙痒、疼痛、出血,可扪及小肿块。

(4)局部检查:小阴唇、阴蒂等处见青黑色或棕黑色也可为无色的小结节,常单发,质硬,以后迅速增大、溃破、流血或见浆液性渗出物。肉眼可分为结节型、播散型和黏膜型。

(5)病理检查:瘤细胞呈圆形、多边形或菱形,核异型多见,瘤细胞与间质无界限,细胞内黑色素颗粒分布不均。

2.鉴别诊断

主要与黑色素痣相鉴别。一般应靠病理确诊。

3.治疗

(1)手术治疗:外阴广泛切除及双侧腹股沟浅深淋巴清除术。

(2)放射治疗:用于不能手术者。

(3)化学药物治疗:用于辅助治疗及不能手术者。可选用氮烯咪氨、更生霉素、卡氮芥、长春新碱、顺铂等。

(黄海真)

第十六章 妊娠滋养细胞疾病

第一节 葡萄胎

葡萄胎是指妊娠后胎盘绒毛滋养细胞增生,终末绒毛转变成水泡,水泡间相连成串,形如葡萄得名,亦称水泡状胎块。葡萄胎是良性疾病,有时具有恶性倾向,成为发生恶性滋养细胞肿瘤的前身。

一、病因及分类

(一)病因

葡萄胎的真正发病原因不明。病例对照研究发现葡萄胎的发生与营养状况、社会经济及年龄有关。病因学中年龄是一显著相关因素,年龄大于 40 岁者葡萄胎发生率比年轻妇女高 10 倍,年龄小于 20 岁也是发生完全性葡萄胎的高危因素,这两个年龄阶段妇女易有受精缺陷。部分性葡萄胎与孕妇年龄无关。

通过细胞遗传学结合病理学研究证明两类葡萄胎——完全性葡萄胎与部分性葡萄胎各有遗传学特点。完全性葡萄胎的染色体基因组是父系来源,即卵子在卵原核缺失或卵原核失活的情况下和精原核结合后发育形成。染色体核型为二倍体,其中 90% 为 46,XX,由一个"空卵"(无基因物质卵)与一个单倍体精子(23,X)受精,经自身复制恢复为二倍体(46,XX),再生长发育而成,称为空卵受精。其少数核型为 46,XY,这是两个性染色体不同的精子(23,X 及 23,Y)同时使空卵受精,称为双精子受精。部分性葡萄胎核型常是三倍体,80% 为 69,XXY,其余是 69,XXX 或 69,XXY,来自一个正常卵子与双精子受精,由此带来一套多余的父方染色体成分;也可由于一个正常的单倍体卵子(或精子)与减数分裂失败的二倍体配子结合所致。

(二)分类

葡萄胎可分为以下两类。

1.完全性葡萄胎

整个子宫腔内充满水泡,胎盘绒毛全部受累,无胎儿及其附属物可见。

2.部分性葡萄胎

仅部分胎盘绒毛发生水泡状变性,胎儿多已死亡。部分性葡萄胎很少转化为恶性。

二、诊断

(一)病史

停经后有不规则阴道出血、腹痛,妊娠呕吐严重且出现时间较早,妊娠早期出现妊娠期高血压疾病征象,尤其是在妊娠 28 周前出现先兆子痫,有双侧卵巢囊肿或甲状腺功能亢进征象。

(二)临床表现

典型的临床表现如下。

1.阴道流血

阴道流血是葡萄胎的重要症状。一般于停经后 2~3 个月,或迟至 3~4 个月开始少量、断续的褐色或暗红色阴道流血。量渐增多,常伴贫血。在胎块排出时常大量出血,可致休克,甚至死亡。在排物中可见到水泡。

2.子宫迅速增大

由于葡萄胎生长快及宫腔内出血,多数患者子宫增大较快,大于停经月份,子宫下段宽软饱满。完全性葡萄胎时,摸不到胎体,查不到胎心、胎动。

3.黄素化囊肿

由于大量绒毛膜促性腺激素(HCG)的刺激,一侧或双侧卵巢可出现大小不等的黄素化囊肿。

4.妊娠呕吐及高血压征象

由于增生的滋养细胞产生大量的 HCG,葡萄胎患者妊娠呕吐往往比正常妊娠者为重。因为子宫增长快,宫内张力大,在孕早、中期即可出现妊娠高血压疾病的表现,甚至发生心力衰竭或子痫。

5.其他症状

患者可有轻重不等的下腹痛。少数患者有咯血,多于清宫后自然消失。个别患者可有甲状腺功能亢进的表现。

(三)辅助检查

血 β-HCG 在 100U/L 以上,常超声检查见子宫增大,有"落雪状"或"蜂窝状"宫腔声像图,或子宫无明显增大,宫腔内含有水泡样结构及一部分正常胎盘组织,有时可见完整胎儿。

(四)病理检查

1.大体所见

葡萄样水泡大小不一,直径数毫米至 3 cm,水泡壁薄,透亮,内含黏液性液体,绒毛与之将其相连,水泡间空隙充满血液及凝血块。

2.组织学特点

①滋养细胞呈不同程度增生。②绒毛间质水肿。③间质内血管消失或仅有极稀少的无功能血管。

三、鉴别

(一)流产

不少病例最先被误诊为先兆流产。流产有停经史及阴道流血症状,妊娠试验可阳性,而葡萄胎患者子宫多大于同期妊娠子宫,孕期超过 12 周时 HCG 水平仍高。B 型超声图像显示葡萄胎特点。

(二)双胎妊娠

子宫较同期单胎妊娠大。HCG 水平亦稍高,易与葡萄胎混淆,但双胎妊娠无阴道出血,B 型超声显像可确诊。

(三)羊水过多

羊水过多可使子宫迅速增大,虽多发生于妊娠后期,但发生在中期妊娠者需与葡萄胎鉴别,羊水过多时不伴阴道流血,HCG 水平较低,B 型超声显像可确诊。

四、规范化治疗

(一)清除宫腔内容物

葡萄胎确诊后应及时清除宫腔内容物,一般采用吸宫术迅速排空宫腔,即使子宫增大至妊娠 6 个月左右大小,仍可使用负压吸引。注意在输液、配血准备下,充分扩张子宫颈管,用大号吸管吸引。待子宫缩小后轻柔刮宫,在宫口扩大后可以应用缩宫素。一般尽量一次吸刮干净,子宫过大者可在 1 周后第二次刮宫,每次刮出物均需送病理检查。

(二)黄素囊肿的处理

因囊肿可自行消退,一般无须处理。

(三)预防性化疗

葡萄胎恶变率为 10%～25%,为防止葡萄胎恶变,应对高危患者进行预防性化疗:①年龄大于 40 岁.

②葡萄胎排出前 HCG 值异常升高。③滋养细胞高度增生或伴有不典型增生。④葡萄胎清除后，HCG 下降曲线不呈进行性下降，而是降至一定水平后即持续不再下降，或始终处于高值。⑤出现可疑转移灶者。⑥无条件随访者。一般选用氟尿嘧啶或放线菌素 D 单药化疗 1～2 个疗程。

（四）葡萄胎处理后

应避孕 1～2 年，宜用阴茎套或阴道隔膜避孕，一般不宜采用宫内节育器，因可混淆子宫出血原因。而含有雌激素的避孕药有促进滋养细胞生长的作用，亦不应用。

（五）随访

定期随访极重要，可早期发现持续性或转移性滋养细胞疾病。葡萄胎清除后每周一次作 HCG 定量测定，直到降至正常水平。开始 3 个月内仍每周复查一次，此后 3 个月每半月一次，然后每月一次持续半年，第 2 年起改为每半年一次，共随访 2 年，随访内容除每次必须监测 HCG 外，应注意有无阴道异常流血、咳嗽、咯血及其他转移灶症状，并作妇科检查，盆腔 B 超及 X 线胸片检查也应重复进行。

（徐　敏）

第二节　侵蚀性葡萄胎

侵蚀性葡萄胎指葡萄胎组织侵入子宫肌层局部，少数转移至子宫外，因具恶性肿瘤行为而命名。侵蚀性葡萄胎来自良性葡萄胎，多数在葡萄胎清除后 6 个月内发生。侵蚀性葡萄胎的绒毛可侵入子宫肌层或血管或两者皆有，起初为局部蔓延，水泡样组织侵入子宫肌层深部，有时完全穿透子宫壁，并扩展进入阔韧带或腹腔，半数病例随血运转移至远处，主要部位是肺和阴道。预后较好。

一、病理

大体可见水泡状物或血块，镜检时有绒毛结构，滋养细胞过度增生及不典型增生的程度不等，具有过度的侵蚀能力。组织学分为 3 型：①1 型：肉眼见大量水泡，形态似葡萄胎，但已侵入子宫肌层或血窦，很少出血坏死。②2 型：肉眼见少量或中等量水泡，滋养细胞中度增生，部分细胞分化不良，组织有出血坏死。③3 型：肿瘤几乎全部为坏死组织和血块，肉眼仔细观察才能见到少数水泡，个别仅在显微镜下找到残存肿大的绒毛，滋养细胞高度增生并分化不良，形态上极似绒癌。

二、临床表现

（一）原发灶表现

最主要症状是阴道不规则流血，多数在葡萄胎清除后几个月开始出现，量多少不定。妇科检查子宫复旧延迟，葡萄胎排空后 4～6 周子宫未恢复正常大小，黄素化囊肿持续存在。若肿瘤组织穿破子宫，则表现为腹痛及腹腔内出血症状。有时触及宫旁转移性肿块。

（二）转移灶表现症状、体征

视转移部位而异。最常见部位是肺，其次是阴道、宫旁，脑转移少见。在肺转移早期，胸片显示肺野外带单个或多个半透明小圆形阴影为其特点，晚期病例所见与绒癌相似。阴道转移灶表现为紫蓝色结节，溃破后大量出血。脑转移典型病例出现头痛、呕吐、抽搐、偏瘫及昏迷，一旦发生，致死率高。

三、诊断

（一）病史及临床表现

根据葡萄胎清除后半年内出现典型的临床表现或转移灶症状，结合辅助诊断方法，临床诊断可确立。

（二）HCG 连续测定

葡萄胎清除后 8 周以上 HCG 仍持续高水平，或 HCG 曾一度降至正常水平又迅速升高，临床已排除葡萄胎残留、黄素化囊肿或再次妊娠,可诊断为侵蚀性葡萄胎。

（三）超声检查

B 型超声宫壁显示局灶性或弥漫性强光点或光团与暗区相间的蜂窝样病灶,应考虑为侵蚀性葡萄胎或绒癌。

（四）组织学诊断

单凭刮宫标本不能作为侵蚀性葡萄胎的诊断依据,但在侵入子宫肌层或子宫外转移的切片中,见到绒毛结构或绒毛退变痕迹,即可诊断为侵蚀性葡萄胎。若原发灶与转移灶诊断不一致,只要任一标本中有绒毛结构,即应诊断为侵蚀性葡萄胎。

四、治疗

治疗原则以化疗为主,手术为辅。侵蚀性葡萄胎化疗几乎已完全替代了手术,但手术治疗在控制出血、感染等并发症及切除残存或耐药病灶方面仍占重要地位。

（一）化学药物治疗

1.所用药物

药物包括氟尿嘧啶(5-FU)、放线菌素 D(Act-D)、甲氨蝶呤(MTX)及其解救药亚叶酸钙(CF)、环磷酰胺(CTX)、长春新碱(VCR)、依托泊苷(VP-16)、顺铂(CDDP)等。

2.用药原则

Ⅰ期通常用单药治疗;Ⅱ～Ⅲ期宜用联合化疗;Ⅳ期或耐药病例则用 EMA-CO 方案,完全缓解率高,不良反应小。

3.不良反应

以造血功能障碍为主,其次为消化道反应,肝功能损害也常见,严重者可致死,治疗过程中应注意防治。脱发常见,停药后可逐渐恢复。

4.停药指征

化疗须持续到症状、体征消失,HCG 每周测定 1 次,连续 3 次在正常范围,再巩固 2～3 个疗程,随访 5 年无复发者为治愈。

（二）手术治疗

病变在子宫、化疗无效者可切除子宫,手术范围主张行次广泛子宫切除及卵巢动静脉高位结扎术,主要切除宫旁静脉丛。年轻未育者尽可能不切子宫,以保留生育功能;必须切除子宫时,仍应保留卵巢见绒癌处理。

五、预后

一般均能治愈,个别病例死于脑转移。病理分型中 3 型常发展为绒癌,预后较差。

六、随访

临床痊愈出院后应严密随访,观察有无复发。第 1 年内每月随访 1 次,1 年后每 3 个月随访 1 次,持续至 3 年,再每年 1 次至 5 年,此后每 2 年 1 次。随访内容重点同葡萄胎。

（徐　敏）

第三节　绒毛膜癌

妊娠性绒毛膜癌是一种继发于正常或异常妊娠之后的滋养细胞肿瘤。其中50％发生于葡萄胎之后，25％发生于流产后，22.5％发生于足月妊娠之后，2.5％发生于异位妊娠之后。绒癌多数发生于生育期年龄，但也有少数发生于绝经之后。绒癌的恶性程度极高，在化疗药物问世以前，其病死率高达90％以上。以后由于诊断技术的进展及化学治疗的发展，绒癌患者的预后已得到极大的改善。

一、病理

绝大多数绒癌原发于子宫，但也有极少数可原发于输卵管、宫颈、阔韧带等部位。肿瘤常位于子宫肌层内，也可突向宫腔或穿破浆膜，单个或多个，大小在0.5～5 cm，但无固定形态，与周围组织分界清，质地软而脆，海绵样，暗红色，伴出血坏死。镜下特点为滋养细胞不形成绒毛或水泡状结构，成片高度增生，并广泛侵入子宫肌层和破坏血管，造成出血坏死。增生的滋养细胞通常位于病灶边缘，以细胞滋养细胞为轴心，周围合体滋养细胞包绕，但也可两种细胞相互混杂，排列紊乱。肿瘤中不含间质和自身血管，瘤细胞靠侵蚀母体血管而获取营养物质。

二、临床表现

前次妊娠至绒癌发病时间长短不一，继发于葡萄胎的绒癌绝大多数在1年以上发病，而继发于流产和足月产的绒癌约1/2在1年内发病。

（一）无转移绒癌

大多数继发于葡萄胎以后，少数继发于流产或足月产后。其临床表现与侵蚀性葡萄胎相似。

1.阴道流血

在葡萄胎排空、流产或足月产后，有持续的不规则阴道流血，量多少不定。也可表现为一段时间的正常月经后再停经，然后再出现阴道流血。长期阴道流血者可继发贫血。

2.假孕症状

假孕症状由肿瘤分泌的 hCG 及雌、孕激素的作用，表现为乳房增大，乳头及乳晕着色，甚至有初乳样分泌，外阴、阴道、宫颈着色，生殖道质地变软。

3.腹痛

绒癌一般并无腹痛，但当癌组织造成子宫穿孔，或子宫病灶坏死感染等可出现急性腹痛。

4.体征

子宫增大，质地软，形态不规则，子宫旁两侧可触及子宫动脉搏动。有时可触及两侧或一侧卵巢黄素化囊肿。

（二）转移性绒癌

大多数继发于非葡萄胎妊娠以后。绒癌主要经血行播散，转移发生早而且广泛。最常见的转移部位是肺（80％），其次是阴道（30％），以及盆腔（20％）、肝（10％）和脑（10％）等。由于滋养细胞的生长特点之一是破坏血管，所以各转移部位症状的共同特点是局部出血。

转移性绒癌可以同时出现原发灶和继发灶症状，但也有不少患者原发灶消失而转移灶发展，仅表现为转移灶症状，如不注意常会误诊。

1.肺转移

其通常表现为胸痛、咳嗽、咯血及呼吸困难。这些症状常呈急性发作，但也可呈慢性持续状态达数月之久。在少数情况下，可因肺动脉滋养细胞瘤栓形成，造成急性肺梗死，出现肺动脉高压和急性肺衰竭。但当肺转移灶较小时也可无任何症状，仅靠 X 线胸片或 CT 做出诊断。

2.阴道转移

转移灶常位于阴道前壁,呈紫蓝色结节,破溃时引起不规则阴道流血,甚至大出血。一般认为系宫旁静脉逆行性转移所致。

3.肝转移

肝转移为不良预后因素之一,多同时伴有肺转移,表现为上腹部或肝区疼痛,若病灶穿破肝包膜可出现腹腔内出血。

4.脑转移

脑转移预后凶险,是绒癌主要的致死原因。一般同时伴有肺转移和(或)阴道转移。脑转移的形成可分为3个时期。首先为瘤栓期,表现为一过性脑缺血症状如猝然跌倒、暂时性失语、失明等。继而发展为脑瘤期,即瘤组织增生侵入脑组织形成脑瘤,患者出现头痛、喷射样呕吐、偏瘫、抽搐,直至昏迷。最后进入脑疝期,因脑瘤增大及周围组织出血、水肿,造成颅内压进一步升高,脑疝形成,压迫生命中枢,最终死亡。

5.其他转移

绒癌的其他转移部位尚有脾、肾、膀胱、消化道、骨等。

三、诊断

(一)临床诊断

根据葡萄胎排空后或流产、足月分娩、异位妊娠后出现阴道流血和(或)转移灶及其相应症状和体征,应考虑绒癌可能,结合 hCG 测定等辅助检查,绒癌临床诊断可以确立。对于葡萄胎排空后发病者,1年以上一般临床诊断为绒癌,半年以内多诊断为侵蚀性葡萄胎。半年至1年者,绒癌和侵蚀性葡萄胎均有可能,但一般来说时间间隔越长,绒癌可能性越大。临床上还常根据症状轻重、有无转移和转移部位及结合 hCG 测定等各项辅助检查结果,综合分析,做出诊断。

1.β-hCG 测定

在葡萄胎排空后9周以上或流产、足月产、异位妊娠后4周以上,血 β-hCG 水平持续在高水平,或曾经一度下降后又上升,已排除妊娠物残留,结合临床表现可诊断绒癌。

当疑有脑转移时,可测定脑脊液 β-hCG,并与血清 β-hCG 比较。当血清:脑脊液 β-hCG <20:1时,有脑转移可能。

2.超声检查

在声像图上,子宫可正常大小或不同程度增大,肌层内可见高回声团块,边界清但无包膜;或肌层内有回声不均区域或团块,边界不清且无包膜;也可表现为整个子宫呈弥散性增高回声,内部伴不规则低回声或无回声。彩色多普勒超声主要显示丰富的血流信号和低阻力型血流频谱。

3.X 线胸片

X 线胸片是诊断肺转移的重要检查方法。肺转移的最初 X 线征象为肺纹理增粗,以后发展为片状或小结节阴影,典型表现为棉球状或团块状阴影。转移灶以右侧肺及中下部较为多见。

4.CT 和磁共振检查

CT 对发现肺部较小病灶和脑、肝等部位的转移灶有较高的诊断价值。磁共振主要用于脑和盆腔病灶诊断。

(二)组织学诊断

如有病理检查,凡在送检的子宫肌层或子宫外转移灶的组织切片中,仅见成片滋养细胞浸润及坏死出血,未见绒毛结构者,诊断为绒癌。

四、鉴别诊断

绒癌容易与其他滋养细胞疾病及胎盘部位反应(合体细胞子宫内膜炎)、胎盘残留等相混淆,鉴别要点,见表16-1。

表 16-1 绒癌与其他疾病的鉴别

	葡萄胎	侵蚀性葡萄胎	绒毛膜癌	胎盘部位滋养细胞肿瘤	胎盘部位反应	胎盘残留
先行妊娠	无	葡萄胎	各种妊娠	各种妊娠	各种妊娠	流产、足月产
潜伏期	无	多在 6 个月以内	常超过 6 个月	多在 1 年内	无	无
绒毛	有	有	无	无	无	有,退化
滋养细胞增生	轻→重	轻→重,成团	重,成团	中间型滋养细胞	散在,不增生	无
浸润程度	蜕膜层	肌层	肌层	肌层	浅肌层	蜕膜层
组织坏死	无	有	有	无	无	无
转移	无	有	有	少	无	无
肝、脑转移	无	少	较易	少	无	无
hCG	(+)	(+)	(+)	(+)或(−)	(−)	(+)或(−)

五、临床分期和预后评分

实体瘤的分期大多以解剖学为基础,理想的分期法能准确反映肿瘤的生物学行为特征和临床进程,可用于估计预后和指导治疗方案的制订。GTT 是一类独特实体瘤,起源于胎盘滋养层,其父源成分决定了其独特的免疫源性。肿瘤细胞靠侵蚀宿主血管而直接获取营养,血行转移是其主要转移方式。因此,与一般实体瘤不同,以解剖学为基础的分期法应用于 GTT 尚欠理想,也因此出现了各种分类方法,形成了 GTT 独特分期分类系统。

(一)FIGO 分期

GTT 的分期最早始于 20 世纪 60 年代。1962 年北京协和医院根据大量临床病理资料,总结病变发展过程,首次提出了一个以解剖学为基础的临床分期(表 16-2)。后经 WHO 详细讨论并推荐给 FIGO,成为当时国际统一临床分期。临床实践证明,FIGO 分期简单方便,特别适用于发展中国家,可反映病变的范围,并且和其他实体瘤分期法相一致。但 GTT 的临床进程和预后有时与 FIGO 分期并不一致,肺等盆腔外转移可发生于无盆腔转移者,单纯肺转移者的预后也并非较仅盆腔内转移者差。在指导治疗方面,Smith 等比较 FIGO 分期(1982 年)和 Bagshawe 预后评分系统应用价值,结果表明,在 207 例 GTT 中如果采用 FIGO 分期,有 17 例治疗不足,9 例治疗过度。

因此,FIGO 于 1991 年修订了原有临床分期,在每一期别下,根据有无或多少危险因素,分别设 A、B、C 三个亚期,形成了解剖学和危险因素相结合的临床分期(表 16-3)。新的 FIGO 分期优点是继续保持了与其他实体瘤相一致的分期法,并结合危险因素以估计预后。但该分期中仅包括尿 hCG>100 000 mU/mL(血清 β-hCG>40 000 mU/mL)和距先行妊娠的病程>6 个月两项危险因素。这两项危险因素是否能涵盖 GTT 的全部特征尚有待继续观察。如何依据 FIGO 分期制订治疗方案 FIGO 也未明确说明。

表 16-2 北京协和医院分期

Ⅰ期	病变局限于子宫
Ⅱ期	病变转移至盆腔或阴道
Ⅱa	转移至宫旁组织或附件
Ⅱb	转移至阴道
Ⅲ期	病灶转移至肺
Ⅲa	单个病灶直径<3 cm 或片状阴影不超过一侧肺的 1/2
Ⅲb	肺转移超过Ⅲa 范围
Ⅳ期	病变转移至脑、肝、肠、肾等处(全身转移)

表 16-3　FIGO 分期(1991 年新加坡国际绒癌会议)

Ⅰ期　病变局限于子宫

　　Ⅰa　无高危因素*

　　Ⅰb　具有 1 个高危因素

　　Ⅰc　具有 2 个高危因素

Ⅱ期　病变超出子宫,但局限于生殖系统

　　Ⅱa　无高危因素

　　Ⅱb　具有 1 个高危因素

　　Ⅱc　具有 2 个高危因素

Ⅲ期　病变累及肺,伴或不伴随生殖系统受累

　　Ⅲa　无高危因素

　　Ⅲb　具有 1 个高危因素

　　Ⅲc　具有 2 个高危因素

Ⅳ期　所有其他部位转移

　　Ⅳa　无高危因素

　　Ⅳb　具有 1 个高危因素

　　Ⅳc　具有 2 个高危因素

注: * 高危因素:①治疗前尿 hCG≥100 000U/L 或血 hCG≥40 000U/L;②病程≥6 个月

（二）WHO 预后评分系统

1976 年 Bagshawe 通过对伦敦 Charing 红十字医院收治的 GTT 进行多因素分析,发现年龄、先行妊娠、病程等 9 个因素为影响预后的独立因素,并提出一个预后因素评分系统。这一评分系统于 1983 年被 WHO 做适当修改后采用(表 16-4)。大量临床实践证明,这一预后评分系统不仅可用于估计预后,而且可用于预测 GTT 对化疗的敏感性和指导制订治疗方案。其缺点是:①完全脱离了传统的以解剖为基础的分期法,而且较为复杂,其中部分危险因素不易获取,如配偶的 ABO 血型。②分类中所列的危险因素是否确为独立危险因素尚有争议。如 Lurian 等对 391 例 GTT 做多因素分析,只有先前化疗失败、确诊绒癌、多部位转移及阴道或肺以外转移为独立危险因素。Azab 等对 162 例 GTT 做多因素分析,只有先行妊娠、多部位转移、确诊绒癌、初次化疗失败为独立危险因素。Soper 等对 138 例 GTT 做多因素分析,只有先行化疗失败、绒癌和病程为独立危险因素。有趣的是,在所有这些研究中,治疗前 hCG 水平均不是独立的预后因素。③对危险因素评分时,所给的权重是否合适也有争议。如肝转移时常伴有其他部位的广泛转移,其生存率仅 35%,而脑转移的生存率可达 55%,所以肝转移和脑转移至少应给予相同的权重。进一步分析还发现,治疗前出现的脑转移与化疗期间出现的脑转移不同,前者预后更好。Bagshawe 本人也于 1988 年又提出修改意见,把最高权重从 4 分提高到 6 分,并建议<6 分为低危,6～8 分为中危,>8 分为高危(表 16-5)。但 Bagshawe 的建议尚未被 WHO 采纳。

尽管目前对 WHO 预后评分系统尚存不同理解及部分内容有待完善,但绝大多数国外学者认为,该系统是当今用于估计病变进程和预后及指导制订治疗方案的最佳系统。

（三）其他分期分类系统

目前尚有各种其他 GTT 分期分类系统在世界各地应用,其中在美国较为通用,并据此把 GTT 分为无转移、低危转移和高危转移 3 个类别(表 16-6)。这一分类系统经修改后已被美国国家癌症研究院采纳(表 16-7)。Soper 等于 1994 年比较 454 例 GTT 分别用 NCI 分类法,FIGO 分期和 WHO 评分结果,发现 NCI 分类简便且易于掌握,对预计化疗失败的敏感性也最高。

表 16-4　WHO 预后评分

预后因素	评　分			
	0 分	1 分	2 分	4 分
年龄(岁)	≤39	>39		
先行妊娠	葡萄胎	流产	足月产	
病程(月)	<4	4～6	7～12	>12
治疗前 hCG(U/L)	$<10^3$	$<10^4$	$<10^5$	$>10^5$
ABO 血型(女×男)		O×A,A×O	B,AB	
肿瘤最大直径(cm)		3～5	>5	
转移部位		脾、肾	消化道、肝	脑
转移个数		1～4	5～8	>8
以前治疗复发			单一药物	2 或 2 种以上药物

注:低度危险≤4 分,中度危险 5～7 分,高度危险≥8 分

表 16-5　预后评分(Bagshawe,1988)

预后因素	评　分 *			
	0	1	2	6
年龄	<39	>39		
先行妊娠	葡萄胎	流产	足月产	
先行妊娠至开始化疗间隔月数	4	4～6	7～12	>12
hCG(mU/mL)	10^3	10^3～10^4	10^4～10^5	$>10^5$
ABO 血型(女方×男方)		O×A,A×O	B,AB	
最大肿瘤直径,包括子宫(cm)		3～5	>5	
转移部位		脾,肾	胃肠道,肝	脑
转移灶数目		1～4	5～8	>8
以前化疗			单药	两药以上

注: * <6 低危,6～8 中危,>8 高危

表 16-6　GTT 临床分期(Hammond 等,1973)

1.病变无转移

2.病变有转移

低危

　①尿 hCG<100 000U/24 h,或血清 hCG<40 000mU/mL

　②病程<4 个月

　③无脑或肝转移

　④未曾化疗

　⑤非足月分娩(如葡萄胎,异位妊娠,或自然流产)

高危

　①尿 hCG>100 000U/24h,或血清 hCG>40 000mU/mL

　②病程>4 个月

　③出现脑或肝转移

　④先前化疗失败

　⑤先行足月妊娠

表 16-7 GTD 的 NCI 分期

Ⅰ.良性 GTD

　　①完全性葡萄胎

　　②部分性葡萄胎

Ⅱ.恶性 GTD

　　①无转移:无子宫外转移的证据

　　②有转移:任何子宫外病变

i.预后良性(无危险因素)

ii.预后恶性(存在危险因素)

①尿 hCG>100 000U/24 h,或血清 hCG>40 000mU/mL

②病程>4 个月

③出现脑或肝转移

④先前化疗失败

⑤先行足月妊娠

六、治疗

治疗原则以化疗为主,手术和放疗为辅。在制订治疗方案以前,必须在明确诊断的基础上,做出正确的临床分期、预后评分,从而制订合适的治疗方案。目前国外大多学者建议采用 FIGO 分期结合 WHO 预后评分系统作为治疗前评估,并以此作为分层次或个体化治疗的依据。Berkowitz 等提出的分层治疗方案较好地体现了这一治疗原则(表 16-8)。

表 16-8 GTT 患者分层治疗方案

Ⅰ期			
	首选		单药化疗或子宫切除＋辅助化疗
	耐药		联合化疗
			子宫切除＋辅助化疗
			局部病灶切除
			盆腔动脉插管化疗
Ⅱ和Ⅲ期			
	低危	首选	单药化疗
		耐药	联合化疗
	高危	首选	联合化疗
		耐药	二线联合化疗
Ⅳ期		首选	联合化疗
			脑转移:全脑放疗、开颅手术
			肝转移:病灶切除
		耐药	二线联合化疗
			肝动脉插管放疗

一般而言,Ⅰ期属于低危,Ⅳ期属于高危,Ⅱ期和Ⅲ期则通过 WHO 预后评分进一步明确其低危还是高危。

(一)治疗方案的选择

1.Ⅰ期

治疗方案的选择主要依据患者有无保留生育功能的要求。若不要求保留生育功能,则首选手术＋辅助化疗;相反者,则首选化疗。

(1)手术+辅助化疗:术式为子宫切除术。辅助化疗选择单一药物化疗,通常为单一疗程,与手术同时开始。其目的有:①减少手术时肿瘤细胞播散的机会;②在外周血和组织中保持一定的药物浓度,以防万一发生的术时播散;③治疗业已存在的隐匿性转移。

(2)化疗:选择单一药物化疗,Ⅰ期 GTT 经单一药物化疗的完全缓解率可达 92%。

2.Ⅱ期和Ⅲ期

对于低危病例首选单一药物化疗,其中Ⅱ期的完全缓解率为 84.2%,Ⅲ期为 81.3%。对于高危病例选择联合化疗,其方案有 MTX/ACTD,MAC,EMA 等。但当 WHO 评分>7 分时,这些化疗方案的缓解率仅 50% 左右。所以目前对 WHO 评分>7 分者,推荐首选 EMA-CO 方案,完全缓解率可达 70%~90%。

阴道转移是Ⅱ期中最常见的转移部位,一般通过化疗可得以有效控制。若肿瘤侵蚀血管并破溃出现大出血时,可采用缝扎止血或病灶切除,有时髂内动脉栓塞也有效。肺转移是Ⅲ期中最常见的转移部位。除非为持续耐药病灶,一般不考虑手术治疗。Tomoda 等提出肺叶切除的指征:①可以耐受手术;②原发灶已控制;③无其他转移灶;④肺转移局限于一侧;⑤hCG 滴度<1 000 mU/mL。

子宫切除对控制大出血或感染,缩小肿瘤体积并缩短化疗疗程有意义,可在特定的情况下考虑实施。手术范围为全子宫切除或次广泛子宫切除,后者对切除宫旁血管内瘤栓有意义。生育期年龄妇女应保留卵巢。对于有生育要求的年轻妇女,若血 hCG 水平不高,子宫外转移灶控制及耐药病灶为单个,可考虑做病灶剜除术。

3.Ⅳ期

Ⅳ期均需强烈联合化疗,首选 EMA-CO 方案。适时联合放疗和手术有助于改善预后。在Ⅳ期中预后最差的是肝、脑转移。肝转移治疗的基本手段是联合化疗。有报道,肝转移可通过单纯化疗达到 62.5% 的完全缓解率。对于出血或耐药病灶,可选择肝叶切除,肝动脉栓塞/灌注化疗等。脑转移的基本治疗手段也是化疗,其完全缓解率可达 86%。脑部放疗可达到止血和杀瘤双重作用,可选择与化疗联合应用。开颅手术仅在控制颅内出血、降低颅内压时急诊实施,开颅手术有时也可用于耐药病灶的切除。

(二)化疗方案

1.单一药物化疗

(1)化疗方案:目前国外学者对无转移和低危转移 GTT 患者的化疗方案选择比较一致,均采用单一药物化疗。常用的化疗方案,见表 16-9。

(2)化疗疗程数:对低危 GTT 多数的国内文献仍遵循经典的停药指征,即需进行多疗程的化疗。一般认为化疗应持续到症状体征消失,原发和转移灶消失,hCG 每周测定 1 次,连续 3 次正常,再巩固 2~3 个疗程方可停药。但近年国外有较多研究者认为在第 1 次疗程化疗结束后,可根据 hCG 下降趋势决定是否进行下一疗程化疗。只要 hCG 持续下降,可进行单药单疗程化疗,第 1 个疗程化疗结束后开始第 2 疗程化疗的指征是:①第 1 个疗程化疗结束后持续 3 周 hCG 水平不下降或再次上升;②第 1 疗程化疗结束 18 d 内 hCG 下降不足 1 个常用对数。hCG 持续下降是指 hCG 每周测定 1 次,每次测定的 hCG 值低于上一次 10% 以上;hCG 水平不下降是指每周测定的 hCG 比上次下降≤10% 或上升≤10%;hCG 值上升指每周测定的 hCG 比上次上升≥10%。由于根据 hCG 下降趋势决定第 2 疗程化疗的开始时间,所以两个疗程之间的间隔时间也不再固定。使用 MTX-FA 方案时如第 1 疗程 MTX 治疗疗效不满意,第 2 疗程可将 MTX 的剂量从 1 mg/(kg·d)提高到 1.5 mg/(kg·d)。

(3)补救化疗方案:如果在单药化疗期间出现新的病灶或 hCG 持续 2 周下降不足 10% 或 6 周后下降不足 1 个常用对数,应考虑对已用方案耐药,需更改化疗方案。更改方案原则一般为先单药,后联合化疗。如 MTX 治疗失败,可改用 Act-D 或 VP-16 单药作二线化疗;如 Act-D 治疗失败,可改用 MTX 或 VP-16 单药作二线化疗。当两种单药化疗均失败后,再改为联合化疗。Dobson 等认为,EA 方案是低危 GTT 患者较理想的二线联合化疗方案(表 16-10)。

表 16-9　常用几种化疗方案

方案	剂量、给药途径、疗程日数	疗程间隔
MTX	0.4 mg/(kg·d)肌内注射,连续 5 d	2 周
KSM	8～10 μg/(kg·d)静脉滴注,连续 8～10 d	2 周
5-FU	28～30 mg/(kg·d)静脉滴注,连续 8～10 d	2 周
MTX+	1 mg/(kg·d)肌内注射,第 1,3,5,7 日	2 周
四氢叶酸(CF)	0.1 mg/(kg·d)肌内注射,第 2,4,6,8 日(24 h 后用)	
EMA-CO		2 周

第一部分 EMA

第 1 日　VP16 100 mg/m^2 静脉滴注

　　　　Act-D 0.5 mg 静脉注射

　　　　MTX 100 mg/m^2 静脉注射

　　　　MTX 200mg/m^2,静脉滴注 12 h

第 2 日　VP16 100 mg/m^2,静脉滴注

　　　　Act-D 0.5 mg 静脉注射

　　　　四氢叶酸(CF)15 mg,肌内注射

　　　　(从静脉注射 MTX 开始算起 24 h 给,每 12 h1 次,共 2 次)

第 3 日　四氢叶酸 15 mg,肌内注射,每 12 h1 次,共 2 次

第 4～7 日　休息(无化疗)

第二部分 CO

第 8 日　VCR 1.0 mg/m^2,静脉注射

　　　　CTX 600 mg/m^2,静脉滴注

表 16-10　EA 方案

VP-16	100 mg/m^{2}静脉注射	1～3 d
Act-D	0.5 mg/d 静脉注射	1～3 d
疗程间隔 7 d		

2.联合化疗

(1)高危首选化疗方案——EMA-CO:对高危病例选择联合化疗已得到公识,但联合化疗方案的选择也经过了一个探索过程。早在 20 世纪 70 年代中期,Bagshawe 提出了 CHAMOCA 方案用于高危病例的治疗,可取得 82% 的缓解率。但由于所用药物较多,包括羟基脲、Act-D、VCR、阿霉素等,不良反应较大,已应用不多。在 20 世纪 70～80 年代,应用较普遍的是 MAC 方案,据报道可达 95% 的缓解率。由于认识了 VP-16 对 GTT 的治疗效果,20 世纪 80 年代初 Bagshawe 首先应用包括 VP-16、MTX 和 Act-D 在内的多种对 GTT 有效的细胞毒药物组合(EMA-CO 方案),经许多研究证明,其完全缓解率和远期生存率均在 80% 以上,已成为当今高危病例的首选方案。有关 EMA-CO 方案治疗 GTT 高危患者的疗效,见表 16-11。

表 16-11　EMA-CO 方案治疗 GTT 高危患者的疗效

作者	初次化疗			二线化疗		
	例数	CR(%)	生存率(%)	例数	CR(%)	生存率(%)
Bolig 等	17	94	88	14	71	64
Newlands 等	76	80	82	72	79	89
Schink 等	12	83	100			
Soper 等	6	67	—	16	81	68
Bower 等	151	78	85	121	79	90
向阳 等	—	—	—	51	64.7	81.8
叶大风 等	17	88.2*	—	15	73.3*	—

注:* 有效率包括完全有效和部分有效

　　一般来说 EMA-CO 不良反应不大,最常见的不良反应为骨髓抑制,其次为肝肾毒性。由于化疗辅助治疗手段主要是细胞因子骨髓支持和预防性抗吐治疗的实施,使 EMA-CO 方案的计划化疗剂量强度得到保证。随着对 EMA-CO 方案应用的广泛,一些研究者在 Bagshawe 原方案的基础上进行了改良,对一些不十分高危的 GTT 患者(WHO 预后评分 8～11)可选择 EMA 方案,化疗间隔 14 d。而对一些十分高危患者可选择 EMA 与其他对骨髓抑制轻的药(如顺氯氨铂和鬼臼乙叉苷)联合应用(EMA-EP)。

　　最近日本学者 Matsui 等认为,EMA-CO 方案中的 CTX 和 VCR 对 GTT 患者疗效的不确定性,因而采用 EMA(去掉 EMA-CO 方案中的 CO)治疗高危 GTT 患者,结果初次治疗患者有效率达 70.6%,而耐药患者有效率也达 63.6%,与既往报道的 EMA-CO 方案结果相一致,因而认为对于高危 GTT 患者可以率先选择 MEA 方案。最近也有报道可用 PEA 作为高危病例的首选方案(表 16-12),但对其能否作为高危一线化疗方案尚需积累病例待进一步探讨。

表 16-12　PEA 方案

药物	用法 1	用法 2
DDP	100 mg/m², 静脉推注, 第 1 日	100 mg/m², 静脉推注, 第 1 日
VP-16	100 mg/m², 静脉推注, 第 1～3 日和 14～16 日或 200 mg/m², 口服, 第 1～3 日和 14～16 日	100 mg/m², 静脉推注, 第 1,3,5 日
Act-D	300 μg/m², 静脉推注, 第 1～3 日和 14～16 日 疗程间隔 28 d	500 μg/m², 静脉推注, 第 1,3,5 日 疗程间隔 28 d

　　高危患者的化疗一般认为应持续到症状体征消失,原发和转移灶消失,hCG 每周测定 1 次,连续 3 次正常,再巩固 2～3 个疗程方可停药。随访 5 年无复发者称为治愈。

　　(2)高危病例的二线化疗方案:尽管目前大多数学者认为 EMA-CO 方案是治疗高危、耐药 GTT 患者的首选化疗方案,但仍有部分患者无效。Kim 等通过对 165 例高危 GTT 患者可能影响 EMA-CO 方案治疗效果的因素进行了多因素分析,发现存在以下情况时,EMA-CO 治疗疗效将降低:①病程≥12 个月;②转移器官超过 2 个;③不适当的治疗,包括无计划的手术治疗和不规范的先前化疗。对 EMA-CO 方案耐药的病例如何治疗是当今世界的一大难题,目前主要对策有:①选择新的化疗药物和方案;②采用化疗、手术、放疗等综合治疗。目前可供选择的高危二线化疗方案,见表 16-13。随着造血干细胞移植技术的成熟,最近提出可采用超大剂量化疗治疗耐药和复发高危 GTT(表 16-14)。

表 16-13　高危 GTT 二线放疗方案

方案	药物用法	疗程间隔
EP	VP 100 mg/m², 静脉推注, 第 1～5 日	14 或 21 d
	DDP 20 mg/m², 静脉推注, 第 1～5 日	
BEP	博来霉素 30 U, 静脉推注, 第 1,8,15 日	21 d
DDP	20 mg/m², 静脉推注, 第 1～4 日	
	VP16 100 mg/m², 静脉推注, 第 1～4 日	
VIP	VP 75 mg/m², 静脉推注, 第 1～4 日	21 d
	IFO 1.2 g/m², 静脉推注, 第 1～4 日	
	Mesna 120 mg, 静脉推注; 1.2 g/m², 静脉推注, 每日 1 次	
	DDP 20 mg/m², 静脉推注, 第 1～4 日	
ICE	IFO 1.2 g/m², 静脉滴注, 第 1～3 日	21 d
	Mesna 120 mg, 静脉推注; 1.2 g/m², 静脉推注	
	卡铂 300 mg/m², 静脉滴注, 第 1 日	
	VP 75 mg/m², 静脉滴注, 第 1～3 日	

表 16-14 二线超大剂量化疗

方案	用法	备注
VC	VP-16 4 200 mg/m²，静脉滴注＞60 h	造血干细胞移植
	CTX 50 mg/kg，静脉推注，第 1～4 日	
ICE	IFO 1 500 mg/m²，静脉推注，第 1～5 日	
	卡铂 200 mg/m²，静脉推注，第 1～5 日	
	VP-16 250 mg/m²，静脉推注，第 1～5 日	

(3)疗效评判：在每一疗程结束后，应每周一次测定血 β-hCG，结合妇科检查、超声、胸片、CT 等检查。在每个疗程化疗结束至 18 d 内，血 β-hCG 下降至少 1 个对数称为有效。

(4)毒副反应防治：化疗主要的毒副反应为骨髓抑制，其次为消化道反应、肝功能损害、肾功能损害及脱发等。所以用药期间严密观察，注意防治。

七、随访

患者治疗结束后应严密随访，第 1 年每个月随访 1 次，1 年后每 3 个月 1 次直至 3 年，以后每年 1 次共 5 年。随访内容同葡萄胎。随访期间应严格避孕。

（徐 敏）

第四节 胎盘部位滋养细胞肿瘤

胎盘部位滋养细胞肿瘤(placental site trophoblastic tumor，PSTT)指来源于胎盘种植部位的一种特殊类型的、较为罕见的滋养细胞肿瘤。本病一般为良性，但也可以为恶性。

一、病理

肿瘤呈实性，一般局限于子宫，多突向宫腔，呈息肉状生长，也可侵入肌层，甚至穿破子宫壁。肿瘤切面呈白色或黄色，质软，偶见小出血灶。PSTT 在镜下主要由中间型滋养细胞(intermediate cell)构成，肿瘤细胞呈圆形、多角形或梭形，胞浆丰富，呈异染性，核分裂相少见。无广泛性出血及坏死，也无绒毛结构。肿瘤细胞可产生 HCG 及 HPL(人胎盘生乳素)。

二、病情分析

(一)病史
一般继发于足月产(或早产)、流产或葡萄胎后，或与妊娠同时存在。

(二)症状
主要表现为不规则阴道流血，有时闭经，可伴有贫血。少数病例以转移症状为首发症状，转移部位以肺为主，也可经血行多处转移。

(三)妇科检查
子宫可呈均匀或不规则增大。一般如 8～16 周大小。其他体征有贫血貌、肾病综合征者可有水肿、蜘蛛痣、脾肿大、高雄激素体征等。

(四)辅助检查
(1)血 HCG 测定：仅 1/3～1/2 患者 HCG 升高，通常低于 3 000 IU/L。
(2)血 HPL 测定。
(3)超声检查：B超提示子宫肌层内肿块，有时类似子宫肌瘤回声，彩色多普勒超声显示为舒张期成分占优势的低阻抗富血流肿块图像。

(4)胸片检查:以诊断肺转移。

(5)MRI:以诊断子宫病灶。

(6)诊断性刮宫:许多胎盘部位滋养细胞肿瘤(PSTT)常通过刮宫首先做出诊断,一般根据刮宫标本已可进行 PSTT 病理组织学诊断。

三、诊断

(一)诊断

PSTT 的诊断必须依靠病理。其特点如下。

(1)单一类型的中间型滋养细胞,缺乏典型的细胞滋养细胞和合体滋养细胞,无绒毛结构,出血坏死较少见。

(2)免疫组化染色,大多数肿瘤细胞 HPL 阳性,仅少数 HCG 阳性。

(3)临床上可以通过刮宫标本诊断 PSTT。但若准确判断 PSTT 侵蚀子宫肌层的深度,必须靠子宫切除标本。

(4)血 β-HCG 可轻度升高或正常,血 HPL 可有轻度升高。

(5)B 型超声检查显示子宫肌层内低回声区。彩色多普勒超声可见肿瘤部位呈现血流丰富、低阻抗血流图像。

(二)鉴别诊断

(1)稽留流产:宫内刮出物有胎囊及绒毛。

(2)绒癌:有典型的细胞滋养细胞和合体滋养细胞,常伴大量出血和坏死。

(3)合体细胞子宫内膜炎:胎盘部位浅肌层有合体细胞浸润,并混有不等量的炎细胞。

(4)当 PSTT 的肿瘤细胞呈梭形时需与平滑肌肉瘤相鉴别,PSTT 核分裂相少,其临床表现也不同于平滑肌肉瘤。

四、预后

大多数 PSTT 表现为良性,仅 10%～15%预后不良。影响 PSTT 的预后因素如下。

(1)先行妊娠至临床诊断间隔时间大于 2 年者预后不良。

(2)先行妊娠为足月妊娠者易发生转移。

(3)核分裂相高者尤其伴大片出血坏死者预后差。

(4)子宫外转移者预后差。

五、治疗

(一)手术

手术是首选治疗方法,手术范围一般为全子宫加双侧附件切除术。对疑有淋巴转移者可加行盆腔淋巴结清扫术。年轻妇女,无卵巢转移证据者可保留卵巢。

(二)化疗

化疗主要适用手术后辅助化疗及年轻要求保留生育功能患者刮宫后。一般主张联合用药。

(三)诊断性刮宫

诊断性刮宫适用于年轻要求保留生育功能,组织学检查可提示核分裂相等,影像学检查子宫增大不明显,且有条件随访者。

(四)放疗

放疗主要适用于转移瘤,对孤立、局部复发病变最有效。

(徐　敏)

第十七章　女性性传播疾病

第一节　尖锐湿疣

尖锐湿疣又称尖圭湿疣、生殖器疣或性病疣。是由人类乳头瘤病毒（HPV）引起的增生性疾病。尖锐湿疣的发病率是生殖器疱疹的 3 倍，大多数患者为 16～35 岁的年轻人，本病主要是通过性接触传染，也可垂直传播，儿童生殖器肛门疣和喉乳头瘤病的发生与患生殖器疣母亲分娩时感染有关。患者的性伴 2/3 会出现本病，潜伏期平均为 2～3 个月。

尖锐湿疣在全世界流行，是目前欧美国家常见的性病之一。近 10 余年来，本病在美国的发病数增加了 5 倍，英国自 1975—1979 年，尖锐湿疣的发病率由 41.91/10 万上升到 65.43/10 万。据我国统计资料表明，1997 年全国共报告 8 种性病的新发病例共 461 510 例，其中尖锐湿疣占 22.69%，仅次于淋病，占第 2 位。对 26 个监测点监测资料分析，尖锐湿疣的发病率 1997 年是 47.15/10 万，比 1996 年增长 15.37%。本病在我国南方比北方更为多见，男女患者之比为 0.83：1。本病与生殖器癌的发生有一定关系，故日益受到人们的重视。

一、病原学

尖锐湿疣的病原体是 HPV，是一种 DNA 病毒，病毒颗粒直径为 50～55nm，表面有 72 个壳微粒组成，排列成正 20 面体，中心为病毒的 DNA 链。HPV 具有高度的宿主和组织特异性，能引起人体皮肤和黏膜的鳞状上皮增殖。现代分子生物学技术的发展，已分离到 80 个型以上的 HPV，不同型的 HPV 感染可以引起不同的临床表现，其中侵犯泌尿生殖系统的有 20 个型以上。尖锐湿疣与 HPV6、11、16、18、31、33、35、39、41～45、51、56 及 59 型感染有关，在宫颈部位的感染中，HPV 的类型与致癌性有关，HPV6、11 型致癌性小，HPV31、33、35 型中等致癌性，HPV16、18 型有高度致癌性。

二、发病机制及病理

HPV 在人体温暖潮湿的条件下最易生存繁殖，故外生殖器及肛周部位易发生感染。

（一）传播方式

（1）性接触传染：为最主要的传播途径，在性交过程中，即使很细小的皮肤黏膜的裂隙，当含有比较大量病毒颗粒的表皮细胞或角蛋白进入时，就有可能严重感染，故在性关系比较混乱的人群中最易发生，一般在病期 3 个月时传染性最强。

（2）间接接触传染：部分患者可能通过患者接触过的物品间接传染而发病，也可通过家庭内非性行为接触而传染。

（3）母婴传播：母亲患 HPV 感染时，在分娩过程中，胎儿经过感染有 HPV 产道或在出生后与患儿密切接触，均可引起感染。

（二）HPV 感染

HPV 感染与机体的免疫功能有重要的关系，尤其是与细胞免疫功能有关，HPV 感染和与 HPV 有关的癌常是慢性免疫功能受抑制后的晚期并发症。

组织病理变化:主要表现为角层角化不全、轻度角化过度,特点为乳头瘤样增生,棘层高度肥厚,表皮嵴增粗延长,中上层的细胞有明显的空泡形成,这些空泡化细胞比正常细胞大、核浓缩、核周围有透亮的晕,真皮内血管扩张,周围有中等度慢性炎性细胞浸润。

三、临床表现

本病的潜伏期长短不一,一般为两周到 8 个月,平均为 3 个月左右。

最常发生的部位,男性依次为冠状沟、龟头、包皮、系带、尿道、阴茎体、肛门和阴囊等;女性依次为大小阴唇、处女膜残端、尿道口、下联合、子宫颈、阴道壁、肛周、阴阜等,偶见外阴和肛周以外部位,如腋窝、脐窝、趾间、乳房下、口腔颊部或舌边缘等。

尖锐湿疣病损初起为小而柔软的疣状淡红色小丘疹,以后逐渐增大,数目增多,表面凹凸不平,此时通常无特殊感觉,继续增大。根据其形态可分成丘疹型、乳头型、菜花型、鸡冠型、蕈样型,疣表面比较粗糙,呈灰白色或粉红色,可因摩擦或浸渍而破溃、渗出、出血或感染,伴有痒感、压迫感、疼痛感。

巨大型损害又称 Buschke-Lowenstein 巨大型尖锐湿疣,临床上表现为生长迅速,形成疣状或菜花型,可发生坏死和感染,形态颇似癌,而组织病理为良性变化。

妊娠期妇女疣体发展比较迅速,治疗后也易复发,可能与激素代谢的改变有关。

尖锐湿疣与生殖器癌的发生有密切关系,有报告外阴部的尖锐湿疣,经过 5～40 年后,可能会转化为鳞状细胞癌;有 15% 阴茎癌、5% 女阴癌及某些肛门癌是在原有尖锐湿疣的基础上发生的,特别是宫颈癌与 HPV 的感染有关,发生恶变尤与 HPV16 型、18 型、31 型、33 型的感染有关。

四、诊断及鉴别诊断

(一)诊断

根据婚外性交史,或嫖娼史,或配偶感染史,及生殖器肛门部位的增生物形态,一般诊断不难,必要时可配合下列检查,有助于明确诊断。

1.醋酸白试验

用棉拭子蘸 5% 醋酸溶液涂于待检皮损及附近的皮肤黏膜上,过 1 分钟左右即可见到 HPV 感染部位变白,为均匀一致的变白区域,周边分界清楚,用放大镜看,更为清楚。但目前已有人提出醋酸白试验的诊断价值是有限的。

2.组织病理学检查

见到上述典型的棘细胞空泡化变,有助于诊断。

3.细胞学检查

用阴道或宫颈疣组织涂片,做巴氏染色,可见到两种细胞,即空泡化细胞及角化不良细胞同时存在,对尖锐湿疣诊断有诊断价值。

其他也可用免疫细胞化学法,检测损害中 HPV 抗原,可证实感染的存在,但需要一定的条件,一般不常用于临床。

(二)鉴别诊断

1.绒毛状小阴唇

又名假性湿疣,见于女性双侧小阴唇内侧或尿道口,为多发性、群集性颗粒状丘疹或绒毛状突起,是一种正常的生理变异,并非病态。

2.阴茎珍珠状丘疹

阴茎珍珠状丘疹是指发生于男性冠状沟针头大小的黄白色或淡红色的小丘疹,成行排列,质硬,无压痛,不增生,无功能障碍,醋酸白试验阴性。

3.扁平湿疣

扁平湿疣是二期梅毒一种特征性的损害,为发生于外阴肛门部群集的扁平斑丘疹,表面光滑潮湿,无角化,组织液暗视野显微镜检查可发现有大量梅毒螺旋体及 RPR 和 TPHA 试验均为阳性。

4. 生殖器癌

多见于年龄较长者,皮损向下浸润,易发生溃破感染,组织病理检查可见细胞变异,而无空泡化细胞,一般容易鉴别。

5. 鲍温病样丘疹

易发生于青年男女生殖器皮肤黏膜部位棕红色小丘疹,组织病理类似鲍温病样改变。

五、治疗

尖锐湿疣治疗的目的是去除肉眼可见的疣体,改善症状和体征,避免复发,目前治疗的方法有三大类。

(一)局部药物治疗

1. 0.5%足叶草毒素酊

是从足叶草酯中提取的有效成分,先用凡士林或抗生素软膏涂布于疣体周围正常的皮肤或黏膜上,用小棒蘸取药物涂于疣体表面,每天 2 次,连续 3 天为 1 个疗程,少许残存疣体间隔 4 天后再用 1 个疗程,本品有致畸作用,孕妇忌用。

2. 25%足叶草脂酊

本品为足叶草的粗制品,涂于疣体损害上,4～6 小时后用水洗去药液,3 天后不愈,可再重复用药。本品有一定的不良反应,可导致恶心、呕吐、发热、感觉异常、白细胞及血小板减少、昏迷甚至死亡,因有致畸作用,孕妇忌用,因而不可交付给患者自己使用,应由医务人员施治。

3. 50%三氯醋酸溶液

每日 1 次,共用 1～2 次,重复用药需间隔 1 周,注意保护周围正常的皮肤和黏膜。

4. 5%咪喹莫特霜

最近报告用此药外用尖锐湿疣效果好,不良反应小,患者可自己涂抹,每周外用 3 次,连用 16 周,每次用药后 6～10 小时洗去。

5. 3%酞丁胺搽剂

每日 1～2 次,涂于患部。

6. 5%氟脲嘧啶软膏

有免疫刺激和抑制 DNA 和 RNA 合成作用,每日外用 1～2 次,孕妇禁用。

(二)物理疗法

1. 激光治疗

采用二氧化碳激光治疗,注意掌握治疗深度十分重要,过浅易复发,过深易使创面不易愈合及瘢痕形成,术后应注意出血和创面感染。

2. 冷冻治疗

采用液氮或二氧化碳干冰,破坏受染的组织和激发对该部位的免疫应答,冷冻治疗具有操作简便、高效和患者易耐受之优点,但有发生瘢痕形成和色素沉着的可能。

3. 电灼治疗

用电刀及电针治疗,对疣体行烧灼或切割。

4. 手术切除

适用于较大的疣体。

(三)免疫疗法

1. 干扰素

含有多种蛋白质和糖蛋白,具有抗病毒、抗增殖、抗肿瘤和免疫调节活性。可用于肌内、皮下或损害基底部注射,每周 3 次,至少 4 周,一般用 8～12 周。目前,对干扰素的给药途径、使用剂量和治疗效果等尚无确切的评价。

2.转移因子

每次 1～2 个单位,皮下注射,每周 2 次,6 次为 1 个疗程。

3.左旋咪唑

每次 50mg,每日 3 次,连服 3 天,11 天后再服 3 天。

尖锐湿疣的治疗应该根据疣体的部位和大小来选择治疗的方法,这样既可达到最佳治疗效果,又可减少毒副作用的发生。无论何种方法治疗,都有复发的可能,最好采用联合方法治疗,如药物治疗或物理治疗与免疫疗法结合起来,能减低复发率。

六、预防

注意浴具及内衣裤的清洁卫生,避免通过物品间接感染。避免发生婚外性行为,必要时使用避孕套。

(陈杏梅)

第二节 淋 病

一、病原学

由淋病奈瑟菌即淋球菌引起,为革兰阴性双球菌,外形卵圆或豆状,长 0.6～0.8μm,宽 0.5μm,相邻面扁平或稍凹陷,常成对排列。此菌性娇嫩,适宜在潮湿、温度 35℃～36℃、含 2.5%～5%二氧化碳的环境中生长。在完全干燥的条件下 1～2 小时就能死亡。温度 39℃时能存活 13 个小时,42℃时 15 分钟,50℃时 5 分钟,100℃时立即死亡。但在潮湿毛巾中可存活 10～24 小时。各种消毒剂均能杀死淋球菌,它对黏膜杀菌剂如硝酸银特别敏感,1∶4000 硝酸银溶液可使脓液中的淋球菌在 2 分钟内死亡。

二、发病机制

淋球菌的结构与其他细胞相同,由核质、细胞浆、细胞膜与细胞壁构成。细胞外壳(包括细胞膜和细胞壁)具有细菌毒力的最重要结构,在淋病发病中起关键作用,也可与宿主黏膜表面免疫物质发生反应。细胞膜包被细胞浆,具有合成细胞壁中外膜蛋白的许多成分的功能。细胞壁由黏肽层和外膜组成。黏肽层在细胞外壳的中间,由一系列糖和氨基酸连接在一起成为坚固的网状结构,能保持淋球菌结构的完整。外膜暴露于环境,其主要成分为膜蛋白、脂多糖和菌毛。膜蛋白可分为蛋白Ⅰ、Ⅱ及Ⅲ。蛋白Ⅰ为主要蛋白,占外膜蛋白 60%。不同菌株的蛋白不同,抗原性也不同。蛋白Ⅱ能使淋球菌与宿主上皮、白细胞相互粘合。蛋白Ⅰ与蛋白Ⅲ复合物在外膜形成孔道,使水溶性营养物质和其他对细菌代谢的重要物质通过孔道进入细菌内。

外膜结构中的脂多糖为淋球菌的内毒素,它在人体的黏膜下与体内补体协同引起炎症反应,使上皮细胞坏死脱落,与中性粒细胞形成脓液。

从外膜表面伸出的菌毛是由一系列相同的蛋白亚单位(菌毛蛋白)组成的单丝状结构,具有抗原性。菌毛蛋白分子一端的氨基酸序列具疏水性,推测此部分的作用是嵌入和联结其他菌毛蛋白分子形成菌毛,而菌毛蛋白分子的另一端(羧基端),由于其氨基酸序列在各菌株间有很大差别,可能引起不同菌株菌毛抗原性的不同。菌毛在淋球菌致病中有很大意义,有人报告有菌毛的淋球菌比无菌毛的淋球菌更易黏附到宫颈和输卵管的黏膜细胞,以及人的精液和红细胞。

目前已了解淋球菌有黏附宿主黏膜的特性,尤其是对黏膜柱状上皮细胞。淋球菌进入尿道或宫颈后,细胞的菌毛、外膜蛋白Ⅱ迅速使淋球菌粘附于柱状上皮细胞,淋球菌被柱状上皮细胞吞食,并在其中开始增殖。上皮细胞受到损伤,发生溶解,将淋球菌释放到黏膜下层,通过脂多糖内毒素与宿主补体协同作用,造成局部炎症反应。1~2 天后炎症加重,黏膜广泛水肿,白细胞聚集,上皮细胞坏死与脱落,出现大量脓液。泌尿生殖道的腺管及陷窝可受到淋球菌侵犯,炎症严重时腺管开口被阻塞,分泌物上行蔓延时,男性可并发前列腺、精囊、输精管及附睾的炎症;女性可并发子宫内膜、输卵管及盆腔腹膜的炎症。炎症消退后黏膜组织由结缔组织所替代。炎症反复发作,结缔组织纤维化可导致管道狭窄,如尿道狭窄、男性输精管阻塞及女性输卵管阻塞,产生不育及宫外孕。淋球菌也可进入血行,引起败血症及播散性淋病。

成人的淋病主要通过性交传播,感染的危险性随着性伴侣的数目及性活动的次数增加而增加。由于解剖部位的不同,女性被感染的危险大于男性,估计与男性患者一次性接触,女性可有 50% 被感染的可能,而男性一次性接触感染的机会只有 20%,4 次性接触可达 60%。通过口交由感染的咽部传播疾病的机会可能是低的。污染物间接传播在女性可能有一定的意义。污染的毛巾、尿布、肛表、卧具、浴盆、厕所的坐板及护理人员的手等可引起幼女淋病。儿童遭遇性虐待也有感染和传播淋病的可能。母婴传播包括淋球菌由宫颈上行,引起羊膜腔内感染,造成流产早产。新生儿经过患病母亲产道时可发生眼结膜的感染。

三、临床表现

(一)男性淋病

成人感染淋球菌后的潜伏期为 1~14 天,平均为 3~5 天,其后出现尿道炎,尿道分泌物增多,开始为浆液性,逐渐转为黄色脓性,特别晨起排出最多,常封住尿道口呈"糊口"现象。患者尿道口红肿、刺痒及尿痛、排尿困难。少数病例有微热及疲乏症状,两侧腹股沟淋巴结亦可受到感染而引起红肿疼痛,甚至化脓。有 1%~5% 的患者无症状,因而不求医,成为继续传播淋病的传染原。

淋菌性尿道炎反复发作时,黏膜下层炎症后形成瘢痕,引起尿道狭窄。另外治疗不及时可发生并发症如包皮腺炎、尿道旁腺炎、尿道球腺炎,上行蔓延可造成前列腺炎、精囊炎、输精管炎和附睾炎。此时尿道口有少量分泌物,检查前列腺均匀肿大,在压痛。患附睾炎时,附睾有肿大和触痛。输精管阻塞可导致不育,但少见。

(二)女性淋病

女性感染症状不如男性有特征性。根据感染部位,如为尿道,则有尿频、尿痛及排尿烧灼感,尿道口红肿,可见少量脓性分泌物;如为宫颈,则阴道排出物增加。窥镜检查,宫颈红肿、糜烂及分泌物,有触痛及性交时疼痛。偶有腰痛及下腹痛。前庭大腺感染,腺开口红肿、疼痛,严重者形成脓肿。与男性淋病患者相比,80% 的女性患者症状轻微或无症状,但她们是淋病的传染源。

如感染未及时控制,淋球菌上行可并发盆腔炎,包括子宫内膜炎、输卵管炎、盆腔腹膜炎及肝周围炎等。表现发热、下腹疼痛、性交痛、不正常子宫出血、双侧附件压痛及子宫颈黏液脓性分泌物增多。患者因炎症后输卵管阻塞,可继发不孕或宫外孕。研究表明,输卵管炎发作 1 次可造成 11% 不育,发作两次 25% 不育,发作三次以上 53% 不育。盆腔炎患者发生宫外孕的机会是非患者的 7~10 倍。

(三)幼女淋病

幼女阴道上皮发育不完全,由柱状上皮组成,上皮细胞缺乏糖原,阴道内缺乏乳酸杆菌,不能保持阴道内应有的酸度(pH4.5),因此较易受淋球菌侵犯,引起外阴阴道炎。阴道排出脓性分泌物,外阴及肛门周围黏膜、皮肤发生红肿、破溃、疼痛;严重时可感染直肠,引起淋菌性直肠炎。但与成人不同幼女子宫及宫颈发育不全,淋球菌不易侵入。

(四)淋菌性结膜炎

新生儿结膜炎大部分是经患淋病的母亲产道时感染的,在生后 4~21 天出现症状,多为双侧。成人结膜炎常是患者自身或其性伴侣泌尿生殖道淋球菌感染的分泌物通过手指或毛巾等污染眼部而引起,多为单侧。结膜炎表现为眼结合膜充血水肿,脓性分泌物增多。严重时可致角膜炎,角膜呈云雾状,可发生溃疡、穿孔,导致失明。

（五）淋菌性咽炎与直肠炎

由于男性同性恋性行为是用肛门或口与生殖器接触，所以直肠与咽部淋病增加。但多数患者无症状，少数咽炎患者有轻微的咽痛，也可发生扁桃体炎；直肠炎者肛门烧灼、瘙痒或有里急后重感。检查上述部位，可见黏膜充血、肿胀并有脓性分泌物。

（六）淋菌性皮肤感染

因淋球菌对鳞状上皮不易感，原发性淋菌性皮肤感染虽有报告，但少见。此种感染大多由尿道分泌物污染所致，如在龟头、冠状沟、下肢近端、手指等处发生小脓疱或溃疡。有的在阴茎腹侧中线部位发生淋球菌感染而无尿道炎。

（七）播散性淋病

淋球菌进入血行，可引起败血症，多发生在原发感染后2～3周，多发性关节炎、心包炎、心内膜炎、脑膜炎以及皮肤损害。典型的皮肤损害为红斑基础上的坏死性小脓疱，多见于四肢被侵犯关节的周围。

四、诊断和鉴别诊断

诊断淋病时，应考虑到当地该病的流行情况，依据病史、临床表现和实验室检查结果做出评价。进行实验室检查时，男性患者取尿道分泌物镜检，油镜下查到多形核粒细胞内典型革兰阴性双球菌，便可确诊。对女性患者则推荐宫颈取材培养，因镜检标本革兰染色的特异性虽与男性相同（95%），但敏感性却只有40%～70%，所以对女性患者要做培养。另外，直肠及咽部有奈瑟菌属和形态类似的细菌寄生，故不适用取材涂片染色，可做培养鉴定淋球菌进行确诊。

淋球菌培养需用选择培养基如 Thayer-Martin 培养基（含有万古霉素、多黏菌素及制霉菌素等可抑制寄生的微生物生长）。将标本接种到培养基后，置于富有二氧化碳的环境中35℃孵育24～48小时，可观察到典型的菌落生长，然后进行鉴定。刮取少许单个菌落做涂片革兰染色检查细菌形态，在菌落上滴加氧化酶试剂（0.5%～1%新鲜配制的盐酸二甲基对苯二胺溶液），菌落的颜色被染成红色、紫色，直到变成黑色。至此，可根据菌落形态、菌形和氧化酶试验的结果做出诊断；必要时还可进行糖发酵试验进一步确定。

由于培养较为复杂，检查患者不能当时出结果，人们研制了一些非培养的方法，虽有优点（如快速或简便），但尚不理想，这些方法可有假阳性和假阴性的结果。淋病是一种性病，关系到患者在社会上的声誉问题，特别在有法医意义的情况下淋病的诊断非常重要，应取慎重的态度。当前还应提倡培养的方法，特别是耐药的淋球菌菌株不断出现，需要通过培养做药敏试验，以便采取合理的治疗方案。

五、治疗

根据患者不同病情采用相应的治疗方案，及时、足量、规则用药，疗后应进行随访判定是否治愈。性伴侣如有感染应同时接受治疗，目前常用治疗方案如下。

（一）淋菌性尿道炎（宫颈炎）

头孢曲松250mg，1次肌内注射；或大观霉素2.0g（女性4.0g），一次肌内注射，或氧氟沙星400mg（女性600mg），1次口服；或环丙沙星500mg，1次口服（氟喹诺酮类药物在有严重肾功能障碍者、孕妇及儿童禁用）。

为预防同时存在的沙眼衣原体感染，在单用头孢菌素、大观霉素治疗后，继续按非淋菌性尿道炎（宫颈炎）治疗方案用药，一般用多西环素100mg口服，每日两次，共7天。

（二）淋菌性眼炎

淋菌性眼炎应考虑到感染可能波及到其他部位，要系统用药。

（1）成人淋菌性眼炎：头孢曲松1.0g肌内注射，每日1次，共5天；或大观霉素2.0g肌内注射，每日1次，共5天。如分离的淋球菌对青霉素敏感，可用水剂青霉素G1000万U，静脉滴注，每日1次，共5天。在以上治疗的同时，用等渗盐水冲洗眼部，每1小时冲洗1次，冲洗后再用0.5%红霉素眼膏或1%硝酸银液点眼。

（2）新生儿淋菌性眼炎：头孢曲松 25～50mg/kg（单剂量不超过 125mg），静脉或肌内注射，每日 1 次，共 7 天。高胆红素血症婴儿，尤其是未成熟儿须慎用；或头孢噻肟 25mg/kg 肌内注射，每日 1 次，共 7 天。如分离的淋球菌对青霉素敏感，可用小剂量青霉素 G，10 万 U/(kg·d)，分 2 次，静脉或肌内注射（一周龄以下的婴儿每日分 4 次），共 7 天。局部处理同成人淋菌性眼炎。如效果不佳，应考虑可能有衣原体感染。

（三）淋菌性咽炎

头孢曲松 250mg，1 次肌内注射；或环丙沙星 500mg，1 次口服或氧氟沙星 400mg，1 次口服（氨苄西林、阿莫西林及大观霉素对本病无效）。

（四）淋菌性直肠炎

头孢曲松 250mg，1 次肌内注射；或氧氟沙星 400mg，1 次口服（氨苄西林、阿莫西林及四环素对本病无效）。

（五）儿童淋病

体重在 45kg 以上的儿童，按成人方案治疗，体重小于 45kg 者按以下方法：用头孢曲松 125mg，1 次肌内注射；或头孢噻肟 25mg/kg，1 次肌内注射；或大观霉素 40mg/kg，1 次肌内注射。如分离的淋球菌对青霉素敏感，可用普鲁卡因青霉素 G 10 万 U/kg，1 次肌内注射；或阿莫西林 50mg/kg，1 次口服。选择此两种药物时，均应同时顿服丙磺舒 25mg/kg（最大量为 1.0g）。

（六）妊娠期淋病

头孢曲松 250mg，1 次肌内注射，或头孢噻肟 1.0g，1 次肌内注射，或大观霉素 4.0g，1 次肌内注射。为预防同时存在衣原体感染，用上述药物后疗效不佳，可口服红霉素 500mg，每日 4 次，共 7 天。

在应用以上各种药物一次剂量不足时，可根据病情适当增加用药次数或用量。

（七）有并发症的淋病（包括淋菌性输卵管炎和附睾炎）

头孢曲松 250mg，每日肌内注射 1 次，共 10 天；或大观霉素 2.0g，每日肌内注射 1 次，共 10 天；或氧氟沙星 200mg，每日两次口服，共 10 天。如同时有衣原体感染，在治疗后可继续服多西环素 100mg，每日两次，共 15～21 天（孕妇用红霉素 500mg，每日 4 次口服，共 15～21 天）。

（八）播散性淋病

头孢曲松 1.0g，每 12 小时静脉注射 1 次，5 天后改为 250mg，每日肌内注射 1 次，共 7 天。出现脑膜炎或心内膜炎使用头孢曲松 1～2g，静脉滴注，每 12 小时 1 次。脑膜炎疗程约 2 周，心内膜炎疗程至少 4 周。

判愈标准：治疗结束后两周内，在无性接触情况下符合以下标准：①症状和体征全部消失；②治疗结束后 4～7 天从患病部位取材作为涂片和培养阴性。

六、预防

加强性病防治宣传教育，提倡洁身自爱。早期发现患者和给予合理的治疗。可在高危人群中进行筛查，以及追踪患者的传染源及接触者。还要加强对患者的管理，包括患者衣物、床单等用煮沸，浴盆、便器等用消毒剂消毒。个人防护建议应用阴茎套或阴茎套与杀精剂合用。为预防新生儿发生淋菌性眼炎，应诊治感染的孕妇，新生儿出生后 1 小时以内，用 0.5% 红霉素眼药膏或 1% 硝酸银眼药水滴眼一次。

（陈杏梅）

第三节 梅 毒

梅毒是梅毒螺旋体所引起的一种全世界流行的临床表现复杂多变的性传播疾病。目前各国流行情况差别很大，1997 年美国全国早期梅毒发病率为 3.2/10 万，但在美国东南部某些城市，早期梅毒发病率仍高达 28.4/10 万。1990—1997 年东欧和亚洲中部国家梅毒发病率增加 175 倍,且先天梅毒呈持续增长态势,1997 年其发病率 5.6/10 万。

我国在新中国成立前,梅毒流行很严重,在某些少数民族地区梅毒发病率高达 10%～48%,某些大城市为 4.5%～10%,某些农村地区为 0.5%～3.8%。新中国成立后基本消灭了性病,也包括梅毒在内。20 世纪 80 年代以来,随着对外交流及旅游事业的迅速发展,国内外人员接触的日益增多,梅毒的发病率也逐渐增加,据全国性病控制中心统计,1989 年为 0.17/10 万,1999 年达 8.04/10 万,平均年增长率为 52.7%,且先天性梅毒和神经性梅毒发病率增加。

一、病原学

病原菌为苍白螺旋体(TP),1905 年由 Schaudinn 与 Hoffmann 发现,是小而纤细的螺旋状微生物,长度为 5～20μm,平均长度为 6～10μm,粗<0.2μm,有 6～12 螺旋,因其透明不染色,所以称为苍白螺旋体。其基本结构为一原生质的圆柱体,为两层膜所围绕。一束平行的纤维附着于内层膜,并以螺旋状方式环绕原生质的圆柱体,还有轴纤维从螺旋体的一端伸到另一端,穿过两层膜并环绕于原生质圆柱体的外面。轴纤维维持螺旋体的弹性,并且有屈曲与收缩的功能。

梅毒螺旋体的特征有:①螺旋整齐,固定不变;②折光力强,较其他螺旋体亮;③行动缓慢而有规律;围绕其长轴旋转中前后移动,伸缩其圈间之距离而移动,全身弯曲如蛇行。

梅毒螺旋体在体外不易生存,煮沸、干燥、肥皂水以及一般的消毒剂如升汞、石炭酸、乙醇等很容易将其杀死。在 41℃～42℃时于 1～2 小时内也可死亡,在低温(−78℃)下可保存数年,仍能保持其形态、活力及毒性。它以横断分裂的方式进行繁殖,其增代时间为 30～33 小时。

由于梅毒螺旋体体外培养不能长期繁殖,限制了对病原体的基础研究。重组 DNA 技术提供了纯化的特异抗原,大量表达的纯化特异抗原用于 TP 形态学、遗传学、生理学、病理学及免疫学等基础研究。1992 年发现 TP 具有独特的超微结构特征,其外膜蛋白较典型革兰阴性菌少 100 倍,而大量整合膜脂蛋白则位于胞浆膜,这种膜结构模型可部分解释 TP 逃避宿主免疫防御功能和引起持续感染的能力。20 世纪 80 年代以来,国外已制备 26 种 TP 重组抗原,其中 47kDa、17kDa 和 15kDa TP 脂蛋白(Tpp47、Tpp17 和 Tpp15)免疫原性极强,已用于梅毒的血清学检查。

二、发病机制与病理

梅毒的传染源是梅毒患者。其传染途径如下。

(一)性接触

这是主要的传染途径。未经治疗的患者在感染后的 1 年内最具有传染性,这些患者的皮肤与黏膜损害表面有大量的梅毒螺旋体,在性交过程中很容易通过皮肤和黏膜的损伤处(甚至是很轻微的)传给对方。根据报告,在人类,其半数感染量(ID_{50})约为 50 条螺旋体。随着病期的加长,传染性越来越小,到传染后两年,通过性接触一般已无传染性。

(二)胎传

患梅毒的孕妇,可以通过胎盘使胎儿受感染。研究证明在妊娠 7 周时,梅毒螺旋体即可通过胎盘,而使胎儿发生感染。

未经治疗的梅毒妇女,虽然通过性接触已无传染性(病期>2 年),但妊娠时仍可传染给胎儿,病期越长,传染性越小。患早期梅毒的母亲发生流产、死产、胎儿先天性梅毒或新生儿死亡的发生率高;患晚期梅毒的母亲发生胎儿先天性梅毒、死产或早产者较低。

(三)其他途径

少数可以通过性接触以外的途径受传染,直接接触如接吻、哺乳等,间接接触有传染性损害患者的日常用品,如衣服、毛巾、剃刀、餐具及烟嘴等。医务人员在接触患者或含有梅毒螺旋体的标本时不小心也可受染。此外,如输血(早期梅毒患者作为供血者)偶尔也可发生传染。通过输血而受染的患者不发生一期梅毒损害,而直接发生二期梅毒,称为无下疳梅毒。

在大多数感染性疾病中,随着细胞及(或)体液免疫应答的增强,临床症状消退,而梅毒则不同。细胞免疫应答在梅毒的免疫病理中的作用还不清楚。在体液免疫应答方面,螺旋体侵入人体后可产生很多抗体。临床症状的发展与抗体的产生相平行。早期梅毒中所产生的抗螺旋体抗体与抗心磷脂抗体无保护性免疫力。但在一部分未经治疗的晚期潜伏梅毒患者对感染具有免疫力,推测感染后缓慢出现的保护性免疫力(体液或细胞免疫或两者)是由于特异性抗原浓度低而且免疫原性弱的缘故。临床上也观察到二期梅毒损害广泛者,一般不发生晚期活动性梅毒;只有二期梅毒症状轻者及有梅毒螺旋体慢性病灶者发生三期梅毒。同时也观察到一个患者可以发生二期或三期梅毒,但既发生二期又发生三期梅毒者则少见。

梅毒的组织病理变化为:血管周围有浆细胞、淋巴细胞浸润及内皮细胞增生。在硬下疳及二期损害中浸润细胞主要为淋巴细胞及浆细胞,可有巨噬细胞,但巨细胞罕见。一期及二期梅毒中肿大的淋巴结皮质区显示滤泡性淋巴样增生,副皮质区萎缩伴有组织细胞浸润。晚期活动性梅毒损害有大量的细胞浸润:淋巴细胞、浆细胞、巨噬细胞,有时有巨细胞。晚期心血管及中枢神经系统梅毒有相似的细胞浸润。先天梅毒组织病理与早期或晚期活动性后天梅毒相似。

三、临床表现

(一)临床分型

梅毒可根据传染途径的不同而分为后天梅毒与先天(胎传)梅毒,又可根据病情的发展而分为早期梅毒与晚期梅毒。但病期可重叠或阙如。如15%的患者在出现二期梅毒时,下疳仍存在;而60%的潜伏梅毒患者不记得曾发生过二期梅毒;25%的患者否认曾发生一期梅毒。

早期梅毒有传染性,晚期梅毒无传染性。过去早期梅毒与晚期梅毒的区分以4年为界,现多主张以两年为界。

(二)自然病程经过

梅毒螺旋体侵入人体后,一方面在皮肤黏膜下繁殖,另一方面很快沿着淋巴管到达附近的淋巴结,经过2~4周的潜伏期,在侵入部位发生炎症反应,称为硬下疳。经3~6周后即使不经治疗,硬下疳也会自然消失。在硬下疳存在的这段时期,临床上称为一期梅毒。

出现硬下疳时,梅毒螺旋体由硬下疳附近的淋巴结再进入血液扩散到全身,使几乎所有的组织和器官受侵。通过6~8周的潜伏期,可出现低热、浅淋巴结肿大、皮肤黏膜损害、骨膜炎、虹膜睫状体炎及脑膜炎等症状,此时称为二期梅毒。二期梅毒损害表面梅毒螺旋体很多,因此感染性也很强。二期梅毒的症状可不经治疗在3~12周后而自然消失,又进入潜伏状态,称为潜伏梅毒(或隐性梅毒)。此时虽然临床上没有症状,但梅毒螺旋体仍然隐藏在组织或淋巴系统内,当机体抵抗力降低时,又出现症状,称为二期复发梅毒,可以反复出现几次。约25%的患者可复发,其中2/3发生于6个月内,90%发生于1年内,95%于2年内。

30%~40%的患者发生晚期活动性梅毒,包括皮肤黏膜梅毒、骨梅毒、内脏梅毒、心血管梅毒及神经系统梅毒等。后两种梅毒对患者的健康影响较大,甚至可导致死亡。一部分患者可不出现晚期梅毒的症状,只是梅毒血清反应持续阳性,称为晚期潜伏梅毒;也可以有一部分患者(约1/3)血清反应滴度逐渐下降,最后转为阴性而自然痊愈。

一般免疫力正常的人,三期梅毒极少见,但部分原因是患者患其他感染性疾病时应用了抗生素,体内梅毒螺旋体已被消灭。

以上的病程经过,是从未经治疗患者的自然过程,但由于患者身体的强弱、抵抗力的大小以及治疗的影响,均可使每个患者的病程不相同。

(三)一期梅毒的临床表现

潜伏期2~4周。主要症状硬下疳出现于梅毒螺旋体侵入处,大多发生于生殖器部位,少数发生于唇、咽、宫颈等处。男性多发生在阴茎的包皮、冠状沟、系带或龟头上,同性恋男性常见于肛门部或直肠;女性多在大小阴唇或子宫颈上。

硬下疳开始时为一丘疹,但很快溃破。典型的硬下疳,1～2cm 直径大小,圆形,境界清楚,疮面稍高出皮面,呈肉红色的糜烂面,上有少量渗出物,内含大量梅毒螺旋体。触诊时有软骨样硬度,无疼痛与压痛(无继发感染时),损害数目通常仅一个,不经治疗可在 3～8 周内自然消失,不留痕迹或留有轻度萎缩性瘢痕。

硬下疳出现后数天到 1 周,一侧局部淋巴结肿大,以后另一侧也肿大。较硬,彼此散在不融合,无疼痛及压痛,表面皮肤无红肿热,不化脓,穿刺液中含有梅毒螺旋体。

在硬下疳的初期,大部分患者的梅毒血清反应呈阴性,以后阳性率逐渐增高,到硬下疳出现后 6～8 周,全部患者血清反应变成阳性。

(四)二期梅毒的临床表现

这是梅毒螺旋体由局部经淋巴结进入血液,在人体内大量播散后而出现的全身表现,一般发生在感染后 7～10 周,或硬下疳出现后 6～8 周。

早期症状有流感样综合征(60%～90%),有发热,全身不适,头痛,肌肉痛,关节痛,流鼻涕。全身散在淋巴结肿大(50%～85%),无压痛,可活动,较硬。

1.二期皮肤黏膜损害

80%～95%的患者可有此损害。其特征是广泛而且对称,自觉症状轻微,破坏性小,传染性强。二期梅毒疹有下列几种。

(1)皮疹:可有斑疹(玫瑰疹)、斑丘疹、丘疹、丘疹鳞屑性梅毒疹、毛囊疹、雅司样疹、脓疱疹、蛎壳状疹、溃疡疹等。这些损害可以单独出现或合并出现。

斑疹是二期梅毒最早发生的皮肤损害,发生于下疳出现后的 5～8 周。皮损分布于躯干、肩及四肢屈侧。斑疹呈圆形或卵圆形,0.5～1cm 直径大小,玫瑰色。一般在数天内消退,但少数可持续存在并发展为丘疹。

斑丘疹是二期梅毒最常见的病损,常发生于感染后 2～4 个月。皮疹分布于全身,包括面、躯干、四肢屈侧,但下肢比上肢少。掌跖部的斑丘疹具有特征性。

丘疹也是二期梅毒最常见并具有特征性的皮疹,数目比斑疹少,呈铜红色,丘疹顶端可呈扁平或尖顶状,大小不一,表面光滑或有鳞屑。广泛分布于躯干、上下肢、掌跖及面部。可孤立或群集,形成环状或弓形损害。环状损害多发生于面部,也可见于阴囊、女阴及手部。丘疹还可发生于发际,而称为额发缘梅毒疹。还可有多种与其他皮肤病皮疹相似的丘疹。除毛囊疹有瘙痒外,其他二期梅毒疹一般都不痒。

脓疱疹不常见,斑丘疹或丘疹坏死后形成脓疱疹。最常见于面及头皮。但在抵抗力低的患者如艾滋病及营养不良的患者中脓疱疹可分布于全身。

(2)扁平湿疣:好发于肛门周围,外生殖器等皮肤互相摩擦和潮湿的部位。由扁平湿丘疹融合而形成,稍高出皮面,界限清楚,表面糜烂,如菜花,覆有灰白色薄膜,内含有大量梅毒螺旋体。

(3)梅毒性脱发:发生较晚,常在 6 个月后,有很多小而分散的斑片状脱发,呈虫蚀状,主要发生于颞颥部及后头部。有时可发生弥散性脱发,睫毛、外 1/3 眉毛及体毛也可脱落。梅毒性脱发是暂时性的,不管患者是否得到治疗,均可再生。

(4)梅毒性白斑:当斑疹或丘疹消退后,可留有很多小片浅色斑,可持续存在数月。多见于女患者,特别是肤色较深者。常分布于颈及背部,因此称为"颈部梅毒性白斑"。

(5)黏膜损害:约 1/3 的二期梅毒患者可发生黏膜损害。最典型的损害称为黏膜斑,与丘疹同时发生,分布于唇及颊的内侧、舌、咽、扁桃体、喉部。典型的黏膜斑表现为黏膜红肿,有浅糜烂,圆形、扁平或稍高起,上覆灰白色渗出物,边缘有一暗红色晕,无疼痛。在软腭及咽部黏膜损害可群集,形成一伸长的溃疡,称为"蜗牛爬行痕迹样溃疡"。在舌背部黏膜斑呈圆形、暗粉红色,表面光滑,这是由于舌乳头破坏所形成。鼻与喉的黏膜斑可使声音沙哑。黏膜斑也可发生于生殖器,常见于女阴,龟头及包皮内侧。无继发感染时,黏膜斑一般无疼痛。黏膜斑具高度传染性,因其含大量的梅毒螺旋体。在治疗后比皮肤损害容易复发。

2.二期骨损害

可发生骨膜炎及关节炎、骨炎、骨髓炎、滑囊炎及腱鞘炎,以前两者为常见。多发生于四肢的长骨和大关节,也可发生于骨骼肌的附着点,如长骨鹰嘴、髂骨嵴及乳突等处。晚上和休息时疼痛较重,白天及活动时活动较轻。患者通常无发热,白细胞增多等全身症状,表面组织无炎症现象。X线检查主要示赘生性改变,而关节炎则无明显损害可见。抗梅治疗有速效。初次接受抗梅治疗时疼痛增剧。

3.二期眼梅毒

可发生虹膜炎、虹膜睫状体炎、脉络膜炎、视神经炎和视网膜炎等。其中虹膜炎最常见,与其他疾病所致者不易区别。出现这些眼病患者,应注意有无明显的二期梅毒损害,梅毒血清反应是否阳性,抗梅毒治疗有无良效。

4.二期神经梅毒

(1)无症状性神经梅毒:无临床症状,但脑脊液有异常变化。脑脊液白细胞数增多,蛋白量增加,性病研究实验室玻片试验(VDRL)阳性,并可从脑脊液中检出梅毒螺旋体。

(2)其他表现:脑膜炎、脑血管梅毒及脑膜血管梅毒等。头痛为其主要症状,急性脑膜炎的表现为第Ⅲ、Ⅵ、Ⅷ对脑神经受累,视乳头水肿,少数患者有同侧偏盲及偏瘫。

5.二期复发梅毒

因抗梅治疗剂量不足或患者免疫力降低,二期损害消退后可重新出现,时间是在感染后1~2年内。可有皮肤黏膜、眼、骨及内脏损害复发,最常见者为皮肤黏膜损害复发,其损害与二期梅毒疹大体相似,但皮疹数目较少,分布较局限,群集现象较二期时更为明显,破坏性较大,好发于肛周、脐窝、腋窝、阴部及掌跖部。

还可有血清复发,是各种复发中最多者。血清复发时,可无其他系统复发,而有其他系统复发时,通常先有血清复发,可以认为血清复发是其他复发的前奏。

(五)三期梅毒(晚期梅毒)的临床表现

约40%未经治疗的梅毒患者可发生一种或另一种活动性晚期梅毒,其中15%的患者发生良性梅毒,10%~25%为心血管梅毒,10%为神经梅毒。良性梅毒指梅毒侵犯非致命的组织与器官,如皮肤、软组织、骨骼、软骨或睾丸等。

1.三期皮肤黏膜梅毒

(1)结节性梅毒:多数皮下小结节,约0.5cm直径大小,呈古铜色,分布局限,不对称,常见于前额、臀、面部、肩部及肩胛间、四肢等处,排列呈环形、蛇形或肾形,有的可自然消失,遗留萎缩斑,或发生浅溃疡,愈后遗留浅瘢痕,边缘又发生新的小结节。自觉症状轻微。

(2)树胶肿:开始时为皮下小硬结,逐渐增大,与皮肤粘连,形成浸润性斑块,数周后可达4~5cm直径。中心逐渐软化,发生溃疡,排出血性脓液并逐渐变深及扩大,常一面愈合,一面继续发展而形成肾形或马蹄形的穿凿性溃疡。常发生于受外伤及化学刺激以后,多见于四肢伸侧、前额、头部、胸骨部、下腿及臀部等处。损害数目不多,不治疗经半年或更久可以自愈,愈后其瘢痕常呈萎缩性。

上腭及鼻中隔黏膜树胶肿可侵犯骨质,排出死骨,产生上腭、鼻中隔穿孔及马鞍鼻,引起吞咽困难及发音障碍。少数可发生喉树胶肿而引起呼吸困难、声音嘶哑。舌可发生浅表性舌炎及树胶肿性溃疡。

(3)近关节结节:皮下结节发生于髋、肘、膝及骶关节等大关节附近。呈对称性,坚硬,其上皮肤无炎症,压迫时稍有痛感,无其他自觉症状。1~2cm直径大小,发展缓慢,不破溃,治疗后可逐渐消退。

2.骨梅毒

以骨膜炎为常见,常侵犯长骨,与二期梅毒相似,但损害较少,疼痛较轻,病程较慢。其次是骨树胶肿性骨炎,常见于扁骨,如颅骨,可形成死骨及皮肤溃疡。还可发生硬化性骨炎,由于骨密度增高及骨膜改变可掩盖树胶肿性损害。

3.眼梅毒

少数可发生虹膜睫状体炎、视网膜炎及间质性角膜炎等,可导致失明。

4.晚期心血管梅毒

见于约10%未经抗梅治疗的患者,多发生在感染后10~30年,约25%同时合并神经梅毒。

(1)梅毒性单纯主动脉炎:其发生率占心血管梅毒患者的27%~36%,常发生于升主动脉。可有胸骨后不适感或疼痛,与心绞痛相似。有的有阵发性呼吸困难。听诊在主动脉区可闻一收缩期杂音及(或)主动脉第二音增强。X线片可示主动脉扩张。梅毒血清反应呈阳性。

(2)梅毒性主动脉瓣关闭不全:其发生率占心血管梅毒患者的30%~45%,常与梅毒性主动脉瘤并发。心脏向左下方扩大,主动脉瓣区有收缩期及舒张期杂音,收缩压升高,舒张压降低,致使脉压增加,出现水冲脉和指甲毛细血管搏动。X线检查示左心室扩大,主动脉扩大及主动脉弓搏动增强。严重时发生充血性心力衰竭,导致死亡。梅毒血清反应阳性。

(3)梅毒性主动脉瘤:其发生率约占心血管梅毒患者的20%,多发生于升主动脉及主动脉弓部。瘤呈梭状或囊状。一些主动脉瘤不产生症状与体征,在尸解时才发现。主动脉瘤增大后,可发生压迫附近组织的症状,如咳嗽、吞咽困难、气喘、声音嘶哑(左喉返神经)、霍的(Horner)综合征(交感神经干)及胸部搏动等。上腔静脉受压迫时,头颈部静脉充血及发绀。X线检查见有搏动的阴影。严重者血管瘤可发生破裂,导致患者立即死亡。几乎所有患者梅毒血清反应均呈阳性。

(4)梅毒性冠状动脉口狭窄:发生率占心血管梅毒的1/4~1/3。约90%的本病患者伴梅毒性主动脉瓣闭锁不全。年龄小于50岁,症状类似心绞痛,但发作持续时间长且晚上加重,对亚硝酸盐疗效不佳,冠状动脉血管造影有助于确定诊断。梅毒血清反应阳性。

(5)心肌树胶肿:非常少见,树胶肿大小不一,单发或多发,以发生于左心室及室间隔为多见。生前很难做出诊断。

5.其他晚期内脏梅毒

梅毒还可侵犯呼吸、消化及泌尿等系统,但发生率不高,对患者的健康危害性比心血管梅毒及神经梅毒小。

6.晚期神经梅毒

因其他疾病而应用抗生素治疗较过去频繁,可能使神经梅毒的表现与过去所描述的有所不同。

(1)无症状神经梅毒:脑脊液检查有异常变化,神经科检查未发现临床症状与异常的体征。可有或无其他器官或系统的梅毒表现。

(2)脑膜血管梅毒:①灶性脑膜病毒:非常罕见,脑膜有树胶肿形成,症状与其他逐渐增大的脑部肿瘤相同。②脑血管梅毒:发生于感染后7年。临床表现与动脉硬化性血栓形成的疾病相类似,可发生灶性神经系统表现,特别是偏瘫及失语。③脊髓脑膜血管梅毒:罕见。脑脊髓最常受侵,有胸部神经根痛、四肢肌肉萎缩、感觉丧失、感觉异常、括约肌功能障碍等。

(3)脑实质梅毒:①麻痹性痴呆:发生于感染后10~15年。可发生精神方面与神经方面的表现。血清VDRL试验常呈阳性,荧光螺旋体抗体吸收试验(FTA-ABS)95%以上病例阳性。大部分患者脑脊液VDRL及FTA-ABS试验也呈阳性。②脊髓结核:发生于感染后10~20年,为脊髓后索发生病变所致。约30%的患者血清VDRL试验阴性,FTA-ABS试验为阳性。脑脊髓液检查:细胞数及蛋白量均增加,VDRL试验阳性。③视神经萎缩:罕见,常并发于脊髓结核,也可在其他神经梅毒时发生。开始为一侧,随后另一侧也发生,导致双目失明。眼底检查视神经盘呈灰白色,边缘清楚。脑脊液VDRL试验可阳性或阴性。如VDRL试验阴性,又无脊髓痨的表现则很难确定视神经萎缩是梅毒引起的。

(六)潜伏梅毒(隐性梅毒)

梅毒未经治疗或用药剂量不足,无临床症状,梅毒血清反应阳性,没有其他可以引起梅毒血清反应阳性的疾病存在,脑脊液正常,这类患者称为潜伏梅毒。感染期限在两年以内的称为早期潜伏梅毒,这类患者(20%)可一次或多次发生二期复发损害,所以应视为是有传染性的。病期在2年以上者,称为晚期潜伏梅毒,这类患者发生复发者少见,一般认为没有传染性,但女患者仍有可能经过胎盘而传给胎儿,发生先天梅毒。潜伏梅毒如不加治疗,一部分患者可发生晚期梅毒。

（七）先天梅毒（胎传梅毒）

先天梅毒是胎儿在母体内通过血源途径感染所致,由于其传染方式与后天梅毒不同,胎儿的体质与成人不同,所以它的症状与后天梅毒有一定的区别。先天梅毒不发生硬下疳,常有较严重的内脏损害,对胎儿的健康影响很大,病死率高。

1. 早期先天梅毒

多数梅毒儿出生时除瘦小外常表现正常,约 2/3 的病例到 3～8 周时才发生临床症状。

(1)淋巴结肿大:20％～50％的患儿淋巴结肿大,其特点是不融合、可活动、硬、无触痛。20％的病例滑车上淋巴结肿大,对先天梅毒具有特征性。

(2)黏膜损害:梅毒性鼻炎是最常见的早期症状,最初鼻分泌物呈水样,以后逐渐变黏稠,呈脓性及血性,以致哺乳困难。分泌物中可查到很多梅毒螺旋体。喉炎可造成声音嘶哑。口腔内有黏膜斑。

(3)皮肤损害:33％～58％的患者发生皮肤损害,常发生于出生后 6 周,泛发并呈对称性,可呈多种形态。好发于面(口及鼻周围)、尿布区及掌跖部。其一为水泡－大疱型皮损(梅毒性天疱疮),具特征性,常为疾病严重的表现,好发于掌跖部。含浆液或脓性渗出物,其中含很多梅毒螺旋体,疱破后有结痂及脱屑。其二为斑丘疹及丘疹鳞屑性损害,对称分布,好发于掌跖、外生殖器、臀部及面下半部,基本损害为红铜色丘疹,可有或无鳞屑。在潮湿部位(特别是肛门部),这些损害可发生糜烂,而成为与扁平湿疣相同的损害。在口角、鼻孔及肛门周围可发生线状皲裂性损害,愈合后成为特征性的放射状瘢痕。此外,患梅毒的新生儿皮肤还可呈干皱状,如老人的皮肤。可有脱发,呈片状,主要分布于头部两侧及后侧;睫毛及眉毛也可脱落,具有特征性。也可有甲沟炎、甲床炎等。

(4)骨损害:长骨可有骨软骨炎,发生于 6 个月内,长骨端肿胀引起四肢疼痛、压痛、肿胀,不能活动,稍一牵动四肢即引起啼哭,称之为梅毒性假性麻痹。X 线检查示长骨骨骺增大,变宽,有不规则的骨骺线,骨干骺端的远端暂时性钙化带增厚而呈不规则的"锯齿状"。也可发生骨膜炎,发生梅毒性指炎时,手指呈梭状肿胀。

(5)脏器损害:10％的患儿可发生神经梅毒,以脑膜血管神经梅毒为多见,还可发生视神经萎缩、偏瘫或完全性麻痹及脑膜炎。约 90％的患者有脾大,约 40％有肝脾大,30％发生黄疸,少数有梅毒性肾炎。因早期先天梅毒而死亡者,检查发现肺部有浸润,称为"白色肺炎"。可有贫血及血小板减少。

(6)眼梅毒:可发生脉络膜视网膜炎,在颗粒状眼底的边缘产生"盐与花椒"状色素斑。以后成为晚期先天梅毒的一个标记。

2. 晚期先天梅毒

发生于 2 岁以后,最常发生于 7～15 岁时,但 30 岁以后发生者少见。由于儿童时期因其他感染而常应用抗生素,因此典型的晚期梅毒临床少见。其表现可分为两组:①永久性标记:为早期病变所遗留,已无活动性,但有特征性。包括前额圆凸、佩刀胫、Hutchinson 齿、Moon 齿、马鞍鼻、孔口周围放射状疤、胸锁骨关节骨质肥厚(Higoumenaki 征)及视网膜炎;②仍然具有活动性损害所致的临床表现:脑脊液异常变化、肝脾大、鼻及腭部树胶肿、关节积液(Clutton 关节肿)、骨膜炎、指炎及皮肤黏膜损害。

(1)齿损害:①Hutchinson 齿:其特征为上门齿呈"螺丝刀"状,下端比近齿龈端窄,咬合面中央有半月形缺口,齿厚度增加,齿间隙增宽。②Moon 齿:下第一臼齿(或 6 岁臼齿)较小,齿尖集中于咬合面中部,形如桑葚。

(2)间质性角膜炎:其发生率约为先天梅毒患者的 25％,一般发生于 4～20 岁时,女性多于男性,开始时为一侧,以后另一侧也受累。急性发作、角膜充血、眼痛、畏光、流泪、角膜混浊、视力减退。角膜边缘的巩膜充血,角膜深层有小血管侵入,产生暗红色区称为"橙红色斑",由于细胞浸润使角膜变为不透明。

(3)耳聋:因第 8 对颅神经受侵,导致神经性耳聋。发生于 10 岁左右,患者可有迷路炎、恶心、眩晕、耳鸣及进行性失聪。对抗梅治疗无显著疗效,但用肾上腺皮质激素可使之减轻。

（4）Hutchinson 三征：出现 Hutchinson 齿、间质性角膜炎及神经性耳聋，称为 Hutchinson 三征，具有特征性。

（5）硬化性骨损害：为骨炎症反应后所遗留的特征性变化，如：①前额圆凸：前额骨增厚并突出；②佩刀胫：胫骨中部增厚，向前隆起；③Higoumenaki 征：一侧锁骨变粗，使用右手者见于右侧，使用左手者见于左侧；④Clutton 关节肿：罕见，膝关节积液，发生于 1～15 岁儿童。无炎症现象，可能为一超敏反应。X 线检查示关节腔扩大，骨结构无变化，关节腔液含少数淋巴细胞，无多形核粒细胞。骨损害中罕见树胶肿。

（6）神经梅毒：可发生无症状晚期神经梅毒（48％），麻痹性痴呆（21％）及脊髓痨（11％）。同时可发生智力发育迟缓。

（7）心血管损害：罕见，偶见主动脉瘤，主动脉瓣关闭不全及心肌梗死。

3. 先天性潜伏梅毒

先天梅毒未经治疗，无临床症状，梅毒血清反应阳性。年龄小于 2 岁者为早期，大于 2 岁者为晚期先天潜伏梅毒。

四、实验室检查

（一）组织及体液中梅毒螺旋体的检查

1. 暗视野显微镜检查

用暗视野显微镜检查病损内的梅毒螺旋体，对早期梅毒的诊断具有十分重要的价值，包括硬下疳，二期梅毒的扁平湿疣，口腔黏膜斑等。

2. 免疫荧光染色或直接荧光抗体试验（DFA）

用以检测含梅毒螺旋体的标本，在荧光显微镜下观察结果。

3. 银染色

可显示内脏器官及皮肤损害中的梅毒螺旋体。

（二）梅毒血清试验

梅毒血清试验可以根据所用抗原的不同而分为两类：①非螺旋体抗原血清试验，用心磷脂做抗原，检测血清中的抗心磷脂抗体，亦称反应素；②螺旋体抗原血清试验，用活的或死的梅毒螺旋体或其成分来检测抗螺旋体抗体。

1. 非梅毒螺旋体抗原血清试验

现介绍目前应用较多的三种试验。

（1）性病研究实验室玻片试验（VDRL test）：此试验目前应用较广泛，用心磷脂加卵磷脂及胆固醇为抗原，抗原及对照已标准化，可做定量及定性试验。为一絮状反应试验，需用低倍显微镜来观察结果。操作简单，费用低，除用于血清检测外，还可用于检测脑脊液，以助神经梅毒的诊断。缺点为抗原必须每天新鲜配制。

（2）血清不需加热的反应素玻片试验（USR test）：USR 抗原是 VDRL 抗原的改良。含氯化胆碱，可灭活受检血清，而不需加热灭活血清；还含乙二胺四乙酸（EDTA），可防止抗原变性，因此抗原不需要每天新鲜配制。也需要显微镜读结果。敏感性与特异性与 VDRL 试验相似。

（3）快速血浆反应素环状卡片试验（RPR test）：RPR 抗原也是 VDRL 抗原的改良，除含氯化胆碱及EDTA 外，还加入了高纯度的胶体碳，血清试验阳性时，絮状物呈黑色，可用肉眼观察结果。特异性与敏感性与 VDRL 试验相似。用一次性涂塑卡片代替玻片做试验，除血清外还可用血浆做试验。

2. 梅毒螺旋体抗原血清试验

（1）荧光螺旋体抗体吸收试验（FTA-ABS test）：用 Nichol 株梅毒螺旋体作抗原，在患者血清中加吸收剂（非致病螺旋体 Reiter 株培养物）以去除非特异性抗体（口腔或生殖道中腐物寄生螺旋体所致的非特异性交叉抗体），再加异硫氰酸荧光素（FITC）标记的抗人球蛋白，在荧光显微镜下观察结果。此试验检测的是抗梅毒螺旋体 IgG 抗体，敏感性及特异性均高，特别是对一期梅毒，敏感性高于其他梅毒血清试验，它是目前最常用的螺旋体抗原血清试验。

(2)梅毒螺旋体血凝试验(TPHA):用被动血凝法检测抗梅毒螺旋体抗体。敏感性及特异性均高,操作比 FTA-ABS 试验简单,费用也比它低,因此近年来应用较广泛。目前应用的有两种试验:一种即 TPHA,另一种为梅毒螺旋体颗粒凝聚试验(商品名 Serodia TPPA)。两者都用超声波粉碎的 Nichol 株螺旋体悬液为抗原,前者用经甲醛处理的羊红细胞作抗原载体,后者用纯化的明胶颗粒作为抗原载体。

3.几种梅毒血清试验在未经治疗的梅毒患者中阳性率的比较(见表 17-1)

表 17-1　未经治疗梅毒患者的血清试验阳性率

试验	病期(阳性率%)			
	一期	二期	潜伏	晚期
VDRL	59~87	100	73~91	37~94
RPR	85	100		80
FTA-ABS	68~91	99~100	96~99	96~100
TPHA-ABS	64~87	96~100	96~100	94~100

从上表可看出一期梅毒以 FTA-ABS 试验敏感性最高。在晚期梅毒中 VDRL 及 RPR 试验有相当一部分患者呈阴性。

4.梅毒血清试验的应用指征

(1)非梅毒螺旋体抗原试验:可作为常规试验,还可用于大量人群的筛查。可做定量试验,用于观察疗效,是否复发或再感染,鉴别先天梅毒与被动反应素血症。脑脊液做 VDRL 试验有助于神经梅毒的诊断。

(2)梅毒螺旋体抗原血清试验:FTA-ABS 试验及 TPHA 试验敏感性及特异性均高,一般用来做证实试验,特别是潜伏梅毒及一些非螺旋体抗原血清试验阴性而又怀疑为梅毒的患者。

这类试验所测的是抗 IgG 梅毒螺旋体抗体,即使患者经足够的抗梅治疗,血清反应仍保持阳性,因此不能用于观察疗效、复发及再感染。

5.梅毒血清假阳性反应

无梅毒者而梅毒血清反应却阳性,此现象称为梅毒血清反应假阳性。梅毒血清假阳性反应的分类。

(1)技术性假阳性反应:由于标本的保存(如细菌污染或溶血)、转送或实验室操作的技术所造成,据估计 25%的假阳性属这类假阳性。如排除了技术问题,再重复试验,无梅毒的患者,试验即可为阴性。

(2)生物学假阳性反应:不是由于技术性错误,而由于患者有其他疾病或生理状况发生变化,其梅毒血清反应出现阳性。但由一些其他密螺旋体感染所致的疾病,如雅司、品他等地方性密螺旋体病,梅毒血清反应也阳性,对于这些疾病引起的阳性血清反应,一般不列为生物学假阳性,而是真阳性。

生物学假阳性反应又可分为急性(或暂时性)及慢性两类。①急性生物学假阳性反应:见于很多非梅毒的感染性疾病,如风疹、麻疹、水痘、传染性单核细胞增多症、病毒性肝炎、牛痘疹、上呼吸道感染、肺炎球菌性肺炎、亚急性细菌性心内膜炎、活动性肺结核、丝虫病、疟疾、鼠咬热、回归热及钩端螺旋体病等。实际上任何急性热性病都可能产生一种急性生物学假阳性反应。这些病例血清反应滴度都低,很少超过 1:8,而且在疾病消退后数周内常转为阴性,在 6 个月一般都转为阴性。当用 FTA-ABS 试验或 TPHA 试验来检测时,血清反应呈阴性。②慢性生物学假阳性反应:可持续数月或数年,甚至终身。

螺旋体抗原血清试验,极少数患者可出现生物学假阳性反应。

在这些假阳性反应中,大多数为系统性红斑狼疮患者,少数为药物诱发的红斑狼疮与类风湿性关节炎。多呈弱阳性反应,在 FTA-ABS 试验中螺旋体呈串珠状荧光型。在 Lyme 病中,螺旋体抗原血清试验呈阳性,而非螺旋体抗原血清试验呈阴性。

6.前带现象

非螺旋体抗原试验(如 VDRL 试验)中,有时出现弱阳性,不典型或阴性的结果,而临床上又像二期梅毒,将此血清稀释后再做血清试验,出现了阳性的结果,此称为"前带现象"。其原因是此血清中抗心磷脂抗体量过多,抑制了阳性反应的出现。1%～2%的二期梅毒患者可因此现象而发生梅毒血清假阴性反应。

7.治疗后梅毒血清反应的变化

梅毒患者治疗后螺旋体抗原血清试验很少发生变化,继续维持阳性,而非螺旋体抗原血清试验可发生变化。一期、二期梅毒治疗后3个月血清反应滴度可下降4倍,6个月下降8倍。一期梅毒一年内转为阴性,二期梅毒二年内转为阴性。因此,可用非螺旋体抗原血清试验对患者做疗效观察。大多数晚期梅毒患者在正规治疗后第5年时,血清反应可转为阴性,但有一部分患者仍维持阳性。

8.耐血清性

梅毒患者经过抗梅治疗,非螺旋体抗原血清试验(如 RPR 或 USR 试验)在一定时间内不转为阴性。早期梅毒患者的耐血清性常与治疗不足或不规则治疗、复发、再感染或与神经系统梅毒等因素有关。晚期梅毒的耐血清性与梅毒的类型及开始治疗的时间早晚有关;这些患者经正规抗梅毒治疗后,即使再予更多的治疗也不能使血清滴度降低。

(三)脑脊液检查

梅毒螺旋体侵犯中枢神经系统后,早期即可用检查脑脊液(CSF)来发现,而且经青霉素治疗后,常可消除中枢神经系统的梅毒病变,因此检查脑脊液对梅毒患者是很重要的。

脑脊液检查包括以下几个方面。

1.细胞计数

正常白细胞数应<3/mm^3(3×10^6/L),如白细胞数≥10/mm^3(10×10^6/L),示中枢神经系统有炎症现象。神经梅毒或无症状的神经梅毒,经青霉素治疗后脑脊液中白细胞数可迅速减少至正常。

2.蛋白质测定

正常脑脊液中,大部分蛋白为清蛋白,小部分为球蛋白,故总蛋白量增加或两种蛋白的比例发生改变,即为异常现象。脑脊液中总蛋白量正常为 10～40mg/100mL,神经梅毒时可稍升高,或高达100～200mg/100mL。神经梅毒患者的脑脊液作免疫电泳,发现有高分子量的蛋白存在,如 α^2 脂蛋白及 α^2 巨球蛋白。此外,IgG,特别是 IgM 值也升高,这些均示有血－脑屏障受损。因此检测脑脊液中的 Ig 及高分子的蛋白有助于评价神经系统梅毒的活动性。

3.抗心磷脂抗体试验

用 VDRL 试验,虽然敏感性不高,部分活动性神经梅毒此试验可呈阴性反应,但特异性高,如试验结果阳性,具有诊断价值。

五、诊断及鉴别诊断

梅毒的病程长,症状复杂,可与很多其他疾病的表现相似,因此,必须结合病史、体检及实验室检查的结果,进行综合分析,才能做出诊断。必要时还需要进行追踪观察、家属调查和试验治疗等辅助方法。

实验室检查是诊断梅毒的重要手段,早期梅毒皮肤黏膜损害用暗视野显微镜检查可查到梅毒螺旋体。梅毒血清试验有助梅毒诊断,一般用非螺旋体抗原试验(如 RPR 或 USR 试验)做筛查,如阴性,只有在怀疑患者为梅毒时,才做进一步检查。如果为阳性,①且病史及体检结果符合梅毒,可以确定诊断;②如病史及体检不符合梅毒者,应进一步做螺旋体抗原试验(如 FTA-ABS 试验或 TPHA 试验);一般来说,试验结果阳性可以肯定梅毒的诊断,如果阴性,则 RPR 或 USR 试验的结果为生物学假阳性反应。脑脊液检查对神经梅毒(包括无症状神经梅毒)的诊断、治疗、预后的判断均有帮助。检查项目应包括:细胞计数、蛋白量及 VDRL 试验。

六、治疗

(一)梅毒的治疗原则

(1)梅毒诊断必须明确。

（2）及时治疗，及早治疗：早期梅毒经充分足量治疗，大约90％的早期患者可以达到根治的目的，而且愈早治疗效果愈好。

（3）规则而足量的治疗：早期梅毒未经治疗者，25％有严重损害发生，而接受不适当治疗者，则为35％～40％，比未经治疗者结果更差。说明不规则治疗可增多复发及催促晚期损害提前发生。

（4）治疗后要经过足够时间的追踪观察。

（二）梅毒治疗的目的与要求

1. 早期梅毒（一、二期显发及复发梅毒）

要求症状消失，尽快消除传染性，血清阴转，预防复发和发生晚期梅毒。如为早期复发患者，治疗量应加倍。

2. 晚期皮肤黏膜、骨、关节梅毒

要求症状消失，功能障碍得到恢复，防止发生心血管及神经系统梅毒，不一定要求血清阴转。

3. 早期先天梅毒

要求症状消失，血清阴转。当患儿内脏损害多而严重时，首先要立足于挽救患儿的生命，小心谨慎地进行治疗，避免发生严重的吉海反应。

4. 晚期先天梅毒

要求损害愈合及预防新的损害发生，不一定要求血清阴转。先天梅毒的间质性角膜炎可同时口服泼尼松，并局部滴皮质类固醇。

5. 孕妇梅毒

在妊娠早期治疗是为了使胎儿不受感染；妊娠晚期治疗是为了使受感染的胎儿在分娩前治愈，同时也治疗孕妇。对曾分娩过早期先天梅毒儿的母亲，虽无临床体征，血清反应也阴性，仍需进行适当的治疗。

6. 各类潜伏病毒

主要预防各种复发，应给足量的抗梅毒治疗，对晚期潜伏梅毒不要求血清反应阴转。

7. 心血管梅毒、神经梅毒与各种内脏梅毒

在用青霉素治疗前最好结合有关专科进行处理，并慎重地进行抗梅治疗，切忌在短时期内用大量抗梅药物的急速治疗，以免发生瘢痕收缩所引起的重要脏器的严重功能障碍。

8. 治疗开始时要避免发生吉海反应

此现象于首次用药后数小时至24小时（通常为3～12小时）出现流感样症状，体温升高（38℃～40℃），全身不适，梅毒性损害可暂时加重，内脏及中枢神经系统梅毒症状显著恶化。为了预防发生此反应，青霉素可由小剂量开始逐渐加到正常量，对神经梅毒及心血管梅毒可以在治疗前给予一个短疗程泼尼松，30～40mg/d，分次给药，抗梅治疗后2～4天逐渐停用。皮质类固醇可减轻吉海反应的发热，但对局部炎症反应的作用则是不确定的。

（三）梅毒治疗方案

1. 早期梅毒（包括一期、二期，病期在两年以内的潜伏梅毒）的治疗

（1）青霉素：①普鲁卡因青霉素G，80万U/d，肌内注射，连续10天，总量800万U；或②苄星青霉素（长效西林），240万U，分为二侧臀部肌内注射，每周1次，共2次。

（2）对青霉素过敏者用以下药物：①盐酸四环素500mg，每日4次，口服，总量2g/d，连服15天（肝、肾功能不全者禁用）；或②红霉素，用法同四环素；③多西环素100mg，每日两次，连服15天。

2. 晚期梅毒（三期皮肤、黏膜、骨骼梅毒，晚期潜伏梅毒或不能确定病期的潜伏梅毒）及二期复发梅毒的治疗

（1）青霉素：①普鲁卡因青霉素G，80万U/d，肌内注射，连续20天为1个疗程，也可考虑给第二疗程，疗程间停药两周；②苄星青霉素G，240万U，肌内注射，每周1次，共3次。

（2）对青霉素过敏者用下列药品：①盐酸四环素500mg，每日4次，口服，总量2g/d，连服30天为一疗程；或②红霉素，用法同四环素；③多西环素100mg，每日两次，连服30天。

3.心血管梅毒的治疗

(1)青霉素:不用苄星青霉素。如有心力衰竭,首先治疗心力衰竭,待心功能可代偿时,可注射青霉素,但从小剂量开始以避免发生吉海反应,造成病情加剧或死亡。水剂青霉素 G,第 1 日 10 万 U,1 次肌内注射;第 2 日 10 万 U,日 2 次,肌内注射;第 3 日 20 万 U,每日两次,肌内注射;自第 4 日起按下列方案治疗。普鲁卡因青霉素 G,80 万 U/d,肌内注射,连续 15 天为一疗程,疗程总量 1200 万 U,共 2 个疗程(或更多),疗程间停药两周。

(2)对青霉素过敏者用下列药物:①盐酸四环素 500mg,每日 4 次,口服,总量 2g/d,连服 30 天为 1 个疗程;或②红霉素,用法同四环素。

4.神经梅毒的治疗

(1)青霉素:①水剂青霉素 G,1 800 万～2 400 万 U,静脉滴注(300 万～400 万 U,每 4 小时 1 次),连续 10～14 天。继以苄星青霉素 G,每周 240 万 U,肌内注射,共 3 次。或②普鲁卡因青霉素 G,240 万 U/d,一次肌内注射,同时口服丙磺舒,每次 0.5g,每日 4 次,共 10～14 天。必要时,继以苄星青霉素 G,每周 240 万 U,肌内注射,共 3 次。

(2)对青霉素过敏者可用四环素 500mg,每日 4 次,连服 30 天。也可用多西环素 200mg,每日两次,连服 30 天。

5.妊娠期梅毒的治疗

(1)普鲁卡因青霉素 G,80 万 U/d,肌内注射,连续 10 天。妊娠初 3 个月内,注射一疗程,妊娠末 3 个月注射一疗程。治疗后每月做一次定量 USR 或 RPR 试验,观察有无复发及再感染。

(2)对青霉素过敏者,用红霉素治疗(禁用四环素)。服法及剂量与非妊娠患者相同,但其所生婴儿应该用青霉素再治疗。

6.先天梅毒的治疗

(1)早期先天梅毒(2 岁以内):脑脊液异常者:①水剂青霉素 G,5 万 U/(kg·d),分 2 次静脉滴注,连续 10～14 日。或②普鲁卡因青霉素 G,5 万 U/(kg·d),肌内注射,连续 10～14 天。脑脊液正常者:苄星青霉素 G,5 万 U/kg,1 次注射(分两侧臀肌)。如无条件检查脑脊液者,可按脑脊液异常者治疗。

(2)晚期先天梅毒(2 岁以上):①普鲁卡因青霉素 G,5 万 U/(kg·d),肌内注射,连续 10 天为 1 个疗程(对较大儿童的青霉素用量,不应超过成人同期患者的治疗量)。②8 岁以下儿童禁用四环素。对青霉素过敏者,可用红霉素治疗,7.5～12.5mg/(kg·d),分 4 次口服,连服 30 天。

(四)随访与复治

1.早期梅毒

经充分治疗的患者,应随访 2～3 年。疗后第 1 年内每 3 个月复查 1 次,包括临床与血清(非螺旋体抗原试验),以后每半年复查 1 次。随访期间严密观察其血清反应滴度下降与临床改变情况,如无复发即可终止观察。

早期梅毒治疗后,如有血清复发(血清反应由阴转阳,或滴度升高 2 个稀释度,如 RPR 或 USR 试验阴转后又超过 1∶8 者),或临床症状复发,除应即加倍剂量进行复治外,还应考虑是否需要做腰椎穿刺进行脑脊液检查,以观察中枢神经系统有无梅毒感染。如血清固定(不阴转)而无临床复发征象者,也应根据具体情况考虑检查脑脊液,以除外无症状性神经梅毒的可能性。

2.晚期梅毒与晚期潜伏梅毒

如患者治疗后血清固定,需随访 3 年以判断是否终止观察。

3.妊娠期梅毒

早期梅毒治疗后,在分娩前应每月检查 1 次梅毒血清反应,如 3 个月内血清反应滴度不下降 2 个稀释度,或上升 2 个稀释度,应予复治。分娩后按一般梅毒病例进行随访。

4.神经梅毒

治疗后 3 个月做一次临床、血清学及脑脊液检查,以后每 6 个月检查一次,直到脑脊液变化转为正常,此后每年复查一次,至少 3 年。

5.经过充分治疗的梅毒孕妇所生婴儿

出生时如血清反应阳性,应每月检查一次血清反应,连续 8 个月。如血清反应阴转,且未出现先天梅毒的临床表现,则可停止观察。

出生时如血清反应阴性,应于出生后 1 个月、2 个月、3 个月及 6 个月复查,至 6 个月时血清反应仍为阴性,且无先天梅毒的临床表现,可除外先天梅毒。

无论出生时血清反应阳性或阴性,在随访期间如血清反应滴度逐渐上升,或出现先天梅毒的临床表现,应立即予以治疗。未经充分治疗或未用青霉素治疗的梅毒孕妇所生婴儿,或无条件对婴儿进行临床及血清学随访者,应考虑对婴儿进行治疗。

(五)性伴的处理

(1)在 3 个月之内凡接触过传染性梅毒的性伴应予检查、确诊及治疗。

(2)早期梅毒在治疗期禁止性生活。

(陈杏梅)

第四节　生殖器疱疹

生殖器疱疹(GH)是由单纯疱疹病毒(HSV)引起的一种性传播性疾病。流行病学研究,过去 20 年中世界大多数地区,HSV-2 的血清患病率显著增加。非洲为 30%～40%,美国为 13%～40%,欧洲为 7%～16%。临床诊断的生殖器疱疹的发病率也增加。美国每年报告的新病例为 50 万,英国 1981—1994 年间病例数增加近 3 倍,发病率从 32/10 万增加到 98/10 万。国内近 10 年来此病的发生率增加 10 倍以上,但各地报告的病例数有较大的差异。

此病多发生于性活跃的年轻人,以 20～30 岁者居多。传染源为 GH 患者及无症状带病毒者。

传播途径:①主要通过性接触,肛交者可在肛门部位及直肠发生损害;②母婴传播,患 GH 的妇女,其胎儿可在宫内受感染,也可因羊膜早破而发生逆行感染,或在分娩过程中受感染;③间接接触,少数可以通过密切接触日常生活用品而发生感染。

一、病原学

病原体为 HSV,或称人类 α 疱疹病毒,是直径为 150～200nm 中等大小的 DNA 病毒,它包含一个 75nm 直径的双链 DNA 核心(基因组),其外有蛋白质衣壳(直径约 100nm)所包绕。衣壳为 20 面体,由 162 个病毒衣壳组成。外有含脂质的包膜。

根据血清学、流行病学的研究,HSV 可分为 HSV-1 及 HSV-2 两型。HSV-1 与 HSV-2 密切相关,且有很多共同的表位,因此在血清学分析时有交叉反应。两者的抗原性亚型的区别可用糖蛋白 gG-1 与 gG-2 来鉴定。HSV-1 常引起口、咽、鼻、眼及皮肤感染,即单纯疱疹;而 HSV-2 则常引起生殖器疱疹,但生殖器疱疹也有部分是由 HSV-1 引起的。

二、发病机制及病理

与感染者发生性接触时,生殖器皮肤黏膜受到摩擦,HSV 通过微小裂隙进入皮肤黏膜的角质形成细胞。病毒在细胞内复制,并直接播散到周围细胞,使受感染的表皮细胞破坏,引起表皮损伤。

一些病毒被宿主的免疫反应所清除,但有些病毒逃避了宿主的防御反应,而长期潜伏于宿主的神经节中(HSV-1 在三叉神经节,HSV-2 在骶神经节)。当宿主受外伤、细菌感染、月经来潮、精神创伤及免疫受抑制等情况下,病毒可以复苏和再激活,由神经节返回经常受累部位的皮肤黏膜而出现感染的复发。

抗体可阻止持续性感染的建立,抗体水平高时可阻止病毒侵犯神经系统。首次感染 HSV 后,4～6 周内抗 HSV 抗体升至高峰,并在其后保持稳定,早期产生 HSV 特异的 IgM 抗体,可持续 6～8 周。过去已受感染而存在抗体者,复发或再感染(同型或另一型 HSV)时,抗体滴度均无明显变化,而且不出现 IgM 抗体。

HSV-1 及 HSV-2 具有共同的抗原决定簇,因此感染了一型 HSV 后,所产生的抗体及细胞免疫对另一型 HSV 感染可提供交叉保护。此外,由于受感染后产生了细胞免疫及体液免疫,而且在非原发性 HSV 感染时,细胞免疫应答比原发性 HSV 感染时出现早,因此原发与非原发性 HSV 感染的临床表现不同,前者较后者严重。

病理变化:基本损害为局部坏死,受侵细胞示细胞内水肿,表皮内水泡形成,气球状变性,核染色质边移,核内有嗜酸性包涵体,周围可见多核巨细胞。有溃疡时可见角质形成细胞坏死及明显溶解。水泡形成时主要为单核细胞浸润,水泡破溃时有多形核细胞浸润。

三、临床表现

生殖器疱疹的病程及病情严重程度,与此病为原发性感染还是复发有关,另与是否为首次感染有关。原发感染是指从未受 HSV(1 型或 2 型)感染,血中无抗 HSV 抗体。首次感染是指第 1 次受 HSV 感染,它可以是原发性感染,也可以是非原发性感染,即过去曾有另一型 HSV 的感染,血中有抗 HSV 抗体。原发性首次感染者,症状重,病程长,排毒时间也长。非原发性首次感染者,症状比原发性感染者轻,病程及排毒时间也比较短。复发感染者较前两者症状轻,病程及排毒时间也短。

(一)原发性生殖器疱疹

原发性 GH 的特征,为全身及局部症状发生率高,持续时间长,但患者临床症状的严重程度可有很大的差异,大多数患者均无症状。有症状者,在病程早期即出现全身症状,在病损发生后 3～4 天内达高潮,持续 3～4 天后逐渐消失。全身症状有发热、头痛、不适及肌痛,见于 68% 的女患者及 39% 的男患者中。

在发病后的第 6～7 天,局部症状逐渐加重,到第 7～11 天时达到最严重,2 周后逐渐消退。局部症状可有疼痛、瘙痒及排尿困难。此外还有腹股沟淋巴结肿大、触痛、硬,出现于发病后的第 2～3 周内,在所有的症状中,后者是最后消退的。

1.男性原发性生殖器疱疹

潜伏期 3～9 天,通常为 3～5 天。病损可发生于龟头、冠状沟、尿道口、阴茎体及阴囊等部位。原发损害是少数或多数小红丘疹,有痒感,迅速变成小水泡。3～5 天后水泡发生糜烂或溃疡,并有剧烈的疼痛,溃疡的大小及形状有很大的差异。溃疡可持续 4～15 天,直至结痂出现上皮重新形成,黏膜损害不结痂。病损愈合后遗留瘢痕者不常见。75% 的患者在病程中可发生新损害,新损害一般发生于病程的 4～10 天间。中位排毒时间(从发生损害至最后一次病毒培养阳性)为 12 日。从发生水泡到结痂平均为 10.5 天。从发生损害到所有损害上皮重新形成平均为 16.5 日。

1/3 的患者尿道有分泌物及排尿困难。尿道分泌物清,呈黏液状,排尿困难的严重程度与尿道分泌物的量不成比例。尿道拭子或清晨首次尿液可分离到 HSV。

2.女性原发性生殖器疱疹

全身及局部症状与体征均比男患者重。一般表现为外阴阴道炎,大部分患者发生宫颈炎。常见的临床症状有阴道分泌物增多,还可有排尿困难及尿潴留。病损可波及肛周及股部皮肤,局部淋巴结肿大及触痛。损害于 1～2 周内愈合,但有时可发生新损害,持续时间可达 6 周。

(二)复发性生殖器疱疹

约 50% 的患者复发前有前驱症状,局部有瘙痒、烧灼或刺痛感,多局限于生殖器部位,常为一侧。此后在红斑上发生水泡,轻者数个,重者 15～20 个。局部有疼痛及瘙痒,发生溃疡时疼痛较重。一般于 7～10 天愈合。中位排毒时间为 4 日,从发生水泡至结痂平均为 4～5 天,从发生水泡至上皮重新形成平均为 10 天。

全身症状不常见,与原发性 GH 一样,女患者症状比男患者重。宫颈炎发生率比原发性 GH 低。

（三）同性恋男性的 HSV-2 感染

肛门、肛周与直肠可发生水泡及浅溃疡,其他临床表现有肛门直肠痛、便秘、里急后重、肛门瘙痒、排便困难、骶部感觉异常及股后部皮肤疼痛。发生直肠炎者可有发热及腹股沟淋巴结肿大。

（四）妊娠与 HSV-2 感染

受 HSV-2 感染的孕妇,可在妊娠的最后 3 个月发生宫内感染,但罕见。一旦发生则死胎率很高。分娩时可通过产道受感染或羊膜早破而发生逆行感染,新生儿可以有病毒血症,发生局限性或播散性 HSV-2 感染及脑炎,后两者预后不良。

（五）HIV 与 HSV 重叠感染

由于 HIV 感染的高危人群,在第一次诊断为 HIV 感染时,通常已感染了 HSV(HSV-1 抗体阳性率达 80%~95%),因此 HIV 感染者中原发性生殖器疱疹罕见。当 HIV 感染者免疫力明显降低时,HSV 可引起广泛及严重的皮肤黏膜溃疡,累及肛周、阴囊、阴茎或阴道等部位,疼痛与溃疡可持续数月,继发念珠菌感染极为常见。

HSV 所致的生殖器溃疡,可促进 HIV 的传播,HIV 感染者在 HSV 再激活或原发感染时可刺激 HIV 复制,加速发生免疫抑制及进展到艾滋病。因此,对 HSV 感染进行抑制性治疗对延长艾滋病的存活率是很重要的。

四、并发症

（一）原发性生殖器疱疹并发症

可以有无菌性脑膜炎、骶部自主神经功能障碍、急性尿潴留、生殖器外损害(皮肤、眼、结膜等)、上泌尿生殖道感染、食管炎及播散性感染等。

（二）非原发性生殖器疱疹并发症

非原发性生殖器疱疹并发症不常见。可有外生殖器部位色素减退及瘢痕。出现损害后可持续排毒 3~7 天。此外可能有癌变而发生宫颈癌。

五、诊断及鉴别诊断

临床表现典型者,诊断一般不难。必要时可做如下实验室检查。

1.Zanck 涂片做细胞学检查

肛门生殖器损害水泡底部取材作为涂片,用巴氏染色,可见特征性的核内包涵体及多核巨细胞。

2.电镜检查

采用电镜检查病毒颗粒。

3.病毒培养

宫颈、尿道或肛门生殖器水泡性损害标本做组织培养,48~72 小时可见到特征性的细胞致病作用,此法敏感性高,特异性强,可确定诊断。但晚期溃疡及结痂损害不能分离到病毒。

4.检测病毒抗原

宫颈、尿道或肛门生殖器损害标本用免疫荧光法、ELISA、放射免疫测定法(RIA)检测病毒抗原。最近有报道用 HSV PCR 及 DNA 杂交技术检测 HSV DNA。

5.HSV 分型

可用多种方法对 HSV 进行分型,如免疫荧光抗体试验,限制性内切酶分析法,血清学试验及微量中和试验等。

HSV 分型应用型特异蛋白(糖蛋白 G)进行免疫点酶分析、免疫印迹分析检测病毒蛋白抗体。最近已建立单克隆抗体封闭放射免疫分析法检测 HSV-1 及 HSV-2 抗体。

鉴别诊断:应检查是否同时感染了其他性传播疾病,特别是梅毒、淋病及衣原体感染。生殖器部位固定性药疹也可引起水泡,糜烂及结痂,但有接触过敏史,水泡不成簇,病损消退后有明显的色素沉着,查不到 HSV。

六、治疗

(一)一般治疗

(1)防止继发感染,保持疱壁完整、清洁与干燥,每天用等渗盐水冲洗 2～3 次,吸干。

(2)继发细菌感染时,选用敏感的抗生素治疗。

(3)局部疼痛明显时,可用 5％盐酸利多卡因软膏或口服止痛剂。

(4)精神安慰,说明复发的治疗方法与处理。

(二)抗病毒治疗

(1)原发性生殖器疱疹:250mg,口服,每日 3 次,连服 5～10 天。

(2)复发性生殖器疱疹:最好在出现前驱症状或损害出现 24h 内开始治疗。①阿昔洛韦 200mg,口服,5 次/天,连服 5 天;②伐昔洛韦 300mg,口服,2 次/天,连服 5 天;③泛昔洛韦 125～250mg,口服,3 次/天,连服 5 天。

(3)频繁复发患者(1 年复发 6 次以上)为减少复发次数,可用抑制疗法。①阿昔洛韦 400mg,口服,每日两次;②伐昔洛韦 300mg,口服,每日 1 次;③泛昔洛韦 125～250mg,口服,每日两次。以上药物均需长期服用,一般服用 4 个月到 1 年。

(4)严重感染:指原发感染症状严重或皮损广泛者。阿昔洛韦 5～10mg/kg 体重静脉点滴,每 8 小时 1 次,用 5～7 天或直到临床症状消退。

(三)局部治疗

保持患处清洁、干燥,皮损处可外用 3％阿昔洛韦霜、1％喷昔洛韦乳膏和酞丁胺霜等。

七、预防

主要措施有:①开展健康教育,避免无保护的性接触。②提倡使用避孕套,在无症状期感染时,可减少 HSV 的传播,但当有疱疹损害存在时,则可靠性较差。③患原发性感染的孕妇,分娩时仍有活动性损害,建议作剖宫术以防新生儿受染。④长期口服 ACV 200mg 每日 4 次,可减少复发次数。⑤HSV 重组糖蛋白疫苗已进行临床试验,初步显示可明显减少单纯疱疹复发次数。

(陈杏梅)

第五节　衣原体感染

衣原体是一类真核细胞内寄生、有独特发育周期、能通过常用细胞滤器的原细胞型微生物。衣原体的共同特征是:①革兰阴性,圆形或椭圆形,大小 0.2～0.5μm,具有类似革兰阴性菌细胞壁;②同时有 DNA 及 RNA;③真核细胞内寄生,有独特发育周期,二分裂方式繁殖;④有核糖体和较复杂的酶类,能独立进行一些代谢活动,但必须由宿主细胞提供能量;⑤对多种抗生素敏感。衣原体根据抗原结构、DNA 同源性、包涵体及对磺胺类药物的敏感性等差异分为 4 个种:沙眼衣原体、肺炎衣原体、鹦鹉热衣原体及兽类衣原体。

衣原体感染是常见的性传播性疾病,在美国,衣原体性生殖道感染是最频繁被报道的感染性疾病,在≤25 岁女性中发病率最高。因女性患者感染后常表现为宫颈炎症及尿道炎症,所以称非淋球菌性泌尿生殖道炎。沙眼衣原体(CT)是非淋球菌性泌尿生殖道炎最常见的病原微生物,可引起许多严重的后遗症,最严重的包括盆腔炎、异位妊娠和不孕,而其余衣原体亚种主要引起肺炎及呼吸道感染。沙眼衣原体有

18个血清型,分别为 A、B、Ba、C;D、Da、E、F、G、H、I、Ia、J、K;L1、L2、L2a、L3。前4个血清型主要与沙眼有关,后4个可引起性病性淋巴肉芽肿,与泌尿生殖道感染有关的是中间10个血清型(D~K),尤其是 D、E、F 型最常见。沙眼衣原体主要感染柱状上皮及移行上皮而不向深层侵犯,可引起尿道炎、直肠炎、肝周围炎、眼包涵体结膜炎及新生儿肺炎等。衣原体感染的高危因素:新的性伙伴、多个性伴侣、社会地位低、年龄小、口服避孕药等。

一、传播途径

成人主要经性交直接传播,很少通过接触患者分泌物污染的物品等间接传播。若孕妇患沙眼衣原体,胎儿或新生儿可通过宫内、产道或产后感染,经产道感染是最主要的感染途径。

衣原体对热敏感,在56℃～60℃可存活5～10分钟,但在-70℃可存活达数年之久,常用消毒剂(如0.1%的甲醛液、0.5%石炭酸和75%乙醇等)均可将其杀死。

二、发病机制

衣原体的生长周期有两个生物相。原体存在于细胞外,无繁殖能力,传染性强;始体存在于细胞内,繁殖能力强,但无传染性。衣原体进入机体后,原体吸附易感的柱状上皮细胞及移行上皮细胞,在细胞内形成吞噬体,原体在吞噬体内变成始体,进行繁殖,继而转化为原体,随感染细胞的破坏而释放出来。衣原体感染后,机体产生体液免疫及细胞免疫,免疫反应具有防御及保护作用,但同时也可导致免疫损伤。衣原体感染的主要病理改变是慢性炎症造成的组织损伤,形成瘢痕,可能与衣原体外膜上的热休克蛋白60及脂多糖诱导的迟发型变态反应有关。

沙眼衣原体的致病物质除内毒素样物质和主要外膜蛋白,其他致病原因不明。内毒素样物质是沙眼衣原体细胞壁中的脂多糖,具有革兰阴性菌内毒素类似的作用,可抑制宿主细胞代谢,直接破坏宿主细胞。含原体的细胞内囊泡若与溶酶体结合,衣原体则被杀死。主要外膜蛋白能阻止溶酶体与含原体的囊泡结合,使衣原体在囊泡内得以生长繁殖。主要外膜蛋白易发生变异,使衣原体逃避机体免疫系统对其清除作用,也可使已建立的免疫力丧失保护作用而再次感染。

三、临床表现

临床特点是无症状或症状轻微,患者不易察觉,病程迁延。临床表现因感染部位不同而异。

(一)宫颈黏膜炎

宫颈管是衣原体最常见的感染部位。70%～90%的衣原体宫颈黏膜炎无临床症状。若有症状表现为阴道分泌物增加,呈黏液脓性,性交后出血或经间期出血。检查见宫颈管脓性分泌物,宫颈红肿,黏膜外翻,脆性增加。

(二)子宫内膜炎

30%～40%的宫颈管炎上行引起子宫内膜炎,表现为下腹痛、阴道分泌物增多、阴道少量不规则出血。

(三)输卵管炎

8%～10%的宫颈管炎可发展为输卵管炎。2/3输卵管炎为亚临床型,长期轻微下腹痛、低热,久治不愈,腹腔镜见输卵管炎症较重,表现为盆腔广泛粘连。由于输卵管炎症、粘连及瘢痕形成,沙眼衣原体感染的远期后果可导致异位妊娠及不孕。

(四)性病性淋巴肉芽肿

表现为外生殖器溃疡,腹股沟淋巴结化脓、破溃,若发生于阴道上2/3或宫颈,由于此部位的淋巴液主要引流至直肠周围淋巴结,故可引起直肠炎和直肠周围炎,即形成生殖器肛门直肠综合征,出现腹痛、腹泻、里急后重、血便等症状,最终可发生肛周脓肿、溃疡、瘘管等,常伴全身症状。晚期可发生阴部象皮肿和直肠狭窄。

（五）尿道炎

可表现为尿道口充血、尿频，甚至排尿困难等泌尿系统症状。

四、诊断与鉴别诊断

由于沙眼衣原体感染无特异性临床表现。临床诊断较困难，常需实验室检查确诊。沙眼衣原体的妇女生殖道感染可通过测试尿液或采集宫颈口及阴道拭子标本诊断。诊断男性尿道沙眼衣原体感染可通过测试尿道拭子或尿液样本。在接受肛交的直肠沙眼衣原体感染的患者，可以通过测试诊断直肠拭子标本。培养、直接免疫荧光技术、酶联免疫技术、核酸杂交试验、PCR技术可用于对子宫颈和男性尿道拭子标本沙眼衣原体检测。扩增技术为这些标本中最敏感的试验，FDA已经开始使用的尿液检测，一些测试为阴道拭子标本。大多数的测试，包括NAAT和核酸杂交试验及与直肠拭子标本，是未经FDA承认的，衣原体培养液没有得到广泛的应用。一些非商业实验室已开始使用NAAT检测直肠拭子标本。

（一）细胞学检查

临床标本涂片后，行Giemsa染色，显微镜下在上皮细胞内找到包涵体，方法简便、价廉，但敏感性及特异性低，WHO不推荐作为宫颈沙眼衣原体感染的诊断手段。

（二）沙眼衣原体培养

诊断沙眼衣原体感染的金标准，敏感性和特异性高，但耗时、费钱、需一定的实验设备，限制了临床应用。取材时注意先用1个棉拭子擦去宫颈口的黏液及脓液，再用另一个棉拭子伸到宫颈管内转动或用小刮勺刮取细胞，放入试管中送检。

（三）沙眼衣原体抗原检测

应用针对沙眼衣原体外膜蛋白或脂多糖的抗体检测抗原，是目前临床最常用的方法，包括：①直接免疫荧光法，敏感性80%～85%，特异性95%左右；②酶联免疫吸附试验，敏感性60%～80%，特异性97%～98%。

（四）沙眼衣原体核酸检测

PCR及LCR（连接酶链反应）敏感性最高，细胞培养阴性时亦能检出衣原体DNA，但应防止污染而致的假阳性。

（五）血清抗体检测

对诊断无并发症的生殖道感染价值不大，但在输卵管炎或盆腔炎时可明显升高，方法有补体结合试验、ELISA及免疫荧光法。

本病主要与淋球菌性尿道炎进行鉴别，此外尚需排除白色念珠菌及滴虫的感染。此外，诊断为衣原体感染的患者还应该对其他性传播疾病进行检测。

五、治疗

治疗感染患者防止传染给性伴侣。此外，通常治疗感染沙眼衣原体的妊娠妇女防止出生时传染给婴儿。性伙伴治疗有助于防止患者再感染和其他性伴侣感染。选用的抗生素应具有良好的细胞穿透性，抗生素使用时间应延长并且使用半衰期长的药物。

治疗生殖器衣原体感染的12个随机阿奇霉素与多西环素的临床试验分析表明，两者治疗同样有效，分别为97%和98%微生物的治愈率。阿奇霉素具有更好的费-效关系，它是一个单一治疗剂量直接观察疗效的药物。然而，多西环素成本比阿奇霉素少，也没有较高的不良事件的风险。红霉素可能有效率比阿奇霉素或多西环素差，主要是因为胃肠道的不良反应。氧氟沙星和左氧氟沙星是有效的治疗办法，但比较昂贵。其他喹诺酮类药物由于对沙眼衣原体感染的效果不可靠，因而未进行充分疗效评价。

（一）沙眼衣原体宫颈黏膜炎的治疗

推荐方案：多西环素100mg，每日两次，连服7日或阿奇霉素1g单次顿服。可选用方案：红霉素500mg，每日4次，连服7日；或琥乙红霉素800mg，每日4次，连服7日；或氧氟沙星300mg，每日两次，连服 7 日;或左氧氟沙星 500mg,每日 1 次,连服 7 日。

（二）沙眼衣原体盆腔炎的治疗

选用多西环素 100mg,每日两次,连服 14 日;或氧氟沙星 300～400mg,每日两次,连服 14 日。同时加用其他治疗盆腔炎的抗生素。

（三）性病性淋巴肉芽肿的治疗

可用多西环素 100mg,每日两次;或米诺环素 100mg,每日两次或四环素 500mg,每日 4 次,疗程均为 14～21 日。局部有淋巴结波动时可穿刺吸脓并注入抗生素,但严禁切开引流。直肠狭窄初期可做扩张术,晚期严重者和象皮肿者可采用手术治疗。

（四）衣原体性尿道炎

推荐:阿奇霉素 1000mg,口服,单次顿服;或多西环素 100mg,口服,每日两次,连服 7 日。

也可选用:红霉素 500mg,口服,每日 4 次,连用 7 日;或琥乙红霉素 800mg,口服,每日 4 次,连服 7 日;或氧氟沙星 300mg,口服,每日两次,连服 7 日;或左氧氟沙星 500mg,口服,每日两次,连服 7 日。

（五）性伴侣治疗

性伙伴及时检查及治疗是必不可少的,以减少对再感染源头患者的风险。治疗期间均应禁止性生活,禁欲应持续到为期 7 天的疗程完成之后。

（六）随访

除了孕妇(完成治疗后 3～4 周重复测试),由于沙眼衣原体对所推荐的治疗方案较少耐药,并且治疗成功者,3 周内仍有死亡病原体排出,可致衣原体检查假阳性,因此治疗后短期内(<3 周)不建议为观察疗效而进行衣原体检查,除非未遵循推荐或未遵循可选方案、症状持续存在或怀疑再感染。衣原体重复感染较多见,因为患者的性伴侣没有治疗或患者与沙眼衣原体感染的新的伴侣性交,重复感染导致 PID 和其他并发症发生较最初的感染时风险升高,因此,临床医生和卫生保健机构考虑建议衣原体感染治疗后 3～4 个月进行衣原体的检查。性伴侣亦应同时检查。

（尹秀蓉）

第六节　支原体感染

支原体是一群大小和结构的复杂程度介于细菌与病毒之间,能在人工培养基上生长繁殖的最小原核微生物。无细胞壁,可以通过一般的除菌滤器,形态上有可塑性,故呈多形性。对培养基营养要求较高,除基础营养物质外,尚需 10％～20％的人或动物血清,以此提供支原体本身不能自行合成的胆固醇和长键脂肪酸。支原体主要存在于人和动物的腔道黏膜上。在人类泌尿生殖道中能分离出 8 种支原体,即尿素分解支原体(解脲支原体、解脲脲原体)、人型支原体、生殖支原体、肺炎脲原体、灵长类支原体、嗜精原支原体、发酵支原体和唾液支原体。性传播疾病中的生殖道支原体感染以解脲脲原体(Uu)、生殖支原体(Mg)和人型支原体(Mh)为主要病原体。

支原体在细胞外寄生,也可进入细胞内,白细胞表面嵌入。具有致病性的支原体通过其特殊结构,紧紧地黏附于易感宿主细胞膜受体上,这种黏附细胞的特性成为感染的先决条件。支原体通过与宿主细胞膜间相互作用,释放有毒的代谢产物,如 H_2O_2、NH_3 等,使宿主细胞受损,同时自宿主细胞吸取自身需要的营养成分。但是,支原体也可正常寄居于人体腔道内的黏膜上,在机体免疫力低下或黏膜受损的情况下发展成致病原,而且容易分离到。

一、病因

支原体的外层结构无细胞壁,仅有三层膜组成。膜包绕胞浆,内含数量颇多的核糖体。环状双股 DNA 分散于胞浆内。支原体繁殖以二分裂为主,繁殖速度比细菌慢。形态多样,基本为球形和丝形。DNA 的 G+C 含量低。其个体大小为 $0.2\sim0.3~\mu m$,很少超过 $1.0~\mu m$。普通染色不易着色,用姬姆萨染色很浅,革兰染色为阴性。支原体在固体培养基上能生长成具特征性煎蛋状菌落,用 Dienes 法染色后,菌落呈特异的蓝色。Uu 菌落最小,煎蛋状不典型,直径仅 $15\sim50~\mu m$,粗颗粒状或具极窄的边。Mh 菌落较大,直径为 $50\sim200~\mu m$,往往被称为大菌落支原体,其煎蛋状菌落常十分典型,菌落中央深埋入琼脂,边缘宽,透明度较高。

解脲脲原体的营养要求除胆固醇外,主要是尿素。生长的最适 pH 为 $5.5\sim6.5$。它含有脲酶,这是区别于其他支原体的重要特征。在培养最适条件下,$12\sim18~h$ 内可生长达 5×10^7 菌落形成单位 (CFU/mL)。Mh 含精氨酸脱氢酶,能分解精氨酸,产生 ATP,以提供其能量。在液体培养基中 $2\sim3~d$,固体培养基中 $4\sim5~d$ 即可生长。对数生长期可达 10。CFU/mL。生长最适 pH 为 $6.8\sim7.0$。Mg 在电镜下呈烧瓶状,有特殊的尖端结构,具吸附人和动物的红细胞、玻璃、塑料器皿及上皮细胞的能力。能发酵葡萄糖和其他碳水化合物,但不能分解精氨酸及尿素。Mg 在普通支原体培养基上不能生长,必须培养在特殊的SP-4培养基中。生长速度缓慢,最适 pH7.8,最适温度为 37 ℃。在固体培养基上,在含 5% CO₂ 和 95% N₂ 环境中,可形成煎蛋状菌落。菌落大小极不一致,直径为 $20\sim200~\mu m$。基因组是在支原体中最小的,仅600 kb,其黏附结构为 140 kD 膜蛋白质,是起免疫作用的蛋白。

支原体不耐干燥,对热抵抗力较差,45 ℃ $15\sim30$ min 或 55 ℃ $5\sim15$ min 即可死亡。低温及冷冻干燥可长期保存。支原体因无细胞壁,对低渗透压作用敏感。易被脂溶剂、去垢剂、乙醇、特异性抗体和补体等溶解。对重金属盐、石炭酸、来苏儿等化学消毒剂及表面活性物质均很敏感。支原体对影响细胞壁合成的抗生素,如青霉素不敏感,但对作用于核蛋白体的抗生素,如多西环素、红霉素、四环素、卡那霉素、链霉素和氯霉素等敏感,具有抑制或杀灭作用。

二、流行病学

婴儿通过产道可受到支原体感染,Uu 占多数。青春期前男性生殖道很少有支原体寄居,但 8%~22% 的女性携带支原体。青春期后生殖道出现支原体,与性活动呈强相关,在性乱者、同性恋、妓女和淋病患者中检出率较高。据报道,我国 7 个地区健康人携带率为 Uu10.59%,Mh5.34%。Uu 在性乱者中检出率为 25.47%,Mh 为 8.8%。另有资料报道,性病患者检出 Uu 占 29.3%,Mh 占 4.9%。咽部也是 Uu 的寄居和感染部位,健康成人中,5%~10% 可从其咽部分离到 Uu,1.5%~3% 分离到 Mh。据调查证明,咽部携带 Uu 分离率与性活动、多性伴、性乱交和口交等不洁性行为以及 Uu 尿道炎呈明显相关。

在性传播疾病中的支原体感染,据统计,Uu 感染显著高于 Mh 感染,女性明显高于男性。阳性病例主要集中于 21~40 岁年龄组,尤以 21~30 岁年龄组为最多,且夫妇常同患同种支原体,表明支原体感染与性活跃程度明显相关,并具性传播性。支原体感染可与衣原体、淋菌或其他 STD 病原体混合感染,也能同时感染 Mh 和 Uu。有报道,混合感染率可达 30.5%。Uu 有 14 个血清型,型与致病性可能有关。Mh 至少有 7 个血清型,但尚无资料证实血清型与疾病的关系。

生殖支原体是第 12 个被发现的支原体,1981 年由 Tully 等从两例男性非淋菌性尿道炎(NGU)尿道标本中分离出。资料表明,泌尿生殖道可能是 Mg 寄居和感染的主要部位。它与肺炎支原体可共存于人的呼吸道。

三、临床表现

（一）NGU

支原体感染所致 NGU 的临床表现,与衣原体性 NGU 类同。尿道炎症状较轻,具有持续性和复发性特点。也有患者不经治疗可在1~3个月内自愈,但是有些患者常伴有并发症,使病情迁延。许多研究者认为,Uu 和 Mh 是非衣原性 NGU 的主要病原体。据国外报告,在 NGU 患者中,Uu 阳性率占 NGU 患者数的 66.9%~67.6%。在淋病后的尿道炎中,所占比例高达74.6%。美国疾病控制中心 1991 年的资料中也指出,30%~40%NGU 病例主要由 Uu 和 Mh 引起。国内调查证明,在 NGU 患者中,由尿道(或宫颈)取材作支原体培养,其中 Uu 阳性率为 12%~74%,Mh 的阳性率及 Uu 和 Mh 混合感染阳性率较低,大多数报告为低于 10%。

(二)附睾炎和前列腺炎

附睾炎是 NGU 的主要并发症。典型的症状为尿道炎与附睾炎并存。较常见者为急性附睾炎,多为单侧阴囊肿胀及疼痛,部分患者的抗体滴度升高。支原体感染引起的慢性前列腺炎可无症状或有尿频、尿痛、尿不尽感,以及会阴钝痛、阴茎痛或会阴直肠部位坠胀不适、性功能障碍等。研究证明,Uu 和 Mh 引起的慢性前列腺炎是由尿道上行感染所致。据报告,在 597 例慢性前列腺炎患者中,在排除其他感染因素后,确定 Uu 感染率 13.7%,Mh 感染率为 10%,在前列腺按摩液或按摩后的首次尿中查到。也可从前列腺穿刺活检标本中分离出来。国内报道,在 159 例前列腺炎患者中,Uu 检出率为 20.7%。

(三)不育症

在不育者的精液中,Uu 检出率高达 40%~58%,明显高于生育者的 10%~31%。Uu 感染可使精子活动能力降低、数目减少以及畸形精子增多。并发现 Uu 能吸附于精子。使穿透能力降低,或由于 Uu 产生的神经氨酸酶样物质干扰了精子和卵子结合而致不育。

(四)其他

Uu 感染可引起子宫内膜炎、绒毛膜羊膜炎、宫颈炎、输卵管炎和早产等。临床及动物实验证明,Mh 可引起盆腔炎或由于生殖道上行达子宫引起感染,并可侵及羊膜。Mh 尚可致产后热或流产后发热,5%~10%的妇女可从血中分离到 Mh。

四、实验室检查

(一)分离培养

标本的采集对病原体的检测十分重要。一般男性患者由前尿道 2~4 cm,女性患者在宫颈口内1~2 cm 处,用无菌棉拭子采集标本。在取宫颈标本时,应先用一个拭子将宫颈口揩干净,再用另一个拭子取材。少数患者需取前列腺按摩液、精液,或取感染部位的活检物做成匀浆后再接种培养基。用尿液做支原体培养以清晨首次中段尿最有价值,需离心沉淀后取沉淀物做培养。

支原体可在人工培养基中生长。传统的方法是用支原体液体和固体培养基做二步培养。即先将棉拭子标本漂洗于液体培养基中,经培养后若发现含酚红指示剂的液体培养基由黄色变为红色,pH 上升而液体仍澄清时(Mg 能使 SP-4 培养基 pH 下降,由红色变为黄色),则可以初步诊断有支原体生长。再将此培养液转种到支原体固体培养基上,置 37 ℃,培养 3~5 d(Mg 需要长时间),在低倍显微镜下可见到支原体所具特征性煎蛋状菌落。

(二)血清学诊断试验

酶联免疫吸附试验(ELISA)敏感性低;微量免疫荧光法(MIF)具有快速的特点。间接血凝试验(IHA)和代谢抑制试验(MIT)常用于支原体抗体检测,特异性和敏感性都较高,可作为辅助诊断及流行病学检查。

(三)分子生物学诊断方法检测

目前主要应用聚合酶链反应(PCR)及 DNA 探针技术诊断。前者具有高度特异性和敏感性,又快速、简便,但操作要求极为严格。

五、诊断

支原体性 NGU,临床症状类似衣原体性 NGU。患者有婚外性交史,尿道、阴道有分泌物,刺痒、烧灼感,少数患者有尿频及排尿困难。其症状应注意与淋菌性尿道炎相鉴别。实验室检出支原体或血清抗体滴度有 4 倍以上增长,有诊断价值。其他因支原体感染而引起的疾病可根据临床表现及实验室检查结果而做出相应诊断。

六、治疗

(1)多西环素 100 mg,口服,每日两次,连服 7～14 d。

(2)盐酸四环素 500 mg,口服,每日 4 次,至少连服 7 d,一般为 2～3 周。也可在 7 d 后改为 250 mg,每日 4 次,直至 21 d。

(3)米诺环素 100 mg 口服,每日两次,连服 10 d。

(4)土霉素 250 mg,口服,每日 4 次,连服 7 d。

(5)红霉素 0.5 g,口服,每日 4 次,连服 7 d。

孕妇和哺乳期妇女可服土霉素或红霉素。应注意红霉素对解脲脲原体有效,但对人型脲原体无效。如果不能耐受大剂量红霉素,则采用红霉素琥珀酸乙酯 800 mg,每日 4 次,连服 7～14 d。

(6)其他新的抗菌药物如阿奇霉素(1 g,单剂量口服,可维持有效浓度 5 d);罗昔霉素(罗力得,罗红霉素,0.3 g,口服,每天 1 次,共 7 d);氧氟沙星(0.2 g,口服,每日 2 次,连续 7～14 d)等,可根据病情需要采用。

新生儿患眼结膜炎时,可用红霉素干糖浆剂 30～50 mg/(kg·d),1 d 分 4 次口服,至少 3 周,直至治愈为止。

值得提出的是,米诺环素能穿过前列腺屏障,在前列腺内有很高浓度(2.27 μg/g),适合治疗前列腺炎。其高脂肪亲和力亦有利于透过支原体的胞膜,对 Uu 的最低抑菌浓度仅为 0.03 mg/mL,在泌尿生殖道内的浓度远高于有效治疗浓度。据报告,新型喹诺酮药物治疗 Uu 感染引起的 NGU 或宫颈炎的治愈率在 61%～98%。支原体对抗菌药物耐药性问题已引起注意。据报道,Uu 对四环素的耐药株占 10%～20.6%,耐多西环素株占 8%～27.5%,耐红霉素株占 10%～52.4%,Uu 和 Mh 对氧氟沙星耐药株低于 20%。总之,Uu 及 Mh 对抗生素的耐药株有日渐增加的趋势,值得临床用药时注意。另外,Uu 与 Mh 对有些抗生素的敏感性不同,如红霉素对 Uu 有效,但对 Mh 无效;林可霉素、洁霉素对 Uu 无效,而对 Mh 却有效。因此,查清患者是何种支原体感染,或是混合感染,也是有必要的。

七、预防

对因性接触而感染支原体的预防应注意以下事项。

(1)开展性健康教育。

(2)遵守性道德,避免婚外性行为。

(3)对性伴应进行检查并及时治疗。

(4)完成治疗后,应复查是否真正治愈。

(5)如果症状持续存在或复发,应早去医院作全面检查,以明确病因,采取相应防治对策。

(尹秀蓉)

第七节　获得性免疫缺陷综合征

一、病因及传播

获得性免疫缺陷综合征(AIDS)是由人类免疫缺陷病毒(HIV)引起的一种以人体免疫功能严重损害为临床特征的高度传染性疾病,患者机体完全丧失抵御各种微生物侵袭的能力,极易遭受各种机会性感染及多种罕见肿瘤,死亡率极高,确诊后 1 年病死率为 50%。HIV 是一种逆转录病毒,即一种含 RNA 的病毒,它能将遗传物质转移到宿主细胞的DNA中去。HIV结构简单,有一个被内部的基质蛋白(18P)包裹的核,其外再被一层糖蛋白膜所包裹,其中被称作信封蛋白的gp120负责封闭辅助淋巴细胞(CD4$^+$)受体,促使HIV感染淋巴细胞。这一蛋白具有高度的可变性,因此可逃避免疫监视。

HIV主要存在于人类的血液、体液、精液、眼泪、唾液、阴道分泌物、胎盘和乳汁中,故其主要传播途径为:①通过性关系直接传播(异性恋、同性恋);②感染HIV的注射器和血制品的血行传播;③母婴通过胎盘垂直传播,分娩时经阴道传播和出生后经母乳传播等途径。

二、流行病学

HIV感染是目前世界范围内流行最严重的性传播疾病(STD),在美国自1981年6月正式报告第1例艾滋病患者以来,10年间,异性接触感染率由1.9%上升至9.0%,AIDS妇女上升了近3倍,每年有7 000例HIV阳性孕妇分娩,其中1 000~2 000名新生儿因垂直传播而感染HIV。

在非洲,东非和中非是最大的流行区域,有20%~30%的孕妇感染,在亚洲以泰国HIV感染率最高,泰国孕妇感染率为8%,有25.7%的垂直传播率。世界卫生组织预测分析至2000年,全世界将有4 000万人携带HIV,其中大部分在发展中国家。非洲的绝对感染数最高,亚洲的感染率上升最快。今后亚洲将是继非洲之后又一艾滋病严重流行地区。

三、临床表现

最初感染HIV后,超过半数的人有类似普通感冒的症状出现,多易被忽视而成为HIV携带者。艾滋病潜伏期不等,儿童最短,妇女最长。小于5岁儿童潜伏期为1.97年,大于5岁者平均为6.23年。男性潜伏期为5.5年,女性可长达8年以上。

艾滋病早期常无明显异常,部分患者早期有原因不明的淋巴结肿大,以颈、腋窝最明显,而成为AIDS先兆。

AIDS发病后,由于HIV对宿主免疫系统,特别是细胞免疫系统的进行性破坏,造成宿主的免疫缺陷而致病。多为全身性、进行性病变,主要表现在以下几个方面。

(一)机会性感染

本病突出的特征是感染的范围广,发生频率高,引起感染的病原体多是正常宿主中罕见的、对生命有威胁的,与患者有限的免疫反应及无能力控制感染相符合,主要类型有四种。

1.肺型

卡氏肺囊虫性肺炎占51%,是致死性感染,最常见,其他感染源为巨细胞病毒、真菌、隐球菌及分枝杆菌,主要表现为发热、咳嗽、胸痛、呼吸困难、排痰。

2.中枢神经型

脑脓肿、脑炎、脑膜炎等由鼠弓形体、隐球菌、白色念珠菌等引起,表现为头痛、人格改变、意识障碍、局限性感觉障碍及运动神经障碍。

3.胃肠型

常由隐球菌、鞭毛虫、阿米巴、分枝杆菌引起,主要表现为慢性腹泻,每日大便由数次至数十次,排粪量大于3 000 mL,伴有腹痛,吸收不良,体重下降,严重者因腹泻电解质紊乱,酸中毒死亡。

4.发热型

为原因不明的发热、乏力、不适、消瘦。骨髓、淋巴结、肝活检证实为鸟型结核分枝杆菌的细胞内感染。

AIDS患者的条件性感染可能是一种致病菌接着另一种致病菌的连续感染,也可能是多种病原体的重复混合感染。

(二)恶性肿瘤

在欧美30%以上的患者为卡波肉瘤,表现为广泛的红褐色或蓝色的斑疹,结节或斑块,半数胃肠黏膜受累,全身淋巴结肿大,多于20月内死亡,患者往往伴有机会性感染。恶性肿瘤中还包括未分化非何杰金B细胞淋巴瘤,原发性中枢神经系统淋巴瘤,口或直肠的鳞癌等。

（三）皮肤表现

1.真菌感染

口腔、咽、食管、腹股沟及肛周念珠菌及真菌感染。

2.病毒感染

多核巨细胞病毒所致的慢性、溃疡性肛门周围疱疹及人乳头瘤病毒引起的肛门周围巨大尖锐湿疣。

3.细菌感染

AIDS患者皮肤对葡萄球菌及链球菌极易感染，也可引起隐球菌性播散性感染。

4.非感染性皮肤表现

为多发性瘢痕及溃疡，脂溢性皮炎，紫癜等。

上述各种临床表现中，以卡氏肺囊虫性肺炎、Kaposi肉瘤、中枢神经并发症、慢性腹泻最易危及生命，在欧美以Kaposi肉瘤及卡氏肺囊虫性肺炎最多见。在非洲以腹泻、消瘦、真菌感染、播散性结核、中枢神经系统弓形体病较多。

四、HIV与妇产科的关系

（一）HIV与STD、妇科病

在感染HIV的妇女中，无症状的HIV感染常被一般的妇科症状所掩盖，而被临床医师所忽视。当HIV感染加重时，淋巴细胞亚群中CD4$^+$细胞明显下降至低于$50/mm^3$，患者可有无法解释的大量阴道分泌物，严重的阴道疼痛和阴道溃疡；性传播性疾病与AIDS的关系已引起人们的关注，其原因是STD有利于HIV传播，而HIV又易增加STD的发生，文献报道淋菌与HIV感染有明显相关性。HIV阳性妇女易反复发生生殖道真菌和病毒感染。HIV感染加速了宫颈上皮内瘤样病变（CIN）的发展，文献报道，HIV阳性妇女宫颈癌发病率明显高于普通人群。患宫颈癌的HIV阳性者中，肿瘤的发展速度也明显增加。为此，1992年美国疾病控制中心将浸润性宫颈癌包括在AIDS监测范围之内。

（二）HIV与妊娠

HIV对妊娠的影响十分不利，可引起流产、早产、低体重儿，死胎，但关于胚胎病（Embryopathy）和先天畸形尚未见报道（Tenwerman，1994年）。HIV感染可增加自然流产率（Miotti，1992年），可能是由于HIV感染者的蜕膜免疫细胞发生变化，进而影响胚胎着床和滋养细胞层生长发育而致流产。HIV感染及不正常的胎盘功能引起的胎儿宫内发育迟缓可致低体重儿。感染进程的发展可引起绒毛膜羊膜炎导致早破水及宫内死胎。

（三）HIV的垂直传播

与HIV病毒的量和母亲的免疫功能状况有关，垂直传播率为15％～35％，妊娠期以下列三阶段易引起垂直传播：①妊娠20周至孕40周；②分娩过程中；③母乳喂养期。

（1）分娩前后血清中HIV RNA水平与垂直传播明显相关，当病毒RNA＞50 000拷贝/mL时，常可导致垂直传播的发生，而病毒RNA＜20 000拷贝/mL时，其传播率减少。也与母体免疫状况有关，当CD4$^+$计数小于$200/mm^3$易发生垂直传播，CD4$^+$计数大于$500/mm^3$时，传播概率明显减少。此外孕期损伤性检查，如经腹羊膜腔穿刺或羊膜镜检查均与HIV传播有关。

（2）约2/3的HIV垂直传播发生在分娩时，此时产道出血，胎儿暴露于母血中。此外胎盘剥离，使HIV通过胎盘导致感染，胎膜破裂时间与HIV垂直传播呈正相关、剖宫产是否降低HIV感染率，目前尚有争论。但分娩时大出血、羊膜破裂持续时间及早产与HIV在分娩时传播有关，多数人已达共识。传播与分娩状态关系的研究还表明，分娩时HIV的垂直传播不仅通过胎盘而且可经上行途径感染。

（3）产后HIV传播主要通过母乳喂养，HIV阳性母亲的母乳喂养可使HIV的感染率增加7％～22％。

五、诊断

（1）早期患者可有外周血白细胞计数降低，中性粒细胞降低及淋巴细胞升高，结核菌素试验呈无反应状态。

(2)AIDS的免疫缺陷主要表现在细胞免疫系统中，T细胞的两种主要亚群，辅助侦导淋巴细胞（CD4$^+$）减少及抑制/细胞毒性淋巴细胞（CD8$^+$）的升高，以及CD4$^+$/CD8$^+$比值的降低。正常人的CD4$^+$细胞总数应大于1 000/mm^3。在临床前期无症状患者，由于每天要有上百万的病毒被复制和消灭，大量淋巴细胞被破坏和消耗，当CD4$^+$<500/mL便逐渐出现AIDS症状。B细胞系统被激活，表现为IgA、IgM及IgG升高。

(3)在感染初期，P24抗原试验和聚合酶链反应（PCR）检测HIV RNA可阳性，但因抗体尚未产生，酶联免疫吸附试验（EILSA）和蛋白印迹法检测结果呈阴性。

(4)抗体检测要在感染后2~6个月才出现阳性，EILSA常为筛选试验，当结果阳性时，需用蛋白印迹法判定HIV抗原和抗体结合带，来确定诊断。

(5)对HIV血清学（＋）或病毒学（＋）患者定为HIV携带者，当确诊有下列疾病之一时可诊为AIDS：①播散性组织胞浆菌病。②隐孢子虫病引起的腹泻。③支气管或肺念珠菌感染。④弥散性或未分化的非何杰金淋巴瘤。⑤年龄小于60岁，组织学证实为淋巴肉瘤。⑥<13岁组织学上证实有慢性淋巴样间质肺炎。⑦在诊断AIDS为标志的条件性感染后3个月，发生淋巴网状恶性肿瘤。

六、治疗

无特效药，多为对症治疗，主要治疗目标是攻击破坏HIV及纠正改善宿主免疫缺陷。

(1)抗病毒药物：苏拉明及利巴韦林。

(2)α-干扰素：治疗Kaposi肉瘤效果是暂时的。

(3)免疫刺激剂：白细胞介素-2，γ-干扰素，免疫球蛋白。

(4)对感染的特异性治疗。

(5)HIV疫苗及免疫球蛋白正在研制中。

（尹秀蓉）

第十八章　女性生殖器官损伤性疾病

第一节　子宫脱垂

子宫脱垂是子宫从正常位置沿阴道下降,宫颈外口达坐骨棘水平以下,甚至子宫全部脱出阴道口以外。子宫脱垂常伴有阴道前壁和后壁脱垂。

一、临床分度与临床表现

（一）临床分度

我国采用 1981 年全国部分省、市、自治区"两病"科研协作组的分度,以患者平卧用力向下屏气时,子宫下降最低点为分度标准。将子宫脱垂分为 3 度（图 18-1）。

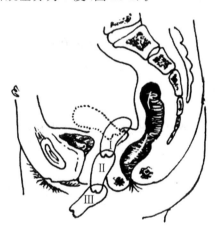

图 18-1　子宫脱垂

Ⅰ度:轻型,宫颈外口距处女膜缘小于 4 cm,未达处女膜缘;重型,宫颈外口已达处女膜缘,阴道口可见子宫颈。

Ⅱ度:轻型,宫颈已脱出阴道口外,宫体仍在阴道内;重型,宫颈及部分宫体脱出阴道口。

Ⅲ度:宫颈与宫体全部脱出阴道口外。

（二）临床表现

1.症状

Ⅰ度:患者多无自觉症状。Ⅱ、Ⅲ度患者常有程度不等的腰骶区疼痛或下坠感。

Ⅱ度:患者在行走、劳动、下蹲或排便等腹压增加时有块状物自阴道口脱出,开始时块状物在平卧休息时可变小或消失。严重者休息后块状物也不能自行回缩,常需用手推送才能将其还纳至阴道内。

Ⅲ度:患者多伴Ⅲ度阴道前壁脱垂,易出现尿潴留,还可发生压力性尿失禁。

2.体征

脱垂子宫有的可自行回缩,有的可经手还纳,不能还纳的,常伴阴道前后壁脱出,长期摩擦可致宫颈溃疡、出血。Ⅱ、Ⅲ度子宫脱垂患者宫颈及阴道黏膜增厚角化,宫颈肥大并延长。

二、病因

分娩损伤,产后过早体力劳动,特别是重体力劳动;子宫支持组织疏松薄弱,如盆底组织先天发育不良;绝经后雌激素不足;长期腹压增加。

三、诊断

通过妇科检查结合病史很容易诊断。检查时嘱患者向下屏气或加腹压,以判断子宫脱垂的最大程度,并分度。同时注意观察有无阴道壁脱垂、宫颈溃疡、压力性尿失禁等,必要时做宫颈细胞学检查。如可还纳,需了解盆腔情况。

四、处理

（一）支持疗法

加强营养,适当安排休息和工作,避免重体力劳动,保持大便通畅,积极治疗增加腹压的疾病。

（二）非手术疗法

1.放置子宫托

子宫托适用于各度子宫脱垂和阴道前后壁脱垂患者。

2.其他疗法

其他疗法包括盆底肌肉锻炼、物理疗法和中药补中益气汤等。

（三）手术疗法

手术疗法适用于国内分期Ⅱ度及以上子宫脱垂或保守治疗无效者。

1.阴道前、后壁修补术

其适用于Ⅰ、Ⅱ度阴道前、后壁脱垂患者。

2.曼氏手术

曼氏手术包括阴道前后壁修补、主韧带缩短及宫颈部分切除术。适用于年龄较轻、宫颈延长、希望保留子宫的Ⅱ、Ⅲ度子宫脱垂伴阴道前、后壁脱垂患者。

3.经阴道子宫全切术及阴道前后壁修补术

其适用于Ⅱ、Ⅲ度子宫脱垂伴阴道前、后壁脱垂、年龄较大、无需考虑生育功能的患者。

4.阴道纵隔形成术或阴道封闭术

其适用于年老体弱不能耐受较大手术、不需保留性交功能者。

5.阴道、子宫悬吊术

阴道、子宫悬吊术可采用手术缩短圆韧带,或利用生物材料制成各种吊带,以达到悬吊子宫和阴道的目的。

五、预防

推行计划生育,提高助产技术,加强产后体操锻炼,产后避免重体力劳动,积极治疗和预防使腹压增加的疾病。

（代洪波）

第二节　阴道脱垂

阴道脱垂包括阴道前壁脱垂与阴道后壁脱垂。

一、阴道前壁脱垂

阴道前壁脱垂常伴有膀胱膨出和尿道膨出，以膀胱膨出为主(图 18-2)。

(一)病因病理

阴道前壁的支持组织主要是耻骨尾骨肌、耻骨膀胱宫颈筋膜和泌尿生殖膈的深筋膜。

若分娩时，上述肌肉、韧带和筋膜，尤其是耻骨膀胱宫颈筋膜、阴道前壁及其周围的耻尾肌过度伸张或撕裂，产褥期又过早从事体力劳动，使阴道支持组织不能恢复正常，膀胱底部失去支持力，膀胱及与其紧连的阴道前壁上 2/3 段向下膨出，在阴道口或阴道口外可见，称为膀胱膨出。膨出的膀胱随同阴道前壁仍位于阴道内，称Ⅰ度膨出；膨出部暴露于阴道口外称Ⅱ度膨出；阴道前壁完全膨出于阴道口外，称Ⅲ度膨出。

若支持尿道的耻骨膀胱宫颈筋膜严重受损，尿道及与其紧连的阴道前壁下 1/3 段则以尿道外口为支点，向后向下膨出，形成尿道膨出。

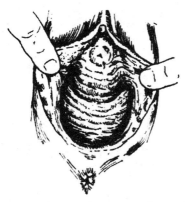

图 18-2　阴道前壁脱垂

(二)临床表现

轻者可无症状。重者自觉下坠、腰酸，并有块物自阴道脱出，站立时间过长、剧烈活动后或腹压增大时，阴道"块物"增大，休息后减小。仅膀胱膨出时，可因排尿困难而致尿潴留，易并发尿路感染，患者可有尿频、尿急、尿痛等症状。膀胱膨出合并尿道膨出时，尿道膀胱后角消失，在大笑、咳嗽、用力等增加腹压时，有尿液溢出，称张力性尿失禁。

(三)诊断及鉴别诊断

诊断及鉴别诊断主要依靠阴道视诊及触诊，但要注意是否合并尿道膨出及张力性尿失禁。患者有上述自觉症状，视诊时阴道口宽阔，伴有陈旧性会阴裂伤。阴道口突出物在屏气时可能增大。若同时见尿液溢出，表明合并膀胱膨出和尿道膨出。触诊时突出包块为阴道前壁，柔软而边界不清。如用金属导尿管插入尿道膀胱中，则在可缩小的包块内触及金属导管，可确诊为膀胱或尿道膨出，也除外阴道内其他包块的可能，如黏膜下子宫肌瘤、阴道壁囊肿、阴道肠疝、肥大宫颈及子宫脱垂(可同时存在)等。

(四)预防

正确处理产程，凡有头盆不称者及早行剖宫产术，避免第二产程延长和滞产；提高助产技术，加强会阴保护，及时行会阴侧切术，必要时手术助产结束分娩；产后避免过早参加重体力劳动；提倡做产后保健操。

(五)治疗

轻者只需注意适当营养和缩肛运动。严重者应行阴道壁修补术；因其他慢性病不宜手术者，可置子宫托缓解症状,但需日间放置、夜间取出,以防引起尿瘘、粪瘘。

二、阴道后壁脱垂

阴道后壁脱垂常伴有直肠膨出。阴道后壁脱垂可单独存在,也可合并阴道前壁脱垂。

(一)病因病理

经阴道分娩时,耻尾肌、直肠-阴道筋膜或泌尿生殖膈等盆底支持组织由于长时间受压而过度伸展或撕裂,如在产后未能修复,直肠支持组织消弱,导致直肠前壁向阴道后壁逐渐脱出,形成伴直肠膨出的阴道后壁脱垂(图18-3)。

若较高处的耻尾肌纤维严重受损,可形成子宫直肠陷凹疝,阴道后穹隆向阴道内脱出,内有肠管,称肠膨出。

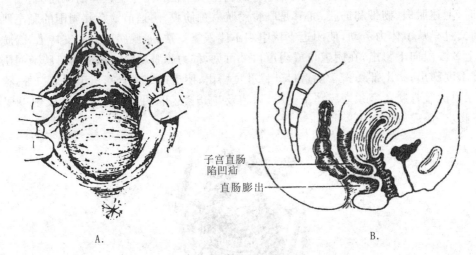

子宫直肠
陷凹疝
直肠膨出

A.   B.

图 18-3　阴道后壁脱垂
A.直肠膨出;B.直肠膨出矢状面观

(二)临床表现

轻者无明显表现,严重者可感下坠、腰酸、排便困难,甚至需要用手向后推移膨出的直肠方能排便。

(三)诊断与鉴别诊断

检查可见阴道后壁呈球形膨出,肛诊时手指可伸入膨出部,即可确诊。

(四)预防

同阴道前壁脱垂。

(五)治疗

轻度者不需治疗,重者需行后阴道壁及会阴修补术。

(代洪波)

第三节　粪　瘘

粪瘘是指肠道与生殖道之间有异常通道,致使粪便由阴道排出,以直肠阴道瘘居多。

一、病因和发病机制

(1)阴道直肠瘘是由于难产时胎头压迫阴道后壁及直肠过久所致,由于骶骨凹陷缓解了胎头对软组织的压迫,所以发生机会少,粪瘘发生也低于尿瘘。

(2)会阴Ⅲ度裂伤未缝合或缝合未愈,也可引起粪瘘。

(3)会阴修补时肠线穿透直肠黏膜感染后形成瘘管。

(4)由于晚期癌症或癌症放疗后引起。

二、病情分析

(1)自阴道排出稀薄粪便,自阴道内排气。

(2)粪瘘高位者,大便可积于阴道内,使阴道不洁及感染。

(3)合并尿瘘时,尿及粪同时由阴道排出发生外阴皮炎。

三、诊断

(1)阴道内可见粪便,瘘孔位于阴道后壁。

(2)瘘孔小时仅于阴道后壁见鲜红肉芽组织,子宫探针可通过此处到达直肠,肛诊时在直肠内可触及探针。

四、治疗

粪瘘的治疗为手术修补。修补效果比尿瘘佳。其损伤后自愈的机会也比尿瘘多。新鲜创伤(如手术或外伤),应立即进行修补,陈旧性粪瘘,如为部位较高的直肠阴道瘘,则按尿瘘修补的原则方法及手术需求,分离瘘孔的周边组织,使阴道壁与直肠壁黏膜分离,先缝直肠壁(不透黏膜),后缝合阴道壁。如直肠阴道壁近于肛门,则首先从正中剪开肛门与瘘孔之间的阴道直肠壁,使会阴Ⅲ度裂伤,再行修补。

如系粪瘘与尿瘘两者并存,宜同时修补。如粪瘘较大,或瘢痕组织较多,估计手术困难者可先作腹壁结肠造瘘及尿瘘修补,待尿瘘愈合后,间隔4周,再进行粪瘘修补。成功后再使造瘘之结肠复位。

直肠阴道瘘的瘘孔巨大,瘢痕组织过多,瘘孔经多次修补失败,可考虑做永久性人工肛门手术。

确诊之小肠或结肠阴道瘘宜经腹修补或行肠切除吻合术。粪瘘的术前准备及术后护理,对粪瘘修补的愈合关系较大。故术前3~5 d开始进无渣半流质,并给予甲硝唑(灭滴灵)0.2 g,每日3~4次;共服3~4 d,庆大霉素8万U,肌内注射,1日2次,用3~4 d,或术前口服新霉素1 g,或每日口服链霉素1 g,3~4 d,以减少肠道感染机会。术前1口服番泻叶15 g(冲饮),或术前晚清洁灌肠,并冲洗阴道。术后继续给予无渣半流质饮食并控制排便3~5 d,可给予5%阿片酊5 mL,每日3次;继给甲硝唑(灭滴灵)等预防感染,促进伤口愈合。自术后第4日起每晚服液状石蜡30~40 mL,或每日服番泻叶15 g,使粪便变稀软化易于排出(排便次数过多时可停服)。此外,术后还应保持外阴清洁。

五、预防

产时处理避免第二产程过长;注意保护会阴,避免会阴Ⅲ度裂伤;会阴裂伤缝合后应常规肛查,发现有缝线穿透直肠黏膜时,应立即拆除重缝;避免长时间放置子宫托不取出;生殖道癌肿放射治疗时,应掌握放射剂量和操作技术。

(代洪波)

第四节 尿 瘘

尿瘘是指生殖道与泌尿道之间形成的异常通道。根据泌尿生殖瘘的发生部位,可以分为膀胱阴道瘘、膀胱宫颈瘘、尿道阴道瘘、膀胱尿道阴道瘘及输尿管阴道瘘等。临床上以膀胱阴道瘘最多见。

一、病因和发病机制

（一）产伤

产伤引起尿瘘以往在我国农村常见。产伤所致的尿瘘多因为难产处理不当引起，有坏死型和创伤型两种。

（二）妇科手术损伤

通常是由于手术时组织粘连误伤输尿管或因输尿管末端游离过度导致的输尿管阴道瘘，也可以误伤膀胱造成膀胱阴道瘘。经阴道手术时，可以误伤膀胱、尿道而形成膀胱阴道瘘和尿道阴道瘘。

（三）其他

如膀胱结核、生殖器放射治疗后，晚期生殖道或膀胱癌肿长期放置子宫托等，均能导致尿瘘，但并不多见。

二、临床症状

（一）漏尿

漏尿为主要症状，尿液不断自阴道流出，不能自主。病因不同，出现漏尿的时间也不同。分娩时压迫及手术时组织剥离过度所致的坏死型尿瘘，多在产后及手术后 3～7 d 开始漏尿。手术直接损伤者，术后立即开始漏尿。漏尿的表现形式因瘘孔部位不同而不同。如膀胱阴道瘘通常不能控制排尿，尿液均由阴道流出；尿道阴道瘘仅在膀胱充盈时才漏尿，一侧性输尿管阴道瘘因对侧尿液仍可进入膀胱，在漏尿同时仍有自主排尿；膀胱内瘘孔极小或瘘道曲折迂回者，在某种体位可能不漏尿，变更体位后出现漏尿。

（二）外阴皮炎

由于尿液长期刺激，外阴部甚至臀部及大腿内侧常出现皮炎，范围较大。

1.尿路感染

伴有膀胱结石者多有尿路感染，出现尿频、尿急、尿痛症状。

2.闭经

不少患者长期闭经或月经稀少，可能与精神创伤有关。

（三）体征

用窥阴器检查或经阴道指诊，可查到阴道前壁上的瘘孔即可确诊。瘘孔小，无法找到可用探针或金属导尿管插入尿道，与阴道内手指配合探查瘘孔。

三、诊断与鉴别诊断

根据病史症状、体征及亚甲蓝试验，腚胭脂试验，排泄性尿路造影辅助检查，可初步确诊。

（一）实验室检查

1.亚甲蓝试验

将尿道导管向膀胱注入稀释消毒亚甲蓝溶液 100～200 mL，然后夹紧导尿管，扩开阴道进行检查。如见到有蓝色液体从阴道前壁小孔流出者，为膀胱阴道瘘；子宫颈外口流出者，为膀胱宫颈瘘或膀胱子宫瘘；阴道内流出清亮尿液，则为输尿管阴道瘘。

2.腚胭脂试验

静脉推注腚胭脂 5 mL，阴道内置干纱布观察，约 5～7 min 可见蓝色液体由瘘孔流出。本实验用于亚甲蓝试验阴性患者，以进一步确诊瘘孔部位。

3.膀胱镜检查

帮助了解瘘孔数目、位置、大小以及与输尿管口和尿道口的关系。

（二）排泄性尿路造影

又称静脉肾盂输尿管造影，即经静脉注入泛影葡胺后摄片，以了解双肾功能及输尿管有无异常。

本病应与输尿管开口异位、张力性尿失禁、女性尿道下裂相鉴别。

四、治疗原则

均需手术治疗。结核、癌肿所致尿瘘者,应针对病因治疗;产后和妇科手术后 7 日内发生的尿瘘,经尿道放较粗的保留尿管,开放引流 4～6 周,小的瘘孔有可能愈合,较大者可减少其孔径。年老体弱不能耐受手术者,考虑采用尿收集器保守治疗。

(一)手术时间选择

(1)直接器械损伤新鲜清洁瘘孔,可在发现后立即手术修补。

(2)缺血坏死或伴感染的瘘孔,应等 3～6 个月待炎症消失、局部血供恢复后再行手术。

(3)瘘孔修补失败后,至少等 3 个月再行手术。

(4)膀胱内有结石伴炎症者,应在控制炎症后行取石和修补术。

(二)手术途径选择

有经阴道、经腹和经阴腹联合手术之分。原则上应根据瘘孔类型和部位选择不同途径。绝大多数膀胱和尿道瘘经阴道手术为宜,输尿管瘘均采取经腹途径。

(三)术前准备

目的在于为手术创造条件,以促进伤口的愈合:①术前 3～5 d 用 1∶5 000 高锰酸钾坐浴。有外阴湿疹者,在坐浴后局部涂搽氧化锌油膏,待痊愈后再行手术。②老年妇女或闭经患者,应每晚口服乙烯雌酚 1 mg,连服 20 d,以促进阴道上皮增生,有利于伤口愈合。③有尿路感染者,应先控制感染,再行手术。

(四)术后护理

修补手术是否成功,除手术本身外,术后护理也是重要环节之一。术后保留导尿管或耻骨联合上膀胱造瘘,应保证膀胱引流持续通畅,发生阻塞及时处理,一般 7～14 d 不等。术后每天进液量不少于 3 000 mL,大量尿液可起到冲洗膀胱的作用,有利于防止尿路感染。每天应将阴道擦洗,术后继续用抗生素预防感染。

(代洪波)

第五节 压力性尿失禁

一、定义

压力性尿失禁(SUI)是指腹压的突然增加导致尿液不自主流出,不是由逼尿肌收缩压或膀胱壁对尿液的张力压引起的。其特点是正常状态下无遗尿,而腹压突然增高时尿液自动流出,也称真性压力性尿失禁、张力性尿失禁、应力性尿失禁。压力性尿失禁在绝经后妇女的发生率为 17.1%。

二、病因

压力性尿失禁分为两型。90% 以上为解剖型压力性尿失禁,为盆底组织松弛引起。盆底松弛的原因:①妊娠与阴道分娩损伤。②绝经后雌激素减低或先天发育不良所致的支持薄弱。③尿道、阴道手术。④盆腔巨大肿物等原因。不到 10% 的患者为尿道内括约肌障碍型,为先天发育异常所致。

三、临床表现

几乎所有的下尿路症状及许多阴道症状都可见于压力性尿失禁。腹压增加下不自主溢尿是最典型的症状,而尿急、尿频、急迫尿失禁和排尿后膀胱区胀满感亦是常见的症状。80% 的压力性尿失禁患者伴有膀胱膨出。

四、分度

客观分度主要基于尿垫试验,临床常用简单的主观分度。

(1)轻度:尿失禁发生在咳嗽和打喷嚏时,至少每周发作2次。

(2)中度:尿失禁发生在快步行走等日常活动时。

(3)重度:在站立位时即发生尿失禁。

五、诊断

无单一的压力性尿失禁的诊断性试验。以患者的症状为主要依据,压力性尿失禁除常规查体、妇科基础知识篇检查及相关的神经系统检查外,还需相关压力试验、指压试验、棉签试验和尿动力学检查等辅助检查,排除急迫性尿失禁、充盈性尿失禁及感染等情况。

(一)压力试验

压力试验是将一定量的液体(一般为300 mL)注入膀胱后,嘱患者取站立位,用力咳嗽8~10次,观察阴部有无尿液漏出。如有尿液流出,为阳性。

(二)指压试验

检查者把中、食指放入阴道前壁的尿道两侧,指尖位于膀胱与尿道交接处,向前上抬高膀胱颈,再行诱发压力试验,如压力性尿失禁现象消失,则为阳性。

(三)棉签试验

患者仰卧位,将涂有利多卡因凝胶的棉签置入尿道,使棉签头处于尿道膀胱交界处,分别测量患者在静息时及Valsalva动作(紧闭声门的屏气)时棉签棒与地面之间形成的角度。在静息及做Valsalva动作时该角度差小于15°为良好的结果,说明有良好的解剖学支持;如角度差大于30°,说明解剖学支持薄弱;15°~30°时,结果不能确定。

六、鉴别诊断

在症状和体征最易混淆的是急迫性尿失禁,可通过尿动力学检测来鉴别诊断。

七、治疗

(一)非手术治疗

用于轻、中度压力性尿失禁治疗和手术治疗前后的辅助治疗。非手术治疗包括盆底肌肉锻炼、盆底电刺激、膀胱训练、尿道周围填充物注射、α肾上腺素能激动药和雌激素替代药物治疗。非手术治疗患者有30%~60%能改善症状。

(二)手术治疗

压力性尿失禁的手术方法很多。种类有100余种。目前公认有效的手术方法为阴道无张力尿道中段悬吊带术和耻骨后膀胱尿道悬吊术,为一线治疗方法。

1.阴道无张力尿道中段悬吊带术

除解剖型压力性尿失禁外,尿道内括约肌障碍型压力性尿失禁和合并有急迫性尿失禁的混合性尿失禁均是悬吊带术适应证。悬吊带术可用自身筋膜或合成材料,有经耻骨后路经和经闭孔路径。近年来以聚丙烯材料为主的合成材料的悬吊带术因方便、微创、疗效肯定,已得到普遍认同和广泛应用,治愈率在90%左右,尤其对年老和体弱患者增加了手术安全性。

2.耻骨后膀胱尿道悬吊术

术式很多,有经腹和"缝针法"途径。所有术式遵循2个基本原则,仅在应用上有所差别。缝合尿道旁阴道或阴道周围组织,以提高膀胱尿道交界处;缝合至相对结实和持久的结构上,最常见为髂耻韧带,即Cooper韧带(称Butch手术)。Butch手术目前在耻骨后膀胱尿道悬吊术应用最多,有开腹途径完成和腹腔镜途径完成。手术治愈率为 85%～90%。

3.阴道前壁修补术(Kelly 手术)

通过对阴道前壁的黏膜修剪和筋膜缝合达到增加膀胱尿道后壁的支持作用,以往曾用于压力性尿失禁的治疗。该手术方法比较简单,但解剖学和临床效果均较差,术后 1 年治愈率约为 30%,并随时间推移而下降。目前认为阴道前壁修补术不适用于压力性尿失禁的治疗。

(代洪波)

第六节　子宫损伤

一、子宫穿孔

子宫穿孔(uterine perforation)多发生于流产刮宫,特别是钳刮人工流产手术时,但诊断性刮宫、安放和取出宫腔内节育器(intrauterine device,简称 IUD)均可导致子宫穿孔。

(一)病因

1.术前未作盆腔检查或判断错误

刮宫术前未做盆腔检查或对子宫位置、大小判断错误,即盲目操作,是子宫穿孔的常见原因之一。特别是当子宫前屈或后屈,而探针,吸引头或刮匙放入的方向与实际方向相反时,最易发生穿孔。双子宫或双角子宫畸形患者,早孕时误在未孕侧操作,亦易导致穿孔。

2.术时不遵守操作常规或动作粗暴

初孕妇宫颈内口较紧,强行扩宫,特别是跳号扩张宫颈时,可能发生穿孔。此外,如在宫腔内粗暴操作,过度搔刮或钳夹子宫某局部区域,均可引起穿孔。

3.子宫病变

以往有子宫穿孔史、反复多次刮宫史或剖宫产后瘢痕子宫患者,当再次刮宫时均易发生穿孔。子宫绒癌或子宫内膜癌累及深肌层者,诊断性刮宫或宫腔镜检查时,可导致或加速其穿孔或破裂。

4.萎缩子宫

当体内雌激素水平低落,如产后子宫过度复旧或绝经后,子宫往往小于正常,且其肌层组织脆弱、肌张力低,探针很容易直接穿透宫壁,甚至可将 IUD 直接放入腹腔内。

5.强行取出嵌入肌壁的 IUD

IUD 已嵌入子宫肌壁,甚至部分已穿透宫壁时,如仍强行经阴道取出,有引起子宫穿孔的可能。

(二)临床表现

绝大多数子宫穿孔均发生在人工流产手术,特别是大月份钳刮手术时。子宫穿孔的临床表现可因子宫原有状态、引起穿孔的器械大小、损伤的部位和程度,以及是否并发其他内脏损伤而有显著不同。

1.探针或 IUD 穿孔

凡探针穿孔,由于损伤小,一般内出血少,症状不明显,检查时除可能扪及宫底部有轻压痛外,余无特殊发现。产后子宫萎缩,在安放 IUD 时,有时可穿透宫壁将其直接放入腹腔而未察觉,直至以后 B 型超声随访 IUD 或试图取出 IUD 失败时方始发现。

2.卵圆钳、吸管穿孔

卵圆钳或吸管所致穿孔的孔径较大,特别是当穿孔后未及时察觉仍反复操作时,常伴急性内出血。穿孔发生时患者往往感突发剧痛。腹部检查,全腹均有压痛和反跳痛,以下腹部最为明显,但肌紧张多不显著,如内出血少,移动性浊音可为阴性。妇科检查宫颈举痛和宫体压痛均极显著。如穿孔部位在子宫峡部一侧,且伤及子宫动脉的下行支时,可在一侧阔韧带内扪及血肿形成的块状物;但也有些患者仅表现为阵性颈管内活跃出血,宫旁无块状物扪及,宫腔内亦已刮净而无组织残留。子宫绒癌或葡萄胎刮宫所导致的子宫穿孔,多伴有大量内、外出血,患者在短时间内可出现休克症状。

3. 子宫穿孔并发其他内脏损伤

人工流产术发生穿孔后未及时发现,仍用卵圆钳或吸引器继续操作时,往往夹住或吸住大网膜、肠管等,以致造成内脏严重损伤。如将夹住的组织强行往外牵拉,患者顿感刀割或牵扯样上腹剧痛,术者亦多觉察往外牵拉的阻力极大,有时可夹出黄色脂肪组织、粪渣或肠管,严重者甚至可将肠管内黏膜层剥脱拉出。因肠管黏膜呈膜样,故即使夹出亦很难肉眼辨认其为何物。肠管损伤后,其内容物溢入腹腔,迅速出现腹膜炎症状。如不及时手术,患者可因中毒性休克死亡。

如穿孔位于子宫前壁,伤及膀胱时可出现血尿。当膀胱破裂,尿液流入腹腔后,则形成尿液性腹膜炎。

(三)诊断

凡经阴道宫腔内操做出现下列征象时,均提示有子宫穿孔的可能。

(1)使用的器械进入宫腔深度超过事先估计或探明的长度,并感到继续放入无阻力时。

(2)扩张宫颈的过程中,如原有阻力极大,但忽而阻力完全消失,且患者同时感到有剧烈疼痛时。

(3)手术时患者有剧烈上腹痛,检查有腹膜炎刺激征,或移动性浊音阳性;如看到夹出物有黄色脂肪组织、粪渣或肠管,更可确诊为肠管损伤。

(4)术后子宫旁有块物形成或宫腔内无组织物残留,但仍有反复阵性颈管内出血者,应考虑在子宫下段侧壁阔韧带两叶之间有穿孔可能。

(四)预防

(1)术前详细了解病史和作好妇科检查,并应排空膀胱。产后三月哺乳期内和宫腔小于6 cm者不放置 IUD。有剖宫产史、子宫穿孔史或哺乳期受孕而行人工流产术时,在扩张宫颈后即可注射子宫收缩剂,以促进子宫收缩变硬,从而减少损伤。

(2)经阴道行宫腔内手术是完全凭手指触觉的"盲目"操作,故应严格遵守操作规程,动作轻柔,安全第一,务求做到每次手术均随时警惕有损伤的可能。

(3)孕 12～16 周而行引产或钳副术时,术前 2 d 分 4 次口服米菲司酮共 150 mg,同时注射利凡诺 100 mg 至宫腔,以促进宫颈软化和扩张。一般在引产第 3 天,胎儿胎盘多能自行排出,如不排出时,可行钳刮术。钳刮时先取胎盘,后取胎体,如胎块长骨通过宫颈受阻时,忌用暴力牵拉或旋转,以免损伤宫壁。此时应将胎骨退回宫腔最宽处,换夹胎骨另一端则不难取出。

(4)如疑诊子宫体绒癌或子宫内膜腺癌而需行诊断性刮宫确诊时,搔刮宜轻柔。当取出的组织足以进行病理检查时,则不应再作全面彻底的搔刮术。

(五)治疗

手术时一旦发现子宫穿孔,应立即停止宫腔内操作。然后根据穿孔大小、宫腔内容物干净与否、出血多少和是否继续有内出血、其他内脏有无损伤、以及妇女对今后生育的要求等而采取不同的处理方法(图 18-4)。

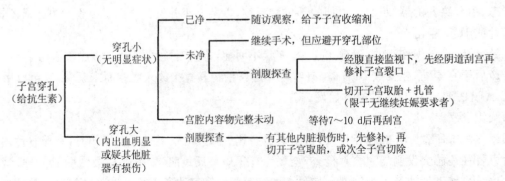

图 18-4　人工流产导致子宫穿孔的处理方法

（1）穿孔发生在宫腔内容物已完全清除后，如观察无继续内、外出血或感染，3天后即可出院。

（2）凡穿孔较小者（用探针或小号扩张器所致），无明显内出血，宫腔内容物尚未清除时，应先给予麦角新碱或缩宫素以促进子宫收缩，并严密观察有无内出血。如无特殊症状出现，可在 7～10 d 后再行刮宫术；但若术者刮宫经验丰富，对仅有部分宫腔内容物残留者，可在发现穿孔后避开穿孔部位将宫腔内容物刮净。

（3）如穿孔直径大，有较多内出血，尤其合并有肠管或其他内脏损伤者，则不论宫腔内容物是否已刮净，应立即剖腹探查，并根据术时发现进行肠修补或部分肠段切除吻合术。子宫是否切开或切除，应根据有无再次妊娠要求而定。已有足够子女者，最好作子宫次全切除术；希望再次妊娠者，在肠管修补后再行子宫切开取胎术。

（4）其他辅助治疗：凡有穿孔可疑或证实有穿孔者，均应尽早经静脉给予抗生素预防和控制感染。

二、子宫颈撕裂

子宫颈撕裂（laceration of uterine cervix）多发生于产妇分娩时，一般均在产后立即修补，愈合良好。但中孕人流引产时亦可引起宫颈撕裂。

（一）病因

多因宫缩过强但宫颈未充分容受和扩张，胎儿被迫强行通过宫颈外口或内口所致。一般见于无足月产史的中孕引产者。加用缩宫素特别是前列腺素引产者发生率更高。

（二）临床表现

临床上可表现为以下 3 种不同类型。

1.宫颈外口撕裂

与一般足月分娩时撕裂相同，多发生于宫颈 6 或 9 点处，长度可由外口处直达阴道穹隆部不等，常伴有活跃出血。

2.宫颈内口撕裂

内口尚未完全扩张，胎儿即强行通过时，可引起宫颈内口处黏膜下层结缔组织撕裂，因黏膜完整，故胎儿娩出后并无大量出血，但因宫颈内口闭合不全以致日后出现习惯性流产。

3.宫颈破裂

凡裂口在宫颈阴道部以上者为宫颈上段破裂，一般同时合并有后穹隆破裂，胎儿从后穹隆裂口娩出。如破裂在宫颈的阴道部为宫颈下段破裂，可发生在宫颈前壁或后壁，但以后壁为多见。裂口呈横新月形，但宫颈外口完整。患者一般流血较多。窥阴器扩开阴道时即可看到裂口，甚至可见到胎盘嵌顿于裂口处。

（三）预防和治疗

（1）凡用利凡诺引产时，不应滥用缩宫素特别是不应采用米索前列醇加强宫缩。引产时如宫缩过强，产妇诉下腹剧烈疼痛，并有烦躁不安，而宫口扩张缓慢时，应立即肌内注射哌替啶100 mg及莨菪碱 0.5 mg 以促使子宫松弛，已加用静注缩宫素者应尽速停止滴注。

（2）中孕引产后不论流血多少，应常规检查阴道和宫颈。发现撕裂者立即用人工合成可吸收缝线修补。

（3）凡因宫颈内口闭合不全出现晚期流产者，可在非妊娠期进行手术矫正，但疗效不佳。现多主张在妊娠 14～19 周期间用 10 号丝线前后各套 2 cm 长橡皮管绕宫颈缝合扎紧以关闭颈管。待妊娠近足月或临产前拆除缝线。

（代洪波）

第七节　外生殖器损伤

外生殖器损伤主要指外阴(包括会阴)和阴道损伤,以前者为多见。在外阴损伤中,又包括处女膜裂伤和外阴血肿或裂伤。本节主要介绍外阴血肿或裂伤。

一、病因

由于外阴部血供丰富且皮下组织疏松,当骑车、跨越栏杆或坐椅、沿楼梯扶手滑行、乘公交车突然刹车或由高处跌下时,外阴部直接撞击到硬物,均可引起外阴部皮下血管破裂,而皮肤破裂很小或无裂口时,易形成外阴血肿(vulvar hematoma),特别是当患者合并局部静脉曲张,或者损伤到前庭球或阴蒂静脉时,更易发生外阴血肿。有时外阴血肿很大,或撞击时,外阴皮肤错位撕裂,常合并外阴裂伤(vulvar laceration)。

二、临床表现

外阴血肿或外阴裂伤多发生于未成年少女或年轻女性。受伤后,患者当即感到外阴部疼痛,伴有或不伴有外阴出血。如血肿继续增大,患者除感到外阴剧烈疼痛和行走困难外,还扪及会阴块物。甚至因巨大血肿压迫尿道而导致尿潴留。

检查可见外阴部一侧大小阴唇明显肿胀隆起,呈紫蓝色,有时血肿(hemaloma)波及到阴阜,压痛明显。血肿伴有裂伤时,可见皮肤黏膜破损、渗血或活动性出血。

三、诊断

患者有明显的外阴撞击史,伤后外阴疼痛,检查外阴局部隆起呈紫蓝色,伴有或不伴有皮肤破损即可诊断外阴血肿或外阴裂伤。但在检查时应特别注意有无尿道、直肠和膀胱的损伤。如外阴为尖锐物体所伤,可引起外阴深部穿透伤。严重者可穿入腹腔、肠道和膀胱。

四、治疗

外阴血肿的治疗应根据血肿大小、是否继续增大以及就诊时间而定。

血肿小,无增大趋势,可行保守治疗。嘱患者卧床休息,可采用臀部垫高的方法,降低会阴静脉压。最初 24 h 内宜局部冷敷(冰敷),以降低局部血流量和减轻外阴疼痛。24 h 后,可改用热敷或超短波远红外线等治疗,以促进血肿吸收。血肿形成 4～5 d 后,可在严密消毒情况下抽出血液,以加速血肿的消失。但在血肿形成的最初 24 h 内,特别是最初数小时内切忌抽吸血液,因渗出的血液有压迫出血点而达到防止继续出血的作用,早期抽吸可诱发再度出血。

血肿大,特别是有继续出血者,应在良好的麻醉条件下(最好骶管麻醉或鞍麻),切开血肿、排出积血,结扎出血点后再缝合。术毕应在外阴和阴道内同时用纱布加压以防继续渗血。同时放置导尿管开放引流。

止血同时,应使用有效抗生素预防感染,适当补液,必要时输血。对合并有脏器损伤者应先治疗关键性的损伤,暂时做简单的生殖器官损伤的止血处理,待重要器官损伤止血处理后,生命体征平稳,再处理外阴损伤。如果同时有多量出血,又可以同时处理者,应进行外阴清创缝合,以免失血过多,手术需在全麻下进行。

(代洪波)

第十九章 女性生殖器官发育异常

第一节 子宫发育异常

子宫发育异常由副中肾管产生的器官,以子宫最易发生畸形。副中肾管发生、发育异常越早出现,它所造成的畸形越严重。绝大多数的子宫畸形为双角子宫、双输卵管、单子宫颈,占70%;最危险的子宫畸形是双子宫,其中一侧为残角子宫,占5%。其之所以严重是因为残角子宫不易被发现,一旦宫外孕破裂,容易导致死亡。

一、分类及临床表现

(一)子宫未发育或发育不全

1.先天性无子宫(congenital absence of uterus)

先天性无子宫为两侧副中肾管中段及尾段未发育,未能在中线会合形成子宫。常合并无阴道,但卵巢发育正常,临床表现为原发性闭经,第二性征正常,肛查触不到子宫,偶尔在膀胱后触及一横行的索条状组织。

2.始基子宫(primordial uterus)

始基子宫又称痕迹子宫,为双侧副中肾管向中线横行伸展会合后不久停止发育所致。子宫极小,仅长1~3 cm,无宫腔,多数因无子宫内膜而无月经。

3.子宫发育不良(hypoplasia of uterus)

子宫发育不良又称幼稚型子宫,是因两侧副中肾管融合后在短时间内即停止发育。子宫发育小于正常,子宫颈相对较长而外口小,宫体和宫颈之比为1:1或2:3,有时子宫体呈极度的前屈或后屈。临床表现为月经量过少,婚后不孕,直肠-腹部诊可扪及小而活动的子宫。

(二)子宫发育畸形

1.双子宫(uterus didelphys)

双子宫为两侧副中肾管完全未融合,各自发育形成双子宫、双宫颈及双阴道。左右侧子宫各有单一的卵巢和输卵管。患者多无自觉症状,不影响生育,常在产前检查、人工流产或分娩时被发现。偶有双子宫单阴道,或双子宫伴阴道纵隔,常因性交困难或经血不畅而就诊。妊娠晚期胎位异常率增加,产程中难产机会增多,以子宫收缩乏力、胎先露下降受阻为常见。

2.双角子宫(uterus bicornis)及鞍状子宫(saddle form uterus)

两副中肾管中段的上部未完全融合而形成双角子宫,轻者仅子宫底部下陷而呈鞍状或弧形。一般无症状,妊娠后易发生流产及胎位异常。

3.单角子宫(uterus unicornis)

仅一侧副中肾管发育而成为单角子宫,常偏向一侧,仅有一条输卵管及一个卵巢,未发育侧的输卵管及卵巢多缺如。单角子宫一旦妊娠,多发生流产或早产。

4.残角子宫(rudimentary horn of uterus)

残角子宫为一侧副中肾管发育正常,另一侧发育不全形成残角子宫,正常子宫与残角子宫各有一条输卵管和一个卵巢。多数残角子宫与对侧的正常子宫腔不相通仅有纤维带相连,若残角子宫内膜无功能,多无自觉症状,若残角子宫内膜有功能,可因宫腔积血而引起痛经,甚至并发子宫内膜异位症。偶有残角子宫妊娠至16～20周时发生破裂,出现典型输卵管妊娠破裂的症状和体征,若不及时手术治疗可因大量内出血而危及生命。

5.纵隔子宫(uterus septum)

纵隔子宫为两侧副中肾管已完全会合,但纵隔未完全退化所致。子宫外形正常,由宫底至宫颈内口将宫腔完全隔为两部分为完全纵隔,仅部分隔开者为不全纵隔。纵隔子宫易发生流产、早产及胎位异常。子宫输卵管造影及子宫镜检查是诊断纵隔子宫的可靠方法(图19-1)。

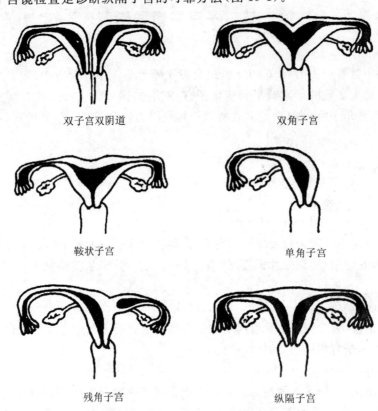

双子宫双阴道 　　　双角子宫

鞍状子宫 　　　单角子宫

残角子宫 　　　纵隔子宫

图19-1　各种子宫发育畸形

二、诊断

由于某些子宫畸形不影响生理功能,若无症状可终生不被发现。而部分患者由于生殖系统功能受到不同程度的影响,到了月经初潮、婚后、妊娠期、分娩期出现临床症状或人工流产并发症时才被发现。先天性无子宫患者无月经,因往往同时合并有先天性无阴道,致婚后性交困难;幼稚子宫、残角子宫等可表现为月经过少、痛经、经期不规律;双子宫、双角子宫可表现月经过多及经期延长。患者常有不育。如有妊娠,常有并发症。往往引起流产、早产、胎膜早破、胎位异常,其中臀位横位发生率高。发育畸形之子宫围产病率、新生儿死亡率均增高。

近年来,由于腔道造影、内镜、超声、CT、MRI等诊断技术的广泛应用,发现女性生殖道畸形这类疾患已非少见,上述畸形的诊断并不困难,关键是要想到这些异常的存在。如患者有原发性闭经、痛经、不孕、习惯性流产、流产不全史、重复胎位不正、难产等病史,家属或姐妹中有子宫畸形史,应考虑到子宫畸形的可能,需作仔细的妇科检查,用探针探测宫腔大小、方向、有无隔的存在,必需时选择下列检查。

(一)B超检查

其特点是简便、直观、无损伤、可重复多次检查。能清晰显示子宫形态、大小、位置及内部解剖结构。

近年逐渐普及的阴道超声,可更清楚地显示子宫内膜、宫颈和子宫底部。在对纵隔子宫与双子宫或双角子宫的诊断中,应把 B 超检查作为首要的选择方法。但子宫 B 超检查难以了解纵隔子宫、双角子宫、残角子宫与阴道的畸形衔接及子宫腔之间相通的情况。

（二）X 线造影

X 线造影是利用一定的器械将造影剂从子宫内口注入子宫、输卵管的检查方法。能较好地显示子宫内腔的形态、输卵管通畅及异常的子宫通道情况,是诊断先天性子宫畸形最常用、最有效的方法之一。但是不能发现Ⅱ型和Ⅲ型残角子宫,改用盆腔充气造影可以发现。

（三）腹腔镜检查

可以直接观察子宫、卵巢及输卵管的发育情况。通过对腹腔的窥视,对各类生殖器畸形能做出全面的了解和评估。腹腔镜检查亦有不足之处,因为它只能看到盆腔表面的情况,也就是说只有子宫表面的畸形才能够准确地诊断,并不能了解到宫腔内情况。

（四）宫腔镜检查

可证实或发现子宫畸形,但是,它不能提供子宫浆膜表面的情况,有时不能对纵隔子宫和双角子宫做出肯定的区别。如果纵隔延伸到宫颈,且宫腔镜仅插入一侧,有时可能误诊为单角子宫。如果宫腔镜和腹腔镜联合运用,即更有利于评价先天性子宫异常,特别是对纵隔子宫和双角子宫的区别。结合宫腔镜,通过腹腔镜对宫底表面轮廓的评价,对区分纵隔子宫和双角子宫有较大价值,同时亦可弥补宫腔镜检查的不足。

宫腔镜检查的一个很大优点是可以施行某些矫治手术。

（五）静脉肾盂造影

生殖系统和泌尿系统的的先天性畸形常常并存,如 70%～90%单肾合并子宫畸形,而 15%先天性无阴道合并肾脏畸形,因此有必要常规作静脉肾盂造影以排除泌尿系统畸形。

（六）其他

可行染色体核型分析,H-Y 抗原检测,SRY 基因检测,酶、性激素测定及性腺活检等,以明确有无遗传性疾病或性分化异常。

三、手术治疗

对子宫畸形常用的手术矫治方法有下列 4 种。

（一）子宫吻合术（双子宫的合并术）

子宫吻合术适宜于双子宫,纵隔子宫以及双侧子宫角发育相称的双角子宫患者。子宫畸形经过整形手术后宫腔成为一较大的整体,有利于胚胎发育,减少流产和早产的发生。

（二）子宫纵隔切除术

子宫纵隔切除术适宜于完全或部分子宫纵隔者,有 3 种手术途径。

(1)经腹部手术。

(2)宫腔镜下切除子宫纵隔:手术时间选在卵泡期。

(3)经阴道切除子宫纵隔:在腹腔镜或 B 超监视下施行手术。

（三）残角子宫切除术

临床上,残角子宫多是由于残角子宫妊娠时被发现,一经确诊,及时切除;在剖宫产或妇科手术时发现残角子宫,亦应切除。若粘连重难以切除时,应将患侧输卵管结扎。

（四）宫腔积血的人工通道术

部分双子宫、双宫颈患者,一侧宫颈流出道受阻于起自两侧宫颈之间、斜行附着于同侧阴道壁的隔膜,这称为阴道斜隔综合征。结果是受阻侧宫腔积血,继发感染即形成积脓,一般在初潮后不久即出现进行性痛经。由于隔后的阴道子宫腔积血或积脓,妇科检查时在一侧穹隆或阴道侧壁触到囊性肿物,该侧子宫颈暴露不清,其上子宫有时误诊为包块。一经确诊,即行斜隔切开术。关于患侧子宫去留问题,意见不一。

有学者主张开腹切除患侧子宫,而有的学者则持相反意见。因患者都是未婚或尚未生育者,保留积血侧子宫有可能提高受孕能力。

（薛　健）

第二节　阴道发育异常

一、先天性无阴道

先天性无阴道为双侧副中肾会合后未能向尾端伸展形成管道所致,多数伴无子宫或只有始基子宫,但极少数也可有发育正常的子宫。半数伴泌尿系畸形。一般均有正常的卵巢功能,第二性征发育也正常。

（一）临床表现

(1)先天性无阴道几乎均合并无子宫或仅有痕迹子宫,卵巢一般均正常。

(2)青春期后一直无月经,或婚后性生活困难而就诊。

(3)第二性征发育正常。

(4)无阴道口或仅在阴道外口处见一浅凹陷窝,或有 2 cm 短浅阴道盲端。

(5)极少数先天性无阴道者仍有发育正常的子宫,至青春期因宫腔积血出现周期性腹痛,直肠腹部联合诊可扪及增大子宫。

（二）诊断

(1)原发闭经。

(2)性生活困难。

(3)周期性腹痛:有子宫或残留子宫及卵巢者,可有周期性腹痛,症状同处女膜闭锁症。

(4)全身检查:第二性征正常,常伴有泌尿系统和骨骼系统的畸形。

(5)妇科检查:外阴发育正常,无阴道和阴道短浅,肛查无子宫颈和子宫,或只扪到发育不良子宫。

(6)卵巢功能检查:卵巢性激素正常。

(7)染色体检查:为46XX。

(8)B超检查:无阴道,多数无子宫,双侧卵巢存在。

(9)腹腔镜:可协助诊断有无子宫,卵巢多正常。

（三）鉴别诊断

(1)阴道短而无子宫的睾丸女性化:染色体检查异常。

(2)阴道横膈:多伴有发育良好的子宫,横膈左侧多见一小孔。

（四）治疗

1.压迫扩张法

此法适用于阴道下段有一定深度者。从光而圆的小棒沿阴道轴方向加压,每日 2 次,每次 20 min,2～3 个月为 1 个疗程,可使局部凹陷加深。

2.阴道成形术

(1)手术时间的选择:无阴道无子宫者,术后只能解决性生活问题,故最好在婚前或婚后不久进行,有正常子宫者,在初潮年龄尽早手术,以防经血潴留。

(2)手术方法的选择。①Willian法:术后 2 个月即可结婚。②羊膜或皮瓣法:应在婚前半年手术。

(3)手术注意点:①避免损伤直肠与尿道。②术后注意外阴清洁,防止感染。③坚持带模型,防止阴道塌陷。皮肤移植,应于术后取出纱布后全日放模型 3 个月,然后每晚坚持直到结婚,婚后如分居仍应间断放置模型。羊膜移植后,一般放模时间要 6～12 个月。

（五）注意事项

（1）阴道成形术并不复杂，但由于瘢痕再次手术更为困难，故应重视术后防止感染、粘连及瘢痕形成，否则会前功尽弃。

（2）副中肾管缺如者半数伴泌尿系畸形，故于术前须做静脉肾盂造影。

二、阴道闭锁或狭窄

胚胎发育时两侧副中肾管下端与泌尿生殖窦未能形成空腔，或空腔贯通后发育不良，则发生阴道闭锁或狭窄。后天性发病多系药物腐蚀或创伤所引起。

（一）临床表现

（1）症状与处女膜闭锁相似。

（2）处女膜无孔，但表面色泽正常，亦不向外膨隆。

（3）直肠指诊扪及向直肠凸出的阴道积血肿块，其位置较处女膜闭锁者为高。

（二）诊断

（1）青春期后无月经来潮，并有逐渐加重的周期性下腹痛。如系阴道狭窄，可有经血外流不畅。

（2）性生活困难。

（3）妇科检查：处女膜完整，但无阴道，仅有陷窝，肛门指检于闭锁以上部分扪及积血所形成的包块。阴道窄狭者，阴道壁僵硬，窥器放置困难。

（4）B超检查：闭锁多为阴道下段，上段可见积液包块，子宫及卵巢正常。

（三）鉴别诊断

主要通过B超、妇科检查与先天性无阴道及处女膜闭锁相鉴别。

（四）治疗

（1）尽早手术治疗，切开闭锁阴道段阴道并游离阴道积血段阴道黏膜，再切开积血段阴道黏膜，再切开积血肿块，排出积血。

（2）利用已游离的阴道黏膜覆盖创面。

（3）术后定期扩张阴道，防止阴道下段挛缩。

（五）注意事项

手术治疗应充分注意阴道扩张问题，以防挛缩。

三、阴道横隔

胚胎发育时双侧副中肾管会合后的尾端与泌尿生殖窦未贯通，或部分性贯通所致。横隔位于阴道上、中段交界处为多见，完全性横隔较少见。

（一）临床表现

（1）常系偶然或因不育检查而发现，也有少数因性生活不满意而就诊发现。

（2）横隔大多位于阴道上、中段交界处，其厚度约 1 cm。

（3）月经仍可正常来潮。

（二）诊断

1.腹痛

完全性横隔可有周期性腹痛，大多表现为经血外流不畅的痛经。

2.不孕

因横隔而致不孕或受孕率低。

3.闭经

完全性横隔多有原发性闭经。

4.妇科检查

月经来潮时可寻找到横隔的小孔,如有积血可扪及包块。

5.横隔后碘油造影

通过横隔上小孔注入碘油,观察横隔与子宫颈的距离及厚度。

6.B超检查

子宫及卵巢正常,如有积血可呈现积液影像。

（三）鉴别诊断

注意与阴道上段不完全阴道闭锁鉴别:通过肛腹诊或B超探查观察有无子宫及上段阴道腔可确诊。

（四）治疗

1.手术治疗

横隔切开术。若横隔薄,只需行"X"形切口;横隔厚,应考虑植羊膜或皮片。

2.妊娠期处理

分娩时发现横隔,如薄者可切开横隔,由阴道分娩;如厚者,应行剖宫产,并将横隔上的小孔扩大,以利恶露排出。

（五）注意事项

(1)术后应注意预防感染和瘢痕挛缩。

(2)横隔患者经阴道分娩时,要注意检查横隔有无撕裂出血,如有则应及时缝合以防产后出血。

四、阴道纵隔

本病系由双侧副中肾管会合后,其中隔未消失或未完全消失所致。分为完全纵隔、不完全纵隔。完全纵隔形成双阴道,常合并双子宫颈及双子宫。如发育不等,也可以一侧大而一侧小,有时则可成为斜隔。

（一）临床表现

(1)绝大多数阴道纵隔无临床症状。

(2)有些婚后性生活困难才被发现。

(3)也有在作人工流产时发现,一些晚至分娩时产程进展缓慢才发现。

(4)临床有完全纵隔和不全纵隔两种,前者形成双阴道、双宫颈、双子宫。

(5)有时纵隔偏向一侧,形成斜隔,以致该侧阴道闭锁而有经血潴留。

（二）诊断

1.完全性阴道纵隔

一般无症状,少数人有性交困难,或分娩时造成产程进展缓慢。

2.阴道斜隔

因宫腔、宫分泌物引流不畅可出现阴道流恶臭脓样分泌物。

3.妇科检查

妇科检查可确诊。但要注意双阴道在进入一侧时常难发现畸形。

4.B超检查

子宫、卵巢正常。

（三）鉴别诊断

1.阴道囊性肿物

斜隔检查时阴道一侧隔易与阴道囊性肿物相混淆,可行碘油造影鉴别。

2.继发性阴道狭窄

有外伤、炎症、局部使用腐蚀药史。

(四)治疗

1.完全阴道纵隔

一般无须特殊处理。

2.部分性阴道纵隔

影响性生活、经血排出不畅时,可于非孕时行纵隔切除术。

3.分娩时发现阴道纵隔阻碍分娩时

宫口开大 4～5 cm 后,将纵隔中央切断,胎儿娩出后再检查处理伤口。

4.阴道斜隔合并感染

斜隔切开术,引流通畅,并用抗生素治疗。

(1)首选青霉素:每次 80 万 U,每日 3 次,肌注,皮试阴性后用。

(2)氨苄青霉素:每日 6 g,分 3 次静脉推注,皮试阴性后用;或氨苄青霉素每次 1.5 g 加入 5％葡萄糖 100 mL 中静滴,每日 4 次,皮试阴性后用。

耐药菌株可选用以下两种。①头孢呋:每日 2～8 g。分 4 次静注或静滴。②头孢哌酮:每日 3～6 g,分 3～4 次静注。

如对青霉素过敏者可选用以下 3 种。①庆大霉素:每次 8 万 U,每日 2～3 次,肌注。②复方磺胺甲噁唑:每次 2 片,每日 2 次,口服。③林可霉素:每日 1.2 g,静滴。

(薛 健)

第三节 卵巢发育异常

一、卵巢发育不全

原发性卵巢发育不全(hypoplasia of ovary)多发生于性染色体畸变女性,以 45,XO 为最常见,亦可见于 XO 核型的镶嵌体或单纯的多 X 核型。女性正常发育必须有两条正常结构的 X 性染色体,缺失一条或多一条 X 性染色体即影响卵巢的正常发育,均为双侧性。卵巢细长形、淡白色、质硬、呈条索状。其表现可为女性,但由于卵巢发育不全,性激素缺乏,使性器官及第二性征均不发育,往往伴有其他畸形。可有单侧卵巢发育不全,常伴有同侧输卵管,甚至肾脏缺如。

治疗原则:主要治疗闭经,其次为增加身高。对骨骺未闭合者,均先给予蛋白同化类激素,以促进体内蛋白质合成代谢和钙质蓄积,约半年后再用雌孕激素序贯疗法作人工周期诱导使月经来潮,同时辅以调整月经的中成药,注意增加营养等。

此类患者绝大多数都没有生育能力,国内已有采用赠送胚胎移植成功的报道。

二、卵巢异位

卵巢异位(ectopic ovary)系卵巢在发育过程中受阻,仍停留在胚胎期位置未下降至盆腔,位置即高于正常卵巢部位。如位于肾脏下极附近,或位于后腹膜组织间隙内,常伴有卵巢发育不良。如下降过度,可位于腹股沟疝囊内。

所有异位卵巢都有发生肿瘤的倾向,应予以切除。

三、额外卵巢

额外卵巢(additional ovary)罕见,除外正常位置的卵巢外,尚可在他处发现额外的卵巢组织,其部位可在腹膜后,乙状结肠系膜及盆腔等处。这些额外卵巢是由于胚胎发生的重复而形成的,大小不一,小者

327

仅数毫米,大者可达正常大小。因其他原因行剖腹手术时,偶然发现,应予以切除。

四、副卵巢

副卵巢(paraovary)即在正常卵巢附近出现多余的卵巢组织,一般小于 1 cm,偶有 2～3 个副卵巢出现,常呈结节状,易误认为淋巴结,需病理检查才能确诊。

五、单侧卵巢缺失和双侧卵巢缺失

单侧卵巢缺失(absence of unilateral ovary)和双侧卵巢缺失(absence of bilateral ovary)均少见,前者可见于单角子宫,后者可见于 45,XO Turner 综合征患者。

治疗:异位卵巢和多余卵巢,一经发现应予切除。双侧卵巢缺如,可行性激素替代疗法。

疗效标准与预后:异位卵巢和多余卵巢有发生肿瘤的倾向。双侧卵巢缺如施行性激素替代疗法,有助于内外生殖器及第二性征发育,对精神有安慰作用,但对性腺发育无作用,不可能恢复生育功能。

(薛　健)

第四节　输卵管发育异常

输卵管是两个苗勒管上端各自分离的一段,因此,输卵管较子宫、阴道发生畸形的机会少得多。

一、分类

(一)输卵管未发育

尚未见双侧输卵管未发育单独出现的报道。这种畸形多伴有其他严重畸形而不能存活,往往与同侧的子宫不发育合并存在。输卵管不发育的原因,有原发性和继发性两种。前者原因不明,是指整个一侧的苗勒管都未形成,不但没有输卵管,同侧的子宫、子宫颈也不发育。后者如真两性畸形,一侧有卵巢,另一侧有睾丸或卵睾。在有睾丸或卵睾的一侧不形成输卵管,甚至不形成子宫。

(二)输卵管发育不全

实性的输卵管、索状的输卵管及发育不良的输卵管,都属于输卵管发育早期受到程度不同的抑制或阻碍使其不能完全发育所致。有时与发育不良的子宫同时存在。

(三)小副输卵管

小副输卵管是一个比较短小的输卵管,它有完整的伞端(单侧或双侧),附着于正常输卵管的上面。有的副输卵管腔与正常的输卵管腔沟通,有的不沟通而在其附着处形成盲端。

(四)单侧双输卵管或双侧双输卵管

双输卵管均有管腔通于子宫腔。发生机制不明。

(五)输卵管憩室

憩室较易发生于输卵管的壶腹部,容易造成宫外孕而危及生命。

(六)输卵管中段缺如

类似输卵管绝育手术后的状态,缺失段组织镜下呈纤维肌性。

(七)输卵管位置异常

在胎儿的分化发育过程中因发育迟缓未进入盆腔,使之位置异常(包括卵巢)。

二、临床表现

无明显临床表现,临床上多因检查不孕症、子宫畸形腹腔镜检查,或剖腹探查,或宫外孕破裂才被发现。

三、辅助检查

（一）子宫输卵管碘油造影

子宫输卵管碘油造影可提示小副输卵管、单侧或双侧双输卵管、输卵管憩室。但不能鉴别输卵管缺如与输卵管梗阻。

（二）腹腔镜

腹腔镜可在直视下发现输卵管发育异常（包括位置异常）（图 19-2）。

四、诊断

输卵管先天性畸形不易被发现，原因首先是常与生殖道先天畸形同时存在而被忽略，其二是深藏在盆腔侧方。常用的诊断方法，子宫输卵管造影术后发现单角子宫单侧输卵管，双输卵管。腹腔检查可能发现各种畸形。剖腹术可予较明确的诊断。

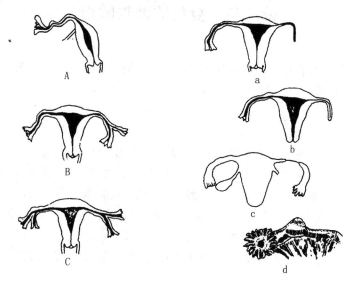

图 19-2　输卵管畸形

A. 单侧输卵管及单侧子宫；B. 小副输卵管（左侧）；C. 双侧双输卵管

a. 实管输卵管；b. 输卵管发育不良（左）；c. 中段节断性输卵管；d. 输卵管憩室

五、治疗

对由于输卵管异常引起不孕者，在腹腔镜或剖腹术行输卵管整形术。发生输卵管妊娠破裂或流产者，术中认真检查，对可修复的输卵管畸形不要轻易切除，应采取显微手术技巧进行整复输卵管，以保留功能。

（薛　健）

第二十章 性分化与发育异常

男女性别可根据性染色体、性染色质、生殖腺结构、外生殖器形态和第二性征这五方面加以区分。两性畸形指患者具有男、女两性器官,是先天性生殖器官发育畸形的特殊类型,为胚胎期分化异常所致。临床上根据其发病原因不同,分为3类:女性假两性畸形、男性假两性畸形和生殖腺发育异常。

第一节 女性假两性畸形

即女性男性化。此类患者在外生殖器片面男性化外,其染色体核型为 46,XX,但内生殖系统均为女性生殖器官包括卵巢、输卵管、子宫、阴道,但多发育不良。

一、先天性肾上腺皮质增生

先天性肾上腺皮质增生又称肾上腺生殖综合征,是一种常染色体隐性基因缺陷遗传病,是女性假两性畸形中最常见的类型。病因是由于胎儿肾上腺合成皮质醇的某些酶缺乏,造成肾上腺皮质不能转化为皮质醇,由于皮质醇低下,刺激垂体分泌过量的肾上腺皮质激素,同时刺激肾上腺网状带明显增生,分泌过多的雄性激素,使女性胎儿外生殖器发育男性化,随女婴发育,男性特征将日益明显,进入青春期乳房不发育,内生殖发育不良,常无月经。化验患者尿中 17-酮量增高。

治疗:可长期服用可的松类药物,从而减少雄激素的合成,防止外阴进一步男性化,增大的阴蒂可实施手术切除。

二、孕妇在孕早期服用具有雄性激素作用的药物

如人工合成的孕激素、达那唑、甲睾酮在体内具有雄激素作用,可导致女性胎儿外生殖器发育男性化,出生后男性化不再加剧,至青春期可出现月经来潮,还可有正常生育。化验尿中 17-酮量均在正常范围。因出生后不再有雄激素的影响,除外生殖器明显畸形须及早矫治外,一般不需要治疗。

(薛　健)

第二节 男性假两性畸形

男性假两性畸形即男性女性化。患者染色体核型为 46,XY,生殖腺为睾丸,睾丸分泌雄激素,但机体对雄激素不敏感。故临床上一般将其称雄激素不敏感综合征。此病系 X 连锁隐形遗传,常在同一家族中发生。根据外阴组织对雄激素不敏感程度的不同,又可以分为以下两种。

一、完全型雄激素不敏感综合征

完全型雄激素不敏感综合征又称为睾丸女性综合征,出生时外生殖器为女性型,有睾丸存在但多为隐睾。患者呈女性体征如乳房增大、无阴毛及腋毛,但无女性内生殖器。化验检查血睾酮、FSH、尿 17-酮均

为男性正常值,血 LH 较正常男性增高,雌激素稍高于正常男性。

治疗:睾丸在青春期后易发生性腺肿瘤,应尽早切除,向女性方向治疗,术后长期给予雌激素以维持女性第二特征。

二、不完全型雄激素不敏感综合征

较完全型少见,外阴多为两性畸形,表现为阴蒂肥大或为短小阴茎,阴唇部分融合,阴道较短或是浅凹陷。青春期可出现阴毛、腋毛等男性体征。化验检查 LH、睾酮水平增高,但也有出现正常值。

治疗:不完全型患者除做性腺切除外,尚需根据性别的选择做外阴矫形术。

(薛　健)

第三节　生殖腺发育异常

一、真两性畸形

真两性畸形也称性分化异常,患者体内同时具有睾丸和卵巢两种生殖器;可能一侧为卵巢,另一侧为睾丸;也可能一侧或两侧为卵睾。染色体核型多为 46,XX,其次为 46,XX/46,XX 嵌合型,46/XY 较少见。

检查:内外生殖器可能具有男女两性特征,同时分泌雌激素及雄激素,而以其中一种占优势。可通过腹腔镜或剖腹探查取生殖腺活检以确定其性腺性别,性激素检查雌激素和雄激素接近或达到正常女性和男性水平。

治疗:根据其社会性别、个人及家属志愿,按照外阴具体异常变化,手术切除一组性腺,使其性腺单一化。术后用激素作替代治疗。根据所保留之性腺,对外阴进行手术整形。

二、混合型性腺发育不全

染色体为含有 45,X 与另一含有至少一个 Y 的嵌合型,以 45,X/46,XY 多见。性腺的发育一侧为睾丸,且多为腹内隐睾,另一侧为未分化生殖腺、生殖腺呈索条状痕迹或生殖腺缺如。60%呈女性体型,但身材矮小、盾形胸。

治疗:一经确诊尽早手术切除未分化的生殖腺。

三、单纯型性腺发育不全

染色体核型为 46,XY,但生殖腺未能够分化为睾丸而呈索条状,故无雄激素分泌,副中肾管亦不退化。患者为女性体型,身材较高,有发育不良的子宫、输卵管,青春期乳房及毛发发育差,无月经来潮。

治疗:一经确诊尽早手术切除未分化的生殖腺。

(薛　健)

第二十一章 不孕不育

第一节 不孕症概述

不孕症是妇产科的常见病,占已婚夫妇的 8%～10%。以此推算,全世界有 5000 万～8000 万人有不能生育的问题。不孕症虽然不是致命性疾病,但造成个人痛苦、夫妇感情破裂、家庭不和,是全世界范围的一个主要的医学和社会问题,应当引起足够的重视。医学调查分析显示,不孕症的发病率呈明显上升趋势。1995 年美国家庭人口调查统计,曾接受不孕症治疗的育龄人数由 1982 年的 660 万(约占 12%)上升到 930 万(约占 15%)。国家计生委 1988 年对 2‰的已婚妇女抽样调查,总不孕率为 6.89%。高尔升等选用国家计生委 2001 组织的全国计划生育生殖健康抽样调查资料,调查了 15～49 岁育龄妇女 39 586 人,实际进入调查已婚不孕妇女 28 511 人,符合原发不孕定义的妇女 4833 人,占总人数的 17.13%。在一些发达国家,每 6 对夫妇中即有一对不育,这和晚婚、晚育、婚前或计划外妊娠行人工流产,性传播性疾病等有关。夫妻双方都对生育力有影响。不孕症中,女方异常占 40%～50%,单纯男性因素占 20%～30%,而男女双方因素占 30%～40%。

不孕症国外通常是指在不避孕的情况下,经过一年的性生活仍未能怀孕。我国对不孕症的定义是:婚后两年,同居,有正常性生活,未采取任何避孕措施而不能怀孕。在有规律性生活的健康年轻的夫妇中,怀孕的机会每周期只有 25%～30%。据统计,一年之内有 80%的夫妇能够通过非计划的性生活而获得妊娠,另外的 10%在第二年内会怀孕。因而根据我国目前推行晚婚晚育的现状,主张对晚婚者,婚后 1 年不孕即应当引起注意,积极检查和治疗。

一、受孕的必备条件

正常育龄妇女卵巢每个月排一个卵,或从左侧或从右侧。如果月经周期为 28 天,排卵的日期约在下次月经来潮前的第 14 天,或月经周期的第 14～16 天。如果在近排卵日有过性交活动,精液排入阴道,顺宫腔进入输卵管,在通过女性生殖道的过程中精子获得穿入卵母细胞的能力,谓之获能,在输卵管的壶腹部遇到刚刚排出并已被输卵管伞拾取的成熟卵母细胞,精子和卵子相结合,成为受精卵。一般说来,卵子可存活 24 小时,精子可存活 72 小时。借输卵管的蠕动及纤毛的活动,受精卵逐步向输卵管峡部移动,同时逐步分裂成多个卵裂球,最初限制在透明带内,体积不变,形成桑椹胚,约 3 天后进入宫腔,在宫腔内流动 2～3 天,从子宫内的分泌物中吸取营养,此期间桑椹胚逐渐增大,内部出现了腔,称为囊胚,围绕胚泡的透明带断裂,其中的早期胚胎孵出。另一方面,子宫内膜增厚,有很多腺体和血管,基质形成蜕膜,早期胚胎植入蜕膜生长和发育,成为胎儿和胎盘,一直到足月分娩。由此可见,受孕是一个极其复杂的生理过程,需具备以下一些条件:

(一)正常的生殖细胞

包括卵巢排出正常卵子和精液内含有正常精子。

1.卵子的生成

原始生殖腺或性腺始基包括表面生发上皮、中胚叶形成的间质和来源于卵黄囊上皮的原始生殖细胞,于胚胎 25 天开始沿着后肠的背侧系膜向生殖脊迁移,进入性腺即成为卵原细胞,随之带入一些中胚叶细胞,以后成为颗粒细胞。卵原细胞在胎儿期进行有丝分裂,在胎儿 3～5 月时有丝分裂停止,开始进行第一次减数分裂,形成初级卵母细胞,即第一次减数分裂的过程长期停滞在前期双线期阶段。这个时期可以很长,如果从最后一个卵子成熟的时间计算,距第一次减数分裂开始所隔的时间可长达 50 年。初级卵母细胞周围一层扁平的颗粒细胞及其基底膜构成始基卵泡。以后逐渐形成初级卵泡、次级卵泡即窦前卵泡,出生前后,卵泡都处于此阶段。此阶段卵泡的发育不受生殖激素的调节。在新生儿阶段卵巢内有 100 万～200 万个初级卵母细胞,但其中 99% 在不同的生命阶段,开始发育后即发生凋亡,卵泡在不同生长阶段发生退行性变,卵泡闭锁,在整个生育年龄时期,如每一个月排卵一次,意味着只有几百个卵泡可以发育成熟并排卵。

从早期窦状卵泡(直径 0.1mm)到排卵前卵泡(直径 20mm)的发育时间需 85 天或 3 个卵巢周期。最初被募集来的小卵泡可有数百个,募集是指卵泡进入"生长曲线",即卵泡从静止状态开始一系列生长发育的过程,但在任何时期都可发生闭锁而离开生长曲线,大多数卵泡经过 65 天的生长过程大都退化,在最后的 2 周,有 15～20 个可供选择进入生长发育阶段,最后的仅有一个卵泡达到 20mm 直径大小成为优势卵泡而排卵。

在卵泡发育早期,FSH(follicle stimulating hormone,卵泡刺激素)和少量 LH(黄体生成激素)刺激卵泡生长,卵泡则一批批地发生闭锁,发育的卵泡产生雌二醇(E_2)最初对 FSH 有负反馈作用,但当 E_2 达到峰时又形成正反馈,引起 LH 峰及较低的 FSH 峰,使卵泡完成第一次减数分裂而排出第一极体,同时形成成熟的卵子并排出。

2.精子的形成

精子的产生过程类似于卵子。在曲细精管内的精原细胞经有丝分裂产生初级精母细胞。这些细胞先进入间期的休止状态。第一次减数分裂产生次级精母细胞,染色体含量减半,从双倍体(46)到单倍体(23),遗传物质重新分配,X 和 Y 染色体被分离,次级精母细胞间期核比初级精母细胞的核要小得多。次级精母细胞经过第二次成熟分裂产生了精子细胞。二分体在着丝点分裂成两个单分体,一个单分体经过了一次典型的纵向复制以后成为精子细胞,经过进一步成熟形成精子。成熟精子有头部和尾部,头部由核和顶体所组成,尾部有颈、中段和尾段,顶体内含多种水解酶。

(二)卵子和精子的结合

若女方输卵管功能正常,排卵后的卵子进入输卵管,和经性交后通过宫颈黏液到达宫腔,并上行达输卵管壶腹部内,获能的精子与卵子相遇,结合而成受精卵。

射精时精液储存在阴道后穹窿,阴道液为酸性,但精浆内混有前列腺、尿道球腺和精囊的分泌液,呈碱性。大量的宫颈黏液(pH7～8)也可以中和阴道酸度,保护精子存活。精子穿入子宫颈黏液后借其尾部运动及子宫肌肉收缩,在短时间内到达输卵管壶腹部,另一部分进入子宫颈隐窝,形成精子库,使精子一批一批进入输卵管。

性交后,精子进入输卵管壶腹部受精的部位,数目明显减少。估计射精后阴道内有精子 6000 万～8 亿个,但到达输卵管的精子只能以百计数。精子借助于尾部活动和女性生殖道的肌肉活动而到达输卵管,输卵管、子宫和宫颈上皮的纤毛运动起次要作用,使液体与精子一起缓慢运动,排除未受精的精子。卵子进入输卵管首先依靠输卵管伞端的拾取作用,卵巢周围区域平滑肌有节奏地收缩改变了卵巢的方位,使之接近于输卵管开口处,卵巢表面和伞部接触,卵冠丘复合物进入输卵管后,通过壶腹部,达壶腹部和峡部的连接处,由于峡部肌肉收缩而在此停留。一般说来,卵子在壶腹部停留时间较长,而精子在卵子到来以前在那里等候卵的到来。进入输卵管的精子已获能,在排卵后短短的时间,精子即迅速穿入卵子。

当精子穿过透明带进入卵黄周间隙时,位于卵细胞膜下的皮质颗粒释放内含物,这些含酶颗粒改变了透明带的性状变硬,使其他精子不能再穿入,有效地防止了多精子受精。卵细胞膜上有大量微绒毛,当精子和微绒毛接触时,微绒毛首先将精子抱合,接着精子顶体后段及精子头后部的胞膜首先与卵细胞膜融合,继而两层膜逐渐完全融合,整个精子进入卵细胞内。同时卵细胞质的激活可以促使卵细胞第二次减数分裂迅速完成,释放带有少量细胞质的第二极体排出到卵黄周间隙,卵的染色质随之散开,染色质周围亦出现新的核膜,形成了雌性原核。精子进入卵细胞后,核膜开始破裂,染色质散开,周围出现核膜,形成雄性原核。两个原核向卵细胞的中央移动,彼此靠近,二者核膜破裂,各有一套单倍体染色体,互换染色体,导致第一次细胞分裂及胚胎发育的开始。

(三)受精卵的着床

排卵后毛细血管及来自周围基质的成纤维细胞增生进入基底膜,首先形成血体,排卵后2～3天卵泡内膜细胞恢复对LH的反应而黄素化,泌乳素促使LH受体的恢复,颗粒细胞也黄素化形成黄体,卵泡发育的不同类型影响黄体的功能。黄体产生雌激素和孕激素,作用于子宫内膜,为胚胎的植入做准备。黄体功能一般持续14±2天。如果有胚胎植入,产生绒毛膜促性腺激素,就可以维持黄体。妊娠6周时,由于血管及结缔组织的增生和黄素化颗粒细胞及胞膜细胞的增大,黄体的体积增加了一倍,以后又逐步发生退行性变,胎盘取代了黄体的功能。

子宫内膜受卵巢内分泌的影响,在排卵前的卵泡期,内膜在雌激素的作用下发生增殖期的变化,而排卵后内膜在雌激素和孕激素的协同作用下,形成分泌期变化。如果胚胎着床于分泌期,在月经周期第20天左右,黄体继续发育,继续产生雌激素和孕激素,内膜继续发育,月经也不会来潮。

受精卵在输卵管等的作用下顺利进入宫腔,而子宫内膜已准备好适当的条件,以便受精卵着床。

胚胎进入子宫腔后约有3天漂浮在宫腔内吸取营养并继续发育形成胚泡,以后透明带破裂,胚胎孵出,含内细胞体及外细胞体即初期的绒毛层,胚泡长大并和子宫内膜相接近。胚胎的绒毛膜(即胎盘的对面)和子宫内膜接触、粘连,钻入到内膜而着床。

二、不孕原因

Warner 1961年对纽约市的1500多份病案进行分析,提出第一篇关于不孕症病因学的调查报告,此后美国、英国、巴西、丹麦等国的学者也开展了不孕症病因学的调查研究。各国学者对病因学调查的分类主要集中在下列几方面:①排卵因素;②输卵管因素;③宫颈因素;④男性因素;⑤不明原因。

不育的临床检查各地区医院或诊所之间差别很大,主要原因是取决于设备条件;如腹腔镜、超声仪与激素测定,从而造成对不孕症病因分类的繁杂。

某生殖中心于2006—2010年共进行了10 130例不孕症的助孕技术统计,结果为:49.4%为原发不孕,50.6%为继发不孕。盆腔及输卵管因素仍为女方因素第一位,而少弱精为男方因素第一位。

(一)排卵因素

正常的排卵需要完整的下丘脑－垂体－卵巢轴的正常功能,其中任何一个环节的功能失调或器质性病变,都可造成暂时的或长期的无排卵。临床上最多见的无排卵的表现是闭经,但也可以是不规则出血、无排卵月经、月经稀发、闭经泌乳、多毛合并月经失调等。因此必须区分无排卵的病因,才能有针对性地予以正确治疗。除下丘脑、垂体、卵巢与排卵直接有关外,其他内分泌腺体如甲状腺、肾上腺也与之密切相关。

1. 中枢神经系统性无排卵

精神因素、外界或体内环境的改变可以通过中枢神经系统经大脑皮质、丘脑、下丘脑的神经内分泌途径,或经大脑边缘系统而出现无排卵与继发闭经,甚至盼子过切也可导致内分泌的障碍;全身严重的消耗性疾病或营养不良也可导致无排卵和闭经。

2. 下丘脑性无排卵

(1)原发的器质性因素:常见的几种综合征:①Kadllman综合征;②Frohlich综合征;③Laurence Moon Biedl综合征。

(2)原发的功能性因素:青春期初潮后一段时间内无排卵为正常的,多因分泌不足,可能与促性腺激素释放激素脉冲式分泌功能失调有关。也可见促性腺激素释放激素缺乏性月经失调。

(3)继发的器质性因素:如脑外伤、脑炎、脑膜炎、下丘脑肿瘤等,引起生殖轴功能失调。

(4)继发的功能性因素:①神经性厌食:多见于年轻、25岁以下女性,单纯由精神因素引起。②精神过度紧张。③闭经泌乳综合征。④药物性高催乳素血症:长期服氯丙嗪、避孕药、西咪替丁等药后,会引起月经失调和闭经,同时血清催乳素值升高。

3.垂体性无排卵

(1)器质性因素:①Sheehan综合征:由于产后大出血合并休克导致垂体前叶缺血或栓塞造成缺血性坏死,影响垂体前叶功能。②垂体肿瘤:垂体肿瘤以催乳素腺瘤最为多见,分泌过多的催乳素,可引起高催乳素血症及泌乳,而高催乳素水平可抑制排卵。③空泡蝶鞍:空泡蝶鞍是由于隔孔过大而蛛网膜下腔进入蝶鞍,压迫垂体使之变形。隔孔过大可由于先天缺陷,或多次妊娠期垂体增大使蝶鞍扩大,或因手术或放疗后鞍隔破坏,或因颅压增高而使蛛网膜挤入鞍内等。

临床上多见于肥胖妇女,除闭经外常伴头痛、视力障碍。75%患者内分泌功能正常,少数促性腺激素和生长激素值低下。多以CT和气脑造影来确诊。

(2)功能性因素:①垂体促性腺激素功能低下性闭经:催乳素水平正常,FSH和LH值低于正常,雌二醇值低下。②功能性高催乳素血症:未证实有催乳素肿瘤的存在,但催乳素细胞可增生。

4.卵巢性无排卵

1)器质性因素:①特纳综合征(Turner综合征):染色体核型为45,XO,或与正常染色体嵌合。②Swyer综合征(即单纯性腺发育不良综合征),染色体核型为46,XX或46,XY。体态瘦长,容貌和外生殖器呈女性型,但第二性征不发育。性腺为条索状,可为睾丸、卵巢或混合型。但有子宫和阴道,即米勒管有发育。②睾丸女性化综合征或雄激素不敏感综合征:染色体为XY,睾丸发育不良,位于腹股沟处,外阴表型为女性。Swyer综合征和睾丸女性化综合征都有Y染色体的存在,未发育的性腺有恶性变的趋势,应预防性切除。

2)功能性因素。

(1)多囊卵巢综合征(polycystic ovary syndrome,PCOS):是女性不孕症中的常见病。多见于青年女性,特点为月经失调,高雄激素血症和不孕,双侧卵巢呈多囊性改变,伴有或无肥胖,偶有排卵,但大多数为无排卵,只有一半的患者中有典型临床表现,25%则除不孕外无其他症状。

PCOS的发病机制及病理生理目前尚未完全阐明,有认为由于不明原因,刺激了肾上腺功能初潮时的异常增高,产生过多的雄激素,引起腺外雄激素转化为雌激素而雌激素过多,主要表现为雌三醇增高,雌二醇与雌酮比例倒置。这种无周期性的从雄激素产生雌激素或不恰当的雌激素环境,经反馈作用使垂体对LH-RH刺激反应增强而分泌过多的LH,同时FSH对LH-RH的刺激作用相对不敏感,造成了LH升高,FSH相对不足,LH/FSH比值升高。升高的LH持续刺激卵巢间质细胞,合成过多的雄激素,而FSH相对不足,未能将之转化为雌二醇而经外周组织转化为雌三醇。如此相互作用,循环往复导致了持续性无排卵,也就是由于不恰当的反馈系统造成了持续性无排卵。

PCOS常伴随其他疾病,如Cushing综合征、先天性肾上腺增生、甲状腺疾病、卵巢或肾上腺产生雄激素肿瘤、高催乳素血症等,故有主张把这类并发情况称为PCO样综合征。有人报道PCOS患者有家族史,从某些PCOS患者家谱的分析也可看到有性连锁显性遗传。关于遗传因素在PCOS发病中的作用有待进一步研究。

(2)黄素化未破裂卵泡综合征(luteinized unruptured follicle syndrome,LUFS):本征因卵泡颗粒细胞黄素化,成熟的卵细胞不能溢出,亦即不能排卵。诊断依据是在腹腔镜检查下,在应有的排卵期后4~10日,卵巢表面看不到排卵孔,基础体温上升后B超检查见卵泡直径仍不缩小,月经周期中腹腔液量特别是腹腔液中雌激素和孕激素水平无突发性增高。做卵泡穿刺术和采用hCG治疗,可诱发排卵。关于LUFS的机制尚不清楚,可能与前列腺素有关,也可能和精神因素有关。

(3)卵巢早衰(premature ovarian failure,POF):指妇女在40岁之前出现绝经。初潮及早期月经正常,甚至有生育史,但随后月经稀发,直到完全闭经。病因尚不清楚。可能和自身免疫、病毒感染有关。血FSH和LH均高于40U/L。腹腔镜下观察卵巢皱缩,活检卵巢皮质薄,无卵子,类似绝经后卵巢。

(4)卵巢促性腺激素不敏感综合征(resistant ovary syndrome,ROS):较为少见,病因不明,临床表现和实验室检查与POF相似,这类患者必须剖腹探查做适当的卵巢组织切片才能确诊。卵巢组织可见到卵泡。患者需极大量外源性促性腺激素才能促使卵泡发育与分泌雌激素,但妊娠机会仍很小。POF 和 ROS 均属于高促性腺激素、性腺功能低下性闭经。

5.其他内分泌腺病变引起的排卵障碍

(1)肾上腺与甲状腺激素:对身体其他组织包括大脑均能产生十分重要的生物作用。肾上腺与甲状腺功能失调、亢进或不足,亦可影响下丘脑-垂体-卵巢系统而出现无排卵,临床表现有闭经或功能性子宫出血。

(2)黄体功能不足(luteal phase defect,LPD):根据近年来的调查有 $10\%\sim40\%$ 的不孕症和反复流产是黄体功能不足所致。特点为排卵后至下次月经来潮时间 12 天,即为黄体期过短,可引起反复流产,典型双相 BBT 标准为:①高温期与低温期相差 $>0.3℃$;②高温相波动幅度 $<0.1℃$;③移行期 <3 天;④高温期 <11 天。如其中一项异常即有 LPD 可疑。

LPD 血清 P 水平的标准范围很大,为 $9.6\sim48nmol/L(3\sim15ng/mL)$,与正常有重叠。导致黄体功能低下的原因可能和卵泡期的卵泡发育有关,如小卵泡排卵后,黄体发育不良,血清 P 低落导致子宫内膜发育迟缓。另一方面是子宫内膜受体的问题,如孕激素受体(PR)低,即使 P 水平正常也不能使子宫内膜对 P 起正常反应,即所谓假性黄体功能不全。E_2 水平可促使 ER 及 PR 的发生,P 则抑制 ER 和 PR。正常卵巢黄体功能需要正常 LH,还需要有生理范围的血 PRL,高于或低于此范围和 P 产生低下有关,也和一些不适当的卵泡发育有关。这种情况常发生在青春期及绝经前期,且和精神紧张及过度体力劳动有关。

目前较准确的诊断方法是按照 Noyes 分期。子宫内膜组织相与月经期相差 >2 天为异常,提前者为急进型,落后者为迟缓型,二者均和胚胎的发育不同步,不利于胚胎的着床。

治疗的方法:一是促排卵药物使卵泡发育好,另一是在黄体期补充 hCG 或 P,或用少量雌激素以刺激子宫内膜的 ER 和 PR 的生成。

(二)输卵管因素

输卵管阻塞或通而不畅是女性不孕症的重要原因,约占女性不孕症原因的 1/3。病变原因以炎症为主,但非炎症病变率却在逐渐地增加,也不可忽视。

1.输卵管发育不良

输卵管缺失较罕见;输卵管发育不良可因肌层菲薄、纤细,不利于收缩,不利于对精子、卵子或受精卵的输送,易发生输卵管妊娠;先天性输卵管扭曲,不利于卵子的输送和精子的运行;先天性输卵管室,易发生输卵管妊娠;先天性输卵管多口可因副中肾管憩室穿破形成;多余输卵管(副输卵管)发育细小,常与伞部相连,均影响妊娠。

2.输卵管炎症

输卵管病变最重要的是炎症,且皆为慢性输卵管炎。其形成可由急性输卵管炎治疗不彻底或不及时而导致输卵管黏液粘连或盆腔炎。也可以是外阴阴道和(或)子宫内膜局部形成病灶而引起上行感染,形成慢性输卵管炎而阻塞输卵管通道。输卵管炎还可由于输卵管周围器官或组织炎症而继发输卵管炎,尤其是在输卵管伞部、卵巢周围形成炎症粘连,使输卵管伞部不能将排出的卵细胞吸入卵管内与精子相遇。

致病菌有细菌、病毒、原虫、支原体,其中又以细菌感染为最多。这些病原菌多在不洁流产、不全流产、人工流产和产褥感染中发现。由性传播者以淋病双球菌传染为主,目前尚有沙眼衣原体感染。幼年或青少年期患结核性腹膜炎者,继发结核性输卵管炎。支原体、溶脲型脲原体近来报告亦与不孕有关。

可见以下几种病理变化:①慢性间质性输卵管炎;②峡部结节性输卵管炎;③输卵管积水;④慢性输卵管积脓。

3.结核性输卵管炎

近年来肺结核有死灰复燃的趋向,要引起重视。慢性输卵管炎中 $5\%\sim10\%$ 为结核性输卵管炎。患肺结核的妇女中 $2.5\%\sim8\%$ 同时有生殖器官结核。输卵管结核为妇女生殖器官结核最多受累的部位,占 $90\%\sim100\%$。

生殖器官结核为继发感染,主要来源于肺结核和腹膜结核。女性生殖道结核多发生在青春期和青年期,这时期开始内分泌活动和相应的生理活动,这样会增加机体对结核杆菌的易感性。在原发性不孕中,输卵管梗阻者应考虑结核病损。输卵管为生殖器官结核主要累及器官,且必为双侧性。可表现为:①结核性输卵管间质炎。②结核性输卵管内膜炎。③结核性输卵管周围炎。

临床上慢性结核性输卵管炎比较多见,病变进展较缓慢,输卵管粗大僵直,管腔可变狭窄或梗阻。伞端须状黏液可粘成一片,留有小孔或完全闭塞。输卵管结核感染可经输卵管间质部浸润宫腔而形成子宫内膜结核,而宫角部首先受累,因此怀疑结核性输卵管者取子宫两角组织,阳性发现多于其他部位的子宫内膜。结核性输卵管炎下行感染子宫以内膜为主,严重者可侵蚀到肌层。子宫内膜结核虽已经找不出病灶,但其体外受精-胚胎的移植成功率低于其他原因所致的输卵管梗阻。这可能是子宫内膜下病变经抗结核治疗后而纤维化影响了胚胎着床。

4.输卵管周围病变

以子宫内膜异位症最多见(见子宫内膜异位症)。

(三)宫颈因素

宫颈疾病引起的不孕占不孕症的 5%～10%。宫颈的解剖位置和功能决定了其在女性生殖生理和生殖内分泌学的地位,宫颈的形态和宫颈黏液功能受卵巢激素的影响呈现周期性的变化,而排卵期宫颈功能的特征性变化有利于精子的穿过、停留、营养和生存,从而保证有相当数量的精子不断地上游进入宫腔获能。宫颈性不孕的主要机制在于宫颈解剖学异常和宫颈黏液功能的异常。

1.宫颈畸形

如宫颈缺如、双宫颈畸形、先天性宫颈管狭窄、先天性宫颈延长症等。

2.宫颈解剖位置异常

如宫颈后仰、宫颈上仰等。

3.宫颈炎

宫颈就其解剖位置极易受损伤而致感染,造成宫颈炎的原因包括内源性卵巢激素影响和外源性病原体的感染,或两者兼而有之。宫颈炎本身并非一定造成不孕,然而炎症造成的局部内环境改变则是引起不孕的原因之一。

4.宫颈黏液功能异常

宫颈及其颈管腺体是卵巢激素的重要靶组织,当卵巢功能失调(如无排卵,黄体功能不全和抗雌激素作用的药物应用)时,宫颈黏液分泌的数量和质量异常将影响精子的活动、储存、成活和获能而致不孕。

临床可表现为宫颈黏液分泌减少,即卵巢周期各时相宫颈黏液分泌的数量减少,尤其是排卵期黏液分泌减少,常伴有阴道干涩、性交痛和泌尿系感染。或宫颈黏液功能不良——黏稠黏液综合征,即宫颈黏液质量不良,黏稠并数量减少,不利于精子的穿透。

5.宫颈免疫学功能异常

生殖免疫学研究认为,宫颈和宫颈黏液具有生殖免疫屏障作用。另一方面宫颈又是精子及其抗原进入机体的重要通道。已知人类精子和精浆抗原是一个庞大的抗原系统,其中包括:7 种精子抗原;3 种精子顶体抗原;精浆特异性抗原;精浆血型抗原;组织相容性抗原——HLA 系统。精子及其抗原在阴道和宫颈内可被巨噬细胞和上皮内朗罕细胞所吞噬,其精子抗原与辅助型淋巴细胞发生免疫反应诱导和激活免疫活性细胞的产生。后者经血液输送到生殖道以杀伤精子并降低精子的成活率。另一方面,精子抗原,包括睾丸特异性乳酸脱氢酶同工酶人精子抗原;授精抗原;卵裂信号抗原等,也可经宫颈及阴道黏液创面进入机体,刺激免疫系统产生抗精子抗体 IgA、IgM 和 IgG。

抗精子抗体导致不孕的机制是抑制精子穿透宫颈黏液,杀伤精子并降低精子的成活率,或抑制精子的获能,顶体反应和受精。因此认为,宫颈免疫学功能失调也是女性不孕的重要原因之一。

(四)子宫内膜异位症

子宫内膜异位症是妇科常见病,近年来发病率有增加的趋势,可能和晚婚、晚育有关,另外近代的新技术发展有利于正确诊断。子宫内膜异位症与不孕症密切相关。

根据腹腔镜诊断不孕症中子宫内膜异位症占42.35%～55.7%。其中引起输卵管堵塞或通而不畅者占16.7%(6/36)。子宫内膜异位症合并LUFS为12.7%，腹腔镜下的特点为咖啡色小斑点、黄色小疱、红色火焰状病灶、腹膜缺损、巧克力囊肿等。病变首先表现为子宫骶骨韧带增粗硬化，盆底腹膜瘢痕形成，卵巢及盆腔内的异位内膜出血及小囊肿的破裂导致子宫附件周围组织粘连。有的子宫直肠凹完全封闭，改变了输卵管的走行，伞端粘连，影响了输卵管和卵巢的关系及伞端拾卵的作用。子宫内膜异位症的患者腹腔液量增多，其中含前列腺素 PGE、$PGF_{2\alpha}$、6 keto PGF_1 较一般不孕症患者增多，输卵管和卵巢都浸渍在腹腔液中，其中巨噬细胞也增多，影响输卵管的蠕动，使精子的活动力下降或被吞噬，降低了卵子的受精能力。因此，子宫内膜异位症导致不孕还和体内的病理生理生化的改变有关。近年来子宫内膜异位症的免疫研究有很大进展，说明这些患者常伴有局部及全身的细胞和体液免疫功能异常，如 T 细胞及其亚群平衡失调，CD4/CD8 比值降低。异位子宫内膜产生的内膜碎屑流入盆腔，被巨噬细胞吞噬后，内膜中一些抗原成分被识别，激活机体的免疫系统，产生抗子宫内膜自身抗体。在患者子宫内膜组织中免疫复合物明显增多，从而损害了子宫内膜的功能，不利于胚胎着床。由此可见子宫内膜异位症除少数例子有输卵管堵塞的情况外，还可以影响卵巢功能，干扰输卵管的正常蠕动，卵子的摄取，干扰精卵结合及胚胎的着床。这些情况都可导致不孕。

(五)其他

1.外阴阴道疾病引起的不孕

外阴阴道疾病引起的不孕占不孕症1%～5%。某些外阴阴道器质性或功能性疾病影响了精液或精子进入阴道并储存，或由于外阴阴道内环境变化影响了正常精子的细胞生物学和生殖免疫学功能而致不孕。

(1)外阴阴道先天性发育异常：凡是影响正常女性性分化的内源性或外源性因素均可引起女性外阴阴道的发育异常而致不孕。

例如：无孔处女膜；阴道发育异常。临床症状多见因先天性外阴阴道畸形延至婚后者常因性交困难和不孕而就诊，如无阴道，阴道完全横隔，阴道闭锁和阴道僵硬。阴道纵隔虽仍可妊娠，但由于子宫发育不良常致流产和早产。

先天性无阴道者多伴有子宫等发育不良或缺如，此类患者无生育能力。阴道横隔术后仍可有正常妊娠。而阴道纵隔由于多伴有双子宫畸形且发育不良，故即或侥幸妊娠也易发生流产和早产，围生儿死亡率较高。

性分化异常系由于性染色体核型异常所造成的性腺和第一、二性征发育畸形，其不仅造成外阴阴道畸形可致不孕。性分化异常分为三类：①真两性畸形。②女性假两性畸形。③男性假两性畸形。

(2)外阴阴道炎症引起的不孕：外阴阴道炎症可为一般性或特异性感染，其中较为常见的为滴虫和真菌感染和细菌性阴道病。近几年来性传播性疾病发生率逐年增加引人注目。阴道炎症时阴道内环境不利于精子的成活，影响精子的活动力和穿透力，减少了进入宫颈和子宫腔内精子数量，从而降低了受孕率。

现代生殖免疫学研究认为，阴道是重要的生殖免疫器官，其间含有丰富的巨噬细胞和浆细胞可识别精子抗原和病原体，并分泌 IgA、IgG。阴道炎时精子死亡和精子抗原的释放，促进了阴道内抗精子抗体的产生，其抗体滴定度明显增加直接影响了精子的成活率、活动力和穿透力并降低受孕力。

阴道炎时细菌和病毒产生的内毒素可诱发巨噬细胞和中性粒细胞生成诱生型氧化亚氮合成酶，并产生氧化亚氮(NO)。NO 作为局部细胞毒因子可杀灭精子和抑制精子的活动力而致不孕。

外生殖器炎症经及时而有效的治疗仍可获妊娠，但值得指出的是阴道内细菌和性病毒感染常向上蔓延而致宫腔内感染，一经妊娠则可经胎盘垂直感染胎儿并致畸，尤见于孕早期风疹病毒、CMV、HSV 和 HIV 感染者。有人提出孕晚期生殖道性病毒感染未愈者应行剖宫产分娩以防感染胎儿。

(3)外阴阴道瘢痕引起的不孕：外阴阴道瘢痕多为炎症和损伤所致，瘢痕可为完全性、部分性，瘢痕的长度不一，或为膜状，或为条索状，临床偶见仅有一小孔的阴道瘢痕而仍获妊娠者。临床表现为不孕、性交困难或性交痛，经血引流不畅或阴道积液或积脓尤见于阴道下段严重瘢痕粘连者。

2.子宫性不孕

子宫性不孕占女性不孕症30%～40%。

(1)子宫畸形引起的不孕:子宫为胚胎期双侧苗勒管(Mullerian duct)中段发育并融合而成,其发育受性染色体核型和性激素的调节,子宫畸形或发育不全往往伴随卵巢发育不全和功能低下,从而导致月经不调和生育功能障碍。

其引起不孕的机制:①子宫不能容受精液和精子,从而不能使精子获能和受孕。②子宫形态和容积异常不利于孕卵着床、植入和胚胎发育。③子宫内膜发育不良或并存卵巢功能低下(无排卵,性激素分泌不足),不利于精子成活、受精、孕卵着床、植入和胚胎发育。④子宫肌层发育不良,不能容受孕卵和胚胎发育而致早期妊娠流产。⑤畸形子宫不利于胎盘附着和发育,而致胎盘位置异常,胎儿宫内发育迟缓(IUGR)或早产。

(2)宫腔粘连症引起的不孕:宫腔粘连(intrauterine adhesion,IUA)其发病率逐年增加是引起不孕的重要原因。依粘连的部位和范围可分为完全性、部分性和边缘性IUA,依内膜腔的完整性和组织类型可分为内膜粘连、瘢痕结缔组织粘连和平滑肌组织粘连,其组织学改变与临床症状相关。多因损伤性刮宫、宫内感染、妇科手术损伤引起。

其引起不孕的机制:①损伤和感染破坏子宫内膜层完整性,引起宫壁组织瘢痕粘连而致宫腔闭锁,降低了子宫容受性。②子宫内膜组织学变化,IUA内膜组织学改变不利于精子储存、成活和获能,也不利于孕卵着床,胎盘植入和胚胎发育。

(3)子宫肌瘤性不孕:子宫肌瘤性不孕占不孕症1%～5%,而子宫肌瘤合并不孕的几率高达27%,子宫肌瘤是一种性激素依赖性肿瘤,尤多发生于生育期年龄妇女,东方妇女肌瘤发生率高于西方妇女,故其肌瘤性不孕的发生率也较高,值得注意。子宫体部肌瘤约占全部肌瘤的94%,是构成肌瘤性不孕的主要原因。

其引起不孕的机制:①子宫内膜组织和功能学紊乱,子宫内膜腔形态变异不利于精子储存、成活,上游进入输卵管获能和受精。②子宫内分泌功能失调。人类子宫具有内分泌功能,在卵巢激素的影响下分泌前列腺素、催乳素、内啡肽($\beta-$endorphin)和特异性子宫蛋白质和酶类,患肌瘤时子宫内分泌功能失调改变局部内环境而不利于受孕。③子宫平滑肌舒缩活动性紊乱。④子宫内膜和肌层血管系统和微循环功能失调。

(4)子宫内膜炎与不孕:子宫内膜炎多由外阴阴道感染上行蔓延所致,除引起不孕外,更重要的是妊娠期病毒性宫内感染可经胎盘垂直传染胎儿而致畸。

其引起不孕的机制:①子宫内膜炎造成子宫局部功能失调,出现月经失调和不孕。②局部炎性细胞浸润和炎症介质的渗出呈现胚胎毒作用,不利于精子成活和孕卵着床,炎症累及输卵管可引起梗阻性不孕。③病毒性子宫内膜炎,妊娠期感染之最大的危害是经胎盘垂直感染胎儿引起畸形、流产、IUGR、早产、胎膜早破、新生儿感染和日后的生长发育障碍(如痴愚,弱智)等。

(5)子宫内膜息肉与不孕:子宫内膜息肉是慢性子宫内膜炎的另一类型,即炎性子宫内膜局部血管和结缔组织增生形成蒂性息肉状赘生物突入宫腔内,息肉大小和数目不一,多位于宫体部,颈管内息肉可引起颈管扩张并脱出外口。内膜息肉充塞宫腔妨碍精子和孕卵存留和着床而引起不孕。

3.甲状腺疾病引起的不孕

女性甲状腺疾病十分常见,其发生率为男性的4～5倍。正常的甲状腺功能对于促进女性生殖生理和生殖内分泌功能有重要意义,甲状腺激素对机体的每一种组织的新陈代谢及其化学反应速率均有影响。由于甲状腺功能异常对生殖产生影响需要一个较长的过程,而无论是甲状腺功能亢进还是甲状腺功能低下,都是比较容易治疗的疾病,因而就不容易对其进行长期的观察。

三、不孕症检查

不孕症的原因涉及面广,且常多种因素同时存在,要寻找确切的原因,仍非易事。内分泌问题尤其如此。不孕妇女的检查步骤为:先进行全面的一般性检查(包括妇科检查)以排除器质性病变,然后进行生殖功能等有关不育的检查。

（一）女方检查

1.病史采集

初诊时要详细询问各项病史,对其中与不孕有关的因素应更加详细地加以了解。

（1）一般情况:夫妇双方姓名、年龄、职业、家庭住址和联系电话等,并记录初诊日期和病史采集时间。

（2）不孕史:原发不孕或继发不孕,不孕年限、曾否接受过治疗及其效果如何等。

（3）婚姻史:包括结婚年龄、避孕方法和时间、再婚史、分居情况等。

（4）月经史:初潮年龄、月经周期、经期天数和经量等;月经周期及其变化与生活环境及情绪事件等的关系、排卵期的症状等。

（5）既往妊娠史:包括孕次、产次、末次生育时间、产时（包括有关手术和操作）、产后的情况或流产、早产、死胎等情况。

（6）性生活史:如性生活的频率及其与排卵期的关系、持续时间、性交障碍的情况等。

（7）个人史:包括出生时及产后发育的情况,出生后的外生殖器及其发育情况等,应了解有无智力和视觉障碍。

从详细的病史、起因、经过与症状可大致提供一定的诊断依据,因此问好病史在诊断不孕症中尤为重要。

2.体格检查

体格检查应注意身高与体重、生长发育,应寻找各种畸形特征,如双臂间距、眼的距离,有无多痣或突眼,男性化多毛（分布主要在乳晕旁、脐下、四肢）,这些都对诊断遗传性疾病和内分泌疾病有特殊意义。特别检查第二性征发育,乳房不发育可间接说明性腺不发育,发育的乳房应常规挤压有无乳汁。

3.妇科检查

外阴发育、阴毛分布、阴蒂大小、大阴唇是否融合、两侧大阴唇内及腹股沟部位应检查有无肿块,注意外阴是否有赘生物,阴道色泽、有无畸形、白带性状、宫颈是否正常、子宫发育大小、活动情况、两侧有无肿块、压痛等。

4.特殊检查

1）排卵的检测。

（1）自我感觉:①月经周期:正常的周期 25～35 日,多表示有排卵。②黏性白带呈周期性增多:排卵前数日内由于雌激素的作用,宫颈黏液分泌量高达每日 600mg,而且宫颈管外口开大,阴道排出的黏液明显增多,状如蛋清,可拉成长丝（约 10cm）。排卵后宫颈黏液减少而且变稠,不利精子的穿透。③排卵痛。④排卵期阴道出血。

（2）基础体温:孕酮可作用于体温调节中枢,引起体温升高。由于排卵后黄体分泌孕酮,使体温升高 0.3℃～0.5℃,并持续 14 天左右。故临床上依据 BBT 的变化,判断有无排卵。呈双相型,示有排卵;若呈单相型无后期升高的体温曲线,提示无排卵,准确率为 60%～70%。

（3）宫颈黏液检查:宫颈管上皮腺体的分泌量和分泌物的性状随月经周期有很大的变化。可了解:①宫口的开大:排卵期颈管口由 1mm 张大至 3mm。②宫颈分泌的黏液量,在排卵前后可增加。③pH 变化,阴道呈酸性,pH4～5;宫颈黏液呈碱性,精子在碱性黏液中活力增加。④宫颈黏液性状和弹性的改变,在排卵期高水平雌激素的作用下,宫颈黏液中 Na^+、Ca^{2+} 浓度改变,影响黏液的黏性和弹性,黏液拉丝试验出现长的黏丝,并呈羊齿植物叶状结晶。⑤宫颈黏液中的白细胞量减少。这些变化均有利于精子在颈管内的上行、穿透,增加受孕机会。

（4）阴道脱落细胞学检查:阴道涂片一般采取阴道上方侧壁的刮片,用 95%乙醇固定,巴氏染色。观察细胞形态及分布,包括底层、中层、表层的比例。表层有角化前及角化细胞。在轻度雌激素的影响下,角化细胞占 20%以下;中度雌激素影响,角化细胞占 20%～60%;高度雌激素影响,角化细胞占 60%以上,已超过正常排卵期水平。一般按成熟指数报告即:底层细胞%/中层细胞%/表层细胞%,如左侧数字增大即"左移现象",表明雌激素水平下降,如右侧数字增大即"右移现象",则表明雌激素水平增高。为了解体内雌激素变化可连续做阴道涂片观察。

(5)子宫内膜检查:月经来潮日 12～24 小时内取子宫内膜做组织学检查,应看出晚期分泌期变化,表明是雌、孕激素的影响,曾有过排卵。子宫内膜 Noyes 分期可见典型的组织学特点和月经周期天数的关系。

Noyes 等对子宫内膜腺上皮和间质细胞的形态学变化和月经周期日数的关系进行了仔细的观察,现仍应用于衡量子宫内膜变化是否和月经周期日期相符合,此标准称之为 Noyes 子宫内膜日期。如在增殖期腺上皮及基质的核变化,分泌早期的腺上皮核下空泡,分泌晚期的腺腔内分泌物,基质水肿,假蜕膜反应等。

2)内分泌激素测定:一般采用放射免疫方法,测定血清垂体卵泡刺激素(FSH)、黄体生成激素(LH)、雌二醇(E_2)、孕酮(P)、睾酮(T)、催乳素(PRL),尿 17-羟类固醇、尿 17-酮类固醇。前四种激素水平的周期性变化明显,LH 及 FSH 峰在排卵前 24 小时出现,LH 峰前 24 小时有 E_2 峰。P≥9.6nmol/L 提示有排卵。报告测定值时一定要标明月经周期的天数。要了解卵巢的基本状态或其储备能力,应当在月经周期第 3 天采血,测 FSH、E_2,近绝经期 FSH 升高表明卵巢储备能力降低。LH/FSH、T 及 PRL 值有助于诊断 PCOS 及闭经泌乳综合征。

3)激素功能试验。

(1)孕激素试验:主要可推测卵巢有无雌激素分泌。方法:对闭经患者给予黄体酮 20mg,每日肌注 1 次,共 3～5 天。若停药后 3～7 天出现撤药性阴道流血(即试验阳性),表明体内尚有一定量的雌激素产生,属 I 度闭经;如为阴性,须再做人工周期。

(2)雌激素试验(人工周期):先用雌激素,如每日口服己烯雌酚 0.5～1mg 或倍美力 0.625～1.25mg,连续 21 天,最后 5～7 天加用黄体酮,停药后 3～7 天看有无撤退性出血,如有出血表明子宫内膜无问题,对雌、孕激素有反应,原因在卵巢、垂体或下丘脑,不能产生足量雌、孕激素,属 0 度闭经。如无撤退性出血,提示子宫内膜病变,主要是发生在子宫内膜结核或多次刮宫后,内膜形成瘢痕或宫腔粘连(Asherman 综合征)。

(3)垂体兴奋试验:可采用国产 GnRH-a 阿拉瑞林(alarelin)25μg,静脉注射,15 分钟后 LH 升高 2.5 倍,60 分钟后升高 3.1 倍。如不正常可能表示垂体功能受到损害。

4)连续 B 超监测卵泡发育及排卵:阴道 B 超探头接近盆腔器官,不需充盈膀胱,可以较准确地观察卵泡发育,子宫内膜厚度及特点。一般于月经周期第 8 天开始,可看到一组卵泡的发育,呈卵圆形或圆形,其中有一个发育较快,当直径≥14mm 时,称为优势卵泡,其直径接近 18～22mm 时排卵,卵泡消失,陶氏腔内出现液体。如优势卵泡不破裂而突然增大,可能即是 LUFS。如逐步缩小即是卵泡闭锁。

5)染色体分析:如有特殊指征,如原发性闭经或生殖器发育异常,应行血液染色体核型检查。

6)输卵管通畅性检查。

(1)子宫输卵管通气术:应用造影器,将头部置入子宫颈管内,后面的橡皮塞撑住子宫颈口,使气体或液体不流出。导管的后端一侧连压力管,一侧连注射器管或二氧化碳通气装置。以 30mL/min 的通气速度缓缓注入二氧化碳,通气的压力为 10.7～16kPa(80～120mmHg),不得超过 21.3～24.0kPa(160～180mmHg),观察压力的变化。如自然下降,提示输卵管通畅,用听诊器在双侧下腹部,可听到气过水声或水泡声、嘶嘶声,结合患者主诉肩部酸胀不适,X 光透视可见膈下游离气体,则可诊断为至少一侧输卵管通畅。

(2)子宫输卵管通液术:注入含庆大霉素 8 万 U,地塞米松 5mg,2%普鲁卡因 2mL 及注射用水 20～30mL。液体注入宫腔时无明显阻力,很少液体漏出或回流,表明输卵管通畅。近年来由于宫腔镜的大量使用,也可用于检测输卵管是否通畅,通过宫腔镜插导管入输卵管开口处将 10mL 生理盐水含 2%利多卡因、25mg 泼尼松及 8 万 U 庆大霉素注入每侧输卵管。

(3)子宫输卵管碘油造影(hysterosalpingography,HSG):于月经干净后 3～7 天,在 X 线荧屏监测下进行。造影前先做碘油滴眼过敏试验。可用 40%碘化油 10mL,或用水溶性造影剂(如泛影葡胺),造影剂注入量为 5~10mL,在 X 线透视下观察造影剂进入情况,显影不良时可稍增加压力或纠正导管的位置和方向。注意输卵管的形态、弯曲度及通畅性,观看有无伞端粘连、油水珠形成,子宫腔有无占位性病变。碘油造影在 24 小时后再拍片,泛影葡胺在注射后 10~20 分钟即需进行第二次摄片,看盆腔内造影剂的弥散、分布情况。如局部堆积,表明盆腔内有粘连。全身性严重病患、子宫出血、刮宫术后是造影术的禁忌。

7)腹腔镜检:在腹腔镜直视下观察盆腔,并经宫颈口注入稀释的亚甲蓝液 20mL,行输卵管通液,通畅者注入亚甲蓝液无阻力,即见亚甲蓝液自伞端流出,通而不畅者推液时有轻度阻力,输卵管先膨大、屈曲,再见亚甲蓝液从伞端流出。不通者推液阻力大,未见亚甲蓝液自伞端流出,而从宫颈口漏出。

腹腔镜检还能够全面地检查整个盆腔内病变,进一步明确输卵管不通及通而不畅的原因,为盆腔结核、子宫内膜异位症还是各种原因引起的盆腔炎症。子宫内膜异位症表现为盆腔腹膜内膜植入灶,轻者见米粒大小出血点、窗式结构,严重者卵巢有巧克力囊肿,子宫后壁和直肠密切粘连。一般盆腔炎,输卵管外观可正常,其周围粘连,有的表现为输卵管卵巢囊肿,输卵管伞部卷曲或与周围组织膜状或致密粘连,有输卵管积水者则输卵管增粗,管壁浅。腹腔镜检还能进行病灶切除及粘连分解。

(二)男方检查

1. 精液检查

1)精液常规检查:采集标本前 3~5 天内禁欲,手淫法取出精液收集于消毒杯中,30 分钟内送检。将精液杯子放置室温下,观察颜色、液化时间、精液量、pH 值,待液化后开始检查。

(1)精子密度:正常成年男性的精子密度个体间差异较大,WHO 规定精子密度应$\geqslant 20 \times 10^6$/mL。正常人一次射精的精子总数应$\geqslant 40 \times 10^6$/mL。

(2)精子活动度:活动度分为 4 级:Ⅲ级直线快速前进;Ⅱ级直线慢速前进;Ⅰ级原地打转;0 级不活动,各实验室报告方式不一致,Macleod 算法为 0~4,0 表明不活动,1 为活动但不前进,2 为缓慢前向运动,3、4 为快速前进。

(3)精子形态:观察 200 个精子,计算正常及各类畸形(头、尾、中段)精子百分率。

2)抗精子抗体测定:混合抗球蛋白反应试验:将精液与包被免疫球蛋白的乳胶颗粒混合,然后加抗血清,镜下观察精子附着颗粒百分率,进行表面抗原定位及定量。试验(+)为<50%精子包被;试验(++)为=50%精子包被;试验(+++)为几乎所有精子被结合包被。

正常精液化验结果:密度>2000 万/mL,活动度(Ⅲ+Ⅱ级)>40%(2 小时内),存活率>70%,显微镜高倍镜下可见 7~8 个活动精子,且无凝集。正常形态>30%,抗精子抗体试验(一)。精浆量:2.0~6.0mL,pH7.2~7.8,白细胞<1×10^6/mL,高倍镜下<3~4 个。

2. 性交后试验

性交后试验是检测精子对宫颈黏液穿透性和相容性的试验。于临近排卵期,性交后卧床 30 分钟~1 小时后来院取子宫颈黏液,检查子宫颈黏液中的精子是否存活。正常值为 10~15 个活动精子/HP。精子存活率受到子宫颈黏液性质,其中有无抗精子抗体及精液本身的影响。

3. 去透明带仓鼠卵穿透试验

将精子置于培养液中孵化至获能和顶体反应发生,然后将精子与大量的去透明带仓鼠卵一起孵育,并在显微镜下观察。最常被用作阳性结果的终点反应是精子核在卵浆内松解。

四、不孕症的治疗

随着医学和辅助生育技术的发展,20 年来对女性不孕的治疗已发生了巨大的变化,以往不能治疗的不孕症已经得到治疗。

(一)一般处理

进行性生活和受孕知识教育,消除精神因素。戒除饮酒及吸烟的习惯,矫正营养不良状况,检查及纠正其他内分泌性疾病等均有利于提高受孕机会。

（二）内分泌原因的处理

1.药物治疗

1）雌激素：可诱发排卵和改善宫颈黏液。具体用法有单纯雌激素周期疗法和雌、孕激素联合常规人工周期疗法。

作用机制：①周期疗法。通过抑制排卵，调节下丘脑—垂体功能。用法：炔雌醇0.05mg每晚服1次，20日为一周期，连续3～6个周期，停药后可能排卵，妊娠率约18%。②在月经周期中间，用大剂量雌激素模拟雌激素生理峰值，停药36小时后可激发LH峰值，促使排卵。用法：苯甲酸雌二醇每次2～6mg，肌注，连用2日。不良反应除胃肠道反应外，无其他严重不良反应，也不增加多胎率。对于轻度排卵障碍者，若在月经周期中间，B超证实卵泡成熟和宫颈黏液评分良好，则用大剂量雌激素模拟雌激素生理峰值，停药36小时后可激发LH峰值，促使排卵。一般用苯甲酸雌二醇，也可用结合雌激素。

2）孕激素：①作用机制：在月经周期的后半期使用孕激素，可改善卵巢功能，促使下次周期排卵。②用法：黄体酮10mg，肌注，每日1次，共5或10日。或黄体酮栓25mg，塞入阴道，每日2次，连续10日。

3）雌、孕激素周期疗法：模拟月经生理周期，使垂体得到休息，从而改善下丘脑垂体功能，产生回跳反应，使下次周期排卵。

4）氯米芬（克罗米芬，clomiphene citrate，CC）

（1）作用机制：CC有弱雌激素和拮抗E的双重作用，它作用于生殖系统的多个部位，包括下丘脑、垂体、卵巢、子宫内膜和子宫颈。其作用的发挥有赖于下丘脑—垂体—卵巢轴正负反馈机制的完整性。其促排卵机制是特异地、竞争性地和ER结合，且结合时间长于生理性E，导致下丘脑、垂体对内源性E的负反馈刺激缺乏反应，从而增加了下丘脑促性腺激素释放激素的分泌，随之促性腺激素分泌增加，促进1个或多个卵泡的发育和成熟，达到促排卵的目的。

（2）适用于多囊性卵巢综合征、继发性下丘脑性闭经、用避孕药后闭经等患者；闭经泌乳综合征；无排卵性功血，特别是青春期无排卵性功血和黄体功能不足的患者。

（3）用药方法：CC在诱发排卵中常单独使用，在促超排卵中与其他药物联合应用。第一次疗程从小剂量开始，于月经周期第5日起，50mg，连续5日。若1～2个周期无效，可加至每日100mg，共5日。每日最大剂量国外报道为200～250mg。如为闭经，应先用黄体酮产生撤药性阴道流血，随后于出血的第5日起开始用药。为了提高排卵率和妊娠率，可和其他药物联合应用。①氯米芬+hCG：适用于单用氯米芬后卵泡发育良好，但不能自发排卵者。一般于停用氯米芬后第4日起，以B超监测卵泡发育并观察宫颈黏液，待卵泡成熟时即用hCG 5000U，肌内注射1次。单用氯米芬无效的病例，加用hCG后排卵疗效提高约50%。②氯米芬+雌激素：适用于单用氯米芬后宫颈黏液少而稠者，可在周期的第5日起加服妊马雌酮每日0.625mg，连用7～9日。排卵前停用雌激素不会影响胎儿，但总的疗效并不理想。③氯米芬+皮质激素：对高雄激素患者可于月经周期第5～14日间，每日用地塞米松0.25mg；或自月经周期第5日起先用泼尼松5mg/d，共5日，然后才用氯米芬。也有合并用药者，在月经周期第2日开始用地塞米松0.25mg/d，周期第5日起用氯米芬。④氯米芬+溴隐亭：适用于高催乳素血症引起的无排卵病例，经溴隐亭治疗后仍不能排卵患者。一些催乳素正常不排卵的女性，用氯米芬无效，亦可改用联合治疗，排卵率可达61%。⑤氯米芬+HMG+hCG：联合应用氯米芬可以降低昂贵的HMG用量和并发症。这是目前较常用的方法：氯米芬50mg/d，共5日，或100mg/d，共7日，然后HMG每日肌内注射1～2支（每支含FSH及LH各75U），待卵泡成熟后再用hCG诱发排卵。结果排卵率达98%，妊娠率为30%。

（4）不良反应：一般较轻，常见有血管舒缩性潮红（11%）、卵巢增大（14%）、腹部不适（7.4%）及少见的视物模糊、恶心、呕吐、头痛、疲乏等，停药后数天至数周可消失，并不产生永久损害。若所用剂量过大可出现卵巢过度刺激，卵巢增大甚至形成囊肿，但国内目前所用剂量不大于150mg/d，很少会发生卵巢过度刺激。有认为过度增加剂量或延长使用时间将会降低子宫内膜对胚胎的接受性或增加自然流产率。

5）他莫昔芬：其促排卵效果与氯米芬相近，主要用于月经稀发的无排卵患者和对氯米芬无反应的患者。自月经周期第5日起给予10mg，每日2次，共5日，为一疗程，连续半年，不良反应有经量减少、粉刺、体重增加、头晕、潮热、头痛等，卵巢过度刺激征少见。排卵率 60%～80%，妊娠率 10%～56%，不增加流产率。

6)芳香化酶抑制剂(aromatase inhibitors,Als)：与 CC 一样有诱导排卵作用,但没有抑制子宫内膜和宫颈黏液的不良反应。其主要作用机制是:抑制雄激素向雌激素的转化,减少雌激素对下丘脑的负反馈抑制作用,使 FSH 增高以促进卵泡的发育及成熟。包括 I 型抑制剂(非竞争性,如依西美坦)和 II 型抑制剂(竞争性,如阿纳托唑和来曲唑),其中以第三代 Als 来曲唑应用最多。来曲唑的常用方案为在月经周期第 3～7 日每日给予 2.5～5mg。来曲唑目前作为 CC 反应不良患者的后备用药,有学者认为可以作为 PCOS 患者的一线用药。

7)促性腺激素:当垂体促性腺激素(gonadotrophin,Gn)分泌不足,不能使卵泡成熟排卵,或使用氯米芬时不能促使垂体增加分泌促性腺激素而达到排卵时,需用外源性促性腺激素刺激卵泡生长发育及排卵。近 40 年来,先后有从绝经妇女尿中提炼出来的促性腺激素即人绝经后促性激素(HMG)和纯化的人卵泡刺激素(FSH)在临床广泛应用。国外商品名分别为 Pergonal 或 Metrodin,Pergonal 每支含 FSH、LH 各 75U,Metrodin 含 FSH 75U,几乎不含 LH,但仍含有少量尿液中的杂质蛋白质。近年更有以重组基因工程技术产生的重组 FSH,国外为 Gonal－F,重组 FSH 既不含 LH,也不含尿液中杂质蛋白质。HMG 和 hCG 两者联合疗法与雌孕激素替代疗法相比,不仅可诱发月经,更重要的是可促使排卵发生和妊娠。绒毛膜促性腺激素(hCG)是从孕妇尿中提取的促性腺激素。

(1)化学生物学功能:垂体促性腺激素(FSH、LH)、绒毛膜促性腺激素(hCG)都属糖蛋白激素,生化结构不全相同。hCG 半衰期5～6 小时,作用时间 23 小时。肌注 hCG 10 000U 可产生相当于自然排卵周期峰值的 20 倍,并持续数日,有助于黄体发育,而 FSH、LH 的半衰期则分别为 3 小时和 1 小时。

(2)作用机制:外源性促性腺激素诱发排卵周期和自然月经周期有些相似。

(3)适应证:促性腺激素起一种替代性治疗作用,适用于缺乏促性腺激素,而靶器官(性腺)反应正常的患者,目前临床亦用于其他类型的患者。由于此药费用昂贵且有一定不良反应,故应严格选择患者。主要用于下述三类病例。

下丘脑－垂体功能衰竭时的替代性治疗:患者血清 FSH、LH、E₂ 均低于正常,而 PRL 值正常,称低促性腺激素性闭经。包括 Sheehan 综合征,垂体瘤手术后和(或)放射治疗垂体部位后,空蝶鞍综合征。

下丘脑:垂体功能不全时的刺激性治疗,血清 FSH、LH、E₂ 值正常,但不排卵,常为 I 度闭经。

为体外受精－胚胎移植(IVF－ET)或其他配子移植术(GIFT)做准备。血清促性腺激素正常,性腺轴调节和反馈功能正常。使用促性腺激素的目的是在卵泡的募集阶段提高外周血中的促性腺激素的水平使之超过更多的募集前卵泡进入募集阶段所需的阈值,从而达到多个卵泡募集的目的,同时在卵泡的发育过程中促使更多的卵泡能克服卵泡的选择机制而继续发育成为成熟卵泡,从而达到超促排卵的目的,以利于回收更多的卵子,提高辅助生育技术的成功率。

(4)禁忌证:有些闭经或不排卵者不宜用促性腺激素治疗,如卵巢早衰、高催乳素血症、伴有卵巢肿瘤者。至于卵巢对促性腺激素抵抗综合征,有些学者认为可先用雌激素或 GnRH 激动剂抑制促性腺激素,而后再用 HMG-GnRH 治疗,偶有成功受孕病例。

用药前必须全面了解病史,做详细的体格检查(包括妇科检查)和必要的内分泌测定,包括常规检查血清 FSH、LH、E₂ 等,特别是 PRL 甚为重要,因为高 PRL 者常伴有低 FSH、LH,用 HMG-hCG 治疗,不仅效果差而且增加病者痛苦和费用。

(5)治疗方案和方法:用药前必须了解子宫大小,若子宫发育不良,应先用雌、孕激素周期疗法,促使子宫发育正常后再用药。在不同的情况或治疗目的下使用促性腺激素的治疗方案可以有多种。

(6)监护措施:目的在于了解治疗效果,调整用药剂量,观察排卵、黄体功能和早期发现妊娠,及早期发现和及时预防并发症的发生。宫颈黏液有时改变不明显,阴道涂片反映 2～3 天前的雌激素水平,超促排卵时,因血清中激素的水平较早达到自然周期的排卵前的水平,此两项较早出现排卵前的典型表现,但实际上卵泡不一定达到成熟的标准。血清雌激素值表示当时的血中浓度,而尿值则表示 12～24 小时前的血液中雌激素浓度。与自然排卵时相比,其激素水平一般均较高。HMG用量因人而异,且同一患者不同周期亦需采用不同的剂量,故需根据监测情况随时调整。通常以B超、血E_2、LH或尿LH值为指标,如最大卵泡直径18mm,血清雌二醇734~1835pmol/L为排卵时机的最佳条件。

(7)治疗效果:每个用药周期排卵的成功率可达90%以上,但按排卵周期怀孕的成功率仅20%,怀孕后早期流产率亦高。

(8)不良反应和并发症:促性腺激素药物本身无明显不良反应,并发症由诱发排卵和妊娠引起,常见为卵巢过度刺激综合征和多胎妊娠。而流产和早产、宫外孕和先天性畸形率等,均属妊娠并发症。

8)促性腺激素释放激素(gonadotrophic releasing hormone,GnRH):分长效和短效GnRH激动剂(GnRH-agonist,GnRH-a)。

(1)GnRH诱发排卵机制:GnRH来自下丘脑正中隆突神经元,呈脉冲式分泌,可通过甘氨酸基与垂体促性腺激素细胞表面受体相结合,通过腺苷酸环化酶(第二信使)和钙离子作用,促使垂体前叶释放FSH和LH。小剂量脉冲式GnRH产生适量FSH和LH,称为正向调节,临床上可用来治疗下丘脑性无排卵;而大剂量的或用连续GnRH给药可使FSH、LH下降,此为降调节,由于脱敏作用使受体不能和GnRH相结合,及尚未结合的受体数减少,所以PSH、LH分泌均减少,卵泡的发育受到抑制,出现低促性腺激素、性腺功能低下性闭经,又称为药物性去势或药物性卵巢切除,临床上用来治疗性激素依赖性疾病,如子宫内膜异位症、子宫肌瘤、性早熟等。GnRH亦用于治疗多囊性卵巢综合征,及Kallman综合征、精神性厌食症等。

(2)适应证:主要用于下丘脑性无排卵或闭经。这类病例的特点是:①闭经1年以上;②孕激素试验阴性;③第二性征正常或略差;④PRL值正常,FSH、LH值低或正常低限水平;⑤对氯米芬试验(100~150mg/d,共5日)无反应;⑥垂体兴奋试验阳性。

(3)用法:目前常用的方法有两种,单次非脉冲式和脉冲式。前者使用于卵泡能自然成熟或用HMG后卵泡成熟的病例,用GnRH 50~100μg肌注或静脉注射,诱发LH峰和排卵。现常用静脉注射或皮下注射,每次剂量是3.4~20μg,脉冲间隔60~120分钟,用药后周期性排卵率达85%~100%,妊娠率33%~80%。

(4)不良反应:少数病例出现OHSS,但与HMG~hCG方案相比明显减少。30%用药后发生黄体功能不足,局部注射处的静脉炎,甚至出现全身的败血症,必须警惕。

9)溴隐亭:溴隐亭(bromocryptine,BC或CB154)是半合成的麦角生物碱。溴隐亭的主要作用是抑制催乳素的分泌,而高催乳素血症则是引起性腺(卵巢和睾丸)功能低下的常见病因,这在女性内分泌性不孕中占20%。

(1)作用机制:溴隐亭为多巴胺激动剂,可直接作用于垂体催乳素细胞,抑制PRL分泌,也可通过下丘脑分泌多巴胺,经门脉系统作用于垂体前叶催乳素细胞的多巴胺受体,与之结合阻止PRL的释放。

(2)适应证:包括高催乳素血症伴不孕症,垂体瘤或垂体瘤术后仍有高催乳素血症溢乳,伴乳房肿大、囊肿或脓肿形成。

(3)用法:溴隐亭开始用量为1.25mg,每日2次,饭后服用,如无不良反应一周后可改为2.5mg,每日2次,连续使用。如治疗有效,可出现月经、BBT双相、PRL值下降至正常。亦有主张待PRL值降至正常、月经来潮伴排卵后改为间断用药,自周期第5日起用溴隐亭,至BBT上升3日后停药。有报道提出,为了减少胃肠道反应,主张阴道给药,认为效果相似,一般每日用量为5~7.5mg。部分病例可加用氯米芬等促排卵药物。

(4)治疗效果:用药约2个月,有80%泌乳停止。70%~90%恢复排卵,怀孕率亦可高达70%~80%。

(5)不良反应:少数病例出现乏力、头晕、恶心、呕吐等,一般停药一周后自行消失。

10)糖皮质激素:糖皮质激素作用较广,妇科主要用于替代治疗,或用于高雄激素血症等。

(1)高雄激素血症:治疗时先做地塞米松试验,即地塞米松2~4mg/d,共3~4日,用药后血清睾酮值恢复正常,可用泼尼松5~7日,5mg/d,此剂量很少产生严重的不良反应,亦可改善粉刺和使月经正常,但对减少毛发生长仅有 25％的效果。

（2）高雄激素性不孕症：当用氯米芬等诱发排卵无效时，可加用糖皮质激素地塞米松 0.5mg，每日 1 次连续使用。

（3）替代治疗：用于艾迪生病或 21 羟化酶缺乏症，糖皮质激素的替代治疗法是本症的基本疗法，常用氢化可的松 10～30mg/d，可的松 12.5～37.5mg/d，剂量应根据尿 17-酮固醇、孕醇、血 17-羟孕酮和 DHEA-S 值调整。

11）胰岛素增敏剂（二甲双胍）：几乎所有肥胖的 PCOS 患者及存在胰岛素抵抗的非肥胖 PCOS 患者，可考虑用胰岛素增敏剂以促进排卵功能的恢复。常用方案：二甲双胍 800～1500mg，分 2 次服用。亦可与 CC 联合应用。

2.手术治疗

有输卵管或（和）卵巢周围粘连松解术、卵巢楔形切除术、经蝶窦显微手术等。

1）卵巢楔形切除术：卵巢楔形切除术后，月经变规则的 85％，多毛消退的 16％。

（1）手术适应证：主要用于 PCOS 引起的无排卵性不孕。

（2）并发症：手术有引起内出血、盆腔炎和粘连等并发症。粘连的发生率可高达 30％，会导致不孕，偶于手术后发生卵巢萎缩和早衰也称为意外性去势。由于此手术并发症较多，目前以被腹腔镜下卵巢打孔术（laparoscopic ovarian drilling，LOD）所替代。LOD 可以获得大约 92％的排卵率和 69％的妊娠率。

2）经蝶窦显微手术：经蝶窦显微手术已成神经外科的一种重要手术。此手术避免开颅，手术范围小，不引起术后脑萎缩和视神经的受损，且手术瘢痕小，手术安全，死亡率低（0％～27％）。

（1）手术指征：①各种分泌性微腺瘤，鞍内型或轻度向上生长，伴轻度视交叉障碍；②大型 PRL、GH 腺瘤，用溴隐亭治疗后肿瘤缩至鞍内；③无分泌性腺瘤，向鞍上轻度生长；④垂体卒中，但无皮内血肿或蛛网膜下腔出血；⑤视交叉前固定（常伴旁中央盲点）；⑥年老体弱不能耐受开颅术者。

（2）手术效果：手术效果和肿瘤大小直接有关，肿瘤愈大效果愈差。若术后 PRL 水平仍>4nmol/L，则示手术不完全，应加用放射治疗。

垂体瘤切除术后复发率较高，术后虽 85％的 PRL 值转正常，但 5 年后复发率可高达 24％～78％，所以对垂体肿瘤患者，首选的治疗方法应是药物——溴隐亭，手术仅限于药物治疗失败者。为了提高手术效果，应先用溴隐亭做术前准备，但术前准备期限一般不宜超过 3 个月，因为用药太长肿瘤会发生纤维化。

3）生殖器发育异常的处理。

（1）子宫畸形：以双子宫和子宫纵隔较为多见。多数子宫畸形并不影响生育，故不必立即于婚后进行手术矫治。若宫腔变形，不能因妊娠而改善，婚后已发生晚期流产史或不孕者，应考虑手术矫治，手术仅在子宫中央切开，将纵隔剪开，不切去子宫组织，然后将子切口缝合。现多在宫腔镜直视下作中隔矫治手术，操作时必须同时用腹腔镜或 B 超监护，以避免操作时可能发生的因过度剪开所造成的子宫穿孔。术后妊娠率可高达 68％，获得活婴率可高达 80％，分娩方式以于妊娠 36 周后做选择性剖宫产为宜，以防自发性子宫破裂。

（2）子宫发育不全：轻度子宫发育不全可予小剂量雌激素治疗，亦可用人工周期治疗三个周期或应用假孕治疗等，可促进子宫发育。

（3）阴道发育畸形：无孔处女膜或处女膜肥厚或阴道横隔者可手术治疗。

4）输卵管阻塞的手术治疗：显微整形手术比在通常的肉眼观察下手术治疗效果为好。手术治疗适用于年龄在 35 岁以下的患者；确诊为输卵管结核者，一般不再做整形手术；双侧输卵管积水直径在 3cm 以上者，术后即使管道通畅，受孕机会极小。其输卵管阻塞的手术方式如下：

（1）输卵管近端阻塞采用输卵管子宫植入法，术后的妊娠率为 12％～50％。

（2）输卵管中段阻塞采用端端吻合术，将阻塞段输卵管切去，注意勿损伤系膜下的血管，以保障吻合后的血供。术后的妊娠率为 50％～70％。

（3）输卵管远端阻塞采用输卵管造口术，虽然术后输卵管能保持通畅，但由于失去了伞端或新形成的伞端缺乏灵活的拾卵功能,往往不易受孕,是输卵管整形术中效果最差的一种手术类型。输卵管造口术后的妊娠率为5%～30%。

(4)输卵管粘连松解术可在腹腔镜或开腹直视下切断粘连,游离整段输卵管,使卵巢恢复正常位置并恢复正常的卵巢输卵管的解剖关系。

术后所保留输卵管的长度若短于3cm则无宫内妊娠。如失去了伞端,虽输卵管仍保持通畅,因无法拾卵,仍不易受孕。

5)子宫肌瘤引起不孕。

(1)处理原则:对婚后2～3年仍未孕,或曾多次发生流产、早产者,经排除其他原因以后,可进行有关肌瘤的治疗,这时做一次B超或子宫输卵管碘油造影,了解宫腔有无变形,有无黏液下肌瘤以及输卵管通畅程度,对治疗方法的选择,可提供重要依据。

(2)药物治疗:GnRH激动剂通过降调节作用抑制体内促性腺激素的分泌,从而降低体内的雌激素水平,达到抑制子宫肌瘤生长的作用。皮下注射、深部肌内注射或鼻黏液给药等。

(3)手术治疗。①途径:经腹腔镜或开腹子宫肌瘤摘除术;宫腔镜下子宫肌瘤切除术;经阴道子宫肌瘤摘除。②手术原则:为减少失血、消灭无效腔和防止粘连,保持子宫结构。术后不应在3～6个月妊娠,以保障子宫切口的愈合。

妊娠率与手术时的年龄关系密切,有报道手术时年龄在30岁以下者,术后妊娠率为91%,而年龄在35岁以上者,术后妊娠率仅为22%。且妊娠多出现在术后1年以内,超过2年仍未妊娠者,则以后妊娠的机会明显减少。

6)子宫腔粘连综合征引起不孕:子宫腔因外伤、继发感染等原因可造成粘连,临床出现闭经、月经过少和不孕的称子宫腔粘连综合征。早期诊断后的治疗效果较好,治疗原则包括分离粘连,防止创面的再次粘连;促进内膜的及早修复。其中的手术分离粘连最为重要。手术分离粘连可在B超指引下用探针分离粘连或在宫腔镜直视下分离粘连,并注意防止创面的再次粘连。另一方面促进子宫内膜的及早修复。雌激素有促进子宫内膜生长的作用,由于此综合征剩留的为基底层内膜,所含有的雌激素受体少,故所用的雌激素必须量大时间长,如炔雌醇0.1mg,每日1次,共40日,后10日加用甲羟孕酮10mg,每日1次,停药后等待撤药出血,随后再重复上述周期治疗,共2～3个周期,以促进子宫内膜增生,覆盖创面。宫腔分离粘连后放置一个节育器,可以防止再粘连,药物治疗3个周期后取出。

7)子宫内膜异位症引起不孕:据估计有15%～20%的20～35岁妇女;30%的不孕妇女患有子宫内膜异位症。子宫内膜异位的治疗包括药物和手术两大类。

(1)药物治疗:子宫内膜异位症属性激素依赖性疾病。子宫内膜异位症所用的治疗药物与性激素有关,轻、中度病例由于病灶中所含孕激素受体较重度者为多,故采用孕激素治疗时效果较好,但因所含的受体有个体差异,治疗效果也不尽相同。

假绝经治疗:用药物模拟绝经后的体内变化的治疗。①达那唑:达那唑是一种人工合成的17α-炔孕酮的衍生物。通过抑制下丘脑GnRH的脉冲释放,从而抑制垂体促性腺激素的分泌,发挥抑制卵巢功能的作用;此外也可直接作用于子宫内膜和卵巢,竞争雌激素受体,使雌激素不能对子宫内膜发挥作用。用药后,血浆中雌二醇和雌酮量明显减少,与切除双侧卵巢后的绝经期相似,出现闭经,使异位的子宫内膜萎缩,病灶缩小或消失,症状减轻或消失。停药后4～6周,内分泌功能可迅速恢复并出现排卵。此药尚具有轻度睾酮作用。用法:达那唑每片200mg,常用剂量从月经第1日起服,结合达那唑的药物半衰期考虑,可以每8小时给药一次,每次200mg,至少用3～6个月,多则9～12个月。停药后2～3个月月经又能恢复。症状和体征的改善与用药剂量呈正相关,经治疗数周以后80%～95%的患者症状消失。6个月以后,60%～80%的患者病灶缩小或消失。但要注意服药期间肝功能损害,一般停药1～2个月后能恢复正常。其他尚有男性化症状。此外有低雌激素性症状,如潮热、阴部干燥、抑郁、情绪波动等;有时由于卵巢功能抑制不足或子宫内膜萎缩而有点滴样出血。因上述不良反应目前很少应用。②内美通:内美通(孕三烯酮)是一种和达那唑有相似作用的三烯19-去甲甾类化合物,主要作用于下丘脑一垂体轴,减少促性腺激素的释放,也能直接作用于子宫内膜,使之萎缩。内美通每片2.5mg,每周2次,自月经周期的第1日起服,持续6个月。不良反应有点滴出血、体重增加、痤疮、脂溢性皮炎。③GnRH类似物:利用GnRH-a的降调节作用,占有垂体分泌促性腺激素细胞的细胞膜上的GnRH受体,使之不能对GnRH发生反应,于是垂体不能分泌FSH和LH,随后是卵巢卵泡活动受抑制,最终引起体内促性腺激素和性激素低下状态。Gn-RH-a从月经周期的第1~4日起用药,长效的GnRH-a只需每月给药1次,用药较为方便,连续6个月。不良反应是体内雌激素减少引起的不适、骨密度减低,可用反向添加治疗预防。

假孕治疗:大剂量孕激素使异位的子宫内膜发生与妊娠晚期相似的蜕膜样变,继而坏死吸收,这种模拟妊娠期体内激素变化的治疗方法,称假孕治疗。包括大剂量口服避孕药和大剂量孕酮治疗,因不良反应多逐渐被其他疗法取代。

(2)手术治疗:手术治疗的目的为清除异位的子宫内膜病灶,分离输卵管周围的粘连,输卵管阻塞者可同时做整形手术。手术治疗包括剖腹手术和腹腔镜手术。须做输卵管整形手术者以剖腹手术为好。有报道术前以药物治疗2~3个月,可使病灶软化,手术时容易被清除,术后继续药物治疗,可提高总体治疗效果。

3.其他

(1)黄体功能不足(luteal phase defect,LPD):亦称黄体功能不全,可表现为黄体过早衰退或孕激素分泌不足,通常黄体期短于10天或黄体高峰期黄体酮水平低于10ng/mL时,应考虑黄体功能不全。由于LPD不易受孕,受孕后也容易发生流产,故宜用:①促排卵治疗(方法见前)。②补充孕酮,自然排卵后于基础体温上升后的第3日起用黄体酮10mg/d,肌注,共10日。亦可用hCG 1000~4000U,每3日1次,肌注,共3次。③催乳素升高者由于常为中度升高,可用小剂量溴隐亭治疗,每片2.5mg,常用半片即1.25mg,每日2次,口服,于月经周期的第3~4日开始,连服3周,经连续2个周期治疗,催乳素值未见下降时,可增量为2.5mg,每日2次,口服。确定为妊娠后,可用黄体酮40mg/d,肌注持续至妊娠12周为止,或以前述的给予hCG以刺激黄体的功能。孕酮类药物如由雄激素合成的炔诺酮可使女性胎儿的外阴男性化,因此治疗黄体功能不全宜使用对胎儿无致畸影响的天然黄体酮制剂。治疗期间,应随时监测胎儿情况,以决定继续治疗与否。

(2)辅助助孕技术:上述各种治疗方法仍不能怀孕,可采用现代助孕新技术,如体外受精与胚胎移植技术、配子移植、人工授精和单精子显微受精等。

五、不孕症的预防

女性不育症增多的趋势日益受到关注,其表现也多种多样,可从生育力的轻微受损、生育力低下,到生育力缺陷乃至绝对不育。事实上,许多的疾病和/或因素都可影响女性生育力,尤其在生殖系统的生殖发育阶段,而这些疾病和/或因素大多可以预防,如生活方式改变,体重的控制;有些可以早期解决和治疗的,如性传播疾病、盆腔炎性疾病;从而可以防止对其生育力的严重损害。防患于未然,通过积极有效的防治措施,能够降低不育症的发生率。

(一)儿童和青少年的生殖系统问题

儿童和青少年的生殖系统问题涉及生殖器官发育异常和畸形、生殖道炎症、生殖器官损伤、性早熟、青春期延迟、月经相关疾病、性过早行为和妊娠、生殖器官肿瘤等。

1.生殖器官发育异常及畸形

女性外阴阴道疾病原因复杂,临床种类繁多。儿童期可无明显症状,不易被发现,进入青春期乃至成年后逐渐出现相应症状。常见的有以下几种。

(1)外阴闭锁:完全性闭锁较为罕见,多为表浅性闭锁,系由双侧小阴唇或加上后侧部分大阴唇在中线相互紧密愈合,极似男性会阴中缝。这类情况多半不是外生殖器官的失天性畸形,而是在婴幼儿期,由于外阴轻度炎症,擦烂而相互粘连,又没有足够注意和及时处理所致。闭锁膜起自阴蒂直至阴唇系带,遮盖着前庭、尿道口、阴道口及舟状窝;在阴蒂的直后方可能有一窄小的沟管,尿液由此排出。这一畸变,由于对生活无明显妨碍,可长期被忽视,直至青春期后开始就医。

治疗:锐性分离粘连部位,用凡士林纱布或雌激素软膏覆盖创面,直至愈合。

(2)处女膜闭锁:处女膜无孔或闭锁,使阴道口不能与外阴前庭贯通,是女性生殖器官发育异常中较常见的。本病大多在青春期后,由于经血潴留出现临床症状就医而明确诊断。典型的临床表现是,第二性征发育情况与青春期年龄相符而无月经初潮,有周期性下腹疼痛并渐渐加剧,严重者伴有便秘、肛门坠胀、尿频或尿潴留等症状。检查时见处女膜向外膨出,表面呈紫蓝色,无阴道开口。肛诊在盆腔正中扪及囊性包块,系阴道积血所致。有些病例尽管有大量血液积聚于阴道、子宫及双侧输卵管,却仅引起轻微不适。由于延误处理,积血可通过输卵管溢入腹腔,可引起内膜异位症。陈旧积血刺激组织,可引起炎症反应、粘连或发生上行性感染。

治疗:作新月状或"X"形切口,引流积血,要避免作垂直切口,以防意外伤及尿道及直肠。一般在短期内即可恢复正常生殖功能,如已并发子宫内膜异位症,则痛经可日益加剧,也可因输卵管炎而导致下腹痛及不孕。

(3)先无性无阴道:系因双侧副中肾管发育不全,几乎均合并无子宫或仅有始基子宫,约 1/10 患者可有部分子宫体发育,且有功能性子宫内膜,极个别患者有发育正常的子宫,卵巢一般正常。有发育正常的子宫者表现为青春期无月经,但因宫腔积血而出现周期性腹痛。检查时见在正常阴道口部位仅有完全闭锁的阴道前庭黏膜,无阴道痕迹,亦有部分患者在阴道前庭部有浅浅的凹陷,个别具有短于 3cm 的盲端阴道。该病症的处理原则是重建阴道。对有发育正常子宫的患者,初潮时应行阴道成形术,同时引流宫腔积血并将人工阴道与宫腔相连,以保留生育功能。无法保留子宫者行子宫切除术。

(4)阴道闭锁:系因泌尿生殖窦未参与形成阴道下段。闭锁位于阴道下端,长约 2～3cm,其上多为正常阴道。症状与处女膜闭锁相似,无阴道开口,但闭锁处黏膜表面色泽正常,亦不向外膨隆,肛查扪及向直肠凸出的阴道积血包块,其位置较处女膜闭锁高。治疗应尽早手术。

(5)先天性无子宫和始基子宫:先天性无子宫因两侧副中肾管中段及尾端未发育,常合并无阴道。但卵巢发育正常,第二性征不受影响,直肠腹部诊扪不到子宫。始基子宫因两侧副中肾管中段会合后不久即停止发育,常合并无阴道,子宫极小,仅长 1～3cm,无宫腔。常以青春期无月经来潮就诊而发现。

(6)两性畸形:有真、假性两种。真两性畸形罕见,假两性畸形较真两性畸形多见。假两性畸形的女性常合并不同程度的大阴唇融合现象。在胚胎期所受雄激素影响越早者,融合程度越重。对两性畸形的性别鉴定应尽早做出正确诊断,以促进其心理性别的正常发育和社会性别的认同。在女性假两性畸形常见的另一畸形为阴蒂肥大,肥大的阴蒂影响了女性外阴的形态及功能,建议在患者性心理形成之前的婴幼儿期进行整复术。

2.外阴及阴道炎症

由于女童卵巢功能处于较低水平,阴道自然防卫机制不完善,因此易感染各种病原菌,多为细菌(如大肠杆菌多见,其次为葡萄球菌、链球菌),原虫(滴虫等)、念珠菌、病毒或化学物质的损害而引起炎症;其次紧身人造纤维衣物、洗澡时的肥皂、爽身粉、局部用药致皮肤变态反应,会阴部习惯不良亦可致病。外阴阴道感染常引起不同程度量的分泌物,大多是母亲注意到患儿有外阴分泌物或外阴充血,偶有患儿称外阴部瘙痒或排尿痛。分泌物可为少量浆液性分泌物或大量脓性渗出物。瘙痒是外阴阴道炎的常见症状。尿液流经感染组织可致排尿时烧灼感。在尿液标本中发现有白细胞时,常被误诊为下泌尿道感染。因此,在诊断婴幼儿泌尿系感染前,应常规检查是否患有外阴阴道炎。外阴阴道炎主要分为两类:

1)非特异性外阴阴道炎:非特异性外阴阴道炎是指细菌培养和染色涂片检查均为混合性化脓性菌丛,而无优势微生物,为青春期前儿童最常见的生殖道病变。

(1)主要原因:①会阴卫生差:卫生条件较差或不良卫生习惯,如便后擦试肛门,手纸向前污及外阴;内裤为粪便污染,均可导致感染。阴道分泌物培养所见的微生物包括大肠杆菌,肺炎球菌,产气肠杆菌属及变形杆曲属,均常见于肠道。约 20% 以上非特异性外阴阴道炎患者,由母亲指导患儿适当处理会阴部卫生后可痊愈。②阴道异物:小儿出于好奇心或意外可以造成阴道异物,如小石子、小玩具甚至小虫子等。

异物时间较久可造成感染,阴道分泌物增多,或脓性分泌物,可伴有疼痛和发热,阴道或肛门指诊可以触及阴道内异物。③呼吸道感染:儿童的手指可将鼻、咽部感染性物质带入阴道。在外阴阴道炎发生前多有呼吸道感染的病史。细菌培养常为溶血性链球菌或金黄色葡萄球菌。④泌尿系感染:泌尿系感染和非特异性外阴阴道炎关系密切。更常见的是继发于泌尿系感染的阴道炎多发生于阴唇粘连,部分阻塞前庭,使尿液蓄积在该部及阴道。⑤肠道寄生虫:感染者粪便中排出的蛲虫虫卵可经患儿的手指接触会阴皮肤而感染,虫卵还可沉积在儿童的玩具、室内尘土或游戏场土壤,由儿童手指沾污饮食进入肠道孵化。偶尔蛲虫由肛门部迁移至阴道产卵,蛲虫带有的肠道致病菌进入阴道后也可以引起外阴阴道炎。检查常发现外阴及阴道中度炎症,或伴有稀薄、灰黄色黏液脓性排泄物。其他肠道寄生虫,如蛔虫也可侵入阴道,引起相应症状。阴道分泌物或涂片找到虫卵即可诊断。

(2)治疗:阴道异物诊断明确,可在全麻下,借助鼻窥镜取出,阴道冲洗上药至痊愈。对于明确肠道寄生虫感染者,给予针对性的驱虫治疗,必要时家庭成员同时治疗,避免患儿重复感染。在非特异性外阴阴道炎的治疗过程中,用坐浴和改善会阴卫生未能治愈的患儿,可考虑阴道内给药治疗。非特异性外阴阴道炎常勿需全身用药。因炎症多属较良性表浅黏膜的感染,极少累及患儿的全身健康。此对继发于呼吸道或皮肤感染的非特异性外阴阴道炎对局部用药不敏感,须酌情口服、肌注或静脉滴注广谱抗生素治疗。局部雌激素应用能使未成熟的菲薄阴道黏膜增厚,从而增强其抵抗感染的能力。

(3)预防:培养女童便后由前向后揩拭的正确动作,以免污染阴道及外阴;幼儿不宜穿开裆裤;勤洗外阴部及内裤,保持会阴的清洁干燥;定期检查肠道寄生虫病;注意增强体质,提高抵抗力;加强对小儿及监护人的教育。

2)特异性外阴阴道炎。

(1)滴虫性外阴阴道炎:在幼女较少见,由于阴道 pH 值高,不利于滴虫生长。幼女患病多为间接感染,特别是与感染家庭成员共同生活密切接触而感染。

(2)真菌性阴道炎:主要是念珠菌感染,念珠菌是条件致病菌,当环境适合时即可发病,也可以是外源性感染,如母亲患此病未愈,可以通过产道传给婴儿。

(3)月经初潮前幼女的性传播疾病:青春期前的幼女可患各种性病,淋病是最为常见的,婴儿和各种年龄的儿童都可感染,其传播方式包括与感染的人或污染物发生性的或非性的接触。对其防治,应注意其感染的传播途径,新生儿在母体产道中即可受到感染;幼女间接接触途径多见,如家庭成员或保姆患病,可通过人的接触、或毛巾或厕所传染;而较大的月经初潮前女孩则有自愿的和非自愿性接触的危险性。其他性传播疾病如梅毒、尖锐湿疣在儿童青少年皆可发生。对月经初潮前幼女性传播疾病的防治,有赖于医生对可疑患者的高度警惕。早期做出诊断与鉴别诊断,并针对其传播方式与传播来源治疗。

预防:对患病的孕妇必须彻底治疗。幼女注意保持外阴清洁,清洗用品应固定,不要与别人混用,避免间接感染。

3.生殖器官损伤

儿童期生殖器损伤,多因意外从高处坠落所致,偶为外力所损伤,多数无大影响,少数亦可危及生命,急需手术治疗。性侵犯也可导致生殖器官的损伤。

1)外阴挫伤与撕裂伤:外阴挫伤一般勿需治疗。如处女膜撕裂伤或有尖锐物体刺入阴道,则应详细检查排除盆腔、尿道、膀胱及直肠的损伤。骑跨型损伤可引起会阴及邻近组织与器官的广泛损伤。对损伤部位应仔细而轻柔地清洗。确诊损伤范围后,进行相应处理,如损伤广泛者,则应用抗生素预防感染治疗。会阴、肠道、膀胱严重创伤的处理必须遵循阴道成形重建手术的原则。外阴的损伤有时可在外阴黏膜下或会阴皮肤下形成外阴血肿,小的外阴血肿可加压局部冷敷;如血肿较大,或血肿继续增大应立即切开,清除血块,缝扎出血点或不缝合而置放引流,以促使愈合。

2)阴道损伤。

(1)阴道壁裂伤:多伴有外阴损伤。阴道损伤多伴有不同程度处女膜裂伤,处女膜裂伤几乎不出血。阴道壁裂伤多在阴道侧壁,一般出血不多,如仅损伤黏膜,患儿常不感疼痛。但阴道损伤即使患儿不感疼痛或无出血,也应进行阴道内检查。检查常需在全麻下进行,大多数损伤并不严重,有的广泛撕裂伤,在发生意外数小时内亦无明显症状。暴力性侵犯可引起包括处女膜、会阴、阴道甚至肛门的广泛撕裂伤。幼女阴道损伤的修复非常困难。眼科手术器械、精细的持针器以及可吸收缝合线,有助于手术操作。嵌入阴道的尖锐异物可致内脏或腹膜穿孔,不及时诊断、治疗,患儿可有生命危险。

(2)阴道血肿:当阴道黏膜撕裂时,断裂血管的回缩可引起阴道血肿,如血管较小,出血可自行停止。如出血不止,阴道可形成张力大的肿块,患儿诉称阴道、直肠、会阴、臀部疼痛。如盆底水平以上大血管损伤,可形成腹膜后大血肿,并可向上延及骨盆边缘的腹膜下。如诊断明确,应立即剖腹探查,切开后腹膜,清除血块,结扎出血的血管。

防治:女童不要穿开裆裤,阴部不要过于裸露;运动时注意避免外源性损伤,如遭受性侵犯要注意性传播疾病的感染;已有月经者要排除妊娠可能。

4.性早熟

女性性早熟一般指第二性征发育过早,当第二性征出现在正常性发育平均年龄的2个标准差之前为性早熟。欧美国家通常以8岁为女孩性发育的最早年龄界限。女性性早熟常见,约为男性性早熟的8倍。

性早熟根据对GnRH的依赖性分为真性性早熟和假性性早熟。真性性早熟常见的病因为中枢神经系统肿瘤。真性性早熟指下丘脑分泌GnRH,促使垂体促性腺激素释放,从而启动了下丘脑一垂体一性腺轴的功能,性发育提早开始。常见的有视神经胶质瘤、下丘脑胶质瘤、星形胶质细胞瘤、视管膜瘤和少见的颅咽管瘤,其机制在于上述肿瘤影响了抑制GnRH分泌的神经通道。而下丘脑错构瘤可能通过GnRH的异位释放导致性早熟。其他如脑外伤、脑部放射治疗可通过激活GnRH的释放,建立性腺轴的功能,致使性早熟的发生。假性性早熟指垂体之外的部位分泌促性腺激素或性激素,促使性征发育。主要病因有外源性性激素、食品、药物、化妆品,分泌性激素的肿瘤如自主性卵泡囊肿,内分泌系统疾病如甲状腺功能低下,Albright综合征等。

性早熟的治疗原则是消除病因,抑制性发育,促使达到最终身高;注意情绪变化,必要时进行健康及性教育。GnRH激动剂是目前应用较多,效果理想的制剂。治疗应持续到骨愈合或当达到青春期年龄时。若治疗过程中青春期的变化再现甚至出现规律排卵则应停止治疗。

5.青春期延迟

青春期延迟指青春期发育比正常人群性征初现的年龄晚2个标准差以上尚未出现第二性征发育。性发育并非生殖系统的独立事件,它是全身发育的一个重要组成部分,受全身变化的影响较大。对其病因学的诊断,首先考虑遗传、下丘脑或垂体等因素,继而注意患者全身疾患、营养状况、精神状况、运动的体能消耗情况以及日常饮食习惯。如面色苍白可能是甲状腺功能低下或营养不良,身材矮小表示生长激素缺乏或染色体异常。实验室检查生长和有关内分泌功能。高促性腺激素时考虑性腺分化和发育异常,其中以X染色体的异常最为常见,所以进行染色体的检查。低促性腺激素应考虑下丘脑、垂体功能异常肿瘤,应予相应部位的影像学检查。

治疗上主要是去除病因。对高促性腺激素者主要是激素替代治疗促使第二性征的发育、月经来潮或促使身高生长。

6.过早性行为及少女妊娠

青春期不仅仅是儿童期的简单延续,而且是生理、心理飞跃发展的阶段,是生殖系统、性发育的关键时期。青少年正处于生殖系统迅速发育的性活跃期,但缺乏有关性生理及性发育方面的知识,缺乏对性行为后果的认识。目前世界范围内有青少年性行为出现过早和增多的趋势,少女妊娠指13~17岁少女的妊娠,也相应地呈现出上升的趋势,成为全球流行的现代病。我国未婚少女妊娠及人工流产亦呈上升趋势。未婚人流已占人工流产数的一半左右。由于青少年在生理和社会成熟方面都不具备完善的妊娠及生育能力,所以非自愿妊娠以及可能不安全流产必然给家庭和社会带来不幸,不仅影响少女身心健康,其并发症亦可能引起不育症。另外,过早性行为也增加了性传播疾病感染的发生率,性传播疾病感染同时也是不育症的高危因素。

预防:对青少年进行性生理、性心理、性道德及避孕知识的普及和教育。

7.生殖器官肿瘤

儿童及青少年生殖系统肿瘤的特点:①恶性肿瘤恶性程度高,生长迅速,很快发生转移,预后差。②恶性肿瘤的治疗如根治手术、放疗、化疗等均可能对以后的生长发育,生殖内分泌系统、生殖健康、精神及心理产生很大影响,设计治疗方案时,必须慎重考虑,尽可能减少不良不良反应及后果。③有内分泌功能的肿瘤如性索间质肿瘤中的颗粒细胞瘤、卵泡膜细胞瘤等能引起性早熟症状。④生长发育阶段,不仅要治疗疾病,而且应防止生长发育及心理障碍。

新生儿女性外生殖器囊肿约占0.6%,常单发,如处女膜囊肿,尿道旁囊肿等。幼女患阴道腺病及阴道透明细胞腺癌与其母孕期的己烯雌酚应用有关。儿童恶性肿瘤多发生于卵巢,较少累及子宫、阴道及膀胱。幼女患卵巢恶性肿瘤者,以生殖细胞肿瘤多见,恶性生殖细胞瘤多发生于1岁以内,以后少见,近初潮时又显著增加。葡萄状肉瘤是一种罕见的恶性肿瘤,但常发生在3岁以内的幼女,高度恶性,预后极差。进入少女期,卵巢功能日趋成熟,功能旺盛,发病的机会逐渐增多,常见的卵巢肿瘤有:功能性囊肿如卵泡囊肿;卵巢赘生性肿瘤如卵巢畸胎瘤;卵巢黏液性浆液性囊腺瘤及性索间质肿瘤等。治疗原则同成人,如未危及生命,应尽量保留其内分泌及生育功能。在手术、放射治疗及化疗选择方面,儿童对化疗耐受比成人强,但对放疗却比成人差。

预防:加强孕期保健为主,避免生活或职业环境中的可能引起胎儿发育异常的三致(致畸、致癌、致突变)因素。原则上每年应做一次有关健康检查,有高危因素的如女童在胎儿期有雌激素暴露史、有妇科癌瘤家族史等,尤应注意。女童有腹部增大或肿块,性征发育异常,排尿困难,阴道血性分泌物均应立即就诊。

(二)对影响生育能力的疾病或因素的防治

对影响生育能力的一些疾病或因素的防治如下:

1.生殖系统感染影响生育能力

影响生育能力的生殖道感染包括下生殖道感染和上生殖道感染。

(1)下生殖道感染:外阴炎本身很少直接导致不孕,但其所致的粘连和疤痕组织可引起性交困难,局部病灶可成为上行性感染的发源地。全身性疾病如肾病、血液病,肝病、糖尿病以及雌激素等所致的外阴炎,湿疹及退行性病变,对不孕也有一定的影响。

阴道炎常见的病原体有念珠菌、阴道毛滴虫、加德纳菌、厌氧菌和衣原体。阴道炎症改变阴道pH值及局部微环境;增多的阴道分泌物稀释了精液,影响精子的穿透与活力而导致不孕。白色假丝酵母菌豆渣状的白带可堵塞宫颈口并可使精液中的精子发生凝集作用,使精液不液化;滴虫能够吞噬精子,并能阻碍乳酸的生成,影响精子在阴道内的存活;脓性的白带内含有大量的白细胞和细菌,能够凝集和吞噬精子,使精子活动力减弱,均可导致不孕。

宫颈炎常见的病原体有性传播疾病病原体如淋病纳瑟菌、沙眼衣原体、解脲支原体及部分引起细菌性阴道病的病原体。正常的子宫颈黏液能保护精子,供给能量,并且是贮存精子的场所。宫颈炎所引起的局部解剖及微环境的改变,通过阻碍精子的穿越,精子的储存及影响精子功能,引起不孕。非但如此,如宫颈管炎症得不到及时彻底治疗,可以逆行引起上生殖道感染。

(2)上生殖道感染:上生殖道感染是指女性上生殖道的一组感染性疾病,主要包括子宫内膜炎、输卵管炎、输卵管卵巢囊肿、盆腔腹膜炎,统称为盆腔炎性疾病(pelvic inflammatory disease,PID),是常见的妇科疾病。病情常常迁延难愈,除了长期慢性疼痛、月经不调、盆腔炎性疾病反复发作外,严重的还会影响女性的生育功能,导致不育症或异位妊娠。值得注意的是,盆腔炎发病率增高与性传播疾病发患者数增多相平行。性传播疾病病原体是其主要的外源性病原体,如淋病奈瑟菌,沙眼衣原体;其内源性病原体主要来自阴道内的菌群,主要有金黄色葡萄球菌、大肠埃希菌、脆弱类杆菌、消化球菌及消化链球菌。盆腔炎性疾病引起的不孕不育原因多为结构改变(盆腔粘连,正常生理结构消失),输卵管内部结构改变(输卵管粘连阻塞、积水、瘢痕和伞段闭锁)和卵巢周围炎症引起的卵巢功能改变及排卵障碍。

盆腔输卵管通畅及蠕动功能正常是受孕必不可少的条件,输卵管峡部的管腔直径只有1~2mm,故输卵管峡部及伞端很容易受到炎症因素影响,发生粘连或完全闭锁,因而使得输卵管伞端无法拾取卵子或者拾取的卵子无法通过峡部与精子结合；或输卵管管腔不完全阻塞，导致异位妊娠的发生。多重微生物造成产后、剖宫产术后、流产后的急性输卵管炎、卵巢炎、输卵管卵巢脓肿时，病变可通过子宫颈的淋巴播散至子宫颈旁的结缔组织，首先侵及输卵管浆膜层再达肌层，输卵管内膜受侵较轻，或可不受累。病变是以输卵管间质炎为主，由于输卵管管壁增厚，可压迫管腔，使管腔变窄，轻者管壁充血，肿胀严重的输卵管肿胀明显，并有含纤维素性渗出物，引起周围的组织粘连。输卵管内膜炎导致输卵管内膜肿胀、间质充血、水肿及大量中性多核白细胞浸润，重者输卵管内膜上皮可有退行性变或成片脱落，引起输卵管管腔粘连闭塞或伞端闭塞，如有渗出液或脓液积聚，可形成输卵管积脓，与卵巢粘连形成炎性包块。未经治疗的盆腔炎使输卵管留下瘢痕，或完全阻塞，或损伤功能所需的黏膜纤毛。盆腔炎症的再次发作，可使输卵管因素不育的风险成倍增加。子宫内膜炎会影响子宫内膜再生、修复和正常收缩而导致不育。盆腔炎症破坏卵巢功能，使激素分泌紊乱，影响排卵，使卵泡不能正常发育成熟或破裂也可导致不孕。同时由于感染使局部的非特异性免疫反应加强而导致产生抗精子抗体，影响精子的运动和穿透力，干扰已着床胚囊的生长发育并使之变性、流产，从而不育。

盆腔炎性疾病对IVF-ET也有一定的影响。它可降低卵巢对外源性促性腺激素的敏感性，使控制性超排卵时卵巢反应性降低，并可能影响卵母细胞的质量、胚胎的发育、子宫内膜的容受性等IVF-ET治疗的多个环节，降低其临床妊娠率，最终影响IVF-ET结局，并且随着炎症程度的进展，控制性超排卵中卵巢低反应的发生率明显增加。因此，盆腔炎性疾病IVF前行手术治疗，松解粘连、缓解炎症、减少对卵巢血液供应及上皮的损伤，能有效改善IVF-ET的结局。输卵管病变也是IVF-ET的重要影响因素，输卵管积水的妇女与没有者相比，其妊娠率较低。

另外，生殖器结核引起的输卵管僵直、子宫内膜疤痕化、卵巢深部结节及干酪样坏死等解剖和病理改变也导致不育症的发生。

预防：注意性生活卫生，禁止经期性交、使用不洁月经垫，减少性传播疾病。对沙眼衣原体感染高危妇女筛查和治疗可减少盆腔炎性疾病发生率。及时有效治疗下生殖道感染，加强公共卫生教育，提高公众对生殖道感染的认识及预防感染的重要性。严格掌握妇科手术指征，做好术前准备，术中无菌操作，减少创伤，预防感染。及时治疗盆腔炎性疾病，防治盆腔炎性疾病后遗症的发生。

2.人工流产影响生育能力

人工流产作为意外妊娠的补救措施，它与继发不育的关系，近年来国内外采用病例对照方法的几项研究表明：安全的人工流产不增加继发不育的风险，人工流产并发症有可能影响后续妊娠。人工流产后生育力恢复快，应当做好流产后服务（postabortion care，PAC）或流产后计划生育服务（Post-abortion Family Planning Service，PAFPS），避免重复意外妊娠及重复人工流产。

人工流产的近期并发症主要是术时的人流综合征、子宫穿孔、出血量多、流产不全等，这些并发症轻者直接损害患者健康，重者会造成意外死亡。术后并发症有组织残留、月经失调、子宫内膜异位症、感染、子宫颈和/或宫腔粘连等。最可能导致继发不育的主要原因是感染和粘连。输卵管阻塞是人工流产后继发不育的主要原因，其相关因素有重复人流次数、流产后感染、子宫损伤、不全流产、手术机构等级、流产后出血2周以上等。另一原因为人工流产后宫颈和/或宫腔粘连，其相关因素主要是手术操作问题与重复人工流产问题。负压过大吸引过度；负压进出宫颈、宫腔；恐怕流产不全组织残留而过分吸刮子宫；重复人工流产尤其是近期人工流产，均为人工流产的高危因素。子宫内膜经反复吸刮，可能损伤至基底层。另外，人工流产时的过度刮宫及流产后宫血逆流，均可造成子宫腺肌症及子宫内膜异位症，也影响到生育功能。

虽然没有近期并发症安全的人工流产，对妇女随后可能的妊娠是没有影响的。但对后续妊娠结局仍可能产生一定影响，早期的影响为先兆流产，对中晚期妊娠的影响是前置胎盘，对分娩期的影响是分娩期并发症如胎盘粘连、胎盘胎膜残留、产后出血等。非但如此，人工流产对心理也有影响，无论患者意识到与否，流产后精神抑郁症也增加。青少年和/或未婚者心理障碍程度更严重，更倾向于采用不安全的人工流产方式，从而并发症几率增高。

人工流产后恢复排卵大约2~3周时间，最早排卵在术后第11天，孕周越小，排卵恢复越早，人工流产后第1个月经周期67%是有排卵的。由于流产后生育力恢复快,如果流产后仍未能很好地采用避孕措施,可能发生重复人工流产问题。目前,多次重复人工流产已成为高危手术的首位因素,并发症发生率较高。一旦发生并发症,就有可能影响后续妊娠,最终可能导致继发不育。

预防:避免人工流产,尤其是避免重复人工流产,必须从源头上抓起,深入细致地做好避孕方法的宣传教育与知情选择,避免意外妊娠。其次是提高安全人工流产水平。严格遵循人工流产技术规范及手术过程的质量管理,处理好每个工作程序中的操作细节。术前充分评估,术中规范操作,术后观察随访。第三是做好流产后计划生育服务,利用人工流产后患者及家属避孕需求愿望强烈,依从性较好的最佳时机,进行健康教育,做好流产后计划生育服务,促进流产后身体康复,减少再次暴露于非意愿妊娠、重复人工流产的风险。

3. 职业、生活的环境因素影响生育能力

某些职业、环境有害因素对劳动者的健康可能产生一定的影响或有害作用。当有害因素的强度或浓度超过一定的安全界限,或接触时间较长时,对人体健康,包括生殖健康可产生不利的影响。这些有害因素主要分为物理的、化学的、及生物的,可通过影响下丘脑－垂体－性腺轴的神经内分泌功能而影响卵巢功能,影响卵泡的发育、成熟及排卵的一系列生理过程。环境中的类雌激素物质可与靶器官的激素受体结合,竞争这些受体,影响激素的平衡。有些职业或环境有害因素可直接破坏生殖细胞和/或性腺组织,造成生殖细胞的畸变或死亡。其结果可引发月经异常、生育力下降或不育、自然流产等。如职业接触铅、汞、砷的女工,月经异常及不孕的相对危险度增高;接触高浓度的工业毒物,包括铅、汞、锰、铬、苯、甲苯、二硫化碳、汽油、氯乙烯、丙烯腈、氯丁二烯等可导致自然流产率增高。由于胚胎及胎儿对有害因素较成人敏感,即便职业有害因素的强度或浓度对母亲尚未引起明显毒害作用时,已可对胚胎或胎儿产生不良影响,故孕期接触有害因素,可能造成胎儿身体的先天缺陷及智力的损害。各种传染性因子,如风疹病毒、巨细胞病毒、弓形虫、单纯疱疹病毒可致流产、早产、死产及畸胎等;来自家具、房屋装修、厨房等的居室内空气污染,也直接危害胎儿生长发育;胎儿时期的铅暴露水平与婴儿和儿童时的智力发育有关联。

预防:加强职业防护,改善生活、工作环境,减少人为环境污染,加强有害因素监测。普及环境与生殖健康方面的知识。使人们知晓自己在生活和工作中可能接触到哪些环境有害因素,这些因素对健康,特别是对生殖健康是否有不良影响;了解影响胎儿正常发育,导致先天缺陷和病残儿出生的原因不仅仅是遗传因素,环境因素也可成为先天缺陷的重要病因,而且由于环境因素所致的病残儿,比遗传病更为多见;了解环境因素对生殖健康和胎儿发育影响的基本知识及其可预防性,以及如何利用环境因素提高胎儿健康等。

4. 生活方式影响生育能力

生活方式会影响生育力,对于青少年应注意养成良好的生活习惯。

(1)注意经期卫生:月经是女性的正常生理现象,但在月经期中人体会出现一些变化,如大脑兴奋性降低、机体抵抗力减弱、子宫内膜剥脱,这时如有病菌侵入容易引起感染,因此,在月经期间要注意卫生。保持外阴清洁卫生,每天用干净的温水清洗外阴,避免坐浴,以防感染。月经用品必须清洁。要勤换卫生纸、巾。注意保暖,不要受凉(如淋雨、用冷水洗脚等)。因为突然的寒冷刺激,可使子宫和盆腔内的血管过度收缩,引发痛经、月经减少或停止以及其他月经不调症状。按时作息,保证足够的睡眠时间。保持心情舒畅,月经期间可能有身体的某些不适如腰酸、下腹部坠胀以及随之而来的情绪变化,如易怒或情绪低落。做一些自己喜欢的事情,自我调节情绪,保持好的精神状态。多吃有营养、易消化的食物,不要吃生、冷、酸、辣等刺激性强的食物。避免过度劳累和剧烈的运动,避免游泳。

(2)避免营养不良及营养过剩:在青春期,青少年由于学习压力大、户外活动及体育锻炼少、营养不良和营养结构不合理等原因,普遍体质较差,并呈现出营养不良和营养过剩并存的现象。营养不良可导致体格发育不良、性发育迟缓、免疫功能低下等;营养过剩导致的肥胖增加,给青少年带来很大的身心压力及成年疾病如高脂血症、糖尿病、冠心病等发生呈低龄化的隐患。对生育期妇女而言,体重对生育功能的影响呈倒"U"字型,即体重极高和极低时生育能力下降,其可能机制为正常月经的维持和生殖功能需要临界的脂肪储存量和足够的营养环境。体重不足的妇女较难受孕;怀孕后患心脏、呼吸系统病、贫血、胎膜早破、早产、新生儿出生体重低的比例也较高。肥胖和生殖功能异常的关系复杂,肥胖导致的激素失调可以导致卵巢功能失调,不排卵而引起不育。肥胖的妇女妊娠率较低,对治疗措施反应差,而且其孕期、产时和产后并发症如流产、妊娠高血压综合征、妊娠糖尿病风险较高,产程延长和难产者增加,新生儿并发症和死亡率也较高。存活的新生儿可能存在葡萄糖耐量降低。所以肥胖妇女应通过控制饮食、体育锻炼、行为改变、药物及手术干预等方式合理减轻她们的体重,特别是腹部的肥胖,设法在怀孕 3 个月前使体重稳定下来,以争取时间恢复维生素和矿物质水平;而体重不足的妇女应通过食用营养素丰富、富含维生素和矿物质的食物增加体重。

(3)戒除不良嗜好:许多研究报道女方吸烟降低生育力。吸烟与输卵管因素不育、宫颈因素不育和异位妊娠相关。吸烟使卵巢的卵母细胞池提前耗竭。多环碳氢化合物活化卵母细胞的芳香化碳氢化合物受体,诱导 Bax 基因表达,引起凋亡,从而提前丧失高质量卵母细胞,导致卵巢早衰,而卵巢衰老被认为是不明原因不育的一个主要因素。女方饮酒增加排卵障碍相关的不育和子宫内膜异位症不育。男方大量饮酒与性腺功能异常有关,包括降低睾酮的产生,性功能障碍和精子产生减少。每日摄取咖啡因超过 250mg,使生育力轻度下降;而每日摄取咖啡因超过 500mg 以上自然流产危险增加。尽管咖啡因对生育力的影响不及香烟和酒精那么大,但因咖啡因的广泛消耗及使用,已成为影响生育力不可忽视的因素。

(4)其他日常行为方式:束腰,有些青少年女性采用束腰的方式追求"曲线美",这会影响腹腔脏器的活动和肠的血液循从而影响消化功能。束腰使横隔上升也会影响腹式呼吸运动。人的体型美是一个整体观念,单纯地束腰不可能达到健美的目的。我们提倡健康的美,希望青少年不要束腰。束胸,女孩子青春期萌动的第一信号是乳房发育隆起。但一部分女青年中,把乳房发育长大,看成是害羞的事情,甚至走路时不敢挺胸而是含胸低头,或用紧身小背心把乳房紧紧勒住,这些做法对身体和乳房发育是非常不利的。它使肺不能进行深呼吸,导致换气量减少。紧束乳房还会使乳头不能正常突出而内陷进去,给以后生育哺乳带来困难,甚至引起乳腺炎。建议戴大小合适、松紧适宜的乳罩,保护乳房。乳罩过大起不到支托保护作用,过小影响呼吸和妨碍乳房发育。不穿高跟鞋,足弓富有很强的弹力,能缓冲由于行走、跳跃引起的震荡,保护人体的各器官组织、而穿高跟鞋却把足跟垫高,影响足弓的功能。更重要的是青少年穿高跟鞋能引起骨盆和足骨变形。日常不良情绪,特别对不孕患者而言,紧张、焦虑、犹豫的不良情绪可影响下丘脑一垂体一性腺轴功能,导致排卵功能障碍。

5.医疗行为

一些医疗行为如化疗药物的应用、放疗、盆腔手术和药物也会影响生育力。

(1)化疗、放疗:随着放化疗技术的进步,年轻癌症患者的长期生存率已明显提高,癌症患者的生育选择引起了人们的关注。根据对卵巢的影响,化疗药物分为三类:①性腺毒性药物,如环磷酰胺;②细胞周期特定药物,如甲氨蝶呤;③对性腺毒性不明的药物,如阿霉素。根据对生育力影响的大小有可分为高风险药物,如氮芥、白消安;中度风险药物,如卡铂、阿霉素;低度风险药物,如甲氨蝶呤、博来霉素。无论放疗还是化疗的药物,都可不同程度上引起性腺功能的衰竭。卵巢的衰竭与患者的年龄负相关,并与总的累计放化疗量有关,不育症的发生率明显高于正常群体,其机制可能为患者原始卵泡的显著消失。人们最关心的问题围绕着体外受精技术应用、采集生殖细胞时采集了癌细胞的可能性,以及生殖细胞在采集、操作和储存过程中的潜在诱变性。另外,尚有一部分为儿童期癌症患者,他们的存活率已有明显提高,成年后在生育方面的问题越来越多,关于儿童癌症患者的生殖保存有更多的未知因素有待探索。

预防:①治疗前的生育力保护,尽量采用对生育影响小的方案;②卵巢组织的冷冻保存;③原始卵泡的冷冻保存;④卵母细胞的冷冻保存;⑤胚胎冷冻保存。

(2)剖宫产、阑尾炎手术、结肠炎外科手术:手术导致的生育力损害是依赖于解剖部位的,并不是所有的手术均导致不孕。子宫输卵管造影显示外科手术后的生育力降低是由于粘连形成的输卵管不孕。

(3)药物:非甾体抗炎药可抑制排卵;对风湿疾病采用的免疫抑制剂及抗炎治疗可能影响受孕。一项队列研究表明,曾经采用甲状腺激素替代,抗抑郁、镇静,哮喘治疗的女性增加了无排卵性不育的风险。其他如对 HIV 患者进行的抗逆转录病毒的治疗也干扰了生育功能。

(王爱莲)

第二节　输卵管性不孕

输卵管因为炎症、肿瘤、息肉宫内感染、子宫内膜异位症等病变导致输卵管阻塞、通而不畅、输卵管周围粘连,是不孕的重要原因,占不孕的 25%～35%。

输卵管在女性生殖中起重要作用,输卵管不仅是连接卵巢和子宫的渠道,而且还具有拾卵、贮卵、输精及担负着运送配子和受精卵的作用,而且为胚胎的早期发育提供场所和环境。受精卵和早期胚胎在输卵管内运输是靠输卵管上皮纤毛运动和输卵管正常蠕动来完成,因此,无论是输卵管器质性病变,还是支配输卵管的自主神经功能障碍,或是内分泌功能失调,只要影响输卵管的通畅和正常生理功能,均可导致不孕。

一、病因

引起输卵管性不孕的高危因素包括输卵管原发性病变,如输卵管先天畸形;输卵管继发性损伤或机械性阻塞,如慢性盆腔炎、子宫内膜异位症(EMT)、异位妊娠、腹部手术后盆腔粘连、反复人工流产和药物流产。

输卵管性不孕患者中有盆腔炎史者占 35%～40%,其中约 1/3 有反复感染史;盆腔炎发作 1 次、2 次、3 次后输卵管性不孕的患病率分别为 12%、23% 及 54%。子宫输卵管造影的结果显示输卵管阻塞的发生率为 32%～68%。输卵管阻塞与人工流产术后继发感染相关,且与流产次数成正比。有 1 次人工流产史者,输卵管阻塞约占 22%,有 3 次人工流产史者,输卵管阻塞约占 44%,有 5 次及以上人工流产史者,输卵管阻塞约占 75%。有流产后感染史者,输卵管阻塞可达 70%;有不全流产及流产后出血 2 周以上者,输卵管阻塞可达 40% 以上。

(一)输卵管和盆腔炎症

输卵管性不孕的最重要最常见的原因是输卵管和盆腔炎症。因不孕就诊的输卵管炎病变皆为慢性输卵管炎,输卵管通畅是受孕必不可少的条件之一。当发生炎症时,输卵管最狭窄的部分及伞端很容易发生粘连或完全闭锁,因而造成不孕。炎症还可以造成输卵管壁僵硬和周围粘连,影响输卵管蠕动,同时输卵管内膜炎可破坏和影响纤毛的活动,妨碍配子、受精卵和早期胚胎在输卵管内的运送,导致不孕,输卵管内膜炎治疗不彻底可导致输卵管黏膜粘连闭塞、伞端闭塞或盆腔炎。如有渗出液或脓液积聚,可形成输卵管积脓,与卵巢粘连形成炎性包块。输卵管炎可以有上行感染造成,如不全流产、残留胎盘的继发炎症、宫内节育器等导致子宫内膜局部病灶而引起上行性感染,也可继发于阑尾炎或其他盆腹膜炎症,尤其是在输卵管伞部或卵巢周围形成炎症粘连,使输卵管伞部不能将卵巢排出的卵细胞吸入输卵管内与精子相遇。输卵管炎症同时又有阻塞时,管腔渗出物逐渐积留于输卵管腔内可造成输卵管积水或积脓。近年来人工流产、药物流产和引产的年轻女性数量明显增加,造成输卵管炎症和输卵管阻塞的发病率明显提高。部分患者无急性输卵管炎临床表现,或只为亚临床感染,引起输卵管黏膜不同程度的粘连、阻塞。常见致病菌有细菌、病毒、衣原体、支原体和淋球菌等。

(二)子宫内膜异位症

内异症引起不孕的原因有盆腔结构改变、腹水对生殖过程的干扰造成内分泌紊乱等。盆腔解剖结构改变对输卵管功能的影响是重要的原因。盆腔内 EMT 所产生的炎性反应造成盆腔内组织、器官粘连。其粘连的特点是范围大而致密,容易使盆腔内器官的解剖功能异常。一般 EMT 很少侵犯输卵管的肌层和黏膜层,故输卵管多为通畅。但盆腔内广泛粘连可导致输卵管变硬僵直,影响输卵管的蠕动,或卵巢与输卵管伞部隔离,从而影响卵母细胞的拣拾和受精卵的输送,严重者可导致输卵管阻塞。如卵巢周围的严重粘连或卵巢子宫内膜异位囊肿破坏正常卵巢组织,可妨碍卵子的排出。

二、输卵管性不孕的诊断

临床常用的有输卵管通液，X 线下子宫输卵管造影（HSG）、子宫输卵管超声造影（HyCoSy）、宫腔镜输卵管插管通液、腹腔镜检查。其他有输卵管镜检查、放射性核素子宫输卵管造影。常用检查方法的应用评价如下：

（一）输卵管通液

输卵管通液的优点是无需特殊设备简便易行、不良反应少，费用低，还有治疗作用，能多次重复操作，可作为输卵管通畅性的初步诊断和治疗之用。如在输卵管通液术前和术后阴道 B 超检查，可通过盆腔内液体多少变化来提高输卵管通液诊断的准确性。输卵管通液缺点是无法观察子宫及输卵管的内部情况，无法判断何侧输卵管通畅或阻塞，阻塞部位及阻塞性质，假阻塞或假通畅率较高，如输卵管积水管腔粗大，一侧管腔可以容纳 20 mL 以上的液体而产生通畅的假象。对怀疑输卵管积水者，通液术后做 B 超检查，可确诊有无积水对诊断不明确或怀疑输卵管阻塞、积水或通畅不良伴粘连者，可做 HSG 确诊。循证医学认为输卵管通液检查无助于不孕症患者的病因诊断，故目前多不推荐使用输卵管通液检查作为输卵管性不孕的诊断依据。

（二）子宫输卵管造影

HSG 反映输卵管通畅性的敏感性和特异性达 79% 和 58%，被多数学者推荐为输卵管性不孕的一线检查方案。HSG 可以直观地显示子宫腔的大小、形态有无畸形，宫颈内口松弛或狭窄，宫腔粘连，输卵管形态、长度、走向管腔直径，能较准确判断输卵管通畅阻塞部位、阻塞性质、输卵管积水、输卵管周围粘连及输卵管功能状态等，并可预测腹腔镜手术的必要性和预后。HSG 在提供输卵管内部结构及确定阻塞部位方面，优于腹腔镜；在明确盆腔内疾病及粘连方面，不及腹腔镜。HSG 诊断准确率较高，与腹腔镜检查相比，诊断符合率约 80%。但推注造影剂时有时发生输卵管痉挛，或增生的内膜、息肉或肿瘤等阻塞输卵管开口时，可能造成输卵管不通的假象。另外，HSG 诊断的准确性与造影技术、摄片时间和阅片医师的经验有关。

（三）子宫输卵管超声造影

子宫输卵管声学造影操作简便无放射线、不良反应少、准确性较高，效果优于普通输卵管通液，与腹腔镜检查（腹部 B 超）相比，诊断符合率为 50%。如用阴道 B 超，患者不需充盈膀胱，盆腔扫描清晰度高，与 HSG 准确性基本相同。缺点为对单侧输卵管阻塞的诊断准确率较低，不能观察输卵管内部结构，不能明确输卵管阻塞的确切部位，亦不易获得满意的图片。除碘过敏外目前尚不能取代 HSG 而广泛应用。

采用声诺维造影剂三维彩超子宫输卵管造影术，能够更加准确地反映输卵管的结构、走行阻塞部位，诊断准确率达 89.1%，并且获得的造影图像立体、形象、客观，更有利于临床医生的观察和判断。

（四）宫腔镜检查

宫腔镜下可以直视子宫腔内的生理与病理变化，直视下定位取内膜活检，进行宫腔内治疗和手术，如宫腔内残留异物取出、子宫内粘连分解、子宫纵隔切开、黏膜下子宫肌瘤或内膜息肉摘除术等。可以观察输卵管开口的形状，子宫内膜发育情况、内膜息肉、肌瘤畸形、粘连、异物、炎症等，也可发现微小组织变异，如局限性子宫内膜增厚、草莓样腺体开口、异性血管等。宫腔镜下输卵管插管通液诊断输卵管通畅性准确性高，对输卵管近端阻塞治疗效果较好。

宫腔镜比传统的诊断性刮宫、HSG 以及 B 超检查更直观、准确、可靠，能减少漏渗，被誉为现代诊断宫腔内病变的金标准。

（五）腹腔镜检查

腹腔镜下通液是评价输卵管通畅性的金标准。在腹腔镜直视下观察盆腔，并经宫颈口注入亚甲蓝液，观察亚甲蓝液在输卵管内的流动情况，即可判断输卵管是否通畅和明确阻塞部位。术中还能直接观察子宫、双侧输卵管和卵巢的形态，了解有无盆腔粘连炎性包块、结核子宫内膜异位症肿瘤或畸形等，且可取活检。腹腔镜检查对子宫内膜异位症的诊断准确性高。检查同时还可对子宫、双侧附件及盆腔的异常情况进行处理,如分离粘连囊肿剥除、电灼内异症病灶、输卵管造口术等。腹腔镜不能了解宫腔及输卵管管腔的情况,手术费用高,对技术和设备的要求也较高,手术可能发生并发症。

近年来,经阴道注水腹腔镜(THL)联合宫腔镜检查在输卵管不孕的诊断和治疗方面得到了广泛的关注。THL经直肠子宫陷凹入路穿刺套管,注入生理性液体作为盆腔膨胀媒介,进入微小内镜,进行诊断和治疗的新型微创手术。在液体的环境中,输卵管、卵巢保持自然位置,便于对其结构进行系统观察。手术可在门诊局部麻醉下进行,手术创伤小、无需腹壁切口、费用低,对于检查不孕和一些盆腔疾患较为准确。术中可观察盆腔情况,同时还可进行简单的治疗性操作,如分离轻度粘连、输卵管通液、活检,卵巢打孔术等。但THL对盆腔前部病变无法观测,另外盆腔粘连可影响对盆腔的全面检查,THL检查存在一定的局限性,因此应该严格掌握手术指征。

(六)输卵管镜

输卵管镜是一种可以直视输卵管内部结构以发现输卵管管腔内各种病理改变的检查方法。在输卵管镜下直视整条输卵管内膜情况,可以发现输卵管近段不同程度的狭窄、粘连、息肉、黏液栓及内膜憩室等病变,以及远端炎性血管管型、黏膜萎缩、原发上皮皱襞消失等输卵管积水的特征性改变。并可在直视下插管通液、取出管腔内的栓子、取活检及分离粘连等。其最主要的优点在于,对输卵管性不孕的患者在决定首选显微手术或IVF前,对输卵管的病变作出非侵袭性的评价,而对原因不明性不孕症则具有诊断和治疗的双重作用。输卵管镜价格昂费、易损坏,检查和疏通术费用较高;操作复杂,视野小,对人员和技术的要求均较高,疏通疗效并不突出,临床价值尚待研究。

三、输卵管性不孕的治疗

(一)药物治疗

对患有慢性盆腔炎症者,首先抗炎、对症治疗。

1.抗生素

选择敏感抗生素,月经第5d开始,连服15~20d第2个月开始宫腔注。

2.地塞米松

20d减量法月经第5d开始服,每天3 mg服5d,2.25 mg服5d,每天1.5 mg服5d,每天0.75 mg服5d,共20d。与抗生素联合应用。

3.中药

选择口服大黄蟅虫丸、桂枝茯苓胶囊、桃红四物汤等。选用活血化瘀、软坚散结中药液保留灌肠。这些中药具有活血化瘀、理气行滞、清热解毒、软坚散结之功效,并具有抑菌、抗炎、消除粘连、疏通管道等作用。

4.物理疗法

超短波透热疗法,药物离子导入等。

(二)手术治疗

根据输卵管病变的部位性质及阻塞的程度选用不同手术方法治疗。

1.宫腔注药

手术时间、方法及禁忌证同输卵管通液,选择庆大霉素、地塞米松、α-糜蛋白酶加生理盐水或低分子右旋糖酐30~50 mL,隔天1次,每月宫腔注药2~3次,或复方丹参注射液14 mL,加生理盐水20 mL宫腔注药。

宫腔注药前后B超检查对照。根据注液压力大小、注液量、腹痛情况结合B超下检查子宫直肠凹液体量的增加与否,可以判断宫腔注药效果。如果注药的阻力越来越小,表示管腔阻塞部分逐渐被疏通;输卵管完全通畅后第2个月可做HSG,了解输卵管通畅度。如果注药治疗2~3次无明显进展,则应停止宫腔注药治疗。

宫腔注药价格便宜,操作简便,不需特殊设备,适用于输卵管近端管腔狭窄、管腔轻度粘连阻塞,黏液栓阻塞或输卵管通畅不良伴输卵管周围轻度粘连的患者。对输卵管积水伞端阻塞及周围粘连疗效不佳。

反复的宫腔操作可能增加子宫和输卵管感染，导致医源性的输卵管阻塞、盆腔炎症或盆腔粘连。

2.宫腔镜下输卵管插管通液治疗

(1)输卵管插管通液的指征：①HSC 显示输卵管通而不畅；②先天性输卵管纤细、迂曲、过长者；③输卵管近端阻塞，尤其是子宫角部阻塞者效果较好；④轻度管腔粘连或阻塞的患者。

(2)输卵管插管通液通畅度判断及注意事项：插管通液时以液体反流和推注压力大小来判断输卵管通畅度，20 kPa 为阻力小，53.33～106.67 kPa 为阻力中等，＞133.33 kPa 为阻力大。

插管通液时可同时用腹部 B 超监测注入液体的流向，以及输卵管内、卵巢窝周围或子宫直肠陷凹液体聚集状况。

通液后 5～7dB 超复查，了解有无输卵管积水、盆腔积液等。若无异常情况，可每月通液 1 次，直至输卵管通畅为止。必要时选择 HSG 复查。

输卵管远端阻塞最好选择宫、腹腔镜联合手术。

(3)输卵管插管通液疗效及特点：可直接检视子宫腔内的生理、病理变化和输卵管开口情况，直视下定位子宫内膜活检。对合并有子宫内膜息肉、黏膜下肌瘤等轻微病变的患者可同时给予治疗。输卵管插管通液是直接将液体注入输卵管管腔内，在输卵管管腔内形成较高的压力，容易使管腔轻度粘连、组织碎片及黏液栓、小血栓等被冲开。

输卵管插管通液的疗效高于宫腔注药，且腹痛明显减轻。缺点是宫腔镜无法观察及评价输卵管伞端及盆腔粘连情况，对输卵管远端阻塞、伞端积水治疗效果差。无腹腔镜监视下插管有时可能造成输卵管穿孔。

3.介入放射学治疗

由于输卵管的特殊解剖和形态，药物治疗很难取得满意疗效。输卵管介入再通术主要是采用导管导丝等专门器材，通过插入导管、导丝，利用导丝的推进、扩张、分离作用等，使输卵管疏通至伞端。该手术具有直观性、可视性、操作简便、安全、损伤小的优点，可在门诊进行；熟练者输卵管插管成功率约 96%，手术时间一般20 min左右，术后观察 1 h 即可回家。介入再通术成功者，术后第 2 个月再次行 HSG，评估输卵管通畅情况，如输卵管正常可以促进排卵治疗，早日妊娠如输卵管再次阻塞，可行第 2 次介入再通术。

介入治疗为治疗输卵管阻塞开辟了一条新的治疗途径，主要用于输卵管近端阻塞者。近端阻塞再通成功率为 80%～90%，术后 4 年妊娠率 50%。

输卵管介入再通术对于输卵管近端阻塞比输卵管远端阻塞的再通率和受孕率高，壶腹部阻塞疗效次之，而伞部阻塞疗效最差。

输卵管介入再通术是治疗输卵管阻塞性不孕症较好的方法，但该方法需要一定的设备条件，并难以反复使用而受到限制。

4.腹腔镜治疗

腹腔镜手术适用于输卵管远端阻塞，如伞端狭窄、闭锁、积水、积脓；输卵管结扎术后要求复通；采用辅助生殖技术前的辅助治疗，如输卵管积水行输卵管结扎术；其他类型可进行输卵管造口、整形松解盆腔粘连等治疗，恢复盆腔正常解剖形态和功能。腹腔镜手术创伤小、恢复快、住院时间短、较安全。使用腹腔镜对输卵管伞端及其周围粘连行分离术，术后宫内妊娠率为 29%～62%，与显微手术 52% 的妊娠率相近；造口术后宫内妊娠率为 19%～48%。但腹腔镜不能评估不孕症患者宫腔情况，对输卵管近端阻塞或管腔内粘连无法治疗。

常用手术方法有以下几种：

(1)输卵管伞端及其周围粘连分离术：适用于 HSG 显示输卵管通畅，而伞端周围粘连。首选腹腔镜手术。术后宫内妊娠率与显微手术相近。

(2)输卵管造口术：HSG 显示输卵管伞端粘连闭锁，可施行输卵管远端造口。腹腔镜造口术后宫内妊娠率约 25%。该手术复发率较高，术后伞端口再闭锁或输卵管周围再次粘连，影响输卵管伞捕捉成熟卵功能。

对患有输卵管积水者不宜做造口术。因为输卵管积水者其输卵管管腔内黏膜、纤毛细胞都已受到损害,伞端有粘连,即使经过手术治疗,通液表示基本通畅,但输卵管黏膜的功能减弱甚至消失,并且输卵管伞端和输卵管管腔很容易再次发生粘连,输卵管妊娠的可能性较高。在 IVF-ET 时,输卵管积水管腔内的液体不断流入宫腔胚胎移入宫内,受到液体毒性的损害不能生存,必须将积水的输卵管从输卵管根部结扎。

(3)输卵管子宫吻合术:适用于输卵管间质部及峡部阻塞者。

(4)输卵管端端吻合术:适用于输卵管结扎后要求复孕者。此类手术成功率较高,妊娠率可高达 84%。

5.宫腔镜联合腹腔镜治疗

适用于输卵管阻塞同时可能存在宫腔病变的不孕患者。宫、腹腔镜联合应用治疗输卵管性不孕,克服了二者单独使用的局限性,可在直视下发现宫腔及盆腔异常情况并同时治疗。宫腔镜治疗输卵管近端阻塞和管腔粘连效果最好,在腹腔镜监视下宫腔镜直视输卵管插管通液,可避免插管过深或角度不当引起子宫穿孔的危险。腹腔镜治疗远端阻塞效果较好,并可行盆腔粘连松解以恢复子宫、输卵管、卵巢的正常解剖位置与生理功能,盆腔 EMT 病灶去除,输卵管末端阻塞的造口术等。

6.体外受精胚胎移植(IVF-FT)

为解决输卵管性不孕,IVF-ET 技术应运而生。该技术跨越了妊娠必须依赖输卵管的人类生殖历史,开创了人类治疗不孕症的辅助生殖技术的新纪元。IVF-ET 技术的诞生被认为是 20 世纪世界医学界医学史上最伟大的事件之一,标志性事件为 1978 年 7 月 25 日世界上首位试管婴儿 Louise Brown 在英国诞生。输卵管性不孕是 IVF-ET 的首选适应证,对无法疏通或手术难以矫正的输卵管阻塞、输卵管积水、严重盆腔粘连影响拾卵或受精卵输送障碍的输卵管性不孕,可选用 IVF-ET。IVF-ET 是一种具有远大前景的人工助孕技术,目前国内已普遍开展此项业务。IVF-ET 对技术、设备要求较高,手术费用昂贵,妊娠率40%左右。

(张雅丽)

第三节 免疫性不孕

免疫性不孕是相对概念,是指免疫功能紊乱使生育力降低,暂时导致不孕。不孕状态能否持续取决于免疫力与生育力间的相互作用,若免疫力强于生育力,则不孕发生,如后者强于前者则妊娠发生。不孕常有多种因素同时存在,免疫因素也可作为不孕的唯一原因或与其他病因并存。

正常机体具有自身免疫调节功能,产生极弱的自身抗体,帮助清除体内衰老变性的自身成分,一旦由于某种原因导致免疫系统对自身组织产生过度免疫应答,则会发生过强的免疫反应,致使所侵及的组织免疫活性细胞增多,免疫复合物沉积,而导致功能改变。因此,免疫因素导致的不孕症包括同种免疫性和自身免疫性不孕及流产。

人体的免疫系统主要有三大功能,即抵御外来的致病微生物侵袭,清除自身衰老死亡的细胞以及识别并清除突变的细胞,因而是维持机体内环境稳定的必不可少的生理性防御机制。当免疫系统防御功能发生异常,则会导致一系列免疫病理过程,如感染、免疫缺陷、自身免疫性疾病以及肿瘤等的发生,也可能导致生殖过程的障碍。一般自身组织不成为抗原,但在有些情况下也会产生抗体,如感染、经血倒流、烧灼或药物作用等,能使组织细胞中的蛋白质发生质的变性而成为自身抗原,这种物质一旦进入血液循环,刺激机体则可产生免疫反应。

一、抗精子抗体与不孕

抗精子抗体(ASAb)是一个复杂的病理产物,男女均可罹患。人类精子具有抗原性,可作为自身或同种抗原刺激机体而产生免疫应答,由于正常的精浆中存在有免疫抑制因子,并且女性生殖道内的酶系统能降解进入的精子抗原,可保护精子顺利进行受精而不至于刺激机体产生抗精子抗体。正常机体的血清中不应检出抗精子抗体。若某个环节异常,如精浆中免疫抑制因子缺乏,或女性生殖道内的酶系统缺陷,或生殖道损伤、月经期、子宫内膜炎时接触精子,该精子就可以作为抗原进入血液循环引起免疫反应,产生抗精子抗体,这种抗体可循环至宫颈黏液中,导致精子凝集或制动,造成不孕。

(一)男性抗精子抗体产生原因及导致不孕的机制

5%～9%不育男性体内存在 ASAb。正常情况下,男性不产生 ASAb,当血睾屏障受到破坏如手术、外伤等,精子漏出或巨噬细胞进入生殖道吞噬、消化精子细胞,其携带的精子抗原激活免疫系统就会产生 ASAb。泌尿生殖道感染也是男性产生 ASAb 的重要原因。支原体、衣原体等病原体的感染可导致前列腺炎及附睾炎,特别是支原体、衣原体与精子表面有共同抗原均可引起免疫损伤,使血睾屏障受到破坏,使抗体产生并进入精液内,导致精子质量下降。另外输精管手术创伤,发生炎症反应,导致血睾屏障破坏,精子及可溶性抗原漏出,生成抗精子抗体,精子凝集,精子活动度下降或影响顶体酶释放,干扰精子获能,引起精子的自身免疫,导致生育能力下降。

(二)女性抗精子抗体产生原因及导致不孕的机制

精子进入女性生殖道后,由于精浆中存在一些免疫性因素和女性生殖道某些蛋白成分包裹精子的保护作用,正常情况下仅少部分人产生 ASAb。如果女性生殖道有感染、子宫内膜损伤、局部炎性渗出增加等导致黏膜免疫防御机制削弱,增加了精子抗原与免疫相关细胞接触机会,感染因子刺激了免疫系统,摆脱上述免疫抑制因素,精子抗原可被女性宫颈上皮或子宫内膜免疫细胞识别,引起生殖道局部或全身免疫性反应,产生 ASAb。

研究表明,ASAb 可降低精子活力及精子穿透宫颈黏液和透明带的能力,干扰精子获能、受精及胚泡植入,是造成不孕及流产的原因之一。ASAb 抗体检测对临床诊断与治疗不孕不育患者有重要的应用价值。宫颈黏液中的 ASAb 使精子在宫颈管内凝集,不能进入宫腔,导致不孕。

(三)ASAb 检测方法

抗精子抗体可存在于血清、精浆(宫浆黏液)和精子表面,血清内的 ASAb 主要是 IgG 和 IgM,精浆内的 ASAb 主要是 IgG 和 IgA。目前临床上用于检测 ASAb 的方法很多,各有优缺点,常用的方法有免疫珠试验(IBT)、混合抗球蛋白反应(MAR)试验、ELISA、精子凝集和固定试验等方法,根据其不同的用途简单介绍如下。

1.检测精子凝集和精子制动的方法

用于检测精子凝集抗体的 Friberg 微孔板凝集试验(17AT)和用于检测补体依赖性精子毒性抗体的 Lsojima 精子制动试验可用于检测男性或女性患者血清、精液及宫颈黏液中的抗精子抗体。

2.检测精子表面抗体的方法

混合抗球蛋白反应(MAR)试验,是一种扩大的 Coomb′s 试验方法,用于检测精子表面的凝集素。

3.免疫珠试验(IBT)

在检测精子表面抗体的同时还可以鉴定抗体的种类(IgG、IgA 或 IgM)。

4.检测宫颈黏液中抗体的方法

ASAb 可以出现在女性阴道黏液的分泌物中,可应用精子-宫颈黏液接触试验(SCMC)检测,与 IBT 方法结合,可提高检测的准确性。阴道黏液分泌物中的抗体主要是 IgG 和 IgA;IgA 与血清中补体依赖的精子制动抗体有关,如果宫颈黏液中 IgA 抗体阳性,则明显地抑制精子的穿透力和移动性。

5.精子－毛细管穿透试验

Kremer 试验。

6.血清 ASAb 检测

采用酶联免疫吸附试验(ELISA),可用于大批量标本的测量。

抗体在精子上结合部位的不同,对生育力的损害也不同。结合于精子头部的抗精子抗体对生育力的影响较大,而结合于尾尖部的抗体对生育力影响不明显。由于血液循环中的 ASAb 与生殖道局部抗体的存在并不一致,故血液中的 ASAb 是否对生育有影响尚存在争议;而在生殖道局部尤其是精子表面的抗体对生育力有直接影响,故检测生殖道局部包括宫颈黏液、精子表面的抗精子抗体有很重要的临床意义。

二、抗子宫内膜抗体与不孕

抗子宫内膜抗体(anti-endometrium antibody,EMAb)属于自身抗体,在正常育龄妇女中可以检测到,但在不孕症人群中,特别是患有子宫内膜异位症(EMT)的妇女中更多见。有报道表明在子宫内膜异位症及不育妇女血中 EMAb 的阳性率比正常对照有显著性增高,其中在子宫内膜异位症血清中,EMAb 的检出率为 70%~80%。在不明原因不孕的复发性流产妇女中也有 30%~40%为阳性。

(一)EMAb 产生原因

子宫内膜是胚胎着床和生长发育之地,但在病理状态下,如子宫内膜炎、EMT 及子宫腺肌症等,可转化成抗原或半抗原,刺激机体自身产生相应的抗体。此外,人工流产吸宫时,胚囊也可能作为抗原刺激机体产生抗体。一旦女性体内有 EMAb 存在,便会导致不孕、停育或发生流产。部分女性因在初次妊娠时做了人工流产手术,术后发生继发不孕,这种继发不孕症患者部分是因为体内产生了 EMAb。

EMAb 的靶抗原是一种子宫内膜腺上皮中的孕激素依赖糖蛋白,EMAb 以子宫内膜为靶抗原并引起一系列免疫反应的自身抗体,与靶抗原结合可干扰受精卵植入导致不孕。

(二)EMAb 导致不孕原因

当这种 EMAb 由于反复刺激而大量产生达到一定的含量时,可与自身的子宫内膜组织发生抗原抗体结合反应,并激活免疫系统引起损伤性效应,造成子宫内膜组织细胞生化代谢及生理功能的损害,干扰和妨碍精卵结合及受精卵的着床和胚囊的发育而导致不孕或流产。

正常机体具有自身免疫调节功能,产生极弱的自身抗体,帮助清除体内衰老变性的自身成分,一旦由于某种原因导致免疫系统对自身组织产生过度免疫应答,则会发生过强的一系列免疫反应,致使所侵及的组织免疫活性细胞增多,免疫复合物沉积,而导致功能改变。

(三)EMAb 检测方法

目前常用的检测血清 EMAb 方法为酶联免疫吸附试验(ELISA)。

三、抗卵巢抗体与不孕

抗卵巢抗体(anti-ovary antibody,AOAb)是一种靶抗原在卵巢颗粒细胞、卵母细胞、黄体细胞和间质细胞内的自身抗体。抗卵巢自身免疫可影响卵巢的正常发育和功能,可导致卵巢衰竭或卵泡成熟前闭锁而导致不孕。有卵巢抗体的女性卵泡发育不正常,影响优势卵泡的发育,使成熟卵泡无法自然排出,从而导致原发性不孕和继发性不孕。

(一)抗卵巢抗体产生的原因

(1)自身免疫功能异常。可能与免疫细胞、抗体、激素 3 个因素有关。细胞因素包括 T 细胞、NK 细胞及巨噬细胞破坏卵巢结构,损伤及溶解各级卵泡。患者血清中可能存在一种类似 IgG 的球蛋白,如抗 FSH 抗体或抗 FSH 受体的抗体,可导致生殖细胞减少、卵泡闭锁加快、生殖细胞破坏。卵巢内生殖细胞、粒层细胞、膜细胞和透明带的自身抗体存在,产生显著的抗生育效应。自身免疫型卵巢炎是以患者卵巢组织作为抗原而引起的一种罕见的自身免疫性疾病,为卵巢早衰的病因之一。

(2)卵巢组织中抗原成分复杂。每一种成分都可能因感染、手术等原因使其抗原表达异常,从而导致抗卵巢抗体的产生。

(3)与体外人工授精时多次穿刺取卵有关。在 IVF-ET 不孕妇女中,AOAb 的阳性率可达 28.8%,可能是卵泡的穿刺促使AOAb合成增加有关。

（4）多囊卵巢综合征（PCOS）、卵巢早衰（POF）及其他排卵障碍者，AOAb阳性率分别是46.76%、45.16%和42.86%。

（5）病毒感染。病毒进入卵巢组织的细胞内，使其细胞膜上既有来自细胞的自身抗原又携带有病毒抗原。当机体对病毒的抗原发生免疫反应时，往往同时也破坏了卵巢的细胞，发生免疫性卵巢炎，最后导致卵巢功能的衰竭。

（6）一些患有艾迪生病、甲状腺炎、甲亢患者也可为阳性。正常妇女体内可以存在一定量的非致病性的 AOAb。

抗卵巢抗体的产生可影响卵巢和卵泡的发育及功能，导致卵巢早衰、经期不规律。在不明原因不孕妇女中 AOAb 活性明显高于有明确原因者。

（二）AOAb 导致不孕机制

（1）包裹卵细胞，影响其排出或阻止精子穿入。

（2）AOAb 在补体作用下产生细胞毒作用，破坏卵巢细胞，还能干扰孕卵破壳而妨碍受精和着床。

（3）引起自身免疫性卵巢炎，可能引起卵巢功能衰竭。

（4）影响卵巢内分泌功能，引起下丘脑-垂体-卵巢轴功能紊乱，间接影响卵泡发育、成熟和排出，使得雌激素、孕激素分泌减少，导致不孕。抗颗粒细胞抗体可导致内分泌功能异常；抗卵泡内膜细胞抗体及抗 FSH 受体的抗体影响卵巢内分泌和生殖功能。

四、抗 HCG 抗体与不孕

（一）抗人绒毛膜促性腺激素抗体产生的原因

人绒毛膜促性腺激素（HCG）是维持早期妊娠的主要激素。有自然流产史、人工流产史及生化妊娠史的女性在流产过程中，绒毛组织中的 HCG 可能作为抗原刺激母体产生抗体。另外，曾接受过 HCG 注射以促进排卵的女性，体内的抗 HCG 抗体也有可能为阳性。此类患者可能在临床上表现为不孕或习惯性流产等。

目前认为 HCG 在配子着床和维持妊娠中有重要的作用。HCG 还能阻止胎儿滋养细胞与母体血清中的抗体结合或被母体淋巴细胞识别。绒毛膜促性腺激素可被特异性抗绒毛膜促性腺激素抗体（anti-human chorionic gonadotropin antibody，AHCGAb）灭活。AHCGAb 有肯定致不孕作用，可作为不孕症的临床诊断指标之一。

（二）抗人绒毛膜促性腺激素抗体检测方法

目前常用的检测血清 AHCGAb 方法为酶联免疫吸附试验（ELISA）。

五、抗透明带抗体与不孕

透明带（ZP）是一层包绕着卵母细胞及着床前孕卵的非细胞性明胶样酸性糖蛋白膜，主要由 3 种糖蛋白组成且内含特异性精子受体，是卵母细胞及颗粒细胞分泌的，覆盖于卵母细胞及着床前受精卵外的一层基质。在受精过程中及早期孕卵发育方面具有重要作用：调节精卵识别，激活精子，导致顶体反应的发生；阻断多精受精，并能保护受精卵。

（一）透明带的生物学特征

透明带是包绕哺乳动物卵细胞外的一层非细胞结构，受精时，精子首先必须穿过透明带。受精前，精子首先与在 ZP 的精子特异受体位点结合，精子与 ZP 结合后，依靠精子的酶系统产生局部溶解作用，受精后 ZP 恢复完整性，保护受精卵的发育，防止受精卵在输卵管内溶解，并保证受精卵向宫腔内的运送。受精后 ZP 的结构发生改变，受精卵膜的皮质颗粒释放某些物质，抵制 ZP 蛋白再被精子的透明质酸酶溶解，ZP 不再次发生反应，抑制再次受精作用。

（二）抗透明带抗体产生原因

ZP 有着很强的免疫原性，能诱发机体产生全身或局部的细胞与体液免疫反应，产生抗透明带抗体（AZPAb），近年来抗 AZPAb 在不孕不育症中的意义逐渐受到关注。

AZPAb 产生的机制尚不完全清楚。目前推测认为育龄妇女透明带在每次排卵和卵泡闭锁后的机体局部反复吸收，当机体遭受与透明带有交叉抗原刺激或各种致病因子使透明带蛋白结构变形，及体内免疫识别功能障碍时，可刺激机体产生透明带抗体，最终产生损伤性抗透明带免疫，使生育力降低；或由于感染致使透明带变性，刺激机体产生抗透明带抗体。透明带抗体可导致卵母细胞加速破坏和耗竭而导致卵巢早衰。此外，也可能抗透明带抗体是自身免疫型卵巢炎的表面现象。

（三）AZPAb 导致不孕的机制

（1）AZPAb 与 ZP 上的精子受体结合，或抗透明带抗体遮盖了位于透明带上的精子受体，使精子不能认识卵子，也就无从与卵子结合，阻止精卵结合。

（2）AZPAb 能使 ZP 结构加固，即使精卵结合，受精卵被包裹在坚固的 ZP 内，不能脱壳着床。

（3）抗体可以稳定透明带表面结构，因而能抵抗精子顶体酶对透明带的溶解作用，使精子穿透不了透明带。

（4）卵子如已受精。因透明带结构的稳定，致胚胎被封固在透明带内而无法着床。

六、抗滋养层细胞膜抗体与不孕

对孕妇而言，胎儿是一个半非己的同种异体移植物。对胎儿而言，它具有来自父方和母方的基因，胎儿之所以不被排斥，主要依赖于母体对胎儿特殊的免疫调节，这种调节可以制止或改变对胚胎不利的免疫因素，以达到新的免疫平衡，如平衡失调即可导致流产。胚胎的外层即合体滋养层是直接与母体循环相接触的部分，免疫组化证实合体滋养层不表达任何 HLA 或 ABO 抗原，这点被认为是确保胎儿成活的保护性机制之一，但是合体滋养层浆膜上却明显存在有抗原系统，并且可被母体识别。至于这些抗原的性质尚无统一定论，但它们却不容置疑地影响着孕妇与胎儿之间的免疫平衡。

在合体滋养层浆膜上有可被母体识别的抗原系统，它们的存在影响着孕妇与胎儿之间的免疫平衡，研究表明在不明原因流产的妇女血清中，抗滋养层细胞膜抗体（TAAb）比正常孕妇明显增高，这种抗体的增高与流产之间有着密切联系。

（一）抗滋养层细胞膜抗体的产生以及与封闭抗体的关系

滋养层细胞表面有大量的滋养层细胞膜抗原（trophoblastioantigen，TA），其抗血清能和淋巴细胞发生交叉反应，称为滋养层-淋巴细胞交叉反应性抗原（trophoblast-lymphocyte cross reaction antigen，TLX）。正常妊娠时，脱落的滋养层细胞或胎儿细胞通过胎盘进入母体血液循环，刺激母体针对胚胎的 HLA-Ⅱ类抗原和 TLX 产生免疫识别和免疫反应，生成特异性的抗体。这些特异性抗体通过与胎儿胎盘滋养叶抗原或母体淋巴细胞结合，遮盖来自父源的 HLA 或干扰淋巴细胞介导的细胞毒作用，防止胚胎父系抗原被母体免疫系统识别和杀伤，使胎儿、胎盘不致受损，发挥一种保护性免疫增强反应. 被称为"封闭抗体（blocking antibody，BA）"。TA 分为 TA1 和 TA2，这两种抗原的作用相互拮抗，前者位于滋养层细胞上，诱导产生细胞毒性淋巴细胞反应，后者位于滋养层细胞、淋巴细胞、内皮细胞上，实质就是 TLX，刺激母体产生封闭抗体，封闭 TA1，使其不被免疫系统识别，正常妊娠得以维持。当夫妇间具有相同的 TLX 时，不能激发母体产生抗 TLX 封闭抗体，从而使滋养细胞 TA1 暴露，遭受母体免疫攻击而流产。因此，TAAb 的存在从某种程度上提示封闭抗体不足。

研究报道有免疫性流产史的未孕妇女外周血 TA-IgG 阳性率为 28.81%～65.3%，显著高于无流产史的未孕妇女，后者 TA-IgG 阳性率为 2.9%～3.33%，且随着流产次数的增多，TA-IgG 阳性率也升高，二者成正相关。如果是曾经有流产史的女性结果属于阳性，应该在转阴之后考虑怀孕。

（二）抗滋养层细胞膜抗体检测方法

目前常用的检测血清 TAAb 方法为酶联免疫吸附试验（ELISA）。

七、免疫性不孕的诊断

(一)病史

详细询问患者有无生殖道感染、外伤、手术史。

(二)体格检查

重点在生殖器官的检查。注意检查宫颈有无糜烂,子宫的位置、大小、形态、质地、活动度、有无压痛;附件有无增厚,有无包块、压痛;子宫骶韧带和直肠陷窝有无结节、触痛等。

(三)实验室检查

1.免疫学检查

局部(如宫颈、精液、子宫内膜等)抗体浓度的检测临床意义较大,血液中抗体的检测(如 ASAb、AO-Ab、ACA、EMAb 等),只能作为间接证据。

2.性交后试验(PCT)

检测精子对宫颈黏液穿透性和相容性的试验。PCT 呈阴性者,应检测宫颈黏液中的 ASAb。

(四)免疫性不孕的诊断标准

(1)不孕期超过 2 年。

(2)除外致不孕的其他原因。

(3)可靠的检测方法证实体内存在抗生育免疫。

(4)体外实验证实抗生育免疫干扰精卵结合。

上述 4 项标准中,满足前 3 项可作出免疫性不孕症的临床诊断;若同时满足 4 项标准则肯定临床诊断。

八、免疫性不孕的治疗

(一)消除致病诱因

积极治疗生殖道炎症,避免不必要的手术操作。

(二)避免抗原接触

女性抗精子抗体阳性,可用避孕套隔绝 6~12 个月,待抗体转阴或抗体滴度明显下降后排卵期过性生活。但是,因为患者本身存在不孕,因此,应该详细了解不孕原因,针对血清抗精子抗体阳性的患者,排除其他引起不孕的原因后,与其他疗法联合应用治疗不孕症。

(三)治疗合并症

治疗子宫内膜异位症及其他自身免疫性疾病。

(四)免疫抑制剂

主要用类固醇类激素。皮质激素对抗体的消除不具特异性,不因多种抗体并存而增加用量,治疗作用可保持半年。对免疫性不孕患者的方法有局部疗法、低剂量持续疗法、大剂量间歇疗法。使用类固醇激素虽能抑制抗体,但不良反应较明显。

(1)泼尼松 5 mg/d,连用 3~12 个月,停药时逐渐减量。

(2)地塞米松 2.25 mg/d,3d 后改用 1.5 mg/d,2d 后改用 0.75 mg/d,2d 后再改用 2.25 mg/d,反复交替使用数周至 6 个月。

(3)大剂量皮质激素:泼尼松 60 mg/d×7d。甲基泼尼松龙 32 mg,每天 3 次,共 3~7d,每个月 1 个疗程。不良反应大,目前较少使用。

(五)局部疗法

用氢化可的松栓置于阴道内,用于宫颈黏液中 ASAb 阳性者。

(六)中药治疗

中药药理研究证实,活血化瘀中药和部分滋阴中药有抑制异常的免疫反应、消除抗体和抑制抗体形成等作用。如熟地黄、女贞子可抑制免疫功能亢进;当归、丹参、桃仁等有消炎、降低毛细血管通透性、减少炎症渗出及促进吸收的作用;甘草有类激素样作用;甘草粗提物是溶于水的多糖体,为抗体抑制因子,能抑制抗体的产生。

中药的免疫调节作用是一种整体调节,其疗效确切,作用较持久,毒副作用轻微,具有显著的优势。罗颂平等研究表明,中医补肾活血法治疗免疫性不孕安全、有效、简便,并能显著缩短疗程,可广泛应用于临床。

针对 ASAb 和 EMAb 阳性患者,中药消抗灵治疗效果良好。组方:丹参 20 g,赤芍 10 g,红花 3 g,枸杞子 15 g,熟地黄 15 g,当归 12 g,白芍 10 g,益智仁 10 g,黄芪 15 g,党参 15 g,菟丝子 12 g,鹿角霜 10 g,山茱萸肉 10 g,香附 10 g,牡丹皮 6 g,泽泻 6 g,甘草 3 g,并结合辨证施治随证加减。每天 1 剂,水煎服,早晚空腹服用,30 d 为 1 个疗程。辨证:分为肝肾阴虚型,知柏地黄汤合左归饮加减;阴虚夹瘀型:四物汤加减。

针对抗卵巢抗体阳性患者,抗卵衰冲剂效果良好。药物组成:熟地黄 20 g,山药 15 g,山茱萸 15 g,茯苓 15 g,泽泻 15 g,牡丹皮 10 g,女贞子 15 g,墨旱莲 15 g,仙茅 15 g,淫羊藿 20 g,紫河车 3 g,菟丝子 15 g,桃仁 10 g,红花 15 g,川芎 15 g,当归 15 g,香附 15 g,赤芍 20 g,柴胡 15 g,知母 10 g,黄柏 10 g,黄芪 20 g等,每天 3 次冲服。

(七)中西医结合治疗

免疫性不孕症是临床难治性疾患,单用免疫抑制剂难以奏效,且产生干扰生殖功能的不良反应。李大金认为滋阴降火中药有调低免疫功能的作用。应用知柏地黄丸治疗免疫性不孕症,精子抗体阴转率为81.3%,妊娠成功率为 25.0%。因此,采用中药复方,配合辅助生殖技术,不失为免疫性不孕症的有效治疗手段。

(八)维生素 E 及维生素 C

维生素 E 可减少抗原的产生,加速抗体的消除。维生素 C 可加强维生素 E 的作用。因此,在免疫性不孕症的治疗中,应常规应用。

维生素 C 100 mg,2～3 次/日;维生素 E 100 mg,1～2 次/日。

(九)人工授精

1.丈夫精液人工授精(AIH)

将丈夫精液洗涤后注入宫腔。新鲜精液用 4% 人清蛋白稀释液反复洗涤 3 次将去除大部分精子抗体。最近报道用特异性 IgA 蛋白酶体外处理精子使结合抗体的精子数从 90% 降至 10% 以下,可能是一种有潜力的方法。

2.供精人工授精(AID)

确诊男方为免疫性不育,经夫妇双方同意可行 AID。

(十)IVF-ET 和 ICSI

明显提高 ASAb 和抗透明带抗体阳性患者的妊娠率,但是对其他抗体阳性者,效果不佳。

(十一)主动免疫和(或)被动免疫治疗

针对抗滋养层细胞膜抗体阳性的流产患者,在完善流产相关原因检查后,行主动免疫或被动免疫治疗。

(张雅丽)

第四节　排卵障碍

一、排卵障碍概述

排卵障碍又称为不排卵,是女性不孕症的主要原因之一,也是许多妇科疾病所共有的一个症状,占不孕症病因的 25%～30%。

排卵障碍除引起不孕外,还可导致月经失调、闭经等症状。另外,如果长期不排卵,性激素代谢紊乱,子宫内膜受单一雌激素长期刺激,导致过度增生而无周期性孕激素的对抗作用,易发生子宫内膜癌。所以对排卵障碍者应给予足够的重视,进行积极的检查和治疗。

二、排卵障碍的原因

卵泡发育及排卵是由下丘脑-垂体-卵巢性腺轴调控的,所以性腺轴的任何一个部位异常都可引起排卵障碍。

（一）下丘脑性无排卵

于下丘脑促性腺激素释放激素(GnRH)缺乏或分泌形式失调而导致排卵障碍。包括先天性下丘脑-垂体功能缺陷,亦可为继发于损伤后、肿瘤、炎症及放射等所致的下丘脑激素 GnRH 合成和分泌障碍,以及其他内分泌异常引起的下丘脑不适当的反馈调节所致的排卵障碍。

（1）器质性因素:颅咽管肿瘤、Kallman 综合征、外伤、颅内感染等。

（2）功能性因素:严重的精神障碍或过度紧张、体重过轻或肥胖、剧烈运动、神经性厌食,长期服用安定镇静类药物、避孕药、某些减肥药等。

（二）垂体性无排卵

（1）器质性因素:希恩综合征、垂体肿瘤、空蝶鞍综合征。

（2）功能性因素:垂体促性腺激素低下性闭经,功能性高 PRL 血症。

（三）卵巢性无排卵

卵巢是卵泡发育成熟以及排卵场所,卵巢本身或其他任何引起卵巢器质性病变或功能异常的疾病均会引起排卵障碍。由于手术切除双侧卵巢或双侧卵巢经放射治疗后,卵巢组织被破坏以致功能丧失,导致无卵泡发育;先天性卵巢发育不全、单纯性腺发育不全综合征、性腺形成不全症(Turner′s)患者卵泡发育不良;卵巢早衰(POF)、多囊卵巢综合征(PCOS)、未破裂卵泡黄素化综合征(LUFS)等是常见的卵巢功能异常出现排卵障碍的疾病。有关内容可参阅各有关章节。

（四）其他内分泌器官功能异常

如甲状腺、肾上腺皮质功能异常引起的排卵障碍,如甲状腺功能亢进、甲状腺功能低下、肾上腺皮质功能亢进、库欣综合征、肾上腺皮质肿瘤、肾上腺皮质功能低下。

三、排卵障碍的诊断

排卵障碍分为卵泡发育障碍和卵泡排出障碍,临床上两种情况都比较常见。准确预测并诊断排卵对指导不孕夫妇性交、人工授精及体外受精-胚胎移植(IVF-ET)等起关键性作用。但由于个体差异及同一个体每个月经周期都有不同变化,至今尚无一种简便且完全可靠的方法预测排卵;排卵障碍导致月经失调及不孕,应该查清病因,及时治疗。

（一）排卵障碍病史

规律的月经来潮与卵泡发育以及排卵关系密切,因此,诊断排卵障碍时首先询问患者的月经是否正常,有无不规则或闭经的情况。过去有无慢性疾病,如结核、贫血和消化吸收不良等,是否动过手术,以往性发育的情况和有无职业性的有毒物质影响等,以使初步推测有无可能影响排卵的病变。

排卵障碍也是许多妇科疾病所共有的一个症状,应该详细询问既往有无导致排卵障碍的疾病,临床常见的有 PCOS、高泌乳素血症(HPRL)、POF 以及 LUFS 等。

(二)排卵障碍的症状

排卵是一个生理过程,大部分人并没有特殊不适感觉。排卵障碍常在患者月经失调或在不孕症的就诊过程中发现或诊断。

(三)体格检查

1.一般检查

根据体形、体态、毛发、嗓音、乳房发育等第二性征的情况,以及颈部、四肢有无异常等现象,可以初步推断排卵障碍的原因,如身材矮小、第二性征发育不良,且从未来过月经可能是卵巢发育不良。全身毛发增多,可能是多囊卵巢综合征或肾上腺分泌雄激素太多。乳头有乳汁或其他液体排出有可能与血中催乳素分泌增多有关。

2.妇科检查

排卵期宫颈口呈瞳孔样,宫颈黏液稀薄呈鸡蛋清样改变,宫颈黏液拉丝可达 6～8 cm。

(四)辅助检查

1.基础体温(BBT)

有排卵的女性 BBT 为双相,无排卵 BBT 为单相。一般 BBT 多在排卵后 2～3d 上升,少数在排卵日上升,升高幅度为 0.3 ℃～0.5 ℃。BBT 监测排卵方法简单、经济,但预测排卵不准确。80%～90%排卵者 BBT 为双相,有 10%～20%的排卵正常者 BBT 为单相,个别 BBT 为双相的却无排卵,如 LUFS。因此,BBT 虽是预测排卵最常用方法,但其预测性差,只能作为参考指标。目前,排卵障碍最常采用的是血清性激素水平测定和超声检测排卵。

2.血清性激素水平测定

性激素也称为生殖激素,是判断女性内分泌功能的重要辅助措施,在月经周期的不同阶段,血中性激素的水平是不同的,分析血清性激素水平是否正常,一定要考虑抽血时间,观察是否有排卵一般在两个时间测血清性激素。

(1)排卵期激素水平:主要观察是否出现 LH 峰和 E_2 峰,有峰值卵泡具备了排卵的条件,但不一定会排出。排卵前 2d 血 E_2 >11 010 pmol/L,排卵前血 LH 峰 40～200 IU/L,血 LH 峰出现时血 E_2 至少 >1 468 pmol/L。尿 LH 峰一般较血 LH 峰晚 3～6 h。如果排卵期血 LH <15 U/L、血 E_2 <367 pmol/L,则卵泡发育不良,不排卵的可能性大。

(2)黄体期激素水平:一般在种植窗口期,即在月经第 21～22d(或来月经前 7～8d)抽血化验,主要观察孕激素和雌激素水平,了解有无排卵,是否存在黄体功能不足。

判断排卵:黄体中期 P>16 nmol/L 提示排卵,P<16 nmol/L 提示无排卵。

诊断黄体功能不全:黄体中期 P>32 nmol/L 黄体功能正常;P<32 nmol/L 或排卵后第 5 天、7 天、9 天3 次测 P,P 总和<95.4 nmol/L为黄体功能不全。或孕 10 周前 P<47.7 nmol/L 为诊断黄体功能不全(LPD)的标准。

(3)引起排卵障碍的其他内分泌疾病:催乳素(PRL)正常值0.228～1.138 nmol/L。如 PRL 大于正常值考虑为高 PRL,PRL 2.28～4.55 nmol/L 时可选用 MRI 检查,以排除脑垂体泌乳素瘤。T 升高、LH/FSH≥2.5等,需进一步诊断有无 PCOS。

3.超声监测卵泡发育以及排卵情况

常用的有经腹部超声和经阴道超声两种。一般从月经周期第 11～12d 开始,根据卵泡大小,连续动态观察。月经周期规律正常的女性月经周期第 11～12d 可确定优势卵泡(>10 mm),排卵前卵泡每天生长 1～3 mm,成熟卵泡直径 18～24 mm。

有成熟卵泡生长不是监测卵泡发育的最后步骤,需要进一步监测卵泡有无排出,LH 峰值不能判断有无排卵,主要依靠 B 超准确判断。

(1)排卵后超声征象:①动态监测的成熟卵泡塌陷、体积缩小、卵泡液无回声区消失。②形成不规则有强回声光点的囊肿。③子宫直肠凹少量积液。

(2)卵泡发育成熟障碍的超声征象:①卵泡中晚期无优势卵泡及成熟卵泡发育。②优势卵泡未进一步发育成熟,反而出现塌陷或萎缩的形态改变。③卵泡黄素化不破裂,持续存在,盆腔积液不明显。

4.其他检查

下面几种实验室和辅助检查手段目前较少使用,有时可以间接推测排卵障碍。

(1)宫颈黏液:月经后半期宫颈黏液仍为羊齿植物状结晶,无椭圆体,提示宫颈黏液受单一雌激素刺激,无孕激素作用,考虑无排卵。

(2)子宫内膜检查:受卵巢雌、孕激素影响,子宫内膜有明显周期性变化。如果月经前或来月经 12 h 内做子宫内膜病理检查为增殖期改变,表明无排卵。

(3)阴道脱落细胞:在雌激素作用下,阴道脱落细胞周期性变化,因此,细胞的形态学变化有利于判断卵巢的功能。阴道上 1/3 的上皮细胞对性激素变化敏感,在月经周期中也有周期性变化。如果月经后半期检测阴道脱落细胞仍为雌激素影响的角化细胞多而无周期性变化,表示无排卵。该方法操作繁琐,准确性差,目前应用很少。

(4)尿排卵试纸自我监测:受影响因素较多,只能作为参考。

(5)腹腔镜:临床上不用腹腔镜检查有无排卵,仅仅在因其他原因行腹腔镜诊治时观察到,如排卵,可见到排卵斑、血体-黄体。

四、排卵障碍的治疗

排卵障碍的治疗主要针对两个方面,一方面针对卵泡发育不良,另一方面针对卵泡排出障碍。

(一)卵泡发育障碍的治疗

1.月经周期调节

也可以作为促排卵前的预处理,在促排卵前使用。对月经紊乱的患者进行内分泌功能的调节,一般选择人工周期疗法。对有生育要求的患者,尽量选择天然雌激素和孕激素,可采用补佳乐＋黄体酮胶丸的方法,或克龄蒙、芬吗通等,也可采用短效避孕药来调节月经周期。

2.氯米芬(CC)促进卵泡发育

CC 是目前临床上广泛应用的口服促排卵药物,方法简单,价格便宜,可单独或与其他的促排卵药物联合使用,CC 化学结构与雌激素类似,具有较强的抗雌激素作用和微弱的雌激素效应。CC 与内源性雌激素竞争性与下丘脑及垂体雌激素受体结合,抑制雌激素对下丘脑的负反馈作用,促进垂体释放 FSH 和 LH,从而诱导卵泡发育和排卵。CC 适用于性腺轴功能基本完整、体内有一定量雌激素无排卵或稀发排卵者。低雌激素患者对 CC 治疗无反应。另外,CC 并不能改善卵母细胞的质量,因此,对排卵正常的妇女,应用 CC 并不能提高其妊娠率。

(1)治疗方案:月经周期第 1～5d 开始,50 mg/d,连服 5d。如果疗效不佳,CC 剂量可每月递增50 mg,逐渐增至 200 mg/d。每个剂量可试 2～3 个周期。

(2)疗效:促排卵率为 70% 左右,每个周期妊娠率为 20%～30%,连续 6 个月累计妊娠率为60%～75%。妊娠率低于排卵率的原因:①CC 抗雌激素作用,使宫颈黏液变稠;②黄体功能不全;③未破裂卵泡黄素化综合征,发生率31%;④子宫内膜变薄;⑤其他不孕因素存在。

3.来曲唑促进卵泡发育

临床上常用的氯米芬和促性腺激素类等促排卵药物可带来一些不良反应,如宫颈黏液质量差、子宫内膜薄、子宫内膜成熟延迟、卵巢过激、多胎妊娠等;近来国外许多研究报道,治疗雌激素依赖性疾病的芳香酶抑制剂——来曲唑可作为生育调节剂用于促进人和动物模型卵泡的发育。

来曲唑是近年来新出现的促排卵药,2001 年 Mitwally 等正式将其应用于临床,并取得良好疗效。来曲唑刺激卵泡生长发育,而卵泡发育的启动,可以引起雌激素和抑制素增加。同时由于来曲唑不占据雌激素受体,可通过继发的负反馈作用抑制 FSH 的释放,使发育中的卵泡可能出现优势选择,从而减少多胎妊娠率和 HOSS 的发生危险;同时发现 LE 无类似 CC 的抗雌激素作用,对宫颈黏液、子宫内膜等影响小,妊娠率也较 CC 促排卵高。

来曲唑促使卵泡生长,与氯米芬和促性腺激素类药物相比显示出一定优势,有望成为一线促排卵药物。

用药方法:月经周期第 3d 开始,口服来曲唑片 2.5 mg/d,共 5d。根据疗效可延长用药时间。

4. 他莫昔芬

其结构与 CC 相似,有弱的抗雌激素作用,对宫颈黏液影响小,不良反应较 CC 少,疗效与 CC 相似,多用于对 CC 无效者。

用法:月经第 5~9d,10 mg/d,根据疗效,最大剂量可递增至 20 mg/d。

5. 注射用尿促性素(HMG)

每支含 FSH 75 U、LH 75U。

(1)适应证:适用于内源性促性腺激素不足或缺乏者,如希恩综合征、下丘脑性不排卵、CC 治疗无效者及辅助生殖技术。高促性腺激素闭经患者(如卵巢早衰)不宜用 HMG 促排卵。

(2)用法:第 3~12d,HMG 75 IU,每天 1 次,需要多次的卵泡监测,过度刺激发生的机会偏大,根据卵泡监测结果调整 HMG 用量,待卵泡成熟,注射 HCG 5000~10 000 IU。

(3)疗效:有报道排卵率几乎达到 90%,妊娠率为 50%~70%。

6. 高纯 FSH 以及重组 FSH

每支含 FSH 75 U,LH 以及杂质蛋白含量低,可皮下注射,促排卵效率高,对卵子无不良影响,受孕率较高,不良反应少(OHSS 发生率降低),但费用高,用法及剂量同 HMG,主要用在试管婴儿的超促排卵。

7. 溴隐亭

高泌乳素血症患者在溴隐亭治疗后可以恢复排卵。若无排卵,同时加用 HMG 或 CC 诱发排卵。

(1)使用方法:从小剂量开始,1.25 mg/d,晚餐时服用。根据其治疗效果及耐受性,每周增加 1 次剂量,如 1.25 mg、每天 2 次,2.5 mg、每天 2 次,依此类推。一般每天用量为 5~7.5 mg:治疗有效指征为溢乳停止,PRL 恢复正常,月经规律,排卵及妊娠。对不良反应严重不能耐受者,阴道给药效果同口服。

(2)溴隐亭+CC:服溴隐亭同时在月经第 5d 开始加用 CC 50 mg,每天 1 次,必要时可增加 CC 用量,若无效时才改用 HMG。卵泡成熟时注射 HCG。

8. 中西医结合促进卵泡发育

中医理论认为肾精充盛,肾阳鼓动、肝经之疏泄、冲任气血调畅,精卵方能成熟并正常排出。若内有肾虚为本,卵子难以发育成熟;外兼肝郁、血瘀滞或痰湿阻滞,冲任气血失调则阻碍卵子排出,故肾虚冲任失调为排卵功能障碍性不孕的主要病机。因此,补肾调冲是治疗排卵障碍的方法。

9. 联合促排卵

根据患者的个体差异选择上述一种或多种方法进行促排卵,效果较好,如常见的 CC/HMG/HCG 促排卵法效果确切;中西医结合促排卵,费用低,临床常用联合促排卵的方法。

(二)卵泡排出障碍的治疗

1. 人绒毛膜促性腺激素(HCG)

当卵泡发育成熟时给予,可模拟内源 LH 峰促进排卵、维持黄体功能。适用于卵泡发育成熟而不排卵者,如 LUFS;或与其他促排卵药合用如 CC、HMG、高纯 FSH、rFSH,促进排卵效果。单纯应用 HCG 无明显促进卵泡发育的作用。

用药方法和剂量:促排卵过程中,当卵泡直径≥18 mm 时,给予 HCG 5000~10 000 IU 肌内注射,一般注射 HCG 后 36 h 左右排卵。

2.GnRH-a 类药物

达菲林或丙氨瑞林代替 HCG 在高危周期中诱发排卵,能获得与 HCG 相似的排卵率、妊娠率,但能明显降低 OHSS 发生率。

用药方法和剂量:促排卵过程中,如果直径≥18 mm 卵泡超过 2 个、中小卵泡较多、血 E_2 ≥7340 pmol/L时,为避免发生 OHSS,禁用 HCG 诱发排卵,改用达菲林 0.1~0.2 mg 皮下注射,或丙氨瑞林 0.15~0.45 mg 肌内注射,排卵后补充黄体 12~14d。

(张雅丽)

第五节 异位妊娠与不孕

异位妊娠(EP)是指受精卵种植并发育在子宫体腔以外部位的妊娠,又称宫外孕。异位妊娠包括输卵管妊娠、卵巢妊娠、腹腔妊娠、宫颈妊娠及子宫残角妊娠等。异位妊娠中以输卵管妊娠最多见,占95%左右。

输卵管妊娠50%~70%发生在壶腹部,峡部为30%~40%,间质部及伞部最少见,占1%~2%。

一、发病率

自 20 世纪 70 年代以来,异位妊娠发病率在国内外均呈急剧上升趋势。在过去的 20 年里,美国异位妊娠的发病率增加了 6 倍,英国增加了 4 倍。美国异位妊娠与正常妊娠之比由 1970 年的 1:222 上升至 1995 年的 1:51。国内异位妊娠则由 1:167 上升至(1:56)~(1:63),占妊娠总数的 1%~2%。

二、病因

(一)盆腔感染与性传播性疾病

盆腔感染与性传播性疾病为输卵管妊娠的常见病因。支原体、衣原体、淋球菌、巨细胞病毒、单纯疱疹病毒、人乳头瘤病毒等微生物感染与异位妊娠的发生紧密相关。结核性输卵管炎、阑尾炎、腹膜炎、子宫内膜异位症等均可增加异位妊娠的危险率。

盆腔感染尤其是输卵管感染后,输卵管黏膜破坏,纤毛受损,病变部位管壁粘连、纤维化和瘢痕形成,使管腔狭窄、不规则,肌肉蠕动能力降低,或输卵管部分闭塞,均可改变受精卵的运行,使受精卵不能顺利进入宫腔,造成异位妊娠。输卵管周围的炎性粘连,造成管腔扭曲,使孕卵的运行受到影响,受精卵在输卵管中被阻滞。从而就地着床发育,发生输卵管妊娠。伞端粘连还会影响捕捉孕卵的功能。

(二)放置宫内节育器(IUD)

世界卫生组织支持的多中心前瞻性研究表明,长期使用 IUD 并不增加盆腔感染的机会。大多数观点认为使用 IUD 并不直接增加异位妊娠的危险,但一旦带器妊娠则输卵管妊娠的可能性增加。

(三)盆腹腔手术史

人工流产术、剖宫产术、卵巢手术及阑尾炎穿孔手术对异位妊娠有明显的正相关。

(四)输卵管手术史

输卵管绝育术后如再通或形成瘘管,均有导致输卵管妊娠的可能。输卵管吻合术、输卵管成形术或输卵管妊娠保守性手术,亦可因瘢痕使管腔狭窄、通畅不良而致病。

(五)输卵管发育和功能异常

输卵管发育异常如输卵管过长、肌肉发育不良、黏膜纤毛缺乏、输卵管憩室、副伞等,或盆腔肿瘤的压迫和牵引使输卵管变得细长、迂曲,阻碍孕卵通过,均易发生输卵管妊娠。

(六)既往异位妊娠史

重复异位妊娠发病率为8%~16%,其中多数为药物治疗和保守手术患者。

（七）现代生殖技术

用促排卵药、体外受精-胚胎移植（IVF-ET）后异位妊娠的发生率上升，尤其是宫内与宫外同时妊娠的发病率明显增高。IVF-ET 后异位妊娠发病率为 2%～5%，是总体人群发病率的 2～3 倍。促排卵药物可能增加输卵管妊娠的危险，使用促排卵药物者发病率 2 倍于对照组。促排卵周期的围排卵期雌激素、孕激素水平高可导致输卵管功能异常，可能是发生异位妊娠的原因。但有研究认为，上述异位妊娠发病增加可能与潜在的输卵管病变有关。

（八）其他

精子畸形、胚胎本身缺陷、生殖道畸形、黄体功能不全、雌孕激素避孕、吸烟、吸毒等可能与异位妊娠发生率增加有关。

三、输卵管妊娠的结局及病理变化

受精卵在输卵管种植后开始生长，输卵管壁即出现蜕膜反应，由于输卵管壁薄，且蜕膜反应差，孕卵直接侵蚀输卵管肌层，绒毛侵及肌壁微血管，引起局部出血，进而由蜕膜细胞、肌纤维及结缔组织形成包膜。输卵管的管壁薄弱，管腔狭小，不能适合胎儿的生长发育，当输卵管膨大到一定限度，可能发生下列后果。

（一）输卵管妊娠流产

多发生在输卵管壶腹部。其生长发育多向管腔膨出，因包膜脆弱，常在妊娠 6～12 周破裂，出血使整个胚囊剥离，落入输卵管腔内，由于接近伞端易被挤入腹腔。如胚胎全部完整地剥离流入腹腔，形成输卵管完全流产，腹腔内出血一般较少。如胚囊剥离不完全，尚有部分绒毛附着于管壁，则为输卵管不全流产。此时滋养细胞继续侵蚀输卵管壁，使之反复出血，形成输卵管血肿或输卵管周围血肿。由于输卵管肌壁薄、收缩力差，开放的血管不易止血，可形成盆腔血肿或盆腔、腹腔积血。

（二）输卵管妊娠破裂

多发生在输卵管峡部。由于管腔狭窄，孕卵绒毛向管壁方向侵蚀肌层及浆膜，最后穿透浆膜，造成输卵管破裂。输卵管峡部和间质部不易扩张，发生破裂的机会较多。输卵管峡部发生破裂的时间在妊娠 6 周左右，壶腹部妊娠破裂在妊娠 8～12 周，间质部妊娠破裂在妊娠 12～16 周。

输卵管肌层及系膜内血管丰富而粗大，因此输卵管妊娠破裂所致的出血远较输卵管流产时为剧。如在短时间内大量出血，患者迅即陷入休克；如为反复出血，则腹腔内积血形成血肿，周围由大网膜、肠管包绕，日久后血肿可逐渐机化吸收，亦可继发感染化脓。

输卵管间质部妊娠比较少见，但后果严重，其结局几乎全为输卵管妊娠破裂。间质部为子宫血管和卵巢血管的汇集区，血运丰富，破裂时症状极为严重，往往在极短时间内发生致命性腹腔内出血。

（三）继发性腹腔妊娠

输卵管妊娠流产和破裂后胚胎从输卵管排出到腹腔或阔韧带内，多数死亡，但偶尔也会有存活者，若存活胚胎的绒毛仍附着于原位或排至腹腔后重新种植获得营养，可继续生长发育形成继发性腹腔妊娠。若破裂在阔韧带内，可发展为阔韧带妊娠。

（四）子宫内膜的变化

输卵管妊娠时，子宫肌肉受内分泌的影响，使子宫大于正常，且较软，但小于闭经月份。子宫内膜受HCG 的影响而出现蜕膜反应。当输卵管滋养层细胞的活力减少时，蜕膜变质，自阴道排出，呈细小的碎片脱落，偶尔可见蜕膜呈管型完整排出。输卵管妊娠时，子宫内膜亦可呈现 A-S 反应。此现象并不仅见于异位妊娠，在早期宫内孕流产时也可见到。

输卵管妊娠时，胎儿一旦死亡，不成熟的绒毛及黄体所分泌的激素迅速下降，子宫蜕膜退化，子宫内膜可恢复正常月经周期的变化，所以子宫内膜可以呈增生期、分泌期或月经期变化。

四、临床表现

异位妊娠的临床表现与孕卵的着床部位、有无流产或破裂、腹腔内出血量多少及发病时间长短有关。

在异位妊娠未破裂前,一般没有明显的临床症状,尿 HCG 阳性。有的患者有早期妊娠反应,如食欲不振、恶心、呕吐、偏食等。血清 β-HCG<1 000 IU/L 时阴道超声无法诊断妊娠部位。

（一）症状

1.输卵管妊娠流产

停经时间长短不一,尿 HCG 阳性,少或中量不规则阴道出血,无或轻微下腹痛,个别病例腹痛较重。血清 β-HCG>2 000 IU/L 时阴道超声可能显示妊娠着床部位。

2.急性输卵管妊娠破裂

发病急剧,严重者可威胁患者的生命。最常见的三大症状是停经、腹痛和不规则阴道出血。

（1）停经:输卵管妊娠往往有闭经史,闭经时间长短大多与输卵管妊娠部位有关。典型病例有 6~10 周停经史或月经延期数天的病史,约 20％的患者无明显停经史。有时尚未达行经日期或延迟数天出现少量不规则阴道出血,易被误为月经。

（2）腹痛:患者多因突发性腹痛就诊,其发生率在 90％以上。破裂时可突发下腹部剧烈疼痛,如撕裂感或绞痛,持续或间歇出现,一侧或双侧,随即波及全腹,疼痛的性质与内出血的量及速度有关。内出血多而迅速,刺激腹膜而产生剧烈疼痛,且向全腹扩散。血液刺激腹膜引起恶心、呕吐,若血液积聚在子宫直肠陷凹时,肛门有坠胀、便意感;约 1/4 患者血液流至上腹部,刺激膈肌引起上腹部及肩疼。

（3）阴道出血:50％的异位妊娠妇女可在预期的月经前后发生阴道出血。量比正常月经少,淋漓不净,出血量多者罕见,5％~10％患者伴有蜕膜管型排出。

（4）晕厥与休克:由于腹腔内急性出血,可引起血容量减少及剧烈腹痛。1/3 患者有头晕眼花、出冷汗、心悸甚至晕厥,重者出现休克,其严重程度与腹腔内出血速度和出血量成正比,但与阴道出血量不成正比。

（二）体征

1.一般情况

大量出血时面色苍白、四肢湿冷、脉搏快而细弱及血压下降等休克前或休克症状。异位妊娠破裂时,体温一般正常。

2.腹部检查

由于内出血患者有腹膜刺激症状,下腹部有明显的压痛及反跳痛,尤以患侧为剧,但腹肌紧张较腹膜炎时之板状腹为轻。如果出血较多,则可能出现蛙腹和移动性浊音的体征。出血缓慢或就诊较晚者形成血肿,可在腹部摸到半实质感、有压痛的包块。

3.盆腔检查

在异位妊娠破裂或近破裂时,几乎所有的患者有宫颈明显举痛。半数患者附件侧或子宫后方可触及包块,边界不清,触痛明显。1/3 的患者子宫稍大。内出血多时,子宫有漂浮感,阴道后穹隆饱满。

五、诊断

急性异位妊娠已发生破裂、流产,临床症状典型,诊断并不困难。诊断有困难时,应严密观察病情变化,注意生命体征,及时处理。早期异位妊娠患者尚未破裂流产前,无明显的症状、体征,诊断比较困难。对生育年龄有异位妊娠高危因素的妇女停经后,无论是否避孕、绝育,应高度警惕异位妊娠的发生。早期诊断,可以避免过多的出血,避免过多的输卵管的损伤,保留生育功能。可及时、正确地应用各种辅助诊断方法,尽早地明确诊断。

（一）后穹隆穿刺

穿刺前将患者臀部放低片刻,用 18 号长针或 9 号腰穿针自阴道后穹隆迅速刺入子宫直肠陷凹,边抽边退长针,抽出暗红色不凝血,含细小凝血块,显微镜下观察可见散在陈旧皱缩的红细胞为阳性结果,说明有血腹症存在。后穹隆穿刺阳性提示腹腔内存在游离的血液,异位妊娠占血腹症中的 85％,其他原因还有黄体破裂出血或内脏破裂引起的出血。输卵管妊娠流产或破裂型有临床症状时,后穹隆穿刺的阳性率达 90％以上。如抽出脓液或浆液性液体,则可排除输卵管妊娠。后穹隆穿刺如未抽出血液,亦不能排除输卵管妊娠,因内出血量少,血肿位置高、与周围组织粘连或穿刺位置不对,均可造成假阴性。早期未破裂型异位妊娠可不做后穹隆穿刺。陈旧性异位妊娠时,后穹隆穿刺陈旧的血即可与其他盆腔包块鉴别。

(二)人绒毛膜促性腺激素检查

受精卵着床后由绒毛滋养层的合体细胞分泌人绒毛膜促性腺激素(HCG),在受精 7～10 d(着床2～3 d)在孕妇血清可测出 HCG 的存在,在受精 9～16 d 尿中可测出 HCG 的存在。由于异位妊娠患者体内的 HCG 水平较正常妊娠时低,尿妊娠试验的敏感性不如血 HCG 测定高,前者为定性实验,后者为定量试验,血 HCG 测定更为准确和更有意义。

在妊娠最初 3 周内,HCG 分泌量增加极快,倍增时间仅需 1.7 d;4～6 周倍增时间需要 3 d 左右;孕 60 d 升高速度变慢,倍增时间为 5 d;60 d 后倍增时间延长到 20 d。妊娠 8～10 周血液中 HCG 可达最高水平,10～16 周其浓度逐渐下降。宫内孕<6 周,多数病例间隔 48 h 血 β-HCG 升高>66％,宫内孕 40～60 d 血 β-HCG 每 2～5 d 升高 1 倍,且是直线上升。

宫外孕的 HCG 特点:有症状的异位妊娠,血 β-HCG 隔天倍增<66％者占 70％～80％,而无症状者血 β-HCG 升高曲线 64％ 与正常宫内孕相同,二者难以区别。2～4 d 测 1 次血 β-HCG,若几次血 β-HCG<2000 IU/L,而阴道 B 超未发现宫内妊娠,应高度怀疑异位妊娠。若血 β-HCG>2000 IU/L,宫内无妊娠存在,说明绒毛生长良好,有穿破种植部位、引起大出血可能。血 β-HCG 接近 8000 IU/L 的异位妊娠患者,应视为有破裂高危的病例,要及时手术。

(三)孕酮测定

异位妊娠患者血中孕酮水平低已被公认,可将其作为早期诊断异位妊娠的一项指标。血 P 水平预示妊娠的绝对值目前还缺乏统一标准,一般认为血 P>80 nmol/L 为正常宫内孕,血 P<45 nmol/L 为异常妊娠。宫外孕的血 P 水平在孕 4 周、5 周、6 周的临界值分别为 16 nmol/L、32 nmol/L、45 nmol/L。血 P 对异位妊娠与正常宫内孕及先兆流产筛选的价值大,但对异位妊娠与难免流产筛选特异性差。

(四)血清妊娠相关蛋白 A(PAPP-A)

PAPP-A 主要由胎盘滋养层合体细胞和蜕膜细胞所分泌。孕早期 PAPP-A 浓度上升比血 β-HCG 显著,随孕周增加而增多,孕 7 周后增加更加明显,直至孕末期达高峰,产后即开始下降。PAPP-A 可以作为异位妊娠(ectopic pregnancy,EP)的诊断辅助指标,用于临床对可疑 EP 的早期诊断。当孕周<10 周时以 PAPP-A 为 55.4 U/L 作为诊断 EP 的最佳分界值,其诊断的灵敏度为 87％,特异度为 55.8％。PAPP-A 不能作为单一的检测指标,需与 HCG 检测、阴道超声联合应用,进一步提高可疑 EP 的早期确诊率,减少漏诊和误诊。

(五)超声波检查

阴道超声检查准确率较高。彩色多普勒阴道超声,在解剖结构的基础上增加了血流显像,提高了鉴别组织结构的能力等。

1.子宫显像

超声见到宫内胎囊是可靠的妊娠征象,可以排除宫外孕,但必须注意与假胎囊鉴别。宫外孕时子宫内膜有蜕膜反应,亦可有积血,在 10％～20％的患者中可有假胎囊样改变。真正的胎囊一般偏中央种植,埋于一侧的子宫内膜中,外围有绒毛膜和蜕膜层,即"双环征"。而假胎囊常位于宫腔中央,即两侧子宫内膜间,外仅围有薄壁蜕膜,内无胎芽,且无"双环征"。还需注意的是宫内胎囊的出现与血 β-HCG 和孕周有关。在无阴道流血的患者,当血 β-HCG>2000(阴道 B 超)～6500 IU/L(腹超),B 超未在宫腔内探到孕囊,可诊断为异位妊娠。

2.附件区显像

异位妊娠显像取决于异位包块的大小,有无破裂、流产及腹腔内出血。早期未破裂型异位妊娠患者附件区可见完整的妊娠囊,妊娠周数较大者可见胎芽和胎心搏动。多数患者附件区呈囊性或混合性包块,需仔细辨别卵巢,以与卵巢囊肿、巧克力囊肿或肠祥鉴别。出血多时两髂窝及腰部可见液性暗区。

（六）诊断性刮宫

诊断性刮宫是帮助诊断早期未破裂型异位妊娠一个很重要的方法,常能起决定性的作用。当患者有不规则阴道流血,血 β-HCG 升高＜2000 IU/L,血清孕酮＜15 ng/mL 时,若阴道超声未发现宫内或宫外胎囊,不能确定妊娠部位,可行诊断性刮宫送病理检查。刮宫若有绒毛,基本可排除异位妊娠,宫内孕合并宫外孕的可能性仅为 1/30 000;仅见蜕膜而无绒毛,或内膜呈 A-S 反应则有可能为异位妊娠。诊刮后24 h血 β-HCG 继续升高,可以诊断为异位妊娠。

（七）腹腔镜

对不典型的病例应用腹腔镜诊断和治疗异位妊娠价值较大,可以直视盆腔器官作出明确的诊断;但腹腔镜检查毕竟是一种创伤性检查,不能列为常规的检查方法。在部分诊断比较困难的病例或异位包块较大等,估计药物治疗困难,决定同时行腹腔镜下手术时应用。

（八）早期未破裂型输卵管妊娠诊断

(1)闭经、无或有不规则阴道流血、无或轻微下腹胀通,血β-HCG＞2000(阴道 B 超)～6500 IU/L(腹超),β-HCG 隔天倍增＜66％,血 P＜45 nmol/L(15 ng/mL),宫腔内未见孕囊,附件区包块或"双环征"(妊娠囊)及子宫后方液性暗区,可确诊为异位妊娠。

(2)对有阴道流血的早期妊娠流产,血 β-HCG＜2000 IU/L,隔天倍增＜66％,血P＜45 nmol/L,根据β-HCG、P 及阴道 B 超尚不能确定异位妊娠流产或宫内孕流产时,可行诊刮送病检。在诊刮术前当天以及诊刮术后 24～48 h 各抽血 1 次测 HCG 以作对比。刮宫后,如刮出物无绒毛,且 HCG 下降不明显或继续上升,说明宫外有滋养组织存在,可诊断为异位妊娠;刮宫后见绒毛或虽未见绒毛,但刮宫后 β-HCG 下降＞15％,可确诊为宫内孕流产。

(3)无阴道流血的患者,血 β-HCG＞2000(阴道 B 超)～6500 IU/L(腹超),B 超未在宫腔内探到孕囊,血β-HCG 隔天倍增＜66％,则不必刮宫,即可诊断为异位妊娠。

（九）陈旧性异位妊娠诊断

陈旧性异位妊娠多见于输卵管妊娠流产或破裂后,病情已稳定的情况。此时胚胎死亡,绒毛退化,内出血停止,腹痛减轻,所形成的血肿逐渐机化变硬,且与周围组织及器官粘连。正常月经可以恢复。陈旧性宫外孕患者病程长,仔细询问曾有停经、腹痛、不规则阴道出血、低热,结合盆腔包块应高度怀疑,后穹隆穿刺抽出陈旧凝血,即可与其他盆腔包块鉴别诊断。

六、鉴别诊断

异位妊娠应与宫内妊娠流产、黄体破裂、卵巢囊肿蒂扭转、卵巢巧克力囊肿破裂、出血性输卵管炎、急性阑尾炎、肾绞痛、胃肠穿孔等鉴别。

七、治疗

输卵管妊娠治疗的方法包括手术治疗、药物治疗和期待疗法。手术治疗方法的选择主要根据患者有无生育要求、输卵管妊娠部位、输卵管破裂状况、对侧输卵管情况、手术者技术和手术条件等因素综合考虑。

（一）手术治疗

异位妊娠一旦因流产或破裂出现内出血较多时,应立即进行手术治疗。严重内出血并发休克的患者,应在积极纠正休克、补充血容量的同时,进行手术抢救。手术途径有经腹腔镜或开腹手术两种。腹腔镜手术创伤小,术后粘连少,患者康复快,尤其对术前可疑异位妊娠的患者,腹腔镜还有诊断意义。绝大多数异位妊娠患者经腹腔镜手术是最好的手术途径,即使是严重内出血的患者,也不是手术禁忌,主要取决于术者对腹腔镜操作的经验。对于严重内出血、子宫残角妊娠等,腹腔镜下缝合等操作困难时,应立即开腹手术。

1. 保守性手术治疗

对未破裂型输卵管妊娠有生育要求的年轻妇女,如对侧输卵管已切除或有明显病变,原则上是去除输卵管内妊娠物,尽可能保留输卵管的解剖与功能。根据患者的全身情况、孕卵着床部位及输卵管病变程度选择术式,如伞端妊娠时行孕囊压出术,壶腹部及峡部妊娠行切开或造口术取出孕囊,峡部妊娠还可行病灶切除及断端吻合术,采用显微外科技术可提高妊娠率。

保守手术后的主要并发症是持续性异位妊娠,其发生率为3%～20%,明显高于开腹手术的3.9%。保守手术后应立即测定血 β-HCG 并设定为初始值,以后每周测 2～3 次,直至正常。术后 7d 血 β-HCG 下降＜15%,术后 12d 血 β-HCG 下降＜10%,可诊断为持续性异位妊娠。保守手术后应预防性应用甲氨蝶呤(MTX)或米非司酮(RU486),监测血 β-HCG、血 P,此举能显著降低持续性异位妊娠的发生率,必要时仍需手术治疗。

2.输卵管切除术

对破裂型输卵管妊娠一般采用输卵管切除术,可及时止血挽救生命。有绝育要求者可同时结扎对侧输卵管。在多数情况下可行自体输血,是抢救严重内出血伴休克的有效措施之一,尤其在缺乏血源的情况下,为防止枸橼酸中毒,凡自体输血 500 mL 以上者,应给 10%葡萄糖酸钙10～20 mL。

对诊断不明确,附件包块较大,消逝缓慢的陈旧性异位妊娠,尤其是伴有血 β-HCG 值未降到正常者,可酌情考虑行腹腔镜检查或手术治疗。陈旧性异位妊娠迁延时间较长,腹腔内多有粘连,有时致密粘连给手术带来困难。若血 β-HCG 已降至正常水平,即使血肿包块较大,均可随访观察其是否完全吸收。

(二)药物治疗

未破裂型异位妊娠的早期诊断为药物治疗创造了条件和时机。药物治疗途径有经全身(静脉、肌内注射或口服),也有经腹腔镜、超声波引导下的局部治疗、介入治疗等。药物包括甲氨蝶呤、前列腺素(PG)、米非司酮、氯化钾、高渗葡萄糖及中药天花粉等。

1.适应证

(1)未育患者或一侧输卵管切除后对侧输卵管妊娠,渴望将来生育者,为了保留生育功能,是保守治疗的主要对象。

(2)输卵管妊娠包块＜4 cm,未破裂或破损很小,无活动性出血,腹腔中血液＜100 mL,或子宫直肠窝积液深度＜3 cm。

(3)隔天血 β-HCG＜3 000 IU/L,且呈下降型,血 P＜45 nmol/L。若隔天血 β-HCG 呈上升型,且上升速度较快,无论隔天血 β-HCG 数值高低,药物治疗疗程明显增加,失败率上升。

(4)脉搏、血压等生命体征稳定,血常规检查血红蛋白、白细胞和血小板正常。

(5)对输卵管妊娠保守性手术失败,绒毛组织残留者,药物治疗可避免再次手术。

(6)对其他类型异位妊娠如宫颈妊娠、宫角妊娠等,手术治疗会造成术后不孕或需切除子宫,应用药物治疗可能治愈并保留生育能力。对确诊为异位妊娠但未发现妊娠部位者,可以试用药物治疗。

(7)对剖宫产瘢痕妊娠可以先用药物治疗,待血 β-HCG 降至正常,在严密监测、备好输液输血的条件下可行吸宫术。

2.禁忌证

(1)相对禁忌证:①非早期病例,异位妊娠囊内可见胚芽及胎心波动,或有内出血者。②连续两次宫外孕的患者,其治疗后宫内孕机会只有 20%,而再次异位妊娠率高达 66.7%,故对这种患者保守治疗价值不大,仅会增加再次异位妊娠的机会。

(2)绝对禁忌证:严重肝、肾疾病或凝血机制障碍,血白细胞＜3×10^9/mL,不能使用化疗药物,或对治疗药物过敏。

3.输卵管妊娠评分

1991 年 Fernundez 等提出以孕龄、血 HCG 水平、血 P 水平、腹痛、腹腔出血量及输卵管血肿直径为指标,每项定为 1～3 分的评分方法,以确定保守治疗的可能性(表 21-1)。

表 21-1　Femundez 输卵管妊娠药物治疗评分标准

项目	1分	2分	3分
孕龄(闭经周)	<6	7～8	>8
HCG(IU/L)	<1 000	1 000～5 000	>5 000
孕酮水平(ng/mL)	<5	5～10	>10
腹痛	无	诱发性	自发性
输卵管血肿直径(cm)	<1	1～3	>3
腹腔出血量(mL)	0	1～100	>100

注:≤12分药物治疗的成功率>80%,>12分药物治疗的成功率仅50%,因而更适宜于腹腔镜保守性手术。

4.药物选择及方法

1)甲氨蝶呤(MTX):MTX 为最常用、最有效的药物。MTX 为一种抗代谢类药物,在细胞周期中抑制二氢叶酸还原酶,干扰嘌呤核苷酸的合成,从而抑制 DNA 的合成及细胞复制。MTX 能够抑制滋养细胞增生,破坏绒毛,使胚胎停止发育、坏死、脱落,最终吸收,对以后的妊娠无毒副作用,也不增加流产率或胎儿畸形率以及其他肿瘤的发生率。滋养细胞对 MTX 极其敏感,应用 MTX 几分钟后即可使滋养细胞内叶酸在无活性的氧化状态下积储,1～24 h 内抑制细胞内胸腺嘧啶核苷酸和嘌呤核苷酸的合成,致滋养细胞死亡。妊娠期滋养细胞增生活跃,对 MTX 的抑制作用更加敏感。

(1)肌内注射:MTX 1 mg/kg,用药后 4～7d 血 β-HCG 下降<15%或继续升高,第 7d 再注射 MTX 1 mg/kg。多数病例仅需注射 1 次 MTX,部分需注射 2 次。单次注射与多次注射疗效相似,但不良反应明显减少。注射 1～2 次 MTX 不需注射甲酰四氢叶酸钙(CF)解毒对抗。MTX 单次注射或注射 2 次疗效明显优于大剂量米非司酮。对口服米非司酮治疗效果差或无效者,改用 MTX 后仍然可能治愈。

(2)输卵管妊娠部位注射:在腹部或阴道B超引导下长针穿刺进入输卵管妊娠囊内,先抽尽囊内淡黄色或血浆样液体,注入 MTX 12.5～50 mg(抽吸与囊内液等量的或稍大量的生理盐水稀释 MTX)。注药完毕应卧床休息片刻,B超监测直肠窝积液无增加表明无内出血,可结束治疗。隔3～5d复查血β-HCG,若 1 周后血β-HCG不下降,可追加肌内注射 1 次 MTX 1 mg/kg。

(3)宫腔镜下输卵管插管注药:插管于患侧输卵管间质部后,拔出内芯,用内导管吸药液10 mL(MTX 25～50 mg),插入外导管内并超出外导管 1.5～2 cm,推注药液后等待 1～3 min,拔出外导管,卧床休息4～6 h。

(4)选择性子宫动脉内灌注:在 X 线影像监视下,经股动脉穿刺后,送入导管至患侧子宫动脉,将 MTX 50 mg 用生理盐水稀释至50 mL注入动脉内。

2)米非司酮:米非司酮为孕激素受体(PR)拮抗剂,与 PR 的结合力是 P 的 5 倍,米非司酮主要通过竞争子宫内膜的 PR 而阻断 P 的作用,使富含 PR 的蜕膜组织变性、水肿、充血,绒毛变性坏死,HCG 下降,黄体溶解,P 减少,内源性 PG 释放,引起蜕膜与绒毛膜板的分离,从而使依赖黄体发育的胚囊坏死而发生流产,最后局限在输卵管腔内吸收或与输卵管分离出血,造成输卵管妊娠流产。由于米非司酮有直接抗孕酮的作用,靶组织主要是含有高浓度孕酮受体的蜕膜组织,对其他组织细胞作用较弱,不会引起子宫、输卵管平滑肌的强烈收缩而导致妊娠的输卵管破裂,因此,将其应用于异位妊娠的保守治疗。

(1)米非司酮 50～150 mg,每天 2 次,用 3～4 d。

(2)大剂量米非司酮:每天 250 mg 顿服,服药后隔3～5d监测血 β-HCG 变化,5～7d 后血 β-HCG 下降>15%,继续原有治疗剂量;血 β-HCG 下降>30%,可减 1/3 剂量;服药 7 d 后血 β-HCG 下降<15%,联合使用甲氨蝶呤。血 β-HCG<30 IU/L 停药观察。

(3)米非司酮加中药:当归、川芎、赤芍、三棱、莪术、乳香、没药各 10 g,延胡索 6 g,水煎,分 2 次服,每天 1 剂,直至痊愈。

3)米非司酮+MTX:MTX 与米非司酮治疗异位妊娠的作用机制各不相同,作用点不同,两者互不抵触,联合用药疗效增高。对隔天血清 β-HCG 浓度上升型,或隔天血 β-HCG>3 000 IU/L,P≥31.7 nmol/L的异位妊娠,联合使用二药成功率较单用 MTX 或米非司酮更好。

4)天花粉结晶蛋白(TCS):天花粉是传统中药制剂,从中药栝楼块根中提取的一种碱性植物蛋白,具有抗原性,可引起变态反应,严重者可出现过敏性休克。提纯的天花粉结晶蛋白,减少了致敏成分,具有选择性的损伤合体滋养层细胞的专一性,能够迅速引起胎盘的滋养层细胞变性坏死,阻断胚胎血液循环,加速了绒毛及蜕膜组织变性及进一步坏死,导致胎儿死亡;能提高前列腺素水平,导致子宫收缩,使胎儿排出体外,胎盘胎膜较为完整地剥离,出血减少。

天花粉治疗异位妊娠效果良好,不良反应小,价格便宜,使用方便。治疗异位妊娠的成功率与甲氨蝶呤无差异,但天花粉蛋白注射液起效比甲氨蝶呤快,联合地塞米松和布洛芬治疗不良反应发生率较低,易为患者接受。使用前应详细了解患者的过敏史,做好皮试。

用药方法:天花粉蛋白注射液(上海金山制药)0.1 mL 皮试,阴性者肌内注射试探剂量0.45 mL(0.045 mg),观察 2 h 无过敏,深部肌内注射治疗量1.8～2.4 mL,同时肌内注射地塞米松 10 mg。

5)药物治疗效果监测。

(1)β-HCG 监测:用药初期隔3～5d 监测血 β-HCG。血β-HCG每周下降>15％,视为有效,继续治疗。如每周血 β-HCG 下降<15％,应加大米非司酮剂量或再注射 MTX 1 次。每周血β-HCG下降>30％,可减1/3 米非司酮剂量;血 β-HCG≤30 IU/L 停药观察,直至 β-HCG 降为正常范围。

治疗过程中,血 β-HCG 并非都呈持续下降趋势,有可能先升高再下降,这是因为 MTX 在注射后1～4 d内抑制快速增长的滋养细胞,摧毁胚胎及胎盘绒毛,使异位妊娠流产,在此过程中加快了 HCG 的释放,致使 HCG 在一段时间内有所增高,以后才逐渐下降。如果 4～7 d 后血β-HCG仍然持续上升,应追加用药。

(2)B超监测:观察有无内出血,直肠窝积液有无增多。无胚芽、胎心者,每周B超复查 1 次,观察孕囊是否萎缩消失。有胎心者每2～4天监测 1 次,观察胎心消失情况。

6)异位妊娠药物治疗效果预测及疗效评价。

(1)大剂量米非司酮治疗:国内关于米非司酮治疗输卵管妊娠报道众多,无统一治疗标准,治疗结果差异较大,某些报道的方法重复应用时效果较差。输卵管部位的血运不如子宫,输卵管组织中的孕激素受体(PR)远比子宫内膜与肌层中PR少,只有较高浓度(总量2700 mg)的米非司酮才能与体内的P竞争输卵管上的PR,使输卵管妊娠灶失去P的支持发生坏死、吸收。故用宫内早孕药物流产的剂量治疗异位妊娠,难以达到理想的效果。有学者每天使用米非司酮 200～250 mg 治疗异位妊娠,用药时间 3～30 d,平均治疗12.54 d;服米非司酮 18～186 片(4650 mg),人均用米非司酮 71.31 片。血 β-HCG 降至正常最短6 d,最长 35 d,治愈率为87％。

(2)隔天检测血 β-HCG 浓度与疗效:文献报道血 β-HCG >5000 IU/L者,药物治疗成功率仅44％,血β-HCG<5000 IU/L,药物治疗成功率为88％,故国外将血 β-HCG 水平>5000 IU/L 作为药物保守治疗相对禁忌证。但近年一些资料都提示以血 β-HCG 绝对值作为监测指标很可能有一定局限性。临床基础研究已发现正常妊娠、滋养细胞疾病的血 HCG 成分不同,提示血 β-HCG 绝对值仅能反映滋养细胞数量,而不一定提供质的信息。药物治疗异位妊娠效果与首次血β-HCG浓度高低无关,而与首次血 β-HCG 与隔天血 β-HCG 浓度之比有关。首次血 β-HCG>隔天血 β-HCG 的病例治愈率高(下降型);隔天血 β-HCG>首次血 β-HCG 的病例治愈率降低(上升型);隔天血 β-HCG 上升>66％,用 MTX 后继续升高,输卵管破裂的可能为 20％。因此,对隔天血 β-HCG>初始血 β-HCG 的异位妊娠患者,一般需注射1～2 次 MTX;即使上升型患者的血β-HCG浓度较低,也应及时、大量、足疗程药物治疗。

(3)滋养细胞侵入输卵管肌层深度与疗效:国内外报道认为,药物治疗异位妊娠效果与滋养细胞侵入输卵管肌层深度有关。血清 β-HCG 水平与滋养细胞侵入输卵管壁的深度呈正相关,当血清β-HCG<2000 IU/L时,滋养细胞主要侵入输卵管壁的黏膜层;当血清 β-HCG>2000 IU/L 时,绝大部分滋养细胞侵入输卵管肌层甚至浆膜层的可能性逐渐增加。当血清 β-HCG >8 000 IU/L时,预示着输卵管有随时破裂的可能。故当血清 β-HCG<2000 IU/L 时,可选择药物治疗。血清 β-HCG 2000～8000 IU/L时,尽量避免选择药物治疗。血清 β-HCG >8000 IU/L时,应尽早手术切除患侧输卵管,减少重复性和持续性异位妊娠的发生。

(4)P 浓度与疗效:文献报道米非司酮的疗效与血 P 水平有明显的数量相关性。高血 P 浓度反映了滋养细胞活力在量方面的信息,而且常伴随孕囊很可能会继续发育成长。血 P >31.7 nmol/L 是高危因素,血 P 水平越高说明胚胎生长越活跃,药物不易杀灭。滋养细胞活力的判断还应该根据超声或动态血 β-HCG值来监测。血 P 水平的高低亦可预示药物治疗的预后。异位妊娠药物治疗有效者血 P 值明显降低,血 P 值下降至正常水平的速度比血 β-HCG 快。

研究发现,单独使用MTX和MTX配伍米非司酮治疗异位妊娠疗效无差异。但对于血 P >31.7 nmol/L 的患者,两组的成功率分别为 38.5%(5/13)和 83.3%(15/18),即二药合用的成功率高于单独使用MTX。因此,对于血 β-HCG 或者 P 水平较高的患者,二药合用可以减少 MTX 的用量。

药物治疗期间,血 β-HCG、P 水平下降和超声波检查均不能准确预测治疗结果。即使血 β-HCG 水平如期下降,并不表明治疗已成功,仍然有输卵管妊娠破裂的情况发生。故药物治疗前尚无方法可预测药物治疗能否成功,需要在治疗过程中密切观察,必要时选择手术治疗。

5.药物治疗改为手术的指标

(1)HCG 不下降或持续上升,提示妊娠囊有破裂倾向。

(2)B超提示输卵管包块增大或积液增加,输卵管妊娠部位出现胎心搏动。

(3)腹痛剧烈难忍者。

(4)要求生育者,在破裂之前手术或保守性手术,争取时间,减少过多的不规则的输卵管破损。

6.期待疗法

一些早期异位妊娠患者可以通过输卵管妊娠流产或退化自然吸收消退,无腹腔内出血,无临床症状和体征,对这类患者,只需要严密观察,无需任何治疗,称之为期待疗法。

期待疗法的适应证:① 无临床症状或症状轻微;② 异位妊娠包块直径 < 3 cm;③ 隔天血 β-HCG<200 IU/L并持续下降或下降速度较快,腹腔内无游离液体,患者要求期待观察。

期待疗法观察期间,应密切注意临床表现、生命体征、血 β-HCG、血球比积、超声波检查。异位妊娠破裂是无法预测的,虽然血 β-HCG<100 IU/L,破裂概率会降低,但破裂随时有发生的可能;已有血 β-HCG 降至正常范围以内,仍然出现异位妊娠破裂出血的报道。血 β-HCG 是监测滋养细胞消退的一个很好指标,如连续 2 次血 β-HCG 不降或升高,不宜观察等待,可用药物或手术治疗。期待疗法存在一定风险,临床上现在已很少使用。

八、输卵管妊娠后对再次妊娠的影响

对既往有过输卵管妊娠保守性治疗史,无论是经药物或保守手术治疗者,经腹腔镜矫正和(或)宫腔镜疏通治疗后,再次输卵管妊娠尤其是患侧保留输卵管妊娠的异位妊娠发生率将明显增高。

腹腔镜手术治疗后再次异位妊娠发病率(同侧和对侧输卵管均有发生)约7%,剖腹手术后再次异位妊娠发生率约 17%。药物治疗后再次异位妊娠发生率约为 5%。

初次妊娠即为输卵管妊娠者,保守治疗后再次异位妊娠率约为 6.5%;第二次为输卵管妊娠者,保守治疗后再次异位妊娠率约为 16.7%。对于输卵管、盆腔病变严重,尤其是输卵管管壁僵硬、增厚、黏膜破坏、广泛粘连致密或积水过大者,手术造就的输卵管黏膜分解术后的复通并不等于其正常摄取、运送功能的恢复,因此其疏通治疗后的异位妊娠发生率也明显增多。这类患者试管婴儿是一种可供选择的方法。尤其是输卵管积水或病变严重的输卵管先予以切除或近端结扎,以提高 IVF-ET 的成功率。

异位妊娠后受孕能力降低,主要原因是输卵管受损。患侧输卵管流产后的状态对宫内再次妊娠的影响十分重要。如胚囊未完全吸收,可残留在输卵管内,导致输卵管阻塞或管腔粘连。对侧输卵管是否正常,将直接影响能否妊娠和是否再次异位妊娠的重要因素。对侧输卵管正常者,术后宫内妊娠率及活产率

较高,再次异位妊娠率较低。对侧输卵管异常者,宫内妊娠率较低,再次异位妊娠率可高达 50% 以上。一侧输卵管通畅与双侧输卵管通畅的宫内妊娠率及再次输卵管妊娠率比较无明显差异。输卵管周围粘连和通畅度受损是引起输卵管妊娠的主要原因。

(宋英伟)

第六节　子宫内膜异位症

具有生长功能的子宫内膜组织(腺体和间质)出现在宫腔被黏膜覆盖以外的部位时称为子宫内膜异位症(EMT),简称内异症。

EMT 以痛经、慢性盆腔痛、不孕为主要表现,是育龄妇女的常见病,该病的发病率近年有明显增高趋势,发病率占育龄妇女的 10%~15%,占痛经妇女的 40%~60%。在不孕患者中,30%~40% 合并 EMT,在 EMT 患者中不孕症的发病率为 40%~60%。

该病一般仅见于生育年龄妇女,以 25~45 岁妇女多见。绝经后或切除双侧卵巢后异化内膜组织可逐渐萎缩吸收,妊娠或使用性激素抑制卵巢功能可暂时阻止此病的发展,故 EMT 激素依赖性疾病。

EMT 虽为良性病变,但具有类似恶性肿瘤远处转移、浸润和种植的生长能力。异位内膜可侵犯全身任何部位,最常见的种植部位是盆腔脏器和腹膜,以侵犯卵巢和宫底韧带最常见,其次为子宫、子宫直肠陷凹、腹膜脏层、阴道直肠隔等部位,故有盆腔 EMT 之称。

一、发病机制

本病的发病机制尚未完全阐明,关于异位子宫内膜的来源,目前有多种学说。

1. 种植学说

妇女在经期时子宫内膜碎片可随经血倒流,经输卵管进入盆腔,种植于卵巢和盆腔其他部位,并在该处继续生长和蔓延,形成盆腔 EMT。但已证实 90% 以上的妇女可发生经血逆流,却只有10%~15% 的妇女罹患 EMT。剖宫产手术后所形成的腹壁瘢痕 EMT,占腹壁瘢痕 EMT 的 90% 左右,是种植学说的典型例证。

2. 淋巴及静脉播散

子宫内膜可通过淋巴或静脉播散,远离盆腔部位的器官如肺、手或大腿的皮肤和肌肉发生的 EMT 可能就是通过淋巴或静脉播散的结果。

3. 体腔上皮化生学说

卵巢表面上皮、盆腔腹膜都是由胚胎期具有高度化生潜能的体腔上皮分化而来,在反复经血逆流、炎症、机械性刺激、异位妊娠或长期持续的卵巢甾体激素刺激下,易发生化生而成为异位症的子宫内膜。

4. 免疫学说

免疫异常对异位内膜细胞的种植、黏附、增生具有直接和间接的作用,表现为免疫监视、免疫杀伤功能减弱,黏附分子作用增强,协同促进异位内膜的移植。以巨噬细胞为主的多种免疫细胞可释放多种细胞因子,促进异位内膜的种植、存活和增殖。EMT 患者的细胞免疫和体液免疫功能均有明显变化,患者外周血和腹水中的自然杀伤细胞(NK)的细胞毒活性明显降低。病变越严重者,NK 细胞活性降低亦越明显。雌激素水平越高,NK 细胞活性则越低。血清及腹水中,免疫球蛋白 IgG、IgA 及补体 C_3、C_4 水平均增高,还出现抗子宫内膜抗体和抗卵巢抗体等多种自身抗体。因此,个体的自身免疫能力对异位内膜细胞的抑制作用,在本病的发生中起关键作用。

5. 在位内膜决定论

我国学者提出的"在位内膜决定论"揭示了在位子宫内膜在 EMT 发病中的重要作用,在位内膜的组织病理学、生物化学、分子生物学及遗传学等特质,与 EMT 的发生发展密切相关。其"黏附-侵袭-血管形成"过程,所谓的"三 A 程序"可以解释 EMT 的病理过程,又可以表达临床所见的不同病变。

二、病理

EMT 最常见的发生部位为靠近卵巢的盆腔腹膜及盆腔器官的表而根据其发生部位不同,可分为腹膜 EMT、卵巢 EMT、子宫腺肌病等。

1.腹膜 EMT

腹膜和脏器浆膜面的病灶呈多种形态。无色素沉着型为早期细微的病变,具有多种表现形式,呈斑点状或小泡状突起,单个或数个呈簇,有红色火焰样病灶,白色透明病变,黄褐色斑及圆形腹膜缺损,色素沉着型为典型的病灶,呈黑色或紫蓝色结节,肉眼容易辨认。病灶反复出血及纤维化后,与周围组织或器官发生粘连,子宫直肠陷凹常因粘连而变浅,甚至完全消失,使子宫后屈固定。

2.卵巢子宫内膜异位症

卵巢 EMT 最多见,约 80% 的内异症位于卵巢。多数为一侧卵巢,部分波及双侧卵巢。初始病灶表浅,于卵巢表面可见红色或棕褐色斑点或小囊泡,随着病变发展,囊泡内因反复出血积血增多,而形成单个或多个囊肿,称为卵巢子宫内膜异位囊肿,因囊肿内含暗褐色黏糊状陈旧血,状似巧克力液体,故又称为卵巢巧克力囊肿,直径大多在 10 cm 以内。卵巢与周围器官或组织紧密粘连是卵巢子宫内膜异位囊肿的临床特征之一,并可借此与其他出血性卵巢囊肿相鉴别。

3.子宫骶韧带

直肠子宫陷凹和子宫后壁下段的子宫内膜异位症这些部位处于盆腔后部较低或最低处,与经血中的内膜碎屑接触机会最多,故为 EMT 的好发部位。在病变早期,子宫骶韧带、直肠子宫陷凹或子宫后壁下段有散在紫褐色出血点或颗粒状散在结节。由于病变伴有平滑肌和纤维组织增生,形成坚硬的结节。病变向阴道黏膜发展时,在阴道后穹隆形成多个息肉样赘生物或结节样疤痕随着病变发展,子宫后壁与直肠前壁粘连,直肠子宫陷凹变浅甚至完全消失。

4.输卵管子宫内膜异位症

内异症直接累及黏膜较少,偶在其管壁浆膜层见到紫褐色斑点或小结节。输卵管常与周围病变组织粘连。

5.子宫腺肌病

分为弥漫型与局限型两种类型。弥漫型的子宫呈均匀增大,质较硬,一般不超过妊娠 3 个月大小。剖面见肌层肥厚,增厚的肌壁间可见小的腔隙,直径多在 5 mm 以内。腔隙内常有暗红色陈旧积血。局限型的子宫内膜在肌层内呈灶性浸润生长,形成结节,但无包膜,故不能将结节从肌壁中剥出。结节内也可见陈旧出血的小腔隙,结节向宫腔突出颇似子宫肌瘤。偶见子宫内膜在肌瘤内生长,称之为子宫腺肌瘤。

6.恶变

EMT 是一种良性疾病,但少数可发生恶变,恶变率为 0.7%～1%,其恶变后的病理类型包括透明细胞癌、子宫内膜样癌、腺棘癌、浆液性乳头状癌、腺癌等。EMT 恶变 78% 发生在卵巢,22% 发生在卵巢外。卵巢外最常见的恶变部位是直肠阴道隔、阴道、结肠、盆腹膜、大网膜、脐部等。

三、临床表现

(一)症状

1.痛经

痛经是常见而突出的症状,多为继发性,占 EMT 的 60%～70%。多于月经前 1～2d 开始,经期第 1～2d 症状加重,月经净后疼痛逐渐缓解。疼痛多位于下腹深部及直肠区域,以盆腔中部为多,多随局部病变加重而逐渐加剧,但疼痛的程度与病灶的大小不成正比。

2.性交痛

多见于直肠子宫陷凹有异位病灶或因病变导致子宫后倾固定的患者。当性交时由于受阴茎的撞动，可引起性交疼痛，以月经来潮前性交痛最明显。

3.不孕

EMT 不孕率为 40%～60%。主要原因是腹水中的巨噬细胞影响卵巢的分泌功能和排卵功能，导致黄体功能不全（LPD）、未破裂卵泡黄素化综合征（LUFS）、早孕自然流产等。EMT 可使盆腔内组织和器官广泛粘连，输卵管变硬僵直，影响输卵管的蠕动，从而影响卵母细胞的拣拾和受精卵的输送；严重的卵巢周围粘连，可妨碍卵子的排出。

4.月经异常

部分患者可因黄体功能不全或无排卵而出现月经期前后阴道少量出血、经期延长或月经紊乱。内在性 EMT 患者往往有经量增多、经期延长或经前点滴出血。

5.慢性盆腔痛

71%～87% 的 EMT 患者有慢性盆腔痛，慢性盆腔痛患者中有 83% 活检确诊为 EMT；常表现为性交痛、大便痛、腰骶部酸胀及盆腔器官功能异常等。

6.其他部位 EMT 症状

肠道 EMT 可出现腹痛、腹泻或便秘。泌尿道 EMT 可出现尿路刺激症状等。肺部 EMT 可出现经前咯血、呼吸困难和（或）胸痛。

（二）体征

典型的盆腔 EMT 在盆腔检查时，可发现子宫后倾固定，直肠子宫陷凹、子宫骶韧带或子宫颈后壁等部位扪及 1～2 个或更多触痛性结节，如绿豆或黄豆大小，肛诊更明显。有卵巢 EMT 时，在子宫的一侧或双侧附件处扪到与子宫相连的囊性偏实不活动包块（巧克力囊肿），往往有轻压痛。若病变累及直肠阴道隔，病灶向后穹隆穿破时，可在阴道后穹隆处扪及甚至可看到隆起的紫蓝色出血点或结节，可随月经期出血。内在性 EMT 患者往往子宫胀大，但很少超过 3 个月妊娠，多为一致性胀大，也可能感到某部位比较突出犹如子宫肌瘤如直肠有较多病变时，可触及硬块，甚至误诊为直肠癌。

四、诊断

（一）病史

凡育龄妇女有继发性痛经进行性加重和不孕史、性交痛、月经紊乱等病史者，应自习询问痛经出现的时间程度发展及持续时间等。

（二）体格检查

（1）妇科检查（三合诊）扪及子宫后位固定、盆腔内有触痛性结节或子宫旁有不活动的囊性包块，阴道后穹隆有紫蓝色结节等。

（2）其他部位的病灶如脐、腹壁瘢痕、会阴侧切瘢痕等处，可触及肿大的结节，经期明显。

卵巢上单纯根据典型症状和准确的妇检可以初步诊断 50% 左右的 EMT，但大约有 25% 的病例无任何临床症状，尚需借助下列辅助检查特别是腹腔镜检查和活组织检查才能最后确诊。

（三）影像学检查

1.超声检查

可应用于各型内异症，通常用于 Ⅲ～Ⅳ 期的患者，是鉴别卵巢子宫内膜异位囊肿、直肠阴道隔 EMT 和子宫腺肌症的重要手段。巧克力囊肿一般直径为 5～6 cm，直径＞10 cm 较少，其典型的声像图特征如下：

（1）均匀点状型：囊壁较厚，囊壁为结节状或粗糙回声，囊内布满均匀细小颗粒状的反光点。

（2）混合型：囊内大部分为无回声区，可见片状强回声或小光团，但均不伴声影。

（3）囊肿型：囊内呈无回声的液性暗区，多孤立分布，但与卵巢单纯性囊肿难以区分。

（4）多囊型：包块多不规则，其间可见隔反射，分成多个大小不等的囊腔，各囊腔内回声不一致。

（5）实体型：内呈均质性低回声或减弱回声。

2.磁共振（MRI）

对卵巢型、深部浸润型，特殊部位内异症的诊断和评估有意义，但在诊断中的价值有限。

（四）CA125 值测定

血清 CA125 浓度变化与病灶的大小和病变的严重程度呈正相关，CA125≥35 U/mL 为诊断 EMT 的标准，临床上可以辅助诊断并可监测疾病的转归和评估疗效，由于 CA125 在不同的疾病间可发生交叉反应，使其特异性降低而不能单独作为诊断和鉴别诊断的指标。CA125 在监测内异症方面较诊断内异症更有价值。

在Ⅰ～Ⅱ期患者中，血清 CA125 水平正常或略升高。与正常妇女有交叉，提示 CA125 阴性者亦不能排除内异症而在Ⅲ～Ⅳ期有卵巢子宫内膜异位症囊肿，病灶侵犯较深、盆腔广泛粘连者，CA125 值多升高，但一般不超过 200 U/mL。腹腔液 CA125 的浓度可直接反映 EMT 病情，其浓度较血清高出 100 多倍，临床意义比血清 CA125 大。CA125 结合 EMAb、B 超、CT 或 MRI 可提高诊断准确率。

（五）抗子宫内膜抗体（EMAb）

EMT 是一种自身免疫性疾病，因为在许多患者体内可以测出抗子宫内膜的自身抗体。EMAb 是 EMT 的标志抗体，其产生与异位子宫内膜的刺激及机体免疫内环境失衡有关。EMT 患者血液中 EMAb 水平升高，经 GnRH-a 治疗后，EMAb 水平明显降低。测定抗子宫内膜抗体对内异症的诊断与疗效观察有一定的帮助。

（六）腹腔镜检查

腹腔镜检查是诊断 EMT 的金标准，特别是对盆腔检查和 B 超检查均无阳性发现的不育或腹痛患者更是重要手段。在腹腔镜下对可疑病变进行活检，可以确诊和正确分期，对不孕的患者还可同时检查其他不孕的病因和进行必要的处理，如盆腔粘连分解术、输卵管通液及输卵管造口术等。

五、子宫内膜异位症的分期

（一）美国生殖学会子宫内膜异位症手术分期

目前，世界上公认并应用的子宫内膜异位症分期是 RAFS 分期，即按照病变部位大小、深浅、单侧或双侧、粘连程度及范围，计算分值，定出相应期别（表 21-2）。

此评分法将子宫内膜异位症分为 4 期。Ⅰ期（微小）1～5 分；Ⅱ期（轻度）6～15 分；Ⅲ期（中度）16～40 分；Ⅳ期（重度）40 分以上。

以上分期方法均需经开腹或腹腔镜手术进行，不适用无手术条件患者。

（二）子宫内膜异位症的临床分期

Ⅰ期：不孕症未能找到不孕原因而有痛经者，或为继发痛经严重者。妇科检查后穹隆粗糙不平滑感，或骶韧带有触痛。B 超检查无卵巢肿大。

Ⅱ期：后穹隆可触及＜1 cm 的结节，骶韧带增厚，有明显触痛。两侧或一侧可触及＜5 cm 肿块或经 B 超确诊卵巢增大者，附件与子宫后壁粘连，子宫后倾尚活动。

Ⅲ期：后穹隆可触及＞1 cm 结节，骶韧带增厚或阴道直肠可触及结节，触痛明显，两侧或一侧附件可触及＞5 cm 肿块或经 B 超确诊附件肿物者。肿块与子宫后壁粘连较严重，子宫后倾活动受限。

Ⅳ期：后穹隆被块状硬结封闭，两侧或一侧附件可触及直径＞5 cm 肿块与子宫后壁粘连，子宫后倾活动受限，直肠或输尿管受累。

对Ⅰ期、Ⅱ期患者选用药物治疗，如无技时再考虑手术治疗对Ⅲ期、Ⅳ期患者首选手术治疗，对Ⅳ期患者行保守手术治疗预后较差。对此类不孕患者建议在术前药物治疗 2～3 个月后再行手术，以期手术容易施行，并可较彻底清除病灶。

表 21-2　美国生殖学会子宫内膜异位症评分分类修订表(RAFS 分期)

内膜异位灶		<1 cm	1～3 cm	>3 cm
腹膜	表浅	1	2	4
	深层	2	4	6
卵巢	右:表浅	1	2	4
	深层	4	16	20
	左:表浅	1	2	4
	深层	4	16	20
子宫直肠凹		无	部分	完全
	闭锁	0	4	40
粘连		<1/3 包裹	1/3～2/3 包裹	>1/2 包裹
卵巢	右:疏松	1	2	4
	致密	4	8	16
	左:疏松	1	2	4
	致密	4	8	16
输卵管	右:疏松	1	2	4
	致密	4 *	8 *	16
	左:疏松	1	2	4
	致密	4 *	8 *	16

注：* 如输卵管伞端全包围改为 16 分;当卵巢腹膜输卵管和后穹隆同时存在两种病变时,如浅表和深部疏松和致密评分仅以较严重的病变为依据

六、EMT 与不孕

在不孕患者中,30%～58%合并 EMT,在 EMT 患者中不孕症的发病率为 25%～67%。EMT 合并不孕的患者治疗后 3 年累计妊娠率低于无 EMT 者;患内异症的妇女因男方无精子行人工授精,成功率明显低于无内异症的妇女。EMT 对生育的影响主要有以下因素。

(一)盆腔解剖结构改变

盆腔内 EMT 所产生的炎性反应以及其所诱发的多种细胞因子和免疫反应,均可损伤腹膜表面,造成血管通透性增加,导致水肿、纤维素和血清血液渗出,经过一段时间后,发生盆腔内组织、器官粘连。其粘连的特点是范围大而致密,容易使盆腔内器官的解剖功能异常。一般 EMT 很少侵犯输卵管的肌层和黏膜层,故输卵管多为通畅。但盆腔内广泛粘连可导致输卵管变硬直,影响输卵管的蠕动,或卵巢与输卵管伞部隔离,从而影响卵母细胞的拣拾和受精卵的输送,严重者可导致输卵管阻塞如卵巢周围的严重粘连或卵巢子宫内膜异位囊肿破坏正常卵巢组织,可妨碍卵子的排出。

(二)腹水对生殖过程的干扰

内异症患者腹水中的巨噬细胞数量增多且活力增强,不仅吞噬精子,还可释放白细胞介素-1(IL-1)、白细胞介素-2(IL-2)肿瘤坏死因子(INF)等多种细胞因子,影响精子的功能和卵子的质量,不利于受精过程及胚胎着床。腹水中的巨噬细胞降低颗粒细胞分泌孕酮的功能,干扰卵巢局部的激素调节作用,使 LH 分泌异常、PRL 水平升高、前列腺素(PG)含量增加,影响排卵的正常进行,可能导致 LPD、LUFS、不排卵等。临床发现 EMT 患者 IVF-ET 的受精率降低。盆腔液中升高的 PG 可以干扰输卵管的运卵功能,并刺激子宫收缩,干扰着床和使自然流产率升高达 50%。

七、EMT 治疗

国际子宫内膜异位症学术会议(WEC)曾总结提出对于 EMT、腹腔镜、卵巢抑制、三期疗法、妊娠、助

孕是最好的治疗。我国学者又明确提出内异症的规范化治疗应达到 4 个目的:减灭和去除病灶、缓解和消除疼痛、改善和促进生育减少和避免复发。

治疗时主要考虑的因素:①年龄;②生育要求;③症状的严重性;④既往治疗史;⑤病变范围;⑥患者的意愿。

(一)有生育要求的内异症治疗方案

对有生育要求的内异症患者,应首先行子宫输卵管造影(HSG),输卵管通畅者,可先采用抑制子宫内膜异位病灶有效的药物,如避孕药、内美通或 GnRH-a 等药物 3～6 个周期,然后给予促排卵治疗,对排卵正常但不能受孕者应行腹腔镜检查以明确有无盆腔粘连或引起不孕的其他盆腔因素。若 HSG 提示病变累及输卵管影响输卵管通畅性或功能,则应行腹腔镜检查确诊病因,在检查的同时完成盆腔粘连分离、异位病灶去除及输卵管矫正手术。EMT 患者手术后半年为受孕的黄金时期,术后 1 年以上获得妊娠的机会大大下降。

有学者认为对 EMT Ⅰ～Ⅱ期不孕患者,首选手术治疗,在无广泛病变或经手术重建盆腔解剖结构后此时期盆腔内环境最有利于受精,子宫内膜的容受性也最高,应积极促排卵尽早妊娠或促排卵后行 IUI 3 个周期,仍未成功行 IVF。对Ⅲ～Ⅳ期内异症不孕患者手术后短期观察或促排卵治疗,如未妊娠,直接 IVF 或注射长效 GnRH-a 2～3 支后行 IVF-ET。对病灶残留,内异症生育指数评分低者,术后可用 GnRH-a 治疗 3 周期后行 IVF。

(二)无生育要求的治疗方案

对于无生育要求的内异症患者,治疗并控制病灶,以最简便、最小的代价来提高生活质量。治疗方法可分为手术治疗、药物治疗、介入治疗中药治疗等。手术是第一选择,腹腔镜手术为首选。手术可以明确诊断确定病变程度、类型、活动状态,进行切除减灭病变,分离粘连,减轻症状,减少或预防复发。

子宫腺肌症症状较严重者,一般需行次全子宫切除或全子宫切除术。年轻且要求生育者,如病灶局限,可考虑单纯切除病灶,缓解症状,提高妊娠率,但子宫腺肌症的病灶边界不清又无包膜,故不宜将其全部切除,因此复发率较高疼痛较轻者,可以药物治疗。

(三)手术治疗

手术的目的是切除病灶、恢复解剖。手术又分为保守性手术、半保守性手术以及根治性手术。

1.保守性手术

保留患者的生育功能,手术尽量切除肉眼可见的病灶、剔除囊肿以及分离粘连适合年龄较轻病情较轻又有生育要求者。

2.根治性手术

切缘全子宫及双附件以及所有肉眼可见的病灶。适合年龄 50 岁以上、无生育要求、症状重或者内异症复发经保守手术或药物治疗无效者。

3.半保守性手术

切除子宫,但保留卵巢主要适合无生育要求、症状重或者复发经保守手术或药物治疗无效,但年龄较轻希望保留卵巢内分泌功能者。

手术后的复发率取决于病情的严重程度及手术的彻底性。彻底切除或剥除病灶后 2 年复发率大约为 21.5%,5 年复发率为 40%～50%。手术后使用 GnRH-a 类药物可用于治疗切除不完全的内异症患者的疼痛,尤其是重度内异症者术后盆腔痛。对于术后想受孕的患者可以不使用该类药物,因为这并不能提高受孕率,而且还会因治疗耽搁怀孕。术后使用促排卵药物,争取术后早日怀孕。如果术后需要使用 GnRH-a 类药物,注射第 3 支后 28d 复查 CA125 及 CA199,CA125 降至 15 U/mL 以下,CA199 降至 20 U/mL 以下,待月经复潮后可行夫精人工授精(IUI)或 IVF-ET。

(四)药物治疗

药物治疗的目的是改善妊娠环境,获得妊娠和止痛、常用药物有以下几种:

1.假孕疗法

长期持续口服高剂量的雌、孕激素，抑制垂体 Gn 及卵巢性激素的分泌，造成无周期性的低雌激素状态，使患者产生一种高雄激素性的闭经，其所发生的变化与正常妊娠相似，故称为假孕疗法。各种口服避孕药和孕激素均可用来诱发假孕。

(1)口服避孕药：低剂量高效孕激素和炔雌醇的复合片，抑制排卵，下调细胞增殖，加强在位子宫内膜细胞凋亡，可有效安全地治疗 EMT 患者的痛经。长期连续或循环地使用是可靠的手术后用药，可避免或减少复发。通过阴道环给予雌、孕激素的方式治疗 EMT 相关疼痛效果及依从性良好。近年国外研究认为，避孕药疗效不亚于 GnRH-a，且经济、便捷、不良反应小，可作为术后的一类用药。

用法：每天 1 片连续服 9～12 个月或 12 个月以上。服药期间如发生阴道突破性出血，每天增加 1 片直至闭经。

(2)孕激素类。①地诺孕素：地诺孕素是一种睾酮衍生物，仅结合于孕激素受体以避免雌激素、雄激素或精皮质激素活性带来的不良反应存改善 EMT 相关疼痛方面，地诺孕素与 GnRH-a 疗效相当。每天口服 2 mg，连续使用 52 周，对骨密度影响轻微。其安全耐受性很好，对血脂、凝血、糖代谢影响很小。给药方便，疗效优异，不良反应轻微，作为保守手术后的用药值得推荐。②炔诺酮：5～7.5 mg/d(0.625 mg/片)，或安宫黄体酮(MPA)20～30 mg/d(2 mg/片)，连服 6 个月。如用药期间出现阴道突破性出血，可每天加服补佳乐 1 mg，或己烯雌酚 0.25～0.5 mg。

由于炔诺酮、安宫黄体酮类孕激素疗效短暂，妊娠率低，复发率高，现临床上已较少应用。

2.假绝经疗法

使用药物阻断下丘脑 GnRH-a 和垂体 Gn 的合成和释放，直接抑制卵巢激素的合成，以及有可能与靶器官性激素受体相结合，导致 FSH 和 LH 值低下，从而使子宫内膜萎缩，导致短暂闭经。不像绝经期后 FSH 和 LH 升高，故名假绝经疗法常用药物有达那唑、内美通等。

(1)达那唑：是一种人工合成的 17α-乙炔睾丸酮衍生物，抑制 FSH 和 LH 峰，产生闭经；并直接与子宫内膜的雄激素和孕激素的受体结合，导致异位内膜腺体和间质萎缩、吸收而痊愈。

用法：月经第 1d 开始口服，每天 600～800 mg，分 2 次口服，连服 6 个月或使用递减剂量，300/d 逐渐减至 100 mg/d 的维持剂量，作为 GnRH-a 治疗后的维持治疗 1 年，能有效维持盆腔疼痛的缓解。

达那唑宫内节育器能有效缓解 EMT 有关的疼痛症状，且无口服时的不良反应。达那唑阴道环给药系统有效治疗深部浸润型 EMT 的盆腔疼痛，不良反应非常少见，可以作为术后长期维持治疗。

(2)孕三烯酮(内美通)：是 19-去甲睾酮衍生物，有雄激素和抗雌孕激素作用，作用机制类似达那唑，疗效优于达那唑，不良反应较达那唑轻。其耐受性、安全性及疗效不如 GnRH-a。

用法：月经第 1d 开始口服，每周 2 次，每次 2.5 mg，连服 6 个月。

3.其他药物

(1)三苯氧胺(他莫昔芬，TAM)：是一种非甾体类的雌激素拮抗剂，可与雌激素竞争雌激素受体，降低雌激素的净效应，并可刺激孕激素的合成，而起到抑制雌激素作用能使异位的子宫内膜萎缩，造成闭经，并能缓解因内异症引起的疼痛等症状。但 TAM 治疗中又可出现雌激素样作用，长期应用可引起子宫内膜的增生，诱发卵巢内膜囊肿增大。

用法：每天 20～30 mg，分 2～3 次口服，连服 3～6 个月。

(2)米非司酮：能与孕酮受体及糖皮质激素受体结合，下调异位和在位内膜的孕激素受体含量并抑制排卵，造成闭经，促进 EMT 病灶萎缩，疼痛缓解

用法：月经第 1d 开始口服，每天 10～50 mg，连服 6 个月。

(3)有前景的药物：芳香化酶抑制剂类，如来曲唑；GnRH-a-A 类药物西曲瑞克；基质金属蛋白酶抑制剂及抗血管生成治疗药物等。

4.免疫调节治疗

EMT 是激素依赖性疾病，性激素抑制治疗已广泛应用于临床并取得了定的短期疗效，包括达那唑、

GnRH-a 和口服避孕药等。但是高复发率以及长期使用产生的严重药物不良反应影响了后续治疗。研究表明 EMT 的形成和发展有免疫系统的参与,包括免疫监视的缺失,子宫内膜细胞对凋亡和吞噬作用的抵抗以及对子宫内膜细胞有细胞毒性作用的 NK 细胞活性的降低。因此,免疫调节为 EMT 治疗开辟了新的途径。目前以下几种药物在 EMT 治疗研究中获得了初步疗效。

(1)己酮可可碱:己酮可可碱是一种磷酸二酯酶抑制剂,它既可以影响炎症调节因子的产生,也可以调节免疫活性细胞对炎症刺激的反应,近年来被认为可能对 EMT 有效而成为 EMT 免疫调节治疗的研究重点。己酮可可碱可以通过提高细胞内的环磷腺苷水平来减少炎症细胞因子的产生或降低其活性,如肿瘤坏死因子 α(TNF-α)。此外还具有抑制 T 淋巴细胞和 B 淋巴细胞活化,降低 NK 细胞活性,阻断白细胞对内皮细胞的黏附等作用。研究发现己酮可可碱可以调节 EMT 患者腹膜环境的免疫系统功能,减缓子宫内膜移植物的生长,逆转过度活化的巨噬细胞,有效改善 EMT 相关的不孕,己酮可可碱不抑制排卵,对孕妇是安全的,适用于治疗与 EMT 相关的不孕症。

手术后使用己酮可可碱治疗轻度 EMT,800 mg/d,12 个月的妊娠率从 18.5% 提高到 31%,可以明显减轻盆腔疼痛。但也有研究认为并不能明显改善轻度到重度 EMT 患者的妊娠率,不能降低术后复发率。

(2)抗 TNF-α 治疗药物:TNF-α 是一种促炎症反应因子,是活化的巨噬细胞的主要产物,与 EMT 的形成和发展有关。EMT 患者腹腔液中 TNF-α 水平增高,并且其水平与 EMT 的严重程度相关。抗 TNF-α 治疗除了阻断 TNF-α 对靶细胞的作用外,还包括抑制 TNF-α 的产生。该类药物有己酮可可碱、英夫利昔单抗、依那西普、重组人 TNF 结合蛋白 I 等。

(3)干扰素 α2b:干扰素 α 能刺激 NK 细胞毒活性,并可促使 CD8 细胞表达。无论在体外实验或动物模型中,干扰素 α2b 对于 EMT 的疗效均得以证实。

(4)白细胞介素 12(IL-12):IL-12 的主要作用是调节免疫反应的可适应性。IL-12 可以作用于 T 淋巴细胞和 NK 细胞,从而诱导其他细胞例子的产生。其中产生的干扰素-γ 可以进一步增强 NK 细胞对于宫内膜细胞的细胞毒性作用,以及促进辅助性 T 淋巴细胞反应的产生。小鼠腹腔内注射 IL-12 明显减小异位子宫内膜病灶的表而积和总重量。但目前缺乏临床试验证实其疗效。

(5)中药:中医认为扶正固本类中药多有免疫促进作用,有促肾上腺皮质功能及增强网状内皮系统的吞噬作用,增加 T 淋巴细胞的比值活血化瘀类中药对体液免疫与细胞免疫均有一定的抑制作用,不仅能减少已生成的抗体,而且还抑制抗体形成,对沉积的抗原抗体复合物有促进吸收和消除的作用,还有抗炎、降低毛细血管通透性等作用。由丹参、莪术、三七、赤芍等组方的丹莪妇康煎具有增强细胞免疫和降低体液免疫的双向调节作用,疗效与达那唑相似。由柴胡丹参赤芍、莪术、五灵脂组方的丹赤坎使 33% 的 EMT 患者局部体征基本消失,NK 细胞活性升高但是中药的具体免疫调节作用尚缺乏实验室证据的支持,且报道的临床疗效可重复性不强。

5.左炔诺孕酮宫内缓释系统(LNG-IUS,商品名曼月乐)

LNG-IUS 直接减少病灶中的 E_2 受体,使 E_2 的作用减弱导致异位的内膜萎缩,子宫动脉阻力增加,减少子宫血流量,减少子宫内膜中前列腺素的产生,明显减少月经量,改善 EMT 患者的盆腔疼痛,缓解痛经症状。与 GnRH-a 相比,LNG-IUS 缓解 EMT 患者痛经疗效相当,减少术后痛经复发。不增加心血管疾病风险,且降低血脂,不引起低雌激素症状,没有减少骨密度的严重不良反应,可长期应用,不规则阴道流血发生率高于 GnRH-a。如果 EMT 患者需要长期治疗,可优先选择 LNG-IUS,在提供避孕的同时,是治疗子宫内膜异位症、子宫腺肌病和慢性盆腔痛的有效、安全、便捷的治疗手段之一,尤其适用于合并有子宫腺肌症的 EMT 患者长期维持治疗。

曼月乐含 52 mg 左炔诺孕酮,每天释放 20 μg,可有效使用 5 年。

放置曼月乐一般选择在月经的 7d 以内;如果更换新的曼月乐可以在月经周期的任何时间。早孕流产后可以立即放置,产后放置应推迟到分娩后 6 周。

6.促性腺激素释放激素激动剂(GnRH-a)

GnRH-a 是目前最受推崇、最有效的子宫内膜异位症治疗药物。连续使用 GnRH-a 可下调垂体功能,造成药物暂时性去势及体内 Gn 水平下降、低雌激素状态由于卵巢功能受抑制,产上相应低雌激素环境使内异症病灶消退。目前常用的有长效制剂如进口的曲普瑞林、戈舍瑞林、布舍瑞林等;国产的长效制剂有亮丙瑞林(丽殊制药),短效制剂如丙氨瑞林(安徽丰原原)。

(1)用法:长效制剂于月经第 1d 开始注射,每 28d 注射 1/2~1 支,注射 3~6 支,最多不超过 6 支。

(2)不良反应:主要为雌激素水平降低所引起的类似围绝经期综合征的表现,如潮热,多汗、血管舒缩不稳定、乳房缩小,阴道干燥等反应,占 90% 左右,一般不影响继续用药严重雌激素减少,$E_2 < 734$ pmol/L,可增加骨中钙的吸收,而发生骨质疏松。

(3)反向添加疗法(Add-back):指联合应用 GnRH-a 及雌、孕激素,使体内雌激素水平达到所谓"窗口剂量",即不影响内异症的治疗,又可最大限度地减轻低雌激素的影响其目的是减少血管收缩症状以及长期使用 GnRHa 对于骨密度的损害可以用雌、孕激素的联合或序贯方法。

用药方法:应用 GnRH-a 3 个月后,联合应用以下药物。①GnRH-a+补佳乐 1~2 mg+安宫黄体酮 2~4 mg/d;②GnRH-a+补佳乐 1~2 mg+炔诺酮 5 mg/d;③GnRH-a+利维爱 2.5 mg/d。

雌二醇阈值窗口概念:血清 E_2 在 110~146 pmol/L 为阈值窗口,在窗口期内可不刺激 EMT 病灶生长,亦能满足骨代谢和血管神经系统对雌激素的需求,故可适当添加激素维持雌激素阈值水平,减少不良反应。适当的反加不影响 GnRH-a 疗效,且有效减少不良反应,延长用药时间。

(4)GnRH-a 反减治疗:以往采用 GnRH-a 先足量再减量方法,近年有更合理的长间歇疗法,延长 GnRH-a 用药间隔时间至 6 周 1 次,共用 4 次,亦能达到和维持有效低雌激素水平,是经济有效且减少不良反应的给药策略,但其远期复发率有待进一步研究。

(五)药物与手术联合治疗

手术治疗可恢复正常解剖关系,去除病灶并同时分离粘连,但严重的粘连使病灶不能彻底清除,显微镜下和深层的病灶无法看到,术后的并发症有时难以避免手术后的粘连是影响手术效果、导致不孕的主要原因药物治疗虽有较好的疗效,但停药后短期内病变可能复发,致密的粘连妨碍药物到达病灶内而影响疗效。根据病情程度在手术前后约物治疗。术前应用 GnRH-a,在低雌激素作用下,腹腔内充血减轻,毛细血管充血和扩张均不明显,使粘连易于分离,卵巢异位瘤易于剥离,有利于手术的摘除,还可预防术后粘连形成,术后用 1~2 个月的药物,可以抑制手术漏掉的病灶,预防手术后的复发。

八、EMT 的复发与处理

内异症复发指手术和规范药物治疗,病灶缩小或消失以及症状缓解后,再次出现临床症状且恢复至治疗前水平或加重,或再次出现子宫内膜异位病灶。内异症总体的复发率高达 50% 以上,作为一种慢性活动疾病,无论给予什么治疗,患者总处于复发的危险之中,特别是年轻的、保守性手术者。实际上,难以区分疾病的再现或复发,还是再发展或持续存在,更难界定治疗后多长时间再出现复发。无论何种治疗很难将异位灶清除干净,尤其是药物治疗。复发的生物学基础是异位内膜细胞可以存活并有激素的维持。这种异化灶可以很"顽强",在经过全期妊娠已经萎缩的异位种植可能在产后 1 个月复发。亦有报道在经过卵巢抑制后 3 个星期仅在激素替代 3d 即可再现病灶。复发的主要表现是疼痛以及结节或包块的出现,80% 于盆腔检查即可得知,超声扫描、血清 CA125 检查可助诊,最准确的复发诊断是腹腔镜检查。一般以药物治疗的复发率为高,1 年的复发率是 51.6%。保守性手术的每年复发率是 13.6%,5 年复发率是 40%~50%。

EMT 复发的治疗基本遵循初治原则,但应个体化如药物治疗后痛经复发,应手术治疗于术后内异症复发可先用药物治疗,仍无效者应考虑手术治疗,如年龄较大、无生育要求且症状严重者,可行根治性手术。对于有生育要求者,未合并卵巢子宫内膜异位囊肿者,给予 GnRH-a 3 个月后进行 IVF-ET。卵巢子宫内膜异位囊肿复发可进行手术或超声引导下穿刺,术后给予 GnRH-a 3 个月后进行 IVF-ET。

(宋英伟)

第七节　黄体功能不全

黄体功能不全(LPD)指黄体发育不全、过早退化、萎缩不全、分泌孕酮不足,以致子宫内膜分泌反应不良引起的月经失调和生育功能缺陷综合征。LPD常导致孕卵着床障碍、黄体期出血、不孕、习惯性流产。

不孕症妇女中LPD发生率为3.5%～10%,早期妊娠流产中LPD为35%,复发性流产患者LPD发病率为23%～67%。

一、病因

黄体功能不全的病因源于黄体分泌孕激素不足、子宫内膜接受功能不良、与子宫内膜上的孕激素受体(PR)异常有关。

1.促性腺激素释放激素(GnRH)脉冲频率过低

GnRH脉冲频率过低引起卵泡期(FSH)分泌不足和排卵期(LH)高峰降低,黄体期LH分泌不足和抑制素升高,都会影响卵泡发育;在卵泡发育过程中,雌激素分泌不足会影响FSH及LH受体合成,排卵期和黄体期LH分泌不足影响颗粒细胞黄素化,导致孕酮分泌降低,虽有排卵但影响黄体的发育。因此,卵泡发育异常最终可转变成黄体细胞缺陷。

2.甲状腺疾病

甲状腺疾病包括甲状腺功能亢进(简称甲亢)和甲状腺功能低下(简称甲低)可反馈性抑制垂体促性腺激素分泌,造成LPD。

3.子宫内膜细胞孕激素受体异常

子宫内膜细胞PR异常对黄体分泌的激素反应性低下,即使黄体功能正常,内膜发育也不良。

4.泌乳素(PRL)升高导致LPD

PRL可参与LH的释放,影响卵巢黄体的发育及孕酮的合成分泌,LPD妇女高泌乳素血症(HPRL)的发生率为46%～70%。

5.子宫内膜异位症

微小和轻型子宫内膜异位症不孕妇女LPD包括大的和小的黄体细胞功能异常,与卵泡期雌激素和LH依赖性孕酮生成减少相关。

6.前列腺素分泌异常

子宫内膜可产生前列腺素,前列腺素分泌增加可导致黄体溶解、过早萎缩和孕激素生成减少。

7.高雄激素血症

多囊卵巢综合征和多毛症时,高雄激素血症通过抑制GnRH-Gn分泌,干扰卵巢排卵和性激素分泌,导致黄体功能不全,未破裂卵泡黄素化综合征(LUFS)、无排卵和不孕。

8.药物因素

药物因素包括氯米芬(CC)、促性腺激素、合成孕激素、前列腺素等。CC可抑制子宫内膜对孕酮的反应性,引起雌激素分泌与子宫内膜组织反应失同步化,不利于孕卵植入和胚胎发育。CC诱发排卵后,有20%～50%的患者发生LPD。CC可引起子宫内膜组织雌激素受体(ER)、PR的含量及功能异常,抑制ER生成,降低PR功能,导致子宫内膜分泌化不足。

二、临床表现

1.黄体期缩短

正常黄体寿命14±2天,如黄体过早退化,黄体期<10d,可引起月经频发、周期缩短、经前出血、经期延长、月经过多、不孕或早孕期复发性流产。

389

2.黄体萎缩不全

育龄期妇女黄体完全退化时间为3～5d,如退化时间>7d,可引起子宫内膜不规则性脱落。表现为经前期出血、经期延长、月经过多、淋漓不净。

黄体期缩短和黄体萎缩不全可单独发生,也可同时出现。

3.排卵期出血

指月经中期出血,可伴有排卵痛。排卵期出血量较少,一般仅1～2天,伴有轻微下腹痛。个别患者出血较多,呈淋漓状持续到月经来潮,形成假性频发月经。

三、诊断

1.病史和临床表现

生育期妇女出现月经周期缩短、经前期出血、经期延长、排卵期出血、不孕和早孕期复发性流产等,可考虑是否为黄体功能不全导致。使用CC促排卵时注意有无发生黄体功能不全。

2.基础体温(BBT)测定

BBT为双相,高温相≤10d,体温上升<0.3 ℃,BBT曲线呈阶梯形缓缓上升或不稳定。

3.黄体中期血P测定

黄体中期血P浓度是判定LPD的重要可靠指标。但由于黄体中期血P呈脉冲式分泌,24 h内波动范围极大,其血P峰值出现的时间及脉冲的大小个体差异极大。为准确判断黄体功能,在排卵后第4,6,8d动态观察血P浓度。3次P的平均值>15.9 nmol/L提示有排卵,<31.8 nmol/L为LPD,>31.8 nmol/L黄体功能尚可,>47.7 nmol/L黄体功能良好。

4.子宫内膜活检

子宫内膜活检是诊断黄体功能不全最经典、最可靠的方法,也是诊断黄体功能不全的金标准。因为黄体晚期子宫内膜受血P影响最大,因此子宫内膜活检选择在月经前2～3d诊刮,如子宫内膜的组织学发展相对于月经周期落后2d以上,可诊断为黄体功能不全。

如果以月经来潮作为计算排卵的方法,大部分子宫内膜活检的结果提示子宫内膜发育迟缓。如果以超声和测定LH峰的方法确定排卵日期,几乎很少有活检结果提示子宫内膜发育异常。故诊断性刮宫的最佳时间应以超声和LH峰的检测来确定。

常见的子宫内膜病理报告为分泌化不良型,提示孕酮分泌不足。病理报告为不规则脱落型子宫内膜,即退化分泌期子宫内膜和新增生性子宫内膜同时存在者,提示黄体萎缩不全。

由于诊断性刮宫是一种创伤性手术,并且同一患者同一子宫内膜组织标本,不同病理学家的诊断差异率可达20%～40%,因此,目前子宫内膜病理检查不再作为诊断黄体功能不全的常规方法。

5.超声检查

可以从形态学上了解卵泡发育、排卵、子宫内膜和黄体形成情况,并排除LUFS。

四、治疗

治疗原则是控制异常子宫出血,调节月经,促进排卵和补充黄体。

(一)止血治疗

生育期妇女出现异常子宫出血首先应该排除妊娠合并流产或血液系统疾病,做尿HCG或血β-HCG检查、血细胞分析,如无异常给予诊断性刮宫止血和(或)性激素检测,诊刮兼有诊断和治疗双重作用。在尚未明确黄体功能不全诊断之前,不主张给予任何激素类药物止血。

偶尔出现排卵期少量出血一般不需治疗,出血可自行停止。经常发生排卵期出血的患者,可自月经第10d开始,每天口服补佳乐(戊酸雌二醇)1 mg,血止后3d停药。效果不佳者选用避孕药调整月经周期。

(二)补充孕激素

B超监测排卵后或BBT升高第2d补充孕激素,一般需用药12～14天,妊娠后酌情用至8～12周。有以下几种途径给药,可选择其一。

1.肌内注射黄体酮

根据不同促排卵方案的需要选择用药。排卵后隔天肌内注射黄体酮20～40 mg,共12～14d。在体外受精－胚胎移植(IVF-ET)使用GnRH激动剂和拮抗剂的预测超促排卵(COH)周期,需要加大黄体酮剂量,每天肌内注射黄体酮40～80 mg,连用14d。妊娠后继续使用。

2.阴道栓剂

雪诺酮每剂含微粒化黄体酮90 mg,每天1～2次。其疗效与黄体酮肌内注射相似。

3.口服给药

(1)地屈孕酮(商品名达芙通):每片10 mg,每天20～40 mg,分2次口服。

(2)黄体酮胶囊(商品名益玛欣):每粒50 mg,每天200～400 mg,分2次口服。

(3)黄体酮胶丸(商品名琪宁):每粒100 mg,每天200～300 mg,分2次口服。

(4)黄体酮软胶囊(安琪坦):每粒100 mg,每天200～300 mg,分2～3次空腹口服或阴道给药;妊娠后选择阴道给药。

(三)HCG

排卵后2～3d开始,HCG 2 000 IU肌内注射,每2～3d1次,共3～5次。如促排卵时有多个优势卵泡发育成熟,有发生卵巢过度刺激综合征(OHSS)风险的可能时,禁用HCG补充黄体。

(四)雌激素

在COH周期,黄体后期不仅孕酮水平下降,E_2水平也下降。补充E_2有助于维持黄体功能和提高妊娠率。排卵后每天口服戊酸雌二醇4～6 mg,持续整个黄体期。

(五)促排卵治疗

适用于计划妊娠的黄体功能不全患者。遵照个体化原则,制定促排卵方案。

(1)CC＋HCG:月经第2～5d开始口服CC 50～100mg/d,连续5d,卵泡直径≥18～20 mm时,HCG 10 000 IU肌内注射。排卵后2～3d,HCG 2 000 IU肌内注射,每2～3d 1次,共3～5次。

(2)HMG/FSH＋HCG:月经第2～5d开始肌内注射HMG/FSH 75～150 IU/d,连续5d,卵泡直径≥18 mm时,HCG 10 000 IU肌内注射(多卵泡成熟时不用HCG,改用丙氨瑞林或达菲林)。排卵后2～3d,HCG 2 000 IU肌内注射,每2～3d 1次,共3～5次。或肌内注射黄体酮,每天或隔天20～40 mg,连用12～14d。

(3)诱发卵泡成熟后(卵泡直径≥18 mm),注射HCG 10 000 IU,隔天B超监测。卵泡排出后,当天及第2d分别再注射HCG 10 000 IU和5 000 IU,以支持黄体发育且避免干扰孕卵着床(即所谓早早孕期血HCG检测),可能有多个LH峰值促多卵泡排卵。

(六)其他LPD病因治疗

(1)溴隐亭疗法:适用于合并HPRL的LPD患者。溴隐亭1.25～5 mg口服,直至月经来潮或确立妊娠停药。

(2)避孕药:卵巢性高雄激素血症合并黄体功能不全者,来月经第1～5d开始服达英-35、优思明或其他避孕药,每天1片,连续服21d,共3～6个月。肾上腺性高雄激素血症合并黄体功能不全者,来月经1～20d口服地塞米松0.75 mg,每天3次。

(3)治疗甲亢或甲低。

(宋英伟)

第八节　复发性流产

一、概述

复发性流产(recurrent spontaneous abortion,RSA)是指连续自然流产 2 次或 2 次以上者,发生率约 5%。经典概念认为连续自然流产 3 次或 3 次以上称习惯性流产,发生率 0.8%～2%。

近年来由于敏感的放射免疫技术的广泛应用,在已婚女性月经周期的后期检测 β-HCG 发现 30%～40% 的患者晚期囊胚在着床后至月经前发生流产,临床表现月经周期正常或稍延迟,经血稍多或正常,这样进一步证实和解释了隐性流产或称亚临床自然流产现象,也使得自然流产或复发性流产的实际发病率明显高于临床统计结果。

二、病因

复发性流产病因相当复杂,任何影响到胚胎生长或着床的因素,都可能导致复发性流产的发生。

(一)染色体异常

发生在孕早期的自然流产中,约 50% 是由于染色体异常引起。对这类因流产导致不育的夫妇首先应进行外周血染色体检查,以便及时检出染色体异常携带者。染色体异常占复发性流产人群的 3%～8%。而一般人群染色体异常的发生率约为 0.2%。

1. 染色体数目异常

(1)非整倍体:任何 1 个染色体均可多 1 条或 2 条染色体,总数达 47 条或 48 条染色体,是最常见的染色体异常,其中以 13 号、16 号、18 号、21 号及 22 号染色体最常见。随着母体年龄的增加,异常的发生率亦增加。

(2)单体 X:是较常见的染色体异常,45,X。常因精子发生障碍,染色体不分离所致。X 染色单体也是活产婴儿中唯一能见到的单体型染色体畸变。

(3)多倍体:在多倍体染色体畸形中,常见三倍体、四倍体。其发生率约为 8% 和 2.5%,发生原因可能为双精子受精或受精卵核分裂异常。大部分三倍体、四倍体为致死性染色体异常,胚胎在发育早期即死亡流产。

2. 染色体结构异常

(1)易位:在流产的胚胎中染色体易位发生率约为 2%,其中 2/3 为平行易位,常发生在 6 号、7 号、9 号及 16 号染色体。如果夫妇中的一方为非同源染色体间的相互易位携带者,在减数分裂形成生殖细胞时,相关染色体经过分离与交换,理论上至少可产生 18 种类型的配子。它们分别与正常配子受精后所形成的合子中,仅一种是完全正常的,一种为表型正常的平衡易位携带者,其余 16 种均不正常。

罗伯逊易位携带者常发生在 13 号、14 号、15 号、21 号及 22 号染色体。如果夫妇中任一方为同源染色体之间的罗伯逊易位携带者,如 13/13 易位、14/14 易位、15/15 易位、21/21 易位、22/22 易位,那么在配子形成中仅能产生 2 种配子,与正常配子结合后,则形成三体型和单体型两种合子,即后代中不可能出现正常儿。如果夫妇中任一方为非同源罗伯逊易位携带者,如 14/21 易位、13/14 易位、15/21 易位、21/22 易位等,那么在配子发生过程中,不能正常配对而形成三价体,可产生 6 种配子,受精后则形成 6 种合子:一种为完全正常,一种为含有易位染色体的携带者,其余 4 种为染色体出现部分单体、部分三体等异常而引发流产或出生染色体病患儿。

(2)倒位:染色体倒位有臂间倒位和臂内倒位两种类型。临床上多见 9 号、2 号和 5 号染色体的臂间倒位携带者。在倒位中一般没有遗传物质的丢失,所以倒位携带者本身没有明显的表型改变。但是,由于这条染色体包含了一段颠倒了的基因顺序,因此在形成生殖细胞的减数分裂中,根据同源染色体的联会规律,将形成一个特殊的倒位圈(环)。如果在倒位圈(环)内发生非姐妹染色单体交换,那么将产生 4 种配子。一种具有正常染色体,一种具有倒位染色体,其余 2 种均带有部分重复和缺失的染色体。具有这种异常配子的个体,可出现流产、死产或不孕现象。一般来说,染色体上倒位的片段越短,则发生重复和缺失的片段就越长,可能出现流产和不孕的比例就越高。

(二)生殖道畸形或疾病

1.子宫发育畸形

占 12%～15%,包括双角子宫、鞍状子宫、单角子宫及子宫纵隔等。导致流产的机制可能是畸形的子宫宫腔小,适应性扩张能力低下;子宫纵隔可致子宫血运不良,影响孕卵植入及胚胎发育。

2.子宫肌瘤

约 41%子宫肌瘤患者发生复发性流产,流产与肌瘤部位、大小有关,其中以黏膜下肌瘤发生流产机会最多,发生机制为黏膜下肌瘤引起宫腔变形,部分宫腔闭塞,子宫内膜异常及内膜血运障碍影响受精卵着床植入或影响胚胎发育。

3.宫颈功能不全

复发性流产患者中宫颈功能不全发生率 3%～5%,宫颈功能不全时宫颈不能有效地承受不断增加的宫腔内压力和重量,宫颈渐扩张,胎囊脱出导致流产。

4.宫腔粘连

刮宫是引起宫腔粘连的主要原因。子宫内膜创伤或创伤后合并感染引起宫腔粘连,宫腔粘连者14%～40%发生复发性流产。其发病机制:粘连引起宫腔变形和子宫内膜异常,阻碍孕卵着床,或胚胎胎盘形成过程中血供不足,生长受限而流产。

(三)内分泌异常

1.黄体功能不全

黄体主要功能之一是分泌孕激素,维持早期胚胎发育。黄体功能不全时体内孕激素水平低下,影响早期胚胎发育,25%～60%的流产患者有黄体功能不全。妊娠 8 周后胎盘产生的孕激素渐增多而取代妊娠黄体,若胎盘功能低下亦可导致流产或死胎。

2.多囊卵巢综合征

约 44%的多囊卵巢综合征患者有复发性流产病史,其原因为 LH 异常可引起未成熟卵泡排卵,受精后很难正常发育;雄激素分泌过多导致黄体功能不全;多囊卵巢综合征常合并高胰岛素血症,胰岛素对卵子和早期胚胎有直接的损害作用。

3.子宫内膜异位症

子宫内膜异位症患者流产的发生率平均为 33%。其机制可能为:子宫内膜异位症患者前列腺素的合成及代谢异常,影响孕卵植入与胚胎发育;有 45%～67%的子宫内膜异位症患者合并有黄体功能不全;内膜异位症患者腹腔液中前列腺素(PG)升高,含有的多种细胞因子、肿瘤坏死因子和血小板活化因子等物质,均影响卵泡发育和排卵。

4.甲状腺功能障碍、未控制的糖尿病等代谢性疾病

如甲状腺功能低下、糖尿病均可影响胎儿生长发育和子宫血管病变而导致复发性流产。

(四)免疫因素

免疫异常是导致复发性流产的重要原因之一,50%～60%的复发性流产与免疫因素有关。

1.抗精子抗体(AsAb)

复发性流产抗精子抗体阳性率达 50%以上。发生机制为抗精子抗体能激活巨噬细胞对配子和胚胎产生毒性作用;滋养层可能与精子有共同抗原性,抗体可直接破坏滋养细胞。

2.抗心磷脂抗体(anticardiolipin antibody,ACA)

ACA 是自身免疫性抗体,抗心磷脂抗体阳性者流产发生率高达 66%～89%,但其发生机制尚不完全清楚,可能为抗心磷脂抗体抑制血管内皮前列环素的产生导致血管收缩或损伤血小板而易于与血管内皮

结合发生凝聚而导致血栓形成。

3.血型抗原系统

胎儿的一半基因来自父亲,胎儿红细胞可能携带来自父体的抗原,使胎儿的血型可不同于父母。当胎儿的红细胞进入母体后,诱导母体产生抗体,抗体再通过胎盘进入胎儿血液循环系统,与胎儿红细胞结合,破坏胎儿红细胞,致胎儿溶血,而导致流产。在我国 ABO 血型不合是造成胎儿溶血的主要原因,母亲为 O 型,父亲为 A 型或 B 型占发病 95% 以上。第一胎即可发生,因肠道寄生虫、某些免疫疫苗和动植物都有 ABO 血型抗原。另一种为 Rh 血型不合,Rh 血型共有 6 种抗原即 C 和 c、D 和 d、E 和 e。其中 D 抗原性最强,临床上 D 抗原阳性者称为 Rh 阳性,无 D 抗原者为 Rh 阴性,Rh 阴性在不同民族和人群差异较大,我国汉族占 0.34%。大多数在第二胎发生溶血,约有 1% 在第一胎发生溶血,可能是由于在妊娠前输注过 Rh 血型不合的血液或孕妇在胎儿期接触过 Rh 血型不合的血液。Rh 血型不合发生溶血出现早、病情重、流产率高。

4.人类组织相容性抗原 HLA

HLA 是一种广泛存在于各种组织细胞表面能引起排斥反应的抗原,主要有 HLA-A、B、C 和 D/DR。胚胎是母体的同种免疫移植物,发生流产的夫妇中具有共同 HLA 抗原的几率相当高,近年研究发现流产夫妇 HLA-DR 相同的频率显著增高。

(五)感染因素

约 5% 复发性流产与感染有关。

1.支原体感染

女性生殖道支原体感染以人型支原体(mycoplasma hominis,MH)及解脲脲原体(ureaplasma urealytieum,UU)最常见。孕妇感染 MH 或 UU 后,可在妊娠中期侵袭胎膜、胎盘,造成绒毛膜羊膜炎导致流产、早产或死产。

2.衣原体感染

沙眼衣原体有 18 个血清型,其中与生殖道有关的 D、E、F 型最常见。沙眼衣原体主要感染柱状上皮及移行上皮,引起宫颈管黏膜炎、子宫内膜炎,影响受精卵着床或引起绒毛膜羊膜炎而导致流产。

3.病毒感染

风疹病毒、单纯疱疹病毒、巨细胞病毒、乙肝病毒、艾滋病病毒,均可通过胎盘,影响胚胎发育,导致流产。

4.原虫感染

弓形虫或梅毒螺旋体等感染者,在胎盘部位形成病灶后感染胚胎或胎儿,导致流产。

5.其他病原微生物

如革兰阴性双球菌等感染后可通过生殖道感染子宫内膜引起子宫内膜炎或引起绒毛膜羊膜炎,细菌及其代谢产物对胚胎产生毒性作用等而导致流产。

三、临床表现及诊断

复发性流产是流产的一种特殊类型。特点:流产常发生于同一妊娠月份;流产经过遵循流产一般规律,即先兆流产-难免流产-不全流产-完全流产。

诊断要点:①有自然流产史(2 次或 2 次以上);②停经史;③出现腹痛、阴道流血症状;④尿妊娠试验阳性;⑤B 超提示宫内妊娠。

根据临床特点确定诊断并不困难,但明确导致复发性流产的原因需经诸多方面的检查。

(一)病史

了解月经史、流产史,注意流产方式及经过;家族遗传史;内科疾病史,如糖尿病、甲状腺疾病、自身免疫性疾病,同时了解疾病的治疗经过。

（二）体格检查

参加相关章节。

（三）辅助检查

1. 遗传学检查

建议夫妇双方行外周血染色体核型检查。

2. 基础体温测定

测基础体温的动态变化能反映卵巢功能状态。黄体功能不全者表现为：①高温相＜11d；②高温相体温上升幅度＜0.3 ℃；③高温相体温波动＞0.1 ℃；④高温相上升和下降＞3d。

3. 超声检查

检查子宫有无器质性病变，如子宫肌瘤的大小、部位及数目。了解胚胎发育及宫颈内口情况。通过 B超测定胎囊大小、形态、有无胎心搏动来判断胚胎发育状况，预测妊娠结局。

4. 子宫输卵管造影术（hysterography，HSG）

通过导管向子宫腔注入造影剂，X线下透视摄片，根据造影剂在子宫腔及通过输卵管到盆腔的显影，了解子宫腔形态，是确定子宫畸形及类型、宫颈内口是否松弛、宫腔粘连的常用方法。造影剂常用油剂和水剂两类，临床常用76%泛影葡胺液。注意：在使用前应做碘过敏试验。如检查提示宫腔大小、形态有改变，但充盈良好，边缘光整，见于各种类型子宫畸形；如宫腔变形、不规则并边缘不光整，则提示宫腔粘连；宫腔内圆形光滑的充盈缺损，见于黏膜下肌瘤或息肉。

5. 宫腔镜

应用宫腔镜直接观察或连于摄像系统在监视屏幕上观察图像，了解子宫腔状态，能明确诊断和确定子宫畸形及类型；有无纵隔、粘连、息肉及黏膜下肌瘤等，该技术是目前诊断子宫腔内病变的最佳方法。在宫腔镜直视下可行子宫内膜息肉、子宫黏膜下肌瘤及子宫纵隔切除术和子宫腔粘连松解术。

6. 腹腔镜

将接有冷光源的内镜经腹壁插入腹腔，通过摄像系统在监视屏幕上观察盆腔、腹腔。该技术是诊断子宫内膜异位症的金标准方法。常用于治疗子宫肌瘤、子宫内膜异位症及生殖器官畸形矫治等。

7. 子宫内膜病理检查

子宫内膜活检行病理检查可了解子宫内膜对孕激素的反应。诊刮日期尽可能靠近下次月经期，目的在于了解子宫内膜对全部孕激素的反应。一般在月经来潮前或来潮12h内取子宫内膜，如黄体分泌不足则表现分泌反应不良，间质水肿不明显或腺体与间质发育不同步、分泌反应至少落后 2d 等改变。

8. 内分泌血清学检测

（1）HCG 测定：HCG 由合体滋养细胞产生，由 α、β 两个不同的亚基组成。α 亚基的结构与垂体分泌的 LH 的结构基本相似，可发生交叉反应，β 亚基则不同，无交叉反应，故临床检测 β-HCG 可准确反映体内 HCG 水平。HCG 在受精后第 6d 开始分泌，早期妊娠 β-HCC 值 2～3d 增长 1 倍，动态重复检测，如递增缓慢或维持原有水平则流产可能性大。

（2）血清孕酮测定：外周血中的孕酮主要来自排卵后的月经黄体，其含量随着黄体的形成、成熟、萎缩而变化。黄体功能不全时孕激素分泌量下降，故测定外周血孕酮水平可反映黄体功能状态。黄体期血清孕酮值 15.9～63.6 nmol/L，黄体功能不全者血清孕酮水平低于生理值。自妊娠第 8 周胎盘分泌孕酮的数量已超过卵巢黄体。妊娠早期、中期血清孕酮值分别为 63.6～95.4 nmol/L，159～318 nmol/L，连续测定血清孕酮值，动态观察孕酮的变化是监测胎盘功能的敏感指标之一。连续监测孕酮有下降趋势，则有发生流产的可能，血清孕酮≤15.6 nmol/L，临床提示死胎。

（3）甲状腺功能测定及胰岛功能测定：甲状腺功能低下和胰岛功能异常是发生复发性流产的高危因素之一。

9. 免疫学检测

检测抗精子抗体、抗心磷脂抗体（ACA）、狼疮抗凝物（lupus anticoagulant，LAC）、组织相容性抗原

（HLA-Ⅱ）及血型检查（血型及抗血型抗体），是复发性流产病因学检查的重要内容之一。在 ABO 血型不合孕妇中，免疫性抗 A 抗体或免疫性抗 B 抗体滴度达到 1∶64，可疑胎儿溶血；抗体滴度达到 1∶512，高度怀疑胎儿溶血。Rh 血型不合孕妇中，抗 D 抗体滴度达到 1∶16，提示胎儿溶血严重。

10.病原微生物检测

采集宫颈分泌物、阴道分泌物、血、尿等，通过镜检法、培养法、分离病毒法、酶联免疫法、免疫荧光法、放射免疫法、核酸探针等方法，查找病原微生物。

四、治疗

复发性流产的治疗原则：积极查找流产原因，针对病因进行治疗。

（一）染色体异常

应在妊娠前进行遗传咨询，正确估计染色体异常胎儿发生的风险几率，确定可否妊娠。

（二）生殖道畸形或疾病

可通过手术治疗，如子宫纵隔、子宫内膜息肉、黏膜下肌瘤等可通过宫腔镜手术切除。宫腔粘连可在宫腔镜下行粘连分离术，术后置宫内节育器并给予人工周期 3 个月，以促进子宫内膜增生并预防再粘连。

（三）宫颈环扎术

子宫颈内口松弛可在妊娠前行宫颈内口修补术，或在妊娠14～18周行宫颈内口环扎术，待临产前拆除缝线。如有流产征象应及时拆除缝线，以免造成宫颈撕裂。

（四）补充孕激素治疗

黄体功能不全者补充黄体酮10～20 mg，1 次/日，肌内注射，或 HCG 4 000 IU 隔日 1 次，肌内注射，至超过以往发生流产月份。同时监测孕酮和绒毛膜促性腺激素水平以指导用药。

（五）免疫治疗

1.自身免疫异常

如抗心磷脂抗体、狼疮抗凝物阳性者可用小剂量阿司匹林，肝素或类固醇激素治疗。应用免疫抑制剂如类固醇类药物通过增加免疫球蛋白分解代谢而达到免疫抑制的作用，可抑制抗精子抗体及自身抗体的形成和活性而达到治疗目的。

（1）类固醇激素治疗：①低剂量维持法：泼尼松 5 mg，1 次/日，应用 3～12 个月。②大剂量冲击法：泼尼松 60 mg/d，连用 7d。

（2）肝素治疗：肝素能降低母体过强的免疫反应，吸收和灭活血清中混合淋巴细胞阻断物，并可抑制母体混合淋巴细胞反应。常用肝素 500 IU，皮下注射，2 次/日，至孕 36 周。

（3）低剂量阿司匹林＋泼尼松治疗：低剂量阿司匹林可抑制血栓素的合成，恢复和维持正常的前列环素-血栓素的平衡，泼尼松可抑制抗磷脂抗体（antiphospholipid antibody，APA）的产生和活性。阿司匹林 75 mg/d＋泼尼松 60 mg/d，服用至抗磷脂抗体转为阴性。

2.同种免疫异常

可采取主动免疫，取丈夫或第三者淋巴细胞或白细胞，在患者前臂内侧或臀部做多点皮内注射，疗程从孕前开始，每疗程 2～4 次，每次剂量为 $12×10^7$ 淋巴细胞，间隔 2 周。妊娠早期加强免疫1～3次。

3.被动免疫治疗

免疫球蛋白（intravenous immunoglobulin，IVIG）含有抗胎盘滋养层抗原的独特性抗体及抗独特型抗体，有利于自身抗独特型抗体产生不足的复发性流产患者。常用静脉注射，一般在孕 5 周时给药 300～400 mg/kg，每隔 2 周用药 1 次，直至孕 22～24 周。抗精子抗体阳性的患者，使用避孕套3～6 个月，可防止抗体进一步产生，并可使原有抗体滴度降低。

（六）抗感染治疗

切断传播途径，针对不同致病性微生物对因治疗。如支原体、衣原体感染常用多西环素100 mg，2 次/日，连用 7d，或阿奇霉素1 g单次顿服。妊娠期间应选择最敏感的、对胚胎发育影响最小的药物，宜用红霉素 500 mg,4 次/日,连用 7d。性伴侣同时进行治疗;淋病奈瑟菌感染首选头孢曲松钠,轻者或孕妇可单次给药 1g 肌内注射,严重者可用头孢曲松钠 1 g,1 次/日,连用 7d。临床上有25%~30%淋病奈瑟菌感染同时合并沙眼衣原体感染,故同时需抗衣原体治疗。

（宋英伟）

第九节　卵巢早衰

妇女在 40 岁以前因某种原因发生的伴有卵泡耗竭、卵巢生殖寿命终止的高促性腺激素性闭经,称为卵巢早衰(POF)。临床表现为闭经(4 个月以上)、不育、促性腺激素(Gn)水平升高及低雌激素为特征的一种疾病。

POF 发病率在 40 岁前约占成年女性的 1%,30 岁前约为0.1%。在继发性闭经的妇女中有4%~18%患有 POF;原发性闭经的妇女中有 10%~28%伴有 POF。

一、病因和发病机制

引起卵巢早衰的病因主要有遗传、代谢、放射、手术、免疫、感染等因素。

(一)遗传学因素

约 10%的 POF 患者有家族史,姐妹数人或祖孙三代可共同发病,即可表现为原发性闭经,也可表现为继发性闭经。家谱分析表明,POF 和早绝经有较高的家族遗传倾向。家系基因分析对评估生育危险很有意义,家族性的 POF 较散发性的 POF 发病晚、生育时间长、早期预测有助于增加生育机会。

性染色体和常染色体上的基因突变均可引起卵巢早衰。如 X 染色体缺失或畸变可以造成先天性卵巢发育不全(Turner 综合征),多数表现为原发性高 Gn 性闭经,第二性征未发育,卵巢为条索状性腺。个别卵巢内有少数卵泡,由于卵巢储备功能差,卵泡很快被耗竭,导致继发性闭经。

(二)免疫功能异常

免疫因素是 POF 常见病因之一。

1.自身免疫性疾病与 POF

9%~40%的 POF 患者同时患有其他内分泌腺体和系统的自身免疫性疾病,以桥本甲状腺炎最常见。自身免疫性疾病可以引起卵巢损伤或产生卵巢组织的自身抗体,从而造成卵巢早衰。常见的有桥本甲状腺炎、甲状旁腺功能低下、系统性红斑狼疮、类风湿性关节炎、重症肌无力、艾迪生病、突发性血小板减少性紫癜、糖尿病等。POF 患者常合并 2 种或以上的自身免疫性疾病。

2.自身抗体与 POF

抗卵巢抗体、抗透明带抗体、抗 FSH 抗体、抗 LH 抗体等与 POF 有关。卵巢自身抗体和抗原结合,引起过度的抗原抗体反应,导致卵巢细胞的病理性损伤,使卵泡过度闭锁,从而影响卵巢生殖内分泌功能,最终发生 POF 及不孕。

3.细胞免疫与 POF

T 淋巴细胞亚群比例失调和 B 细胞功能增强是导致自身免疫性卵巢功能衰退的免疫学基础。$CD8^+$ T 细胞增加是自身免疫性卵巢炎在外周血的反映。POF 患者出现的闭经、衰老和体内存在的免疫异常不仅与细胞的相对数量有关,还与其调节功能有关,即与淋巴细胞亚群失衡有关。POF 患者的免疫调节、免疫应答均处于衰老状态,外周血 $CD8^+$ T 细胞明显升高,$CD4^+/CD8^+$ T 细胞的值明显下降,CD16 细胞数增高及总体溶血活性(CH50)增高,成熟卵泡中有浆细胞、T 细胞、B 细胞和 NK 细胞浸润。

(三)物理化学因素

化疗、放疗、手术、环境内毒物等因素可导致 POF。如放射治疗或化学治疗导致正常卵巢组织受损,或卵巢手术导致正常卵巢组织减少时,会引起 POF。免疫抑制剂如环磷酰胺和雷公藤等抑制卵巢功能,可导致卵巢功能提早衰竭。人工流产也是 POF 发生的独立危险因素之一。反复多次人工流产，生殖内分泌系统会受到反复多次的影响，从而使女性卵巢功能逐渐减退，发生 POF。

（四）病毒感染

如 5% 的女性腮腺炎者因卵巢受累而致 POF。乙型肝炎、水痘病毒和巨细胞病毒可引起卵巢炎，给卵巢造成破坏，从而导致 POF。严重的感染如盆腔结核、淋菌性和化脓性盆腔炎等疾病引起卵巢损害，也会导致卵巢衰竭的发生。

（五）体内缺少某些酶

如 17α-羟化酶缺失，导致 E 合成障碍，使卵泡发育受阻，主要表现为原发性闭经，但偶尔也呈现继发性闭经。半乳糖-1-磷酸尿苷转移酶缺乏，卵巢中卵子数很少，大多呈原发性闭经，少数来潮后又闭经。

（六）卵巢抵抗综合征（ROS）

ROS 又称卵巢不敏感综合征，表现为高促性腺激素低性腺激素性闭经，常见于原发性闭经。卵巢或卵泡缺乏 LH 或 FSH 受体，又称敏感性下降，因此对以上两种激素不反应。其病理特点为卵巢饱满，卵巢内有许多始基卵泡，少见窦状卵泡，无成熟卵泡，卵巢内呈局灶性或弥漫性透明变性，对高水平的 Gn 缺乏反应。ROS 较少见，占高 Gn 型闭经的 11%～20%。

也有学者经免疫学检查证明 ROS 患者的血清中并不存在抗 Gn 抗体和抗 Gn 受体的抗体，卵巢内卵泡组织正常。推测该综合征可能为卵巢 Gn 受体或受体后缺陷。经雌激素治疗后自发排卵或对外源性 Gn 恢复敏感性的现象，提示雌激素对该综合征 Gn 受体的激活或增加受体数有作用。

POF 与 ROS 的临床表现及激素测定结果相似，超声可协助鉴别。超声无法明确诊断时，腹腔镜检查可明确鉴别。如发现卵巢萎缩，卵巢内无卵泡，为 POF；如发现卵巢无萎缩，卵巢内有多个卵泡，则为 ROS。

（七）其他因素

吸烟、饮酒、失眠、染发是 POF 发生的危险因素。吸烟的女性比不吸烟的女性更易发生 POF。烟草燃烧过程中释放出来的多环芳香族烃（PAHs）能激活芳香族烃受体（Ahr），而由 Ahr 驱动的 Bax 转录是环境毒素导致卵巢功能衰竭的重要途径。染发剂中含有的抗氧化剂代谢后的化学物质 4-乙烯环己烯（VCH）能引起卵巢功能衰竭。精神因素也是 POF 的高危因素。心情抑郁、精神创伤、精神脆弱、精神过敏、性格内向、经常争吵发怒、离婚及寡居的女性，长期在不良情绪困扰和刺激下，中枢神经系统与下丘脑-垂体-卵巢轴功能失调，导致 FSH、LH 异常分泌，排卵功能障碍，闭经，严重者发生 POF。

二、临床表现

1. 月经失调及闭经

继发性闭经是 POF 的主要临床表现。40 岁以前出现月经稀发，经期缩短，经量减少渐至闭经，或月经规律正常者突然闭经。多数 POF 患者卵巢功能衰退发生的过程是突然的且不可逆的。

2. 不孕或不育

表现为原发或继发性不孕不育，以继发性不孕不育多见。部分患者因 1 次或数次自然或人工流产后闭经就诊而发现 POF。

3. 绝经期症候群

雌激素缺乏的表现，如潮热、出汗、情绪改变、感觉异常、失眠、记忆力减退、老年性阴道炎、生殖器官萎缩、性交困难等。

4. 伴发自身免疫性疾病的临床表现

如桥本甲状腺炎、重症肌无力、系统性红斑狼疮等相应症状和体征。

三、辅助检查

1. 性激素测定

FSH≥40 IU/L，LH 升高，E_2<73.4 pmol/L。

基础 FSH/LH 是预测卵巢功能的敏感指标。有月经者基础性激素检查应在月经第 2～3d 进行,最晚不超过第 5d。闭经者任意时间检查。基础 FSH＞12 IU/L 或 FSH/LH 值＞2,提示卵巢储备功能下降,排卵反应不佳。基础 FSH 连续两个周期＞20 IU/L,提示卵巢早衰隐匿期,1 年后可能闭经。一次测定 FSH 水平升高不能说明卵巢功能完全衰竭,需要间隔 2 个月重复测定,FSH 持续升高才能确诊 POF。

基础 E_2 也是预测卵巢功能的重要指标。女性在 40 岁以前,当基础 E_2 水平＜73.4 pmol/L 时,提示可能卵巢早衰。

2.超声检查

多数 POF 患者子宫卵巢萎缩,小于生育期妇女;卵巢无卵泡或虽有卵泡,但数目很少,单侧卵巢窦卵泡＜3 个,直径多＜10 mm,连续测定卵泡无发育,子宫内膜呈单线状。染色体核型正常的 POF 患者 30％以上可有卵泡存在。

3.BBT

呈单相,宫颈黏液评分提示 E 水平低下。

4.骨密度测定

POF 患者因 E 缺乏,骨丢失率增加,可有低骨量和骨质疏松症表现,骨密度较同龄妇女低 1 个标准差,髋部骨折危险性增加 2.6 倍。有条件时做骨密度检测。

5.抗体检测

超过 20％的患者在 POF 前就已经存在免疫性疾病,其中最常见的是甲状腺炎,其次为肾上腺功能低下(Addison 病)、甲状旁腺功能低下和 1 型糖尿病。检测抗体的临床意义目前尚不能肯定。如对 POF 合并有自身免疫性疾病,可选择性地测定血沉、免疫球蛋白、类风湿因子、抗卵巢抗体、抗透明带抗体、抗 FSH 抗体、抗 LH 抗体、抗甲状腺微粒体抗体(AMA)、T 淋巴细胞亚群和 B 细胞。

6.染色体核型检查

对 POF 患者常规做染色体检查。在原发性闭经的 POF 患者中,约 50％存在着染色体核型异常,但大多数继发性闭经染色体核型正常。年轻的继发性闭经的 POF 患者中仅有 13％染色体核型异常,最常见的是 X 染色体缺失。有家族性 POF 史的患者中,14％存在着 FMR1 基因的突变,称为脆性 X 染色体综合征。

四、诊断标准

40 岁以前出现至少 4 个月以上闭经,并有 2 次或 2 次以上血清 FSH＞40 IU/L(两次检查间隔 1 个月以上),LH 升高,E_2 水平＜73.4 pmol/L,伴有子宫卵巢萎缩,卵巢内缺乏窦卵泡。

五、POF 治疗

POF 患者在确诊后仍有 5％～10％的机会妊娠,但目前任何治疗措施均不能使这个妊娠率增加。POF 患者卵巢内无残存卵泡,促排卵无效。治疗的主要目的是改善低雌激素症状,提高生活质量,预防远期并发症,防止子宫萎缩。激素治疗方法与围绝经期和绝经后的激素治疗方法类似,但其治疗时间较长,往往持续治疗至40～50岁,同时补充钙剂 1 000～1 500 mg/d。

对卵巢不敏感综合征使用恰当的卵巢刺激可诱导排卵后妊娠,部分患者也可自发缓解并成功妊娠。

(一)无卵泡型 POF 治疗

雌激素、孕激素的周期性补充可促进生殖器和第二性征的发育,防止由于 POF 导致的性腺萎缩及体态和心态的过早衰老,恢复月经,缓解因雌激素(E)减少引起的血管舒缩症状、性器官萎缩、骨质疏松和血脂代谢紊乱引起的心血管疾病。

1.雌激素、孕激素序贯疗法

适用于希望来月经者。

(1)月经第 5d 开始服戊酸雌二醇(商品名补佳乐、E_2V)。1～2 mg/d,连服 21d,服补佳乐第 12d 起服安宫黄体酮 8~10 mg/d,连续服用 10d。

(2)克龄蒙:月经第 5d 开始口服,每天 1 片,连服 21d。

2.雌激素、孕激素联合治疗

绝经超过 1 年的女性所出现雌激素缺乏症状的激素替代治疗,适用于不希望来月经者。

(1)雌激素、孕激素联合疗法:每天口服戊酸雌二醇 1~2 mg,同时每天口服安宫黄体酮 4 mg 或地屈孕酮 10 mg,连续服用不停药。

(2)雌二醇屈螺酮片(商品名安今益):每天 1 片,连续服用不停药。安今益每片含 17β-雌二醇 1 mg,屈螺酮 2 mg。每盒 28 片。

(3)雌二醇地屈孕酮片(商品名芬吗通):月经前 14d,每天口服 1 片白色片(内含雌二醇 1 mg);后 14d,每天口服 1 片灰色片(内含雌二醇 1 mg 和地屈孕酮 10 mg),每 28d 为 1 个疗程,1 个疗程结束后,应于第 29d 起继续开始下一个疗程。

(二)有卵泡型(POF)治疗

对 POF 早期且有生育要求者,使用雌激素、孕激素序贯疗法或短效避孕药,可以通过雌激素对内源性 Gn 的负反馈抑制作用,解除高 Gn 对 Gn 受体的降调节作用,从而恢复卵泡对 Gn 的敏感性,促进恢复衰退卵巢内残留卵泡的功能,使卵泡发育成熟,维持子宫肌的发育,使肌细胞增生肥大,肌层变厚,血运增加,预防子宫萎缩。使子宫内膜增厚并产生周期性变化,诱导子宫内膜雌激素、孕激素受体的产生,有利于胚胎着床。治疗后使 FSH 降到正常水平或接近正常水平后(<15 IU),给予促排卵治疗+HMG/FSH+HCG 或 GnRH-a 降调节超排卵,少数患者可以妊娠。

1.短效避孕药

妈富隆、达英-35 或优思明,月经第 1d 开始口服,每天 1 片。连服 21d,停药后第 8d 开始服用下一周期避孕药。连续服药 2~3 周期检测基础 FSH、LH 和 E_2,FSH 降至 15 IU 以下时,可以试用促排卵。

2.雌激素、孕激素序贯疗法

月经第 5d 开始口服克龄蒙,或月经第 5d 开始服补佳乐 2~6 mg/d,连服 21d,服补佳乐第 12d 起服安宫黄体酮 8~10 mg/d,连续服用 10d。服药 2~3 周期检测基础 FSH、LH 和 E_2,FSH 降至 15 IU 以下时,补佳乐减量至每天 1~2 mg,同时 B 超监测卵泡、宫颈黏液评分,排卵期同房。FSH 降至 10 IU 以下时试用促排卵。

3.促排卵方法

月经第 3~5d 开始使用 HMG/FSH,每天 75~150 IU 肌内注射,卵泡直径≥18 mm,肌内注射 HCC 5 000~10 000 IU。排卵多发生于注射 HCG 后 36~48 h。嘱患者注射 HCG 后第 2~3d 同房。排卵后补充黄体。

4.GnRH-a 长方案

将过高的 Gn 抑制后再用促排卵治疗。如使 FSH/LH 值降至<2.5,当 FSH 降至 5~10 IU 几时,使用 FSH/HMG 促排卵。

(1)方法:注射长效 GnRH-a 制剂(达必佳、达菲林等)1.3~3.75 mg,注射 28d 后查性激素和阴道 B 超检查。检查 FSH<10 IU、FSH/LH<2.5,双侧卵巢有数个窦卵泡后,开始注射 FSH/HMG,起始剂量为 225~300 IU/d,注射 4~5d 后阴道 B 超监测卵泡发育,根据监测结果调整剂量。当出现直径>10 mm 的卵泡时,FSH/HMG 减量为 150 IU/d;卵泡直径>14 mm 时,减量为 75 IU/d。当最大卵泡直径≥18 mm 时,肌内注射 HCG 10 000 IU,34~36 h 排卵,注射后第 2~3d 同房。排卵后补充黄体。

(2)机制:持续给予外源性 GnRH 可导致垂体分泌 Gn 减少,最后甚至完全抑制其分泌,即对垂体的降调节作用。在 Gn 分泌中止一段时间后,即过多的 Gn 分泌对卵巢的 Gn 受体抑制作用缓解后,使用 FSH/HMG 疗法,快速升高的 FSH 水平可刺激卵泡发育成熟而排卵。如果应用该方法后 E 水平不升高,卵泡不发育,不宜继续进行促排卵治疗。

（三）治疗 POF 合并自身免疫性疾病

对染色体核型正常的自身免疫性 POF 患者，使用雌激素、孕激素序贯疗法，月经恢复后第 1d 口服泼尼松 5～25 mg/d，每天 1～2 次，同时使用雌激素、孕激素序贯疗法或避孕药。抗心磷脂抗体阳性者，口服阿司匹林 100～400 mg/d。对合并有其他自身免疫性疾病的 POF，应积极注意治疗原发疾病。治疗期间复查性激素，FSH<10 IU、FSH/LH<2.5 时，可以采用 FSH/HMG 促排卵治疗。

（四）赠卵 IVF-ET

对希望生育的 POF 患者，COH 治疗无效者，可用赠送卵子行 IVF-ET。

（五）保存卵巢功能的方法

保存卵巢功能包括冷冻胚胎、冷冻卵母细胞及冷冻卵巢皮质 3 种方法。对于家族中有 POF 史、现有 POF 可能的患者，为解决将来的生育问题，可先将卵子做冷冻保存以备日后使用。

（六）中药治疗或中西医结合治疗

常用滋肾降火、补肾活血配合激素替代疗法（HRT）使卵巢逐渐恢复功能。

（宋英伟）

第二十二章 宫腔镜技术

第一节 宫腔镜检查术

宫腔镜检查直接检视宫腔内病变,并可以定位取材,较传统的诊刮、子宫输卵管碘油造影及 B 超检查更为直观、准确,明显提高了诊断的准确率,被誉为宫腔内病变诊断的金标准。

一、术前评估与准备

宫腔镜检查前应先对患者进行全面评估并完善各项术前检查。

（1）确认检查指征。

（2）询问病史:尤其是有无糖尿病、高血压及重要脏器疾病,有无出血倾向,能否耐受较长时间的膀胱截石位,能否耐受检查术造成的不适,宫颈松弛程度,有无发生并发症的高危因素等,决定是否采取麻醉及麻醉方式,选择适合的手术器械及是否预防性应用抗生素。

（3）查体:常规测量体温、血压、脉搏,妇科检查有无生殖道急性炎症。

（4）化验检查:血、尿常规,凝血功能,肝、肾功能,乙肝表面抗原,HIV 等多项指标检查,阴道分泌物检查。

（5）充分沟通:向患者讲解宫腔镜检查的必要性及操作过程,以取得患者的理解及配合。签署检查术协议书。

（6）检查时间选择:除特殊情况外,一般以月经干净 5 天内为宜。此时子宫内膜薄,黏液少,不易出血,观察效果满意。对于不规则流血患者可在血止后任何时间进行检查。在子宫出血时如有必要检查,可酌情给予抗生素后进行。

二、适应证与禁忌证

（一）适应证

对任何疑有宫腔内病变或要对宫腔内病变做出诊断及治疗的患者,均为宫腔镜检查的适应证。

（1）异常子宫出血（abnormal uterine bleeding,AUB）是宫腔镜检查的主要适应证,包括生育期、围绝经期及绝经后的异常子宫出血。对于怀疑子宫内膜癌的患者,因宫腔镜检查可能造成癌细胞向腹腔内扩散,实施检查时膨宫压力不宜过高。

（2）怀疑宫腔内占位性病变,如息肉、肌瘤等。

（3）怀疑子宫畸形,如单角子宫、子宫中隔等。

（4）宫腔粘连的诊断及分型。

（5）检查不孕症的宫内因素。

（6）检查习惯性流产及妊娠失败的子宫颈管及子宫内原因。

（7）宫内异物。

（8）诊断及纠正节育器位置异常,节育器嵌顿、断裂等。

（9）检查与妊娠有关的疾病,如多次清宫后仍考虑不全流产者、胎盘或胎骨残留、葡萄胎、绒癌等。

(10)检查幼女阴道异物及恶性肿瘤。

(11)判定子宫颈癌的范围及放射治疗的效果。

(12)宫腔镜手术后的疗效观察。

(13)经宫腔镜放置输卵管镜检查输卵管异常。

(14)评估药物对子宫内膜的影响。

(二)禁忌证

(1)体温达到或超过37.5℃应暂缓手术。

(2)严重心、肺、肝、肾疾病,难以耐受宫腔镜检查者。

(3)血液系统疾病无后续治疗措施。

(4)急性、亚急性生殖道炎症。

(5)近期子宫穿孔史。

(6)子宫大量出血。

(7)宫颈过硬,难以扩张,宫腔过度狭小难以膨宫影响观察。

(8)浸润性宫颈癌。

(9)早孕欲继续妊娠者。

三、宫腔镜检查操作

(一)麻醉及镇痛

麻醉及镇痛对于保障手术安全至关重要,可减少迷走神经功能亢进的发生,避免心脑综合征等并发症的发生。

常用的镇痛、麻醉方法如下。

1. 吲哚美辛(消炎痛栓)

检查前20分钟将比栓50～100mg塞入肛门深处。

2. 凯扶兰

检查前30分钟口服凯扶兰25～50mg。

3. 宫颈管黏膜表面麻醉

用长棉签浸2%利多卡因插入宫颈管内,上达内口水平,保留1分钟。

4. 子宫内膜喷淋麻醉

将利多卡因凝胶经宫颈管喷注于子宫内膜表面,5分钟后检查。

5. 宫颈旁神经阻滞麻醉

于两侧宫颈旁各注入1%普鲁卡因5～10mL或0.5%利多卡因5～10mL。

6. 静脉麻醉

静脉注入异丙酚等药物。

(二)检查方法

(1)体位:截石位;双合诊或B超检查确定子宫位置、大小。

(2)常规消毒外阴、阴道,铺无菌巾,外阴部覆盖带袋的粘贴手术巾;暴露宫颈,宫颈管内置入无痛碘长棉签消毒。

(3)接通宫腔镜:确认宫腔镜检查设备连接正确,置镜前必须排空注水管及鞘套、光学视管间的空气;膨宫压力设定为70～100mmHg,液体流速为200～300mL/min。

(4)宫颈局部麻醉:将宫颈扩张至大于检查镜镜鞘直径0.5～1mm为宜。

(5)检查顺序:①镜体自宫颈沿宫颈管、宫腔自然腔道方向缓慢、轻柔推入,避免推起子宫内膜或形成假道。首先观察宫颈管。②镜体缓慢进入宫腔,观察整个宫腔形态。边观察边转动镜轴柄,顺序观察宫腔前壁、左侧宫壁、后壁、右侧宫壁。观察内膜情况:有无发育异常、宫内占位、宫腔粘连等异常情况。③镜体到达宫底,转动镜轴柄将检查镜分别对向宫腔两侧,观察双侧宫角及输卵管子宫开口。对于有生育要求的患者,可调节膨宫压力,观察输卵管开口蠕动情况。④检查完毕,在退出镜体时再次观察宫颈管。

(6)对无性生活女性进行宫腔镜检查,可不放置阴道窥器及宫颈钳,保留处女膜的完整性,满足患者需要。

(三)宫腔镜检查中的常见问题及处理

1.宫腔镜进入困难

宫颈狭窄、宫颈管粘连及子宫屈度过大均可导致宫腔镜进入困难。如宫颈管粘连、子宫屈度过大,可使用探针探寻宫腔方向;如宫颈狭窄,可使用 Hegar 扩张器扩张宫颈。必要时可使用麻醉。

2.宫腔内有血凝块或出血

可加大膨宫压力及液体流速将血块及血液冲出。

3.膨宫不良导致视野不清

多因宫颈过松,膨宫液外漏造成。可调整宫颈钳,钳闭宫颈外口、加大膨宫压力及液体流速。

四、宫腔镜检查的并发症及预防

(一)损伤

1.原因

在扩宫及插入宫腔镜时,由于子宫屈度过大、动作粗暴可能发生宫颈撕裂、子宫穿孔。子宫穿孔的发生率约为 0.1%,镜体进入宫颈内口,发生子宫穿孔的机会明显减少。因膨宫压力过高导致已闭塞的输卵管破裂,极为罕见。

2.预防措施

(1)警惕发生子宫穿孔、宫颈裂伤的高危因素,如哺乳期、绝经后妇女及子宫屈度过大、疑有恶性肿瘤的患者。高危患者可于检查前放置宫颈扩张棒,或阴道放置米索前列醇 $200\mu g$,促使宫颈软化,防止损伤。

(2)注意膨宫压力设置,一般在 100mmHg 以下。

(3)B超监护引导下置镜可减少因置镜方向错误导致的损伤。

(4)如有出血增多或患者有剧烈腹痛时,应用B超全面扫查盆腔,注意子宫周围有无游离液体,结合镜下图像,判断有无子宫穿孔及假道形成。

(二)心脑综合征

扩张宫颈及膨胀宫腔可导致迷走神经张力增加,表现出与人工流产时相同的心脑综合征,临床出现头晕、胸闷、流汗、恶心、呕吐、脉搏、心率减慢等症状,一般给予阿托品 0.5～1mg 肌注或静推后症状均可缓解。术前对患者的心理护理、术中轻柔操作、避免过度牵拉宫颈及快速膨宫可减少心脑综合征的发生。

(三)气体栓塞

膨宫时注水管内空气未排净,可能引起空气栓塞,表现为胸闷、气急、呛咳等,应立即停止操作,对症处理(详见宫腔镜手术并发症处理)。

(四)出血

一般宫腔镜检查后均可有少量出血,多在术后一周内干净。出血较多可对症处理(详见宫腔镜手术并发症处理)。

(五)感染

若严格按照正规程序操作,感染发生率很低。Franklin 报道发生率约 0.2%。偶发病例均有慢性盆腔炎史。因此术前应详细询问病史、盆腔检查,必要时术中及术后酌情给予抗生素。

(杨桂英)

第二节　宫腔镜手术的基本操作

一、适应证与禁忌证

(一)适应证

(1)异常子宫出血:包括功能性子宫出血及宫内器质性病变导致出血,如子宫内膜息肉、黏膜下子宫肌瘤等。

(2)子宫畸形:如子宫中隔导致不孕或不良孕史者。

(3)宫腔粘连:各种宫腔粘连导致不孕者。

(4)宫腔异物:如宫内残留节育器、胚物及其他异物取出。

具体适应证分别见各种电切术相关章节。

(二)禁忌证

(1)急性生殖道炎症。

(2)心肝肾衰竭急性期及其他疾病不能耐受手术者。

(3)近期(3个月内)有子宫穿孔史或子宫手术史者。

(4)生殖器官恶性肿瘤。

(5)血液病等凝血系统功能障碍。

(6)宫颈狭窄、瘢痕等,不能充分扩张。

(7)手术当天体温超过37.5℃,血常规检查异常者,应暂停手术。

二、麻醉的选择

宫腔镜手术一般时间较短,术者可根据手术的类型、难易程度及操作时间选择各种麻醉方式。如手术30分钟内完成可选用静脉复合麻醉,如1小时内完成可选用单次硬膜外麻醉。如术中需腹腔镜监护者,则应选用气管插管全身麻醉。无论选用何种麻醉方式,均应配备心电监护及心肺复苏等设备(具体麻醉方式见各电切术章节)。

三、手术的步骤

(一)手术步骤

(1)体位:麻醉后取截石位。

(2)消毒、铺巾:常规消毒外阴,外阴部覆盖带袋的粘贴手术巾;放置宫颈扩张棒者,应取出扩张棒,避免断裂;充分消毒阴道、宫颈。

(3)连接宫腔镜操作系统:分别安装光源、灌流液导管、电缆导线及操作手控件。使用摄、录像系统时,要将连接摄像系统的适配器连接于镜体的目镜上,在插入宫腔前调节摄像机的焦距、色彩及清晰度。

(4)扩张宫颈:应根据所采用电切镜镜鞘直径规格相应扩张宫颈。一般将宫颈扩张至超出电切镜镜鞘直径0.5~1mm为宜。如镜鞘直径为8mm,应扩张宫颈内口至8.5~9mm。如扩张不充分,镜体进入宫腔困难,造成宫颈损伤;若扩张过松,导致膨宫效果不佳,影响手术视野及操作。

(5)启动连续灌流系统,打开进、出水开关,排净注水管中的空气。

(二)操作前注意事项

(1)术前在患者臀部放置塑料收集袋,收集术中流出的液体,以便精确计算术中液体损失量。

(2)进镜后先行宫腔镜检查,进一步明确手术目的及范围。

(3)如有较大凝血块阻塞镜鞘,妨碍灌流液循环时,必须取出手件和镜体或内鞘进行清理。待宫腔视野清晰后开始手术。

（4）宫腔电切镜是单极电路循环，开启电源进行手术前，切记检查连接在患者身上的回路电极，以确保电流有完整的循环通路。

（5）操作时适配器与镜体衔接后始终保持一个方向不能旋转，观察宫腔侧壁时只需顺时针或逆时针方向旋转宫腔镜即可。

四、手术的基本操作

（一）操作原则

（1）切割组织时首先将电切环置于需切除组织的远侧，移动电切环前先启动脚踏开关。当感觉到有切割作用后，再移动切割手柄，按需要切除的深度切入组织，由远及近移动电切环切除组织。

（2）移动速度一般为 1cm/s。切忌在一处固定停留 1s 以上，否则热辐射可能导致子宫穿孔。

（3）切割时应在电切环移入镜鞘后，再放开脚踏开关，才能将组织完全切除。切下的组织一般为条形，两头略薄，中央较厚，呈小舟状。

（4）切割组织的厚度由电切环放置深度决定，其长度则根据电切环及镜鞘移动的距离而定。

（二）切割方法

1.顺行切除法

顺行切除法是最常用的切割手法。先将电切环推出镜鞘伸至远处，然后按照切除深浅及长短要求，由远及近做平行方向切割。

优点：操作方便，容易掌握；且操作时能够清楚看到电切环由远而近的切割过程，不易误切其他组织，操作安全。

2.逆行切除法

与顺行切除法相反，电切时先将电切环放在需切除组织的近侧，切割时将电切环向远处倒推，到达需切除组织边缘时将其切下。较不顺手，且难以清楚观察到电切环向远处移动的距离，有可能将电切环推入子宫壁内，甚至引起穿孔等较严重并发症。建议初学者不要应用此方法。

逆行切除法仅适用于以下几种情况：①需切除组织较多，无法看清远处边界；②欲切除组织下界漂动，顺行切除困难；③电切后创面上某些残余组织，如连接于创面并漂动时，顺行切除有困难，可改为逆行切除。

3.垂直切除法

将电切环由上而下的垂直切割，切割时，电切环的移动度较小，以镜鞘适当上下移动为主。此法多用于切除肿物蒂部。

4.横行切除法

将电切环由左而右或由右而左的横行切割，切除时，电切环移动，镜鞘适当的做横向移动。此法用于切除子宫底部组织和子宫中隔。

（三）电凝方法

电凝主要应用于止血。

1.电切环电凝

用于点状喷射性血管出血。对准喷射出血点直接电凝，如无效，可能因电凝位置与血管走行方向不一致有关，可在出血点邻近部位电凝。

2.滚球电极电凝

用于弥漫性出血。但局部产生片状焦痂，术后可能组织坏死脱落，引起继发出血。

注意若切除组织表面有粗大血管时，应先电凝，再切割组织。

（四）切除组织重量计算

切除组织的重量通常较实际重量减轻，原因：①组织内血液、淋巴液、组织液的渗出、流出；②电凝、电切对组织细胞的烧灼作用,造成组织脱水、细胞萎缩。

通常按如下公式计算:组织实际重量(g)=切除组织重量(g)×1.3

(五)失血量计算

常用方法为 Desmonol 比色法,直接测量灌流液中的血红蛋白浓度(%),再与患者原有血红蛋白浓度相比较,即可得出失血量。计算公式如下:

出血量(mL)=总灌流液量(mL)×测得血红蛋白(g)/原有血红蛋白(g)×100

术中出血多少,主要决定于创面出血程度及切除时间长短。相关因素有:①操作者熟练程度:熟练者切除及止血均快,减少了出血。②切除量及切除时间:切除量越多,时间越长,出血越多。③应用电流种类:应用混合电流者出血少。④切割深度:深达子宫肌层5~6mm,伤及血管网则出血较多。⑤子宫肌层本身的病理变化:伴纤维化者出血少,伴炎性增生者血管增生,血运丰富,子宫肌肉收缩能力差,出血较多。

五、宫腔镜手术的护理

(一)术前护理

1.心理护理

向患者及家属仔细讲解治疗方案的相关知识及手术前后的注意事项,解除患者及家属的思想顾虑,使患者紧张的心情得到放松,主动配合治疗,达到预期目标。

2.皮肤准备

术前备皮、沐浴,取下首饰及义齿,更换清洁衣裤。备皮范围:上至耻骨联合上10cm,下到会阴部、肛门周围、腹股沟及大腿内侧上1/3。

3.胃肠道准备

术前6小时禁食水,给予辉力118mL肛入或0.1%肥皂水500~1000mL不保留灌肠,以免因硬膜外麻醉后造成呕吐使胃内容物反流引起窒息和因肛门松弛致粪便污染手术台。

4.阴道准备

术前晚,为患者阴道擦洗,并协助医师为患者放置宫颈扩张棒或给予米索前列醇肛入。

5.排空膀胱

术前无需留置导尿,但在进手术室前嘱患者排空膀胱。

(二)术中护理

将手术患者接进手术室后,严格执行查对制度,首先在上肢建立一条静脉通路,硬膜外麻醉后协助患者取膀胱截石位,与手术者配合将光源线、电极和摄像头等套上无菌套妥善固定并连接,防止脱落。将灭菌后宫腔镜手术器械根据手术所需的前后顺序,摆好在器械台上,以方便手术操作。手术过程中,密切监视仪器的正常运转情况,根据需要调节膨宫压力,一般维持在100mmHg以下,以宫腔膨胀视野清晰为准,尤应注意容器内应有足够的灌流液,随时补充,不能使灌流液流空,以免发生空气栓塞。准确记录宫腔灌注量和排出量,及时报告其差值。收集需活检的组织并存放于固定液中,贴好患者姓名及住院号后送检。

(三)术后护理

1.生命体征的观察

患者返回病房时立即测量血压、脉搏、体温及呼吸,向麻醉师了解术中情况,每15~30分钟测量一次直至血压平稳后遵医嘱测量。

2.体位

术后即去枕平卧6小时并头偏一侧,以免过早抬高头部致使脑脊液自穿刺处渗出至脊膜腔外,造成颅内压过低,牵张颅内静脉窦和脑膜等组织而引起头痛及呕吐物误吸窒息。

3.观察排尿情况

早期督促、指导和协助患者排尿,确实排尿困难者可诱导排尿,必要时给予导尿。

4.饮食护理

术后 6 小时可进流质饮食,次日根据肠蠕动恢复情况逐渐给予半流质、普通饮食。

5.观察阴道出血

对手术创面大、出血多的患者,多在术后放置宫腔气囊导尿管,向气囊内注入生理盐水 8～10mL。起到压迫止血作用。术后要注意观察阴道出血情况,如有鲜血流出,应及时报告医师,遵医嘱给予处理。如无异常一般术后 24 小时撤掉宫腔气囊导尿管。

6.疼痛的护理

术后患者可出现不同程度的疼痛,嘱患者行放松术多可自行缓解,若不能缓解者可给予镇痛剂。

7.并发症的观察与护理

(1)出血:出血是宫腔镜手术最常见的并发症之一,出血量少时,只做一般护理不需特殊治疗。出血量多时用缩宫素对症输液处理,并为患者提供安静的环境,保持平卧、吸氧、保暖,严密观察生命体征及准确记录出入量。

(2)子宫穿孔:子宫穿孔多发生于子宫底部,术中给予对症处理。如穿孔部位损伤较大血管,严重者术后表现为烦躁不安、多汗、腹痛、血压下降,应立即通知医生,遵医嘱迅速静脉滴注缩宫素 20U 和地塞米松 10mg,并给予进一步治疗。

(3)心脑综合征:主要由于扩张宫颈和膨宫导致迷走神经张力增加所致,表现为恶心呕吐、心率减缓、血压下降、面色苍白,甚至休克。术前用米索前列醇使宫颈易软化、易扩张,术中必要时给麻醉药,都可预防并发症的发生。若症状发生时应立即采取平卧位,叮嘱患者放松并深呼吸多能缓解,必要时给予氧气吸入,静脉输液及皮下注射阿托品 0.5mg 等处理。

(4)空气栓塞:空气栓塞是宫腔镜手术中罕见但致命的并发症,致死率高达 70% 以上。开放的静脉暴露、外界空气的压力高于静脉的压力即可发生空气栓塞。故术中应加强巡视,及时更换液体,容器保持足够的灌流液,避免患者头低臀高位,这些措施都可以避免空气栓塞的发生。一旦发生空气栓塞应立即左侧卧位并抬高右肩,加压给氧,静推地塞米松 5～10mg,给予解痉扩血管药、强心利尿剂,并注入大量生理盐水促进血液循环,长针穿刺右心室抽出气体,急救后转入高压氧舱复苏治疗。

(5)水中毒:水中毒是膨宫液过大、水超量吸收所致。水中毒早期以胸闷、烦躁不安为主。疑有水中毒时,应遵医嘱静脉滴注利尿剂或小量高渗盐水,并限制液体量,监测血清 Na^+ 浓度及生命体征。

(6)预防感染:掌握宫腔镜诊治术的适应证和禁忌证,选择好的手术时机,一般在月经干净后 3～7 天内进行,术前彻底的阴道准备及器械的严格消毒,术中严格执行无菌操作规程,术后有针对性地给予抗生素治疗,保持会阴清洁,及时更换会阴垫,可避免引起感染。

(四)出院指导

患者保持会阴部清洁,勤换内裤。患者术后 1 个月内禁止性生活、盆浴。指导患者一个月后门诊复查。

(杨桂英)

第三节 子宫黏膜下肌瘤宫腔镜电切术(TCRM)

一、子宫黏膜下肌瘤概述

子宫肌瘤是女性生殖器最常见的良性肿瘤,由平滑肌及结缔组织组成。常见于 30～50 岁妇女。根据肌瘤与子宫肌壁的关系分为子宫肌壁间肌瘤、浆膜下肌瘤及黏膜下肌瘤。子宫黏膜下肌瘤向宫腔方向生长,突出于宫腔,表面仅为黏膜层覆盖;易形成蒂,在宫腔内生长犹如异物,常引起子宫收缩,肌瘤可被挤出宫颈外口而突入阴道。黏膜下肌瘤因子宫内膜受压,易发生表面溃疡,局部坏死、出血或继发感染,因而临床症状出现早,月经改变明显,甚至可能发生严重贫血等情况。

多数宫腔内肌瘤是部分在宫壁内生长,部分在黏膜下,向宫腔内突起,称为无蒂黏膜下肌瘤,肌瘤形成蒂后称为有蒂黏膜下肌瘤。肌瘤大小可小于1cm,亦可大于9cm,可单发亦可多发。

二、子宫黏膜下肌瘤的宫腔镜下图像特征

子宫黏膜下肌瘤的宫腔镜下典型图像是突出于宫腔内的圆形包块,被覆内膜常呈萎缩状,色泽略淡,表面可见扩张的血管网。用物镜触及时感质地坚韧,并阻碍镜体通过。

目前国际上广泛采用的宫腔镜下的子宫黏膜下肌瘤分类是荷兰 Haarlem 国际宫腔镜培训学校标准,是按照肌瘤与子宫肌层的关系做出的,共分为 0 型、Ⅰ 型、Ⅱ 型三类。

0 型:为有蒂的黏膜下肌瘤,未向子宫肌层扩展。

Ⅰ 型:无蒂,向肌层扩展<50%,黏膜自子宫壁向肌瘤移行的角度为锐角。

Ⅱ 型:无蒂,向肌层扩展>50%,黏膜自子宫壁向肌瘤移行的角度为钝角。有蒂的黏膜下肌瘤有时与子宫内膜息肉难以鉴别,需组织病理学诊断。

三、适应证

术者应根据自身的经验及技术水平制定适应证,选择适宜的手术对象,才能保证手术的安全及治疗效果。

(1)月经过多或异常出血。

(2)子宫大小一般限于妊娠 10 周内,宫腔深度<12cm。

(3)黏膜下肌瘤或内突壁间肌瘤大小<5cm,于技术熟练者可放宽手术指征。

(4)黏膜下肌瘤蒂大小<5cm。

(5)除外子宫恶变。

(6)脱至阴道的黏膜下肌瘤,其大小及蒂粗细不限。

四、手术准备

(一)术前评估

了解黏膜下肌瘤或内突壁间肌瘤的大小、位置、数目、有无变性,评估宫腔镜手术的可行性。常用方法有B超结合宫腔镜检查、子宫输卵管碘油造影、MRI 等。B超及宫腔镜联合检查便于明确黏膜下肌瘤大小、形态、部位、蒂的粗细,肌瘤向宫腔突出程度及肌瘤在肌壁内埋藏深度,肌瘤与输卵管开口位置关系等,并为之分类,借以决定是否适合宫腔镜手术,还可直视下定点活检,除外恶性病变。

(二)手术时间选择

月经周期前半期是手术理想时间,视野清晰,术中出血少。如出血过多,则分泌期亦必须手术。

(三)麻醉

除局部麻醉外,其他麻醉方式均可选择,多选择硬膜外麻醉或腰硬联合麻醉。

(四)术后处理

对于有生育要求及创面较大的患者可给予雌激素治疗,促进子宫内膜生长,加速上皮化,防止宫腔粘连。

五、手术操作与技巧

(一)手术操作

1.0 型黏膜下肌瘤

(1)瘤体脱入宫颈管或阴道内,而根蒂部仍位于宫腔内或宫颈管内,可先将瘤体用宫颈钳钳夹后向外

牵拉,辨清根蒂部位置,再插入电切镜切断蒂部。切割时应注意牵拉肌瘤使根蒂部下方正常组织突向宫腔内,因此切割方向要与宫壁平行,切除后断面回缩,一般不需追加切除。

(2)如瘤体未脱出宫颈管,且根蒂部较粗,先将瘤蒂切割变细,再将瘤体切削,缩小体积,最后宫颈钳钳夹瘤体,边拧转边取出。

2.Ⅰ型黏膜下肌瘤

术中应努力增加肌瘤的外突程度,在 B 超的监护下完成手术。①用环形电极将肌瘤基底部被膜逐步切开,利用镜体前端钝性剥离肌瘤。②同时静脉滴注缩宫素促进子宫肌层收缩,调节宫腔压力,促使肌瘤进一步向宫腔内突出,再用环形电极切削瘤体。切割瘤体时,沿瘤体两侧对切,使瘤体切割成蜂腰形凹陷。③最后以卵圆钳钳夹蜂腰形凹陷远端瘤体,在 B 超监护下边拧转边牵拉取出,防止动作粗暴,造成子宫穿孔。

3.Ⅱ型黏膜下肌瘤

此型完全切除较困难,可切开包膜后,先切除突向宫腔的瘤体部分,将瘤体缩小至一定程度,再用缩宫素静滴即可将残留肌瘤完全突向宫腔。可按Ⅰ型黏膜下肌瘤先将外突于宫腔内的瘤体及肌层 5mm 内残留瘤体切除,术后 2~3 个月复查宫腔镜,可再次行 TCRM 将残余瘤体完全切除。

(二)手术技巧

(1)手术前应先将瘤蒂部位粗大血管电凝,减少出血。

(2)环形电极切割时在肌瘤游离最大径线的两端顺行或逆行切割,缩小瘤体,并切出蜂腰形凹陷,便于卵圆钳钳夹,肌瘤碎片可用镜鞘带出,亦可用卵圆钳夹出。

(3)无蒂的黏膜下肌瘤切除后残留的肌瘤包膜将自然消融,不必强制切除。

(4)术中避免切割过深伤及子宫肌层血管。

(5)术后应降低膨宫压力,对于搏动性出血应彻底电凝止血。

(三)TCRM 常见并发症

TCRM 常见并发症为出血、子宫穿孔、TURP,少见的有子宫内翻、子宫瘘管。另外子宫肌瘤有恶性变可能,因此切除所有组织应送病理检查。

(杨桂英)

第四节　子宫内膜息肉宫腔镜电切术(TCRP)

一、子宫内膜息肉概述

子宫内膜息肉为宫腔镜下的描述性诊断。它是异常子宫出血及不孕症的常见原因。可发生于青春期后任何年龄女性,尤其是29~59 岁妇女。由于缺乏恒定症状,其确切发病率很难估计。Scoot 等报道子宫切除标本子宫内膜息肉发病率为 2%~8%,而 Speert 等报道绝经 2 年以上女性尸检息肉发生率约 15%。子宫内膜息肉可位于宫颈管及子宫腔内任何位置。其成分为内膜、腺体及间质。其形态具有多样性,主要取决于产生息肉的部位及息肉组织对体内甾体激素的反应。但因其无典型、恒定的症状,临床上往往难以确诊。B 超、输卵管碘油造影及诊断性刮宫诊断均有局限性,假阴性率高。Angioni 报道宫腔镜诊断子宫内膜息肉敏感度 100%,特异性 97%,准确率 91%,与术后病理几乎完全一致。

二、子宫内膜息肉病理特征

(一)功能性息肉

源于成熟的子宫内膜,来自内膜对卵巢激素的反应,并随卵巢周期而变化。其体积一般较小,月经期可部分或全部脱落。典型的息肉基底较宽，柔软，色泽、血管与周围内膜相似，可能被误认为局限性增生的子宫内膜。

（二）非功能性息肉

源于未成熟的子宫内膜，对孕酮不敏感，但对雌激素仍有反应。雌激素支持其生长，可长得很大，蒂很长，并由于宫腔挤压变形。息肉多呈黄红色，远端可有瘀斑呈紫红色。

（三）腺肌瘤型息肉

为罕见类型。其特征是息肉组织内有平滑肌成分，覆盖肌组织表面的内膜往往呈萎缩状。

（四）绝经后息肉

又称萎缩性息肉。绝经后增生性或功能性息肉退化，与周围的内膜呈现相似变化。组织学特征是腺上皮萎缩，腺管扩张，间质纤维化。

三、子宫内膜息肉的宫腔镜下图像特征

宫腔镜下见子宫内膜息肉形态多样，多为卵圆形，亦有三角形、圆锥形或不规则形。外观较柔软，富有光泽，色泽类似于周围内膜，或略鲜红。其表面光滑，有的可见微血管网纹。多数息肉有蒂，或细而长，或宽而短，较大息肉顶端可伴有坏死呈紫褐色。息肉可以从子宫壁的任何部位、任何角度向宫腔内突出生长，也可见于宫颈管内，息肉大小不一（0.2～3cm），可为单发，亦可为多发。息肉不像内膜碎片那样随膨宫液抖动，亦不像黏膜下肌瘤那样坚实固定。其形态不受膨宫压力增减而变化。

四、适应证

任何引起异常子宫出血的子宫内膜息肉均为 TCRP 适应证。

五、手术准备

（一）术前评估

B 超及宫腔镜联合检查明确息肉大小、形态、部位、蒂部情况，并行诊刮活检，除外恶性病变。

（二）手术时间

同 TCRM。

（三）麻醉

手术时间短，多选择静脉复合麻醉，亦可选用硬膜外麻醉。

六、手术操作与技巧

（一）手术操作

1. 设计切割手法

首先在镜下观察息肉形态、大小、根蒂位置，注意根蒂部与周围组织关系，设计切割手法。多发性息肉，如宫腔内被息肉填满，视野不清，可先行吸宫术。

2. 切割方法

环形电极自息肉远端套住息肉根蒂部切割，电切深度达根蒂下方 2～3mm 浅肌层组织。

（二）注意事项

（1）对于未生育患者，切割息肉时，应尽量减少对子宫内膜的损伤。

（2）对于宫角部息肉，不可切割过深，尤其是老年患者，子宫萎缩，肌层变薄，易发生穿孔。

（3）对于 40 岁以上妇女建议在选择性切除子宫内膜息肉后遍刮内膜送检，防止遗漏子宫内膜癌的早期病变。

（三）手术并发症

因 TCRP 手术时间短,切割范围局限,发生 TURP 综合征、宫腔粘连及宫腔积血的危险小。但有息肉恶性变问题,统计资料显示恶变率约 0.5%,故应将所有切除标本送病理组织学检查。

（杨桂英）

第五节　宫腔镜子宫内膜电切术(TCRE)

TCRE 主要应用于功能失调性子宫出血患者保守治疗失败,但不愿切除子宫或无法耐受子宫切除手术者。

一、功能性子宫出血概述

功能失调性子宫出血(dysfunctional uterine bleeding,DUB)是因调节生殖的神经内分泌机制失常引起的异常子宫出血,简称功血。功血可发生于月经初潮至绝经期间的任何年龄,其中发生于绝经前期占50%,育龄期占 30%,青春期占 20%。其主要临床表现为异常子宫出血,包括月经过多,月经频发,子宫不规则出血,月经频多。其病程可以是一过性的,也可以绵延数月需药物或手术治疗方可治愈。子宫内膜增生是引起功血最常见的组织病理变化。子宫内膜增生分为单纯性、复杂性及不典型增生。单纯性增生通常有腺体扩张及内膜间质增生,而呈现轻度的不规则形态。复杂性增生有明显的腺体增生,腺管的极性消失,排列不规则。而不典型增生则是包含有异型细胞的子宫内膜腺体过度增生。

二、功能性子宫出血的宫腔镜下图像特征

（一）单纯性增生

宫腔镜下见多发性小息肉或单发性较大息肉,也可呈苔状隆起。表面平滑不透明,有时可见到小圆形透亮的囊胞,呈现从赤红到灰白各种颜色。表面血管较细小,走行规则。

（二）复杂性增生

宫腔镜下呈现黄白色或红色不透明的息肉状或苔状突起,表面可见到异型血管及大小不等、分布不均的腺管开口。

（三）非典型增生

宫腔镜下见息肉状或苔状突起,表面不透明,黄白色或灰白色,有异型血管。

三、适应证与禁忌证

（一）适应证

(1)功能失调性子宫出血患者,经一般药物保守治疗无效者。

(2)年龄超过 40 岁,无生育要求者。

(3)不能耐受子宫全切术者。

(4)患有血液系统疾病或需终身服用抗凝剂而致月经过多者。

(5)子宫<妊娠 9 周大小,宫腔深度<12cm。

(6)初次子宫内膜切除术后效果不理想者,可再次手术。

（二）禁忌证

(1)宫颈瘢痕,不能充分扩张。

(2)子宫屈度过大,宫腔镜不能达到宫底者。

(3)子宫恶性肿瘤。

(4)高度怀疑合并子宫腺肌症,增加手术失败率,为 TCRE 相对禁忌证。

四、手术准备

(一)术前准备

子宫内膜预处理,包括:①药物性预处理:使子宫内膜萎缩,子宫体积缩小,减少血管再生,缩短手术时间,减少出血,提高手术安全性、有效性。常用药物:达那唑 200mg,口服,3 次/天,1～3 个月;内美通 2.5mg,口服,2 次/周,1～3 个月;GnRH-a,常用的有曲普瑞林、亮丙瑞林等,3.75mg,皮下注射,1 次/28 天,1～3 个月。②机械性预处理:术前负压吸宫薄化内膜厚度。

(二)手术时间选择

(1)月经后,子宫内膜处于增生早期,子宫内膜厚度<4mm,为手术理想时间。

(2)已做子宫内膜预处理者,子宫内膜已薄化或萎缩,非经期亦可手术。

(3)如有不可控制的出血,可急诊手术。

(三)麻醉

同 TCRM。

五、手术操作与技巧

(一)手术操作

(1)扩张子宫颈口:充分扩张子宫颈口至 9mm,置宫腔镜检视宫腔,如内膜较厚,可先吸宫。

(2)电切方法:①用功率 80～100W 混合电流完成电切术;②用 0°电切环切割宫底部,电切深达子宫内膜下方浅肌层,也可用滚球电极电凝宫底部子宫内膜;③用 90°电切环按顺时针或逆时针方向,自宫底切面开始,自上而下,依次切除子宫壁的内膜及浅肌层。

(3)电切深度:达子宫内膜下 2～3mm,此深度足以切净全层子宫内膜及浅肌层,又不致切到大血管,引起出血。

(4)电切顺序:先从后壁开始,依次切除子宫侧壁及前壁的内膜及浅肌层。如下界终止在宫颈内口下 1cm,为全部子宫内膜切除;下界终止在宫颈内口上方 1cm,为部分子宫内膜切除。

(5)电极移动速度及长度:电极移动速度控制于 3cm/s,以无组织牵拉感为宜。电切环移动长度限制在 2.5cm 以内,首先切净子宫上 1/3 内膜,之后切除中 1/3,如做全部子宫内膜切除,则切除下 1/3 内膜直至宫颈管。如技术娴熟,可通过移动电切镜增加切割长度,自宫底部到子宫峡部。切除的组织碎屑可用卵圆钳夹出,避免妨碍宫腔镜视野。

(6)切除完毕后,再次进镜,检查并切除残存的子宫内膜岛。

(7)术终降低膨宫压力,观察出血点,电凝止血。

(二)注意事项

(1)宫底部及两宫角部最难切割,易发生穿孔。切割宫角部内膜时应自远离输卵管开口 5mm 处开始,避免将电切环推入过深;可分次薄层削刮,使用滚球电极电凝,更为安全。

(2)膨宫压力不足时,子宫两侧壁可呈闭合状,两侧宫角较深,常有残留的子宫内膜,应于术中加大膨宫压力,彻底切除残存的内膜组织。

(3)如子宫内膜较厚,电切后可再用滚球电极电凝一遍,可提高疗效。

(4)子宫内膜及浅肌层切除后,如自切割基底的肌层中出现粉红或鲜红色的子宫内膜组织,呈喇叭花状,则为子宫腺肌病病灶。

(三)并发症及处理

常见的术中并发症为子宫穿孔、TURP 综合征、出血等;术后并发症为感染、出血、宫腔粘连、宫腔积血、腹痛、PASS 等。处理见"宫腔镜手术并发症及防治"。

(杨桂英)

第六节 子宫中隔宫腔镜电切术(TCRS)

一、子宫中隔概述

子宫中隔是最常见的女性生殖道畸形,占子宫畸形的80%～90%,在不孕人群中的发生率约17.9%。其发生原因系因两侧副中肾管融合不全,在宫腔内形成中隔。根据副中肾管融合程度分为不完全中隔及完全中隔。其中大部分为不完全中隔,完全中隔占14.0%～17.0%。不完全中隔仅将部分宫腔分开,完全中隔则延伸至宫体全长,并达到宫颈外口,20%～25%完全中隔患者合并阴道纵隔。

子宫中隔使宫腔对称形态发生改变,畸形的子宫内膜及肌壁往往发育不良,血供不足,不利于受精卵种植,或即使种植,但胎儿不能正常发育及存留,因而导致不孕、早期流产、反复流产等不良妊娠结局发生。

结合病史、B超、宫腔镜检查及子宫输卵管碘油造影,子宫中隔易于诊断。B超影像显示子宫外形正常,宫底部较宽无凹陷,横切面显示宫内中部回声略低,宫腔被部分或完全分开,内膜呈“Y”字形。三维超声显示内膜为完整“Y”字形,宫底无凹陷。

二、子宫中隔的镜下图像特征

子宫中隔分为不全中隔和完全中隔,其中以不全中隔为多见。

(一)不全中隔

宫腔镜下为宫底部发出中隔样组织将宫腔分为两部分,每个宫腔内均可见到输卵管开口;中隔下极均在宫颈内口上方;有的隔较薄,有的隔厚而长。中隔长度是以两侧输卵管开口的连接线为底线,测定中隔的突出部分的长度。

(二)完全中隔

中隔延及宫体全长并达宫颈外口,但常在宫颈内口上方中隔薄弱处发生左右侧宫腔交通情况。因而宫腔镜检查时,只看上方,似乎为不完全中隔,而向下看时可见宫颈管内中隔。

三、适应证

不明原因不孕、有不良孕史或任何辅助生育技术无效,全面评估时发现子宫中隔者。

四、手术准备

(一)术前评估

通过HSG、超声、宫腔镜、MRI等明确诊断,确定中隔类型。进行TCRS前应对于妊娠失败其他因素全面评估。包括夫妻双方染色体检查,激素水平测定,自身、异体免疫情况、泌尿系统有无畸形等,综合分析,判断预后。

(二)手术时间

手术应选择月经净后近期进行,以免狭小宫腔被内膜覆盖,影响手术视野,造成操作困难。

(三)手术准备

术前宫颈放置扩张棒,软化宫颈。

(四)麻醉方式

腹腔镜监护者行气管插管静脉复合全身麻醉,B超监护者硬膜外麻醉。

(五)术后处理

术毕宫腔放置IUD,2～3个月后取出。同时补充雌孕激素人工周期治疗3个月,并复查宫腔镜检查,评价手术疗效。

五、手术操作与技巧

在宫腔镜技术问世前,子宫中隔的手术治疗均为经腹子宫成形术。手术需剖腹、切开子宫,创伤大、出血多,术后恢复时间长,且可能仍因宫腔缩小、形态异常,或盆腔粘连造成不孕,即使妊娠并能维持至足月,亦需要行剖宫产术防止发生子宫破裂等严重并发症。TCRS 创伤小,出血少,术后恢复快,术后病率低,是治疗子宫中隔的金标准。

(一)手术操作

(1)腹腔镜诊断及监护:腹腔镜可协助明确子宫畸形诊断,术中监护,防止发生子宫穿孔、脏器损伤等并发症。

(2)宫腔镜再次明确子宫中隔诊断:观察中隔类型、长度及宫腔大小、形态,包括区分完全、不完全中隔,中隔宽度、中隔尖端至宫底长度(上下径)、子宫前壁至后壁中隔长度(前后径),两宫腔大小及是否对称等。

(3)B 超监护时,以环形电极抵住中隔尖端,通过 B 超扫描,测量中隔尖端至基底长度。

(4)中隔切开:①环形电极或针形电极划开中隔直至宫底;②针形电极划开并修整内突的子宫底,直达宫角部,将两侧宫腔打通,形成一个对称的宫腔。术毕行透光实验:将宫腔镜置于宫底部,此时腹腔镜监护下可见宫底部透光均匀。反透光实验:将腹腔镜置于宫底部,宫腔镜下见宫底部透光均匀。

切割时注意电极方向及切割深度,左右对称切割,每侧一刀,交替进行,术中随时注意观察宫腔对称性,避免一侧切割过深,导致宫腔变形;切割至中隔基底部时,在 B 型超声监测下,中隔尖端距双侧输卵管开口连线的垂直距离 0.5 厘米,或见中隔基底部红色子宫肌层组织,即达到切割标准。避免切割过深,造成子宫出血和穿孔。

(二)术后并发症

TCRS 常见并发症为子宫穿孔、TURP、出血、宫腔粘连等。

(杨桂英)

第七节　宫腔内异物宫腔镜取出术(TCRF)

一、宫腔内异物概述

宫腔内异物最常见的为宫内节育器残片,其次为流产或中期引产残留的胚物、胎骨,少见的有断裂的宫颈扩张棒、取环钩、手术缝线等。一般根据异物的外观特征,结合病史、超声、X 线等影像学检查,其诊断不难,但亦有因异物过小以及宫腔出血、内膜碎片或宫腔内病变掩盖而发生漏诊、误诊情况者。

二、手术操作与技巧

TCRF 是指在宫腔电切镜直视下取出异物组织的手术。宫腔镜下可直接发现异物,准确定位,手术安全,成功率高,创伤小,尤其是在 B 超监护下,手术更加安全、有效。

(一)宫内节育器(IUD)

对于尾丝断裂、盲取失败、可疑嵌顿的 IUD,或部分断裂宫内残留的 IUD,以及绝经后取出困难的 IUD,均需借助宫腔镜取出。宫腔检查镜配有异物钳等,可在直视下夹取 IUD,如力度不够或有嵌顿情况则需使用手术宫腔镜。用环形电极或针形电极划开嵌顿周围肌层组织后取出残留 IUD,如有 IUD 嵌顿过深者,应结合腹腔镜检查,以明确 IUD 有无穿透浆膜层的情况。

(二)胎骨残留

流产后胎骨残留较少见,但大月份流产时亦有可能发生。患者可能出现不规则阴道流血及继发不孕等情况。B超下可见宫腔内不规则强回声。宫腔镜检查时可直接看到宫腔内残留胎骨样组织。对于无嵌顿者可在B超监护下,直接用电切环带出或卵圆钳夹出,如有嵌顿者,则需切开嵌顿周围肌层组织后取出。

（三）胚物残留

不全流产、稽留流产、胎盘粘连、胎盘植入等均可造成胚物残留于宫腔,引起不规则流血、宫腔粘连及继发不孕等情况。盲目的诊断性刮宫可能无法刮除或刮净残留的胚物组织。宫腔镜既可以明确诊断,又可以切除残留组织,定位准确,安全、有效,创伤小。

（杨桂英）

第八节　宫腔镜宫腔粘连分离术(TCRA)

一、宫腔粘连概述

宫腔粘连是指因宫腔手术操作或因放射、感染造成子宫内膜破坏,引起宫壁相互粘连而出现的一系列临床病变,包括腹痛、闭经、月经过少或流产、不孕等症状。病因主要是妊娠子宫损伤、非创伤性因素及生殖道结核感染。

正常宫腔前后壁互相接触合拢,基底层完整,即使在月经期出现子宫内膜剥脱,也不会产生粘连。由于各种原因造成子宫基底层破坏,无正常周期性子宫内膜剥脱,纤维蛋白原渗出、沉积,再继发感染则可形成宫腔粘连。宫腔粘连在产后刮宫患者中占 9.0%～30.0%,在流产后清宫患者中占 7.7%～30.2%,在不孕症患者中占 4.8%～22.0%,在继发闭经患者中占 1.7%～5.1%。

宫腔镜问世之前,宫腔粘连的诊断需依靠病史、体格检查及输卵管碘油造影等。目前宫腔镜检查是宫腔粘连诊断的金标准。宫腔粘连的部位、范围、组织类型、内膜纤维化程度及导致的月经改变症状等多种多样。要建立一个完善的诊断标准非常困难。目前为止尚没有一种分类方法能完整地描述宫腔粘连的程度,尤其是无法提示预后。美国生殖协会根据宫腔粘连的范围、粘连类型及月经情况进行分类,并以此判断治疗效果及其预后。虽然仍有许多缺陷,但临床应用方便,是目前国际应用较广泛的分类方法(表 22-1)。

表 22-1　美国生殖协会 IUA 预后分类

宫腔粘连范围	<1/3	1/3～2/3	>2/3
评分	1	2	4
粘连类型	菲薄	菲薄和致密	致密
评分	1	2	4
月经模式	正常月经	月经减少	无月经
评分	0	2	4

注:预后评价:Ⅰ级(轻)1～4 分,Ⅱ级(中)5～8 分,Ⅲ级(重)9～12 分

二、适应证

由于宫腔粘连引起的不孕、不育、月经减少、闭经及痛经者均可行 TCRA。

三、手术准备

（一）术前评估

同 TCRM。

（二）手术时间

对于粘连所致闭经的患者可在月经周期的任何时期实施。对尚有月经来潮的患者,应在月经干净后

尽早实施。

（三）麻醉

同 TCRM。

（四）术后处理

术后即刻放置宫内节育器并人工周期治疗，促进创面上皮化，预防粘连再次形成。

四、手术操作与技巧

（一）手术操作

根据宫腔粘连的性质、范围及内膜破坏程度，TCRA 又分为：

1. 膜样粘连分离术

膜样粘连组织较为疏松，分离比较容易进行。可在宫腔镜下使用微型剪刀剪开粘连组织。对于范围较大或周边型膜样粘连，可使用针形电极划开。

2. 纤维结缔组织粘连分离术

纤维结缔组织粘连较为致密，尤其是粘连组织较宽者，可先用环形电极切除粘连组织，辅以针形电极划开，逐渐显露宫角、宫底及输卵管开口，直至宫腔形态完全显露。

（二）注意事项

(1) 手术尽量恢复宫腔正常形态，充分暴露两侧宫角及输卵管开口，减少对残留正常内膜的损伤。对于广泛粘连患者需多次手术。

(2) 术中腹腔镜或 B 超监护减少子宫穿孔等损伤。

（三）手术并发症

最常见为子宫穿孔，其次术中、术后出血。TCRA 术后易发生宫腔再次粘连，尤其重度粘连复发率高。术后应短期内宫腔镜二次探查，分离再次形成的粘连。

（杨桂英）

第九节　宫腔镜手术并发症及防治

宫腔镜手术并发症虽少，但一旦发生后果很严重。其主要并发症有子宫穿孔、TURP 综合征、出血、感染等。医生进行宫腔镜手术时，必须充分了解各种并发症的发生原因、识别方法及其防治。

一、子宫穿孔

子宫穿孔是宫腔镜手术最常见的并发症。有学者统计近 15 年文献报道，其平均发生率为 1.22%。如未能及时发现，常规器械或带有电能、激光的器械通过穿孔的子宫，可能造成邻近脏器损伤；导致腹膜炎、瘘管、大出血、空气栓塞等致命并发症。

（一）发生子宫穿孔原因

1. 术者经验

多数穿孔发生在开展手术的初始阶段。随着操作技术的熟练及手术经验的积累，子宫穿孔的发生率会逐渐降低。

2. 解剖学部位

穿孔多发生于宫底角部、峡部等，此处肌壁较薄，也是手术操作最难的部位。

3. 作用电极

常用的电极及激光均可发生穿孔损伤。在狭小的宫腔内使用长杆带电器械、激光光柱，需要眼、脑、手、脚协调配合,否则极易发生热损伤。

4.手术种类

TCRA、TCRS 较 TCRM、TCRE、TCRP 更易发生子宫穿孔,因而术中应严密监护防范。

5.既往有子宫创伤史

(二)子宫穿孔的识别

(1)B 超监护下见子宫周围有游离液体,或突然见大量灌流液涌入腹腔。

(2)宫腔镜下见到腹膜、肠管、网膜等脏器,尤其是有腹腔镜经验者较易识别。

(3)腹腔镜监护下见子宫浆膜层透亮,起水疱,或见出血、血肿、穿孔创面。

(4)患者情况突然恶化,出现心率加速、血压下降,B 超见腹腔内大量游离液体。

(5)腹腔渐进性膨胀。

(三)子宫穿孔的处理

首先查找穿孔部位,决定处理方案。

(1)子宫底部肌肉肥厚,血管相对较少,如出血少,可给予缩宫素及抗生素,密切观察。

(2)子宫侧壁及峡部穿孔易伤及子宫血管,引起大量失血,甚至休克,应立即开腹探查。

(3)穿孔情况不明者,应腹腔镜探查,即使全身情况正常也应进行,以明确是否出血及其来源。穿孔处出血可腹腔镜下双极电凝止血,破孔较大者应缝合。

(四)子宫穿孔的预防

(1)B 超和(或)腹腔镜监护 B 超监护时,电切或汽化的高热使其基底肌肉组织受热脱水,形成强回声,当强回声达浆膜层时,提示继续在此处切割,将发生子宫穿孔。腹腔镜监护时见浆膜面透亮,起水疱,或子宫局部透光增强,均提示子宫即将穿孔。

(2)手术操作中注意视野不清一定不能通电,切割时掌握好深度。使用滚球电极必须滚动,局部停留不应超过 1 秒钟。

子宫穿孔致周围脏器损伤:以肠损伤最常见,占子宫穿孔的2.25%,多为结肠及直肠。膀胱损伤及大血管损伤偶有发生。

二、TURP 综合征

即经尿道电切前列腺(transurethral resection of prostate,TURP)综合征。

(一)发生原因

由于行单极宫腔镜电切时体内吸收大量非电解质灌流介质后引起的一系列症状及体征。发生率0.04%～3%。

(二)临床表现

患者首先表现为心率缓慢,血压升高,继而出现血压降低、恶心、呕吐、头痛、视物模糊、焦虑不安、精神紊乱、昏睡等。这些症状是由于血容量增加,稀释性低钠血症及血浆渗透压降低所致。如诊断、治疗不及时,还可能出现抽搐、心血管功能衰竭甚至死亡。根据其发生的程度可分为轻、中、重三度。

1.轻度

血钠离子浓度在 130～137mmol/L,细胞内外液均为低张性,患者出现疲倦感,头晕、头痛,反应迟钝,不思饮食。

2.中度

血钠离子浓度在 120～130mmol/L,上述症状较为严重,并出现恶心、呕吐、皮肤松弛、反射降低、血压下降。

3.重度

血清钠离子浓度在 120mmol/L 以下,恶心、呕吐加剧,精神恍惚,神志淡漠,最后发生昏迷。临床表现为肌肉张力缺乏,反射消失,脉搏弱,血压下降,甚至休克。

（三）治疗

原则：利尿、处理急性左心衰、肺水肿、脑水肿、纠正低血钾及低血钠。

（1）术后血钠离子浓度在 130～140mmol/L，不需要治疗。

（2）术后血钠离子浓度下降至 120～130mmol/L，静脉给予呋塞米 10～20mg，并限制液体入量。仔细记录液体进出量，每 4 小时监测血钠离子浓度，直到超过 130mmol/L 为止。

（3）血钠离子浓度低于 120mmol/L，需要高渗盐水治疗，并密切监护。

（4）对于出现明显脑病症状的患者，不管血钠离子浓度如何，均应给予高渗盐水治疗。

（5）高渗盐水治疗：首量为总量 1/3，一般 5％氯化钠溶液 200～300mL，再根据病情决定余量补充。

补钠量计算：

所需钠量(mmol)＝(142－测得血钠值)×52％×体重(kg)

所需 5％氯化钠量(mL)＝所需补钠量/0.85

所需钠盐(g)＝所需补钠量/17

补充高渗盐水时注意以下几点：①开始先给予总量的 1/3 或 1/2，再根据神志、血压、心率、肺部体征及血清钠、钾、氯变化决定余量补充；②在低钠血症时，切忌大量补液然后再补钠。因大量补液后使血钠进一步降低，使更多水分自细胞外进入细胞内，细胞肿胀加重；③滴注高渗盐水易刺激局部静脉内膜，引起静脉血栓形成，因而输液局部热敷有助于预防血栓性静脉炎。

（四）预防

（1）术前宫颈及子宫内膜、子宫肌瘤的预处理有助于缩短手术时间，减少灌流液回吸收。

（2）在视野清晰的前提下，尽量采取低压灌流。

（3）避免切除过多的子宫肌层组织，宫腔压力应控制在 100mmHg 以下，不能超过平均动脉压水平，手术时间不应超过 1 小时。

（4）严密监测灌流液差值，如差值达 1000～2000mL 应尽快结束手术，＞2000mL 应立即停止手术。检测血中电解质浓度。

三、术中及术后出血

宫腔镜手术出血并发症分为术中、术后近期及术后远期出血。国外文献报道，宫腔镜术中、术后出血发生率为 0.25％～0.61％。子宫肌瘤尤其是壁间内突肌瘤出血发生率可达 2％～4％。

（一）术中出血

1.原因

（1）子宫肌层切割过深，损伤了肌层血管，引起较多量出血。相比 TCRE，TCRM 术中出血的机会大大增加。尤其是肌瘤较大、位置较深者，易损伤较大血管，引起出血。

（2）另一潜在出血的部位是宫颈管。如侧壁切割过深，可能伤及子宫动脉下行支，引起大量出血。

2.防治

（1）主要是避免术中子宫肌层切割过深。子宫肌层富含血管，其血管层位于黏膜下 5～6mm，约在子宫肌壁内 1/3 处。如切割达血管层可导致大量出血，且不易控制。

（2）对于术中的明显出血点，使用电切环、滚球电极电凝即可有效止血。

（3）如为肌瘤出血，可围绕假包膜电凝血管。也可增加灌流压力协助止血，但注意可能增加 TURP 危险。

（4）手术结束前降低宫内压，寻找出血点，有搏动性的动脉出血必须确切止血。对于范围较大渗血可采用宫腔放置球囊压迫止血。具体方法：20 号氟利尿管，剪去前端，置入宫腔后向球囊内缓慢推注生理盐水 10～30mL，推注盐水量以观察尿管引流情况为准，流血停止即可，避免压力过大造成子宫内膜坏死。术后观察 6～8 小时如无出血，可逐渐抽取盐水至拔除压迫球囊。每次抽取 5mL，观察半小时仍无出血，继续减量。一般留置不超过 24 小时。需同时应用抗生素预防感染。

（二）术后近期出血

1.原因

指术后1周内的出血。因手术结束后宫腔压力下降,几乎所有宫腔镜手术后都会有少量出血。若出血较多,可能与以下情况有关:①术中止血不彻底,宫腔压力高时小血管壁被压迫;②术中小血管已止血,但压力减低后,血管再次开放出血;③术后宫缩乏力,导致整个创面弥漫性渗血。

2.预防

如手术结束时出血持续较多,应及时采取止血措施。

（1）少量出血时纱布压迫即可止血,如手术部位广泛出血可宫腔压迫球囊止血。

（2）垂体后叶素稀释液宫颈注射亦可促进子宫收缩止血。

（3）使用浸有垂体后叶素的棉纱宫内填塞止血。

（4）米索前列醇可有效增强子宫收缩,促进止血。

（5）如以上方法均无效,可考虑子宫动脉栓塞,甚至子宫切除。

（三）术后远期出血

术后1周发生大量出血,除需要宫腔压迫球囊外,还要缝合宫颈外口才能止血。同时给予雌激素、抗生素,促进子宫内膜修复,预防感染。上述情况较少见。

四、感染

宫腔镜手术后感染发生率低,文献报道为$0.01\%\sim2\%$。

（一）发生原因

术后感染与操作器械消毒情况、患者有无生殖系统感染、机体抵抗力及预防性应用抗生素等诸多因素有关。其感染绝大多数为阴道内寄生的潜在病原菌所致的内源性感染。一般为多种细菌混合感染。主要致病菌为需氧的大肠埃希菌和链球菌,厌氧的消化链球菌、消化球菌及脆弱类杆菌,厌氧菌常为盆腔深部感染的主要致病菌。

（二）临床表现

其临床表现为体温升高,下腹疼痛,严重者可出现腹膜刺激症状。还可伴有阴道血性或液性分泌物,多有腥臭异味。

（三）预防

宫腔镜手术感染的预防措施是预防性使用抗生素,严格器械消毒,严格无菌操作,对于合并贫血、糖尿病、营养不良者及抵抗力弱的老年人,应积极对症处理,改善患者机体状况。

五、静脉空气栓塞

静脉空气栓塞（venous air bolism,VAB）:是空气进入了静脉系统,是手术中严重、罕见且致命的并发症。因有些空气栓塞可能无症状,故确切的发生率很难估计。

（一）发生原因

引起VAB的气体可能来源于膨宫的CO_2、注水管中的空气、手术中组织汽化所产生的气泡,以及宫腔压力突然增加和减少形成宫腔负压。分别于手术刚开始时和手术结束前后发生。

（二）临床表现

气栓发生后引起肺动脉高压、缺氧、肺水肿甚至呼吸窘迫综合征。其直接死亡原因是脑缺氧、呼吸衰竭、循环衰竭。临床最早表现呼吸末CO_2分压下降,患者表现为胸闷、憋气、呛咳、发绀,监测生命体征出现心动过缓,血氧饱和度下降,心前区闻及大量水泡音,血压下降等。

（三）处理

诊断空气栓塞最敏感的方法是心前区多普勒超声监测。一旦发生空气栓塞,应立即停止手术,防止气体继续进入,患者转为左侧卧位,正压给氧、心脏按摩。放置中心静脉压导管,尽可能将气体抽出,快速静脉输液。地塞米松 5～10mg 静推,强心利尿治疗。如有条件可转为高压氧复苏。

（四）预防

预防空气栓塞的方法是应避免头低臀高位,尤其是宫腔镜、腹腔镜联合检查或手术时;小心扩张宫颈管,避免损伤。宫颈扩张后应避免宫颈暴露于空气中。放置宫腔镜前最后一支扩张棒应留在宫颈管内,防止气体进入宫腔。还应注意宫腔镜插入前应排净镜管及膨宫、灌流系统连接管内的所有气泡。宫腔镜检查和手术过程中,尽量减少宫腔镜进出宫腔次数,尤其在 TCRM 时。

六、宫腔粘连

宫腔粘连是指各种因素造成子宫内膜破坏,导致子宫肌壁互相粘连而出现的一系列临床症状。据统计,宫腔粘连的患者中 95% 以上有宫腔手术操作史,在宫腔镜手术患者中,宫腔粘连发生率1%～5%。

（一）发生原因

其发生原因与宫腔镜手术的方式及类型有关,子宫内膜切除、多发性黏膜下肌瘤切除及子宫中隔切除术后较多的子宫肌层裸露易导致宫腔粘连。临床观察还发现环形电极切除子宫内膜术后宫腔粘连发生率低,而激光烧灼内膜后宫腔粘连发生率高。具体机制尚需进一步研究。

（二）临床表现

其临床表现为术后 3 个月左右出现周期性下腹痛,可伴有少量阴道出血。根据患者病史、症状及 B 超、宫腔镜检查即可做出宫腔粘连诊断。

（三）预防

对可能发生宫腔粘连的患者,手术结束时直接放置宫内节育器及术后人工周期治疗等。

七、子宫内膜切除术后妊娠

虽然罕见,但仍有可能。Kir 报道其发生率为 0.24%～0.68%。

（一）发生原因

子宫内膜具有惊人的再生能力,尤其是子宫角部,因其解剖学形态内陷,组织结构肌层薄,手术操作难度大,此处内膜往往去除不够彻底,残存内膜再生,则有妊娠可能。

（二）临床表现

TCRE 后妊娠易发生胎盘种植、异位妊娠、人工流产困难等并发症,因此医患双方应对术后无月经、淋漓出血、腹痛等症状提高警惕,定期随访。

八、子宫内膜去除－输卵管绝育后综合征(PASS)

子宫内膜去除－输卵管绝育后综合征(post-ablation-tubal sterilization syndrome,PASS)是 TCRE 晚期并发症。

（一）发生原因

系 TCRE 后宫腔内残存有功能的内膜或日后再生内膜仍有周期性出血,宫腔瘢痕形成或扭曲导致月经血排出受阻,在输卵管远端阻塞时,经血逆流引起输卵管积血所致。

（二）临床表现

术后出现周期性一侧或两侧腹痛,可能合并阴道点滴出血,其疼痛程度与近端输卵管长度、残存子宫内膜面积及出血量有关。

（三）治疗

腹腔镜手术切除。

（杨桂英）

第二十三章 腹腔镜技术

第一节 腹腔镜检查

妇科腹腔镜是融现代妇科手术和内镜诊治技术为一体的微创妇科诊治技术,也是当今妇科医生必备的一种手术技巧。腹腔镜手术是在密闭的盆、腹腔内进行检查或治疗的内镜手术。将接有冷光源照明的腹腔镜经腹壁进入腹腔,连接摄像系统,将盆腔、腹腔内脏器官显示于监视屏幕上。手术医师通过视屏检查诊断疾病称为诊断性腹腔镜手术;在腹腔外操纵进入盆、腹腔的手术器械,在屏幕直视下对疾病进行手术治疗称为手术性腹腔镜手术。

一、适应证

(一)诊断性腹腔镜

(1)怀疑盆腔子宫内膜异位症,腹腔镜检查是最佳的方法。

(2)盆腔粘连伴有腹痛症状。

(3)治疗无效及不明原因急、慢性腹痛和盆腔痛。

(4)不孕、不育。可明确或排除盆腔疾病及了解输卵管外观、判断输卵管通畅程度。

(5)绝经后或青春期前持续存在的<5cm的盆腔肿块。

(6)进行辅助生育技术治疗前了解输卵管阻塞与否。

(7)治疗无效的痛经。

(二)手术性腹腔镜

FIGO(国际妇产科联盟)提出在本世纪应有60%以上妇科手术在内镜下完成。以下疾病是目前国内可用腹腔镜手术治疗的适应证。

(1)输卵管妊娠:可进行输卵管切除术或行切开输卵管去除胚胎及妊娠囊,局部注射药物治疗的手术。

(2)输卵管系膜囊肿切除手术。

(3)输卵管因素的不孕症(输卵管粘连、积水等):行输卵管粘连分离和整形、输卵管造口手术。

(4)卵巢良性肿瘤:可行卵巢肿瘤剥除术、患侧卵巢或附件切除术。

(5)多囊卵巢综合征:有生育要求患者由于排卵障碍,在药物治疗无效或在氯米芬治疗出现药物抵抗时行卵巢打孔治疗以替代卵巢楔形切除。

(6)子宫肌瘤:行子宫肌瘤切除术、子宫切除术及腹腔镜辅助的阴式子宫切除手术。也可行肌瘤消融术、子宫动脉阻断等手术。

(7)盆腔子宫内膜异位症:进行盆腔腹膜病灶电凝或切除,剥除卵巢子宫内膜异位囊肿,分离粘连、深部浸润型子宫内膜异位症病灶切除手术等。

(8)输卵管卵巢囊肿或盆腔脓肿:可在腹腔镜下行输卵管卵巢囊肿或盆腔脓肿切开引流、开窗或切除术,以增加抗生素疗效,缩短应用抗生素的时间及减少盆腔粘连。

(9)早期子宫内膜癌和早期宫颈癌:可在腹腔镜下行筋膜外全子宫切除或广泛全子宫切除术、保留子宫的宫颈根治手术及腹主动脉旁、盆腔淋巴结切除手术。

(10)生殖道畸形:明确诊断后行有功能内膜的残角子宫切除、人工阴道成形等手术治疗。

(11)计划生育:节育环外游取出、子宫穿孔创面修补、绝育术、绝育术后输卵管复通治疗——输卵管端端吻合手术。

(12)盆底功能障碍与妇科泌尿手术:子宫骶韧带折叠术、子宫骶骨固定术、阴道骶骨固定术、骶棘韧带固定术、阴道旁侧修补术、耻骨后膀胱尿道悬吊术或 Burch 手术。

(13)剖宫产憩室修补手术。

二、禁忌证

(1)严重心血管疾病及呼吸系统疾病不能耐受麻醉者。

(2)Ⅱ度以上的心脏左束支传导阻滞。

(3)凝血系统功能障碍。

(4)膈疝。

三、术前准备

(一)详细采集病史

准确掌握诊断性或手术性腹腔镜指征。

(二)术前检查

行全身体格检查、盆腔检查。辅助检查包括阴道分泌物检查、宫颈刮片细胞学检查,术前一周内心电图及胸部 X 线检查除外心血管疾病,术前 3 个月内肝肾功能检查示正常,常规进行血生化检查及乙肝病毒抗原、抗体检测。卵巢肿瘤患者常规进行 CA125、CA199、CA153、CEA、AFP、HCG 等肿瘤标志物测定。

(三)肠道、泌尿道、阴道准备

诊断性手术或无明显盆腔粘连的治疗性腹腔镜术前一日肥皂水灌肠或口服 20% 甘露醇 250mL 及 2000mL 生理盐水或聚乙二醇电解质散溶液清洁肠道。疑有盆腔粘连的治疗性腹腔镜手术前 3 日行肠道准备:无渣半流饮食 2 日,手术前一日双份流质或禁食并根据情况补液 2000~3000mL,清洁灌肠;手术当日禁食。术前留置导尿管。拟行阴道操作者术前行阴道冲洗。

(四)腹部皮肤准备

注意脐孔的清洁。

(五)体位、麻醉

在手术时取头低臀高(脚高)并倾斜 15°~25°位,使肠管滑向上腹部,暴露盆腔手术野。诊断性手术可在硬膜外麻醉+静脉辅助用药或全身麻醉下进行。手术性腹腔镜应选择全身麻醉为宜。

四、操作步骤

(一)腹腔镜检查

1.人工气腹

距脐孔旁 2cm 处用布巾钳向上提起腹壁,可直接纵向切开脐孔中央皮肤放置腹腔套管,也可用气腹针于脐孔正中处与腹部皮肤呈 90°穿刺进入腹腔,连接自动 CO_2 气腹机,以 CO_2 充气流量 1~2L/min 的速度充入 CO_2,腹腔压力达 14~15mmHg,机器自动停止充气,拔去气腹针。

2.放置腹腔套管

根据套管针外鞘直径,切开脐孔正中皮肤 10~12mm,布巾钳提起腹壁,与腹部皮肤呈 90°用套管针从切开处穿刺进入腹腔,去除套管针芯,将腹腔镜自套管鞘进入腹腔,确认腹腔镜已经进入腹腔后连接好 CO_2 气腹机,并开始充气,打开冷光源,即可见盆腔内器官。

3. 置举宫器

有性生活者常规消毒外阴、阴道后,放置举宫器。

4. 盆腔探查

认识正常盆腔内各器官是辨别盆腔内器官疾病和进行腹腔镜手术的基础。取头低臀高(脚高)并倾斜15°~25°位,使肠管滑向上腹部,暴露盆腔手术野,按顺序常规检查盆腔内各器官。探查后根据盆腔内各器官疾病进行输卵管通液、卵巢活检等进一步检查。

(二)腹腔镜手术

人工气腹及进入腹腔方法同诊断性腹腔镜操作。进行腹腔镜下治疗性手术需要在腹壁不同部位穿刺形成2~3个放置手术器械的操作孔,其步骤如下:

1. 操作孔穿刺

常规妇科腹腔镜手术需要进行第二、第三穿刺,一般选择在脐孔中央作10mm纵切口置入腹腔镜,在左右下腹部相当于麦氏切口位置的上下。根据手术需要还可以在耻骨联合上正中2~4cm部位进行第四穿刺。将腹腔镜直视下对准穿刺部位,通过透光,避开腹壁血管,特别是腹壁下动脉,根据手术器械直径切开皮肤5mm或10mm,垂直于腹壁用5mm或10mm的套管穿刺针在腹腔镜的监视下穿刺进入盆腔。耻骨联合上的穿刺一定在膀胱空虚的条件下进行穿刺以防损伤膀胱。

2. 手术操作基础

必须具备以下操作技术方可进行腹腔镜手术治疗:①用腹腔镜跟踪、暴露手术野;②熟悉腹腔镜下组织解剖结构;③组织分离;④注水分离;⑤组织切开;⑥止血;⑦套圈结扎;⑧腔内打结、腔外打结;⑨缝合;⑩掌握各种电能源手术器械及其他能源使用技术如激光、超声刀、血管闭合系统等。

3. 手术操作原则

按经腹手术的操作步骤进行腹腔镜下手术。

4. 手术结束

用生理盐水冲洗盆腔,检查无出血,无内脏损伤,停止充入 CO_2 气体,并放尽腹腔内 CO_2 气体,取出腹腔镜及各穿刺点的套管鞘,10mm以上的穿刺切口需要缝合。

五、术后处理

(一)穿刺口

用无菌创可贴覆盖。

(二)导尿管

手术当日需要留置导尿管。根据手术方式决定术后留置导尿管时间。

(三)饮食

术后数小时后恢复正常饮食。

(四)抗生素

根据手术类型决定抗生素应用预防感染。盆腔炎及盆腔脓肿引流者可适当延长抗生素使用时间。

六、并发症及其防治

(一)大血管损伤

妇科腹腔镜手术穿刺部位临近腹膜后腹主动脉、下腔静脉和髂血管,损伤这些大血管,可能危及患者生命,应该严格避免此类并发症发生。一旦发生,应立即中转开腹止血,修补血管。

(二)腹壁血管损伤

腹壁下动脉损伤是较严重的并发症。第二或第三穿刺应在腹腔镜直视下避开腹壁血管进行。对腹壁血管损伤应及时发现并在腹腔镜监视下电凝或进行缝合止血。

（三）术中出血

出血是手术性腹腔镜手术中最常见的并发症，特别是进行腹腔镜全子宫切除时容易发生。手术者应熟悉盆腹腔解剖、熟练掌握手术操作技术、熟练应用各种腹腔镜手术能源。

（四）脏器损伤

主要指与内生殖器官邻近的脏器损伤，如膀胱、输尿管及直肠损伤，多在手术操作不熟练或由于组织粘连导致解剖结构异常时容易发生。未能在手术中发现的肠道损伤，特别是脏器电损伤将导致术后数日发生肠瘘、腹膜炎，严重者可导致全身感染、中毒性休克。患者预后差。

（五）与 CO_2 气腹相关的并发症

皮下气肿、术后上腹部不适及肩痛是常见的与腹腔 CO_2 气腹有关的并发症。上腹部不适及右肩疼痛，是由于 CO_2 气腹对膈肌刺激所致，术后数日内症状减轻或消失。如手术中发现胸壁上部及颈部皮下气肿，应该及时检查各穿刺孔是否存在腹腔气腹皮下泄漏并及时降低气腹压力以防 CO_2 气体蓄积体内。

（六）其他术后并发症

穿刺口不愈合、穿刺口痛、术后尿潴留可发生于手术后，但较少出现。

（朱津保）

第二节　输卵管妊娠的腹腔镜手术

一、异位妊娠的概述

异位妊娠（ectopic pregnancy，EP）是指受精卵在子宫体腔以外着床，习称宫外孕（ex trauterine pregnancy）。异位妊娠是妇产科常见的急腹症，发病率约1%，是孕产妇的主要死亡原因之一。异位妊娠依受精卵在子宫体腔外种植部位不同而分为输卵管妊娠、卵巢妊娠、腹腔妊娠、阔韧带妊娠、宫颈妊娠、肌壁间妊娠、子宫瘢痕妊娠等；其中输卵管妊娠占异位妊娠95%左右。本节主要探讨输卵管妊娠的腹腔镜手术方法，宫颈妊娠、肌壁间妊娠、子宫瘢痕妊娠将在介入治疗中给予介绍。

二、输卵管妊娠腹腔镜手术

（一）适应证与禁忌证

1.适应证

（1）凡临床怀疑异位妊娠均可通过腹腔镜检查明确或排除异位妊娠的诊断。

（2）输卵管妊娠临床基本明确诊断和存在腹腔内出血的患者。

2.禁忌证

（1）盆腹腔严重粘连，影响人工气腹的形成和腹腔镜置入者。

（2）腹腔内大量积血，患者处于严重休克状态不能耐受麻醉者。

（3）间质部妊娠或妊娠包块较大，或腹腔内积血较多或患者血流动力学欠稳定，但随手术操作技术的提高与熟练，目前为相对禁忌证。

（4）全身合并症不能耐受腹腔镜手术者。

（二）手术准备

1.术前准备

术前禁食；输卵管妊娠的手术多为急诊手术，即使为择期手术，为避免刺激，术前禁止灌肠。

2.术中准备

（1）麻醉：气管内插管静脉复合麻醉。

（2）体位：截石位。

（3）腹壁穿刺点：脐部为腹腔镜放置孔穿刺点，2个器械穿刺孔穿刺点。

（4）必备的器械和材料：双极钳或智能双极钳、垂体后叶素1支，可备用防粘连膜。

3.术后处理

根据手术方式选择是否放置盆腔引流管；应用预防性抗生素。

（三）术式的选择

输卵管妊娠手术治疗的方式因患者的生育愿望、血流动力学状况、妊娠部位、孕囊大小、输卵管是否破裂以及破损程度、对侧输卵管状况、原发病因以及合并病变等不同而存在较大的个体差异。

输卵管妊娠腹腔镜手术包括：输卵管线形切开取胚术、输卵管节段切除术、输卵管伞端胚胎组织挤出术、输卵管妊娠部位注射药物、输卵管切除术。

三、腹腔镜输卵管线形切开取胚术

由于输卵管妊娠时，妊娠囊种植处输卵管管壁薄，血运丰富，将妊娠组织物直接取出时，有时出血较多，且难以电凝止血，不得已将输卵管切除，是妇科医生面临的棘手问题。笔者在多年工作中总结出，应用"水剥离"方法，不仅将妊娠组织物完整取出，而且可保留患侧输卵管，手术几乎达到无出血。

（一）适应证

输卵管壶腹部妊娠未破裂型，或虽破裂但破口较小。

（二）手术操作与技巧

1.应用垂体后叶素

于输卵管妊娠部位的系膜处，注射稀释（1：100）的垂体后叶素 3～5mL，以减少手术中切口及妊娠组织物剥离面的出血。

2.切开输卵管管壁

（1）部位选择：在输卵管系膜对侧壁最膨大处，此处为少血管区。

（2）输卵管管壁的切开：沿输卵管管壁纵轴做一条长与包块等长或略短的凝固带，以减少切开管壁时切缘出血。用单极电钩在凝固带处，切开输卵管管壁，深达妊娠组织内。由于输卵管管腔内有一定的压力，输卵管切开时妊娠物会自动向切口外突出。

3."水剥离"方法取出妊娠组织物

切开输卵管管壁后，将冲洗吸引器轻柔置于输卵管管壁与妊娠组织之间，自输卵管近端向远端，用带有压力（1.0L/min）的冲洗液分离妊娠组织物，并联合应用冲洗器进行轻柔的钝性剥离，将妊娠组织物完整剥出。在妊娠组织物与输卵管管壁之间进行的"水剥离"及吸引器"轻柔"分离，既可完整剥离妊娠组织物，又可避免输卵管妊娠囊种植面的出血。

4.止血

水剥离后，出血较少，主要发生在输卵管切缘和输卵管剥离面。应用双极电凝进行点状止血。避免过度电凝导致的输卵管管壁组织凝固破坏，造成输卵管功能丧失。

5.剥出妊娠黄体

为预防术后持续性异位妊娠，可在手术同时剥离出卵巢的妊娠黄体。

6.取出标本

标本置标本袋中取出，避免遗漏绒毛组织。

7.放置引流管

在子宫直肠窝放置引流管。

8.预防粘连

输卵管周围粘连重、组织充血水肿明显者，分离粘连后，可用 Interceed 将输卵管包裹预防粘连。

四、腹腔镜输卵管节段切除术

（一）适应证

输卵管峡部妊娠或壶腹部近侧端妊娠或破裂型切口不规则者，要求保留输卵管功能者，可行输卵管妊娠部位节段切除，以期再进行输卵管的Ⅱ期吻合术。

（二）手术操作与技巧

（1）凝切输卵管系膜：助手钳夹提起输卵管伞部系膜，术者用单极或双极钳从伞部方向向子宫方向凝切输卵管系膜，凝切范围从妊娠囊外侧至妊娠囊内侧1cm处。

（2）切除病变的输卵管：用剪刀剪断病变处输卵管，断端电凝止血。

（3）取出标本及放置引流管。

五、腹腔镜输卵管伞端胚胎组织挤出术

此术式优点：操作简单，术后输卵管通畅率高；缺点：易发生术中止血困难，不得已将输卵管切除；绒毛残留导致持续性异位妊娠。

（一）适应证

输卵管伞部妊娠及近伞部的壶腹部妊娠。

（二）手术操作与技巧

钳夹输卵管近端，用无损伤钳自妊娠包块近子宫侧1cm处开始，缓慢用力夹压输卵管，并顺次向伞部挤出，将妊娠物从伞部挤出。冲洗输卵管伞部将凝血块清除。妊娠物挤出后要仔细观察伞端出血情况，如有出血，可行针状电凝止血。

六、腹腔镜输卵管妊娠部位注射药物

输卵管妊娠腹腔镜下局部用药已被B超引导下局部注射MTX取代，目前仅作为输卵管妊娠切开术或挤出术的辅助治疗。直接将MTX 20～30mg加注射用水2～3mL在输卵管近端妊娠囊外侧0.5cm处放射状注入药物，注射后针头要在注射部位保留数分钟，以免药液外渗，拔针后如漏液稍加电凝。

七、腹腔镜输卵管切除术

（一）适应证

（1）不需要保留输卵管功能患者。

（2）输卵管妊娠破口大、出血量多。

（3）输卵管间质部妊娠。

（4）保守性手术无法止血者。

（二）手术操作与技巧

（1）固定妊娠输卵：助手将子宫举向患侧输卵管对侧（非间质部妊娠，助手可夹闭子宫角外侧输卵管峡部），术者钳夹紧靠输卵管伞部下的输卵管系膜。

（2）切除输卵管：术者用双极或单极电凝，紧靠输卵管根部边凝边切输卵管系膜，切除输卵管。输卵管近端切断处，尽量离开妊娠部位1cm以上，以避免绒毛残留。

（3）如腹腔内出血有血凝块，可将血凝块吸出，将游离血留在腹腔内，由腹膜回吸收，减少患者血液丢失。

（4）取出标本，不放置引流管。

八、腹腔镜输卵管间质部及子宫角部妊娠手术

（一）输卵管间质部及子宫角部妊娠诊断标准

1.输卵管间质部妊娠

（1）定义：是指异位妊娠的隆起部分靠近宫角，位于圆韧带上方。

（2）超声学诊断标准：①子宫腔内无妊娠囊；②妊娠囊与子宫腔分离；③妊娠囊周围有薄的子宫肌层。

2.宫角妊娠

（1）定义：是指妊娠囊种植在子宫腔角部，位于子宫输卵管连接部与圆韧带之间。

（2）超声学诊断标准：①宫底部可见到妊娠囊，妊娠囊上部子宫肌壁回声较薄；②横断面观察：子宫横径增大，一侧宫角部较对侧宫角膨隆，并可在膨隆的宫角处探及妊娠囊；③宫腔内可清晰显示部分内膜样回声。

（二）手术操作

宫角妊娠严格讲属于宫内妊娠，可在腹腔镜监视下行吸宫术，一旦出现妊娠处穿孔或出血，可在腹腔镜下直接手术。输卵管间质部行输卵管切除术。本节介绍子宫角部妊娠腹腔镜手术方法。

（1）应用垂体后叶素：于子宫角部妊娠的子宫壁注射稀释垂体后叶素（1：100）5～10mL，减少局部出血。

（2）妊娠组织物取出：在距离病灶边缘1～2cm处的组织表面，以单极或双极电凝并切开囊壁，深达妊娠组织；"水剥离"并吸出妊娠囊及附属组织。

（3）止血和缝合创面：冲洗妊娠组织剥离面，可用双极电凝止血。宫角处电凝止血困难时，可间断"8"字缝合止血；也可先于妊娠包块周围用1号可吸收线荷包缝合，并打结；或套圈套扎妊娠包块底部，再行妊娠组织物取出和部分输卵管或整条输卵管切除，但后两种方法有可能打结线松动，造成继发出血。

（4）取出标本，放置引流管。

九、并发症的防治

（一）术中出血

多见于保留患侧输卵管的手术及宫角妊娠的手术。

（1）输卵管系膜内注射稀释的垂体后叶素3～5mL。

（2）术中切开输卵管后接上冲洗吸引器，利用水压将绒毛及血块自切口完整冲出。

（3）可采用双极止血，但对输卵管破坏程度大，应尽量减少电凝，必要时行腹腔镜下缝合止血。也可钳夹创面两侧向中间挤压压迫止血、创面放置止血纱布止血等。

（4）宫角妊娠创面出血，以缝合止血为好。

（二）术后持续性异位妊娠

异位妊娠行保守性手术时，未将组织完全去除使得滋养细胞继续生长导致持续性异位妊娠。Graczykouwski等报道，输卵管妊娠保守性手术治疗后，每隔3天监测β-HCG水平，β-HCG下降缓慢或上升提示有存活滋养细胞。多数研究把β-HCG水平术后1个月未降至正常作为持续存活滋养细胞的指征。保守性手术治疗后是否会发生持续性异位妊娠，与孕龄、盆腔粘连、术前HCG、黄体酮水平、滋养细胞活性及手术方式有关。减少持续性异位妊娠关键在于手术方法。

1.术中预防

（1）"水剥离"方法：在进行保留输卵管手术时，可尽量选用"水剥离"方法，可将妊娠组织物完整剥离，避免此并发症发生。

（2）剥出妊娠黄体：为保留患侧输卵管，有时不能完整剥离妊娠组织物。可在手术同时剥出卵巢的妊娠黄体，消除了产生黄体酮的主要来源，术后残留在体内的滋养细胞失去妊娠黄体分泌激素的支持而凋亡，能有效防止持续性异位妊娠的发生。笔者应用此方法后未发生术后持续异位妊娠。也可在输卵管妊

娠局部或术后即刻补充药物治疗。

（3）切除范围：输卵管妊娠后的局部出血通常向伞端流出，因此，妊娠组织物位于输卵管的近端。尤其在妊娠囊较小时，切开输卵管时切口应超过包块近端外缘，并在清除妊娠囊时给予特别的注意，以免仅清除血块而遗留妊娠组织。

（4）无生育要求患者行输卵管切除术为宜。

2.术后早期发现

（1）术后监测 HCG 水平：每 3～7 天监测血 β-HCG 直至正常。如术后血 β-HCG 升高或 3 天下降＜20％，即可诊断持续性输卵管妊娠，及早用 MTX 肌注，50mg/m²。

（2）腹腔镜保守性手术后可肌注 MTX 作为预防性治疗，减少持续性异位妊娠的发生。

（朱津保）

第三节　子宫内膜异位症的腹腔镜手术

一、子宫内膜异位症概述

子宫内膜异位症是指具有活性的子宫内膜组织（腺体和间质）出现在子宫腔被覆内膜以外部位并发生周期性改变，称为子宫内膜异位症（endometriosis，EMT），简称内异症。由异位内膜形成的肿物，称为内膜异位瘤或内膜异位囊肿。育龄期是内异症的高发年龄，在 25～45 岁妇女，该病的发病率为 76％，近年来本病发病率呈明显上升趋势，慢性盆腔痛及痛经患者在就诊患者中的发病率为 20％～90％。

子宫内膜异位症分为：

（一）腹膜型

指盆腔腹膜的各种内异症种植灶，包括：①红色病变（早期病变）；②棕色病变（典型病变）；③白色病变（陈旧病变）。

（二）卵巢型

根据囊肿的大小、囊壁的粘连以及浸润程度分为：①Ⅰ型（原发性内膜异位囊肿）：囊肿多小于 3cm，囊壁难以去除；②Ⅱ型（继发性内膜异位囊肿）：ⅡA，表面有异位灶，不侵入卵巢皮质，囊肿易于剥离；ⅡB，囊壁有浸润，手术仍较易剥离；ⅡC，明显的表面病灶，并侵入囊壁，囊肿明显浸润或多房，手术不易剥离。卵巢型内膜异位症形成的囊肿又称为巧克力囊肿。

（三）阴道直肠隔型

病灶位于阴道直肠之间，在腹腔镜下阴道直肠窝无粘连或仅有轻度变形，腹腔镜对其诊断意义有限。

（四）其他型

肠道类，泌尿道类、肺类、瘢痕类（腹壁和会阴类）。

子宫内膜异位症早期多无症状或仅有轻微痛经及不孕等表现，多数缺乏阳性体征，故早期很难诊断。疾病发展到晚期，症状严重，体征明显，出现盆腔包块，直肠子宫陷窝结节形成等，又不易与盆腔结核、慢性盆腔炎或卵巢癌相鉴别，误诊率很高。自腹腔镜应用于临床后，能迅速做出早期诊断及临床分期，还可以在腹腔镜下行输卵管通液、病灶电灼、分离粘连、子宫骶前神经切断等手术，以缓解症状，提高受孕率。因此，腹腔镜技术成为目前诊断及治疗子宫内膜异位症的首选方法。

二、子宫内膜异位症的腹腔镜图像

腹腔镜检查术对腹膜型、卵巢型子宫内膜异位症具有诊断意义，而对阴道直肠隔型和其他型的诊断意义有限。子宫肌腺病早期病变在腹腔镜下无明显特征，但在进行美蓝液子宫输卵管通液时，美蓝进入子宫肌层而出现子宫蓝染的特征性改变,子宫表面也可有异位结节。盆腔内异位症晚期造成盆腔内组织严重粘连。

三、子宫内膜异位症腹腔镜手术

腹腔镜检查术是腹膜型内异症诊断的金标准,而腹腔镜手术是盆腔子宫内膜异位症最好的治疗方式。

（一）适应证与禁忌证

1.适应证

(1)药物治疗后症状不缓解、局部病变加剧或生育功能未恢复者。

(2)较大的卵巢内膜异位囊肿且希望生育者。

2.禁忌证

(1)严重的心肺系统疾病。

(2)大的腹疝及膈疝。

(3)高度怀疑恶变。

(4)弥散性腹膜炎。

（二）手术准备

1.术前准备

(1)完善有关化验检查,排除手术禁忌。

(2)术前 12 小时流质饮食,术前 6 小时禁饮食。

(3)术前 12 小时及术前灌肠,必要时清洁灌肠。

2.术中准备

(1)麻醉:气管内插管静脉复合麻醉。

(2)体位:截石位。

(3)腹壁穿刺点:脐部为腹腔镜放置孔穿刺点,2～3 个器械穿刺孔穿刺点。

(4)必备的器械和材料:双极电凝钳或智能双极钳,防粘连膜或生物蛋白胶。

3.术后处理

(1)放置盆腔引流管。

(2)应用预防性抗生素。

(3)术后加强内分泌调节。

(4)对于有生育要求的患者,术后及早辅助生殖治疗。无生育要求的患者,有药物治疗指征者,术后要辅助药物治疗,以预防和推迟复发。

（三）手术的种类

对于腹膜型、卵巢型内异症,腹腔镜手术是最好的手术方式,阴道直肠隔型内异症,腹腔镜手术意义有限,而其他型内异症不是腹腔镜手术的适应证。

四、腹膜型内异症的腹腔镜手术

（一）腹膜型内异症概述

腹膜型内异症是盆腔腹膜的各种内异症种植灶,多位于道格拉斯腔、双侧骶韧带、阔韧带后叶、膀胱子宫返折及前腹壁腹膜。病变从早期到晚期表现为红色病变、棕色病变以及白色病变,其中白色病变为愈合病变,多出现在阔韧带后叶下部子宫血管处,表现为腹膜瘢痕变薄或缺损。

（二）手术操作与技巧

1.镜下探查

仔细观察盆腔每一个部位,以免漏诊。术时使用举宫器摆动子宫,协助暴露盆腔、全面观察盆腔腹膜情况。如子宫直肠窝有较多积液,可先吸净液体,再观察直肠窝腹膜有无病灶。按前腹壁腹膜、子宫前壁、圆韧带、直肠窝腹膜、乙状结肠、左侧腹壁、输卵管、卵巢、右侧腹壁、阑尾、输尿管、膈下、肝、胆、胃、肠的顺序全面地进行检查。

2.病灶的活检

对疑为子宫内膜异位症病灶,最好活检以明确诊断。

3.腹膜异位灶的处理

(1)早期及小而表浅的病灶,可用单极或双极电凝钳钳夹异位灶并热凝或汽化减灭病灶,电凝深度略深于异位灶。

(2)较大或在重要器官部位的较深异位灶,如靠近输尿管处及肠表面的异位灶,可在异位灶下方注入水垫,将异位灶与器官分离后,电凝病变或锐性剪除病灶并可缝合缺损腹膜。这样,不仅最大限度减少异位灶的残留,而且避免电凝对器官的隐匿性热损伤。

(3)白色病变的腹膜瘢痕及缺损,电凝表面或剪除病变后,缝合关闭腹膜缺损。

五、卵巢型内异症的腹腔镜手术

手术方式包括腹腔镜卵巢异位囊肿剥除术和卵巢切除术。

(一)腹腔镜卵巢异位囊肿剥除术

(1)分离粘连:卵巢子宫内膜异位囊肿基本上都与盆腔粘连,是否分离粘连及游离囊肿,存在争议。大多数学者认为:①对于与周围粘连少而轻的囊肿,可进行锐性或电切分离粘连,恢复正常解剖;②对于与周围器官广泛而纤维致密性粘连的囊肿,尽可能不要游离囊肿,以避免盆底腹膜广泛渗血、出血,难以止血,并造成术后更大范围的粘连。

(2)吸出囊内液:对于较大囊肿,在囊肿表面电切一小口,用吸引器插入囊肿内,吸出囊内液,用生理盐水冲洗残腔。延长切口后,再剥除囊肿。

(3)剥除囊肿:在卵巢系膜对侧的囊肿壁表面,与系膜纵轴平行切开囊肿表面的卵巢组织,长度等同或略短于囊肿长度,暴露囊肿壁。①Ⅰ型:由于囊壁难以撕剥去除,多需要锐性切除病灶周围部分卵巢组织,将囊肿剥除;②ⅡA型:囊肿易于剥离,可以"压力水剥离"方法,在囊肿壁与正常卵巢组织间进行水分离或撕剥方式将囊肿完全剥离;③ⅡB、ⅡC:有明显的表面病灶侵入囊壁时,手术不易剥离,以锐性切开、钝性撕剥联合方式剥除囊肿。

(4)创面止血:在剥离囊肿时,边剥离边双极电凝剥离创面止血,避免仅撕剥不止血,待囊肿完全剥离后,出现创面大面积渗血,难以止血,并且因电凝过多而损伤卵巢组织,影响其功能。出现此种情况,可以缝合或捆绑卵巢组织止血。一般创面电凝后略内卷,多不需缝合。

(5)标本取出:切下的标本放入标本袋内,经脐部10mm的穿刺孔取出。

(6)盆腔内可放置防粘连液体或在盆腔分离粘连创面放置interceed,预防粘连。

(二)腹腔镜卵巢切除术

1.适应证

(1)卵巢组织已完全被异位内膜组织破坏。

(2)粘连严重无法行卵巢部分切除。

(3)年龄超过45岁的患者。

2.手术操作与技巧

(1)分离肿瘤周围粘连,游离出卵巢肿瘤。

(2)切除卵巢(详见"腹腔镜卵巢切除术")。

六、阴道直肠隔型子宫内膜异位症的腹腔镜手术

阴道直肠隔型子宫内膜异位症更加强调手术治疗。手术关键在于去除异位病灶,分离粘连,缓解疼痛,恢复盆腔器官正常解剖关系及生理功能,以利于恢复生育能力,延缓复发。

（1）如果有盆腔粘连和卵巢内膜异位囊肿，应先处理，以保证手术野不被这些病变遮挡。

（2）分离输尿管并向外侧推开，如果侧盆壁有粘连，输尿管走行不清，则在盆腔入口髂总动脉处辨认。

（3）分离直肠结肠侧窝，将直肠及结肠推开后，可以切除宫骶韧带结节；锐性及钝性分离阴道直肠隔，为避免直肠损伤，可在阴道内放置纱布卷将后穹隆上顶，同时直肠内放入探子或卵圆钳将直肠后推。

（4）对于累及肠道的内异症，如果直肠浸润较浅，可以单纯切除直肠表面病灶；如果浸润较深，可行直肠前壁切除及缝合术。仅当肠壁全层浸润伴有直肠狭窄者，切除病变肠段行吻合术。此手术最好和外科医师共同完成，手术结束前应该进行阴道及直肠检查，以判断病灶是否切净以及肠管的完整性。

七、子宫腺肌瘤的腹腔镜手术

子宫腺肌症多发生于30～50岁的经产妇，约有半数合并子宫肌瘤，约15%合并盆腔子宫内膜异位症。对于45岁以上子宫腺肌瘤伴有严重疼痛的患者可考虑根治性子宫切除术，将子宫、双附件及盆腔内所有异位病灶予以切除和清除。对于年轻患者要求生育且子宫形成较大腺肌瘤的，可考虑行腺肌瘤剔除术，在剔除的同时可考虑子宫骶骨神经切断术。

（一）腹腔镜子宫腺肌瘤切除术

1.适应证

（1）不孕患者伴有子宫内膜异位症。

（2）痛经，特别是继发性痛经伴有子宫增大形成腺肌瘤者。

2.手术操作与技巧

（1）切除腺肌瘤：部分腺肌瘤的界限较清楚，腺肌瘤的切除与子宫肌瘤剥除相似。①用超声钩或单极电钩切开子宫壁，暴露腺肌瘤与子宫壁间的界线；②腺肌瘤与肌壁间无包膜，无法钝性剥离，应沿其界限用电切方法将腺肌瘤切除。

（2）缝合创面：腺肌瘤切除后的创面组织质地较硬，缝合时应拉紧缝线；缝合的第一针从一侧壁肌层开始，出针后再缝合对侧肌层组织。把肌层组织缝合后，再对合缝合浆肌层。

（3）取出标本与粘连的预防：同子宫肌瘤切除术（见"腹腔镜子宫肌瘤切除术"）。

（二）子宫切除术

1.适应证

（1）子宫增大超过2个月妊娠大小。

（2）进行性加重的痛经，影响生活和工作，保守治疗无效者。

（3）月经改变伴贫血者。

2.手术操作与技巧

（1）分离粘连：子宫腺肌症多与周围组织粘连紧密，应用锐性分离粘连，将子宫游离后再切除。

（2）方法：见"腹腔镜子宫切除术"部分。

（朱津保）

第四节　不孕症的宫腔镜、腹腔镜联合诊治

一、不孕症的概述

不孕症是指一对有正常性生活的配偶，未经避孕在两年后仍未妊娠。世界卫生组织将不孕症的时间定义为1年。根据女方既往是否有妊娠经历，分为原发性不孕和继发性不孕。与不孕症相关的另一个常见概念为不育症，其除了涵盖不孕的意义外，还包括有妊娠史，但反复胎儿丢失，不能获得正常分娩的患

者。评价不孕症患者受孕能力的一个概念是受孕力,指一对配偶在一段特定时间内受孕的可能性,通常的特定时间是指一个月。

根据世界卫生组织估计全球有 6 千万～8 千万对配偶(夫妇)罹患不育症,发达国家发病率为8.4%～21%,发展中国家为 10%～30%。盆腔因素是导致女性不孕的主要原因,包括输卵管不通畅或功能不良、生殖道(子宫)畸形、子宫肿瘤、子宫内膜异位症等,约占不孕症人群的 40%,而输卵管疾病则是其中最常见的因素,约占女性不孕的 25%～30%。此外,尚有约 10%患者为不明原因不孕,需经过腹腔镜检查方能明确。对不孕症患者进行腹腔镜诊疗需要对不同的患者选择相应的个体化治疗方案,以有利于及时妊娠为原则,又需兼顾对合并症的治疗,本章内容重点讲述对输卵管性不孕症的宫腔镜、腹腔镜诊疗,其他疾病引发的不孕症,则分别在相应章节中逐一介绍。

影响输卵管功能的病变按照部位大体可以分为输卵管周围粘连、输卵管近端梗阻、输卵管中部梗阻及远端阻塞。远端阻塞的输卵管,可以形成程度不等的输卵管积水。一般来说,只有患轻度输卵管伞端病变的年轻妇女可以选用输卵管伞端造口整形术,而输卵管病变严重或年龄较大的妇女则适合行体外受精助孕。对输卵管积水患者,根据手术中探查结果,以盆腔粘连程度、性质、输卵管壶腹部直径、输卵管黏膜损伤情况以及输卵管壁厚度作为评价手术效果的关键因素,对伞端病变较轻的患者,如有可能则行输卵管整形术或者造口术以期自然妊娠。手术可经腹施行,亦可经腹腔镜施行,后者创伤小,恢复快,住院时间短,已为大多数医师和患者所接受。至于输卵管病变较重、年龄较大、卵巢功能衰退或男精液异常的患者,不宜施行输卵管整形术。

二、宫腔镜、腹腔镜联合诊治

宫腔镜、腹腔镜联合诊治可以全面了解不孕症患者的盆腔及宫腔情况。目前,宫腔镜、腹腔镜联合诊断输卵管通畅度已经成为了解输卵管功能的金标准。对不孕症夫妇进行一般检查及相关实验室检查,排除男性不育、内分泌疾病、免疫因素及遗传因素等原因导致的不孕症后,具备下述适应证者,需行宫腔镜、腹腔镜联合诊治。

(一)适应证与禁忌证

1.适应证

(1)子宫输卵管造影结果无明显异常但历经 6～9 个月仍未妊娠者。

(2)子宫输卵管造影提示输卵管远端粘连,而输卵管形态尚正常者。

(3)子宫输卵管造影提示盆腔粘连者。

(4)超声提示宫腔内病变(黏膜下肌瘤、内膜息肉等),同时需要了解输卵管功能者。

(5)怀疑输卵管阻塞需要行宫腔镜输卵管插管通液或者疏通者。

(6)怀疑输卵管积水行手术治疗同时需要了解宫腔内环境者。

(7)复发性自然流产或者不孕可疑子宫畸形者。

(8)复杂宫腔镜手术的腹腔镜监护。

2.禁忌证

(1)盆腹腔严重粘连,影响人工气腹的形成和腹腔镜置入者。

(2)全身合并症不能耐受腹腔镜手术者。

(3)大的腹疝及膈疝。

(4)宫颈瘢痕,不能充分扩张者。

(5)子宫屈度过大,宫腔镜不能进入宫底者。

(6)生殖道感染的急性期。

(7)多量子宫出血。

(8)近期子宫穿孔者。

(9)巨大宫颈肌瘤。

(10)生殖道结核,未经抗结核治疗者。

(11)宫颈浸润癌。

(二)手术准备

1.术前准备

(1)妇科检查。

(2)月经干净后5天内为宜。不规则出血的患者在止血后任何时间。

2.术中准备

(1)麻醉:气管内全身麻醉或者硬膜外麻醉。

(2)体位:膀胱截石位。

(3)腹壁穿刺点:脐部腹腔镜放置孔穿刺点。

(4)必备的器械和材料:预防粘连的Interceed。

(三)手术操作与技巧

1.先行宫腔镜检查

(1)扩张宫颈至镜体能进入宫腔为宜。

(2)打开光源,注入膨宫液,膨宫压力为10~15kPa(70~110mmHg),插入镜体。检查过程膨宫压力不能太高,以免刺激子宫收缩影响观察,镜体尽量不碰子宫壁,以免出血。

(3)观察:先检查宫腔底和前、后、左、右壁,再检查子宫角了解子宫内膜性状及输卵管开口,最后缓慢退出镜体。观察宫颈内口和宫颈管。

(4)镜检完毕,根据宫内病变做相应的治疗与手术。若需了解输卵管功能,常规宫腔内放置子宫通液管,以备腹腔镜下输卵管通液用。

2.宫腔镜检查结束后,常规气腹下腹腔镜检查

(1)采取头低臀高位,暴露盆腔各部位。

(2)依次检查子宫、子宫直肠陷凹、卵巢、输卵管及盆腔腹膜。

(3)发现盆腔粘连者行粘连分解,使子宫、输卵管、卵巢等脏器恢复正常解剖位置;子宫内膜异位症者行卵巢巧克力囊肿剥除、病灶电灼、粘连松解术;输卵管周围粘连、伞端狭窄闭锁、积水者行粘连松解、造口术或切除术;盆腔占位者根据其大小、位置进行相应的手术治疗。

(4)对子宫输卵管造影或术中诊断为单侧或双侧输卵管间质部以及近端梗阻的不孕症患者,可行腹腔镜监护下经宫腔镜输卵管插管通液。将输卵管导管插入患侧输卵管开口,进入输卵管间质部1~1.5cm,注入庆大霉素8万U,地塞米松10mg,生理盐水30mL,α-糜蛋白酶4000U,腹腔镜下见液体自输卵管伞端流出且无阻力者为通畅,反之为输卵管梗阻,对间质部或者近端梗阻者,行插管疏通术,在宫腔镜下将带导丝的导管(直径为0.97mm)插入一侧输卵管开口,遇阻力后将管内导丝缓慢向前、后移动,腹腔镜下辅助调整输卵管位置,协调疏通输卵管,一旦导丝通过梗阻部位,再经导管注入庆大霉素8万U,地塞米松10mg,生理盐水30mL,α-糜蛋白酶4000U,无阻力者为疏通。对输卵管伞端闭锁者,经宫腔镜插管通液使封闭的伞端及壶腹部膨胀,剪开其最薄处并见液体流出,尽量外翻造口的内膜。

(5)术毕在腹腔镜监护下再行输卵管通液,对手术效果进行进一步评估。输卵管周围粘连分离后以及输卵管造口术后,可用Interceed将输卵管包裹预防粘连。

(四)并发症

1.腹腔镜手术并发症

(1)人工气腹并发症:腹膜外注气、纵隔气肿、气胸、大网膜气肿、穿入空腔脏器、血管损伤、气栓、肝脾穿刺伤等。

(2)穿刺针损伤:腹壁血管损伤、腹腔内血管损伤、空腔脏器损伤等。

(3)腹腔镜电手术损伤:作用电极直接损伤、电流分流损伤;直接耦合;电容耦合;发散电极烧伤。

(4)腹腔镜手术操作有关的并发症:出血、胃肠道损伤、泌尿道损伤或感染。

(5)其他并发症:与麻醉有关的并发症、肩痛、切口疝、体位不适当造成的软组织、血管及神经损伤。

2.宫腔镜操作可能发生下列并发症

(1)感染:宫内感染可来源于上行感染,激活了慢性子宫内膜炎或输卵管炎,术时感染蔓延于腹腔等,出现发热及腹痛,抗生素治疗有效。器械污染可感染 AIDS 或 B 型肝炎。

(2)脏器损伤:少见,来源于操作错误,可致宫颈裂伤、子宫穿孔,常引起出血,有时需停止检查。输卵管破裂极罕见,应用调压装置,随时控制宫内压力,可避免发生此症。

(3)输卵管破裂:插管疏通所用导丝顶端由铂丝制成,较柔软,输卵管破裂的可能性很小。联合应用宫腔镜与腹腔镜可避免输卵管破裂。

三、腹腔镜输卵管造口术

(一)适应证与禁忌证

1.适应证

(1)积水输卵管体积较小。

(2)输卵管周围没有粘连或粘连较小。

(3)输卵管黏膜正常。

(4)输卵管壁正常或薄。

(5)输卵管伞端病变范围较小。

2.禁忌证

(1)盆腹腔严重粘连,影响人工气腹的形成和腹腔镜置入者。

(2)年龄大于 43 岁。

(3)基础 FSH 大于 15U/L。

(4)全身合并症不能耐受腹腔镜手术者。

(5)丈夫精液检查严重异常者。

(6)女方染色体异常或有其他不适合妊娠的合并症者。

(7)输卵管病变严重,伞端黏膜完全或大部分破坏。

(二)手术准备

1.术前准备、术中准备

同本章"宫腔镜、腹腔镜联合诊治"。

2.术后处理

术后第 3 天再行输卵管通液。

(三)手术操作与技巧

(1)游离输卵管:腹腔镜下分离输卵管周围粘连,将输卵管从子宫壁、肠管、卵巢等部位分离,使其恢复正常走行,分离过程有出血可行电凝止血。

(2)子宫通液:宫腔内放置子宫通液管,游离输卵管成功后,腹腔镜直视下经宫腔注入美蓝液体使之积聚在闭锁漏斗部而膨胀,以利于辨别膨胀伞端最薄弱处。

(3)分离输卵管伞端:腹腔镜下观察膨胀伞端,如伞端有小口漏出美蓝者,可判断为输卵管伞口不完全闭锁,以弯分离钳伸入至管腔内扩张伞口,并将输卵管伞口部管壁剪开使之呈花瓣状;对于伞口完全闭锁形成盲端者,观察隐约显示蓝颜色处即为伞端触手粘连最薄弱之处,以无损伤抓钳钝性剥离和扩张将其撑开,或以剪刀剪开,使伞口外翻呈花瓣状,充分暴露其黏膜组织。点状电凝成形的漏斗部浆膜层,使浆膜收缩,伞口外翻呈"喇叭"状,或以 3-0 可吸收线将伞口边缘外翻缝合于输卵管浆膜层,减少日后复发机会。对于输卵管壶腹部梗阻并积水的患者,经宫腔注入美蓝液后,确定梗阻的最远部位,沿输卵管纵轴管壁做一 2～3cm 电凝带,沿电凝带剪开,使之外翻,充分暴露其黏膜组织,以 4-0 可吸收线将创口边缘缝合于输卵管浆膜层 2～3 针。

（4）止血：出血多发生在输卵管切缘，应用双极电凝进行点状止血。避免过度电凝导致的输卵管管壁组织凝固破坏，造成输卵管功能丧失。

（5）造口完毕后在腹腔镜直视下再行美蓝通液，观察输卵管通畅情况。

（6）放置引流管：盆腔粘连重、组织充血水肿明显者应放置引流管。手术野干净，盆腔炎症反应轻者可不放置引流管。

（7）预防粘连：输卵管周围粘连重、组织充血水肿明显者，分离粘连后，可用 Interceed 将输卵管包裹预防粘连。

（四）注意事项

（1）选择适当的病例，根据输卵管积水的部位、大小、黏膜病变程度、输卵管管壁厚度及卵巢功能等情况决定是否行输卵管造口术。

（2）造口前需要行子宫美蓝通液术，利于辨别伞端粘连最薄弱之处。

（3）充分分离输卵管周围粘连，使之恢复正常的解剖位置，并恢复与卵巢之间正常的对位关系。

（4）壶腹部造口处管壁较厚，应予以缝合使其外翻，保持管腔开放状态，有利于提高妊娠率。

（5）术后行输卵管通液术，利于保持输卵管通畅。

四、腹腔镜抽芯法输卵管切除术

（一）概述

体外受精和胚胎移植（in vitro fertilization and embryo transplanta-tion，IVF-ET）是输卵管性不孕患者的最终选择。目前认为，输卵管积水未经处理行 IVF-ET 将影响其治疗效果。主要原因是，由于输卵管积水腔内的上皮细胞分泌的液体对胚胎产生的毒性作用，影响其发育，降低了胚胎植入率及妊娠率，增加了流产率；或者是积水输卵管内的液体宫腔反流，对胚胎的机械冲刷作用，影响胚胎的种植，等等。所以对于输卵管积水的患者，在行 IVF-ET 治疗前选择合适的治疗方案是非常重要的。到目前为止，IVF-ET 前输卵管积水的处理方式有输卵管切除术、输卵管造口术、输卵管近端结扎术、输卵管近端堵塞术、超声引导下输卵管积水穿刺术等，各种术式均能不同程度地提高 IVF-ET 临床妊娠率、种植率。但有报道认为，传统的输卵管切除术可能破坏同侧输卵管系膜间的血管及神经，影响卵巢血供及卵泡发育，使获卵数减少；输卵管造口术后容易复发，导致治疗失败或重复手术；输卵管近端结扎术可能使积水潴留于输卵管腔内形成较大输卵管囊肿导致扭转，亦可能因输卵管囊肿压迫同侧系膜血管导致卵巢血运受损，获卵数目减少；输卵管近端堵塞术则需要特殊的器械与材料，且栓堵材料长时间遗留于人体有潜在危害，同时输卵管近端堵塞后同样可使积水潴留于输卵管腔内形成较大输卵管囊肿导致扭转，亦可能因输卵管囊肿压迫同侧系膜血管导致卵巢血运受损，获卵数目减少；超声引导下输卵管积水穿刺术，具有损伤少、操作方便、患者接受性好等优点，但是这种治疗只是对症治疗，积水极易复发。

为探讨一种治疗方式，既能解决输卵管积水，又能最大程度的保留卵巢的血液供给而不影响卵巢的功能，我院尝试了一种新的输卵管切除方法——腹腔镜下抽芯法输卵管切除术。

（二）适应证与禁忌证

1.适应证

（1）有阴道排液等临床症状的严重的输卵管积水并需要行 IVF-ET 的患者。

（2）输卵管积水病变存在导致反复 IVF-ET 失败的患者。

（3）应用于其他疾病需要切除输卵管的患者，以保证卵巢血供的维系，减缓卵巢功能衰竭，减轻或延缓围绝经期症状。

2.禁忌证

（1）盆腹腔严重粘连，影响人工气腹的形成和腹腔镜置入者。

（2）全身合并症不能耐受腹腔镜手术者。

（三）手术准备

同本章"宫腔镜、腹腔镜联合诊治"。

（四）手术操作与技巧

腹腔镜下抽芯法输卵管切除术的手术范围较传统切除明显缩小。

1. 手术步骤

（1）分离输卵管浆膜层：腹腔镜下向输卵管的浆膜层下注入生理盐水，使输卵管的浆膜层与输卵管组织充分分离。

（2）暴露输卵管组织：自输卵管近宫角部向远端单极电凝切开包绕输卵管之浆膜层，暴露输卵管组织。

（3）切断输卵管动脉的分支：钝性分离输卵管组织周围浆膜层及系膜组织，暴露输卵管动脉，贴近输卵管组织，以双极电凝并锐性离断、切断输卵管动脉的分支。

（4）切除输卵管：充分游离输卵管后，于其近宫角部剪断，双极电凝残端。

（5）电凝或缝合输卵管系膜出血点。

2. 手术技巧

输卵管系膜内的子宫动脉输卵管支、卵巢支动脉、静脉与子宫及卵巢的动静脉相连，手术时应尽量保留输卵管系膜，以免损伤子宫动脉的卵巢支，从而影响卵巢血供。手术中尽量采用缝合止血、双极电凝止血，避免用单极电凝止血。切除输卵管的部位距离子宫角部不要太近，避免形成子宫腹膜瘘，减少术后宫外孕发生的几率。

（朱津保）

第五节　盆腔炎性疾病的腹腔镜手术

一、盆腔炎性疾病概述

盆腔炎性疾病（pelvicinflammatory disease，PID）是女性内生殖器及其周围结缔组织和盆腔腹膜炎症的总称。发病可局限于一个部位、多个部位或波及整个盆腔脏器。2006 年美国疾病预防控制中心（CDC）的定义中，PID 主要包括子宫内膜炎、输卵管炎、输卵管卵巢脓肿（tubo-ovarian abscess，TOA）和盆腔腹膜炎。其中最常见的是输卵管炎。急性 PID 的发病率为 $1\%\sim2\%$，即使应用现代的药物、手术治疗，输卵管卵巢脓肿破裂的死亡率仍高达 $5\%\sim10\%$。其主要死因为严重感染后随之发生的成人呼吸窘迫综合征（ARDS）。

（一）PID 分类

常于产后、剖宫产后、流产后或妇科手术后及不洁性交后发病，病情危急，症状严重，可因败血症危急生命。

1. 急性盆腔炎

多由于急性盆腔炎治疗不当或不彻底迁延而致，引起腹痛，反复发作，易致不孕，影响患者工作和身心健康。

2. 慢性盆腔炎

（二）PID 诊断标准

1. 最低标准（minimumcriteria）

宫颈举痛、子宫压痛或附件压痛。

2. 附加标准（additional criteria）

发热（口腔温度 $>38.3℃$）、宫颈或阴道异常黏液脓性分泌物、阴道分泌物 0.9% 氯化钠溶液涂片见到大量白细胞、红细胞沉降率升高、C-反应蛋白升高、实验室检查宫颈有淋病奈瑟菌或沙眼衣原体感染。

3. 特异标准（specific criteria）

子宫内膜活检组织学证实子宫内膜炎，阴道超声或磁共振检查显示输卵管增粗、输卵管积液，伴或不伴有盆腔积液、输卵管卵巢肿块，以及腹腔镜检查发现盆腔炎性疾病征象。

单纯支原体感染可无明显临床症状，它所导致的输卵管炎被称为隐匿性 PID。而淋病双球菌或沙眼衣原体由血管、腹膜播散所致的肝周炎及粘连被称为菲科综合征（FitzHugh-Curtis syndrome），1%～10%的急性 PI D 患者出现该综合征。

（三）PID 的后遗症

异位妊娠、不孕症、慢性盆腔痛、输卵管积水、输卵管卵巢脓肿。

二、盆腔炎症的腹腔镜手术

（一）适应证与禁忌证

1.适应证

（1）急性盆腔炎抗感染治疗效果不佳（在 24～72 小时内对治疗无反应或者仅有部分反应，表现体温持续不降，包块增大，中毒症状加重）或病情有反复者。

（2）脓肿持续存在，经药物治疗后病情好转，继续抗炎治疗 2～3 周，包块局限但未消失。

（3）脓肿破裂，需在抗生素治疗的同时行手术治疗。

2.绝对禁忌证

（1）急性炎症未行抗炎治疗。

（2）合并其他内科疾病不宜手术者。

3.相对禁忌证

月经期。

（二）手术准备

1.术前准备

（1）腹部皮肤、胃肠道、外阴阴道准备同一般妇科腹腔镜手术。

（2）盆腔粘连严重者行肠道准备 3 天，术前清洁灌肠。

（3）急性感染者术前应用广谱、强效抗生素 2～3 天，术前 2 小时给抗生素。

2.术中准备

（1）麻醉：气管内插管静脉复合全麻。

（2）体位：膀胱截石位。

（3）腹壁穿刺点：脐部腹腔镜放置孔穿刺点，2～3 个器械操作孔穿刺点。4.必备的器械和材料 智能双极或超声刀、interceed。

3.术后处理

（1）根据药敏试验调整抗生素。

（2）术后 2 天如体温仍高应更换抗生素。

（3）通常引流量少于 10～20mL/24h 后可拔除引流管。

（三）手术操作与技巧

（1）人工气腹：可疑广泛粘连者可行开放式气腹法进镜，先观察两侧下腹部拟穿刺部位有无组织粘连并注意避让。

（2）探查：按"左上腹—膈下—胃—肝—右腹部—阑尾"顺序观察，然后检查盆腔，观察盆腔器官表面情况、脓肿位置及粘连情况。

（3）收集炎性渗出液及脓液送细菌培养＋药敏，必要时行可疑病灶活检及快速病理排除肿瘤、内异症及结核等病变。

（4）分离清除粘连带：分离时采用轻柔的钝性剥离即能达到完全分离，如果粘连范围较大，应以锐性分离剪除粘连组织，尽量恢复盆腔正常解剖位置。可使用超声刀、双极电凝等减少损伤、避免误伤。

（5）盆腔炎性病变的处理：①输卵管或输卵管卵巢脓肿：分离暴露脓肿；在脓肿表面做等同脓肿长度切

口,开放脓腔,如脓肿分离过程中出现破裂,可扩大破口;吸净脓液;剥除脓肿壁,如患者坚决要求保留输卵管,行输卵管切开引流。炎症严重者,行患侧输卵管或附件切除;②输卵管积水:可于旧伞孔凹陷部行十字切口切开及伞端造口术或输卵管切除术;③盆腔包裹积液:分离周围粘连组织后,选择壁薄无血管处切开,吸净囊液,剪除多余囊壁或烧灼囊内壁,并充分冲洗囊腔。

(6)盆腔冲洗和引流:调整体位,使头高臀低,用大量生理盐水或林格液冲洗盆腔至液清,此时不宜应用加热液体,会促进脓液吸收,患者术后发热加重。术后盆腔留置引流管。

(7)预防再次粘连:可用 Interceed 隔离或包裹分离粘连后的器官。

(朱津保)

第六节 腹腔镜全子宫切除术

一、腹腔镜全子宫切除术

(一)适应证
(1)子宫肌瘤。
(2)子宫内膜异位症。
(3)功能失调性子宫出血。
(4)良性卵巢肿瘤及恶性卵巢肿瘤早期。
(5)子宫内膜癌及子宫颈癌。

(二)禁忌证
(1)严重的心、肝、脑、肾等脏器疾患。
(2)肠梗阻和严重的肠麻痹。
(3)弥漫性腹膜炎。
(4)严重的低血容量休克。
(5)腹壁多次外科手术史。
(6)腹疝或膈疝。
(7)晚期卵巢癌。

(三)术前准备
同子宫内膜异位症的腹腔镜手术。

(四)麻醉
同子宫内膜异位症的腹腔镜手术。

(五)手术步骤
(1)常规置子宫操纵器及腹腔镜鞘卡。
(2)辨认或分离输尿管。在输尿管与子宫血管相交叉处,提起覆盖在输尿管表面的腹膜,并打开腹膜,然后分离并暴露出 2 cm 长度的输尿管。
(3)电凝、切断圆韧带。在距宫角 2～3 cm 处电凝并切断圆韧带。
(4)电凝、切断骨盆漏斗韧带或卵巢固有韧带。打开阔圆韧带前后叶,先平行于宫体然后在膀胱上转向中线。
(5)分离下推膀胱。"U"字形打开膀胱腹膜反折,提起膀胱上的腹膜,向下及向两侧分离膀胱,下达阴道前壁。
(6)电凝切断子宫血管。平行于子宫打开双侧阔韧带后叶达骶韧带水平,分离输尿管与子宫血管之间

439

的宫旁疏松组织以暴露子宫血管,电凝切断子宫血管。

(7)电凝切断主韧带和子宫骶骨韧带。

(8)切开阴道穹隆。以湿海绵作为阻挡支撑物切开阴道前穹隆切口沿着宫颈环形扩大,直到整个子宫游离。

(9)子宫游离并取出。

(10)关闭阴道:缝合阴道残端,可以在腹腔镜下完成,也可以经阴道进行。

(11)再次形成气腹,在腹腔镜下检查各残端及盆底。如有活动性出血,予电凝止血,用生理盐水冲洗盆腔,证实无活动性出血后,吸净冲洗液,降低腹腔内压力3~5 min,观察残端无出血后,尽量放尽腹腔内气体,退出鞘卡,缝合穿刺孔。

(六)术中注意要点

(1)有盆腔手术史,盆腔内粘连严重,盆腔炎及子宫内膜异位症患者,在手术进行分离时应注意防止周围脏器的损伤。

(2)使用单极电凝时,注意电辐射;使用双极电凝时,同样排开周围脏器。

(3)双极电凝应使血管完全闭合后再剪断。

(七)术后处理

(1)常规护理,患者清醒后拔除气管插管,予以吸氧,监护患者的生命体征。

(2)留置导尿管24 h。

(3)静脉补充液体,包括平衡液、生理盐水及葡萄糖液,年龄较大患者注意补液量及补液速度。

(4)术后6 h麻醉清醒后可进流质,术后第1天根据患者情况进食。

(5)鼓励患者尽早起床活动,防止静脉血栓及术后肠粘连。

(6)术后禁止性生活3个月。

二、腹腔镜鞘膜内子宫切除术

(一)适应证

(1)子宫肌瘤。

(2)子宫内膜异位症。

(3)功能失调性子宫出血。

(4)良性卵巢肿瘤及恶性卵巢肿瘤早期。

(二)禁忌证

(1)严重的心、肝、脑、肾等脏器疾患。

(2)肠梗阻和严重的肠麻痹。

(3)弥漫性腹膜炎。

(4)严重的低血容量休克。

(5)腹壁多次外科手术史。

(6)腹疝或膈疝。

(7)晚期卵巢癌。

(三)术前准备及麻醉

同腹腔镜全子宫切除术。

(四)手术步骤

(1)常规置子宫操纵器及腹腔镜鞘卡。

(2)电凝、切断圆韧带及卵巢固有韧带(保留双侧附件者)。

(3)电凝、切断骨盆漏斗韧带(切除双侧附件者)。

(4)沿子宫膀胱腹膜反折从左圆韧带到对侧圆韧带处,予以剪开,打开子宫膀胱腹膜反折。不切断子宫动脉,减少膀胱损伤。

(5)线圈套在子宫动脉上方,套上 1 根或 3 根。

(6)在套好线圈之后,由助手重新消毒阴道,使用宫颈钳将子宫颈向前、向下迁拉,而后将校正杆(CURT)经子宫颈管外口沿颈管方向在腹腔镜指导下对准宫底部向上推着,直到穿出宫底为止。

(7)上好校正器之后,选择大小合适的宫颈切取器,穿入到校正器上,然后使用手动或打开电动开关,使切取器沿校正器向前、向上切下宫颈管内部分,直达宫底部。

(8)取出宫颈管内的组织和器械,术者要将先前放置好的线圈拉紧,防止出血。

(9)在扎紧子宫动脉之后,使用电动子宫组织切取器将宫体部组织、肌瘤组织等切下子宫体部组织,直达宫颈部。一般距线圈上方 1.5 cm 处停止。

(10)生理盐水冲洗盆腔,洗去残留物,取出小的残留组织,并查看术野有无出血点。

(11)将子宫膀胱反折处的腹膜向后拉,与宫颈残端后的腹膜缝合起来,包埋宫颈残端。一般使用连续缝合,也可以使用间断缝合。达到后腹膜化。

(12)再次形成气腹,在腹腔镜下检查各残端及盆底,有活动性出血,予电凝止血,用生理盐水冲洗盆腔,证实无活动性出血后,吸净冲洗液,降低腹腔内压力 3～5 min,观察残端无出血后,尽量放尽腹腔内气体,退出鞘卡,缝合穿刺孔。

(五)术后处理

同子宫全切术。

三、腹腔镜次全子宫切除术

(一)适应证

(1)年轻、有生育要求患者及家属要求保留宫颈。

(2)子宫小于 14 孕周。

(3)无慢性宫颈炎,术前宫颈刮片排除子宫颈恶性病变。

(4)月经异常者行诊断性刮宫排除子宫内膜病变。

(二)禁忌证

(1)子宫肌瘤过大。

(2)盆腔严重粘连。

(三)术前准备及麻醉

同腹腔镜全子宫切除术。

(四)手术步骤

(1)常规置子宫操纵器及腹腔镜鞘卡。

(2)将举宫器偏向一侧,用双极电凝钳分别钳夹同侧圆韧带、输卵管和卵巢固有韧带,电凝后剪断,同样方法处理对侧圆韧带、输卵管和卵巢固有韧带。

(3)剪开子宫膀胱腹膜反折,下推膀胱至子宫峡部下 1 cm,分离宫旁疏松结缔组织,暴露子宫血管,双极电凝钳电凝子宫血管,自左下腹套管放置套扎线套于子宫峡部稍下方,排除无肠管及网膜被套入,取出阴道举宫器,用推结器逐渐拉紧线圈。

(4)延长左下腹切口至 15 mm 长,置入 15 mm 扩张器,再置入子宫粉碎器,将子宫体及瘤体组织粉碎并取至体外,切至套扎线圈上 1 cm 处。

(5)宫颈残端增加套扎一次,双极电凝钳电凝宫颈残端止血。是否缝合反折腹膜在目前尚无严格规定。在残端严格止血后,用 0-0 号缝线缝合膀胱腹膜反折和宫颈后壁腹膜包埋宫颈残端。

(6)再次形成气腹,在腹腔镜下检查各残端及盆底,有活动性出血,予电凝止血,用生理盐水冲洗盆腔,证实无活动性出血后,吸净冲洗液,降低腹腔内压力 3～5 min,观察残端无出血后,尽量放净腹腔内气体,退出鞘卡,缝合穿刺孔。

（五）术中注意要点

（1）电动切割子宫及瘤体组织时，应在直视下进行并远离周围组织或器官。

（2）切割器固定牢固不能晃动。

（六）术后处理

（1）患者清醒后拔除气管插管，予以吸氧，监护患者的生命体征。

（2）留置尿管 24 h。

（3）静脉补充液体，包括平衡液、生理盐水及葡萄糖液，年龄较大患者注意补液量及补液速度。

（4）术后 6 h 麻醉清醒后可进流质，术后第 1 天根据患者情况进食。

（5）鼓励患者尽早起床活动，防止静脉血栓及术后肠粘连。

四、腹腔镜辅助下经阴道子宫切除术

（一）适应证

（1）子宫肌瘤。

（2）子宫内膜异位症，子宫腺肌症。

（3）异常子宫出血。

（4）子宫内膜复杂型增生过长。

（5）子宫内膜癌 I$_a$、I$_b$ 期。

（6）盆腔感染。

（7）子宫脱垂。

（二）禁忌证

（1）良性巨大子宫肌瘤（子宫大于 14～16 孕周）。

（2）盆腔内有严重病理情况。

（3）未曾生育、阴道狭窄者，手术医师缺少阴道手术技能。

（三）术前准备及麻醉

同腹腔镜全子宫切除术。

（四）手术步骤

（1）常规置子宫操纵器及腹腔镜鞘卡。

（2）附件及宫旁组织同全子宫切除。

（3）暴露子宫血管，双极电凝钳电凝子宫血管，改经阴道手术。

（4）经阴道取出术前放置的举宫器，阴道拉钩拉开阴道前后壁，暴露宫颈，宫颈钳钳夹宫颈前后唇，电刀环形切开宫颈阴道黏膜。

（5）鼠齿钳钳夹阴道前壁，沿宫颈前壁向上推开宫颈膀胱间疏松组织，至子宫膀胱腹膜反折处，长镊提起腹膜并剪开，向两侧扩开切口，进入前穹隆；鼠齿钳钳夹阴道后壁，沿宫颈后壁向上推开宫颈直肠间疏松组织，至子宫直肠腹膜反折处，长镊提起腹膜并剪开，进入后穹隆。

（6）将宫颈向右侧牵拉，暴露左侧主韧带，钳夹左侧部分主韧带，切断后 7 号丝线缝扎，同样方法处理右侧部分主韧带。

（7）双钳钳夹左侧骶韧带及剩余主韧带，切断后 7 号线缝扎并套扎，同样方法处理右侧骶韧带及剩余主韧带；输卵管拉钩下拉子宫血管。

（8）双钳钳夹左侧子宫血管，切断后 7 号丝线缝扎并套扎，子宫两侧组织完全离断后，将子宫从阴道内取出。

（9）若大子宫肌瘤，可将肌瘤挖出或将子宫切开逐步取出；鼠齿钳钳夹阴道残端肢后腹膜，检查各残端无出血后，阴道顶端用可吸收肠线连续缝合。子宫肌瘤过大，在阴道取出刚难时，可以将纱球放入手套内，放置于阴道内，重新充气后，在腹腔镜下用子宫粉碎器，碎取肌瘤。

（10）再次形成气腹，在腹腔镜下检查各残端及盆底，有活动性出血，予电凝止血，用生理盐水冲洗盆腔,证实无活动性出血后,吸净冲洗液,降低腹腔内压力 3～5 min,观察残端无出血后,尽量放净腹腔内气体,退出鞘卡,缝合穿刺孔。

（五）术中注意要点

同腹腔镜全子宫切除术。

（六）术后处理

同腹腔镜全子宫切除术。

五、腹腔镜下宫颈残端切除术

（一）适应证

（1）宫颈上皮内瘤样病变(CIN)。

（2）宫颈肥大、糜烂、接触出血、分泌物多,经积极治疗无效。

（二）禁忌证

（1）宫颈浸润癌。

（2）各种类型的外阴、阴道炎症。

（三）术前准备及麻醉

同腹腔镜全子宫切除术。

（四）手术步骤

（1）常规置子宫操纵器及腹腔镜鞘卡,必要时可行双侧输尿管插管,以便在手术中分辨输尿管走行。

（2）探查宫颈残端与周围脏器的关系。

（3）横行剪开宫颈残端表面的腹膜与筋膜,逐渐分离并剥离出宫颈残端。

（4）有齿抓钳牵拉宫颈,电凝切断主韧带和骶骨韧带。

（5）剪开宫颈阴道穹隆,以湿海绵作为阻挡支撑物,剪开阴道前穹隆切口,沿着宫颈环形扩大,直至整个宫颈游离,经阴道取出宫颈。

（6）缝合阴道残端,可在腹腔镜下进行,也可经阴道缝合。

（7）再次形成气腹,在腹腔镜下检查各残端及盆底,有活动性出血,予电凝止血,用生理盐水冲洗盆腔,证实无活动性出血后,吸净冲洗液,降低腹腔内压力 3～5 min,观察残端无出血后,尽量放净腹腔内气体,退出鞘卡,缝合穿刺孔。

（五）术中注意要点

同腹腔镜全子宫切除术。

（六）术后处理

同腹腔镜全子宫切除术。

（朱津保）

第七节　腹腔镜下子宫肌瘤剔除术

一、适应证

（1）子宫肌瘤患者需保留生育功能或不希望失去子宫者。

（2）肌瘤引起月经过多或盆腔压迫症状。

（3）习惯性流产或不孕症。

（4）既往妊娠时并发疼痛、出血、感染、变性、早产、胎先露异常者。

(5)近期内肌瘤增长较快者。

(6)宫体的浆膜下肌瘤或大部分突出子宫表面的肌壁间肌瘤。

二、禁忌证

(1)严重的心血管系统及呼吸系统疾病。

(2)体温高于 37.5 ℃。

(3)生殖器官急性或亚急性炎症期。

(4)黏膜下肌瘤。

(5)体积较大(直径大于 10 cm 以上)、数目较多(大于 4～6 个以上)的肌壁间肌瘤。

三、手术时间

避开月经期。

四、术前准备

(1)同子宫内膜异位症的腹腔镜手术。

(2)对于偏向一侧的较大阔韧带肌瘤,术前行肾盂静脉造影,了解输尿管走向及有无输尿管梗阻。

五、麻醉

全身麻醉或硬膜外。

六、手术步骤

(1)常规置子宫操纵器及腹腔镜鞘卡。

(2)排开肠管,通过举宫器配合,充分暴露术野,先将 20 U 催产素或垂体后叶素 6～12 U 经 50～100 mL 生理盐水稀释注射到宫体与瘤体交界部,以减少出血。

(3)带蒂肌瘤:在肌瘤蒂部用双极电凝钳电凝后,切断肌瘤。

(4)肌壁间肌瘤:催产素行多点注射后,单极电钩在肌瘤隆起部将子宫肌壁切开,深度以见到肌瘤包膜为佳,切口应大,延伸到整个肌瘤表面;有齿抓钳抓住子宫肌层边缘,肌瘤锥或有齿大抓钳固定肌瘤并向外牵拉,紧贴肌瘤钝、锐性相结合逐渐将肌瘤从子宫肌层中分离出来,分离过程中,应边分离边凝固止血,遇见血管电凝后剪断,分离后的肌瘤先拖入直肠子宫陷凹或膀胱子宫凹陷。

(5)对阔韧带肌瘤,要注意血管和输尿管走向,先剪开阔韧带前叶,在无血管区分离肌瘤,肌瘤锥插入肌瘤向外牵拉,钝、锐性分离肌瘤周围结缔组织,直至暴露肌瘤蒂部附着部位,电凝后剪断。

(6)缝合子宫:先创面止血,冲洗肌层创面,用双击电凝钳电凝活动性出血;对浅表的子宫缺损,用 10-0 号合成可吸收缝线 8 字单层缝合;对缺损面较大、较深者,分两层缝合关闭子宫缺损。

(7)肌瘤的取出:经右下腹鞘卡,置入电动组织粉碎器,助手固定肌瘤,由粉碎器逐步粉碎肌瘤分次取出。注意粉碎肌瘤时,应从边缘开始如"削苹果"手法从外至内粉碎,同时注意保护周围脏器、肠管等不被损伤。

(8)检查术野出血及电凝止血,灌注 1 000 mL 生理盐水,取头高脚低位冲洗并清理腹腔,观察 3 min,见盆腔内无活动性出血、渗血,各手术创面可酌情放置透明质酸钠等防粘连剂,以防止粘连再形成。观察升结肠、肝、胆、胃表面无异常,结束手术。

七、术后处理

(1)常规护理。

(2)应用广谱抗生素预防感染。

(朱津保)

第二十四章 妇科经腹、经阴道手术

第一节 经腹全子宫切除术

子宫全切除手术包括经腹和经阴道进行两种术式。腹式子宫全切除术是妇科最常见的手术之一。它包括子宫全切除术、切除或保留附件的手术(图24-1)。

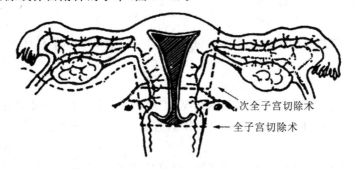

次全子宫切除术
全子宫切除术

图 24-1　子宫切除术示意图

一、适应证

①子宫肌瘤或伴有子宫出血,经药物治疗无效者。②子宫恶性肿瘤,如子宫原位癌、绒毛膜癌、子宫内膜癌等。③卵巢恶性肿瘤。④严重的功能失调性子宫出血,经药物治疗无效者。⑤两侧附件病变需要子宫全切除者。⑥因计划生育手术造成严重子宫穿孔者。⑦子宫破裂无法修复者。⑧子宫胎盘卒中。⑨药物治疗无效的子宫腺肌病。⑩其他情况,如子宫脱垂、子宫腔积脓、无法复位的子宫内翻等。

二、麻醉

连续硬膜外麻醉。

三、术前准备

(一)手术前准备工作
(1)全面系统地了解病史。
(2)认真做好全身体格检查及必要的各项辅助检查。
(3)术前合并症、各种并发症的处理及患者的心理宣教。
(4)阴道准备。
(5)制订手术方案。
(6)手术前一日准备:①术前谈话(包括手术、麻醉、输血等)。②剃掉腹部、背部麻醉部位的汗毛及外阴部的阴毛,并清除肚脐的污垢。③术前3天开始阴道准备。④备血。⑤手术前一天进容易消化的饮食。⑥作青霉素、普鲁卡因等过敏试验。⑦灌肠,手术前一天晚用1‰温肥皂水灌肠一次,如手术较复杂则应进行清洁灌肠。⑧手术前一日睡前给安眠药。

（二）手术当日准备

（1）阴道准备，手术当日晨行最后一次阴道冲洗，用碘酒、酒精棉球或碘伏消毒阴道，然后用1‰甲紫溶液涂擦阴道穹隆，并在阴道内放置一小块干纱布。

（2）手术当日晨禁饮食和水。

（3）灌肠，手术当日再灌肠1～2次，或用其他方法清洗肠道。

（4）留置开放导尿管。

（5）进手术室之前，肌内注射镇静剂（地西泮或苯巴比妥或哌替啶等）和阿托品。

四、手术步骤

（一）体位

麻醉成功后，取仰卧位或臀部抬高仰卧位。

（二）消毒

常规消毒，铺灭菌巾。

（三）切口

取下腹左旁正中切口或腹正中切口或下腹横切口，切口一般长12 cm左右，也可根据具体情况适当延长切口。

（四）探查

开腹后，探查腹腔或盆腔，首先探查切口周围情况，了解有无粘连、子宫和附件，以及与周围器官的解剖关系。如有粘连先分离粘连，使子宫、输卵管及周围器官的解剖关系清楚。

（五）暴露视野

助手用腹壁拉钩或弹性拉钩牵拉开腹壁切口，也可在腹壁切口置放固定拉钩，以暴露手术视野。

（六）提出子宫

提出子宫可采用两种方法。

1.钳夹宫角法

用两把长弯止血钳于子宫两角处紧贴子宫侧壁，分别钳夹两侧，钳尖要夹过圆韧带、卵巢固有韧带，抓住两把止血钳提出子宫（图24-2）。

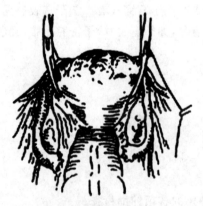

图24-2　钳夹提吊子宫

2.缝吊子宫法

用大圆针、粗丝线双道，分两次交叉缝子宫底中间部并扎紧，用小弯止血钳夹住缝线，握住止血钳，提出子宫。也可以用子宫抓钳提拉子宫。

（七）排垫肠管

向切口下端方向牵拉子宫，用1～2块湿盐水大纱布沿子宫后壁遮盖肠管，将肠管从盆腔移向腹腔，充分暴露手术视野。

（八）处理圆韧带

提起子宫，找到右侧圆韧带，在距子宫附着点约 3 cm 处，用止血钳夹住圆韧带，在该钳与子宫提吊钳之间靠近该钳处剪断（图 24-3），剪断时注意避开血管。用圆针、7～10 号丝线缝合结扎。结扎线可暂不剪断，用小止血钳夹住线尾，放在腹壁切口外，以作为手术包埋缝合时的标记。如果用缝线提吊子宫，因为子宫两侧没有钳夹止血钳，则用两把止血钳平行钳夹圆韧带，以后做法同前。同法处理左侧圆韧带。也可以处理右侧附件后，再处理左侧圆韧带。

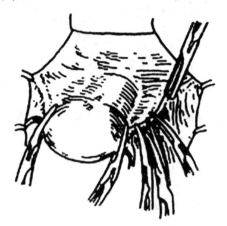

图 24-3　钳夹剪断

（九）处理附件

处理附件有两种做法。

1. 切除附件

助手提起子宫，术者提起该侧输卵管及卵巢，在骨盆漏斗韧带内侧，用一弯止血钳从阔韧带后，向切断圆韧带时已切开的阔韧带前叶处穿洞（也可不穿洞），穿洞时注意避开血管区，选择后叶最薄的透光处。穿洞后，提起该侧附件，紧靠卵巢夹一把止血钳，再用一中弯止血钳，距离卵巢 1 cm 左右钳夹骨盆漏斗韧带，钳尖要进入所穿洞中。为防止骨盆漏斗韧带滑脱，紧贴已夹好的止血钳再夹一把止血钳，此时共 3 把止血钳。在第一把与第二把止血钳之间剪断骨盆漏斗韧带（图 24-4）。用圆针、10 号丝线贯穿缝合结扎骨盆漏斗韧带断端，结扎时去掉一把靠近结扎线的止血钳。为防止第一道线结滑脱，在去掉第二把止血钳前，如感到不牢固，再用 7 号丝线结扎一次。

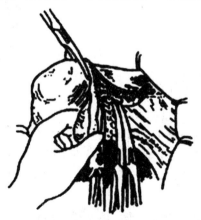

图 24-4　钳夹切断骨盆漏斗韧带

2. 保留附件

如果保留附件，则在提拉子宫的止血钳稍外方，用一中弯止血钳夹住输卵管峡部和卵巢固有韧带（如果是采用缝线法提吊子宫，则钳夹两把止血钳）。钳尖也应进入所穿洞或阔韧带最薄处。在钳间切断输卵管峡部和卵巢固有韧带后,用圆针、7号丝线一次或两次缝合结扎输卵管固有韧带远处断端(图24-5),同法处理对侧。

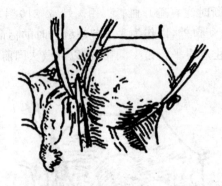

图 24-5　保留附件(钳夹切断输卵管及卵巢固有韧带)

(十)剪开膀胱子宫反折腹膜

向上腹部方向牵拉子宫,可显露出膀胱子宫陷凹。一手持无齿长镊,另一手持剪刀,从一侧阔韧带前叶切口开始,剪开膀胱子宫反折腹膜(图24-6),剪至对侧阔韧带前叶切口处。提起剪开的膀胱侧反折腹膜,用纱布缠绕手指或用长镊子夹住纱布一角,紧贴子宫前壁正中,向子宫颈外口方向下推膀胱(图24-7)。推下膀胱的界限约在子宫颈前1.5 cm处,正中部膀胱推开后,再轻轻地推离膀胱两侧,至手术所要求的范围。如果推离有困难,可用锐性剥离的方法剥离两侧。这一步骤应当慎重进行,推离过大,容易损伤两侧子宫膀胱静脉丛而造成出血;推离过小,则膀胱与宫颈分开的范围不够,输尿管不能随之下降,以下几个手术步骤可能误扎、损伤输尿管。

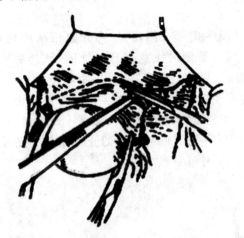

图 24-6　剪开膀胱子宫反折腹膜

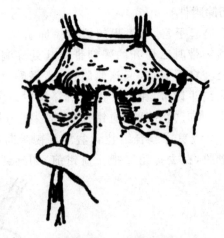

图 24-7　下推膀胱

(十一)处理子宫血管

在一般情况下,经过上述各步手术,位于子宫峡部两侧的子宫动静脉可显露清楚。看清楚子宫动静脉后,在相当于子宫颈内口水平,用三把中弯止血钳或带齿的弯止血钳紧贴宫颈,夹住子宫血管。在近子宫的两把血管钳之间切断血管,用圆针、10号丝线贯穿缝扎远侧断端,再用7号丝线加固缝扎一道(图24-8)。同法处理对侧子宫血管。

处理子宫血管是全子宫切除术中关键的一步。由于受术者的手术适应证、条件、术中情况不同,在处理子宫血管时也应因人而异。如子宫动脉暴露不清,钳夹困难时,可先暴露输尿管后再处理子宫血管。具体做法是:向对侧提拉子宫,敞宽该侧术野,用钝性方法剥离阔韧带前后叶间隙,寻找并暴露从阔韧带后叶走向子宫颈旁的一段输尿管。沿暴露出来的输尿管,触摸向宫颈的走向,了解其与子宫血管的关系后,可进行子宫血管的处理,在输尿管内侧钳夹、切断、缝扎子宫动脉。

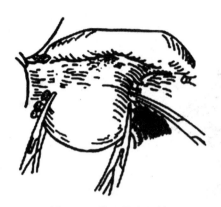

图 24-8　处理子宫血管

（十二）处理主韧带

用两手示指伸入宫颈下方，触摸阴道前后穹隆，隔着阴道壁两示指有触碰感觉。提起子宫并向对侧牵引，显露出该侧主韧带，用一把中弯止血钳或有齿血管钳沿宫颈滑下，夹住主韧带。用刀在子宫颈与止血钳之间切断，用圆针、10 号丝线贯穿缝合结扎主韧带。如果主韧带较宽厚，可分两三次钳夹、切断、缝扎，或与子宫骶骨韧带一起钳夹、切断、缝扎（图 24-9）。同法处理对侧主韧带。

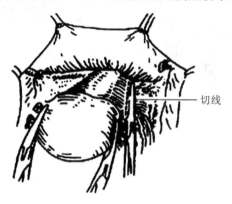

——切线

图 24-9　处理子宫主韧带切线

（十三）处理子宫骶骨韧带

处理子宫骶骨韧带有两种方法。

1. 单纯处理子宫骶骨韧带

将子宫拉向耻骨联合方向，显露两侧子宫骶骨韧带。用弯止血钳，在与子宫颈平行处夹住一侧子宫骶骨韧带。于子宫颈与钳间切断子宫骶骨韧带，用圆针、7 号丝线或 10 号丝线缝合结扎断端（图 24-10）。另一种方法是先剪开、推移腹膜，然后钳夹、切断、缝扎宫骶韧带。

2. 宫骶韧带与主韧带一同处理

如果子宫骶骨韧带比较薄弱，可不单独处理，在处理主韧带时，与主韧带一起钳夹、切断和缝扎，既可减少术中出血，又可减少操作步骤。

两侧主韧带、骶骨韧带处理结束后，子宫颈两侧基本游离。此时可用双手示指检查子宫颈游离的范围。在子宫颈下 1～1.5 cm 处即可剪断阴道壁、切除子宫（图 24-11）。

（十四）切除子宫

阴道周围游离后，用一小块干纱布围绕其四周，以保护周围器官和组织不受污染及损伤。用刀或剪环形切断阴道壁（图 24-12）。用 4 把鼠齿钳夹持阴道切口下缘，用碘酒、酒精或其他消毒方法，消毒阴道断端。如果阴道溢液较多，可向阴道填塞干纱布块，术后从阴道取出。

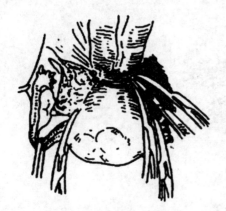

图 24-10 处理子宫骶骨韧带

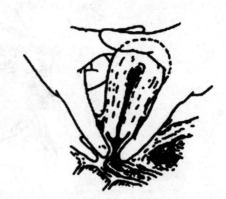

图 24-11 触摸子宫颈

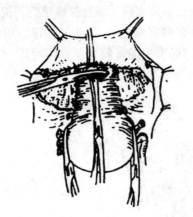

(1)切开阴道前穹隆

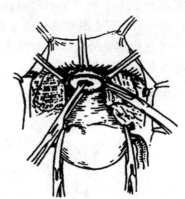

(2)沿宫颈环形剪开阴道穹隆

图 24-12 切除子宫

(十五)缝合阴道断端

用1～2号铬制肠线或其他可吸收线缝合阴道断端。缝合方法有多种,可任选一种。如果用"8"字缝合法,可先缝合中间并留较长一段线,用小止血钳夹住尾端,以便提起继续缝合。缝合阴道也可采用间断缝合、单纯连续缝合、连续锁边缝合的方法(图 24-13)。连续缝合法应从一侧阴道角部开始,缝向另一侧。缝合两角时应缝挂两侧宫骶韧带及主韧带线结上的断端,以悬吊阴道断端,防止阴道脱垂。

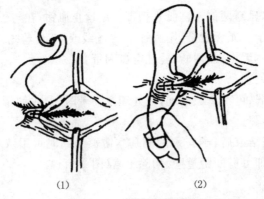

(1)   (2)

图 24-13 缝合阴道断端

(十六)包埋残端

从一侧开始检查盆腔内有无出血,有出血应处理。注意检查有无遗留的纱布等。如无异常,提起一侧圆韧带缝扎时的保留线,从该侧圆韧带开始,用0号或1号铬制肠线或其他可吸收线连续缝合盆腔前后腹膜,包埋骨盆漏斗韧带等残端,使这些残端包理在腹膜外,保持盆腔表面光滑,防止术后粘连(图24-14)。

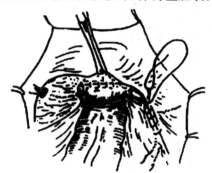

图 24-14　缝合盆腔腹膜,包埋残端

(十七)缝合腹壁各层

缝合前应清点纱布、器械数目,核对准确后,将肠管摆放正常位置,拉下大网膜遮盖小肠,逐层缝合腹壁。

五、术中注意事项

(一)出血

(1)术中见多处剥离面少量渗血,可用热生理盐水纱布压迫创面止血。

(2)较大量的出血,经上述处理,若效果不明显,应寻找出血点进行钳夹后结扎或缝扎止血,也可用明胶海绵类止血剂止血。

(二)损伤

1.输尿管损伤

在处理骨盆漏斗韧带、主韧带、骶韧带、子宫血管时注意勿损伤输尿管。

2.膀胱损伤

在剥离、切剪或缝合时容易损伤膀胱,为防止膀胱损伤,应注意以下几点。

(1)切开腹膜下方时,注意膀胱位置的高低,如果其位置较高,可向侧方斜切腹膜;缝合时注意缝针是否挂上膀胱。

(2)推离膀胱要充分,但不能使剥离面过大,既要顾及膀胱不损伤,也要兼顾减少术中出血。

(3)遇有膀胱与子宫或其他组织粘连时,分离时要注意解剖关系,要慎重、细致。分离膀胱时要钝性分离与锐性分离相结合。

3.肠管损伤

多发生在肠管与盆腔器官或组织粘连分离时。分离时注意以下几点。

(1)明确解剖关系。

(2)先分离粘连较轻处,后分离粘连较重处。

(3)分离时应有侧重,如与子宫粘连,宁可损伤子宫,而不能伤及肠管,因为子宫是要切掉的器官。

(三)感染

对有盆腔感染或有可能发生感染者应在缝合阴道断端时,于阴道断端中间向阴道内插入1～2根胶管或香烟式引流,术后根据引流情况,决定何时拔出。

(四)预防息肉生长

(1)将切断的阴道断端修剪整齐。

(2)缝合阴道壁时,阴道前后壁要对合好。

(3)缝合中不使阴道断端翻入阴道内。

六、术后处理

(1)术后应去枕平卧 6 小时,8 小时后根据情况再决定取何种体位。之后应鼓励患者翻身,以防肠粘连。

(2)定时测量血压和脉搏,观察呼吸。

(3)贫血的患者根据术前矫正情况及术中失血、输血情况,决定术后是否补充血液,并注意低钙现象。

(4)一般手术后 3d 内应给予液体补充,补液应根据具体情况决定,可参考尿量、出汗多少、呕吐量等。术后每日液体入量应为 2 500~3 000 mL,只要病情允许,应鼓励患者于术后 12 小时开始饮水。24 小时后即可进全流食,但应少量多餐。注意电解质的补充与调节。

(5)开腹手术可尽早进饮食。3d 内先饮水、进全流食,逐步进半流饮食为原则。选择营养丰富、易消化的饮食。

(6)可于 24 小时后停止留置导尿。

(7)术后 3d 内体温往往升高,38.5 ℃以下多为术后正常反应。

(8)术后当日晚可用止痛剂。

(9)一般于术后 7d 拆线,贫血患者应延期到 10d 左右拆线。

(10)若放置引流,一般在 24 小时取出,若引流较多可延期到 48 小时或 72 小时取出。

(11)术后恶心或呕吐,大多由于手术刺激胃肠道或因麻醉引起,可对症处理。

(12)腹胀一般由胃肠道功能性障碍引起,排气后可明显减轻。持续数日的腹胀并伴有疼痛者,应想到是否出现肠梗阻。一般采用的治疗腹胀的办法有腹部热敷、针灸疗法、中药疗法,有的也可用新斯的明或其他药物促进排气,也可采用肛管排气。

(13)一般在肛门排气后患者即可离床活动。离床后的活动量应逐步增加,按床旁、室内、室外的顺序进行。

(14)术后应注意创口有无渗血及阴道有无流血。

(15)根据病情选用适当的抗生素。

(尹秀蓉)

第二节　经腹次全子宫切除术

一、适应证

(1)子宫或附件良性病变,宫颈无明显病变,要求保留宫颈者。

(2)子宫破裂、子宫内翻、产后大量出血等紧急情况,必须切除子宫者。

(3)必须切除子宫,但合并严重全身性疾病,对手术耐受性较差者。

二、禁忌证

(1)各种疾病的急性期或严重的全身性疾病,不能承受手术者。

(2)盆腹腔急性炎症期。

(3)宫颈病变明显,可能为恶性者。

(4)子宫体部及附件恶性肿瘤根治性手术者。

三、手术步骤

(1)用两把长弯钳夹持宫角处,上提子宫以利显露。

(2)用两把长弯钳钳夹于右侧圆韧带内 1/3 处,在两钳切断之。

(3)用 7 号丝线贯穿缝扎圆韧带残端。

(4)自圆韧带断端起剪开右侧阔韧带前叶。

(5)术者用手指将阔韧带后叶无血管处向前顶起,用弯剪刀剪开阔韧带后叶。

(6)钳夹、切断输卵管峡部及卵巢固有韧带,用 7 号线贯穿缝扎残端两次。

(7)若同时切除附件,用钳夹切断骨盆漏斗韧带,用 7 号丝线贯穿缝扎残端两次。同法处理左侧圆韧带和阔韧带。

(8)术者用镊子提起膀胱腹膜反折,助手于相应部位同样提起反折,于两把镊子间剪开一小口。

(9)沿此小口向两侧弧形剪开膀胱腹膜反折,使之与阔韧带前叶之切口相连。

(10)也可自一侧剪开的阔韧带腹膜开始,用剪刀分离膀胱子宫腹膜反折,弧形剪开,直至与对侧剪开的阔韧带腹膜切口相连。

(11)用鼠齿钳夹持附在膀胱上的腹膜反折,向上牵拉,用长弯钳或弯剪刀分离膀胱宫颈间的疏松组织,将膀胱稍推离宫颈附着面。

(12)将阔韧带后叶沿子宫侧壁向下剪开。

(13)同法处理对侧。

(14)将子宫牵向左侧,显露右侧子宫血管,用两把长弯钳钳夹子宫血管及周围结缔组织。血管钳钳夹水平应达到宫颈内口稍下方处。

(15)在两钳间切断之,用 7 号丝线贯穿缝扎两次。同法处理左侧子宫血管。

(16)术者以左手握持宫体,用刀切断宫颈。应注意切面稍向颈管内倾斜,使剩余宫颈呈锥形(尖端向下),以利缝合。

(17)宫颈残端用三角针以 1 号铬制肠线作"八"字形缝合,并于宫颈两侧由前向后缝扎 1 针,打结在宫颈侧方,以阻断子宫血管分支,防止出血。

(18)将圆韧带及附件悬吊于宫颈残端。同法处理对侧。

(19)膀胱腹膜与宫颈后壁腹膜用 4 号线或 2-0 肠线间断或连续缝合,使宫颈残端与各韧带、附件断端均包埋于腹膜外。

(20)关闭腹腔,按常规缝合。

四、术后处理

(1)术后留置导尿管 24~48 h,拔除后多能自解小便。

(2)预防和抗感染治疗 3~5 d。

(尹秀蓉)

第三节　经阴道全子宫切除术

一、适应证

(1)功能失调性子宫出血,保守治疗无效需切除子宫者。

(2)小于妊娠大小的子宫肌瘤,无盆腔粘连者。

(3)子宫脱垂无盆腔粘连者。

二、禁忌证

(1)盆腔严重粘连者。

(2)阴道狭窄明显。

(3)子宫增大达到或超过妊娠 3 个月子宫大小。

三、手术步骤

(1)将两侧小阴唇用 4 号丝线缝合固定于大阴唇外侧。

(2)用宫颈钳将宫颈外口钳闭并向下牵引,子宫颈前唇上方膀胱附着处之下方横行切开阴道黏膜,两端达宫颈侧。

(3)用剪刀或手指分离膀胱,向上推开。也可用手指分离膀胱,向上推开。

(4)推开膀胱直达子宫腹膜反折,此处组织松皱,用手指触摸有滑动感的薄层组织即是。

(5)用拉钩向上拉开膀胱,鼠齿钳夹住提起膀胱腹膜反折并剪开。

(6)用手指探查后,拉钩放进腹腔。

(7)将子宫颈牵引向前,于后穹隆处横行切开阴道黏膜,两侧与前壁的阴道黏膜切口相接。

(8)用刀柄靠近宫颈直肠之间的疏松结缔组织。

(9)用手指紧贴宫颈后壁向上作钝性分离,推开直肠后,探摸到子宫直肠腹膜反折,钳夹后剪开。

(10)手指探查子宫直肠陷凹。

(11)用刀柄分离宫颈旁的前后阴道黏膜,显露宫颈主韧带及宫骶韧带。

(12)钳夹并切断左侧宫骶韧带。

(13)用 7 号丝线缝扎左侧宫骶韧带残端。

(14)钳夹左侧主韧带。

(15)切断左侧主韧带。用 7 号丝线贯穿缝扎。主韧带较长者可分次钳夹。

(16)沿子宫侧壁向上钳夹子宫动静脉,切断之后,用 7 号丝线双重缝扎。

(17)将子宫自后穹隆切口翻出。

(18)靠近子宫体旁钳夹阔韧带及宫旁组织,切断之,用 7 号丝线缝扎。

(19)显露子宫左侧圆韧带,于卵巢固有韧带及输卵管近宫角处钳夹切断,用 7 号丝线双重缝扎。同法处理右侧。取出子宫。

(20)摘出子宫后,检查各结扎端。并检查双侧卵巢大小、质地、有无肿瘤。

(21)应用 4 号丝线半荷包缝合腹膜切口两侧端。

(22)连续缝合前后腹膜反折,使各韧带残端留于腹膜外,各侧韧带的残端线相互结扎。

(23)用 2-0 肠线间断或锁边缝合阴道前后壁黏膜。

四、术后处理

(1)持续导尿 3～5 d。

(2)阴道内填纱布压迫止血,24 h 后取出。

(尹秀蓉)

第四节　卵巢剖视检查术

一、适应证

卵巢外观正常,经检视及仔细触摸仍怀疑卵巢有病变者。

二、禁忌证

(1)患者一般情况不能耐受手术者。

(2)患者合并严重内、外科疾病不宜手术者。

三、注意事项

(1)术中必要时进行冰冻切片检查。

(2)切出组织应送病理检查。

(3)密切观察,防治腹腔内出血。

(4)术后应用抗生素预防感染。

(5)术后留置导尿管 1d。

(6)术后 7d 拆线。

(尹秀蓉)

第五节 卵巢癌细胞减灭术

一、适应证

卵巢癌细胞减灭术适合于卵巢恶性肿瘤能耐受手术者。

二、麻醉

(1)静脉复合麻醉,气管内插管。

(2)双管持续硬膜外麻醉。

(3)体位取仰卧位。

三、物品准备

物品准备包括妇科开腹器械包 1 个,广泛子宫切除特殊器械包 1 个,无菌塑料袋 1 个,阴道冲洗包 1 个,吸引器连接管 1 套,氩气刀 1 套,无菌干罐持物钳 1 套。

四、手术步骤

(1)术前行外阴阴道冲洗并消毒,阴道填塞无菌纱布,安置持续导尿管,连接尿袋。

(2)常规消毒皮肤,铺无菌单。

(3)切口,自耻骨联合上缘开始绕过脐至脐上 6 cm 行左旁正中切口。

(4)21$^\#$刀片切开皮肤,氩气切开皮下组织、腹直肌前鞘,切开腹膜进入腹腔。手术者洗手探查腹腔肿瘤有无转移,转移范围及程度,并切除卵巢组织送快速病理,决定性质及分类,以卵巢癌Ⅲ期为例。

(5)安置腹腔自动拉钩,用 2 把有齿血管钳分别夹持子宫角上提暴露子宫及附件。用 40 cm×60 cm 盐水纱布垫排垫肠管,用大“S”拉钩拉之并固定。

(6)以卷地毯方式从远侧向病灶中心分离盆腔壁层腹膜。在骨盆入口水平,骨盆漏斗韧带上方剪开腹膜,注意保护输尿管。游离卵巢动、静脉,胆管钳钳夹并切断,7$^\#$丝线双重缝扎远侧端。近侧端结扎。

(7)用胆管钳、剪刀分离输尿管,使之游离,在圆韧带中外 1/3 交界处用胆管钳夹之并切断,7$^\#$丝线缝扎远侧端,结扎近侧端。同样方法处理对侧。

(8)自一侧圆韧带断端开始剪开阔韧带前叶,向下前剪开膀胱、子宫腹膜反折至对侧圆韧带断端处。若膀胱子宫陷窝内已有癌灶,则将这一返折切口延伸至无癌区的耻骨联合后,手术者用示指顶纱布将膀胱浆膜层自膀胱剥下至子宫峡部,沿膀胱宫颈筋膜间的疏松组织下推膀胱至宫颈外口水平以下。分离子宫旁疏松组织,辨清子宫动、静脉,胆管钳夹之并切断,7#丝线双重缝扎远侧端,近侧端结扎。同样方法处理对侧。

(9)用长平镊、精细剪刀将直肠浆膜层及侧腹膜连同附着的肿瘤分离及盆底腹膜分离卷向子宫侧,分离面用氩气刀电凝或热盐水纱布压迫止血。胆管钳钳夹切断子宫韧带及子宫骶韧带,7#丝线缝扎远侧端、结扎近侧端。同样方法处理对侧。巡回护士将阴道纱条抽出。

(10)干纱布围绕宫颈,氩气刀沿阴道前穹隆切开阴道壁,取下子宫、附件、盆腔腹膜及附着之肿瘤。放入标本碗内。阴道残端所用物品均应放入弯盘内以免污染盆腔。

(11)用组织钳夹持阴道残端,用2%碘酊及75%酒精棉球依次涂擦消毒,0#可吸收线连续外翻缝合阴道顶端。

(12)清扫盆腔淋巴结。用长细剪刀扩大盆腔侧壁腹膜切口至髂总动脉分叉水平。胆管钳、剪刀分离暴露盆底血管床,下达腹股沟韧带水平。用胆管钳自上而下撕剥式清除附着于髂血管、腹股沟深淋巴组织,4#丝线结扎,防止淋巴囊肿形成。分离髂外静脉,用血管拉钩上拉之,暴露闭孔窝,找到闭孔神经后,清扫闭孔区淋巴组织。用同样方法处理对侧。

(13)清扫骶前及腹主动脉旁淋巴结。用40 cm×60 cm纱布垫包裹肠管后将肠管上推置入无菌塑料袋内,将乙状结肠用S拉钩向左侧牵拉,暴露腹主动脉分叉以下之骶前区。自骶岬水平,用剪刀纵型剪开骶前的后腹膜,从骶岬向前向中线沿骶面卷之清扫骶前淋巴组织,分离面用氩气电刀止血。用精细长剪刀、胆管钳自下而上、自右向左分离腹主动脉、下腔静脉周围的淋巴脂肪组织至肠系膜下动脉水平。创面氩气刀止血。将淋巴脂肪组织分别放入标本碗内。

(14)手术护士清点术中所用物品无误后,用7×17无创伤缝合自上而下关闭缝合后腹膜。

(15)如有小肠表面有转移孤立表浅肿瘤,做肠曲表面肿瘤切除,剥离面1#丝线间断缝合。肠表面多个融合肿瘤一旦侵入肌层,将病变肠管的肠系膜分离,钳夹切断,4#丝线结扎、肠钳钳夹切断病变肠管,75%酒精棉涂擦消毒断端,4#丝线间断全层吻合肠管,缝合肠系膜。

(16)用血管钳沿胃大弯逐步钳夹、切除大网膜,7#丝线结扎。

(17)用卵圆钳找出阑尾,用组织钳夹系膜提起阑尾,用盐水纱布保护周围组织,分离阑尾系膜,4#丝线结扎。6×17圆针4#丝线在阑尾根部做荷包缝合,钳夹切断阑尾,用石炭酸、95%酒精,粗棉棒擦拭残端,结扎包埋阑尾残端。

(18)右上腹、盆腔各放置直径4 mm×6 mm、长约40 cm硅胶管用于术后化学治疗。4#丝线固定。

(19)检查腹腔各剥离面,断端无出血,清点器械、敷料。7×17无创伤缝合线连续缝合腹膜,逐层关腹。刀口、化学治疗管口覆盖无菌纱布。所有淋巴组织送病理检验。

(尹秀蓉)

第六节　卵巢切除术

卵巢切除术是指保留输卵管,单纯切除卵巢(含或不含囊肿)的手术。

一、适应证

(1)卵巢良性肿瘤无法剔除者。

(2)需卵巢去势者。

(3)严重的附件炎性包块、输卵管卵巢脓肿等。

(4)年轻的卵巢恶性肿瘤患者需保留生育功能,病变局限在单侧。

(5)超过 50 岁的老年患者不需保留卵巢者。

(6)生育期大于 6 cm 卵巢囊肿的未婚或已婚未生育过并要求保留生育功能者。

(7)囊肿完全破坏了正常卵巢或囊肿无法进行剥除者,无法剥除是指囊肿壁与正常卵巢紧密相连,层次不清,剥除时囊肿极易破裂。

二、禁忌证

(1)卵巢恶性肿瘤 II 期以上。

(2)年轻妇女的正常卵巢。

三、操作步骤

(1)结扎卵巢固有韧带将一根内套圈从需切除卵巢的同侧放入,大抓钳在圈中抓住卵巢,拉紧子宫卵巢韧带及卵巢系膜。如果由于解剖原因不易抓住卵巢,则可先用内套圈套住,将卵巢向大抓钳进入的套管内鞘方向牵引,然后再次钳抓。输卵管常会滑进套圈,可在从对侧插入的无损伤抓钳协助下,将输卵管推开,使结扎位于正确部位。扎紧卵巢蒂部:通过拉紧较长的一端,完成内套圈结扎。安全起见,常采用三道结扎组织蒂部,称为"三套圈技术"。

(2)切下卵巢。

(3)取出卵巢。用大匙状钳抓住卵巢,如它并不太大,可整个经 11 mm 套管鞘取出。如果卵巢太大,可部分剪开组织表面,或行卵巢囊肿穿刺部分抽液缩小其直径及形状以适应套鞘。

四、医疗风险

(1)出血。

(2)感染。

(3)粘连。

(尹秀蓉)

第七节 输卵管切除术

一、适应证

(1)除间质部以外的输卵管妊娠。

(2)异位妊娠手术同时要求绝育者。

(3)无生育要求的输卵管积水患者。

(4)严重的慢性输卵管炎症,可能再次输卵管妊娠者,同意切除患侧输卵管。

(5)绝育术后的输卵管妊娠。

(6)输卵管良性肿瘤者的部分切除术。

二、禁忌证

(1)严重的心、肝、肾脏疾病,不能耐受手术者。

(2)盆腔炎症急性期。

三、准备工作

(1)术前备皮,备血。

(2)术前 2d 阴道冲洗,2 次/日,术前晚灌肠 2 次。

(3)术前晚十点后禁食禁水。

四、操作步骤

(1)麻醉成功后,患者膀胱截石位。

(2)进入腹腔,探查腹腔,先分离盆腔粘连,充分游离输卵管,输卵管钳提起妊娠输卵管远端,使输卵管系膜展平,用双极电凝由伞端沿输卵管系膜向子宫角方向电凝系膜,再用剪刀剪断电凝组织,切除输卵管,断端再用双极电凝电凝。也可用 2-0 线套扎病变输卵管,切除输卵管,断端再用双极电凝电凝(图 24-15)。

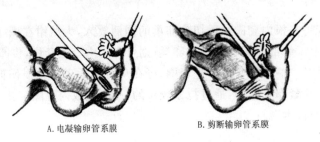

A. 电凝输卵管系膜   B. 剪断输卵管系膜

图 24-15 切除输卵管系膜

(3)生理盐水冲洗腹腔,检视无活动性出血,放置橡皮引流管。

五、注意事项

(1)失血过多者,术中及术后输血和补液治疗,促进体质恢复和伤口愈合。

(2)预防感染,应用抗生素 5~7d。

(3)术后 3d 切口换药,7d 伤口拆线。

(4)术后禁止性生活及盆浴 1 个月。

六、医疗风险

(1)可能出现周围脏器损伤,大出血等。

(2)术后可能发生卵巢功能受损的风险。

(尹秀蓉)

第八节 输卵管卵巢切除术

一、适应证

(1)输卵管卵巢炎性包块或附件脓肿形成。

(2)卵巢肿物过大致输卵管不能单独分离保留。

(3)粘连较重的输卵管妊娠。

(4)卵巢去势手术。

(5)卵巢良性肿瘤,对侧卵巢正常,且已生育者。

(6)卵巢子宫内膜异位症合并输卵管粘连或阻塞,保守治疗无效。

二、禁忌证

急性附件炎弥散期,一般禁忌手术,应先控制炎症。

三、术前准备

(1)同一般开腹术前准备。
(2)对较大的或重度粘连的卵巢肿瘤,术前应纠正贫血及备血。术前要做肠道准备。
(3)对有炎症者术前应先控制炎症。

四、麻醉与体位

一般采用硬膜外麻醉。取垂头仰卧位。

五、手术步骤

(一)切口
根据肿物的大小,确定皮肤切口的长度,确保肿物完整切除。一般对大的肿物采用下腹部正中纵切口为妥。

(二)探查
肿物较大时,应先将其挽出腹腔,暴露肿物基底和周围的关系。注意同侧输尿管有无移位。

(三)处理骨盆漏斗韧带
提起输卵管及卵巢,暴露骨盆漏斗韧带、阔韧带上缘及卵巢固有韧带,以两把长弯止血钳靠近囊肿钳夹骨盆漏斗韧带内所有血管及阔韧带,于两钳间切断,以 10 号丝线双重交叉贯穿缝扎残端。当肿瘤较大、基底较宽时,可使骨盆漏斗韧带缩短,输尿管常会移位,此时应打开骨盆漏斗韧带表面的盆腹膜,在直视下找到输尿管,将输尿管推开,再依上法切断卵巢动、静脉及系膜。如肿瘤巨大难以挽出腹腔外,且判断为良性的囊性肿瘤时,用纱垫保护好腹壁切口后,可在肿瘤囊壁的少血管区做一荷包缝合,中央切一小孔,插入吸管,紧缩荷包缝合线,防止囊内液流出,缓慢吸出囊内液体,再行手术切除。

(四)处理输卵管及卵巢固有韧带
于宫角部以两把长弯止血钳钳夹卵巢固有韧带及输卵管根部,剪开血管钳间组织,残端 7 号线缝扎。卵巢肿瘤蒂扭转者,静脉淤血可有血栓形成。如先将蒂松解,可使血栓脱落入血循环造成栓塞,故应在蒂扭转的下方,钳夹后再松解扭转的蒂部,然后切除附件。

(五)包埋残端
缝合阔韧带前后叶,将残端包埋其内。如前叶过少,可将圆韧带覆盖表面,保持光滑。

(六)关腹
缝合腹壁各层。

六、术中注意要点

(1)尽量保持肿瘤完整娩出腹腔,肿瘤较大者,可将切口延长,以免强行挽出肿物致肿瘤穿破,污染手术野。
(2)预防损伤输尿管:输尿管损伤多发生在结扎、切断骨盆漏斗韧带时。如囊肿与盆壁紧密粘连,致骨盆漏斗韧带缩短,当提起附件时,输尿管可能与骨盆漏斗韧带起被提起;或肿物过大,基底宽,可致输尿管移位。遇有索条状物应仔细辨认,必须在直视下触摸,确认非输尿管才可剪断;或在高位,即骨盆入口处打开后腹膜,找到输尿管并锐性分离,使其远离肿物,再切断骨盆漏斗韧带。
(3)预防损伤髂内血管:肿瘤感染常与骨盆侧壁发生粘连,剥离时应注意防止损伤髂血管特别是髂内血管。如发生损伤，立即用热生理盐水纱布压迫止血，切勿钳夹，以免破坏血管壁，引起更多出血。如压迫止血无效，用手指压迫出血的血管，在出血上下两端进行缝扎。

（4）防止发生损伤肠管、膀胱：多在剥离严重粘连、解剖层次不清楚时发生，若有损伤，应立即进行修补。

（5）对卵巢囊肿与周围脏器的粘连进行分离时，应从粘连较少、分离较易的部位开始。最后在直视下分离粘连严重的部位。若分离确实困难，良性肿瘤可残留一小部分囊壁在肠管上，恶性肿瘤必要时切除部分肠管。

七、术后处理

（1）术后饮食及护理与一般开腹术相同。

（2）给予抗炎药物预防或控制感染。

八、主要并发症

（1）腹部切口感染主要原因是原囊肿有感染或腹壁缝合技术不当、止血不彻底，发生血肿继发感染。应及早进行理疗及加强抗炎治疗，已形成脓肿者应拆除皮肤缝线，排脓，定期换药。

（2）肠粘连的原因多为术中囊肿粘连严重，剥离范围大，创面广，术后应嘱患者早期多翻身。

（尹秀蓉）

第二十五章 辅助生殖技术

第一节 人工授精技术

一、历史

人工授精技术(artificial insemination,AI)1790 年英国的 John Hunter 将一位尿道下裂患者的精液置入患者妻子阴道内,获得妊娠。1890 年美国的 Dulemson 开始在临床上实际应用;1953 年美国阿肯色大学医学中心首次应用冷冻精子行人工授精成功。国内建国后不少地区即开展鲜精人工授精。1983 年湖南医学院用冷冻精子行 AI;1984 年上海第二医科大学用洗涤过的丈夫精液行 AI 成功,现 AI 技术在我国广泛开展。

二、分类

(1)按精液来源不同分:夫精 AI(artificial insemination with husband,AIH);供精 AI(artificial insemination with donor,AID);混合精 AI(artificial insemination,mixed semen,AIM)。

(2)按精液使用方法不同分:鲜精人工授精;冻精人工授精。

(3)按注射精子途径不同分:阴道内授精(intravaginal insemination,IVI);宫颈内授精(intracervical insemination,ICI);宫腔内授精(intrauterine insemination,IUI);输卵管内授精(intratubal insemination,ITI);腹腔内授精(intraperitoneal insemination,IPI);卵泡内授精(direct intrafollicular insemination,DIFI)。后四种是近年来逐渐探索的新的 AI 治疗方法。

三、AI 的适应证及供精者选择

(一)AI 的适应证

受精者须有规则的月经周期、排卵正常;输卵管必须一侧通畅;生殖器官应无严重疾患。

1.AIH 的适应证

丈夫患阳痿、早泄;逆行射精;尿道下裂等,但精液正常或轻度异常;女性先天或后天生殖道畸形以及宫颈性不孕也可采用之。

2.AID 的适应证

丈夫无精症;丈夫遗传性疾病;双方血型不合导致严重母婴血型不合经治疗无效。

3.AIM 的适应证

丈夫少精症或精子质量差,有心理治疗意义。

(二)AID 供精者的选择

①宜选智商高,身体素质好,已婚已育的青壮年自愿者;②应无遗传性疾病和遗传性疾病的家族史;③供受精双方互不相识;④供受精者双方血型最好相同;⑤供者外貌上,五官端正,体格健壮,外貌最好与受方夫妇双方相似。

安全性:性传播性疾病是 AID 的主要危险。因沙眼衣原体可通过 AI 而传给受精者,而造成许多不良后果,如盆腔炎、宫外孕或输卵管梗阻性不孕,因此须对供精者尿道取材进行沙眼衣原体检查;而 HIV 感染后 3 个月,血清才呈阳性反应,故美国生殖学会禁止用鲜液而必须采纳冷冻精子 AI 技术。

AID 的管理:①建立供精者档案;②人工授精前对采集的供精者精液进行常规检查;③取精前禁欲 5～7 天,要求 24 小时内禁饮含酒精饮料;④供精者泌尿生殖道性病检查;⑤已使受精者受孕达5人次时,不能再使用此供精者的精液。

3.AI 的禁忌证

目前尚无统一标准。①患严重全身性疾患或传染病;②严重生殖器官发育不全或畸形;③严重宫颈糜烂;④输卵管梗阻;⑤无排卵。

四、AI 的主要步骤

(一)精液收集及处理

IVI、ICI 可不行精液洗涤;IUI、ITI、IPI 和 DIFI 须行精子优化。

(二)促排卵或自然排卵的预测

排卵障碍者可促排卵治疗方案:单用 CC;CC 加 HMG 加 hCG 或单独用 HMG 等。

(三)排卵的预测方法

①月经周期史;②基础体温测定(BBT);③宫颈黏液;④B 超卵泡监测;⑤实验室生化检查 E_2、LH;⑥尿LH 测定。

(四)AI 时间选择

人工授精时间选择适当与否是 AI 成功的关键。因受孕的最佳时间是排卵前后的 3～4 天,促排卵周期于 B 超示有 2 个以上卵泡>18mm,hCG 肌注后 34～36 小时,自然周期于 LH 峰出现后 26～28 小时。一般采用宫颈黏液、B 超及 BBT 等综合判断排卵时间;于排卵前和排卵后各注射一次精液为好。

(五)方法

人工授精的妇女取膀胱截石位,臀部略抬高,妇科检查确定子宫位置,以阴道窥器暴露子宫颈,无菌棉球揩净子宫外口周围黏液,然后用 1mL 干燥无菌注射器接用于人工授精的塑料管如 Tomcat 管,吸取新鲜精液 0.3～0.5mL 或冻融复苏精液混合液 0.3mL。

1.阴道内授精(IVI)

将精液直接注入阴道后穹窿。

2.宫颈管内(ICI)

一般将导管插入宫颈管 0.5～0.8cm(不超过 1cm),以低压缓缓推注精液入宫颈管内,待注入精液自然徐徐地流至子宫颈外口为止。

3.宫腔内人工授精(IUI)

只能使用按无菌要求操作经洗涤的精子悬液进行,围排卵期禁止性生活以利于阴道的清洁。用专门设计用于子宫腔内人工授精的塑料管或使用用于胚胎移植的导管。全过程按无菌操作要求进行。导管后吸取精子悬液,小心置入导管,导管必须能通过宫颈管达宫腔近宫底部为宜,并尽量避免创伤宫颈及子宫内膜,确认进入宫腔后注入精子悬液。有时插入导管和注入精液时会遇到困难,特别是在子宫颈狭窄、严重的前位或后位子宫者,可预先用 B 超测量宫颈管、宫腔长度以及宫腔方向,必要时使用探针了解子宫颈管及内口方向。

4.输卵管内人工授精(ITI)

在 B 超或宫腔镜下经阴道自宫腔输卵管开口插入导管至输卵管壶腹部与峡部交界处,注入经洗涤的精子 50～100μl。从理论上讲,ITI 可保证近排卵期有足够的精子存在输卵管内。

5.腹腔内人工授精(IPI)

在诱发多卵泡发育的超促排卵下,取含有 300 万条活精子的精子悬液,在无菌条件下应用 2.2cm 长的 19 号针阴道后穹窿注入子宫直肠陷凹内,待其自然受精。若在 B 超监护引导下做腹腔内直接人工授精,效果可能更佳。由于精子直接注入盆腔邻近输卵管壶腹部,故对于某些免疫性不孕患者或许能奏效。此法有否增加腹腔妊娠的危险性,尚待进一步积累资料和研究。

6.卵泡内人工授精(DIFT)

将 $50\mu l$(含2万条活精子)精子悬液经阴道B超引导穿刺针直接注入成熟卵泡内人工授精,已有成功妊娠的报道。

注毕垫高臀部,仰卧 $1/2\sim1$ 小时。$24\sim48$ 小时内可酌情用抗生素预防感染。受精后随访BBT、宫颈黏液变化,以便及早确定是否早孕或预防流产,BBT升高超过20日以上则提示妊娠。

（郭通航）

第二节 配子移植技术

人类配子是指男性的精子与女性的卵子而言,当这两种配子结合受精后即成为合子——孕卵,进一步发育成为一个新个体,将精卵于配子期植入女性体内的技术,称为配子移植技术。

目前有宫腔配子移植(gamete intrauterine transfer,GIUT)和配子输卵管移植(gamete intrafallopian transfer,GIFT)。前者指通过药物控制超促排卵后,在超声引导下经阴道穿刺取卵、将卵子取出体外;同时丈夫精液经体外洗涤获能处理,将卵子和精子在分隔状态下直接移植到患者宫腔内,使之妊娠的一种辅助生育技术。该项研究已由山东省立医院苏应宽教授等人完成并应用成功,于1992年5月诞生了我国首例"宫腔配子婴儿"。

其主要特点是:①技术程序趋于简化,无需进行复杂繁琐的体外胚胎培养过程,最大限度地减少了外界环境因素对卵子与孕卵的影响;②对设备条件与操作技术的需求相对较低,实施过程在数小时内即可完成,可节省人力物力,便于临床推广,尤为适合我国国情。

GIFT的前几步同GIUT,但卵子和精子是在分隔状态下通过开腹或经腹腔镜从输卵管伞端直接移植到患者输卵管内,使之妊娠的一种辅助生育技术。其主要特点是:①输卵管是成熟的卵子受精和早期胚胎,发育的更好的场所。配子输卵管移植提供了更符合于生理的受精和受精发生后胚胎早期发育的条件。②在输卵管发育的早期胚胎进入子宫腔的时间与自然的胚胎植入发生的时间更为接近,因而胚胎的发育与子宫内膜的发育更趋于"同步",有利于植入,成功率高。事实上,已有大量的临床资料证明对有恰当的适应证的患者,该技术的治疗效果比体外受精与胚胎移植技术好。

一、宫腔配子移植

(一)适应证

(1)各种因素所致的输卵管梗阻,缺损及病变。

(2)盆腔与腹膜因素:如子宫内膜异位症,手术后或炎症引起的盆腔粘连。

(3)排卵障碍:包括内分泌因素或机械性因素造成的黄素化未破裂卵泡综合征。

(4)其他:免疫因素,少精等男性因素或不明原因不孕,经药物或其他助孕技术治疗后失败者。

(二)手术步骤

分控制超促排卵、卵子的采集、卵子的体外识别与处理、取精及精子的优化、精细胞与卵细胞配子宫腔内移植和移植后管理等。前四种程序基本和人卵体外受精与胚胎移植过程相同,只是在移植前的精细胞及卵细胞处理方法、时间和准备有所不同。移植的时间一般选择在取卵术后 $2\sim3$ 小时。由于宫腔内容积较大,且内环境也不完全同于生理受精的输卵管部,因此移入卵子数目及移植液总量均较胚胎移植为多。一般选择质优成熟的卵子 $5\sim6$ 个,在尽量减少外界不利因素影响的情况下,送入母体子宫内,让精卵在宫腔内完全受精,早期胚胎形成,着床及胎儿发育全过程。这是程序中最后关键的一步。

1.移植前的准备

目前移植管种类很多,可分别用带套管和无套管的单管移植管。移植抽吸方法先将选择移植的卵子转入移植液中,以气柱分隔"三滴法"在镜下依次抽吸:精子液(浓度 $10\times10^9\sim20\times10^9/L$)$20\mu L$;气柱$5\mu L$;卵子移植液 $20\mu L$;气柱 $5\mu L$;精子液 $10\mu L$,共计 $60\sim70\mu L$。

2.移植过程

患者取膀胱截石位,消毒过程同取卵术。将移植管在尽量减少光照的状态下,经宫颈插入宫腔,管前端距宫底 $0.5\sim1cm$ 处,缓慢注入内容物,停留1分钟后退出移植管,用培养液冲洗,在显微镜下检查有无卵子带出或遗留。移植动作要求:要轻柔,避免任何损伤和出血。一般在移植的前一周期探测宫腔及宫颈内口。

3.移植后管理

同胚胎移植。

二、配子输卵管移植

(一)适应证

适用于经子宫输卵管碘油或腹腔镜检查确证输卵管正常并伴有以下因素之一的不孕患者:①原因不明的不孕症。②子宫内膜异位症的不孕症。③轻度的男方因素所致的不育症。④经超促排卵下的宫腔内人工授精最少三个周期无效。一侧输卵管通畅而另侧输卵管受损时,很难确认通畅侧是否存在轻微的未影响输卵管腔的病变,或是否存在输卵管黏液或功能的障碍,此种情况建议还是采用体外受精与胚胎移植技术。

(二)手术步骤

近年来出现了经宫颈输送配子至输卵管的新技术,但由于经腹腔镜途径输送配子操作稳定、效果确实而成功率相对较高,故经典的经腹腔镜技术把配子送达输卵管的壶腹部技术仍然被普遍采用。

1.经腹腔镜配子输卵管移植

刺激超排卵和精子悬液的准备等基本技术与体外受精与胚胎移植技术相同。但应注意精子悬液的准备应提前于术前进行,将精子悬液的精子密度调节达 $100\times10^3\sim500\times10^3/25\mu L$,并置于 $37℃$,$5\%CO_2$ 培养箱中培养直到 GIFT 手术。此外,视成熟卵泡的数目必要时同时做体外受精的准备,以便将剩余的卵子进行体外受精和培养后将胚胎冻存。卵子回收可采用经阴道超声引导下的操作,也可用腹腔镜下卵子回收技术。目前主张用经阴道途径取卵。其优点:①可缩短卵子在二氧化碳气体中暴露的时间;②超声显像对卵巢内部卵泡的观察更为有利,从而提高取卵率;③经阴道取卵在每侧卵巢的表面只需 $1\sim2$ 个穿刺点,从而减少出血和创伤。最主要的一点是:万一回收的卵子均是不成熟的卵子时,可改用体外受精与胚胎移植术而避免腹腔镜手术。手术台上按常规腹腔镜技术麻醉气腹。采用双穿刺腹腔镜技术,进入腹腔后,吸净盆腔内因取卵引起的血性物,必要时以生理盐水或培养液局部清洗。经第二穿刺点插入输卵管持钳使输卵管伞部及其壶腹部处于导管易插入的位置。插管成功的前提是能保持输卵管和引入的导管呈同轴位置。成功插管后置入内芯并注入配子,注入的液体总量应少于 $40\mu L$,控制注入的液体量极为重要。据患者的年龄、胚胎的成熟程度等决定移植总数,一般移植 $3\sim5$ 个卵子。移植管应进入伞端和输卵管最少 $3\sim4cm$。如操作容易,行双侧移植,否则应移植至更好的一侧输卵管。注意移植前的配子的保温,这一点非常重要。手术台下准备移植管内芯:将选定的成熟的卵子及精子悬液备用。选用专为经腹腔镜配子输卵管移植生产的导管,内芯接 $1mL$ 注射器,先以培养液冲洗导管数次,再以培养液充满管腔,后装管:吸取 $5\mu L$ 气泡;精子悬液(含精子 $100\times10^3\sim500\times10^3$ 精子)$10\mu L$;$5\mu L$ 气泡;含卵子的 $15\mu L$ 培养液;$5\mu L$ 气泡;精子悬液(含精子 $100\times10^3\sim500\times10^3$ 精子);继后吸取 $5\mu L$ 气泡。

2.经阴道配子输卵管内移植

经阴道在超声显像引导下将导管插入输卵管,然后送入配子。尽管这一技术有独到之处,但由于这一技术对操作的要求甚高,目前似仍无取代腹腔镜下的配子移植的趋势。目前更有以盲插的方法进行移植的技术,这对操作者的要求更高,操作经验可能是成功的一个重要因素。黄体期支持同 GIUT。

虽然配子输卵管移植技术为卵子受精和胚胎的早期发育提供了一个更为生理化的环境,然而,①由于配子输卵管移植本身无法观察所移植卵子的受精情况,如果没有剩余卵子进行体外培养的话,我们更无法了解不育夫妇是否存在受精的问题,而事实上这可以是个别不明原因不育症的真正原因。②很有可能我们把配子移植到并不完全正常的输卵管内,从而降低了成功率而增加了宫外孕的发生。对于经阴道配子输卵管内移植而言,更存在子宫内膜的创伤甚至输卵管的损伤的可能。

(郭通航)

第三节 合子/胚胎输卵管内移植

合子输卵管内移植(zygote intrafallopian transfer,ZIFT)又称原核移植(pronuclear stage transfer,PROST),即将处于原核阶段的受精卵移植于输卵管,而胚胎输卵管内移植(tubal embryo transfer,TET)将已度过合子阶段而分裂的早期胚胎移植于输卵管,有时它们均被称为胚胎输卵管内移植即 TET,差别取决于进行移植时胚胎所处的发育阶段。

TET 的优点:为胚胎的早期发育提供了生理化的环境,同时也保证所移植的是已获得受精的卵子而且是正常受精的合子。不足:需要腹腔镜手术的过程,而且,取卵手术与输卵管内移植手术在不同的时间进行,因此从方便和经济的角度考虑这是其不足之处。

一、适应证

(1)严重的男性因素的不育症(如经附睾取精后的体外受精)。

(2)免疫性不育症。

(3)配子输卵管移植失败。

二、途径与方法

TET 的指征与配子输卵管内移植相同。其基本步骤包括:超促排卵、卵子回收、精子的优化等。

与 GIPT 不同的是 TET 在体外受精后的 16~20 小时将经检查证实正常受精的合子(双原核)或 40~45 小时已形成的胚胎,经腹腔镜下移植至正常的输卵管。剩余的合子应继续培养成胚胎然后冻存。也可以经阴道的输卵管导管术将合子或胚胎移植至输卵管。黄体期支持与体外受精与胚胎移植相同。

(郭通航)

第四节 体外受精与胚胎移植

体外受精与胚胎移植(in vitro fertilization and embryo transfer,IVF-ET)技术是现代人类助孕技术中最常用最基本的技术,为其他助孕技术的进一步开展奠定了基础。1978 年 7 月 25 日,英国学者Steptoe与 Edwards 经过多年研究,报道了世界上第一例 IVF。这是人类生殖医学历史上的一项重大突破和贡献。其后澳大利亚、美国、德国、加拿大、日本等国家相继报道了 IVF 成功。

一、适应证

(1)输卵管堵塞性不孕症(原发性和继发性):为最主要的适应证。如患有输卵管炎、盆腔炎致使输卵管堵塞、积水等;输卵管整形手术失败,或输卵管通而不畅长期不孕;输卵管结核堵塞而子宫内膜无结核病变者;宫外孕一侧输卵管切除,另一侧堵塞或通而不畅长期不孕者;两次宫外孕双侧输卵管均已切除者。

(2)原因不明的不孕症。

(3)子宫内膜异位症经治疗长期不孕者。

(4)输卵管结扎术后子女发生意外者,或输卵管吻合术失败者。

(5)多囊卵巢综合征经保守治疗长期不孕者。

(6)其他如免疫因素不孕者。

二、患者准备

除详细了解和记载月经史及近期月经情况、妇科常规检查、了解盆腔器官状态、子宫大小、位置、附件情况、子宫颈与阴道状况等外。阴道分泌物的滴虫、真菌检查、阴道清洁度等。肝脏功能检查,血尿常规检查等。还需进行以下检查:

(1)B型超声检查:了解盆腔情况,测量子宫大小、双侧卵巢大小、有无异常、测量子宫内膜厚度、子宫颈情况等。并了解生殖器官有无异常如子宫肌瘤、卵巢囊肿;双侧卵巢是否易穿刺等。

(2)诊断性刮宫:子宫内膜病理检查,判定子宫内膜是否正常,有无排卵、黄体功能不全及有无感染及结核等。

(3)输卵管造影(碘油或泛影葡胺),或B超下输卵管通液术:判定输卵管通畅情况。

(4)基础体温测定。

(5)女性内分泌激素测定:可采用放免法或酶免法测定卵泡刺激素(FSH),黄体生成激素(LH),泌乳素(PRL),雌二醇(E_2),孕酮(P),睾酮(T)等内分泌激素,以了解垂体和卵巢的功能状态。必要时测其他有关内分泌激素。发现异常可先进行必要的治疗。

(6)自身抗体检查及抗精子抗体检查:抗精子抗体阳性可造成不孕。

(7)男方需做精液综合分析:检查了解精子数量、活动力、活动率、畸形精子和死精数量及精浆状态等。

(8)男女双方染色体检查。

三、超促排卵周期前的准备

月经后半期(黄体期,约周期的第21天)做一次B超检查,测卵巢大小,有无滤泡囊肿。如有较大的滤泡囊肿,需进行阴道B超下穿刺。抽出滤泡囊肿液体(必要时病检),抽净滤泡囊肿液后方可进行促超排卵。同时探测子宫颈管的位置、方向,测量子宫腔深度(长度),并记录子宫颈管方向、子宫位置及宫腔长度,为胚胎移植时提供依据。此项准备工作一般在卵泡期进行,也可在前一周期的黄体期进行。

综合患者情况,决定超促排卵方案,并向夫妇双方交代、解释有关的IVF-ET情况,约好患者来诊时间,使夫妇双方做好心理准备。

四、超促排卵

超促排卵又称控制超排卵术,指以药物的手段在可控制的范围内诱发多卵泡的发育和成熟(其治疗的对象很多本身有正常的排卵功能),从而为一系列的辅助生育技术奠定基础。

(一)超促排卵常用药物

1.枸橼酸氯米芬(clomiphene citrate,CC)

见上节。

2.促性腺激素(gonadotropin,Gn)

促卵泡成熟(FSH):①重组FSH(r-FSH):是20世纪90年代应用基因工程技术人工合成的,其优点是纯度高、稳定性强、生物学差异小、无变态反应。②高纯度尿源型人卵泡刺激素(u-FSHHP):几乎不含LH(<0.1),杂质蛋白<5%,但其所含极微量的杂质蛋白成分仍可抑制FSH作用。尤适用于LH/FSH比例较正常值增高的无排卵或闭经的治疗。依据个体反应性的不同和治疗方案的不同,使用剂量及时间

不同。可于月经周期第 3 至第 5 天开始，每天肌注 75～300U，连用 8～10 天，至恰当的卵巢反应性的出现，并监测卵泡大小、数量进行调整。对缺乏反应者，可以加大使用剂量。

3. 人绝经期促性腺激素（HMG）

是从绝经期妇女尿中提取的 HMG，含有大约 75U 的 FSH 和 75U 黄体生成素（LH），是白色冻干的无菌、无热原质的粉剂。其生物作用与上述的 FSH 相似但因含有 LH，在 LH 水平升高的患者中诱发排卵时使用受到限制。而且募集卵泡及刺激卵泡的发育主要依靠 FSH，LH 不参与募集始基卵泡。卵泡发育中，LH 在刺激下，卵泡颗粒细胞分泌雄激素，再受 FSH 控制下的芳香化酶作用转化为雌激素，此时需要少量 LH。在排卵前如出现过高 LH 水平，会导致提前出现 LH 峰，使卵母细胞过早成熟以至黄素化而影响到受精和胚胎的质量。此外，大剂量使用会导致多个卵泡发育，增高卵巢过度刺激综合征（OHSS）发生的风险。

4. 促性腺激素释放激素激动剂（GnRH-a）

GnRH-a 对 GnRH 受体有更高的亲和力，并且更为持久，当 GnRH-a 存在时，大部分的受体被占据并内移至细胞内，这一方面引起用药初期的一个短促的血浆促性腺激素高峰（flare up），另一方面使垂体的受体明显地丢失并得不到补充，因而垂体不能对内源性或外源性的促性腺激素释放激素进一步发生反应。此外，持续而非脉冲式兴奋垂体可能增加它的无反应性。其结果就是垂体的 LH 和 FSH 分泌显著减少，呈药物去垂体状态，称为垂体降调节，这种状态可随停药而恢复。

在超促排卵中使用促性腺激素释放激素激动剂基本有如下目的：①利用垂体的降调节减少早发 LH 峰的发生，后者在不恰当的卵子成熟阶段引发卵细胞减数分裂恢复，导致过早排卵和黄素化，减少周期取消率；②减少内源性的 LH 分泌，降低血浆内的 LH 水平，减少卵子暴露在高水平 LH 的可能；③在卵泡的募集阶段使用药物，利用用药初期的一个短促的血浆促性腺激素高峰，从而增加卵泡募集的数量；④期望卵巢内的卵泡能同时启动发育，从而改善卵泡发育的同步化，争取在同一时间有更多的卵泡成熟。目前超排卵周期中普遍结合 GnRH-a。分长效和短效两种剂型，前者 3.6mg 和 3.75mg，后者 0.1mg。

5. 绒毛膜促性腺激素（hCG）

化学结构和生物活性与 LH 类似，hCG 主要生理功能有：①有促进卵泡发育成熟和卵母细胞发育成熟作用，利于获得高质量的成熟卵细胞；②与 HMG 共同作用，可诱发排卵；③与黄体细胞膜上受体相结合，可延长黄体寿命，并促使黄体增大变为妊娠黄体，增加甾体激素的分泌，以维持正常妊娠。

常用制剂从早孕妇女尿中提取，也有进口重组 hCG，商品名艾泽。目前国内常用 hCG 制剂有不同剂量，每安瓿有 500～10 000U 多种。在超促排卵过程中，当 B 超监测卵泡、LH 或 E_2 水平达到标准时，一般一次肌内注射 hCG 10 000U，注射 36 小时后取卵。

6. 促性腺技术释放技术拮抗剂（GnRH-ant）

GnRH-ant 作用特点：①与垂体 GnRH 受体竞争性结合；②即时产生抑制效应，降低 Gn 和性激素水平，无 flare-up 现象；③抑制效果呈剂量依赖型；④保留垂体反应性。单次注射 Cetrorelix 3mg 可抑制 LH 峰的时间（保护期），最短 96 小时，最长 6 天。目前常用的拮抗剂有 Cetrorelix，Ganirelix。

7. 生长激素（GH）

为促代谢激素，调节糖、蛋白、脂肪的代谢，受下丘脑生长激素释放激素和生长抑素的双重调节。并受肥胖、饮食及睡眠等多种因素的影响。它可以直接或通过胰岛素样生长因子（IGF-Ⅰ）间接调节卵泡的生长和发育。可以增加卵巢对 Gn 的反应能力，增加卵巢内 IGF-Ⅰ 及 IGF-Ⅱ 的产生，加强依赖 FSH 的颗粒细胞的分化，与 Gn 协同调节周期性的卵泡发育和激素合成，从而显著减少 Gn 诱发排卵所需的总量。有研究报道合并使用可以改善卵子质量并高临床妊娠率。但是目前关于应用辅助促排卵治疗的方式、剂量尚无一定标准。

（二）超促排卵方案

超促排卵方案各种各样，但 20 年来随着助孕技术的进展，为了提高妊娠率目前常用方案如下：①HMG/hCG 方案；② FSH/hCG 方案；③ FSH/HMG/hCG 方案；④ GnRH-a/FSH/hCG 方案；

⑤GnRH-a/HMG/hCG方案；⑥GnRH-a/FSH/HMG/hCG 方案；⑦FSH/HMG/GnRH-antagonist/hCG 方案；⑧微刺激方案。

采用上述超促排卵方案，均曾获得成功。在选择方案时，须根据患者年龄、卵巢储备、既往促排卵卵巢的反应等情况决定。具体介绍目前临床常用的几种超促排卵方案：

1. HMG/hCG 方案

从月经周期的第 3 或 5 天开始，每日肌内注射 HMG 2 支(每支 75U)，连续肌注射 7～11 天；月经的第 9～10 天开始 B 超监测两侧卵巢的卵泡大小，每天上午监测一次(腹部或阴道)。停用 HMG 24～36 小时后，1 次肌注 hCG 10 000U。

停用 HMG 的时间：当优势卵泡直径有 1～2 个达到或超过 18mm 或有 2 个以上卵泡直径达到 16mm；当 E_2 达到或超过 500pg/mL 时；当 B 超监测卵泡达到前述停药标准前，可每日测尿 LH 1 或 2 次。当 LH 峰出现，LH 测定阳性时。

2. FSH/HMG/HCG 方案

从月经周期的第 3 天开始，每日上午 9 点肌注 FSH2～3 支(每支含 75U)，连用 3 天。从来月经的第 6 天起，每日上午 9 点肌注 FSH 及 HMG 各 1～2 支(或上午 9 点 1 支，下午 3 点 1 支)，连注 5～7 天。月经周期第 9～10 天开始 B 超监测两侧卵巢的卵泡发育情况、测量大小等。有条件可测定 E_2 和尿 LH。停用 FSH 和 HMG 的指标同上述方案。停用 FSH 和 HMG24～36 小时后，肌内注射 hCG 10 000U。采用此方案同样在注射 FSH 和 HMG 过程中，可根据患者对药物的反应，酌情调整用药剂量，不宜固定不变。如开始每日 3～4 支，反应较好，卵泡发育良好，可酌减至每日各 1 支。

3. GnRH-a/FSH/HMG/hCG 方案

该方案是目前国内外公认效果较好的超促排卵方案，也称为常规超促排卵方案。包括三个阶段：降调节、超促排卵和诱发卵细胞的最后成熟。

目前常用有三种方式：①短效/长效 GnRH-a 标准长方案：开始于前一个月经周期第 21 天或 B 超检测自然周期排卵后 5～7 天，达菲林或达必佳 0.1mg，每日 1 次，皮下注射 14 支后，约月经第 2～3 天，抽血测 E_2、LH，若 E_2≤50pg/mL，LH≤5mU/mL，B 超提示子宫内膜厚度≤6mm，无 10mm 以上卵泡，认为降调节完全，若未达降调节标准，继续给予 GnRH-a 0.1mg 每日 1 次，达到标准后起给予 Gn(丽申宝或果纳芬)150～300U/d，卵泡中晚期加用 HMG75～150U，给予 Gn 促排同时继续给予 GnRH-a 0.05mg 每日 1 次，直至 hCG 日前一天，停用 Gn 的时机同 2)上所述。也有中心使用长效 GnRH-a 1.3～1.8mg(1/2～1/3 支)，一次皮下注射，代替上述短效多次注射。②GnRH-a 短方案：月经第 2 天超检查子宫内膜厚度<5mm 及最大卵泡径线<10mm，给予短效 GnRH-a 达菲林或达必佳 0.1mg 直至 hCG 日前一天。同时给予 Gn 150～300U/d，卵泡中晚期加用 HMG75～150U，停用 Gn 的时机同 2)。③GnRH-a 超长方案：长效 GnRH-a 3.6～3.75mg，月经第 1 天皮下注射，每 28 天一次，连用 3 个周期，最后一次给药失效前，抽血测 E_2、LH，后开始超促排卵，促排卵同时用短效 GnRH-a。较多适用于子宫内膜异位症患者。

4. FSH/HMG/GnRH-antagonist/hCG 方案

目前使用方案主要有：①单次用药方案：Gn 用法同前，周期第 8 天或血 E_2 水平达 1468pmol/L 时，也有在血 E_2 达 183.5～734pmol/L，最大卵泡直径达 14mm 时，皮下注射 Cetrorelix 3mg，在最大卵泡直径达 18～20mm 时，注射 hCG 诱发排卵 36～48 小时后取卵。②连续用药方案：Cetrorelix 连续给药方案的最低有效剂量为 0.25mg/d。Gn 用法同前，于周期第 7 天或者优势卵泡直径达到 14mm 时开始注射 Cetrorelix 0.25mg/d 至注射 hCG 日(含该日)，可避免过早 LH 峰。目前认为对于促性腺激素刺激卵巢反应差的女性使用 GnRH-a 可能导致过度抑制，从而延长治疗周期，增加治疗费用，且并不增加临床妊娠率。最近在人类卵巢上发现 GnRH-a 受体，一些调查者认为 GnRH-a 可能直接对卵巢产生有害作用，尤其在低反应者，因此倾向于不使用 GnRH-a。MchmetA Akman 等采用在卵泡早期增加促性腺激素的传统方案(不使用 GnRH-a 或者 GnRH-anta)与 GnRH-anta 联合促性腺激素的方案进行比较。两组周期取消率并无差别，但 GnRH-anta 组妊娠率高于未使用 GnRH-a。有学者对因卵巢功能减退前次行激动剂方案 IVF 失败的卵巢低反应患者再次行 IVF 使用拮抗剂方案,结果显示两者促排卵时间,Gn 的用量,获卵数目,胚胎形成率,均无显著性差异,拮抗剂组优质胚胎形成率高于激动剂组,无显著性差异,拮抗剂组的胚胎种植率和临床妊娠率均高于激动剂组,有显著性差异。Ragni 等认为对于反应高的患者,GnRH-anta 可增加卵母细胞收集和胚胎移植的成功率;降低 OHSS 的发生率和由 OHSS 导致的被取消的人工授精周期的数量。

5.微刺激方案

随着辅助生殖技术的发展,临床妊娠率和胚胎种植率得到了较大幅度的提升,获得成功妊娠所平均需要的卵子数目逐渐降低,近年来有学者主张在体外受精-胚胎移植治疗中使用小剂量的促排卵药物对卵巢实施"微刺激"。①低剂量 Gn 的微刺激方案:也特别适用于多囊卵巢综合征(PCOS)的患者。PCOS 的促排卵容易出现两个极端的结果,一是卵巢持续不反应,众多小卵泡对氯米芬和 Gn 均发生抵抗,卵泡生长迟缓,雌二醇水平上升缓慢;二是卵巢的过度反应,出现卵巢过度刺激综合征的风险。比较流行的微刺激方案以 FSH 75U 周期第 2～3 天启动,每天或隔天注射,到第 7 天开始在超声监测下,每 3 天以 50％的剂量递增,持续到优势卵泡成熟。这种刺激方案有效地改善 OHSS 的预后,也减少了一次获卵的数目,但妊娠率似乎不低。缺点是患者和医生不一定能忍耐如此长时期的用药和监测,周期取消率较高。②联合 GnRH-a 的氯米芬微刺激方案:这个方案的基本原理是在氯米芬加 Gn 的基础上,对卵巢反应较低的患者,为了募集尽可能多的优质卵母细胞,联合 GnRH-a 的"fare-up"作用,在周期第 3 天,氯米芬 50～100mg 和 GnRH-a 0.1mg/d 同时启动,酌情加上 Gn 和雌二醇,这样的组合可以将两种来源的内源性的 Gn 叠加起来,大大增加了卵泡募集所需要 FSH 血浓度。刘嘉茵等对前次因卵巢功能减退而 IVF 失败的卵巢低反应患者,采用组合氯米芬方案,临床妊娠率(25.0％)较常规方案组(12.5％)有明显增加;胚胎种植率(14％)较常规方案组(5％)明显增高。

注意:超促排卵方案的各个环节依据不同的情况可以进行适当或必要的调整。以卵巢反应不良为例,可递增 75U 的促性腺激素,三次加量仍无效应停药,并于下一次促排卵考虑其他方案。如可提前于月经的第三天使用促性腺激素,还可在此基础上增加促性腺激素的剂量,甚至达每天 450U。如已知患者对超促排卵的反应高,一方面可使用降调节作用较强的 GnRH-a 或 GnRH-anta,另一方面可减低促性腺激素剂量,从每天 75U 或 37.5U 开始,视其反应程度而缓慢地增加剂量,加量过程应定期检查血中各种激素水平以利于分析。

在以前的超促排卵中的主要问题是卵泡的数量不足,可提前使用促性腺激素,于月经第二或第三天开始,或者在开始数天使用高剂量每天 225～300U,数天后减至常规剂量。如果主要表现为卵泡的生长速度缓慢,可于超促排卵中使用 FSH 和 HMG 各 75U,后者成分中的 LH 可使卵泡的生长速度略有加速。患者的年龄,基础 FSH 值,月经第三天窦卵泡个数等是影响患者对超促排卵反应性的重要因素。

(三)hCG 的使用时机

掌握注射 hCG 的时机是获得高质量的卵子的关键。主要参考卵泡直径的大小及卵泡的数目。当主导卵泡中有一个直径达 18mm 或两个达 17mm 或三个达 16mm 时,可于当天停用促性腺激素,于外源性促性腺激素最后一次给药后的 36 小时注射 hCG 5000～10 000U;外周血中的 E_2 水平达 1110pmol/L,主导卵泡达到要求时也可注射 hCG;当成熟卵泡数目较多,为避免增高的 E_2 水平诱发内源性的 LH 峰,可适当提前注射 hCG 的时间。

(四)卵泡监测

一般从超促排卵月经周期的 9～10 天开始,每日上午 9～10 点进行阴道 B 超监测双侧卵巢大小,卵泡的数目、大小,动态的观察卵巢和卵泡的发育情况,并测量子宫内膜的厚度等。根据其卵泡的数量、直径大小决定其停用促性腺激素时间和决定注射 hCG 的时间,以及预测可能排卵时限。

五、卵子收集

采卵目前最常用的方法是,阴道 B 超引导,经阴道穹隆部穿刺取卵术。

1.设备

超声仪;阴道探头和阴道探头配套的穿刺针导支架;穿刺针,有单腔和双腔两种类型,双腔穿刺针有利于冲洗卵泡,但现多用单腔针;负压吸引器,现为电子自动负控制仪;灭菌的一次性试管等。

2.患者准备

术前30分钟肌注哌替啶50～100mg;排空膀胱;用无菌生理盐水冲洗外阴及阴道;铺无菌手术单。

3.手术操作

全过程无菌操作,阴道探头涂上耦合剂后套上经气体消毒的乳胶薄膜套,装上穿刺针导支架后置入阴道,作常规扫描检查后,活动探头清晰显示目标卵泡,沿针导置入穿刺针,缓慢穿入阴道壁,加12～18kPa负压后迅速刺入目标卵泡中央,同时快速捻转和小范围来回抽动穿刺针,直至目标卵泡完全塌陷。尽量穿刺所有的卵泡;位于同一穿刺线上的卵泡可自浅至深于一次进针内完成,对不同穿刺线上的卵泡,退针至卵巢表面(不退出阴道壁),改变穿刺方向再行穿刺;术毕常规扫描盆腔,检查有否内出血;手术结束后拭净阴道积血,如有穿刺点出血可置棉纱填塞压迫,数小时后取出;术毕平卧休息半小时,如无异常即可回家休息,或住院观察,待胚胎移植。取出的卵泡液立即送培养室拾卵与培养。

六、取精与处理

精子的洗涤是辅助生育技术中的基本技术之一,从IUI到尖端的ICSI都要求有良好的精子洗涤技术作为基础。

1.精液的收集

男方禁欲3～7天(一般禁欲4～5天),收集精液当天注意局部的清洁,采集精液前洗净双手,需要使用精子前2～3小时收集精液。应提醒男方收集全程精液特别是射精时的第一部分精液,其中常含有较高浓度的精子。将精液收集于一只无菌、无毒的专门用于收集精液的容器内,待精液液化后行常规检查,记录并进行精液分析。

2.精子洗涤的方法

上游法(swim-up):主要利用活动精子能游过液体界面进入不同的培养液,从而与死精子、活动力差的精子、凝集精子、畸形精子、红、白细胞及其他有害成分及杂质自行分离。由于纯物理作用使精子重新分布,故理论上不影响精子的生物学特性。用于精液参数正常患者,密度>35×10^6活动精子/mL,以收集快速直线运动精子和正常形态精子。本方法是ART程序中应用最广泛的常规首选,具体步骤如下:①将液化后的精液均分到2支离心管内,然后分别加入等量hepes缓冲的培养液,置入37℃培养箱,培养上游30～60分钟(时间根据精液质量来调整),避免晃动。②用无菌吸管吸取呈云雾状上层液到另一支试管,再加hepes缓冲的培养液2mL混匀。离心300g×5分钟。③弃上清液,轻指弹管底,让沉淀松散。④转入含3mL与受精液相同的培养液中,混匀。离心300g×5分钟。⑤弃上清液,轻指弹管底,让沉淀松散。滴片分析精子密度、活力及形态,用适量培养液调好密度,置入37℃培养箱待授精用。上游法能明显提高精子的活动率、存活率、正常形态百分率,增加具有正常浆膜的精子数,显著提高精子的运动速度。主要缺点是精子的回收率较低,而回收精子的数量与体外受精率及妊娠率有很大关系。故上游法并不太适用于精液严重异常者,尤其是精子密度≤2千万/mL,活动率≤40%者。目前均主张对精液正常者应用上游法,而对精液严重异常者使用密度梯度离心法能得到更好的效果。

密度梯度离心法:原理是利用密度梯度离心的作用分离精液的不同成分达到收集活动精子和洗涤精子的目的。具体步骤见ICSI章节。

七、卵冠丘复合物和卵母细胞的形态和成熟度的评估

(一)卵冠丘复合物的评估

穿刺卵泡采集到的卵母细胞不是以单个细胞的形式存在,而是被多层颗粒细胞所包裹,以卵冠丘复合物(oocyte/cumulus complex,OCC)的形式存在。包裹卵母细胞的由多层颗粒细胞(卵泡上皮细胞)组成

的丘细胞团,我们称之为卵丘,而最内层的直接围绕卵母细胞的上皮细胞为放射冠。虽然第一极体是评估卵母细胞成熟度的确定指标,但通常被卵丘包裹,不容易看到。因此只能根据卵丘的细胞密度和放射冠的形态来间接反映卵母细胞的成熟度,以决定合适的授精时间。①不成熟 OCCs:卵丘致密不扩张,周围细胞紧紧包裹卵母细胞,无光环。②成熟排卵前 OCCs:卵丘非常扩张,呈绒毛状;冠细胞排列松散,呈放射状。③过熟 OCCs:卵很难被发现;卵丘断裂,有时缺失;放射冠部分缺失或成团,细胞发黑。

(二)卵母细胞的评估

根据次级卵母细胞是否有第一极体、生殖泡(germinal vesicle,GV)等情况来评估,同时记录卵胞质和透明带的特殊改变,包括空泡、包涵体、色泽、胞质颗粒、透明带厚度、第一极体形态等。①M Ⅱ(Metaphase Ⅱ)卵:即成熟卵母细胞,主要表现为卵胞质内 GV 泡消失,卵周间隙内可见第一极体。②M Ⅰ(Metaphase Ⅰ)卵:不成熟卵母细胞的一种,主要表现为卵胞质内 GV 泡消失,卵周间隙内第一极体尚未排出。③GV 期卵:也是不成熟卵母细胞的一种,主要表现为卵周间隙内无第一极体,卵胞质内仍可见 GV 泡。④特殊情况:a.胞质内可见一个或多个空泡;b.胞质内含包涵体;c.胞质中央颜色灰暗,颗粒变粗;d.卵周间隙充满碎屑;e.第一极体碎片状。

八、受精评估(原核评估)

(一)评估时间

原核形成至融合消失在一定的时间范围内,因此检查原核有时间限制。通常原核最早出现于常规 IVF-ET 授精后 5~6 小时,ICSI 后 4 小时,而于授精/注射后 20 小时左右原核开始消失。因此通常于授精后 16~18 小时评估原核,最晚不超过授精后 20 小时。

(二)根据卵胞质内原核(PN)数量和是否有第二极体等情况进行原核评估

1.正常受精卵(2PN)

表现为胞质内有两个原核,可见第二极体。

2.异常受精卵

(1)多原核:以 3PN 为例。

发生率:常规 IVF 5%~10%;ICSI 1%。不适合移植。因为在人自然流产胚胎中,三倍体占 20%;而且研究发现:三倍体胚胎很少能足月分娩,即使极少数能足月,出生的新生儿多带有严重的体格发育异常和智力障碍。多原核绝大多数可卵裂,少数可以发育至囊胚甚至着床,但绝大多数会流产,葡萄胎。而多原核卵裂后,与二原核胚胎无法区分开,因此在原核消失前正确评估原核数目非常重要。

发生机制:①卵的成熟度和存活力。现在认为这是多精受精的主要原因。卵质不成熟或过熟均增加多精受精的发生率。卵必须处于适当的发育状态才能产生正确的皮质反应,来阻止多精受精。如授精时胞质不成熟,皮质颗粒可能数量不够或未移到皮质,而导致皮质反应不全。有一项研究发现成熟卵 IVF 后多原核发生率为 1%~2%,而不成熟卵多精受精发生率大于 30%。而卵质过熟,比如卵在培养过程中老化,转移到皮质区的皮质颗粒又退回到细胞内,皮质颗粒释放不足,也会导致皮质反应不全。②卵的遗传缺陷:如第二次减数分裂时染色体不分离,高龄患者可能易发生。③培养条件有关。暴露时间过长、过冷或过热等因素;培养时间过长致卵母细胞老化等。④与授精的精子浓度有关。关于这一点有争议,尚未达成一致。

(2)1PN:卵质内只见到一个原核,可有或没有 2pb。

发生机制:①孤雌来源。卵母细胞偶尔被热、冷、生化、渗透压或机械方法激活。ICSI 后的 IPN 多是这一来源,机械操作卵母细胞被激活,但由于技术原因精子并没有注入。②雌雄原核发育不同步。③雌雄原核融合。少见。一般双倍体的单原核要比通常的原核大。一般认为,常规 IVF 后产生的 1PN 通常是双倍体,在可移植胚胎数太少情况下可考虑移植。而 ICSI 后产生的 1PN 多为孤雌来源,不要移植此类胚胎。

卵质内没有原核,但卵子有 2pb,即使该卵细胞在 D2 和 D3 出现正常分裂,这种胚胎原则上既不选择移植,也不冷冻,因为其受精情况不明,不能确定该卵是正常受精卵还是异常受精卵。

未受精卵:卵质内没有原核,卵周间隙也没有 2pb,只有第一极体,表明该卵未受精。

九、卵裂期胚胎质量

当前采用的评估卵裂期胚胎质量的形态指标有:依据卵裂球数判断分裂速率,卵裂球大小,形状对称性及胞质形态,无核胞质碎片的比例等。尽管认为此种评估过于随意,不太客观,但因其快速、无损伤、易于操作,而且有助于去除最差的胚胎,因而仍为广大中心广泛采用。

1.形态学指标

可根据卵裂球对称性和碎片的多少将卵裂期胚胎分为以下 4 级。

1 级:胚胎卵裂球大小均匀,胞质碎片≤5%。

2 级:胚胎卵裂球大小均匀或稍不均匀,胞质碎片>5%,≤20%。

3 级:胚胎卵裂球大小均匀或不均匀,胞质碎片>20%,≤50%。

4 级:胚胎卵裂球少,胞质碎片>50%。

2.卵裂速率

卵裂速率是预测胚胎活力的另一有用参数,可能比形态学指标更重要。研究表明,发育缓慢的胚胎着床能力明显受损,而卵裂快的胚胎,如评估时细胞数最多的胚胎被认为着床能力更强。但也有研究认为,发育过缓和过快的胚胎的妊娠率均低于正常卵裂速率的胚胎。通常在授精后 44～48 小时卵裂期胚胎应处于 4～5 细胞期,授精后 72 小时胚胎应处于 8 细胞期,应优先选择此期胚胎移植。

3.其他因素

还记录可能影响胚胎质量的因素:①透明带厚度和(或)透明带厚度的变异:透明带薄且厚薄不均有变化为好,透明带过厚可能不易孵出;②卵裂球大小:卵裂球扩张,大为好;③胚胎的每个卵裂球内是否由单个核存在;④胚胎卵裂球内有无多核存在:排除多核卵裂球胚胎;⑤8 细胞期胚胎中,卵裂球间已开始形成紧密连接为好。

十、胚胎移植

胚胎移植(ET)是指将体外已培养成的 2～8 个细胞的早期胚胎送回母体子宫腔内的过程。一般在取卵后 48～72 小时进行胚胎移植。20 世纪 80 年代中期有学者提出 B 超引导下的胚胎移植可提高妊娠率。此法的优点是:①充盈膀胱可纠正子宫前屈度,便于插管,但应避免过度充盈引起患者不适并造成宫缩影响容受性。②超排周期增大卵巢可影响子宫位置,部分宫腔深度增加,B 超下移植者可及时调整插管方向或深度,增加移植的信心,并避免盲插损伤内膜。③可直观插管及胚胎推注的全过程,移植物注入的位置,并了解移植后强回声点的移动情况。超声下观察到部分周期注入的强回声点迅速上移至宫角或间质部,分析可能是导致种植失败或异位妊娠的原因之一。④可测量患者宫颈管和子宫深度,根据患者子宫深度觉得具体移植位置。B 超引导下的胚胎定位移植有助于提高临床妊娠率和单胚种植率,值得在胚胎移植过程中推广。同时应对胚胎移植位置距子宫底部位置、子宫三维形态、移植时子宫收缩状态及血流指数等进行更深入地观察探讨,以使超声技术为提高 IVF-ET 妊娠率提供更有利的条件。

1.操作步骤

(1)患者取截石位,按手术要求无菌操作,动作轻柔以免刺激宫颈、子宫等,窥器充分暴露宫颈,干棉球拭净阴道、宫颈白带及分泌物,再以培养液拭净宫颈口。

(2)根据宫腔的深度将内芯尖端设置位于距宫底 0.5～1.0cm 处;并根据宫颈内口及宫腔的走向及其弯曲程度调整外套管的弯曲度。

(3)内芯及外套管设置好以后,取出内芯,并固定。

(4)同时培养室工作人员将移植导管接到 1mL 注射器上;首先将选择好移植的胚胎转移至与胚胎一样的培养液的培养皿内,放入培养箱内待用。用同样培养液冲洗套上注射器的移植管 3 次,其目的是检查抽吸系统是否完好。然后将胚胎装载入导管内,移植总液量不超过 15μL。

（5）吸好胚胎的移植导管，从外套管置入宫腔，将胚胎与移植液（约 $15\mu L$）注入宫腔内。固定注射器的活塞以免回抽导致移植失败。

（6）取出移植导管送回培养室，将导管内剩余的培养液注入移植碟内，解剖镜下仔细观察是否有胚胎遗漏。

（7）取出外管及器件，手术完毕。

（8）患者在移植室卧床休息 1～6 小时。然后回家或住院卧床休息 1～3 天。

2. 与妊娠率有关问题

（1）移植的胚胎的质量以及总评分和移植胚胎的平均评分成正相关。

（2）子宫内膜是否与植入胚胎发育同步。

（3）胚胎数目太多如超过 6 个时，妊娠率并不一定相应提高，移植胚胎的数目宜限制在 2～3 个为好。

（4）移植过程中子宫内膜受创伤而导致出血可明显地影响胚胎移植的效果。

十一、移植后的处理

（1）休息：移植后需卧床 1～3 天。虽无确切证据证明绝对卧床休息可以提高着床率和妊娠率，但对年龄偏大者还是绝对卧床休息好。

（2）超促排卵的黄体支持：由于在超促排卵下多使用降调节，GnRH-a 对垂体的过度抑制，导致 LH 分泌受到影响，继而使黄体酮的分泌减少，黄体期变短，E_2（雌二醇）/P（孕酮）的比例发生改变；抽吸卵泡导致颗粒细胞的过多丢失，使颗粒黄体细胞数减少，而早期黄体期孕酮主要由颗粒黄体细胞合成，因而一般进行黄体期的支持。通常采用方法如下：①于取卵当天、取卵后第 3、6 天注射 hCG 2000U。注意外源性 hCG 可影响妊娠试验结果，但一般停药 8 天后这种影响明显降低。使用 hCG 最大的顾虑是增加 OHSS（卵巢过度刺激综合征）的危险，为了减少重度及危重 OHSS 的发生率，很多生殖中心选择了孕激素支持黄体功能。②每日肌内注射黄体酮 60～80mg。由于人工合成孕酮的不良反应和可能的致畸作用，在 IVF 中极少使用。天然黄体酮除针剂外，还有口服微粒化黄体酮、孕酮凝胶和孕酮阴道环，近年来也应用类似天然黄体酮的地屈孕酮。给药途径有肌注、口服、皮下、阴道、鼻内、直肠和舌下给药。用黄体酮的持续时间一般至少 12～14 天或直至月经来潮，如果妊娠试验阳性，孕酮治疗可持续到胚胎移植后 30 天，直至看到胎心或维持至妊娠 12 周。但也有文献报道，hCG 试验阳性后继续用黄体酮 3 周对分娩率无影响。还有实验表明，孕 4 周时血孕酮浓度大于192nmol/L时终止使用黄体酮，其分娩率与继续使用组无明显差异。③hCG 与黄体酮联合用药。于取卵当天、取卵后第 3、6 天注射 hCG 2000U。同时肌注黄体酮。④黄体酮加天然雌激素：采卵日起分两次肌注黄体酮总量 80～100mg/d，如妊娠则维持剂量至超声检查日，此后逐渐减量至停药；自移植日起给予 2～6mg/d 天然雌激素戊酸雌二醇，口服。Baird 等发现自然受孕周期比未受孕周期在排卵后 12 天有较高的 E_2 水平。Sharara 等的一项研究表明 E_2 峰值至黄体中期下降超过 4 倍可致低种植率和低妊娠率。目前仅在接受赠卵胚胎移植周期，雌激素和黄体酮同时被常规用于黄体支持。自 20 世纪 90 年代早期，人们开始尝试将雌激素用于常规 IVF 周期黄体支持，并观察其效果。Fatemi 2006 年在拮抗剂方案 IVF 周期中，自采卵日起加用 4mg/d 的戊酸雌二醇与单用黄体酮相比，种植率、继续妊娠率、早期流产率无显著差异。Lukaszuk 2005 年研究了 231 个 ICSI-ET 周期，自采卵日起分别给 0、2、6mg/d 补佳乐持续整个黄体期，同时黄体酮 600mg/d 阴道给药，结果发现 6mg 组获得高种植率和高妊娠率，差异有显著性。有学者研究发现 6mg/d 戊酸雌二醇用于黄体支持有可能是提高 IVF 或 ICSI-ET 周期种植率和妊娠率、降低早期妊娠丢失率的有效剂量。

（3）妊娠的判定：于胚胎移植后的 14、16 天测定血清 hCG 水平及其上升情况以判断妊娠与否，或取晨尿查 hCG 以判断妊娠。若阳性可于月经 49 天以后进行超声检查以确定临床妊娠与否。要注意出现少量的阴道流血应继续密切观察，不能轻易否定妊娠。

（郭通航）

第五节　单精子显微注射受精技术

随着人们对生殖医学基础理论研究的深入,针对部分不明原因不育及严重男性因素的不育症的治疗,常规 IVF 技术已不能完全满足临床需要,从而发明了显微受精技术特别是精子显微注射技术。目前临床上广泛应用的主要为卵母细胞胞浆内单精子显微注射(intracytoplasmic sperm injection,ICSI)。

一、适应证

(1)严重少精症,一次射精的精子密度≤2×10^6/mL。

(2)精子密度介于 $2\times10^6\sim20\times10^6$/mL,但前向运动精子(A+B)<40%或 A 级精子<25%,或精子畸形率>85%。

(3)精子密度正常,但精子活动率<5%或精子畸形率>95%。

(4)输精管阻塞或缺如:包括先天性输精管缺如和输精管阻塞的患者,睾丸活检示生精功能正常,可通过手术获得附睾或睾丸精子后行 ICSI。

(5)常规体外受精失败:在前次 IVF-ET 周期中,卵子不受精或受精率<20%的患者,再次手术可考虑 ICSI。

(6)射精障碍,如逆行射精或电刺激取精等。

二、禁忌证

ICSI 的主要禁忌证为染色体异常或严重先天畸形,故所有患者在进行 ICSI 前,需检查夫妇双方染色体核型及激素水平,均在正常范围者方可进行 ICSI。

三、超促排卵与取卵

使用药物监测与取卵过程和常规 IVF-ET 基本一致。

四、显微受精设备

①倒置显微镜及显微操作仪;②恒温载物台;③卵固定针、卵注射针;④IVFET 实验室设备。

五、卵母细胞的处理

取卵后 4 小时,进行去除卵丘结构的处理。采用酶消化法和机械法相结合。将卵冠丘复合物(OCCs)置于 80U/mL 的透明质酸酶中反复吹打,以去除大部分颗粒细胞,时间控制在 1 分钟内。然后在 HEPES 缓冲的培养液中换用不同口径的巴氏管吹打,直至颗粒细胞去除,可看清极体和卵母细胞成熟度。将卵子转移至受精用培养液中至显微注射。

六、精液的处理

(一)密度梯度离心

可采用密度梯度离心法处理少、弱精精液及附睾/睾丸穿刺精液。目前商品化的密度梯度液的主要成分为硅烷包被的胶体硅分子,对胚胎无毒,不像 Percoll 为聚乙烯吡咯烷酮包被的胶体硅分子,可能存在潜在毒性。密度梯度离心也要根据不同的精液样本进行调整,特别是离心时间、离心速度、梯度体积的调整。离心速度越高,获得的活动精子和低密度分子也越多,因此,如离心速度高,则时间应缩短。梯度体积越大,滤过效果越好,但得到的精子也越少。对严重少精样本,则需采用小体积(mini)梯度,不仅可改善滤过效率,而且小体积使获精子率增加。①在锥形离心管内加入80%或90%密度梯度液1～1.5mL,在其表面缓慢加入40%或45%密度梯度液1～1.5mL,注意勿混合,两液体间应有清晰的界面;②在两液体表面缓慢加入已液化的精液1～1.5mL,以300g离心20分钟;③吸去精浆及40%或45%密度梯度液层,保留80%或90%密度梯度液层;④换新的巴氏管,插入锥形管底,吸取沉淀至含4mL hepes缓冲的培养液的试管中,混合后400g离心10分钟;⑤转入含3mL培养液中,混匀,离心300g×5分钟,弃上清液,轻指弹管底,让沉淀松散,滴片分析精子密度、活力及形态,置入37℃培养箱待用。

（二）上游法

同IVF的精液处理。但沉淀可用含HEPES培养液稀释至精子浓度＜300 000/mL备用。

（三）直接沉淀法

如果精子密度太低,而活力尚可时,则采用直接离心沉淀法。

七、显微操作

1）显微操作皿的准备:ICSI皿的中央为5～10μL的10%聚乙烯一氯五环酮(polyvinylpyrolidone,PVP)的培养液,周围绕以数滴5～10μL的培养液,再以无毒矿物油覆盖,将处理后精子加入到皿中央的PVP溶液中,处理后的卵子则单个地加入其周围的培养液中。

2）注射前的准备:检查操作平台温度是否达到设定温度(通常为39℃左右),检查显微操作仪、注射系统的连接、运行是否正常,并排空注射系统的气泡。

3）装上显微固定针和显微注射针,并在低倍镜下调试显微固定针及显微注射针的角度和高度。

4）显微注射针过程。

（1）精子的制动:精子在注入之前,必须经过制动。在200×镜下,先将视野调至中央的精子,即PVP小滴液面的边缘,选择一条活力好的形态正常的精子,将注射针稍微调高后,垂直放于仍在活动的精子尾部的中点,慢慢下压,随即将注射针快速拉过精子尾部,使精子制动。将制动的精子从尾部吸入注射针内,然后将注射针移至含MⅡ卵细胞的液滴。精子制动可使精子质膜失去稳定性,致使卵母细胞激活,诱导所必需的精子胞液因子及其他成分释放。注意制动过程必须轻柔而有效,避免损伤精子。

（2）显微注射:用显微固定针固定卵子,将显微注射针与卵子均调节至最清晰状态,使注射针位于卵子的正中部位,卵子的极体位于12或6点位置(尽量减少对纺锤体的损伤)。将精子推至注射针尖端处,注射针于3点钟位置垂直穿越透明带及卵子胞浆膜进入胞浆内,回吸可见破膜过程,表现为部分胞质和精子迅速回流,然后将回抽的胞浆连同精子以及尽量少的PVP一起缓慢注入胞浆,最后撤出注射针,把精子留在胞浆内。如果精子被注射到卵周间隙或随注射针漏出,则需要重复注射一次。将注射后的卵子在培养液中冲洗数次,再移至新鲜的培养液中继续培养。

（3）胞质回吸破膜所形成的机械刺激也是ICSI中激活卵母细胞的重要途径,如果操作不正确,卵母细胞可能未能激活而不受精,而操作过猛,回吸胞质过多,则可能损伤卵或将过多PVP注入卵质内,导致卵退变或发育不良。

（4）其他注意事项:①操作过程保持温度稳定,卵的微管系统对温度变化敏感,受干扰后导致染色体分离异常,产生非整倍体。②避免卵的孤雌激活:脱颗粒时不够轻柔、透明质酸酶浓度过高、低温刺激等都可能使卵激活,应尽量避免。

八、单精子注射后的处理

受精、卵裂、移植及黄体支持同IVF。

（郭通航）

第六节　胚胎冷冻保存－移植技术

自 1983 年澳大利亚 Trounson 等首例人类冻融胚胎移植成功妊娠后,此项技术作为 IVF-ET 技术的补充,已被各国生殖中心广泛应用。胚胎冷冻保存已成为人类辅助生殖技术必不可少的重要组成部分。大量 IVF 剩余胚胎被冻存,在提高 IVF 的累积妊娠率,降低多胎率,降低总体治疗费用、预防卵巢过度刺激综合征等方面起着重要作用。通常胚胎冷冻采用慢速冷冻、快速复苏的冻融过程,又称程序化冷冻。而近年来发展起来的玻璃化冷冻技术具有简便、快速、经济和避免细胞内外冰晶形成的优点,尤其是超快速玻璃化冷冻在囊胚的冷冻保存方面显示出良好的临床应用前。目前胚胎冷冻保存－移植技术(frozen-thawed embryo transfer,FET)的临床妊娠率在 30% 左右。

一、适应证

(1)保存 COH-IVF 周期中的多余优质胚胎。

(2)有重度 OHSS 倾向者,为避免其进一步加重,可将胚胎冻存留待以后再移植。

(3)胚胎移植时插管入宫腔非常困难者。

(4)PGD 后等待诊断结果或必须排除供配子者 HIV 感染。

(5)接受赠卵周期。

(6)COH-IVF 周期中移植时患者有感染发热、严重腹泻等内科并发症。

(7)肿瘤患者在治疗病情控制后保存生育功能。

(8)保存患者年轻时胚胎,供年纪大时移植(时控生育)。

二、冻存胚胎的选择

为达到理想的冻融成功率,首要的是仔细选择预后良好的存活胚胎。从原核期至囊胚期的胚胎均可冷冻保存,但技术比较成熟的是卵裂期胚胎和原核期胚胎冻存。

卵裂期高质量的 2~8 细胞胚胎(1 级或 2 级,胞质碎片<20%,处于适当发育阶段)。卵裂球大小不一致或碎片率高会损害存活力。而原核期的受精卵必须透明带完整,胞质健康,两原核清晰可见。

三、卵裂期和原核期胚胎程序化冷冻和复苏

现在可从提供培养液的公司购买到冷冻液,随着制备方法不同,各冷冻液的使用方法和冷冻方案不尽相同,应遵照各厂家的使用说明。也可自行配制冷冻液。并参考标准的程序进行冷冻和复苏。

四、冻融周期子宫内膜准备

影响 FET 能否获得妊娠的因素有很多,主要取决于胚胎质量、子宫内膜的容受性及子宫与胚胎发育的同步化。随着冻融胚胎技术的日趋发展和成熟,对于子宫内膜准备的临床用药方案的选择显得尤为重要。主要方式:

(一)自然周期法

月经第 10~12 天开始监测卵泡发育及内膜发育情况,子宫内膜类型按 Godnen 等阴道 B 超检查子宫内膜形态学分类法分类,Ⅰ型,典型三线型或多层子宫内膜,外层和中央为强回声线,外层与子宫腔中线之间为低回声区或暗区;Ⅱ型,均一的中等强度回声,子宫腔强回声,中线断续不清;Ⅲ型,均质强回声,无子宫中线回声。内膜厚度测量为两外层强回声线的最大垂直距离。取移植前最后一次子宫内膜厚度>8mm的,排卵后查血 P,当 P>5ng/mL 时,于次日(多在排卵后第 4~5 天)融胚,培养 2~3 小时后优选 1~3 个胚胎移植。并肌注黄体酮 40mg/d。

优点：它既符合胚胎着床的生理要求，又可减少周期药物使用给患者带来的痛苦、不便及增加经济负担。适用于月经周期规则、有排卵、卵泡监测可见内膜发育较好患者。

（二）激素替代（HRT）法

递增法口服补佳乐：月经第 1～4 天补佳乐 2mg/d，口服；月经第 5～8 天补佳乐 4mg/d，口服；月经第 9～12 天补佳乐 6mg/d，口服，月经第 13 天 B 超查内膜，当子宫内膜≤8mm，继续口服补佳乐，3mg，每日 2 次，或增量为 4mg，每日 2 次，子宫内膜＞8mm 时给黄体酮按 40mg/d、60mg/d、60mg/d、80mg/d 顺序给予。余同自然周期法。适用于既往自然周期子宫内膜准备失败、无排卵和既往有卵泡发育停滞、排卵障碍的患者。

（三）自然周期加补佳乐

使用于自然周期子宫内膜薄者。于月经第 10～12 天开始监测卵泡及内膜情况，根据患者内膜的厚度决定戊酸雌二醇，用 2～4mg/d，口服，2mg/d，阴道塞，或合用，排卵及内膜厚度达到 8mm 以上时，给黄体酮按 40mg/d、60mg/d、60mg/d、80mg/d 顺序给予。余同自然周期法。

（郭通航）

第七节　精液冷冻

一、精液冷冻保存

精液冷冻保存是辅助生殖中成熟而常用的技术，已广泛用于人工授精的治疗。近年来，随着体外受精－胚胎移植尤其是 ICSI 技术的发展，精子冷冻技术的运用更为广泛。

适用于：将正常供精者精液冷冻保存，建立精子库；并可使供者于 6 个月后再次接受病毒筛查，阴性者才能将冻存精液用于受者；肿瘤患者接受放疗或化疗前，将精液冷冻供以后生育；精神异常紧张或需出差者，在需要授精时不能提供精液，将其任何时候射出的精液冻存作为储备，在需要时可获得精子；冻存少、弱精精液，特别是经皮附睾取精（PESA）或睾丸取精（TESE）获得的少量精子，以避免反复穿刺取精。

手淫法取精，收集精液于无菌容器内；将精液样本置于 37℃ 培养箱内使其液化，在射精后 1 小时内进行处理和冷冻；按常规进行精液分析；使精子冷冻液复温至室温，精液样本也冷却至室温；室温下，以 1∶1 的比例将冷冻保护液逐滴加至精液中，边加边混匀，时间持续 2～5 分钟，确保完全混匀；活动精子多的精液样本可 2∶1 或 3∶1 稀释；精子数量很低，尤其是精液量大的样本可离心收集沉淀后加精子冷冻液；将稀释的精液分装至冻存管中，做好标记；尽快将冻存管放入程序冷冻仪行程序冷冻或液氮蒸汽中手动冷冻。

而复苏过程是从液氮中取出冻存管，流水冲至溶液融化，取出精液，取 1 滴样品评估数目和活力，立即通过密度梯度离心或上游法制备精子。

注意无菌操作，整个操作过程应在 II 级（层流）生物安全柜内进行；一次只处理一个精液样本；冻存管标志清晰持久，在实验室登记本和患者病历资料中均有完整的相关记录。复苏前仔细核对冻存管的位置、实验室登记本和患者病历，确保一致；要求精液样本冷冻的患者须进行 HIV、HBV、HCV 和梅毒筛查，避免交叉感染。阳性患者的标本需单独存放。

二、附睾精子的冷冻

附睾穿刺取出较多活精子后，加入 Spermrinse（Vitrolife）常规法洗涤精子 2 次，2 次离心后仍用 Spermrinse 将沉淀精子密度调为 2～5 个/HP。ICSI 治疗周期直接用处理好的精子，ICSI 后若所剩余精子数目足以再次行 ICSI，则将剩余精子加以冷冻；诊断性穿刺则将精子 2 次洗涤处理后直接冷冻。按体积 1:1 的比例加入冷冻保护剂(Sperm Freezing Medium),冻存管内静置 5 分钟,以使精子与保护剂充分混匀,液氮面上方悬吊 30 分钟,最后投入液氮冷冻保存。

(郭通航)

第八节　植入前遗传诊断

植入前遗传学诊断(preimplantation genetic diagnosis,PGD)是在体外授精－胚胎移植(in vitro fertilization-embryo transfer,IVF-ET)基础上发展起来的一项新兴的衍生技术。其核心是在胚胎移植前,采取分子生物学技术对卵母细胞或体外培养的胚胎进行遗传学分析,去除携带严重遗传性疾病的胚胎,选取正常的胚胎进行移植,有效地防止了遗传病患儿的妊娠和出生,避免了选择性流产对患者造成的身心伤害和伦理道德观念的冲突,成为目前预防遗传缺陷儿出生的最佳方案之一。

Handyside 于 1990 年进行了 PGD 的第一次临床实施。当前在世界范围内,已完成了超过 7000 例 PGD,出生了 1000 多个经 PGD 检测的健康婴儿。目前已有假性肥大性肌营养不良症(DMD/BMD)、囊性纤维病、脆性 X 综合征、脊肌萎缩症、血友病、地中海贫血等 40 余种单基因和性连锁遗传病可采用 PGD 诊断。尽管诊断错误的危险很小,但大多数进行 PGD 的中心,都要求进行绒毛活检及羊膜腔穿刺等产前诊断以进行确诊。

目前应用的主要技术有多聚酶链式反应(PCR)和荧光原位杂交(FISH),前者主要用于单基因疾病的诊断;而后者主要用于染色体疾病的诊断。FISH 具有快速、安全、灵敏度高、特异性强等优点,已成功用于胚胎性别鉴定避免 X 连锁性疾病、非整倍体筛查以提高 IVF 成功率及平衡易位携带者。随着人类基因组计划的完成,人类各种疾病基因定位的实现,PGD 技术有望日趋完善,成为提高人口遗传素质、预防遗传缺陷儿出生的最有效手段,具有极其广阔的应用前景。

一、FISH 用于 PGD 的基本过程及技术要点

FISH 用于植入前遗传学诊断,基本过程如下:①选择和标记探针;②标本制作;③标记探针和变性靶 DNA 的特异杂交;④杂交探针的检测;⑤信号观察和结果分析。

(一)探针

①染色体特异性重复序列探针(如 α 卫星探针)。②单一序列探针。③全染色体涂抹探针(WCP)。

探针可用连接有荧光素的 dUTP 直接标记,也可用和生物素、地高辛一类的半抗原键合的 dUTP 间接标记。常用的标记方法有缺口平移法、随机引物法、PCR 法等。

(二)标本的制作

用于 PGD 的标本有卵母细胞的第一极体和第二极体,卵裂期胚胎的 1 或 2 个卵裂球,囊胚的滋养外胚层细胞。

标本经显微操作活检取得,活检的原则是不能损害卵母细胞或胚胎的继续发育能力,最常用激光破膜打孔后吸拉法进行活检。标本取出后经低渗、固定处理即可冻存以待 FISH 分析。对单细胞标本进行 FISH 分析,固定是 PGD 成功的关键步骤之一,固定过程中微核丢失导致特异性结合位点减少或消失及细胞核分散不佳致信号重叠是 FISH 误诊的主要原因。通常采用甲醛/冰醋酸或 Tween20/Hcl,与传统的甲醛/冰醋酸固定方法相比,Tween20/Hcl 固定的标本核丢失较少,而 FISH 信号更强。

(三)标记探针和变性靶 DNA 的特异杂交

标记探针和待测标本分别变性后,探针加到载玻片上与中期染色体或间期核进行原位杂交。对于单一序列探针和全染色体涂抹探针,需先与过量未标记的全基因组 DNA 或 Cot1 片段预变性,封闭非特异重复序列,即染色体原位抑制杂交(ISS)。杂交反应通常在 37℃大约 16 小时完成。对于重复序列检测,杂

交时间可更短(数分钟至数小时)。

(四)杂交探针的检测

用免疫细胞化学原理显示杂交反应。无论是直接还是间接标记探针,如信号太弱或为了获得稳定持久的强信号,可进行单层或多层免疫放大。

(五)信号观察和结果分析

探针信号用荧光显微镜检测。常配备多种双色或多色滤光片以便同时观察 DAPI、FITC、Rhodamine 或 TexsaRed 等多种颜色的信号。荧光信号的成像可用高度敏感的高分辨力的彩色胶片摄取,也可用 CCD 照相系统或共聚焦激光扫描成像系统将摄得的影像储存在计算机里,通过适当的软件,聚焦成像在荧光屏上。为保证观察结果的可信性,需采用严格的计数标准和一定的统计学分析。

二、FISH 在 PGD 中的应用

(一)性别鉴定

对植入前胚胎进行性别鉴定,选择女性胚胎移植以避免 X 连锁隐性遗传病患儿的出生,自 1990 年首次取得临床成功以来,已在全世界许多实验室常规开展。尽管首例 PGD 的健康女婴是通过 PCR 实现的,但 FISH 的优势使其成为性别鉴定的首选方法。荧光素直接标记的双色间期 FISH 技术可在 2 小时内完成植入前胚胎的性别诊断,准确率达 100%,同时还可区分 XO、XX、XXX、XXY 等性染色体非整倍体。

(二)非整倍体筛查

非整倍体的 PGD 最早用于筛查进行 IVF-ET 的高龄妇女。大量 IVF-ET 的实践表明随母亲年龄增长着床率下降,而母亲年龄与胚胎生存之间唯一清楚的联系是非整倍体。在自然流产和新生儿中常见的年龄相关非整倍体也广泛见于未受精卵母细胞和卵裂期胚胎,且植入前胚胎中的染色体异常率明显高于自然流产胚胎,说明相当比例的染色体异常胚胎在着床前或着床过程中死亡。

非整倍体筛查的指征主要包括:高龄、反复自然流产和反复 IVF 失败。然而近年来关于非整倍体筛查的价值存在争议。Munne 等对非整倍体 PGD 后的 IVF 患者进行回顾性分析,按年龄、促排卵药刺激天数、血 E_2 水平、既往周期数等因素配对设立对照,结果表明:通过 FISH 分析选择移植染色体正常胚胎可提高高龄妇女的胚胎着床率,减少着床后胚胎丢失,继续妊娠率和分娩率明显增高。对不明原因反复流产患者植入前胚胎的 FISH 分析也得出:XY,13,16,18,21,22 染色体非整倍体明显高于对照组(因性连锁疾病进行 PGD 者),IVF 结合 PGD 可作为治疗不明原因反复流产患者的手段。然而近来也有学者持反对意见,认为非整倍体筛查并未提高高龄女性 IVF 的成功率。因此,非整倍体筛查的临床价值尚有待于多中心临床对照研究来进一步证实。

非整倍体筛查中 FISH 探针的选择很重要。PGD 的特殊要求决定了只能对 1～2 个细胞进行分析,这 1～2 个细胞所提供的染色体信息越多,PGD 的效率越高。近年细胞再循环(在同一卵裂球上依次进行两轮或三轮 FISH 分析)的应用使能同时筛查的染色体种类大大增多,现已增至 9 种(XY,13,14,15,16,18,21,22)。通常 FISH 筛查的是自然流产和新生儿中最常涉及的染色体异常,但 Bahce 等的研究表明自然流产中常见的异常染色体不一定是导致胚胎着床率下降的染色体,如 1,17 染色体非整倍体仅见于卵裂期胚胎,因此有必要重新考虑非整倍体筛查的染色体种类。

(三)用于相互易位携带者,使之达到正常妊娠

相互易位指两染色体间发生的染色体物质的相互交换,是最常见的染色体结构畸变,发生率在新生儿中为 1/500。相互易位携带者因没有遗传物质的丢失,表型常是正常的。但在减数分裂过程中易产生遗传不平衡的配子而表现为反复妊娠丢失或出生表型异常后代,应用相应探针对极体或卵裂球进行 FISH 分析,移植正常信号胚胎,可达到正常妊娠。染色体相互易位种类很多,迄今已记载 500 余种,涉及多种染色体的不同部位;同时,在减数分裂中经交换、重组、分离等过程,相互易位携带者可产生多种类型的配子,给探针的开发和制备带来困难,这也是染色体易位 PGD 进展缓慢的重要原因。

目前用于相互易位 PGD 的探针主要为针对不同易位类型的特异性探针,这种探针的制备费时且昂

贵,包括跨越易位断裂点探针,邻近易位断裂点探针等。Munne 等分析 1 例 t(3;4)(p24;p15),结合跨越断裂点探针和 3 染色体的 α 卫星探针检出所有正常、平衡、不平衡胚胎,82% 为染色体异常胚胎,移植一正常胚胎和一平衡胚胎后妊娠。Conn 等用两种不同标记的邻近断裂点的 21 染色体探针检测 1 例 t(6;21)(q13;q22.3)患者,共 2 个 PGD 周期中 91% 的卵母细胞/胚胎表现 21 染色体非整倍体,其中在一个周期单个正常信号胚胎移植后产生一生化妊娠,经检测为 6 染色体单体,可见这种探针设计只检测出 21 染色体不平衡而未考虑 6 染色体的不平衡。

用于罗伯逊易位携带者的着丝粒探针可区分不平衡胚胎,防止三体后代出生,但不能区分正常和平衡信号胚胎,而后者在家族中传递遗传病且易于流产。基于采卵后短期内卵母细胞第一极体染色体处于中期,Munne 等采用全染色体涂抹探针(WCP)分析女性易位携带者第一极体,可区分不平衡、平衡和正常卵母细胞。目前采用这一方法已对 11 名女性易位携带者进行 PGD,胚胎着床率非常高(41%),产生 5 例妊娠,且自然流产率显著下降,同组患者自然流产率从自然周期的 95% 降至 PGD 周期的 12.5%。为防止诊断错误,可加至少一个着丝粒探针以明确染色单体的提前分离,末端易位者需加一端粒探针。用 WCP 进行中期极体 FISH 分析似乎是最有效的为女性易位携带者提供妊娠的方法。最近一种新的可商业提供的染色体特异性亚端粒探针将促进相互易位 PGD 的发展,这种探针可用于任何相互易位,无须制备特殊探针。必要时与近端探针组合,可检测易位携带者减数分裂的所有不平衡产物。

(四)其他

除上述各应用外,FISH 还可用于其他染色体结构畸变的 PGD(如缺失,倒位等)。

三、FISH 的局限性

FISH 观察到的信号并不一定能代表真实的情况,有 6%~18% 的错误率(假阳性和假阴性)。

(1)早期卵裂的胚胎存在高比率的嵌合体是导致误诊的主要原因。按照 Munne 分析,将异常胚胎误诊为正常胚胎的概率为 4.3%。将正常胚胎误诊为异常胚胎的概率为 5.6%。另有报道发现,PGD 筛查染色体异常误诊率达 15%。获取 2 个卵裂球检测可减少误诊率。

(2)假单体为常见的错误,主要与标本制备过程中微核的丢失有关,用 Tween20/Hcl 取代甲醛/冰醋酸固定标本并谨慎操作可减少微核丢失;假单体也可能是信号叠加的后果,这就要求标本制作时尽量使细胞核分散,尽量保证每种染色体用不同荧光素来显示,合理的信号判断标准也很重要。

(3)来源为二体胚胎中的假三体或单体胚胎中的假二体,即信号分裂,除与固定过程有关外,某些探针易分离(如 18 染色体的 α 卫星探针)也不容忽视,应以非重复探针代替。植入前胚胎嵌合体比例较高,也会导致错误,但嵌合体产生的错误无法消除,除非更多细胞用作分析,如囊胚分析。因此,PGD 后妊娠的妇女均应做产前诊断。

(郭通航)

参考文献

[1] 周坚红.妇产科常见疾病诊治指南[M].杭州:浙江大学出版社,2012.

[2] 张婷婷,王采文.妇产科中西药物治疗案例评析[M].北京:人民卫生出版社,2012.

[3] 郁琦.妇科内分泌诊治指南解读 案例实战[M].北京:人民卫生出版社,2013.

[4] 杨延冬.妇产科诊疗常见问题解答[M].北京:化学工业出版社,2013.

[5] 杨慧珍,张媛副.妇产科医生临床手册[M].太原:山西科学技术出版社,2013.

[6] 杨冬锌.生殖内分泌疾病检查项目选择及应用 第2版[M].北京:人民卫生出版社,2016.

[7] 薛敏.实用妇科内分泌诊疗手册[M].北京:人民卫生出版社,2015.

[8] 谢庆煌,柳晓春.经阴道子宫系列手术图谱[M].北京:人民军医出版社,2012.

[9] 吴素慧.新编妇产科住院医师问答[M].武汉:华中科技大学出版社,2015.

[10] 吴敏.妇科内分泌疾病诊疗手册[M].乌鲁木齐:新疆科学技术出版社,2014.

[11] 魏丽惠.妇产科[M].北京:中国医药科技出版社,2014.

[12] 王绍海,郑睿敏,宁魏青.实用妇科内分泌掌中宝[M].北京:化学工业出版社,2015.

[13] 王建六,古航,孙秀丽.临床病例会诊与点评 妇产科分册[M].北京:人民军医出版社,2012.

[14] 王宏丽,李玉兰,李丽琼.妇产科学[M].武汉:华中科技大学出版社,2011.

[15] 王晨虹,陈敦金.妇产科住院医师手册[M].长沙:湖南科学技术出版社,2012.

[16] 孙爱军.妇科内分泌培训教案 2012-2013[M].北京:人民卫生出版社,2014.

[17] 史佃云.新编妇产科常见病防治学[M].郑州:郑州大学出版社,2012.

[18] 史常旭,辛晓燕.现代妇产科治疗学[M].北京:人民军医出版社,2010.

[19] 石一复.实用妇产科诊断和治疗技术 第2版[M].北京:人民卫生出版社,2013.

[20] 石一复,郝敏.卵巢疾病[M].北京:人民军医出版社,2014.

[21] 阮祥燕,(德)默克.女人要懂内分泌 妇科内分泌经典问答200问[M].北京:人民卫生出版社,2014.

[22] 彭鹏,赵福亮,杨俊艺,等.基层医院妇产科手术学[M].上海:第二军医大学出版社,2011.

[23] 马偕医院妇产科医师团队.妇产科常见病症防治图解[M].新疆人民卫生出版社,2016.

[24] 马丁.妇产科疾病诊疗指南[M].第3版.北京:科学出版社,2013.

[25] 刘芸,黄吴键.妇产科医嘱速查手册[M].第2版.北京:化学工业出版社,2013.

[26] 刘元姣,贺翔.妇产科速查[M].北京:北京科学技术出版社,2015.

[27] 刘琦.妇科肿瘤诊疗新进展[M].北京:人民军医出版社,2011.

[28] 刘东,马丁.慢性病用药指导丛书 妇产科疾病用药分册[M].武汉:湖北科学技术出版社,2015.

[29] 凌奕,金松.妇产科实践指南 英汉对照[M].杭州:浙江大学出版社,2013.

[30] 林寒梅,李善霞.妇产科中西医结合诊疗手册[M].北京:化学工业出版社,2015.

[31] 李继俊.妇产科内分泌治疗学[M].第3版.北京:人民军医出版社,2014.

[32] 李春芳.妇科常见疾病诊断与治疗[M].北京:科学技术文献出版社,2013.

[33] 黎梅,周惠珍.妇产科疾病防治[M].北京:人民卫生出版社,2015.

[34] 孔玲芳.妇产科疾病诊疗程序[M].石家庄:河北科学技术出版社,2015.

[35] 华克勤.住院医师规范化培训 妇产科示范案例[M].上海:上海交通大学出版社,2016.

[36] 贺朝.妇产科疾病介入治疗学[M].石家庄:河北科学技术出版社,2013.

[37] 葛彦欣.临床妇产科疾病诊断思路与治疗策略[M].北京:科学技术文献出版社,2014.

[38] 冯琼,廖灿.妇产科疾病诊疗流程[M].北京:人民军医出版社,2014.

[39] 邓姗,郎景和,田秦杰,等.协和妇产科临床思辨录[M].北京:人民军医出版社,2015.

[40] 单鸿丽,刘红.妇产科疾病防治[M].西安:第四军医大学出版社,2015.

[41] (美)皮特? M.道比莱特,(美)卡罗尔? B.本森.妇产科超声图谱[M].天津:天津科技翻译出版有限公司,2015.

[42] (德)拉贝,阮祥燕,(德)默克.生殖内分泌学热点聚焦[M].北京:人民卫生出版社,2014.

[43] 郭翠娟.固冲止崩汤联合去氧孕烯炔雌醇片治疗更年期功能失调性子宫出血的临床效果[J].基层医学论坛,2016,20(13):1820-1821.

[44] 宫喜双.射频热凝固用于功能失调性子宫出血治疗的远期临床疗效分析[J].中国现代药物应用,2016,10(10):92-94.

[45] 刘顺涛.腹腔镜卵巢打孔术治疗育龄女性多囊卵巢综合征不孕的临床研究[J].腹腔镜外科杂志,2015,(6):405-407.

[46] 王丹.米非司酮对子宫内膜异位症患者血清 VEGF 和 HGF 的影响[J].中国现代应用药学,2014,31(8):1007-1009.

[47] 孙君.子宫内膜异位症采用有效方案治疗的临床体会[J].中国医药指南,2015,13(4):205.

[48] 王军梅,罗丹,刘洋,等.激素替代周期子宫内膜微创术治疗卵巢早衰的疗效分析[J].现代生物医学进展,2016,(22):4359-4362.